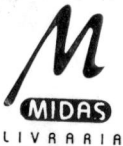

CARDIOLOGIA

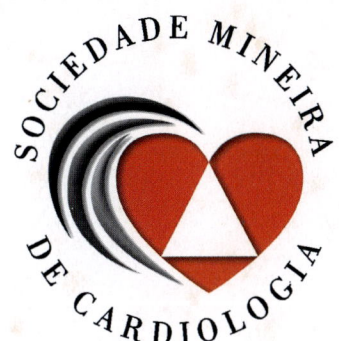

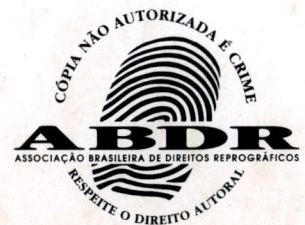

CARDIOLOGIA
Sociedade Mineira de Cardiologia

Editores

Wagner Cardoso de Pádua Filho
Doutor em Cardiologia pela Faculdade de Medicina da Universidade de São Paulo – FMUSP.
Professor e Coordenador do Núcleo de Pesquisas Cardiovasculares – Centro de Pesquisas e
Pós-Graduação da Faculdade de Ciências Médicas de Minas Gerais.
Professor de Pós-Graduação – MBA da Fundação Getúlio Vargas – FGV.
Fellow da International Academy of Cardiovascular Sciences – IACS.
International Member do American College of Cardiology – ACC.
Diretor Científico da SBC–MG, 2004–2005

Marcia de Melo Barbosa
Doutora em Cardiologia pela USP.
Presidente da SBC–MG, 2004–2005.
Professora da Pós-Graduação da PUC–MG.
Chefe do Ecocenter – Hospital SOCOR.
Associate Fellow do American College of Cardiology – ACC

Eduardo Dias Chula
Mestre em Cardiologia pela UFMG.
Especialista em Cardiologia pela Sociedade Brasileira de Cardiologia.
Mestrando em Clínica Médica pela Faculdade de Medicina da UFMG.
Presidente do Comitê de Publicações da SBC–MG, 2004–2005

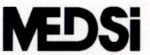
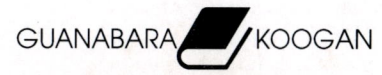

NOTA DA EDITORA: A área da saúde é um campo em constante mudança. As normas de segurança padronizadas precisam ser obedecidas; contudo, à medida que as novas pesquisas ampliam nossos conhecimentos, tornam-se necessárias e adequadas modificações terapêuticas e medicamentosas. Os autores desta obra verificaram cuidadosamente os nomes genéricos e comerciais dos medicamentos mencionados, bem como conferiram os dados referentes à posologia, de modo que as informações fossem acuradas e de acordo com os padrões aceitos por ocasião da publicação. Todavia, os leitores devem prestar atenção às informações fornecidas pelos fabricantes, a fim de se certificarem de que as doses preconizadas ou as contra-indicações não sofreram modificações. Isso é importante, sobretudo em relação a substâncias novas ou prescritas com pouca freqüência. Os autores e a editora não podem ser responsabilizados pelo uso impróprio ou pela aplicação incorreta do produto apresentado nesta obra.

No interesse de difusão da cultura e do conhecimento, os autores e a editora envidaram o máximo esforço para localizar os detentores dos direitos autorais de qualquer material utilizado, dispondo-se a possíveis acertos posteriores caso, inadvertidamente, a identificação de algum deles tenha sido omitida.

CIP-BRASIL. CATALOGAÇÃO-NA-FONTE
SINDICATO NACIONAL DOS EDITORES DE LIVROS, RJ.

C258

    Cardiologia : Sociedade Mineira de Cardiologia
/ editores Wagner Cardoso de Pádua Filho, Marcia de Melo Barbosa,
Eduardo Dias Chula. - Rio de Janeiro : Guanabara Koogan, 2005
      il. ;

    Inclui bibliografia
    ISBN 85-277-1068-4

    1. Cardiologia - Manuais, guias, etc. 2. Sistema cardiovascular
- Doenças. 3. Doenças cardiovasculares.
I.   Pádua Filho, Wagner Cardoso de. II. Barbosa, Marcia de Melo.
III. Chula, Eduardo Dias. IV. Sociedade Mineira de Cardiologia.

05-1617.   CDD 616.1
                    CDU 616.1

20.05.05   25.05.05   010300

Editoração Eletrônica: Ingrafoto

Direitos exclusivos para a língua portuguesa
Copyright © 2005 by
EDITORA GUANABARA KOOGAN S.A.
Travessa do Ouvidor, 11
Rio de Janeiro, RJ — CEP 20040-040
Tel.: 21–3970-9480
Fax: 21–2221-3202
gbk@editoraguanabara.com.br
www.editoraguanabara.com.br

Reservados todos os direitos. É proibida a duplicação
ou reprodução deste volume, no todo ou em parte,
sob quaisquer formas ou por quaisquer meios
(eletrônico, mecânico, gravação, fotocópia,
distribuição na Web, ou outros),
sem permissão expressa da Editora.

Consultores Científicos

Cardiologia Básica: Dr. Ricardo Simões (Mestre em Cardiologia pela Fundação São Francisco de Assis)
Métodos Diagnósticos: Dr.ª Marcia de Melo Barbosa (Doutora em Cardiologia pela USP)
Arritmias: Dr. Henrique Barroso Moreira (Especialista em Estimulação Artificial pelo Departamento de Arritmias da SBC)
Doença Coronariana: Dr. Gilmar Reis (Doutor em Cardiologia pela USP)
Dislipidemias: Dr. David de Pádua Brasil (Mestre em Cardiologia pela Fundação São Francisco de Assis)
Insuficiência Cardíaca Congestiva: Dr. Wagner Cardoso de Pádua Filho (Doutor em Cardiologia pela USP)
Miocardiopatias: Dr.ª Maria do Carmo Pereira Nunes (Doutora em Cardiologia pela UFMG)
Hipertensão Arterial: Dr. Jordan Vieira de Oliveira (Presidente do Comitê de Hipertensão da SBC–MG)
Valvulopatias: Dr. Eduardo Dias Chula (Mestre em Clínica Médica pela UFMG)
Emergências Cardiovasculares: Dr.ª Marildes Luiza de Castro Freitas (Secretária da SBC–MG e Chefe do CTI do Hospital João XXIII)
Cirurgia: Dr. Fernando Antônio Fantini (Professor da Faculdade de Ciências Médicas)
Cardiopatias Congênitas: Dr. Silvio Lisboa de Oliveira (Presidente do Comitê de Ética Médica da SBC–MG)

Colaboradores

Adelanir Antonio Barroso
Médico Nuclear. Presidente da SBBMN – Sociedade Brasileira de Biologia e Medicina Nuclear e Imagem Molecular. Membro Titular do Colégio Brasileiro de Radiologia e Diagnóstico por Imagem. Mestre em Biociências Nucleares

Alexandre Antonio Barroso Vieira
Médico Nuclear. Membro do Colégio Brasileiro de Radiologia. Membro da Sociedade Brasileira de Biologia e Medicina Nuclear

André Gustavo Silva Pino
Membro da Sociedade Mineira de Cardiologia

Andréia Assis Loures Vale
Mestre em Biologia Molecular pela EPM-UNIFESP. Docente e Coordenadora do Departamento de Habilidades Clínicas da Faculdade de Medicina A UNIFENAS – Campus BH. Coordenadora do Departamento de Aterosclerose e Centro de Pesquisa do Hospital SOCOR

Anielo Itajubá Leite Greco
Cardiologista dos Hospitais Mater Dei e SOCOR

Antonio Luiz Pinho Ribeiro
Especialista em Clínica Médica e Cardiologia. Doutor em Medicina. Professor Adjunto do Departamento de Clínica Médica da Faculdade de Medicina da UFMG

Ari Mandil
Médico do Serviço de Hemodinâmica do Hospital Felício Rocho e Hospital das Clínicas – UFMG

Armando Martins Pinto
Membro Especialista pela Sociedade Brasileira de Cardiologia. Chefe da Unidade de Tratamento Intensivo do Hospital Humanitas (Varginha). Ex-Presidente da Sociedade Sul Mineira de Cardiologia

Bráulio Muzzi Ribeiro de Oliveira
Médico Especialista em Medicina Interna, Cardiologia e Ecocardiografia. Coordenador do Serviço de Ecocardiografia do Hospital Luxemburgo de Belo Horizonte – MG. Mestrando em Medicina Tropical – UFMG

Carlos Augusto Formiga Arêas
Coordenador do Serviço de Hemodinâmica e Cardiologia Intervencionista do Hospital Luxemburgo de Belo Horizonte – MG

Carlos Eduardo Rochitte
Coordenador da RM/CT Cardiovascular do Instituto do Coração (INCOR) – HCFMUSP

Celsa Maria Moreira
Cardiologista e Intensivista do Hospital Vera Cruz

Cirilo Pereira da Fonseca Neto
Médico do Serviço de Hemodinâmica do Hospital SOCOR

Claudia Maria Vilas Freire
Professora do Módulo "Cardiologia da Mulher" da Pós-Graduação da Faculdade de Ciências Médicas de Minas Gerais. Cardiologista da Maternidade Odete Valadares. Ecocardiografista do Ecocenter

Cristiane Nunes Martins
Coordenadora do Departamento de Cardiologia Pediátrica do Hospital Biocor – MG. Ecocardiografista Pediátrica e Fetal do Hospital Biocor – MG

Danusa Dias Soares
Professora de Fisiologia do Exercício da Escola de Educação Física, Fisioterapia e Terapia Ocupacional da UFMG. Pesquisadora dos Laboratórios de Fisiologia do Exercício e de Endocrinologia e Metabolismo da UFMG. Doutora em Fisiologia pela UFMG/INSERM – Université Bordeaux II

David de Pádua Brasil
Professor do Núcleo Cardiovascular do Centro de Pesquisas e Pós-Graduação (CPG) da Faculdade de Ciências Médicas de MG. Mestre em Cardiologia pela FCVSFA. *Post Doctoral Fellow* pelo Instituto de Ciências Cardiovasculares do Centro de Pesquisas do Hospital Geral St. Boniface, Universidade de Manitoba, Canadá. *Fellow* da Academia Internacional de Ciências Cardiovasculares

Edmundo Clarindo Oliveira
Presidente do Departamento de Cardiologia da SBP. Cardiologista e Hemodinamicista Pediátrico dos Hospitais: das Clínicas (UFMG), Felício Rocho, Mater Dei, Vera Cruz. Chefe do Serviço de Cardiologia Pediátrica do CGP – FHEMIG
Clarindo@pib.com.br

Eduardo Augusto Victor Rocha
Mestre em Cirurgia pela UFMG. Titular da Sociedade Brasileira de Cirurgia Cardiovascular. Membro Especialista do DECA. Cirurgião Cardiovascular do Hospital Vera Cruz e Hospital Universitário São José

Eduardo da Cunha Henrique
Médico Cardiologista da Clínica Cardiológica do Hospital São João de Deus de Divinópolis – MG

Eduardo Dias Chula
Mestre em Cardiologia pela UFMG. Especialista em Cardiologia pela Sociedade Brasileira de Cardiologia. Mestrando em Clínica Médica pela Faculdade de Medicina da UFMG

Eduardo Luis Guimarães Machado
Professor de Semiologia e Cardiologia da Faculdade de Ciências Médicas de MG. Professor do Curso de Pós-Graduação *Lato Sensu* em Reabilitação Cardiopulmonar da PUC–MG e Faculdade de Ciências Médicas de MG. Coordenador e Professor do Núcleo de Pesquisa Cardiovascular da Faculdade de Ciências Médicas de MG

Elisson Furtado de Oliveira
Médico Cardiologista do Hospital Prontocor e do Hospital João XXIII

Elmiro Santos Resende
Professor Adjunto de Cardiologia da Faculdade de Medicina da Universidade Federal de Uberlândia – MG

Emerson Silami Garcia
Professor de Fisiologia do Exercício da Escola de Educação Física, Fisioterapia e Terapia Ocupacional da UFMG. Pesquisador do Laboratório de Fisiologia do Exercício da UFMG. Doutor em Fisiologia do Exercício pela Florida State University

Epotamenides M. Good God
Especialista em Cardiologia pela SBC. Preceptor do Serviço de Arritmias Cardíacas do Hospital Vera Cruz de Belo Horizonte – MG. Doutor em Cardiologia pela USP – SP

Estêvão Lanna Figueiredo
Especialista em Clínica Médica e em Medicina de Urgência pela Sociedade Brasileira de Clínica Médica. Especialista em Cardiologia pela SBC. Cardiologista do Hospital Mater Dei. Mestrando em Clínica Médica pela Faculdade de Medicina da UFMG

Fernanda Keller Gomes
Membro da Sociedade Mineira de Cardiologia

Fernando Antônio Fantini
Professor Assistente de Cirurgia Cardiovascular da Faculdade de Ciências Médicas de Minas Gerais. Cirurgião Cardiovascular do Hospital Biocor e Santa Casa de Belo Horizonte – MG

Fernando Emidio Vargas
Especialista em Cardiologia pela SBC. Coordenador do Serviço de Cardiologia e do CTI do Hospital Aroldo Tourinho de Montes Claros – MG

Francisco Rezende Silveira
Coordenador do CTI e Unidade Coronariana do Hospital Prontocor. Coordenador do Serviço de Cardiologia do Hospital Semper. Presidente da Sociedade Mineira de Cardiologia, Biênio 2002–2003

Gilmar Reis
Doutor em Medicina pelo INCOR – HCFMUSP. Professor Adjunto-Doutor, Pró-Reitoria de Pós-Graduação e Pesquisa da PUC–MG. Coordenador do CTI Coronariano da Santa Casa de Belo Horizonte. Coordenador do Núcleo de Pesquisas em Cardiologia da Santa Casa de Belo Horizonte. Chefe do Serviço de Cardiologia do Hospital São Francisco de Assis

Guilherme Gustavo do Valle
Cardiologista do ULTRACOR – Centro Diagnóstico Cardiovascular de Governador Valadares – MG. Mestre em Medicina (Cardiologia) – Fundação São Francisco de Assis de Belo Horizonte – MG. Doutor em Ciências Biológicas – Fisiologia Cardiovascular – UFMG

Helder Machado Paupério
Coordenador do Serviço de Cardiologia Pediátrica dos Hospitais Felício Rocho e Vila da Serra. Hemodinamicista Pediátrico do Hospital SOCOR

Henderson Barbosa Pimenta
Especialista pela Sociedade Brasileira de Cardiologia. Membro da Equipe de Cardiologia e do CTI do Hospital Aroldo Tourinho

Henrique B. Moreira
Membro do Serviço de Arritmia e Eletrofisiologia Cardíaca do Hospital Universitário São José e dos Hospitais Vera Cruz, Luxemburgo, Mater Dei e SOCOR

Homero Geraldo de Oliveira
Professor de Cirurgia da Faculdade de Medicina da UFMG. Coordenador de Cirurgia Cardiovascular do Hospital Vera Cruz e do Hospital Universitário São José. Coordenador do Serviço de Cirurgia de Cardiopatias Congênitas do Hospital das Clínicas da UFMG. Membro Titular da SBCCV

Jamil Abdalla Saad
Coordenador do Serviço de Hemodinâmica dos Hospitais Felício Rocho e SOCOR

João Bosco Dupin
Mestre em Ciências Cardiovasculares. Especialização em Cirurgia Geral e Medicina Legal. Professor Titular de Anatomia Humana e Neuroanatomia da Faculdade de Medicina do Vale do Aço – Univaço. Professor Titular de Medicina Legal da Faculdade de Direito de Ipatinga – FADIPA. Professor do Curso de Especialização em Cardiologia *Lato Sensu* da Faculdade de Ciências Médicas de Minas Gerais

Jordan Vieira de Oliveira
Chefe do Departamento de Hipertensão Arterial do Hospital SOCOR de Belo Horizonte – MG

José Dondici Filho
Professor Adjunto de Cardiologia da Universidade Federal de Juiz de Fora – MG. Mestre em Cardiologia pela PUC–RJ

José Luiz Barros Pena
Chefe da Residência em Ecocardiografia do Hospital Felício Rocho. Mestre em Medicina pela UFMG

José Márcio Ribeiro
Médico Cardiologista do Hospital Felício Rocho e Unidade de Hipertensão Arterial do Hospital IPSEMG. Doutor em Cardiologia pela Universidade de São Paulo – USP. Docente do Curso de Pós-Graduação *Stricto Sensu* em Ciências da Saúde do Hospital Governador Israel Pinheiro – IPSEMG

José Maria Peixoto
Pós-Graduado em Medicina Interna – FHEMIG. Pós-Graduado em Cardiologia – Hospital Vera Cruz. Cardiologista do Hospital Mater Dei e Clínica Aurus Medicina Geriátrica e Gerontológica

Josefina Bressan Monteiro
Nutricionista, Professora-Doutora do Departamento de Nutrição e Saúde da Universidade Federal de Viçosa. Coordenadora de Pós-Graduação em Ciência da Nutrição da Universidade Federal de Viçosa. Coordenadora do Departamento de Nutrição da Sociedade Brasileira de Diabetes. Presidente da Regional Minas Gerais da Sociedade Brasileira de Alimentação e Nutrição

Juliana de Medeiros Miguel
Título de Especialista em Cardiologia pela Sociedade Brasileira de Cardiologia. Médica Cardiologista dos Hospitais Prontocor e Monte Sinai

Júlio de Castro Silva Filho
Cardiologista Clínico. Especialista em Cardiologia pela SBC

Kênia Tavares Orsini
Especialista em Cardiologia pela SBC

Leonardo Neuenschwander Magalhães
Médico Ergometrista da Ergonuclear e Hospital SOCOR de Belo Horizonte – MG. Cardiologista Clínico do Hospital Vera Cruz e Instituto Mineiro de Cardiologia

Leonardo P. Florêncio
Mestrando em Política de Saúde e Planejamento do Departamento de Medicina Preventiva e Social da UFMG. Especialista em Medicina Interna. Especialista em Saúde do Trabalho

Luiz Alberto Bueno Zico
Médico Cardiologista e Ergometrista do Hospital SOCOR e Instituto Mineiro de Cardiologia de Belo Horizonte – MG. Diretor Científico e Ergometrista da Ergonuclear de Belo Horizonte – MG. Médico Cardiologista do Ministério da Saúde – SUS – MG

Luiz Ricardo de Ataide Castro
Coordenador do Centro de Tratamento Intensivo do Hospital SOCOR. Coordenador da Residência Médica de Cardiologia do Hospital SOCOR

Manoel Domingos de Carvalho Oliveira
Membro do Grupo de Insuficiência Cardíaca e Transplante Cardíaco do Hospital Felício Rocho. Mestrando do Curso de Pós-Graduação em Clínica Médica da Faculdade de Medicina da UFMG

Marcia de Melo Barbosa
Doutora em Cardiologia pela USP. Presidente da SBC–MG, 2004–2005. Professora de Pós-Graduação da PUC–MG. Chefe do Ecocenter – Hospital SOCOR. *Associate Fellow* do American College of Cardiology – ACC

Marcílio Faraj
Mestre em Cardiologia pela Fundação Cardiovascular São Francisco de Assis de Belo Horizonte – MG. Professor Adjunto de Cardiologia da Faculdade de Medicina de Barbacena da Funjob – MG

Márcio Kalil
Médico Gestor do Programa de Prevenção Cardiovascular da DESBAN – Fundação BDMG de Securidade Social. Professor de Pós-Graduação em Cardiologia *Lato Sensu* da Faculdade de Ciências Médicas de MG. Cardiologista do Departamento de Aterosclerose do Hospital SOCOR. Futuro Presidente da Sociedade Mineira de Cardiologia, Biênio 2006-2007

Marconi Gomes da Silva
Cardiologista com Título de Especialista pela SBC. Residente de Ecocardiografia do Hospital Felício Rocho

Marcus Vinícius Bolívar Malachias
Doutor em Cardiologia – FMUSP. Professor de Pós-Graduação em Cardiologia da Faculdade de Ciências Médicas de MG. Cardiologista do Instituto de Hipertensão de Minas Gerais e do Hospital Luxemburgo de Belo Horizonte – MG

Maria da Consolação V. Moreira
Professora Adjunta-Doutora da Faculdade de Medicina da UFMG. Coordenadora da Clínica Cardiológica do Hospital Felício Rocho

Maria da Glória Cruvinel Horta
Doutora em Pediatria. Mestre em Pediatria

Maria do Carmo Pereira Nunes
Professora Adjunta da Faculdade de Medicina da UFMG

Maria Helena Borges
Médica Coordenadora do Centro de Terapia Intensiva do Hospital SOCOR. Médica Especialista em Terapia Intensiva pela AMIB. Médica Especialista em Cardiologia pela SBC

Maria Letícia Moura dos Anjos
Cardiologista dos Hospitais SOCOR e Felício Rocho

Marildes Luiza de Castro Freitas
Coordenadora Médica da UTI Adulto do Hospital João XXIII. Cardiologista do Instituto Biocor. Secretária Geral da Sociedade Mineira de Cardiologia, Biênio 2004–2005

Michel Batlouni
Consultor Científico do Instituto Dante Pazzanese de Cardiologia da Secretaria de Estado da Saúde de São Paulo. Livre-Docente da Clínica Médica da Faculdade de Medicina da Universidade Federal de Goiás. Professor de Pós-Graduação em Cardiologia da Faculdade de Medicina da Universidade de São Paulo

Miguel Rabelo Guimarães
Cardiologista Membro da SBC. Ecocardiografista do Hospital Felício Rocho

Mitermayer Reis Brito
Especialista em Eletrofisiologia e Estimulação Cardíaca Artificial. Cardiologista e Eletrofisiologista dos Hospitais Madre Teresa, Prontocor e SOCOR

Otaviano José Greco Rodrigues
Médico Cardiologista da Clínica Cardiológica do Hospital São João de Deus de Divinópolis – MG

Raimundo Marques Nascimento Neto
Professor de Pós-Graduação *Lato Sensu* em Cardiologia pela Faculdade de Ciências Médicas de MG. Diretor Científico do Instituto de Hipertensão Arterial. Diretor do Funcor–SBC, Biênio 2004–2005. Presidente da Sociedade Mineira de Cardiologia, Biênio 2000–2001

Raul Corrêa Rabelo
Doutor em Medicina pela FMUSP. Chefe de Serviço de Cirurgia Cardiovascular do Hospital Luxemburgo de Belo Horizonte – MG. Chefe da Equipe de Cirurgia Cardiovascular do Hospital SOCOR de Belo Horizonte – MG. Professor de Ética e Bioética da Faculdade de Medicina Mário Penna – Unincor de Belo Horizonte – MG. Membro Titular Efetivo da Sociedade Brasileira de Cirurgia Cardiovascular. Membro Titular Efetivo da Sociedade Mineira de Cirurgia Cardiovascular e da Sociedade de Cirurgia Cardiovascular do Estado de São Paulo. Membro Titular Efetivo Internacional da European Association for Cardio-Thoracic Surgery

Renato Rocha Rabello
Doutor em Cirurgia Cardiovascular pela USP. Coordenador do Serviço de Cardiologia e Cirurgia Cardiovascular do Hospital Vera Cruz. Presidente da Sociedade Mineira de Cirurgia Cardiovascular

Reynaldo de Castro Miranda
Doutor em Cardiologia pela FMUSP. Professor Adjunto III da PUC–MG. Coordenador do Serviço de Arritmia e Eletrofisiologia Cardíaca do Hospital Universitário São José e dos Hospitais Vera Cruz, Felício Rocho, Luxemburgo e Mater Dei. Eletrofisiologista do Hospital SOCOR

Ricardo Simões
Professor do Departamento de Clínica Médica da Faculdade de Ciências Médicas de Minas Gerais. Mestre em Cardiologia pela Fundação São Francisco de Assis de Belo Horizonte. Preceptor de Residência Médica de Cardiologia do Hospital Luxemburgo – MG

Roberto Max Lopes
Coordenador do CC Pediátrico do Hospital Biocor – MG

Robespierre Costa Ribeiro
Mestre em Pediatria pela Universidade Federal de Minas Gerais. Doutor em Cardiologia pela Universidade de São Paulo–SP. Assessor – Diretoria de Ensino e Pesquisa da Fundação Hospitalar do Estado de Minas Gerais

Rodrigo de Castro Bernardes
Chefe dos Serviços de Cirurgia Cardiovascular dos Hospitais Madre Teresa e Mater Dei. Membro Titular da Sociedade Brasileira de Cirurgia Cardiovascular

Sérgio Caporalli de Oliveira
Cirurgião Cardiovascular do Hospital das Clínicas da UFMG. Cirurgião Cardiovascular do Hospital Vera Cruz e do Hospital Universitário São José de Belo Horizonte – MG

Tamara Katina
Cardiologista e Ecocardiografista Pediátrica e Fetal

Tereza Augusta Grillo
Membro do Serviço de Arritmia e Eletrofisiologia Cardíaca do Hospital Universitário São José e dos Hospitais Vera Cruz, Luxemburgo, Felício Rocho, Mater Dei e SOCOR

Thiago da Rocha Rodrigues
Membro do Serviço de Arritmias e Eletrofisiologia e Estimulação Cardíaca do Hospital Felício Rocho. Coordenador da Residência de Cardiologia do Hospital Felício Rocho

Wagner Cardoso de Pádua Filho
Doutor em Cardiologia pela Faculdade de Medicina da Universidade de São Paulo – FMUSP. Professor e Coordenador do Núcleo de Pesquisas Cardiovasculares – Centro de Pesquisas e Pós-Graduação da Faculdade de Ciências Médicas de Minas Gerais. Professor de Pós-Graduação–MBA da Fundação Getúlio Vargas – FGV. *Fellow* da International Academy of Cardiovascular Sciences – IACS. *International Member* do American College of Cardiology – ACC. Diretor Científico da SBC–MG, 2004–2005

Wander Costa Santos
Professor Assistente de Cardiologia da Faculdade de Ciências Médicas de Minas Gerais

William Antonio de Magalhães Esteves
Coordenador do Departamento de Cardiologia Geral, Miocardiopatias e Valvulopatias do Hospital Vera Cruz de Belo Horizonte – MG

Wilson Coelho Pereira Filho
Professor de Cardiologia da Universidade Federal de Juiz de Fora

Zilda Maria Alves Meira
Professora Adjunta do Departamento de Pediatria da Faculdade de Medicina da UFMG. Membro do Setor de Cardiologia Pediátrica da Faculdade de Medicina da UFMG

Prefácio

A Sociedade Mineira de Cardiologia, que tem o orgulho de ser a primeira filial regional da Sociedade Brasileira de Cardiologia, vem contribuindo enormemente, durante todo este tempo, para o aperfeiçoamento acadêmico e social de seus membros. Suas inúmeras atividades científicas possibilitam a toda a comunidade médica acesso livre e democrático ao conhecimento científico, promovendo atualização e reciclagem nos mais diversos tópicos em cardiologia.

A proposta deste livro surgiu da oportunidade de oferecer um instrumento de estudo e consulta que reunisse os principais temas da especialidade, com uma metodologia clara e didática. Nosso principal objetivo é proporcionar ao médico que atua na prática clínica uma leitura de fácil compreensão, sem, evidentemente, se furtar dos modernos conceitos, permitindo a aplicação imediata do conhecimento na sua vida profissional diária.

Na elaboração deste livro, a diretoria da SMC–MG 2004–2005 contou com a valiosa colaboração de renomados colegas mineiros, que sobremaneira engrandecem cada capítulo. Acreditamos que somente com uma participação abrangente podemos refletir a experiência e a qualidade da cardiologia de nosso Estado.

Em nenhum momento tivemos a pretensão de esgotar o assunto, visto ser a Cardiologia uma especialidade extremamente dinâmica, com novos conhecimentos sendo agregados a cada dia.

Esperamos que esta obra possa ser de grande valia a todos os profissionais que se interessam por esse ramo da Medicina.

Dr. Wagner Cardoso de Pádua Filho
Diretor Científico SMC–MG 2004–2005

Conteúdo

I Cardiologia Básica

1. Anatomia Cardiovascular Aplicada, 3
   João Bosco Dupin

2. As Bases Fisiológicas do Aparelho Cardiovascular, 12
   Marcílio Faraj

3. Semiologia Cardiovascular, 22
   Eduardo Luis Guimarães Machado

4. Cardiologia Baseada em Evidências, 31
   Robespierre Costa Ribeiro

II Métodos Diagnósticos

5. Conceitos Básicos em Eletrocardiografia, 45
   Otaviano José Greco Rodrigues
   Eduardo da Cunha Henrique

6. Ergometria e Ergoespirometria, 54
   Luiz Alberto Bueno Zico
   Leonardo Neuenschwander Magalhães

7. Medicina Nuclear em Cardiologia, 62
   Adelanir Antonio Barroso
   Alexandre Antonio Barroso Vieira
   André Gustavo Silva Pino

8. Eletrocardiografia Dinâmica – Holter, 69
   Antonio Luiz Pinho Ribeiro

9. Conceitos Básicos em Doppler Ecocardiografia, 77
   Bráulio Muzzi Ribeiro de Oliveira

10. Monitorização Ambulatorial de Pressão Arterial (PA) de 24 Horas e Residencial da PA, 85
    Márcio Kalil

11. Tomografia Computadorizada em Cardiologia, 93
    Marcia de Melo Barbosa
    Carlos Eduardo Rochitte

12. Ressonância Magnética do Coração (RMC): Indicações, 96
    Marcia de Melo Barbosa
    Carlos Eduardo Rochitte

III Arritmias

13. Distúrbios da Condução Intraventricular, 103
    Júlio de Castro Silva Filho

14. Bradiarritmias, 114
    Thiago da Rocha Rodrigues

15. Arritmias Ventriculares, 122
    Henrique Barroso Moreira
    Reynaldo de Castro Miranda
    Tereza Augusta Grillo

16. Mecanismos Eletrofisiológicos das Arritmias Cardíacas, 129
    Tereza Augusta Grillo
    Reynaldo de Castro Miranda
    Henrique B. Moreira

17. Taquicardia de Complexo QRS Estreito – Quando Investigar e Como Tratar, 132
    Mitermayer Reis Brito

18. Estudo Eletrofisiológico no Diagnóstico e no Tratamento das Arritmias Cardíacas, 146
    Reynaldo de Castro Miranda
    Tereza Augusta Grillo
    Henrique Barroso Moreira

IV Doença Coronariana

19. Fatores de Risco para Doença Arterial Coronariana, 157
    Kênia Tavares Orsini

20. Aterosclerose e Aterotrombose Vascular, 168
    David P. Brasil

21. Recomendação Atual para o Tratamento das Dislipidemias, 179
    Andréia Assis Loures Vale

22. Etiopatogenia e Fisiopatologia da Doença Arterial Coronariana, 188
    Maria Letícia Moura dos Anjos

23. Angina Estável, 192
    Wilson Coelho Pereira Filho
    Fernanda Keller Gomes

24. Avaliação de Dor Torácica nas Salas de Emergência, 200
    Gilmar Reis

25. Síndrome Coronariana Isquêmica Aguda com Supradesnível do Segmento ST – Diagnóstico e Tratamento Clínico, 209
    Francisco Rezende Silveira
    Juliana de Medeiros Miguel
    Elisson Furtado de Oliveira

26. Síndrome Coronariana Aguda – IAM sem Supradesnivelamento de ST – Diagnóstico e Tratamento, 215
    Anielo Itajubá Leite Greco

27. Tratamento do Infarto Agudo do Miocárdio Complicado, 220
    Luiz Ricardo de Ataide Castro

28. Tratamento Intervencionista na Doença Arterial Coronária, 224
    Carlos Augusto Formiga Arêas

29. Cirurgia de Revascularização do Miocárdio, 232
    Renato Rocha Rabello

V Insuficiência Cardíaca Congestiva

30. Insuficiência Cardíaca – Epidemiologia Classificação e Diagnóstico, 241
    Eduardo Dias Chula

31. Fisiopatologia da Insuficiência Cardíaca, 246
    Ricardo Simões

32. Tratamento da Insuficiência Cardíaca, 255
    Wagner C. de Pádua Filho

33. Manejo da Insuficiência Cardíaca Avançada, 262
    Maria da Consolação V. Moreira
    Manoel Domingos de Carvalho Oliveira

34. Tratamento Cirúrgico da Insuficiência Cardíaca, 268
    Fernando Antônio Fantini

VI Miocardiopatias

35. Cardiomiopatia Dilatada, 277
    José Dondici Filho

36. Cardiopatia Chagásica, 285
    Maria do Carmo Pereira Nunes

37. Miocardiopatia Alcoólica (MCA), 290
    Fernando Emidio Vargas
    Henderson Barbosa Pimenta

38. Miocardites e Pericardites, 295
    Guilherme Gustavo do Valle

39. Cardiomiopatias Hipertrófica e Restritiva, 301
    Elmiro Santos Resende

VII Hipertensão Arterial Sistêmica

40. Diagnóstico e Classificação da Hipertensão Arterial, 311
    Jordan Vieira de Oliveira

41. Epidemiologia e Fisiopatologia da Hipertensão Arterial Sistêmica, 321
    José Márcio Ribeiro
    Leonardo P. Florêncio

42. Hipertensão Arterial Secundária, 330
    Raimundo Marques Nascimento Neto

43. Hipertensão Arterial: Tratamento, 335
    Marcus Vinícius Bolívar Malachias
    Michel Batlouni

VIII Emergências Cardiovasculares

44. Emergências Cardiovasculares, 343
    Estêvão Lanna Figueiredo

45. Crises Hipertensivas, 347
    Jordan Vieira de Oliveira

46. Ressuscitação Cardiopulmonar, 356
    Marildes Luiza de Castro Freitas

47. Embolia Pulmonar, 362
    Armando Martins Pinto

48. Cor Pulmonale, 369
    Maria Helena Borges

49. Hipotensão e Síncope: do Diagnóstico ao Tratamento, 374
    Epotamenides M. Good God

50. Choque Cardiogênico, 382
    Celsa Maria Moreira

IX Valvopatias

51. Valvopatias Mitral e Tricúspide, 389
    Zilda Maria Alves Meira

52. Prolapso da Válvula Mitral, 394
    Wander Costa Santos

53. Valvulopatias Aórtica e Pulmonar, 397
    William Antonio de Magalhães Esteves

54. Tratamento das Estenoses Mitral e Aórtica por Cateter, 404
    Jamil Abdalla Saad
    Ari Mandil
    Cirilo Pereira da Fonseca Neto

55. Endocardite Infecciosa, 408
    José Luiz Barros Pena
    Marconi Gomes da Silva
    Miguel Rabelo Guimarães

56. Abordagem Cirúrgica das Valvopatias, 418
    Raul Corrêa Rabelo

X Cardiologia Geral

57. Nutrição na Doença Cardiovascular, 429
    Josefina Bressan Monteiro

58. Exercício Físico e Cardiologia, 448
    Danusa Dias Soares
    Emerson Silami Garcia

59. Doenças da Aorta, 453
    Rodrigo de Castro Bernardes

60. Doenças Cardiovasculares da Mulher, 459
    Claudia Maria Vilas Freire

61. Particularidades do Idoso Cardiopata, 470
    José Maria Peixoto

XI Cardiopatias Congênitas

62. Cardiopatias Congênitas Acianóticas com Hiperfluxo Pulmonar, 477
    Maria da Glória Cruvinel Horta

63. Cardiopatias Congênitas Obstrutivas, 483
    Cristiane Nunes Martins
    Roberto Max Lopes

64. Cardiopatias Congênitas Cianóticas com Hiperfluxo Pulmonar, 489
    Edmundo Clarindo Oliveira

65. Cardiopatias Congênitas com Hipofluxo Pulmonar, 493
    Tamara Katina

66. Cateterismo Terapêutico nas Cardiopatias Congênitas, 497
    Helder Machado Pauperio

67. Tratamento Cirúrgico das Cardiopatias Congênitas, 503
    Fernando Antônio Fantini
    Homero Geraldo de Oliveira
    Sérgio Caporalli de Oliveira
    Edmundo Clarindo Oliveira
    Eduardo Augusto Victor Rocha

Índice Alfabético, 507

I

CARDIOLOGIA BÁSICA

CAPÍTULO 1

ANATOMIA CARDIOVASCULAR APLICADA

João Bosco Dupin

GENERALIDADES

O sistema circulatório é um grande conjunto de vasos interligados, tendo como centro o coração, que impulsiona o sangue e a linfa por todas as partes do corpo. Os vasos estão divididos em arteriais, venosos e linfáticos. Este sistema leva oxigênio e nutrientes aos tecidos e retira gás carbônico e produtos do metabolismo que devem ser eliminados. Além disso, o sistema circulatório tem inúmeras outras funções, como manter o equilíbrio hídrico, carrear hormônios, manter a temperatura, auxiliar a defesa etc. Divide-se, didaticamente, em grande e pequena circulações. A pequena circulação inicia-se no ventrículo direito, de onde o sangue venoso é enviado aos pulmões, através do tronco pulmonar e das artérias pulmonares, e volta ao átrio esquerdo, através das quatro veias pulmonares. A função da pequena circulação é levar o sangue ao pulmão, onde ocorre a troca do gás carbônico pelo oxigênio. A grande circulação inicia-se no ventrículo esquerdo, de onde o sangue oxigenado, que veio do pulmão, sai pela aorta e distribui-se por todo o organismo, voltando ao átrio direito através das duas veias cavas.

A circulação linfática é composta de uma série de vasos de paredes mais finas que as dos vasos sangüíneos com a função de recolher e levar ao sistema venoso toda a linfa do organismo. A linfa da metade inferior do corpo, do hemitórax esquerdo, do membro superior esquerdo e da hemicabeça esquerda é recolhida por vasos que terminam no ducto torácico. Este deságua no ângulo júgulo-subclávio esquerdo. A linfa do hemitórax direito, do membro superior direito e da hemicabeça direita vai ao ducto linfático direito e daí ao ângulo júgulo-subclávio direito. A função do sistema linfático é, principalmente, prover a defesa do organismo através da produção e do carreamento dos linfócitos e ainda recolher grandes moléculas que não passam pelas paredes dos capilares venosos.

O CORAÇÃO

Órgão predominantemente muscular, colocado no centro do sistema circulatório e responsável pelo bombeamento dos líquidos corporais, está localizado no tórax, entre os dois pulmões e acima do centro tendíneo do diafragma, num espaço chamado mediastino médio (Fig. 1.1). Com a forma aproximada de um cone invertido, tem uma orientação de cima para baixo, de trás para frente e da direita para a esquerda. Está totalmente revestido por uma estrutura fibrosserosa, o pericárdio. É composto de epicárdio, miocárdio e endocár-

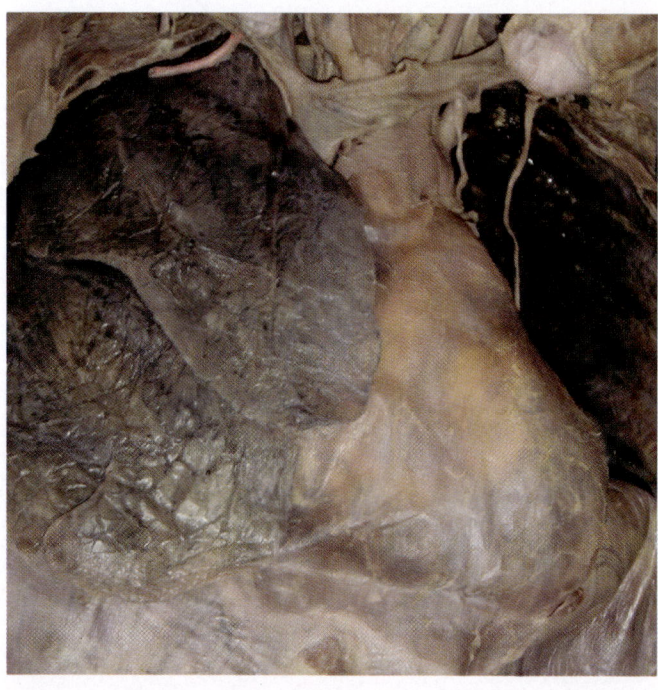

Fig. 1.1 Coração envolto pelo pericárdio fibroso. O pulmão esquerdo foi retirado para mostrar o centro tendíneo do diafragma.

dio. Internamente, apresenta quatro câmaras: dois átrios e dois ventrículos que se comunicam através de mecanismos valvulares. O miocárdio, ou músculo cardíaco, tem características especiais, dentre as quais destacam-se: a capacidade das células cardíacas gerarem estímulos elétricos, a íntima ligação das células musculares, ou cardiomiócitos, através dos discos intercalados e a dicotomização das fibras musculares, que permite ao estímulo chegar a todas as regiões do coração quase simultaneamente. A capacidade de auto-estimulação e condução do estímulo torna o coração independente do sistema nervoso central, que pode apenas modificar seu ritmo e sua força de contração.

O PERICÁRDIO

O coração está revestido pelo pericárdio. Trata-se de uma estrutura que adere à sua superfície e reflete-se sobre si mesma ao nível do início dos vasos da base, formando uma cavidade, a cavidade pericárdica, que, assim, fica disposta em toda a sua volta. A superfície externa do pericárdio tem consistência fibrosa (pericárdio fibroso) e as superfícies que revestem a cavidade têm consistência serosa (pericárdio seroso) (Fig. 1.2). O pericárdio seroso tem, portanto, duas lâminas: uma aderente ao coração (pericárdio seroso visceral ou epicárdio) e outra aderente à face interna do pericárdio fibroso (pericárdio seroso parietal). As lâminas parietal e visceral do pericárdio seroso secretam o líquido pericárdico que permite o deslizamento de uma lâmina sobre a outra, dando mobilidade ao órgão. O espaço existente entre as duas superfícies serosas é mínimo e, por isso, diz-se que a cavidade pericárdica é virtual. O pericárdio que se adere à superfície do coração chega até 3cm do início dos vasos da base cardíaca e se reflete sobre si mesmo, formando as chamadas reflexões pericárdicas. Entre o tronco da pulmonar, a aorta e as veias pulmonares, as reflexões formam um recesso, chamado seio pericárdico transverso, e entre as veias pulmonares e cavas formam o seio pericárdico oblíquo (Figs. 1.1 e 1.2). Os seios pericárdicos são de grande importância para amortecer acúmulos de líquido dentro do saco pericárdico. Sabe-se que uma quantidade mínima de líquido — apenas 100mL — já seria suficiente para determinar o aparecimento de tamponamento cardíaco.

ASPECTO EXTERNO DO CORAÇÃO

Com forma de cone invertido, o coração apresenta uma base, um ápice, uma face anterior, ou esternocostal, uma face posterior, ou diafragmática, e bordas direita e esquerda. Um grande sulco separa os átrios dos ventrículos e recebe o nome de sulco coronário. Sulcos longitudinais na face anterior e na face posterior separam os ventrículos em direito e esquerdo. A face anterior, ou esternocostal, é ocupada, principalmente, pelo ventrículo direito, que continua em cima no cone arterial até a valva pulmonar. São visíveis ainda na face anterior: parte do ventrículo esquerdo, a ponta da aurícula esquerda e grande parte da aurícula direita (Fig. 1.3). A face posterior,

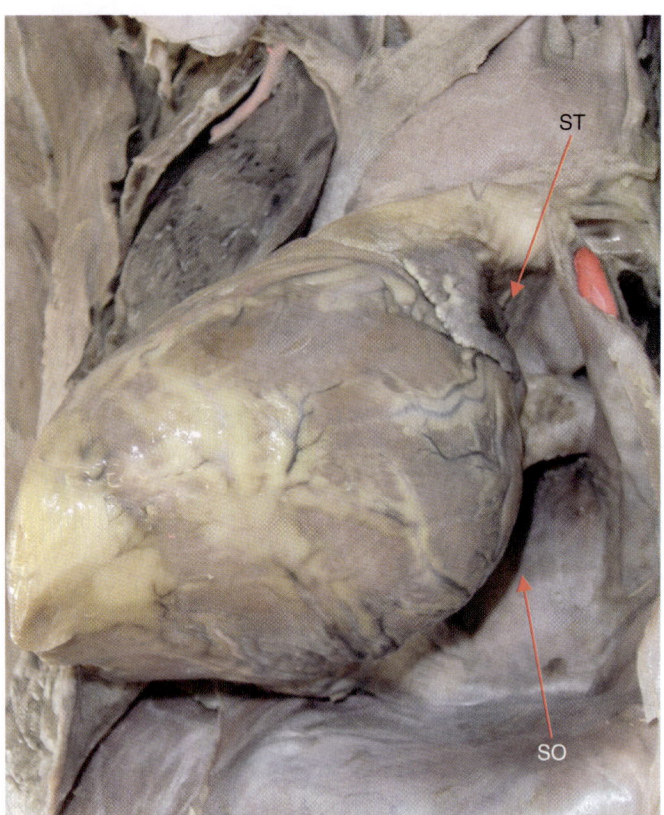

Fig. 1.2 O pericárdio foi aberto e evertido para mostrar suas faces serosas parietal e visceral e os seios pericárdicos transverso (ST) e oblíquo (SO).

ou diafragmática, tem a sua maior parte ocupada pelo ventrículo esquerdo, e ainda são vistos os átrios direito e esquerdo, quatro veias pulmonares, a veia cava inferior e parte da veia cava superior (Fig. 1.4).

ASPECTO INTERNO DO CORAÇÃO

Os Átrios e Ventrículos

Internamente, o coração está dividido em quatro cavidades, dois átrios e dois ventrículos. Os átrios estão separados dos ventrículos pelo septo atrioventricular e entre si pelo septo interatrial. Um septo interventricular se interpõe aos dois ventrículos. Os átrios e os ventrículos se comunicam através de aberturas do septo atrioventricular, onde estão localizadas as valvas tricúspide e mitral, à direita e à esquerda, respectivamente.

O átrio direito é a cavidade localizada à direita do septo interatrial e acima do septo atrioventricular (Fig. 1.5). Está dividido em cavidade principal e aurícula direita pela crista terminal:

1. O septo interatrial apresenta, em sua vertente direita, a fossa oval, um resquício do forame oval, e uma tumefação entre esta e a abertura da cava superior, o tubérculo intervenoso.

2. O seio venoso tem paredes lisas e nele se abrem as veias cavas e o seio coronário, por onde chega ao coração todo o

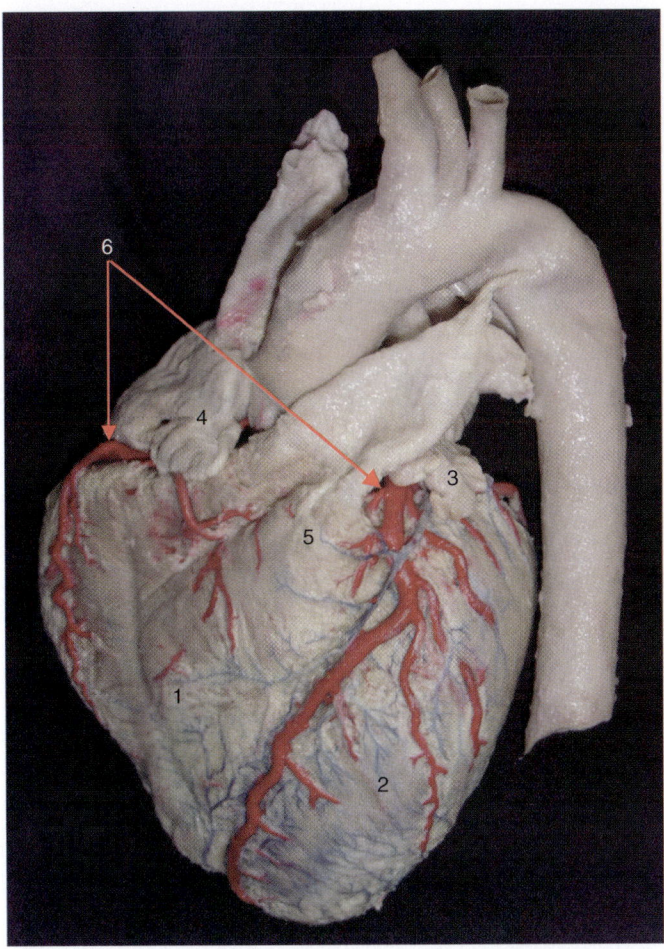

Fig. 1.3 Face anterior do coração. 1 – Ventrículo direito, 2 – ventrículo esquerdo, 3 – aurícula esquerda, 4 – aurícula direita, 5 – cone pulmonar, 6 – coronárias D. e E.

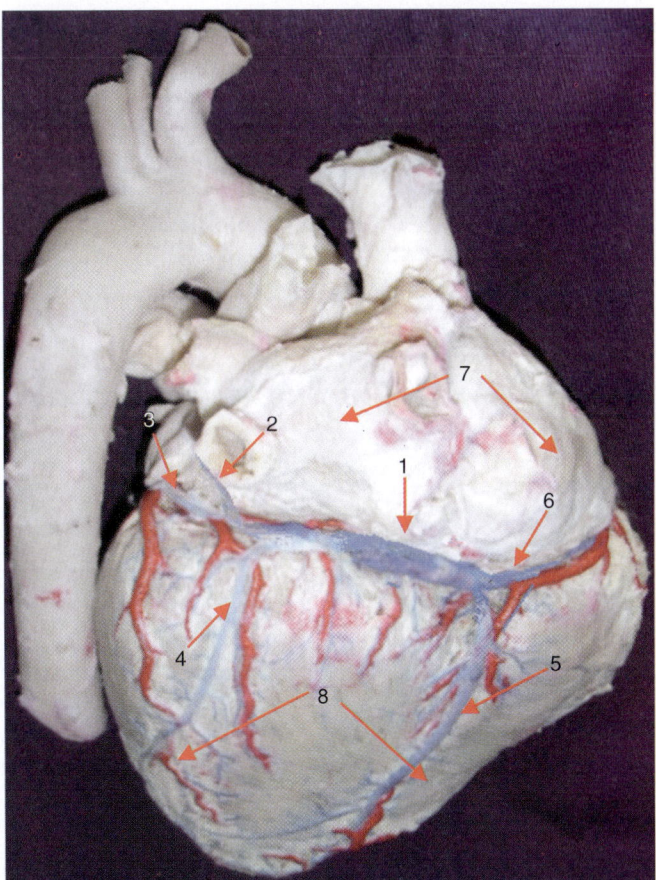

Fig. 1.4 Face posterior do coração. 1 – Seio venoso. VEIAS: 2 – oblíqua do átrio esquerdo, 3 – cardíaca magna, 4 – posterior do ventrículo esquerdo, 5 – cardíaca média, 6 – cardíaca parva, 7 – átrios D. e E., 8 – ventrículos D. e E.

sangue venoso do corpo, justificando o seu nome. As aberturas da cava inferior e do seio coronário estão guarnecidas pelas válvulas de Eustáquio e de Tebézio, respectivamente.

3. A aurícula apresenta superfície sulcada por estruturas que se assemelham aos dentes de um pente, denominadas músculos pectíneos ou pectinados. A função da aurícula é aumentar o volume do átrio.
4. A crista terminal marca o limite entre o seio venoso e a aurícula direita e corresponde ao sulco terminal externamente.

O ventrículo direito está localizado à direita do septo interventricular e abaixo do septo atrioventricular (Fig. 1.7). Comunica-se com o átrio direito através da valva atrioventricular direita, ou tricúspide, e com o tronco da pulmonar através da valva pulmonar. Está dividido em cavidade principal e cone arterial pela crista supraventricular:

1. A cavidade principal tem paredes revestidas pelas trabéculas. Estas são traves dispostas na vertical, na horizontal e em forma de músculos papilares, conferindo à parede um aspecto irregular, diferente dos átrios, que têm paredes lisas. As trabéculas têm duas funções: diminuir o impacto do sangue que vem do átrio e aumentar a eficiência de ejeção ventricular. O jato de sangue desce dos átrios com grande velocidade e se choca contra a parede ventricular. As trabéculas o dividem em jatos menores de várias direções, atenuando o impacto contra a parede. Um jato de

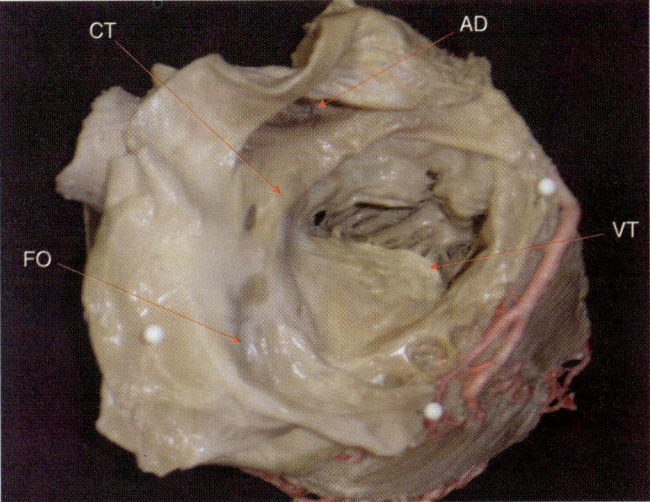

Fig. 1.5 Ampla abertura do átrio direito mostrando a aurícula direita (AD), a crista terminal (CT), a fossa oval (FO) e a valva tricúspide (VT).

água contra uma parede lisa provoca grande impacto, e a água volta com a mesma velocidade. Se forem colocadas hastes para trabecular a parede, o jato será amortecido e ficará na parede. As trabéculas também ajudam no fechamento do ventrículo, quando se justapõem durante a contração, diminuindo os espaços vazios e aumentando o poder de ejeção dos ventrículos. No ventrículo direito, o impacto do sangue contra a parede poderia colocar em risco sua integridade em decorrência da pequena espessura de sua parede, apesar da proteção dada pelas trabéculas cárneas. Existe então uma proteção adicional dada pelo feixe moderador ou trabécula septomarginal, uma faixa de miocárdio que liga a parede do ventrículo ao septo interventricular. Esta proteção é tão importante e necessária que, em animais de grande porte, como o boi e o cavalo, pode ter consistência óssea. Na cavidade principal encontramos ainda os músculos papilares, partes diferenciadas do miocárdio que participam dos movimentos de abertura e fechamento das valvas. Tendo formas alongadas, ligam-se às cúspides valvares através das cordas tendíneas e participam de sua abertura e fechamento.

2. O cone arterial, ou cone da pulmonar, é um tubo de base larga e ápice estreito que liga a cavidade principal do ventrículo ao tronco da artéria pulmonar. Está separado da cavidade principal pela crista supraventricular e do tronco pulmonar pela valva pulmonar. Suas paredes têm superfície lisa para facilitar o fluxo de saída do sangue durante a sístole.

O átrio esquerdo é a cavidade localizada à esquerda do septo interatrial e acima do septo atrioventricular. Está dividido em cavidade principal e aurícula esquerda. Apresenta quatro aberturas para as veias pulmonares (duas direitas e duas esquerdas) e uma abertura atrioventricular, ocupada pela valva mitral. A face esquerda do septo interatrial apresenta a parte correspondente da fossa oval, a válvula do forame oval. A aurícula esquerda tem as mesmas características da direita, mas apresenta menores dimensões (Fig. 1.6).

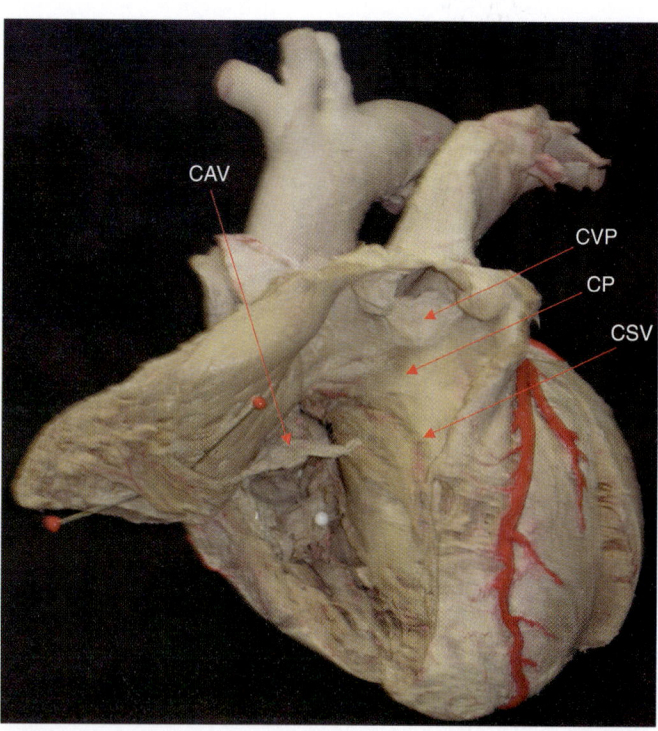

Fig. 1.7 Interior do ventrículo direito mostrando: as cúspides atrioventriculares (CAV), a crista supraventricular (CSV), o cone pulmonar (CP), as cúspides da valva pulmonar (CVP) e o feixe moderador (alfinetes).

O ventrículo esquerdo está localizado abaixo do septo atrioventricular e à esquerda do septo interventricular, chegando até a ponta do coração, que corresponde ao seu ápice (Fig. 1.8). Apresenta diâmetro maior que o ventrí-

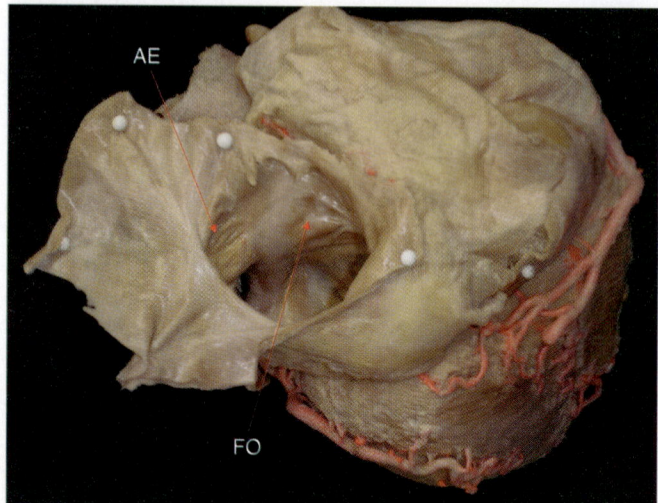

Fig. 1.6 Átrio esquerdo aberto para mostrar a aurícula esquerda (AE) e a fossa oval (FO).

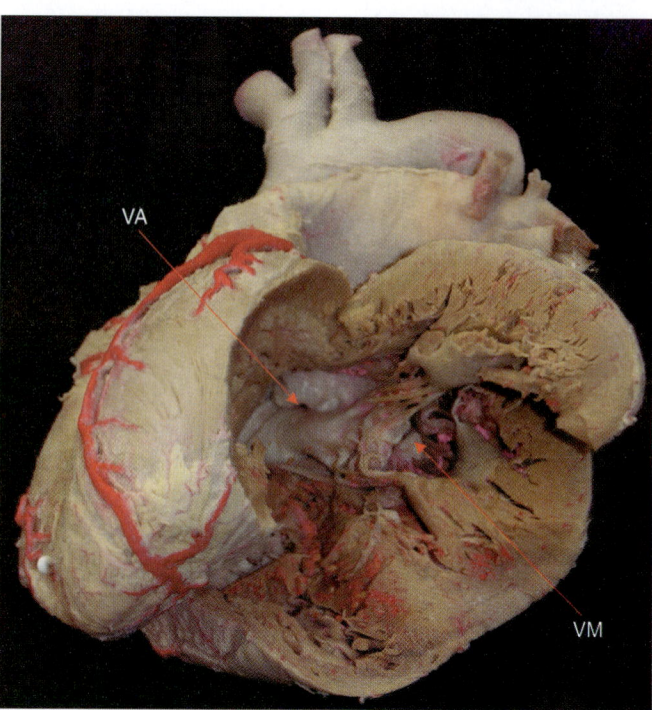

Fig. 1.8 Interior do ventrículo esquerdo mostrando a valva mitral (VM) e a valva aórtica (VA).

culo direito e paredes três vezes mais espessas que aquele. A cavidade ventricular é marcada pelas trabéculas cárneas e apresenta duas aberturas: a atrioventricular, na qual está implantada a valva mitral, e a saída para a aorta, que está ocupada pela valva aórtica. O septo interventricular apresenta uma parte membranácea e outra muscular. A parte membranácea está localizada superiormente e é perfurada pelo feixe de His. A parte muscular está localizada embaixo e é bastante espessa, principalmente à custa da musculatura ventricular esquerda. O septo é curvo, com concavidade voltada para a esquerda, em função da forma oval do ventrículo esquerdo.

As Valvas Atrioventriculares

São estruturas membranosas e esbranquiçadas de tecido fibroso resistente, localizadas nos septos atrioventriculares. Uma valva compõe-se de peças menores, as cúspides ou válvulas, que têm uma extremidade basal fixada às bordas do óstio atrioventricular e uma extremidade que se prende aos músculos papilares através das cordas tendíneas. As cúspides projetam-se para a luz ventricular para permitir a passagem do sangue dos átrios para os ventrículos e, em condições normais, impedem a volta deste para os átrios. Suas faces voltadas para o átrio têm textura lisa junto ao óstio atrioventricular e rugosa em suas extremidades. Estas características facilitam a passagem do fluxo sangüíneo para o ventrículo e dificultam sua volta para o átrio.

Na diástole, os músculos papilares puxam as cúspides através das cordas tendíneas, expondo suas partes lisas e facilitando a passagem do fluxo em direção ao átrio. Na sístole, o sangue tende a voltar para o átrio e atrita-se contra a parte rugosa das extremidades das cúspides, arrastando-as consigo até que uma parte rugosa toque a de outra cúspide. As partes rugosas são mantidas juntas pelo atrito e pelas cordas tendíneas que limitam a subida das cúspides, impedindo a sua eversão para dentro do átrio. Estas características anatômicas permitem que as valvas inertes funcionem automaticamente, facilitando a passagem do sangue do átrio para o ventrículo e impedindo a sua volta para o átrio.

A valva atrioventricular direita compõe-se de três cúspides (anterior, posterior e septal) ligadas aos respectivos músculos papilares e recebe o nome de tricúspide. No lado esquerdo estão presentes apenas duas cúspides, e a valva recebe o nome de mitral.

As Valvas Pulmonar e Aórtica

As valvas que permitem a saída do sangue do coração (pulmonar e aórtica) têm estrutura diferente das valvas atrioventriculares. São compostas de três válvulas ou cúspides de consistência firme com forma de meia-lua, o que lhes confere o nome de semilunares. As cúspides são como bolsos voltados para cima, que recebem o nome de seios. Os bolsos são compostos por uma base fixa à parede do vaso e uma

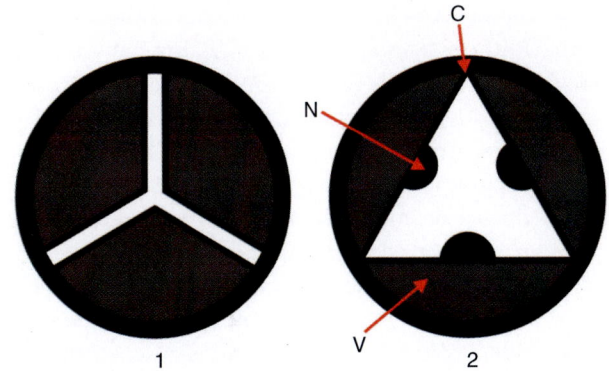

Fig. 1.9 Valva semilunar. 1 – Fechada. 2 – Aberta, mostrando: válvula (V), comissura (C) e nódulo (N).

borda livre curva com nódulo central (nódulo de Arâncius). Os espaços entre as cúspides recebem o nome de comissuras. A face inferior do bolso tem superfície lisa e a superior, rugosa. Os nódulos e comissuras têm maior quantidade de tecido fibroso, o que lhes confere menor distensibilidade. Isto impede que a borda livre da cúspide chegue até a parede do vaso durante a abertura (Fig. 1.9). Estes detalhes anatômicos são importantes para garantir um funcionamento passivo das valvas, como veremos a seguir.

Na sístole, as superfícies inferiores lisas facilitam a penetração e a passagem do fluxo sangüíneo. Na diástole, o sangue tende a voltar para o coração devido ao relaxamento dos ventrículos e à pressão exercida pela elasticidade da artéria pulmonar e da aorta. Em sua volta, penetra os espaços entre as cúspides e a parede e toca a parte rugosa da parte superior das cúspides. O atrito abaixa as cúspides e enche os bolsos, levando uma cúspide a tocar a adjacente até fechar completamente a valva. Desta forma, a valva inerte abre e fecha automaticamente, sem precisar de qualquer outro mecanismo (Fig. 1.10).

A valva pulmonar está localizada na confluência do cone pulmonar e tronco da artéria pulmonar. A valva aórtica está localizada na base da artéria aorta que coincide com a saída do ventrículo esquerdo. Ambas as valvas são semilunares, mas existem grandes diferenças anatômicas entre elas. A valva aórtica é maior, mais forte e mais complexa. Sua armação é

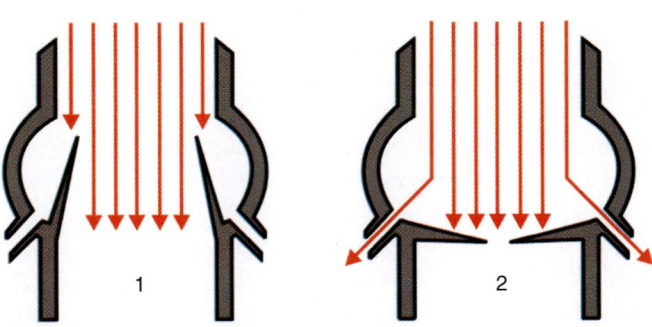

Fig. 1.10 Mecanismo de fechamento da valva semilunar aórtica. 1 – Início do fechamento. 2 – Fim do fechamento com perfusão das coronárias.

composta de um tridente para inserção das cúspides e da base da aorta. Entre os ramos do tridente, as paredes da aorta se projetam para formar os seios aórticos ou de Valsalva. Estes são denominados direito, esquerdo e posterior. Dos dois primeiros saem as artérias coronárias correspondentes.

Esta constituição anatômica é importante para garantir a irrigação arterial do músculo cardíaco. Na sístole, o sangue é ejetado para dentro da aorta, e suas paredes elásticas mantêm uma compressão sobre a coluna de sangue ejetada. Com o início da diástole o sangue, comprimido pela elasticidade aórtica, tende a voltar para o ventrículo. Em seu caminho de volta, enche os bolsos semi-abertos das cúspides e atinge dois objetivos básicos: fecha a valva e penetra os óstios coronários. Estes detalhes anatômicos determinam a irrigação do músculo cardíaco no momento mais adequado, durante a diástole, quando este está relaxado (Fig. 1.10).

O Esqueleto Cardíaco

O coração apresenta uma estrutura fibrosa colocada entre os átrios e ventrículos, denominada esqueleto cardíaco. Sua função é dar inserção à musculatura dos ventrículos, separar as musculaturas dos átrios e ventrículos e prover sustentação para as cúspides das valvas. A separação dos músculos atrial e ventricular é necessária para que estes possam contrair separadamente e em momentos distintos. Há, porém, uma parte do músculo cardíaco que pode passar pelo esqueleto com a função precípua de fazer esta comunicação. Trata-se do sistema de condução do coração. O esqueleto é formado pelos anéis valvares: tricúspide, mitral, pulmonar e aórtico. A proximidade dos anéis das valvas atrioventriculares com o anel da valva aórtica determina a formação de triângulos fibrosos à direita e à esquerda. Devido à presença do cone pulmonar, o anel da valva pulmonar fica num plano anterior e superior aos anéis das outras valvas, sendo necessário que um cordão fibroso, o tendão do cone, faça sua ligação com os anteriores. O tendão do cone sai do triângulo fibroso direito, contorna o anel aórtico pela direita e sobe até o anel da pulmonar (Fig. 1.11).

O Músculo Cardíaco

O coração é um órgão essencialmente muscular. O músculo cardíaco, ou miocárdio, está dividido em partes: atrial, dos ventrículos e do sistema de condução. O músculo dos átrios está separado do músculo dos ventrículos pelo esqueleto cardíaco. O sistema de condução, parte diferenciada do músculo cardíaco, passa pelo esqueleto cardíaco, fazendo a comunicação entre os átrios e os ventrículos. O músculo cardíaco apresenta características especiais que o tornam diferente dos músculos esquelético e liso: as membranas celulares dos cardiomiócitos são muito próximas, aparecendo ao microscópio como uma unidade, os discos intercalados, que permitem ao estímulo passar de uma célula a outra com velocidade 400 vezes maior que em qualquer outro músculo. Existem canais de passagem de íons de uma célula a outra ao nível dos discos

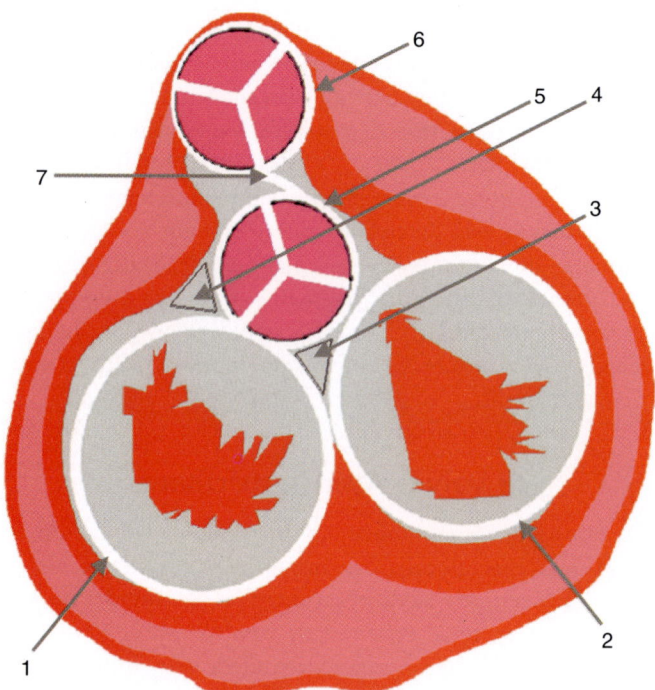

Fig. 1.11 Esqueleto cardíaco. 1 – Anel fibroso esquerdo, 2 – anel fibroso direito, 3 – trígono fibroso direito, 4 – trígono fibroso esquerdo, 5 – anel aórtico, 6 – anel pulmonar, 7 – tendão do infundíbulo.

intercalados, denominados *gaps*, que iniciam a contração da célula seguinte; o retículo sarcoplasmático apresenta reserva de íons cálcio, que aumentam o poder de contração; as fibras musculares se dicotomizam, estabelecendo comunicação com outras ao seu redor, o que permite que o estímulo viaje em todas as direções simultaneamente. Estas características garantem a eficiência do coração como bomba propulsora do sistema circulatório.

As fibras musculares que envolvem os átrios têm origem ao redor do óstio da veia cava superior, penetram ao nível do septo interatrial e novamente emergem para envolver os dois átrios.

As fibras dos ventrículos dividem-se em feixes chamados bulboespirais. Estes feixes são divididos em superficial e profundo. O feixe superficial origina-se no esqueleto cardíaco à esquerda, desce até o ápice, envolve o ventrículo esquerdo e volta superiormente em outra espiral para se inserir à esquerda do mesmo esqueleto, formando um oito aberto na parte superior. O feixe profundo origina-se no esqueleto posteriormente à esquerda, desce em espiral à direita, penetra o septo interventricular pelo sulco longitudinal posterior, volta-se em oito sem atingir o ápice e novamente se insere no esqueleto à direita. Este feixe envolve, principalmente, o ventrículo direito e está relacionado com os músculos papilares de ambos os ventrículos.

O feixe que compõe o sistema de condução é diferente em suas várias partes (nó sinusal, feixes atriais, nó atrioventricular, feixes de His e fibras de Purkinje), mas basicamente todo o sistema é capaz de ritmicidade espontânea e condução do estímulo elétrico. Esta propriedade de ritmicidade espontânea é inata de qualquer parte do coração, o que o torna independente do sistema nervoso, do qual sofre influências que podem apenas modificar sua freqüência e força de contração.

O Sistema de Condução

O coração é capaz de gerar e conduzir seu próprio estímulo elétrico. O sistema de condução é uma parte diferenciada do próprio miocárdio. Suas partes componentes são: nó sinusal, feixes atriais, nó atrioventricular, feixes de condução para os ventrículos (His) e fibras terminais (Purkinje). O nó sinusal é um conjunto de células localizado no encontro da veia cava superior com a crista terminal, que gera o estímulo em condições normais. Este é conduzido pelos feixes atriais até o nó atrioventricular localizado na junção do átrio e ventrículo direitos. Nesse ponto inicia-se o feixe atrioventricular, que se divide em feixe ventricular direito e feixe ventricular esquerdo (His). O feixe direito desce na vertente direita do septo interventricular e divide-se em ramificações menores (Purkinje) para todo o ventrículo. O feixe esquerdo, após perfurar a parte membranosa do septo, desce em sua vertente esquerda e divide-se em fibras menores para estimular todo o ventrículo esquerdo.

VASCULARIZAÇÃO DO CORAÇÃO

O coração é o primeiro órgão a ser vascularizado pelo sangue arterializado que sai do próprio coração. Quando o sangue sistólico é ejetado dentro da aorta, suas paredes comprimem fortemente a massa sangüínea. Quando o coração se relaxa, no início da diástole, esta compressão força o sangue no sentido do ventrículo. No trajeto de volta ao ventrículo, o sangue toca as partes rugosas das cúspides, levando-as para baixo e fechando a valva completamente. Com as cúspides fechadas, o sangue penetra os óstios coronários dos seios de Valsalva para irrigar o coração.

Os vasos do coração recebem o nome de coronários porque estabelecem uma coroa sobre o órgão. O sistema é composto pelas artérias coronárias direita e esquerda. A coronária direita sai da base da aorta, percorre o sulco coronário para a direita e dá os ramos: (1) ramo para o cone pulmonar; (2) ramo para o nó sinusal; ramo marginal direito; (3) ramo descendente posterior. Numa grande porcentagem de casos, dá ramos posteriores ao ventrículo esquerdo, e um destes ramos perfura a massa muscular para irrigar o nódulo atrioventricular. É chamada coronária elétrica porque irriga os nós sinusal e atrioventricular.

A coronária esquerda é chamada coronária de pressão porque vasculariza, principalmente, o ventrículo esquerdo. Inicialmente, constitui um tronco que deixa a base da aorta, abaixo da aurícula esquerda, e logo se divide em um grande ramo que desce entre os dois ventrículos anteriormente, a

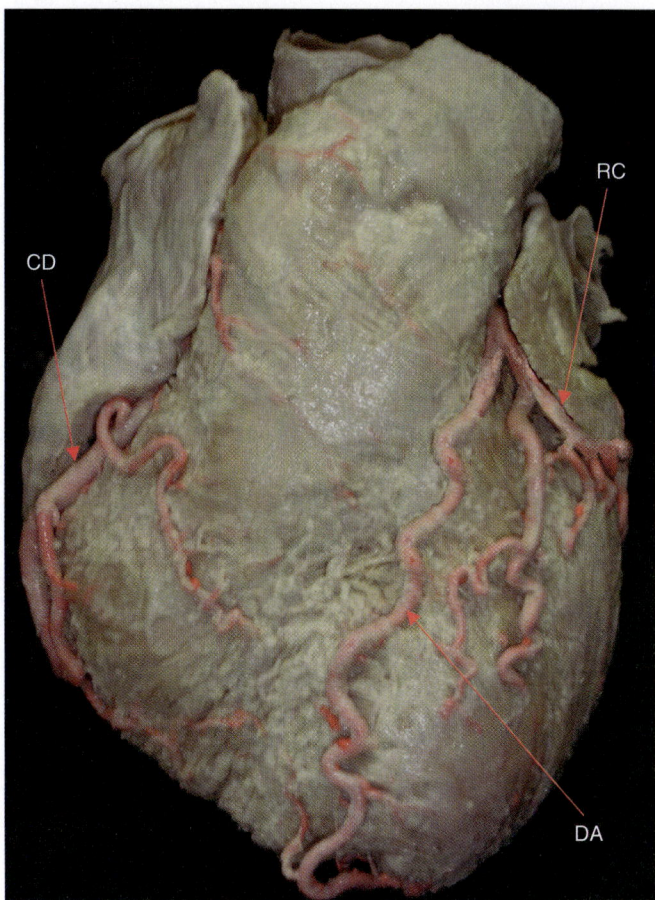

Fig. 1.12 Sistema das coronárias: coronária direita (CD), ramo circunflexo (RC) e descendente anterior (DA).

descendente anterior, e outro, também volumoso, que segue o sulco coronário para a esquerda, o ramo circunflexo. O ramo circunflexo dá, na margem lateral esquerda do coração, o ramo marginal esquerdo. Continuando a percorrer o sulco coronário, o ramo circunflexo chega à face posterior do ventrículo esquerdo e dá os ramos posteriores do ventrículo esquerdo (Figs. 1.12 a 1.14).

A drenagem venosa do coração é feita, principalmente, pelo seio coronário. Localizado na parte posterior do coração, o seio venoso é uma estrutura fusiforme que drena no interior do átrio direito. É formado pela confluência das veias: (1) cardíaca magna; (2) cardíaca parva; (3) cardíaca média; (4) oblíqua do átrio esquerdo, e (5) posterior do ventrículo esquerdo. Existem ainda as veias anteriores do ventrículo direito, que sobem e drenam diretamente no átrio direito, e as cardíacas mínimas, que drenam no interior das cavidades onde se encontram (ver Figs. 1.3 e 1.4).

INERVAÇÃO DO SISTEMA CIRCULATÓRIO

O coração recebe inervação do plexo cardíaco, formado por ramos simpáticos e vagais. Os ramos simpáticos têm origem na coluna lateral da medula torácica (T1 a T4), emergem dos gânglios simpáticos cervicais superior, médio e inferior e é escasso nos átrios e ventrículos. Está presente no sistema de condução apenas nos nós sinusal e atrioventricular.

Na circulação sanguínea periférica, apenas o simpático está presente. O parassimpático, representado pelo vago, é visceral e distribuído aos órgãos das cavidades torácica, abdominal e pélvica.

AS ARTÉRIAS

As artérias são tubos pulsáteis, de consistência firme e coloração branco-azulada que levam o sangue do coração centrifugamente. Suas paredes são compostas de três túnicas: externa, ou adventícia, média, ou muscular, e interna, ou endotelial. A adventícia é tecido fibroso colágeno com algumas fibras elásticas e tem a função de revestir o vaso para suportar as pulsações a que está submetido. A túnica média é de músculo liso com o objetivo de conferir contratilidade. A túnica interna, ou endotélio, é uma camada de células pavimentosas com superfície lisa para facilitar a passagem da corrente sanguínea, além de inúmeras outras funções.

As artérias estão divididas em:

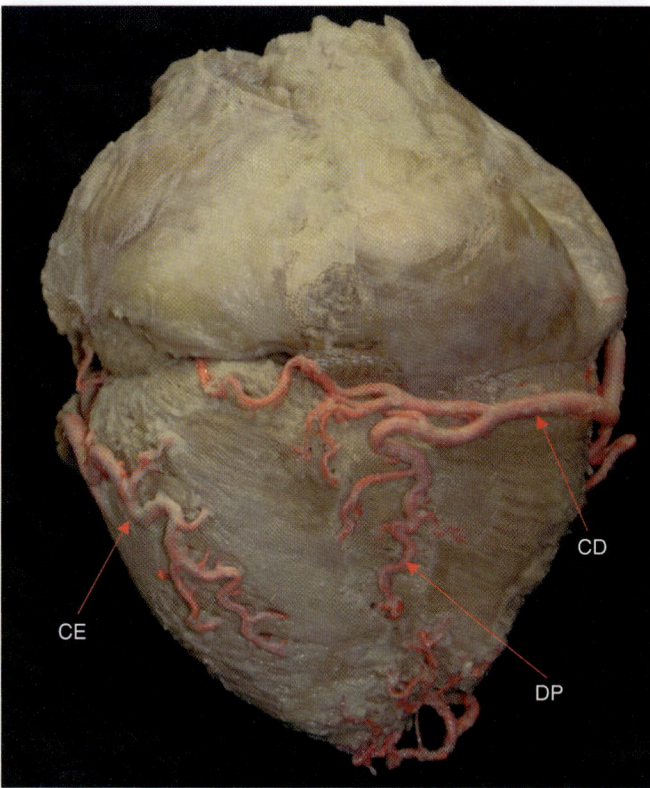

Fig. 1.13 Sistema das coronárias: coronária esquerda (CE), coronária direita (CD) e descendente posterior (DP).

chegam ao coração através do plexo cardíaco. O parassimpático tem origem no núcleo motor dorsal do vago, localizado no bulbo, e atinge o plexo cardíaco pelo nervo de mesmo nome. O simpático tem distribuição ampla nos átrios, ventrículos e em todo o sistema de condução. O parassimpático

1. *Grandes artérias ou artérias elásticas*: contêm grande número de fibras elásticas, e por isso são capazes de grande elasticidade. Estas artérias armazenam o sangue ejetado na sístole e transformam o fluxo intermitente dado pelos batimentos cardíacos em fluxo contínuo e pulsátil.
2. *Médias artérias, musculares ou de distribuição*: são a maioria das artérias do corpo. Têm menos tecido elástico e mais músculo liso, e sua função é reduzir a velocidade da corrente sanguínea.
3. *Pequenas artérias ou arteríolas*: são as menores divisões das artérias. Sua parede é predominantemente muscular e relativamente espessa em relação à sua luz. São responsáveis pela máxima resistência ao fluxo, reduzindo a pressão sanguínea de 50 a 60mmHg antes que o sangue entre nos capilares.
4. *Capilares arteriais*: compostos de praticamente uma camada de células, são como membranas semipermeáveis que permitem a passagem de oxigênio, água e nutrientes aos tecidos. Formam uma rede tão vasta que recebe o nome de leito ou lago capilar.

AS VEIAS

São tubos não-pulsáteis e de coloração azulada que trazem o sangue de volta ao coração. As paredes das veias têm a mesma constituição das paredes das artérias, porém são mais delgadas que estas, o que as faz colabar quando vazias. Estão divididas, segundo seu calibre, em:

1. *Capilares venosos*: são as continuações dos capilares arteriais no lado venoso. Dão passagem ao dióxido de carbono e catabólitos que deverão ser eliminados.
2. *Vênulas*: são as continuações dos capilares venosos. As vênulas juntam-se para formar as veias.

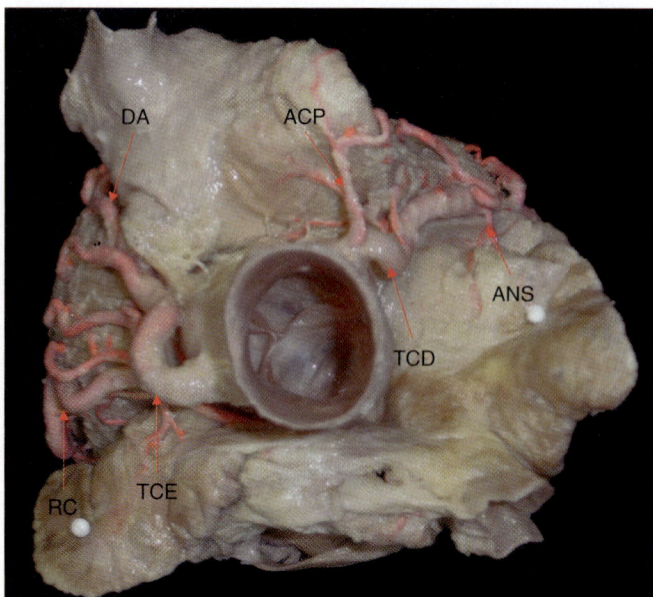

Fig. 1.14 Vista superior com afastamento do cone pulmonar e das aurículas para mostrar o tronco da coronária esquerda (TCE), o ramo circunflexo (RC), a descendente anterior (DA), o tronco da coronária direita (TCD), a artéria do cone pulmonar (ACP) e a artéria do nó sinusal (ANS).

3. *Veias*: formadas pela confluência das vênulas, vão desde pequenas estruturas até grandes veias, como as veias cavas inferior e superior.

Esta cadeia de vasos venosos leva de volta ao coração o sangue dos tecidos. Para cumprirem esta função, as veias são dotadas de válvulas, pequenos bolsos que permitem a passagem do sangue no sentido do coração e impedem seu refluxo. O retorno venoso é ajudado ainda pela força dos batimentos cardíacos e pela pressão das paredes das grandes artérias. Estas forças são chamadas, em conjunto, de *vis a tergo*, ou força que vem de trás. Assume ainda grande importância a compressão lateral feita pelos batimentos arteriais e pela contração muscular, denominada *vis a latere*, ou força que vem dos lados. Outro fator preponderante no retorno venoso é a pressão torácica negativa desenvolvida no momento da inspiração.

REFERÊNCIAS BIBLIOGRÁFICAS

1. Cosenza RM. *Fundamentos de Neuroanatomia*. 2 ed., Rio de Janeiro: Guanabara Koogan, 1998.
2. Di Dio LJA. *Tratado de Anatomia Sistêmica Aplicada*, 2 ed., São Paulo: Atheneu, 2003.
3. Khale W, Leonhardt H, Platzer W. *Atlas de Anatomia Humana*. 3 ed., São Paulo: Atheneu, 1997.
4. Machado A. *Neuroanatomia Funcional*. 2 ed., São Paulo: Atheneu, 2002.
5. Netter F. *Interactive Atlas of Human Anatomy*. Illinois: Novartis Medical Education, 1995.
6. *Nomina Anatomica*. Traduzida sob a supervisão da Comissão de Nomenclatura da Sociedade Brasileira de Anatomia. Aprovada pelo 11º Congresso Internacional de Anatomistas, Cidade do México, 1980. 5 ed., Rio de Janeiro: MEDSI, 1987.
7. Putz R, Pabst R. *Sobotta Atlas de Anatomia Humana*. 20 ed., Rio de Janeiro: Guanabara Koogan, 1995.

CAPÍTULO 2

AS BASES FISIOLÓGICAS DO APARELHO CARDIOVASCULAR

Marcílio Faraj

CONSIDERAÇÕES INICIAIS

Renovadamente, nos quatro cantos do mundo médico, por meio das línguas mais distintas, a assertiva de que "o coração comanda o espetáculo da vida" (animal) já se tornou a ordem do dia.

Na verdade, o coração, como carro-chefe do aparelho cardiovascular (ACV), é coadjuvado, nesse mister, pelos demais componentes do mesmo, como as artérias, as veias e a microcirculação. O órgão cardíaco é o maestro do sistema circulatório, orquestrando a chegada e a saída do sangue de sua intimidade, através dos referidos componentes vasculares, respectivamente, venosos e arteriais.

Assim sendo, a vida animal é essencialmente modulada pelo funcionamento do coração, que, animando incessantemente o ACV do ponto de vista de atividade mecânica, norteado por ritmo peculiar, comanda o aludido espetáculo da vida, integrando o organismo, permeando a interpenetração morfofuncional do corpo, em todos os seus níveis elementares, moleculares, celulares, teciduais, orgânicos e de sistemas.

Um dos principais motivos do estudo da fisiologia cardiovascular é, sem dúvida, o seu emprego na prática cardiológica. A compreensão efetiva do tema é indispensável para a abordagem do cardiopata. Neste desiderato, o conhecimento (histo)fisiológico do coração e da rede vascular é imperioso para o entendimento da dinâmica, tanto normal quanto anormal, do sistema circulatório, fato que pode ser traduzido como ponto pacífico no que concerne ao estudo propedêutico do paciente, notadamente à luz da semiologia cardiovascular.

Muitos estudiosos, ao longo dos tempos, colaboraram para o conhecimento progressivo da fisiologia cardiovascular. Neste sentido, a contribuição de William Harvey foi espeta-

Quadro 2.1 Funções Básicas do Sistema Cardiovascular

| 1. Manutenção ininterrupta da circulação sangüínea |
| 2. Ajustamento do fluxo sangüíneo às necessidades (metabólicas) teciduais |

cular, com asserções originais e pioneiras, cujo pensamento singular, acerca do tema, pode ser resumido nesta afirmativa inesquecível: "É absolutamente necessário concluirmos que o sangue, no corpo animal, é impelido num círculo, está em movimento contínuo, e que essa é a ação, ou função, que o coração desempenha por meio de seu pulso!"

Sem embargo, a fim de cumprir a sua finalidade dentro da economia orgânica, o sistema cardiovascular, à guisa de analogia do ponto de vista de um sistema hidráulico, é constituído de duas bombas em série, ligadas entre si por um sistema tubular fechado, desempenhando atividades inadiáveis para o metabolismo celular (Quadro 2.1).

A dimensão fisiológica do aparelho cardiovascular, em termos de fundamentos, envolve quatro tópicos de indiscutível importância para a compreensão do assunto (Quadro 2.2).

Entretanto, a fim de que possa haver o efetivo entendimento sobre as bases fisiológicas do sistema circulatório, urge que considerações elementares sejam feitas em torno da circulação arterial sistêmica e do pulso arterial.

Quadro 2.2 Temas Básicos da Fisiologia Cardiovascular

| 1. Controle neural do coração e da circulação |
| 2. Função de bomba do coração |
| 3. Fluxo coronário |
| 4. Ciclo cardíaco |

SÚMULA DA CIRCULAÇÃO ARTERIAL SISTÊMICA

Os vasos arteriais em condições normais, na vida extra-uterina, formam um sistema de condução de alta pressão e de baixa resistência (hidráulica). Em função disso, o sangue é ejetado do coração (na sístole ventricular) através da aorta, norteando-se para as artérias terminais, com pequena perda de pressão, e, por conseguinte, com baixa perda de energia. Com efeito, esta é a razão de a pulsação arterial conservar a sua morfologia praticamente inalterada, a partir das artérias de maior calibre (aorta etc.), até o nível arteriolar.

A circulação sistêmica, igualmente conhecida por grande circulação, é constituída por todos os vasos arteriais (e venosos) posicionados entre o ventrículo esquerdo (VE) e o átrio direito (AD), ao passo que a circulação pulmonar, denominada também pequena circulação, abrange os vasos arteriais (e venosos) interconectados com o ventrículo direito (VD) e o átrio esquerdo (AE).

A propósito, durante a vida intra-uterina, no concepto, a pressão arterial (PA) pulmonar é muito superior à PA sistêmica. Nesse período existencial do indivíduo, o seu pulmão encontra-se colabado e a placenta, em plena atividade, assume a função pulmonar do feto. Nos primeiros instantes (algumas horas) que sucedem ao parto, a circulação arterial sistêmica, em condições normais, passa progressivamente a ostentar o seu papel pressórico hegemônico, em relação à circulação pulmonar.

Ademais, no tocante à grande circulação, é válido enfatizar que as artérias terminais e, principalmente, as arteríolas exibem grande resistência hidráulica e alta capacidade de controle da resistência do sistema vascular arterial, regulando tanto a PA sistêmica como o fluxo sangüíneo. As variações do calibre dos vasos que compõem a resistência vascular periférica total (RVPT), tendo nas arteríolas o seu destaque maior, são mediadas por fatores neuro-humorais que atuam na estrutura parietal vascular, principalmente nos endoteliócitos, muitos dos mencionados agentes sendo secretados e/ou ativados, metabolizados e/ou inibidos pelo sistema endotelial, que é assaz polivalente, com capacidade funcional reconhecida e fartamente documentada, dos pontos de vista endócrino, parácrino e autócrino.

A fim de atenderem a sua finalidade histofisiológica, refletindo tal fato inequívoca interação morfofuncional, as artérias de grande calibre exibem muito tecido conjuntivo, fibras elásticas e colágenas, porém pouca musculatura lisa, em sua estrutura parietal. Por outro lado, as artérias de médio e pequeno calibres apresentam, proporcionalmente, menos fibras elásticas e maior número de miócitos lisos em sua parede. Para cumprirem a sua função vasomotora, realmente especial, no contexto da RVPT, na constituição parietal das arteríolas, há acentuada predominância de musculatura lisa.

SÚMULA DO PULSO ARTERIAL

Na sístole ventricular, com a ocorrência da ejeção do volume sangüíneo a jusante do VE, há dilatação vascular que se transmite, elasticamente, à parede da aorta e, sucessivamente, às demais artérias da circulação sistêmica, em forma de uma "onda".

Quadro 2.3 Bases Hemodinâmicas do Sistema Arterial

1. A velocidade do fluxo sangüíneo reduz-se progressivamente
2. A velocidade de propagação da onda do pulso aumenta progressivamente

Esta onda de distensão parietal, que se propaga através das paredes dos vasos arteriais, é denominada pulso arterial.

A propagação do pulso através das paredes arteriais nada tem a ver com a simples movimentação do sangue no lúmen arterial. Com efeito, a velocidade de propagação do pulso é cerca de 10 vezes maior que a velocidade de movimentação do sangue nos vasos arteriais. Desta maneira, a velocidade de propagação da onda do pulso arterial é de 5 metros/segundo, enquanto que a velocidade de movimentação do sangue no interior dos vasos arteriais é de 0,5 metro/segundo.

Outrossim, no que concerne à relação entre a velocidade do fluxo sangüíneo e a propagação do pulso, o sistema arterial, funcionando em regime de normalidade, exibe propriedades definidas, em termos hemodinâmicos, considerando a sua travessia com destino à periferia do organismo (Quadro 2.3).

Na prática médica, o pulso arterial é avaliado rotineiramente, na propedêutica clínica, com o médico aplicando as polpas digitais dos quirodáctilos indicador, médio e anular sobre o território de qualquer artéria do corpo que seja suficientemente superficial, como as artérias radial, braquial, carótida, femoral, poplítea ou pediosa.

CONTROLE NEURAL DO CORAÇÃO E DA CIRCULAÇÃO

A finalidade maior do aparelho circulatório é, em última instância, perfundir adequadamente os tecidos para que o metabolismo celular, em regime de normalidade, mantenha a integridade morfofuncional do organismo.

A regulação neural do sistema cardiovascular é imprescindível, a fim de que as suas atividades possam percorrer os ajustes e reajustes necessários, dentro da economia orgânica, mormente em termos hemodinâmicos.

É importante salientar que o controle neural relaciona-se sobretudo com as funções globais do coração e da circulação. Portanto, envolve-se com efetividade, exercendo atividades especiais (Quadro 2.4), para que o desempenho do ACV possa respaldar, com uniformidade, a homeostasia do organismo.

Quadro 2.4 Objetivos do Controle Neural do ACV

1. Aumento da atividade de bombeamento do coração
2. Redistribuição do fluxo sangüíneo para áreas diferentes do corpo
3. Controle muito rápido da PA

Ademais, deve ser frisado que a regulação neural do ACV, em circunstâncias normais, tem reduzida influência sobre o ajuste de fluxo sangüíneo de tecido a tecido. Esta função é encaminhada pelos mecanismos locais de controle do fluxo sangüíneo, que são regidos, principalmente, pelas atividades metabólicas teciduais.

O sistema nervoso exerce a regulação do ACV, quase que na sua totalidade, por meio das atividades do sistema nervoso autônomo (SNA).

O SNA modula o ACV em regime de ativação e desativação reflexas, contando com o concurso, nesse mister, do simpático e do parassimpático, determinando ajustes do débito cardíaco (DC) e da RVPT, participando na estabilização e manutenção da PA, em face das mais variáveis eventualidades hemodinâmicas e, também, diante de situações fisiopatológicas de potencial gravidade, como a hipotensão arterial ou o choque.

Lastreadas em trabalhos experimentais, há evidências de efeitos tróficos do simpático sobre os cardiomiócitos e os miócitos lisos vasculares, fato que estampa a contribuição adrenérgica para o eutrofismo do ACV. Entrementes, a influência trófica sobre o sistema circulatório é, provavelmente, o principal papel fisiopatológico que envolve o simpático na adaptação e na desadaptação da musculatura lisa vascular e do miocárdio, do ponto de vista de doenças cardiovasculares.

A propósito, o SNA, na regência neural do ACV, atua por meio das ações simpáticas e parassimpáticas, acarretando efeitos cardiovasculares, em sua maioria, adrenérgicos e colinérgicos (Quadro 2.5).

O coração recebe inervação do SNA através do plexo cardíaco, para o qual contribuem os nervos cardíacos cervicais do simpático (superior, médio e inferior), que partem dos gânglios simpáticos torácicos (T1 a T4) e os nervos vagais direito e esquerdo (parassimpáticos). O nó sinusal é mais simpático e vago direitos, enquanto o nó AV é mais simpático e vago esquerdos.

Também é válido ressaltar que o órgão cardíaco, além do SNA, tem inervação sensitiva delicada, com os seus nociceptores podendo ser acionados, em muitas ocasiões, sobretudo por estímulos flogísticos locais, representados pela produção e acúmulo de diferentes mediadores químicos na parede do coração, como o ácido láctico, a bradicinina, as prostaglandinas etc.

Os receptores celulares adrenérgicos no coração são β-1 (60 a 80%), β-2 (20 a 40%) e α-1. Enquanto as respostas inotrópicas verificam-se predominantemente através da ativação dos receptores β-1, as respostas cronotrópicas estão associadas tanto aos receptores β-1 como β-2. A seu turno, a estimulação adrenérgica, através do receptor α-1, enseja efeito inotrópico modesto, além de vasoconstrição coronariana. Esse efeito vasopressor, todavia, exibe inexpressiva repercussão na hemodinâmica coronária, diante do aumento concomitante no consumo de oxigênio, que enreda a ativação de mecanismos locais de aumento do fluxo coronariano.

No âmbito das sinapses adrenérgicas pós-ganglionares, no interior dos telodendros das fibras pós-ganglionares, as vesículas pré-sinápticas armazenam, principalmente, os neurotransmissores noradrenalina e NPY, que são os responsáveis pelos referidos efeitos simpáticos.

O NPY é liberado juntamente com a noradrenalina durante a estimulação adrenérgica. Este neurotransmissor tem como seu principal efeito, no coração, a modulação pré-juncional da liberação de neurotransmissores simpáticos e parassimpáticos. Além disso, o NPY atua atenuando o efeito vagal na freqüência cardíaca (FC), na condução atrioventricular e na contratilidade atrial.

Os receptores celulares colinérgicos são, por sua vez, muscarínicos (M1 e M2), com a predominância do subtipo M2 no coração. A atividade parassimpática cardíaca, exibindo veiculação neural vagal, em condições normais, é sincrônica com o ciclo cardíaco, produzindo efeitos negativos inotrópicos e cronotrópicos, submetendo-se, ainda, à ativação cíclica dos barorreceptores.

A atividade vagal, porém, pode palmilhar exacerbação em muitas eventualidades, como na estimulação excessiva dos quimiorreceptores periféricos, de receptores muscarínicos cardíacos (reflexo de Bezold-Jarisch) e de receptores do trigêmeo (reflexo do mergulho).

A ativação parassimpática cardíaca pelo vago libera acetilcolina e o VIP. Embora o VIP possa exercer algum efeito colinérgico pré-sináptico na transmissão neural do SNA, a atividade parassimpática, na função cardíaca, é retratada predominantemente pela ação da acetilcolina sobre os receptores muscarínicos.

No coração, o balanço das atividades simpáticas e parassimpáticas exerce influência direta no DC, além de apresentar importante papel, notadamente no decurso de disfunção do SNA, à vista de advento de arritmias cardíacas e morte súbita.

Em termos de regulação neural vascular, mediada especialmente pelo SNA, os sistemas adrenérgico e colinérgico atuam, neste setor, a partir da ativação de receptores simpáticos α-1 (RVPT), α-2 situados no sistema nervoso central (SNC), β-1 (aparelho justaglomerular), β-2 (RVPT) e de receptores parassimpáticos muscarínicos, pelos neurotransmissores, respectivamente, catecolamínicos (noradrenalina e adrenalina) e acetilcolina.

Com efeito, nos diferentes segmentos do sistema vascular, há uma grande variação na densidade da inervação simpática. Enquanto as artérias de grande calibre apresentam pequena inervação adrenérgica, a aludida inervação simpática aumenta de modo inverso ao calibre dos vasos, com a densidade em

Quadro 2.5 Principais Neurotransmissores do SNA

• Noradrenalina (efeitos adrenérgicos)
• Acetilcolina (efeitos colinérgicos)
• Neuropeptídeo Y (NPY) (efeitos adrenérgicos)
• Peptídeo intestinal vasoativo (VIP) (efeitos colinérgicos)

menção atingindo o máximo nas pequenas artérias e arteríolas maiores, sediadas na RVPT.

A noradrenalina, atuando sobre os receptores celulares α-1, promove efeitos vasoconstritores potentes, ao passo que a adrenalina, sobre os mesmos receptores α-1, enseja também efeitos vasoconstritores, enquanto acarreta efeitos vasodilatadores sobre os receptores β-2. Por outro lado, o neurotransmissor adrenérgico, atuando sobre os receptores α-2 (no SNC), modula a atividade simpática periférica e, atuando sobre os receptores β-1, localizados na estrutura do aparelho justaglomerular renal, enreda a secreção de renina para o plasma circulante.

A acetilcolina, atuando sobre o endotélio vascular íntegro, estimula os receptores colinérgicos muscarínicos, promovendo a liberação parietal vascular do óxido nítrico (NO), fato que enseja efeitos (potentes) vasodilatadores.

Outrossim, o controle neural cardiovascular é efetuado com o concurso de sensores situados em locais estratégicos no ACV. Estes sensores aferem e interpretam as variações de inúmeros parâmetros vasculares e cardíacos (Quadro 2.6).

Uma vez estimulados, os sensores em alusão originam estimulação neural aferente ao SNC, destinada para núcleos de neurônios situados no tronco cerebral (núcleo do trato solitário etc.), que atuam integrando as informações oriundas de sensores periféricos e, também, de centros nervosos superiores (hipotálamo etc.). Após o processamento das informações neurais aferentes, os núcleos centrais, agora através de impulsos neurais eferentes, atuam interferindo e alterando as atividades simpáticas e parassimpáticas.

Ademais, o ACV é controlado por arcos reflexos, que exibem sedes diferentes, através de estímulos também distintos. Estes reflexos cardiovasculares (barorreflexo, reflexo cardiopulmonar e quimiorreflexo), após sofrerem estimulação, apresentam resposta imediata no organismo através da ativação simpática e parassimpática.

O chamado barorreflexo é considerado o mais importante reflexo do controle cardiovascular. Os barorreceptores são do tipo mecanorreceptores, que são ativados na vigência de distensão da parede dos vasos onde estão localizados (arco aórtico e corpos carotídeos). A propósito, uma vez que a PA é a força que distende os vasos, considera-se que este reflexo, desse modo, visa manter a PA estável.

Quadro 2.6 Aferências dos Sensores do Controle Neural do ACV

1. Variações da PA sistêmica (receptores aórticos e carotídeos localizados no arco aórtico e corpos carotídeos)
2. Variações no enchimento e na força de contração das câmaras cardíacas (receptores cardiovasculares sediados no coração e vasos da base)
3. Variações da PO_2 do sangue (quimiorreceptores situados nos seios carotídeos)
4. Receptores metabotrópicos (localizados nos músculos)

O aumento agudo da PA estimula, incontinenti, os barorreceptores, deflagrando uma resposta que aumenta a átividade parassimpática (efeito bradicardizante) e reduz a atividade simpática (diminuição da FC e da RVPT). Portanto, a resposta fisiológica consiste em bradicardia e vasodilatação periférica, com a volta da PA aos valores pressóricos prévios.

Em contrapartida, a diminuição aguda da PA estimula, simultaneamente, o desenvolvimento de uma resposta de aumento da atividade simpática (efeito taquicardizante e elevação do tono da RVPT) e redução da atividade parassimpática (aumento da FC). A resposta fisiológica é o aumento da PA.

O reflexo cardiopulmonar é decorrente da ativação de mecanorreceptores, que são acionados por distensão, contração e enchimento das câmaras onde estão situados, anatomicamente. A ativação dos receptores atriais resulta no aumento da atividade simpática vascular (elevação do tono da RVPT), com efeito adrenérgico taquicardizante, e também no aumento do débito urinário (liberação da vasopressina e ação do peptídeo atrial natriurético). Ademais, a ativação dos mecanorreceptores ventriculares resulta em bradicardia e vasodilatação da RVPT, decorrentes da diminuição da atividade simpática e do aumento do tono vagal cardíaco.

O quimiorreflexo deriva da ativação de quimiorreceptores, que desempenham mecanismos importantes, visando à manutenção do suprimento do oxigênio para os tecidos. Com efeito, os quimiorreceptores respondem às variações de PO_2, PCO_2 e pH do sangue arterial, com atuação predominante na respiração. Na verdade, em circunstâncias normais, o quimiorreflexo tem diminuta atividade, atuando pouco sobre o ACV. Todavia, os quimiorreceptores são muito ativados no organismo, em eventualidades que cursam com hipoxemia e hipotensão arterial hemorrágica, quando também desencadeiam reflexos cardiovasculares, a fim de atender as necessidades teciduais de oxigênio, principalmente do coração e do cérebro. Portanto, diante de um quadro de hipoxia, através da ativação do simpático, as respostas circulatórias são de vasoconstrição arterial, com elevação da PA e aumento da FC.

FUNÇÃO DE BOMBA DO CORAÇÃO

Sem dúvida, o papel fundamental do órgão cardíaco, no concerto do ACV, é funcionar como bomba, para que a circulação sangüínea possa cumprir a sua finalidade fisiológica essencial: atender as necessidades metabólicas teciduais.

Na verdade, o coração é constituído de duas bombas pulsáteis distintas, as quais são nomeadas por autores diversos como "coração direito" (AD e VD), que bombeia o sangue para os pulmões, e "coração esquerdo" (AE e VE), que bombeia o sangue para os órgãos periféricos.

O coração é formado por células (cardiomiócitos) e interstício. O conjunto de cardiomiócitos, por sua vez, forma o miocárdio, que exibe em sua estrutura verdadeiros territórios intersticiais.

Os cardiomiócitos são células, em geral, de aspecto alongado, que se anastomosam irregularmente. Representando o maior contingente celular do miocárdio, essas células são incapazes de exibir mitose, quando caracterizadas, morfologicamente, como cardiomiócitos (na vida adulta).

São reconhecidos três tipos básicos de miócitos cardíacos. Neste sentido, destacam-se as células miocárdicas contráteis, localizadas nas paredes atriais e ventriculares, as chamadas células pálidas, ou células P, que são os cardiomiócitos responsáveis pela formação do impulso cardíaco, e as células de Purkinje, predominantemente envolvidas com a condução parietal do impulso cardíaco.

Os cardiomiócitos contráteis, responsáveis pela função de bomba do coração, são as células absolutas, numericamente, da estrutura miocárdica. Com efeito, são células ricas em fibrilas contráteis e mitocôndrias (que geram a energia, em forma de ATP, necessária para a contração miocárdica e para a manutenção do gradiente iônico), além de retículos sarcoplasmáticos, que controlam o fluxo citosólico de cálcio.

As células P, conhecidas como células nodais, são cardiomiócitos excitatórios, situados com predominância no nó sinusal e, também, na área nodo-hissiana (área NH) do nó atrioventricular (NAV), ao passo que as células de Purkinje são condutoras do impulso cardíaco na intimidade atrial e ventricular. Os aludidos cardiomiócitos, nodais e de Purkinje, exibem poucas fibrilas contráteis em seu sarcoplasma, razão pela qual apresentam contração muito fraca, mas formam um especializado sistema excitocondutor (com propriedades dromotrópicas), que atua controlando a ritmicidade da contração cardíaca.

O interstício parietal cardíaco, particularmente o ventricular, abrange em sua estrutura os vasos, componentes do SNA e tecido conjuntivo, representado pelos fibroblastos e fibras colágenas (principalmente), elásticas, substância fundamental amorfa etc. Além de formar o esqueleto fibroso do coração, o conjuntivo cardíaco participa ativamente na patogênese do remodelamento parietal ventricular, sofrendo modulação tanto do sistema neuro-humoral como do sistema inflamatório, ativado na cardiopatia crônica, com o paciente evoluindo com quadro de disfunção parietal sistólica.

Os cardiomiócitos contráteis, portadores de miofibrilas abundantes, apresentam em seu sarcoplasma o sarcômero, que é conhecido por unidade morfofuncional do coração. A propósito, os sarcômeros, que exibem no centro de sua estrutura a linha M, repetem-se em série, sendo separados entre si pelo chamado disco Z. Contendo incontáveis miofibrilas (proteínas contráteis), os sarcômeros ocupam cerca de 50% do citosol dos cardiomiócitos.

Portanto, na estrutura dos sarcômeros é marcante a densidade de proteínas contráteis, dispostas principalmente sob a forma de miofilamentos espessos (miosina) e delgados (actina). Também, uma grande molécula protéica, chamada de titina, foi descrita como um terceiro tipo de miofilamento, cuja função única, muito importante, é estrutural para o sarcômero. Ademais, cada molécula de titina estende-se do disco Z até a linha M, no centro do sarcômero.

Após o cálcio ligar-se à proteína regulatória conhecida como troponina C, ocorre a interação da actina com a miosina, em forma de deslizamento entre si, ensejando o encurtamento do sarcômero, com a realização da sístole celular (contração dos cardiomiócitos). Ato contínuo, a fosforilação no complexo troponina-tropomiosina, propiciando o seqüestro do cálcio do mesmo, sucede ao relaxamento do sarcômero, verificando-se a diástole celular. Desta maneira, a contração e o relaxamento dos cardiomiócitos são dependentes do fluxo de cálcio no meio celular, respectivamente, chegando (sístole) e saindo (diástole) dos sarcômeros.

A propriedade inotrópica do miocárdio traduz a sua função contrátil, que integra a sístole ventricular com a circulação sistêmica e pulmonar. Em contraposição, a propriedade lusitrópica do músculo cardíaco reflete a sua função de relaxamento, que integra a diástole ventricular com os átrios, permitindo que as cavidades ventriculares, relaxadas, sob baixa pressão, possam receber o sangue atrial.

O produto final da função cardíaca é o DC, derivado da integração morfofuncional de forças motrizes e de oposição, que são moduladas pela atividade do sistema neuro-humoral sobre o ACV, consoante as necessidades hemodinâmicas e metabólicas do organismo (Quadro 2.7).

A pré-carga é a força que distende o coração parietal, antes que seja iniciada a contração ventricular. Desta forma, a pré-carga pode ser definida como a tensão exercida na parede ventricular após a contração atrial. Ela é dependente, basicamente, do retorno venoso. É a pré-carga que irá determinar o grau de estiramento de sarcômero no final da diástole. A propósito, até um certo limite, quanto maior for o estiramento do sarcômero, maior será o número de sítios onde ocorrerá o acoplamento de actina-miosina e, por conseguinte, maior será a força contrátil da cavidade ventricular. Na verdade, a melhora do desempenho sistólico, conforme o grau de estiramento dos cardiomiócitos ventriculares, caracteriza o mecanismo de Frank-Starling.

A pós-carga reflete a soma de forças opositoras ao encurtamento miocárdico na ejeção ventricular sistólica. Pode ser definida como a carga contra a qual se verifica a contração do coração durante a sístole. Uma pós-carga elevada compele o órgão cardíaco a gerar uma pressão intraventricular maior, na sístole, para abrir a valva aórtica e ejetar o DC na aorta. Os dois principais componentes da pós-carga são a complacência arterial e a resistência vascular que determina a PA.

Quadro 2.7 Requisitos Básicos da Função Cardíaca de Bomba

1. FORÇAS MOTRIZES
• Pré-carga
• Freqüência cardíaca (FC)
• Contratilidade miocárdica
2. FORÇA DE OPOSIÇÃO
• Pós-carga

$$\text{Estresse} = \frac{\text{Pressão ventricular} \times \text{raio}}{2 \times \text{espessura da parede}}$$

Fig. 2.1 Lei de Laplace.

A pós-carga determina um estresse na parede ventricular. Com efeito, a lei de Laplace, com muita propriedade, disciplina a compreensão do estresse parietal em pauta, em termos da hemodinâmica do ACV (Fig. 2.1).

Esta lei elucida que, quanto maiores forem a cavidade ventricular e, por conseguinte, o seu raio, maior será o estresse na parede ventricular. Explica ainda que, para uma determinada dimensão, o estresse será diretamente proporcional à pressão no interior do ventrículo.

Assim, sendo o estresse definido como a tensão aplicada a uma determinada área, o aumento no estresse parietal determinará maior consumo de oxigênio pelo miocárdio ventricular.

A FC, estampando a atividade cronotrópica do coração, é gerada no nó sinusal, em condições normais. Sem embargo, o nó sinusal funciona como marcapasso cardíaco natural, desde que gere impulsos com maior freqüência (em geral, acima de 60bpm) e o sistema de condução atue adequadamente. Há centros cardiorreguladores no tronco cerebral (bulbo) cuja estimulação atua sobre a FC e a RVPT, possuindo propriedades aceleradoras (simpáticas) e inibidoras (parassimpáticas) sobre o coração.

A contratilidade miocárdica manifesta-se por meio do encurtamento dos miócitos cardíacos e do desenvolvimento de tensão parietal. Reflete diretamente o estado funcional do músculo parietal do coração, evidenciando a sua propriedade inotrópica. O efeito inotrópico positivo do simpático é parcialmente mediado por aumento na atividade de canais de cálcio operados pelo receptor adrenérgico β-1, tanto quanto pela ativação de canais de cálcio voltagem-dependentes. O parassimpático, através do vago, exerce efeitos inotrópicos negativos sobre o miocárdio parietal.

Em termos de entendimento clínico, o aumento das forças motrizes (pré-carga, FC e contratilidade) eleva o DC, mas com grande consumo de oxigênio pelo miocárdio, ao passo que a redução da força de oposição (pós-carga) também aumenta o DC, mas com menor consumo parietal ventricular de O_2.

FLUXO CORONÁRIO

O miocárdio é nutrido por duas artérias coronárias, a direita (CD) e a esquerda (CE), que se originam na raiz da aorta, nos óstios da CD e da CE, situados cerca de 0,7 a 1,0cm acima da implantação das cúspides da valva aórtica. A propósito, devido à localização dos referidos óstios, os mesmos nunca são ocluídos pelas válvulas semilunares aórticas, durante a sua abertura.

Como o débito cardíaco (volume/minuto/m²) é de 5,0 litros, o coração de uma pessoa considerada normal pesa em torno de 300 gramas e tem um fluxo coronariano de 250-300mL/min, que é o equivalente a 5% do DC. Aliás, com relação ao peso cardíaco, cada 100 gramas de miocárdio do VE recebem cerca de 75-90mL de sangue/min, ou seja, menos de 1mL/kg, levando-se em conta que o VD, por ter massa menor que o VE, é visitado, proporcionalmente, por DC menor na sua estrutura miocárdica.

Devido às atividades mecânicas que consubstanciam a sua função de bomba, o coração exibe características metabólicas ímpares, mormente em termos de consumo de O_2, que, sem dúvida, é maior que o efetuado pelos demais órgãos do corpo.

Malgrado seja relativamente menos perfundido, quando comparado a alguns outros órgãos, o coração apresenta a mais alta extração de O_2 do organismo. Neste aspecto, o coração utiliza em repouso cerca de 12% do consumo total de O_2 do organismo, recebendo em torno de 5% do DC, ao passo que os rins, que têm peso equivalente ao órgão cardíaco, mesmo recebendo 20-25% do DC, consomem apenas 7% do O_2 total do organismo. É válido destacar que, mesmo em repouso, a extração de O_2 pelo miocárdio continua quase máxima.

A CD, considerada a "coronária elétrica" por estar envolvida com a irrigação do nó sinusal e do NAV, após emergir do óstio coronário direito, sediado no seio aórtico homolateral, percorre o sulco atrioventricular, em sentido posterior, fletindo-se (na região *crux cordis* do dorso do órgão cardíaco) com destino à ponta do coração e recebendo, a seguir, a denominação de artéria descendente posterior (DP), que transita no sulco interventricular posterior.

Os principais ramos da CD são as artérias do cone, do nó sinusal e do nó AV, os ramos marginais e a DP. Através de seus ramos, a CD irriga o AD, o VD, cerca de um terço anterior do septo interventricular (SIV), 85% do nó sinusal e 90% do NAV.

A CE, considerada a "coronária mecânica" por estar envolvida especialmente com a função de bomba do coração, já que emerge do óstio coronário esquerdo, e está sediada no seio aórtico homolateral. Apresenta-se, inicialmente, como um tronco pequeno e grosso (tronco da CE), que se bifurca, originando os seus dois principais ramos, a artéria descendente anterior (DA) e a artéria circunflexa (CX).

A DA, que na maioria dos corações humanos é a coronária dominante, exibe trajeto no sulco interventricular anterior, no sentido da ponta cardíaca, onde se anastomosa com a DP. Os principais ramos da DA são as artérias septais (norteiam-se para a estrutura do SIV) e as diagonais (destinam-se à parede livre do VE).

Através de seus ramos, a DA é responsável pela irrigação do AE, dos dois terços anteriores do SIV, das paredes anterior e lateral do VE, além de 15% do nó sinusal e 10% do NAV.

A CX corre no sulco atrioventricular, no sentido posterior, anastomosando-se com a CD (na região *crux cordis* no dorso do coração), originando a DP. Os principais ramos da CX são as artérias marginais e a artéria ventricular posterior (VP). Através de seus ramos, a CX irriga o AE, o terço posterior do SIV e a parede lateroposterior do VE.

Ademais, a CE, através de seus ramos (DA e CX), anastomosa-se com os ramos terminais da CD, fato que permite o estabelecimento de circulação colateral na árvore coronariana, que é de notória relevância hemodinâmica para a manutenção da integridade e do funcionamento do sistema vascular, que nutre o órgão cardíaco.

A regulação do fluxo coronário é feita por meio de fatores extrínsecos e intrínsecos. Dentre os fatores intrínsecos que influenciam o tono das artérias coronárias, destacam-se os fatores neurais, metabólicos e o mecanismo de auto-regulação vascular, no qual o endotélio exibe uma participação realmente refinada.

O sistema endotelial coronariano, em condições fisiológicas e no desdobrar das cardiopatias, participa na regulação do tono coronário, secretando, ativando e/ou metabolizando substâncias vasoativas e que atuam na coagulação sanguínea. Os endoteliócitos, diante de alterações do fluxo coronário, liberam compostos vasodilatadores, como prostaglandinas (PGI2), óxido nítrico etc. Além disso, o endotélio funciona como intermediário nas ações vasodilatadoras da acetilcolina, do ATP, do ADP, da bradicinina etc.

Na aterosclerose coronária, a injúria endotelial modifica a resposta vascular à acetilcolina, uma vez que o agente colinérgico passa a induzir uma vasoconstrição coronária, em lugar de vasodilatação. Este fato sugere que a ocorrência de uma resposta normal coronariana à ação da acetilcolina implica a existência de um endotélio íntegro.

CICLO CARDÍACO

Para desempenhar a sua função mecânica, atuando como uma bomba, as finalidades morfofuncionais do coração enredaram-lhe a constituição estrutural de órgão musculoso. Este fato reflete a comparação do coração, concernente às suas atividades mecânicas, a uma bomba aspirante premente.

Os eventos cardíacos mecânicos são complexos, realizando-se através de ciclos. Com efeito, um ciclo cardíaco abrange as atividades mecânicas que se verificam do início de cada batimento cardíaco até o início do próximo batimento. Nesse intervalo de tempo, abarca os acontecimentos mecânicos, que ocorrem nos períodos diastólico (55%) e sistólico (45%) (Quadro 2.8).

O ciclo cardíaco exibe duração de 1,0 segundo, quando a FC do indivíduo está próxima do nível inferior de normalidade (60bpm), podendo durar cerca de 0,6 segundo, quando a FC se aproximar do nível superior de normalidade (100bpm).

Cada ciclo, que em geral tem como base, principalmente, o VE, inicia-se pela geração espontânea de um potencial de ação, no nó sinusal, que é o marcapasso cardíaco natural, por originar ondas de excitação numa freqüência rítmica de 60 a 100bpm em condições normais (mais rapidamente que qualquer outro ponto do coração), com o NAV originando impulsos cardíacos com uma freqüência rítmica de 40 a 60bpm, ao passo que as fibras de Purkinje o fazem com uma freqüência de 15 a 40bpm.

Localizando-se na parede lateral superior do AD, próximo à abertura da veia cava superior, o nó sinusal deflagra o impulso cardíaco, com o potencial de ação propagando-se rapidamente pelos átrios (principalmente através dos tratos internodais) e, depois, sucessivamente, pelo NAV, feixe de HIS, para os ventrículos.

Na área "N" do NAV, sedia-se o sistema decremental, que funciona retardando a condução do impulso cardíaco dos átrios para os ventrículos. Este retardo, de mais de um décimo de segundo, que ocorre na junção AV, permite que os átrios sofram contração antes dos ventrículos, bombeando sangue para as cavidades ventriculares, antes do início da forte contração dessas câmaras cardíacas.

Após o estímulo eletrofisiológico, durante o ciclo cardíaco, ocorrem, no ACV, marcantes modificações de pressão e volume, com o deslocamento de massa sanguínea através das cavidades cardíacas e da raiz da aorta. Essa transferência de sangue gera uma energia de movimento (energia cinética) e enseja o advento de energia sonora, quando há cessação parietal do deslocamento da massa sanguínea, fato reconhecido como evento acústico, que pode ser decodificado, no exame cardiológico, como, por exemplo, o quarto componente da primeira bulha cardíaca, a terceira bulha, ou a quarta bulha, consoante o instante de seu aparecimento auscultatório no ciclo cardíaco.

O ciclo cardíaco, além de seus componentes básicos (Quadro 2.8), pode ser estudado por meio dos detalhes traçados, didaticamente, em quatro fases, a fim de que o mesmo seja efetivamente entendido, principalmente no que se refere à sua relação com as alterações pressóricas e eventos mecânicos e acústicos (Quadro 2.9).

Com efeito, a primeira fase do ciclo cardíaco tem início na abertura da valva mitral. Ocorrendo na diástole, esta fase envolve três momentos bem característicos, em decorrência das diferentes velocidades ditadas pelo deslocamento da massa sanguínea do AE para o VE (Fig. 2.2).

Quadro 2.8 Componentes do Ciclo Cardíaco

Diástole	Sístole
1. Relaxamento isovolumétrico	1. Contração isovolumétrica
2. Enchimento rápido	2. Ejeção rápida
3. Enchimento lento	3. Ejeção lenta
4. Contração atrial	

Quadro 2.9 Fases do Ciclo Cardíaco

• Primeira fase: período diastólico ventricular
• Segunda fase: contração ventricular isovolumétrica
• Terceira fase: período de ejeção ventricular
• Quarta fase: fase de relaxamento isovolumétrico

```
Miorrelaxamento ativo ventricular (VE)
            ↓
Redução rápida da pressão ventricular (VE)
            ↓
     Pressão VE < Pressão AE
            ↓
      Abertura da valva mitral
            ↓
  Deslocamento da massa sangüínea (AE)
            ↓
        Enchimento rápido (VE)
```

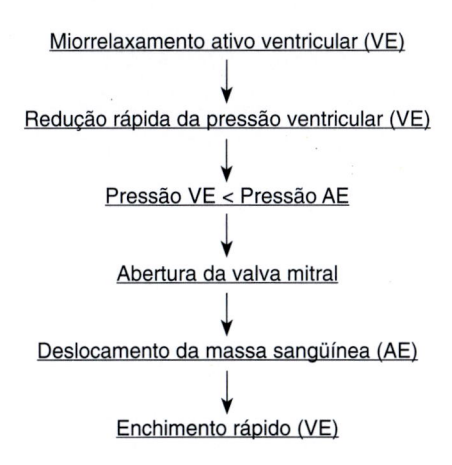

Fig. 2.2 Primeira fase: enchimento rápido.

```
        Cardiomiócitos ventriculares
                    ↓
Estímulo elétrico →
                    ↓
      Contração miocárdica parietal (VE)
                    ↓
          Aumento pressórico (VE)
                    ↓
     Deslocamento de massa sangüínea (VE)
              ↓              ↓
      Fechamento mitral   Abertura aórtica
```

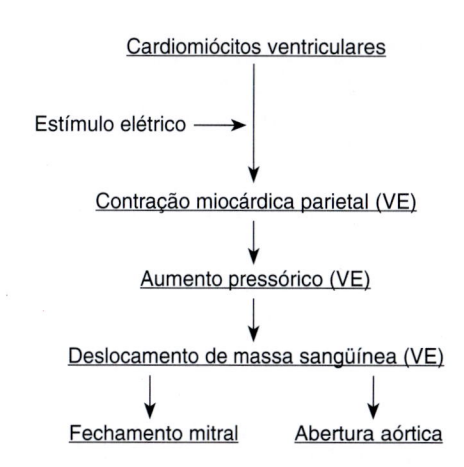

Fig. 2.4 Segunda fase: contração ventricular isovolumétrica.

Na fase de enchimento rápido, ocorre maior volume de sangue transferido do AE para o VE (cerca de 70% a 100% da capacidade diastólica ventricular). Esse acontecimento modifica a pressão intraventricular, o que torna o miorrelaxamento parietal ventricular repentinamente mais lento, reduzindo bruscamente a velocidade de deflúvio entre as duas câmaras cardíacas (segundo momento da primeira fase). Verifica-se, assim, perda de energia cinética, que se transforma em energia sonora, com o aparecimento de um ruído acústico identificado como a terceira bulha (Fig. 2.3).

O terceiro momento da primeira fase do ciclo cardíaco coincide com a contração atrial, que facilita o deflúvio de sangue, do AE para o VE, completando o enchimento ventricular diastólico.

A segunda fase do ciclo cardíaco tem início na contração ventricular (aumento do tono miocárdico). Assim sendo, no início da sístole expulsiva, o comprimento do VE diminui rapidamente e o plano valvular desce, ao passo que as outras dimensões, como diâmetro, circunferência e comprimento externo, expandem-se concomitantemente.

No decurso inicial da sístole, a pressão intraventricular aumenta bruscamente, fato que primeiro move o sangue em direção à valva mitral até que ocorra o seu fechamento e, a seguir, ultrapassando a pressão da aorta, provoca aceleração no deslocamento da massa sangüínea sobre a valva aórtica, forçando a sua abertura (Fig. 2.4).

Com o fechamento da valva mitral, ocorre a desaceleração da massa sangüínea, com perda parcial da energia cinética, transformando-se a mesma em energia sonora, traduzida pela identificação auscultatória do primeiro componente da primeira bulha (Fig. 2.5).

Na terceira fase do ciclo cardíaco, ocorrem deslocamento da massa sangüínea ventricular, abertura da valva aórtica e início do esvaziamento ventricular. Assim, o deslocamento da massa sangüínea, inicialmente em direção à parede ventricular, sofre desaceleração, acarretando perda parcial da energia cinética, que se transforma em energia sonora, identificada como o segundo componente da primeira bulha, do ponto de vista auscultatório (Fig. 2.6).

Posteriormente, ocorre deslocamento da massa sangüínea, do VE para a aorta, provocando a abertura da valva aórtica, com nova perda parcial de energia cinética, advento de energia sonora reconhecido, em termos de ausculta precordial, como o terceiro componente da primeira bulha (Fig. 2.7).

O quarto componente da primeira bulha, em condições normais, não é identificado pela ausculta precordial. Todavia, quando ocorre dilatação (aneurismática) da raiz da aorta,

```
        Enchimento rápido (VE)
                ↓
   Aumento da pressão intracavitária (VE)
                ↓
   Redução do deslocamento do sangue (AE)
                ↓
    Enchimento (bruscamente) lento (VE)
                ↓
     Perda parcial da energia cinética
                ↓
       Surgimento de energia sonora
                ↓
         Terceira bulha cardíaca
```

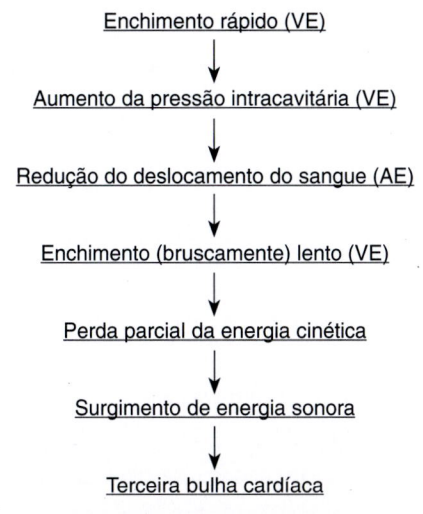

Fig. 2.3 Primeira fase: enchimento lento.

```
         Fechamento da mitral
                ↓
   Desaceleração da massa sangüínea
                ↓
    Perda parcial da energia cinética
                ↓
       Advento da energia sonora
                ↓
   Primeiro componente da primeira bulha
```

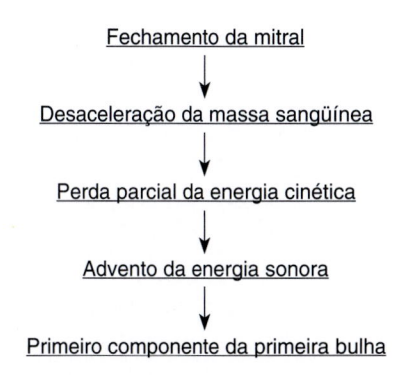

Fig. 2.5 Segunda fase: fechamento da mitral.

```
Deslocamento da massa sangüínea (VE)
            ↓
     Parede ventricular
            ↓
Desaceleração parcial do sangue (VE)
            ↓
  Perda parcial da energia cinética
            ↓
   Advento da energia sonora
            ↓
Segundo componente da primeira bulha
```

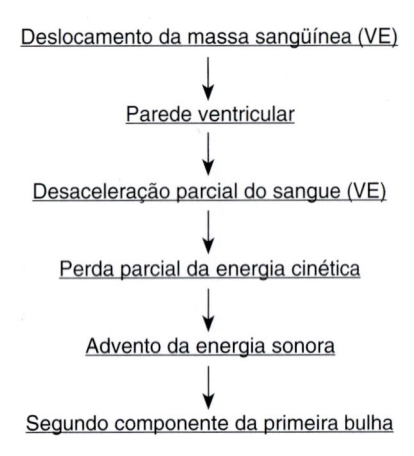

Fig. 2.6 Terceira fase: deslocamento da massa sangüínea.

```
Deslocamento da massa sangüínea (VE)
            ↓
      Valva aórtica aberta
            ↓
Desaceleração do sangue (raiz da aorta)
            ↓
  Perda parcial da energia cinética
            ↓
       Energia sonora
            ↓
Quarto componente da primeira bulha
```

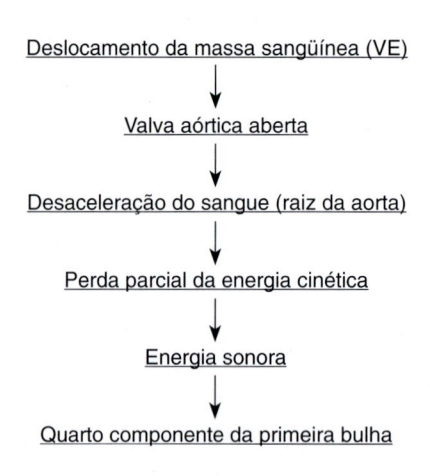

Fig. 2.8 Terceira fase: raiz da aorta.

este achado acústico é, então, identificado como um ruído áspero, de alta freqüência, reconhecido como clique ejetivo protossistólico no exame cardiológico (Fig. 2.8).

Na prática médica, as principais causas de dilatação (aneurismática) da aorta proximal são doenças que aumentam a pressão na raiz deste vaso (hipertensão arterial sistêmica), que aumentam o fluxo (insuficiência aórtica etc.) e que ensejam dilatação pós-estenótica (estenose aórtica) e aortopatia parietal (aortopatia luética etc.).

Após ultrapassada a valva aórtica aberta, o deslocamento da massa sangüínea se desacelera na parede da aorta próxima, com perda (parcial) de energia cinética e aparecimento de energia sonora, caracterizada como quarto componente da primeira bulha cardíaca, do ponto de vista auscultatório.

Na ejeção do sangue na aorta, a pressão ventricular vai-se reduzindo progressivamente, até chegar num momento em que a pressão da aorta supera novamente a pressão do VE, ocorrendo o fechamento valvar, com deslocamento rápido do sangue da aorta para o VE, que desacelera na valva fechada, com perda parcial de energia cinética e o advento de energia sonora, que retrata o componente aórtico da segunda bulha (Fig. 2.9).

Com efeito, a segunda bulha tem dois componentes, o ruído do fechamento valvar aórtico (primeiro componente) e o ruído do fechamento valvar pulmonar (segundo componente), que podem ser destacados, em termos de ausculta cardíaca, quando o indivíduo é orientado para inspirar.

A quarta fase do ciclo cardíaco abarca os eventos que se verificam no evolver do relaxamento (diastólico) isovolumétrico. A propósito, após o fechamento da valva aórtica, com a valva mitral encontrando-se também fechada, o advento do relaxamento ventricular determina redução brusca e acentuada da pressão intraventricular que, ao se situar em nível inferior ao existente no átrio, enseja o desenvolvimento de gradiente pressórico transmitral, com abertura da valva mitral, descompressão do AE e, ato contínuo, deflúvio atrioventricular (Fig. 2.10).

Proveniente do AE, a massa sangüínea em deslocamento, ao chocar-se com a parede do VE, sofre desaceleração, com perda parcial de energia cinética, que se transforma em energia sonora, reconhecida como quarta bulha no exame cardiológico (Fig. 2.10).

```
Deslocamento da massa sangüínea (VE)
            ↓
     Valva aórtica fechada
            ↓
Desaceleração do sangue (abertura valvar)
            ↓
  Perda parcial da energia cinética
            ↓
       Energia sonora
            ↓
Terceiro componente da primeira bulha
```

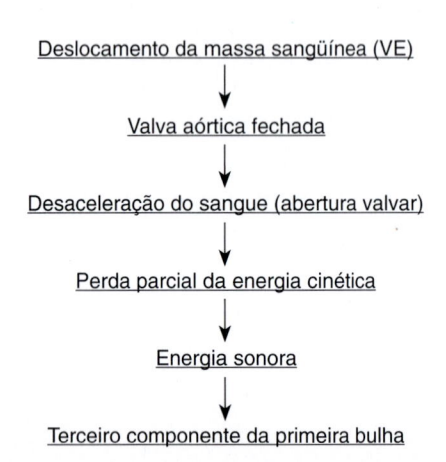

Fig. 2.7 Terceira fase: abertura valvar aórtica.

```
     Pressão aorta > Pressão VE
            ↓
Deslocamento da massa sangüínea (aorta)
            ↓
      Valva aórtica fechada
            ↓
Desaceleração do sangue (valva aórtica)
            ↓
  Perda parcial da energia cinética
            ↓
       Energia sonora
            ↓
Componente aórtico da segunda bulha
```

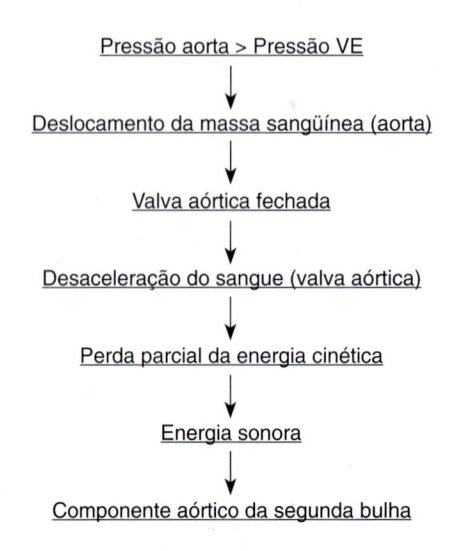

Fig. 2.9 Terceira fase: fechamento valvar aórtico.

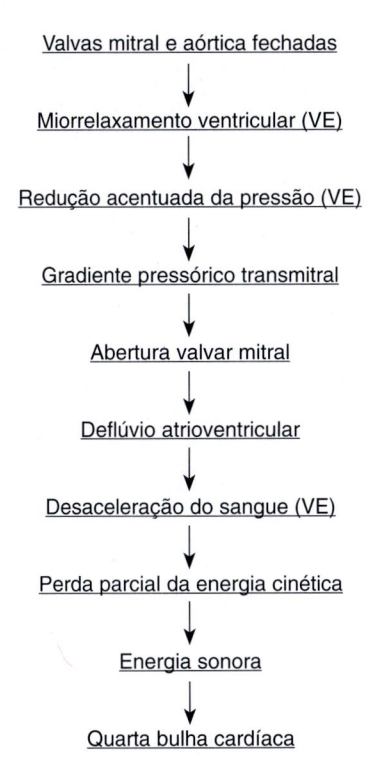

```
Valvas mitral e aórtica fechadas
            ↓
  Miorrelaxamento ventricular (VE)
            ↓
  Redução acentuada da pressão (VE)
            ↓
   Gradiente pressórico transmitral
            ↓
        Abertura valvar mitral
            ↓
       Deflúvio atrioventricular
            ↓
     Desaceleração do sangue (VE)
            ↓
     Perda parcial da energia cinética
            ↓
            Energia sonora
            ↓
          Quarta bulha cardíaca
```

Fig. 2.10 Quarta fase: abertura valvar mitral.

CONSIDERAÇÕES FINAIS

O conhecimento básico sobre a (histo)fisiologia cardiovascular é, sem dúvida, indispensável para a prática cardiológica. O entendimento elementar do assunto impõe a justificativa lícita de que, para prevenir o que ainda é hígido, como também para abordar o que está enfermo, é imprescindível conhecer o que é normal.

Na prática médica, o exame cardiológico é um recurso propedêutico clínico de inestimável relevância para o estudo diagnóstico do paciente. Além disso, é ponto pacífico que a propedêutica cardiovascular laboratorial e, especialmente, a imaginológica, na medicina contemporânea, descerram o diagnóstico do cardiopata, segura e precocemente, de forma objetiva e quantitativa. Ademais, o notável avanço no tratamento do paciente, invasivo e não-invasivo, é a realidade que mais divulga a cardiologia, no mundo moderno, como especialidade de ponta, vanguardeira e respeitada.

Destarte, na prática médica atual, o manuseio adequado do cardiopata, objetivando a sua abordagem otimizada, em termos propedêuticos e terapêuticos, tornou-se ponto pacífico, para o cardiologista, o domínio das bases fisiológicas do ACV.

REFERÊNCIAS BIBLIOGRÁFICAS

1. Braunwald E et al. *Tratado de Medicina Cardiovascular.* 5 ed., Editora Roca, 1999.
2. Caíno HV, Sánchez RJ. *Semiologia de las Enfermedades Cardiovasculares.* Editora Médica Panamericana, 1973.
3. Castro I, Batlouni M, Cantarelli E et al. *Cardiologia – Princípios e Prática.* Artmed, 1999.
4. Deccache W, Siqueira Filho AG, Martinez JR et al. *Como Examinar um Cardiopata.* Rio de Janeiro: Revinter, 2000.
5. Gilman AG, Rall TW, Nies AS et al. *As Bases Farmacológicas da Terapêutica – Goodman & Gilman.* 10 ed., Rio de Janeiro: Guanabara Koogan, 2002.
6. Guyton. AC, Hall JE. *Tratado de Fisiologia Médica.* 10 ed., Rio de Janeiro: Guanabara Koogan, 2002.
7. Hurst JW, Logne RB, Rackley CE et al. *O Coração.* 6 ed., Rio de Janeiro: Editora Guanabara Koogan, 1990.
8. Marcondes M, Sustovich DR, Ramos OL et al. *Clínica Médica – Propedêutica e Fisiopatologia.* 3 ed., Rio de Janeiro: Guanabara Koogan, 1984.
9. Suárez LD. *Examen Clínico Cardiovascular: Síntomas Y Signos.* Editora Médica Panamericana, 1998.
10. Timernan A, César LAM, Ferreira JFM et al. *Manual de Cardiologia.* Atheneu, 2000.

CAPÍTULO 3

SEMIOLOGIA CARDIOVASCULAR

Eduardo Luis Guimarães Machado

INTRODUÇÃO

Neste capítulo, analisaremos alguns tópicos da semiologia cardiovascular.

ANAMNESE

Consiste na identificação do paciente e na história clínica.

Identificação do Paciente

Nome completo, idade, sexo, cor (raça), estado civil, nacionalidade e naturalidade, residência e procedência, profissão (ocupação).

História Clínica

A história clínica compreende os seguintes tópicos:

- Queixa principal.
- História da doença atual.
- História patológica pregressa.
- História familiar.
- História psicossocial.

QUEIXA PRINCIPAL

A queixa é o motivo da consulta médica. Ela deve ser única, expressa com as palavras do paciente.

As queixas mais comuns em cardiologia são: "falta de ar", "dor no peito", "palpitação", "tosse", "desmaio" e "inchaço".

A seguir, teceremos algumas considerações sobre esses principais sinais e sintomas referidos pelos pacientes.

Falta de Ar

A queixa falta de ar (dispnéia) caracteriza-se como a dificuldade de respirar. O paciente apresenta movimentos respiratórios rápidos e superficiais.

O paciente pode apresentar dispnéia nas seguintes situações:

a. Quando o paciente se deita e a dispnéia aparece logo após (dispnéia de decúbito).
b. Quando o paciente faz exercício (dispnéia de esforço, que pode ser aos mínimos, médios e grandes esforços).
c. Quando o paciente sente-se normal ao deitar e, após dormir um pouco, acorda com dispnéia (dispnéia paroxística noturna).
d. Quando, na tentativa de obter melhora do padrão respiratório, o paciente adota a posição sentada para melhorá-la (ortopnéia).

Inchaço nas Pernas

O edema de origem cardíaca tem a seguinte característica: em geral é frio, mole, indolor, vespertino e bilateral.

Tosse

Em geral, deve-se a congestão pulmonar. Ela é seca e aparece ou se agrava quando o paciente se deita ou faz exercícios de maior intensidade.

A tosse pode ser devida a efeitos colaterais do uso de medicação, como os inibidores da enzima de conversão (captopril e outros), podendo não estar relacionada com decúbito, exercício e geralmente em crises durante todo o dia.

Palpitações

Consistem na sensação de batimentos cardíacos irregulares, sensação de parada do coração.

Em geral, podem dever-se a arritmias cardíacas ou a ansiedade.

Desmaio

Os desmaios (síncopes) de origem cardíaca apresentam as seguintes características: em geral são abruptos (devidos a arritmias) ou ocorrem ao levantar (devidos à hipotensão ortostática). Após a síncope, o paciente volta à consciência, sem moleza, sem incontinência urinária e sem ter mordido a língua.

HISTÓRIA DA DOENÇA ATUAL

Deve ser escrita com termos técnicos (médicos).

Deve seguir um roteiro com as seguintes características:

1. Cronologia – Quando iniciou o sintoma?
2. Evolução – Como evoluiu até a presente data?
3. Localização.
4. Tipo.
5. Intensidade.
6. Como se iniciou?
7. Quais agravaram?
8. Quais fatores a fizeram melhorar?
9. Ocorreu alguma manifestação clínica associada?

Devem ser mencionados os tratamentos realizados previamente e/ou algum tratamento realizado na atualidade.

HISTÓRIA PATOLÓGICA PREGRESSA

Anotar as doenças e acontecimentos do passado do paciente, como doenças comuns na infância, infecções, verminoses, diabetes, hipertensão, traumas, fraturas, cirurgias, internações, transfusão sangüínea, vacinas, fumo, álcool, tóxicos e medicamentos (efeitos indesejáveis). Em mulheres, devem ser informados o número de gestações e partos e a ocorrência de abortos.

HISTÓRIA FAMILIAR

Anotar o estado de saúde dos familiares (pais, avós, irmãos e filhos), como história de diabetes, hipertensão, neoplasias, dislipidemias e doenças coronarianas. Deve-se identificar a época do óbito e sua causa, nos casos de falecimento do familiar.

HISTÓRIA PSICOSSOCIAL

Devem ser descritas as condições psicológicas (relacionamento com colegas e familiares), as condições de moradia, a vida amorosa e o uso do fumo, bebidas e drogas.

DOR NO PEITO

A doença coronária pode apresentar-se de várias formas, ou seja, assintomática (isquemia miocárdica silenciosa), com dor precordial (diversos tipos de angina e infarto do miocárdio), sob a forma de arritmia ou sob a forma de insuficiência cardíaca; às vezes, a primeira manifestação é a morte súbita.

Assim, a dor precordial é uma das formas de manifestação da doença coronária. Devemos interrogar sobre: localização, intensidade, irradiação, duração, fatores desencadeantes, fatores que melhoram e sinais que acompanham.

Características da Angina Estável

- *Localização da dor*: em geral, na região precordial.
- *Irradiação da dor*: quando ocorre, na maioria dos casos se dirige para o membro superior esquerdo, mandíbula e região cervical. A dor precordial pode irradiar-se, também, para o membro superior direito e para as costas.
- *Intensidade da dor*: variável. Pode ser fraca, forte ou de média intensidade.
- *Duração (tempo) da dor*: em geral, é de curta duração (2 a 3 minutos), desaparecendo totalmente após esse período.
- *Condições que melhoram a dor*: repouso e o uso de nitrato sublingual.
- *Condições que desencadeiam ou pioram a dor*: esforço físico, frio, alimentação, estresse; nunca aparece com o repouso.
- *Sinais e sintomas que acompanham a dor*: náuseas, vômitos, sudorese, dispnéia.

Quando há mudanças nas características da dor precordial, isto é, quando ela dura mais tempo (5 minutos ou mais), aparece em repouso, demora mais tempo para desaparecer com o repouso ou após o uso de nitratos, é considerada angina instável.

PULSO VENOSO JUGULAR (PVJ)

O exame do pulso venoso jugular pode ser analisado através da veia jugular externa (VJE) ou da veia jugular interna (VJI).

A análise do pulso venoso jugular através da veia jugular interna pode ser feita pela VJI direita ou pela VJI esquerda. Prefere-se a análise do pulso venoso jugular feito pela VJI direita (VJID), porque esta se encontra praticamente em linha reta com a veia cava superior, favorecendo, assim, a transmissão das alterações hemodinâmicas do átrio direito. Já a análise do pulso venoso jugular pela veia jugular interna esquerda pode ficar prejudicada devido à possibilidade de compressão por outras estruturas.

Quanto à análise do PVJ pela veia jugular externa (VJE), não costuma ser muito fiel. A VJE pode estar saliente sem ter sua pressão aumentada, como acontece na aterosclerose, ou pode estar ausente ou pouco à vista e com a sua pressão aumentada, como acontece na vasoconstrição simpática. A espessura do calibre da VJE não é parâmetro para avaliar PVJ, e sim a altura (nível superior).

A VJI não costuma ser visível, mas suas impulsões são facilmente identificadas na pele do pescoço.

O PVJ fornece importantes informações hemodinâmicas do lado direito do coração.

Um aumento do PVJ reflete aumento da pressão do átrio direito (AD).

Durante a inspiração, o PVJ normalmente abaixa, embora a sua amplitude de pulso aumente.

Quando na inspiração ocorre aumento do PVJ, temos o chamado sinal de Kussmaul. Este sinal surge em pacientes com pericardite constritiva crônica, estenose tricúspide e insuficiência cardíaca.

No exame das veias do pescoço, devem ser observados: (a) o nível da pressão venosa e (b) o tipo de padrão da onda venosa.

Nível da Pressão Venosa

O nível da pressão venosa jugular é medido pelo nível superior da onda de pulso da veia jugular. Com o paciente em decúbito dorsal – AD e veia jugular no mesmo nível (com a mesma pressão) –, marca-se no ângulo esternal, com uma régua perpendicular a este ângulo, o ponto zero.

Observando o pescoço do paciente, vamos inclinando-o, isto é, aumentando o ângulo em relação ao plano horizontal, até que apareça, no pescoço, o nível superior da pulsação.

Em condições normais, ou seja, com a pressão venosa jugular normal, o tronco pode estar até 45 graus em relação ao plano horizontal, e os valores encontrados (medidos na régua) não podem ser superiores a 4,5cm. Não se deve esquecer que a distância entre o AD e o ângulo esternal é de 5cm, aproximadamente, podendo ser superior, segundo alguns autores. Desta maneira, para alguns autores, os valores não podem exceder a 9,5cm (5cm + 4,5cm).

De maneira prática e rápida, quando a PVJ estiver normal, a onda de pulso venosa jugular não deve ultrapassar 2cm da clavícula ou o terço inferior do pescoço, no paciente inclinado até 45 graus em relação ao plano horizontal.

Além disso, podemos fazer uma manobra, chamada refluxo abdominojugular, para avaliação da PVJ.

Com o paciente respirando normalmente, em decúbito dorsal, observam-se as veias jugulares. Faz-se uma pressão firme e contínua na região periumbilical, durante 20 segundos.

Em indivíduos normais, a pressão aumenta menos de 3cmH$_2$O, transitoriamente, voltando ao normal após essa manobra.

Em paciente com insuficiência tricúspide, a pressão venosa continua elevada, isto é, não se modifica com a manobra.

Tipo de Padrão da Onda Venosa

A onda de pulso venosa jugular pode ser registrada como mostra a Fig. 3.1.

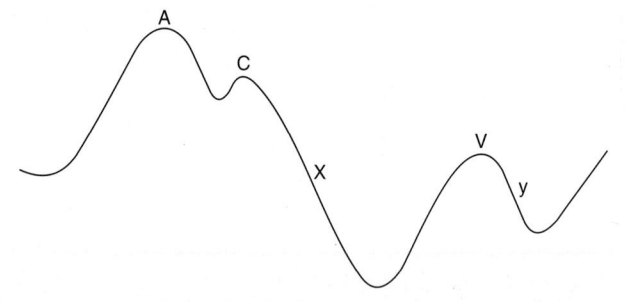

Fig. 3.1 Onda de pulso venosa.

ONDA "A"

A onda "a" traduz distensão venosa em decorrência da força de contração atrial direita. A onda "a" normal consiste numa pequena elevação que precede B1.

A onda "a" está aumentada em todas as condições em que a força de contração atrial direita é intensa, na tentativa de esvaziar o átrio direito.

Aparece na hipertensão pulmonar, no tromboembolismo pulmonar, na hipertrofia de ventrículo direito (VD) e na estenose tricúspide.

O *efeito de Bernheim* aparece na estenose aórtica e na cardiomiopatia hipertrófica. Nestas, pode ocorrer hipertrofia do septo intraventricular, e esta hipertrofia pode fazer uma protrusão para o VD, diminuindo a complacência deste e dificultando o esvaziamento do AD, o que leva a aumento da contração atrial e provoca o aparecimento de uma onda "a" gigante.

A onda "a" pode estar ausente ou diminuída na fibrilação atrial e no *flutter* atrial, porque o átrio direito perde sua capacidade de contrair-se eficazmente.

Podemos ter, também, o aparecimento da onda "a" em canhão, representada por ondas de grande intensidade (ondas de Cannon) que aparecem no bloqueio atrioventricular total (BAVT) (o átrio se contrai e encontra a valva tricúspide ainda fechada).

DESCENDENTE X

A descendente X deve-se ao relaxamento atrial direito. No tamponamento cardíaco, podemos ter a descendente X proeminente.

ONDA C

A onda C é uma onda que interrompe a descendente X. Coincide com o pulso carotídeo.

Na insuficiência tricúspide, pode estar ausente ou haver diminuição da descendente X associada a uma onda "v" proeminente, apresentando fusão com a onda C.

DEPRESSÃO X

Esta depressão representa o relaxamento do átrio direito, durante a sístole ventricular (aparece após B1).

Podem ocorrer as seguintes alterações:

- Na insuficiência tricúspide, ocorre substituição da depressão X por uma onda positiva.
- A depressão X torna-se discreta ou mesmo desaparece na hipocontratilidade do VD (sístole fraca) ou devido à ausência de contração atrial efetiva, como ocorre na fibrilação atrial.
- A depressão X pode estar aumentada devido à contratibilidade aumentada do VD (quando ocorre uma sobrecarga de volume, como na comunicação interatrial [CIA], no tamponamento cardíaco, na pericardite e na comunicação interventricular [CIV]) ou quando ocorre uma pressão aumentada no VD (hipertensão ou estenose pulmonar).

ONDA V

Durante a sístole ventricular ocorre o fechamento da valva tricúspide, elevando um pouco a pressão do AD. Esta elevação provoca a onda V.

Seu ápice encontra-se imediatamente após B2.

Em condições normais, ela é discreta, às vezes não identificada à inspiração.

Entre as causas de onda V elevada, temos as condições que levam a:

a. Enchimento atrial rápido (anemia, exercícios, hipotireoidismo).
b. Aumento do volume de sangue que chega ao VD (IT, CIA).
c. Pressão venosa elevada (insuficiência cardíaca).
d. Redução da complacência do AD (fibrilação atrial, pericardite constritiva).

DESCENDENTE Y

Com a abertura da valva tricúspide, ocorre queda da pressão do AD. Esta queda leva ao aparecimento da descendente Y.

Na pericardite constritiva ocorre uma descendente Y rápida e profunda, podendo ser observada, também, a descendente X proeminente.

Na CIA, podemos ter uma onda V proeminente e descendente Y também proeminente.

PULSO ARTERIAL

O pulso arterial consiste na percepção do choque ondulatório na periferia.

O pulso arterial deve-se ao:

- Volume de ejeção do ventrículo esquerdo (VE).
- Velocidade de ejeção.
- Complacência relativa.
- Capacidade do sistema renal.
- Pressão que resulta do fluxo anterógrado do sangue.
- Refluxo do pulso da pressão arterial que retorna da circulação periférica.

A amplitude de pulso depende da ejeção ventricular e tem relação variável com a resistência periférica.

No choque hipovolêmico, a amplitude de pulso está diminuída; já no paciente com hipertensão arterial ou com insuficiência aórtica, a amplitude de pulso está aumentada.

O impacto da onda de pulso é dado pela velocidade de ejeção ventricular.

O pulso arterial rápido e amplo aparece na insuficiência aórtica.

O pulso arterial lento e de baixa amplitude (*parvus* e *tardus*) aparece na estenose aórtica.

Quando o pulso arterial encontra-se diminuído em um dos lados (direito ou esquerdo), deve-se, provavelmente, a obstruções locais ou regionais (embolias de membros inferiores, trombose por placa de ateroma roto, doença de Takayasu, estenose das carótidas) ou anomalias.

Quando o pulso arterial encontra-se aumentado, deve-se provavelmente a aneurismas localizados numa artéria.

O contorno do pulso possui pico maior e mais rápido quando ocorre aumento na velocidade da onda de pulso. Este aumento da velocidade de pulso se dá quando aumentam a resistência vascular periférica e o endurecimento arterial (na hipertensão e no idoso).

Algumas alterações na análise dos pulsos são as seguintes:

- Pulsos arteriais carotídeos reduzidos ou assimétricos estão relacionados a aterosclerose carotídea e doença do arco aórtico (aneurisma, coarctação, doença de Takayasu).
- Pulsos arteriais carotídeo e braquial mais fortes (intensos) do lado direito que do esquerdo fazem pensar em estenose aórtica supravalvar. Podem estar associados a níveis pressóricos mais elevados do lado direito.
- Pulsos das extremidades dos membros superiores assimétricos e com redução da intensidade podem resultar de embolia arterial ou origem anômala dos grandes vasos.
- Pulsos finos ou ausentes nas artérias tibial posterior e dorsal do pé podem significar insuficiência arterial.
- Pulsos das extremidades inferiores finos, mas com pulsos carotídeo e braquial amplos, podem significar coarctação de aorta.
- Pulso *parvus tardus* é o pulso fino e com pico sistólico tardio. Aparece na estenose aórtica grave e na obstrução fixa da via de saída do VE.
- *Pulsus parvus* é um pulso de pequena amplitude. Este pulso acontece devido a um volume de ejeção diminuído.
- Pulso carotídeo pode ser proeminente ou muito aumentado nos casos de anemia, febre, gravidez e aumento do débito cardíaco.
- Pulso de Corrigan, ou "martelo d'água": ocorre uma pulsação exagerada do pulso radial. Deve-se à ascensão abrupta, seguida de descida rápida, sem o aparecimento da onda dicrótica (manobra de Weber – aumento da visualização do pulso arterial radial através de uma manobra que consiste em apertar o antebraço com a mão em garra).
- Pulso *bisferiens*: caracteriza-se pelo aparecimento de dois picos sistólicos. Ocorre nas condições em que há grande volume de ejeção, como na insuficiência aórtica, na dupla lesão aórtica e na cardiopatia obstrutiva hipertrófica. Esse pulso pode desaparecer quando ocorre superposição da insuficiência cardíaca.
- Pulso dicrótico caracteriza-se por dois picos: um sistólico e o outro diastólico. Esse tipo de pulso pode aparecer nos hipertensos com resistência periférica aumentada ou no paciente com tamponamento cardíaco, insuficiência cardíaca e choque cardiogênico.
- Pulso alternante é um pulso forte, alternado por um pulso fraco. É sinal de comprometimento grave do ventrículo esquerdo.
- Pulso paradoxal consiste no desaparecimento do pulso na inspiração. Aparece nos pacientes com choque cardiogênico e tamponamento cardíaco. Se o paciente apresentar,

concomitantemente, insuficiência aórtica, esse tipo de pulso tende a desaparecer.
- Pulso bigeminal é a sensação de falha no pulso cíclica. É provocado por batimentos prematuros.

Ainda no exame do pulso, podemos encontrar alguns sinais, como:

- *Sinal de Traube*: aparecimento de um duplo som auscultado sobre a artéria femoral. Este som duplo é característico da insuficiência aórtica.
- *"Tiro de pistola"* (*pistol-shot*): som semelhante a um tiro auscultado nas artérias pediosa e femoral.
- *Sinal de Quincke*: aparecimento de uma onda de pulso na área clara da unha. Normalmente, quando fazemos a compressão da borda livre da unha, aparece palidez sem pulsação. Este sinal é característico da insuficiência aórtica.
- *Sinal de Becker*: pulsação da artéria da retina. Aparece na insuficiência aórtica.
- *Sinal de Mueller*: pulsação da úvula. Aparece também na insuficiência aórtica.
- *Sinal de Hill*: aparecimento de uma pressão arterial sistólica maior nos membros inferiores que nos superiores, acima de 20mmHg. Este sinal ocorre na insuficiência aórtica grave.

AUSCULTA CARDÍACA

O Ciclo Cardíaco e as Bulhas e Sons Cardíacos

O ciclo cardíaco normal é dividido em dois períodos: sistólico e diastólico. Estes, por sua vez, são subdivididos em fases:

- Período sistólico:
  - Fases:
    1. Contração isovolumétrica.
    2. Ejeção ventricular rápida.
    3. Ejeção ventricular lenta.

- Período diastólico:
  - Fases:
    1. Relaxamento ventricular isovolumétrico.
    2. Enchimento ventricular rápido.
    3. Enchimento ventricular lento.
    4. Contração atrial.

PERÍODO SISTÓLICO

Fase de Contração Isovolumétrica
Tem início com a contração ventricular e o subseqüente fechamento das valvas atrioventriculares. Nesse instante, temos a primeira bulha cardíaca (B1), que é o "som" do fechamento das valvas mitral (M) e tricúspide (T).

O desdobramento de B1 é formado pelo afastamento do componente M do T devido ao atraso do componente T ou ao adiantamento do componente mitral ou tricúspide.

HIPERFONESE DE B1. Denomina-se hiperfonese de B1 quando a primeira bulha encontra-se aumentada em intensidade, o que ocorre quando as cúspides ainda estão amplamente separadas (devido a demora na passagem de sangue do átrio para o ventrículo) e são abruptamente fechadas no início da sístole ventricular.

As principais causas de hiperfonese de B1 são: estenose mitral, estenose tricúspide, síndrome de alto débito e, principalmente, intervalo PR curto (p. ex., Wolff-Parkinson-White). Em pacientes magros ou mesmo em crianças, pode-se perceber uma hiperfonese que poderá ser considerada fisiológica, haja vista a reduzida espessura da parede torácica por eles apresentada, fato que torna as bulhas naturalmente mais evidentes.

HIPOFONESE DE B1. Ocorre quando as cúspides valvulares estão rígidas e incapazes de muito movimento ou, ainda, quando estão bem juntas antes da sístole ventricular.

As principais causas de hipofonese de B1 são: estenose mitral calcificada e, principalmente, intervalo PR longo (p. ex., bloqueio atrioventricular de primeiro grau). Outras situações, como enfisema pulmonar e derrame pericárdico, também podem determinar hipofonese das bulhas.

Fase de Ejeção Ventricular Rápida
Inicia-se com a abertura das valvas semilunares. A pressão ventricular, ao exceder os níveis pressóricos na raiz dos grandes vasos, faz com que as valvas semilunares se abram.

Ocorre ejeção rápida de uma grande quantidade do débito sistólico, que representa cerca de dois terços desse débito. A abertura das valvas aórtica e pulmonar, em condições fisiológicas, não produz nenhum "som". Quando essas valvas têm dificuldade em abrir ou sua abertura é dificultada por patologias nas valvas, como acontece nas calcificações das valvas aorta e pulmonar, ou por uma pressão aumentada na aorta (hipertensão arterial), pode aparecer um "som" chamado de *estalido de ejeção*.

Fase de Ejeção Ventricular Lenta
Inicia-se quando a curva do volume ventricular demonstra uma redução brusca em sua velocidade de esvaziamento.

Seu término ocorre com o final da ejeção ventricular, imediatamente antes do fechamento das valvas semilunares.

PERÍODO DIASTÓLICO

Fase de Relaxamento Ventricular Isovolumétrico
Esta fase se inicia com o fechamento das semilunares e termina com a abertura das valvas atrioventriculares, quando então começa a fase seguinte.

Este fechamento produz um "som", que chamamos de segunda bulha cardíaca – desdobramento de B2.

Podemos ter desdobramento da segunda bulha dos tipos:

- Fisiológico.
- Amplo.
- Fixo.
- Paradoxal.

No desdobramento amplo, o afastamento do componente pulmonar é ainda maior que no desdobramento fisiológico da segunda bulha na inspiração. Esse tipo de desdobramento ocorre no bloqueio do ramo direito e na estenose pulmonar.

No desdobramento fixo, como acontece na CIA, os componentes da segunda bulha ficam desdobrados tanto na inspiração como na expiração.

No desdobramento paradoxal, como acontece na estenose aórtica e no BRE (bloqueio do ramo esquerdo), ocorre o contrário do fisiológico, isto é, não ocorre desdobramento da segunda bulha na inspiração e teremos o desdobramento da segunda bulha na expiração, mas com inversão dos componentes, isto é, o componente pulmonar adianta-se em relação ao componente aórtico.

HIPERFONESE DE B2. A segunda bulha intensa depende principalmente da tensão diastólica sistêmica e pulmonar. A hiperfonese de B2 acontece na hipertensão arterial sistêmica (aumento do componente aórtico de B2) e na hipertensão pulmonar (aumento do componente pulmonar de B2).

HIPOFONESE DE B2. A segunda bulha cardíaca encontra-se diminuída ou com um de seus componentes ausentes nas seguintes situações:

- Na atresia tricúspide, na estenose pulmonar grave e na tetralogia de Fallot (devido ao componente pulmonar diminuído ou ausente).
- Na estenose aórtica e na insuficiência aórtica grave (devido ao componente aórtico).
- No enfisema pulmonar, no tamponamento cardíaco e na obesidade (devido aos dois componentes).

Fase de Enchimento Ventricular Rápido

O sangue represado nos átrios irá, após a abertura das valvas atrioventriculares, encher rapidamente os ventrículos, ocasionando um súbito aumento do volume sangüíneo ventricular. Esta abertura das valvas mitral e tricúspide, com o sangue batendo nas paredes dos ventrículos, em condições normais, não produz nenhum "som". Ao passar pelas valvas mitral e tricúspide calcificadas ou apresentando alguma patologia que dificulte a sua abertura, o sangue pode produzir um "som", o estalido de abertura das valvas mitral e tricúspide.

Também pode surgir um "som" quando o sangue bate nas paredes do ventrículo e este não apresenta alguma patologia, originando o "som" que chamamos de terceira bulha (B3).

Fase de Enchimento Ventricular Lento

Quando a velocidade de enchimento rápido diminui, temos o início desta fase, que se caracteriza pela lenta ascensão da curva de volume ventricular.

Nesta fase, ocorre a terceira bulha cardíaca.

Fase de Contração Atrial

Nesta fase, os átrios se contraem e uma parte do sangue que ainda está nos átrios (cerca de 20%) passa para os ventrículos, continuando o enchimento ventricular.

Em algumas situações, em que o átrio tem de "empurrar" o sangue com mais intensidade, pode aparecer um "som", que é chamado de quarta bulha (B4).

RESUMO DAS CARACTERÍSTICAS DE ALGUNS "SONS" CARDÍACOS

Estalido de Ejeção
- Posição do paciente: sentada.
- Tipo de estetoscópio: diafragma (alta freqüência).
- Principal foco de ausculta: aórtico e pulmonar.
- Fase do ciclo cardíaco: sístole ventricular (enchimento ventricular rápido).
- Relação com o pulso: coincide com o pulso.

Quarta Bulha (B4)
- Posição do paciente: deitada.
- Tipo de estetoscópio: campânula.
- Principal foco de ausculta: tricúspide.
- Fase do ciclo cardíaco: diástole ventricular (contração atrial).
- Relação com o pulso: não coincide com o pulso.

Terceira Bulha Cardíaca
- Posição do paciente: deitada.
- Tipo de estetoscópio: campânula.
- Principal foco de ausculta: foco mitral.
- Fase do ciclo cardíaco: diástole (enchimento ventricular).
- Relação com o pulso: não coincide com o pulso.

Estalido de Abertura
- Posição do paciente: deitada.
- Tipo de estetoscópio: diafragma.
- Principal foco de ausculta: foco mitral.
- Fase do ciclo cardíaco: diástole (enchimento ventricular).
- Relação com o pulso: não coincide com o pulso.

Desdobramento de Primeira Bulha
- Posição do paciente: deitada.
- Tipo de estetoscópio: diafragma (alta freqüência).
- Principal foco de ausculta: foco tricúspide.
- Fase do ciclo cardíaco: início da sístole.
- Relação com o pulso: coincide com o pulso.

Desdobramento de Segunda Bulha
- Posição do paciente: sentada.
- Tipo de estetoscópio: diafragma (alta freqüência).
- Principal foco de ausculta: foco pulmonar.
- Fase do ciclo cardíaco: início da diástole.
- Relação com o pulso: não coincide com o pulso.

Sopros Cardíacos

O fluxo turbulento da corrente sangüínea no coração pode levar à formação dos sopros cardíacos.

Esse fluxo de sangue encontra-se turbulento quando:

- Ocorre aumento do fluxo de sangue.

- O fluxo de sangue passa através de valvas estenosadas.
- Os vasos estão dilatados (aumento súbito do calibre do vaso).
- O fluxo sangüíneo torna-se regurgitante.

Devem ser analisadas as seguintes características do sopro cardíaco:

1. Posição cronológica no ciclo cardíaco.
2. Identificação do ponto de intensidade máxima do sopro, fazendo manobras e mudanças de decúbito, e quantificação desta intensidade, descrevendo o trajeto em que o sopro vai diminuindo ou aumentando de intensidade (irradiação).

Quanto à posição cronológica no ciclo cardíaco, temos:

- *Localização*: sistólico, diastólico, sistólico-diastólico e contínuo.
- *Duração*: holo, proto, meso e tele (sistólico ou diastólico) – holo corresponde a todo, proto a início, meso a meio e tele ao final do ciclo sistólico ou diastólico.
- *Configuração*: é a representação gráfica do sopro – platô, decrescente, crescente, crescente e decrescente.

Quanto à intensidade, classificamos os sopros em quatro graus:

- *Grau I*: sopro pouco audível, suave, geralmente surpreendido por auscultador experiente com o uso de estetoscópio.
- *Grau II*: sopro mais audível que o anterior, moderado, surpreendido por auscultador inexperiente com o uso de estetoscópio, porém não acompanhado de frêmito.
- *Grau III*: sopro forte, intenso, facilmente percebido à ausculta com o uso de estetoscópio e quase sempre acompanhado de frêmito à palpação.
- *Grau IV*: sopro muito forte, surpreendido com o estetoscópio levemente colocado sobre o tórax, ou mesmo sem o uso do estetoscópio, e quase sempre acompanhado de frêmito à palpação.

SOPROS SISTÓLICOS

São aqueles que coincidem com o pulso. Os sopros sistólicos podem ser:

- *De regurgitação* (também chamados sopros holossistólicos ou pansistólicos).
- *De ejeção* (também chamados mesossistólicos).

Sopro Sistólico de Regurgitação

Durante a sístole ventricular, em condições normais, a corrente sangüínea segue o seu trajeto, do lado direito, em direção à artéria pulmonar e, do lado esquerdo, em direção à aorta.

Se a corrente sangüínea seguir outro caminho, isto é, escapar sangue do ventrículo para outro local que não seja a artéria pulmonar ou a aorta, teremos um sopro de regurgitação. Em outras palavras, quando as valvas atrioventriculares (mitral e tricúspide) estão insuficientes, o sangue dos ventrículos regurgita para os átrios (esquerdo e direito).

No caso de comunicação interventricular (CIV), o sangue se dirige do ventrículo esquerdo para o direito. Então, nessas situações, teremos um sopro que se inicia com a primeira bulha (B1) e permanece com a mesma intensidade por toda a sístole, até a segunda bulha (B2), o qual denominamos sopro de regurgitação ou holossistólico. Isto ocorre porque, durante a sístole, a pressão dos ventrículos permanece mais elevada que a dos átrios, fazendo com que o sangue regurgite através das valvas incompetentes (mitral e tricúspide).

Sopro Sistólico de Ejeção

O sopro sistólico de ejeção aparece na sístole ventricular, durante o período de ejeção ventricular rápida.

O fluxo sangüíneo torna-se turbulento ao passar pelas valvas aórtica e pulmonar estenosadas, originando esse tipo de sopro. Ele também ocorre na dilatação da aorta e da artéria pulmonar e em situações nas quais o débito cardíaco esteja aumentado, como no hipertireoidismo e na anemia.

Após B1 (fechamento das valvas atrioventriculares), a pressão na aorta e na artéria pulmonar continua maior que nos ventrículos; as valvas aórtica e pulmonar permanecem fechadas. Não há saída de sangue dos ventrículos até o momento em que as pressões aórtica e pulmonar são vencidas, dando início à fase de ejeção rápida, seguida da fase de ejeção lenta. Por isso, o sopro de ejeção se inicia após o fechamento da primeira bulha e atinge sua intensidade máxima na metade da sístole ventricular, tornando-se suave até desaparecer, antes de B2 (fechamento das valvas semilunares), formando um sopro em crescendo-decrescendo (sopro em diamante).

SOPROS DIASTÓLICOS

São aqueles que não coincidem com o pulso. Os sopros diastólicos podem ser:

- *De regurgitação* (chamado também de protodiastólico ou diastólico precoce).
- *De enchimento ventricular ou diastólico tardio*: classificado em mesodiastólico e telediastólico.

Sopro de Regurgitação

Normalmente, durante a diástole, o sangue passa dos átrios para os ventrículos sem refluir. O mesmo ocorrerá com o sangue recém-ejetado na sístole, ou seja, normalmente ele não refluirá dos vasos da base para os ventrículos. Em condições anormais, a corrente sangüínea pode voltar (regurgitar) através das valvas semilunares, aórtica e pulmonar. Esta volta provoca um sopro, chamado sopro diastólico de regurgitação ou protodiastólico ou diastólico precoce. Esse tipo de sopro tem início logo após a segunda bulha (fechamento das valvas semilunares), quando já existe uma diferença significativa entre os vasos da base (artéria aorta e artéria pulmonar) e os ventrículos. São sopros de alta freqüência, em decrescendo, encontrados na insuficiência aórtica e na insuficiência pulmonar.

Sopro de Enchimento Ventricular

a. Os sopros mesodiastólicos aparecem quando:
   1. Temos uma obstrução ao enchimento ventricular, como acontece na estenose mitral (EM) e na estenose tricúspide (ET), levando a um turbilhonamento da corrente sangüínea no sentido normal da passagem do sangue dos átrios para os ventrículos. Este turbilhonamento pode aparecer em decorrência dessas patologias ou de outras alterações estruturais, mitral e tricúspide, sem estenose (obstrução ao enchimento ventricular).
   2. Outra causa pode ser vista diante de aumento do fluxo através das valvas atrioventriculares (mitral e tricúspide). Na comunicação interventricular (CIV) e na persistência do canal arterial (PCA), temos um fluxo aumentado na valva mitral. Já na comunicação interatrial (CIA) e na drenagem anômala das veias pulmonares, teremos um fluxo aumentado na valva tricúspide.
b. O sopro telediastólico (também chamado de pré-sistólico) também é produzido na passagem de sangue pelas valvas atrioventriculares, geralmente devido a obstrução ao enchimento ventricular, como acontece na estenose mitral. Este sopro resulta da contração atrial, fazendo com que haja aumento do fluxo de sangue nas valvas mitral e tricúspide. Ocorre antes de B1.

Entre as causas mais comuns de sopro pré-sistólico, temos a estenose mitral e a estenose tricúspide.

Podemos ter ainda o sopro de Austin-Flint, pré-sistólico ou mesodiastólico, que aparece na insuficiência aórtica. O sangue que regurgita através da valva aórtica fecha a valva mitral e dificulta a passagem de fluxo do átrio esquerdo para o ventrículo esquerdo durante a diástole (a valva mitral não consegue abrir-se totalmente). Este refluxo de sangue proveniente da artéria aorta é grande e provoca uma "estenose mitral" com valva normal. É um sopro de baixa freqüência, mais bem audível no ápex.

O diagnóstico diferencial do sopro de Austin-Flint é feito em pacientes com regurgitação aórtica, nos quais é necessário afastar a ocorrência de estenose mitral concomitante. Para isso, devemos observar as características de B1 e a presença do estalido de abertura mitral. Quando o sopro é de Austin-Flint, ou seja, não existe estenose mitral, B1 é hipofônica, o estalido de abertura mitral está ausente e é comum encontrar B3. Se a valva mitral estiver calcificada, teremos B1 hiperfônica e o estalido de abertura mitral estará ausente, mesmo nos casos em que a valva encontrar-se estenosada.

SOPROS SISTÓLICOS E DIASTÓLICOS OU SISTO-DIASTÓLICO

Um mesmo paciente pode apresentar um sopro sistólico e um sopro diastólico. Por exemplo, um paciente com estenose aórtica e insuficiência aórtica terá um sopro sistólico, devido à estenose aórtica, e um diastólico, devido à insuficiência aórtica. Não se deve confundir com sopro contínuo.

SOPROS CONTÍNUOS

Como o próprio nome diz, eles são contínuos, ou seja, são causados por um fluxo sangüíneo contínuo em todo o ciclo cardíaco, sendo audíveis sem interrupção na sístole e na diástole. Aparecem quando existe comunicação entre duas estruturas que fazem parte da circulação sangüínea e uma delas está, durante todo o ciclo cardíaco, sob a pressão mais elevada que a outra.

Por exemplo, na persistência do canal arterial (PCA), há a comunicação da aorta (pressão maior) com a artéria pulmonar, levando a um sopro contínuo, também chamado sopro de Gibson.

Não se deve confundir sopro contínuo com o sopro sisto-diastólico, que não é contínuo.

Há também sopros contínuos nas fístulas arteriovenosas sistêmicas, pulmonares e coronárias.

SOPROS INOCENTES

Um sopro inocente é um sopro considerado fisiológico, pois não é acompanhado por alterações anatômicas ou funcionais.

RESUMO DAS CARACTERÍSTICAS DAS PRINCIPAIS VALVULOPATIAS

A *estenose pulmonar* é um sopro do tipo sistólico de ejeção, de alta freqüência (estetoscópio de membrana), mais bem audível com o paciente sentado, no foco pulmonar, com discreta irradiação para cima.

Na ausculta da estenose pulmonar podemos ter, também, um estalido de ejeção pulmonar.

Esta patologia pode apresentar-se de forma silenciosa por um longo período da vida.

A *estenose aórtica* é um sopro do tipo sistólico de ejeção (mesossistólico), de alta freqüência (estetoscópio de membrana), mais bem audível com o paciente sentado, com o tórax inclinado para frente, em foco aórtico, irradiando para a carótida direita e fúrcula esternal.

Na ausculta da estenose aórtica podemos ter, também, um estalido de ejeção aórtico.

O paciente portador de estenose aórtica apresenta-se assintomático durante um longo período de sua vida e, então, a patologia pode manifestar-se com dor precordial e/ou síncope e/ou insuficiência cardíaca. Esses sintomas, chamados de "tríade da estenose aórtica", representam um pior prognóstico. A estenose aórtica pode ser classificada em leve, moderada e grave, dependendo do gradiente de pressão, ou seja, variando de acordo com a diferença de pressão entre a aorta e o ventrículo esquerdo. Quando esta diferença é menor que 50mmHg, temos uma estenose leve; quando se encontra entre 50 e 70mmHg, temos uma estenose moderada, e quando está acima de 70mmHg, temos uma estenose grave.

Na *insuficiência mitral*, temos um sopro sistólico de regurgitação, mais bem audível com o paciente em decúbito dorsal, no foco mitral, irradiando para a axila e aumentando de intensidade com o paciente em decúbito lateral esquerdo.

Na *insuficiência tricúspide,* temos um sopro sistólico de regurgitação, mais bem audível com o paciente em decúbito dorsal, mais intenso em foco tricúspide, com discreta irradiação, na maioria das vezes, aumentando de intensidade com a inspiração – manobra de Rivero-Carvallo.

A *insuficiência aórtica* é um sopro do tipo diastólico de regurgitação, de alta freqüência (estetoscópio de membrana), mais bem audível com o paciente sentado, o tórax inclinado para frente, sendo de maior intensidade no foco aórtico acessório, com pequena irradiação em direção ao foco aórtico.

O pulso em martelo d'água, a pressão arterial divergente e "a dança das artérias" (pulsação das artérias cervicais) são características da insuficiência aórtica.

Como indicação de gravidade dessa patologia temos a diferença entre a pressão sistólica e diastólica maior que 100mmHg e/ou a pressão diastólica abaixo de 40mmHg, além de cardiomegalia, visualizada ao raio X, e de alterações da repolarização ventricular (segmento ST e onda T), verificadas no ECG de repouso.

A *insuficiência pulmonar* é um sopro do tipo diastólico de regurgitação, de alta freqüência (estetoscópio de membrana), mais bem audível com o paciente sentado, o tórax inclinado para frente, sendo de maior intensidade no foco pulmonar, com pequena irradiação para a borda esquerda do esterno.

Na *estenose mitral,* auscultamos um sopro de enchimento ventricular, de baixa freqüência (estetoscópio de campânula), mais bem audível após exercício físico, no foco mitral, com o paciente em decúbito dorsal, irradiando para os focos tricúspide e aórtico acessório.

Na estenose mitral, o paciente apresenta-se com muitos sintomas e a ausculta é muito difícil, pois o sopro é de baixa freqüência. Este é mais bem audível com o estetoscópio de campânula colocado no tórax com pouca intensidade. Ao realizarmos a ausculta de um paciente com dispnéia intensa aos mínimos esforços, devemos voltar nossa atenção para a investigação da estenose mitral. Para facilitarmos a ausculta, devemos pedir ao paciente que realize esforços físicos, provocando o aumento de intensidade do sopro.

Na *estenose tricúspide,* auscultamos um sopro de enchimento ventricular, mais bem audível com o paciente em decúbito dorsal, em inspiração, no foco tricúspide.

REFERÊNCIAS BIBLIOGRÁFICAS

1. Braunwald E. Tratado de Medicina Cardiovascular. 6 ed., São Paulo: Roca. 2 volumes. 1999. 2.139p.
2. Fleming JS, Braimbridge MV. Conceitos Básicos em Cardiologia. 2 ed., São Paulo: Andrei. 1980. 279p.
3. Lopez M, Medeiros JL. Semiologia Médica – As Bases do Diagnóstico Clínico. 4 ed., Rio de Janeiro: Revinter. 2 volumes. 1999.
4. Porto CC. Doenças do Coração – Prevenção e Tratamento. Rio de Janeiro: Guanabara Koogan, 1998. 1.124p.
5. Zarco P. Exploração Clínica do Coração. 2 ed., Rio de Janeiro: Atheneu, 1987:46.

CAPÍTULO 4

CARDIOLOGIA BASEADA EM EVIDÊNCIAS

Robespierre Costa Ribeiro

INTRODUÇÃO

A medicina é construída sobre ciência e evidências anatômicas, fisiopatológicas, exame clínico, testes *in vitro* e estudos científicos, mas também por opiniões de autoridades aceitas sem críticas (*magister dixit*), experiência (não mensurada) do serviço, "a minha experiência" (também não mensurada), informações de representantes da indústria farmacêutica, a "medicina do corredor" (perguntas aos colegas nos corredores dos hospitais) e qualquer estudo de qualquer revista médica.[4,13]

Convivemos atualmente com dois modelos de conduta médica: o antigo paradigma, no momento hegemônico, baseado em evidência "opiniática" (minha experiência ou do meu grupo), estudos fisiopatológicos isolados, ciência básica isolada e objetivos substitutos ou desfechos intermediários, entre outros, e, ainda bastante incipiente, o novo paradigma da medicina baseada em evidências (MBE) científicas. Os conhecimentos básicos formadores deste novo modelo são: bioestatística, epidemiologia clínica, informática médica e bioética.[4,19]

A prática clínica por si só já cria a necessidade de informações relacionadas ao diagnóstico, à terapêutica, ao prognóstico e a outras questões clínicas e relativas à atenção à saúde.[3] Estima-se que o médico é submetido, em média, a duas ou três dúvidas ao dia. Apesar de a maioria dispor de cerca de apenas 30 minutos ao dia para consulta à literatura médica, esta cresce a um ritmo de seis mil artigos novos editados a cada dia, muito embora uma quantidade substancial desses artigos careça de robustez científica. Daí a necessidade de o médico adquirir um conhecimento que o capacite a buscar a evidência necessária na imensidão de artigos produzidos e arquivados nos grandes bancos, como o Medline, e, assim que a obtiver, analisá-la de forma crítica para ter certeza de que aquela é a melhor evidência confiável disponível no momento. Este conhecimento é a medicina baseada em evidências.[2,5,21]

A incerteza encontra-se presente em todos os níveis da prática médica. Os médicos precisam constantemente tomar decisões frente aos potenciais benefícios e riscos envolvidos nos procedimentos executados. A experiência clínica e o conhecimento sobre os mecanismos da doença são insuficientes para reduzir esta incerteza. Existe um elemento subjetivo intrínseco à atuação do médico que induz grandes variações na prática médica de uma localidade a outra e até mesmo dentro de um mesmo serviço. A MBE propõe estratégias para reduzir as incertezas, embasando as nossas decisões em evidências com robustez científica e, ao mesmo tempo, integrando nossa experiência e conhecimento científico com valores pessoais dos pacientes.[3-5,16,19,23]

O que É Medicina Baseada em Evidências?

Medicina baseada em evidências (MBE) é o conjunto integrado das *melhores evidências científicas* com a *habilidade clínica* e a *preferência do paciente* que, ao serem integradas, formam uma estratégia de conduta diagnóstica e terapêutica que leva à otimização do resultado clínico e da qualidade de vida:[3-5,19,22,23]

- A melhor evidência científica significa pesquisa clinicamente relevante, baseada na acurácia e na precisão dos exames diagnósticos, incluindo aqui o exame clínico, o poder dos indicadores prognósticos e a eficácia e segurança dos esquemas terapêuticos, de reabilitação e preventivos.
- Por habilidade clínica compreende-se a capacidade de utilizar os novos conhecimentos clínicos e a experiência para identificar rapidamente o estado de saúde e o diagnóstico de cada paciente, seus riscos individuais e benefícios de intervenções propostas, bem como os valores e expectativas pessoais do paciente.

- E, finalmente, os valores do paciente referem-se às preferências particulares, preocupações e as expectativas que cada paciente traz à consulta e que devem ser integradas nas decisões clínicas.

Em termos operacionais, a MBE consiste em um modelo que propicia ao médico critérios de avaliação da evidência científica para orientá-lo na identificação de estudos válidos e aplicáveis aos cuidados de seus pacientes, transformando-o de espectador passivo, baseados nas opiniões dos outros, em ator ativo, aplicando princípios epidemiológicos no manuseio desses pacientes e diferenciando, assim, resultados que são clinicamente úteis daqueles que não o são, por meio da utilização conscienciosa, explícita e judiciosa da melhor evidência, visando à tomada de decisão para a conduta em questão. Enquanto no modelo antigo eram oferecidas ao médico as *respostas* às suas questões, por meio de uma avaliação acrítica da literatura científica, no novo modelo da MBE, a partir de uma análise crítica desta literatura, são oferecidos ao médico os *meios* de responder às suas perguntas.[4,19]

Devemos ter sempre em mente que a MBE constitui uma ferramenta para auxiliar o médico na sua conduta clínica e, portanto, para sua melhor aplicação, deve existir a premissa de estar sendo utilizada por um bom clínico que realiza uma boa anamnese, um exame clínico de boa qualidade, possui habilidades, intuição, bom senso e experiências adequados e suficientes. A MBE não constitui um *livro de receitas* em medicina, já que ela própria determina que as evidências devam ser extrapoladas para os valores e as condições biológicas que são únicos do paciente em questão. Além disso, também não é uma estratégia de redução de custos médicos pura e simplesmente pois, na medida em que a eficácia para o paciente é o valor mais importante, os custos podem subir em vez de reduzir.[1,4,10,19,22]

A medicina baseada em evidências tem cinco objetivos principais: obter um diagnóstico confiável, estimar um prognóstico com a menor margem de erro possível, decidir qual a melhor terapia, determinar os prováveis danos e, enfim, prover um cuidado da melhor qualidade. As suas áreas de atuação seriam o diagnóstico, o prognóstico, os riscos, a terapêutica, as revisões sistemáticas, a análise econômica, a análise de qualidade de vida e a tomada de decisão.

CÁLCULOS ESTATÍSTICOS BÁSICOS UTILIZADOS NA AVALIAÇÃO DA EVIDÊNCIA

Avaliação de Um Teste Diagnóstico (Acurácia do Teste)[6-8,11,13]

- **Sensibilidade**: dentre os verdadeiramente doentes (a+c), quantos o teste experimental consegue perceber como doentes (a)?

$$\text{Sensibilidade} = a/a+c$$

- **Especificidade**: dentre os verdadeiramente sadios (b+d), quantos o teste experimental consegue perceber como sadios (d)?

$$\text{Especificidade} = d/b+d$$

- **Valor preditivo de um teste positivo**: em sendo positivo (a+b), quantos entre estes resultados positivos são verdadeiramente doentes (a)?

$$\text{Valor preditivo positivo} = a/a+b$$

- **Valor preditivo de um teste negativo**: em sendo negativo (c+d), quantos entre estes resultados negativos são verdadeiramente sadios (d)?

$$\text{Valor preditivo negativo} = d/c+d$$

O Quadro 4.1 nos mostra como exemplo a avaliação da acurácia do teste diagnóstico CK-MB (teste experimental) na detecção de casos de infarto agudo do miocárdio. Este teste (CK-MB) mostrou possuir sensibilidade de 93%, especificidade de 88% e valores preditivos positivo e negativo de 93% e 88%, respectivamente.

Quadro 4.1 Teste CK

	IAM Presente (doentes)	IAM Ausente (sadios)		
Positivo (≥ 80UI)	215 (a)	16 (b)	231 (a + b)	VPP = a/a + b = 215/231 = 0,93 VPP = 93%
Negativo (< 80UI)	15 (c)	114 (d)	129 (c + d)	VPN = d/c + d = 114/129 = 0,88 VPN = 88%
	S = a/a + c = 215/230 = 0,93 ou 93%	E = d/b + d = 114/130 = 0,88 ou 88%	360	

Avaliação de Terapêutica (Riscos e Significância Clínica)

- **Risco relativo (RR)**: é a razão da incidência do evento de interesse nos expostos pela mesma incidência nos não-expostos.[12,14,18,21]
- Incidência do evento de interesse nos expostos: dentre os expostos ao tratamento experimental (a+b), quantos pioraram, adoeceram ou apresentaram o evento de interesse (a)?
- Incidência do evento de interesse nos não-expostos: dentre os não-expostos ao tratamento experimental (c+d), quantos pioraram, adoeceram ou apresentaram o evento de interesse (c)?

Risco relativo é um valor (nº) que nos diz quanto um indivíduo teria de sofrer um evento usando um medicamento, comparado com o seu mesmo risco se não usasse o medicamento.

- **Redução do risco relativo (RRR)**: seria o quanto, em valores percentuais, reduz o risco de apresentar o evento no grupo que toma a medicação em relação ao que não toma.[12,14,18,21] A fórmula de cálculo é: RRR = [(Incidência do evento no grupo de controle) − (Incidência do evento no grupo experimental)]/Incidência do evento no grupo de controle.
- **Redução absoluta do risco (RAR)**: seria o quanto, em valores percentuais, reduz o risco de apresentar o evento no grupo que toma a medicação em relação ao que não toma.[12,14,18,21] A fórmula de cálculo é: RAR = (Incidência nos que não tomam) − (Incidência nos que tomam).

Seria o valor (%) que nos diz o quanto o risco de um indivíduo sofrer um evento se modifica se ele usar um medicamento ou tomar uma atitude.

- **Número necessário para tratar**: seria quantos indivíduos teriam de ser tratados para evitar que apenas um deles viesse a apresentar o evento.[12,14,18,21] A fórmula de cálculo é: NNT = 1/RAR.

O Quadro 4.2, extraído do *U.S. Physician's Health Study*, nos mostra como exemplo a avaliação dos riscos e a significância clínica da redução do risco de desenvolvimento de infarto agudo do miocárdio (IAM) entre os médicos que usaram ácido acetilsalicílico (AAS) em relação aos que não o usaram. Assim, o estudo nos mostra que os que não tomaram AAS apresentaram 1,69 vez mais riscos de terem um IAM em relação aos que tomaram AAS, ou seja, quem não tomou AAS teve um risco de IAM quase duas vezes maior do que aqueles que o tomaram. Ademais, o ato de tomar AAS reduziu o risco em 41%. Finalmente, para que se possa evitar que apenas um indivíduo venha a desenvolver o evento (IAM), é necessário tratar 111 indivíduos.

Risco (RR) de quem toma AAS = Incidência nos que tomam/Incidência nos que não tomam

$$0,013/0,022 = 0,59$$

Risco (RR) de quem não toma AAS = Incidência nos que não tomam/Incidência nos que tomam

$$0,022/0,013 = 1,69$$

RRR = $(I_c - I_e)/I_c$ = (0,022 − 0,013)/0,022 = 0,41 ou 41%

RAR = (Incidência nos que não tomam) − (Incidência nos que tomam) = 0,022 − 0,013 = 0,0090 ou 0,9%

NNT = 1/RAR = 1/0,0090 = 111

Avaliação de Risco em Estudos Tipo Caso-controle e Estudos de Prevalência (Razão das Chances)

Os estudos cujo delineamento parte dos doentes ou portadores de uma condição e não-doentes ou não-portadores de uma condição, indo pesquisar no passado a exposição ou não-exposição destes ao fator de risco de interesse, ou ainda os estudos de prevalência ou transversais, utilizam a razão das chances (*Odds Ratio* − OR) para o cálculo do risco

Quadro 4.2 Tratamento Experimental

AAS	IAM Presente (doentes)	IAM Ausente (sadios)		
Sim	139 (a)	10.795 (b)	11.037	Incid = a/a+b = 139/11.037
			a + b	Incid = 0,013
Não	239 (c)	10.898 (d)	11.034	Incid = c/c+d = 239/10.898
			c + d	Incid = 0,022
	a + c = 378	b + d = 21.693	360	

Quadro 4.3 Excesso de Peso

(IMC > percentil 85)	LDL aumentado (> 130mg/dL)		
	Sim	Não	
Sim	20 (a)	134 (b)	154 (a + b)
Não	80 (c)	1.126 (d)	1.206 (c + d)
	a + c = 100	b + d = 1.260	1.360

ou, melhor dizendo, das chances dos doentes e não-doentes terem sido expostos ao evento fator de risco.[18,19]

A razão das chances (OR) é calculada pela fórmula: OR = (ad)/(bc).

O Quadro 4.3, extraído do *Estudo do Coração de Belo Horizonte*, nos mostra como exemplo a avaliação das chances de crianças e adolescentes escolares com excesso de peso (IMC > percentil 85) desta cidade apresentarem níveis elevados de LDL (>130mg/dL). Esse estudo demonstrou que as chances de as crianças com excesso de peso em relação àquelas sem terem níveis elevados de LDL são iguais a 2 ou, em termos médicos, poderíamos, em uma linguagem clínica livre, dizer que os escolares que apresentam excesso de peso têm duas vezes mais chances ou "risco" de possuírem valores elevados de LDL sérico em relação aos escolares sem excesso de peso:

$$OR = (ad)/(bc) = [(20) \times (1.126)] / [(134) \times (80)] = 22.520/10.720 = 2,1$$

PASSOS PARA A PRÁTICA DA MBE

São cinco os passos fundamentais para a prática da MBE:[19]

- Passo 1: formulação da questão clínica.
- Passo 2: identificação da melhor evidência atual com a qual responder a questão formulada.
- Passo 3: análise crítica da evidência obtida quanto à validade (proximidade da verdade), ao impacto (tamanho do efeito) e à aplicabilidade (utilidade na nossa prática clínica).
- Passo 4: integração da análise crítica com a habilidade clínica e aspectos da biologia do paciente, e também com os valores e aspectos culturais do paciente.
- Passo 5: avaliação do próprio médico em sua efetividade e eficiência na execução dos passos 1 a 4, procurando maneiras de melhorá-las continuamente.

Formulação da Questão Clínica

Como formular questões clínicas de modo que possam ser respondidas, objetivando a busca pela melhor evidência? Consiste na transformação da necessidade de informação (sobre prevenção, diagnóstico, prognóstico, tratamento, causa etc.) em uma pergunta que possa ser respondida.[3,19,22]

Exemplos:

- Qual é a melhor conduta em um paciente de 76 anos de idade com fibrilação atrial, diabetes melito tipo 2 e hipertensão arterial sistêmica (HAS)?
- Quantos pacientes com HAS teríamos de tratar para evitar um episódio de acidente vascular cerebral?
- Devemos evitar perguntas genéricas do tipo: qual o tratamento do infarto agudo do miocárdio? Deve ser lembrado que perguntas mal formuladas geram respostas imprecisas.

Identificação da Melhor Evidência

COMO E ONDE BUSCAR A MELHOR EVIDÊNCIA EXTERNA?

Quase toda a literatura médica encontra-se atualmente catalogada, organizada e disponibilizada para uso coerente e consistente pela Livraria Nacional de Medicina (*National Library of Medicine* – EUA), localizada na Medical Literature Analysis and Retrieval System – MEDLARS, popularmente conhecida como MEDLINE, que apresenta, além disso, interface com programas (*softwares*) que facilitam ainda mais a busca por artigos científicos neste sistema, como o PubMed, o Grateful Med e outros. No momento, o sistema MEDLINE mantém em sua base de dados algo em torno de 11 milhões de artigos de revistas científicas biomédicas, publicadas nos EUA e em outros 70 países, desde 1966.[2]

Se até uma década atrás os profissionais da área de saúde buscavam as informações necessárias à sua prática nas fontes tradicionais (livros e revistas impressos), despendendo imenso esforço, enorme gasto de tempo e baixa efetividade, agora a informática oferece um formato que facilita uma busca rápida e específica por meio de uma "navegação" fácil, a partir da questão clínica formulada, chegando até a resposta baseada em evidência científica sólida e atual.

Entretanto, estima-se que apenas em torno de 20% dos artigos publicados, incluindo as revistas de maior prestígio, como o *New England Journal of Medicine*, *JAMA*, *Lancet*, *Annals of Internal Medicine*, *British Medical Journal*, *Archives of Internal Medicine*, apresentam (a partir do *abstract*) mérito científico e relevância clínica, o que exige do médico conhecimento para avaliação crítica da literatura (MBE) e uma busca acurada nos bancos de dados bibliográficos e programas de acesso. A "busca primária" nessas fontes informatizadas, sem um racional estratégico, consome um tempo enorme, leva a um grande índice de desistência e não atinge o objetivo da busca (artigos com "robustez" metodológica e validade clínica), sobrando, ao final da exaustiva busca, uma enorme frustração. Este racional consiste em uma busca inicial com grande sensibilidade (para incluir o máximo de artigos, com perdas mínimas), em direção a uma especificidade cada vez maior (para excluir o máximo de artigos que não se enquadrem na busca – falso-positivos, apurando o "foco").[19]

Atualmente, existem e vêm sendo continuamente construídos programas, serviços e publicações eletrônicas que oferecem as vantagens da "busca secundária", disponibilizando sumários comentados de artigos previamente selecionados por critérios específicos de valor, a partir do mérito científico e da relevância clínica, de forma a garantir a obtenção da melhor evidência disponível no momento. Esses serviços e publicações especializados podem ser acessados em *sites* que provêm desde a busca por evidências de assuntos clínicos específicos (*cases*), a revisões sistemáticas, metanálises, consensos e diretrizes, saúde da família, passando ainda por listas de discussão e outros. Dentre estes, podem ser citados o *ACP Journal Club* (medicina interna e várias especialidades), *Best Evidence*, *Evidence-Based Medicine Reviews*, *Evidence-Based Mental Health*, *Cancerlist* e *Cochrane Library*.

Da forma como habitualmente se realizam as buscas por artigos, utilizando termos médicos usuais, estas se tornam malsucedidas (milhares de citações, grande parte sem alcançar o objetivo), já que as informações contidas nos bancos são organizadas segundo uma hierarquia de cabeçalhos de assuntos médicos "oficial" padronizada no sistema (*Medical Subject Headings* – MeSH), que somente fornece artigos (doença ou assunto) condizentes com os termos MeSH. Utilizando os termos MeSH, juntamente com restrições racionais e modificadores adequados, obtém-se algumas poucas dezenas de artigos que cobrem especificamente a questão clínica formulada.

Para localizar as informações (artigos) mais relevantes e de maior qualidade sobre um determinado assunto, em um banco de dados bibliográficos tão vasto como o sistema MEDLINE, a restrição eficiente de termos inicialmente gerais é o segredo para obter artigos relevantes. Isso é realizado utilizando-se de duas ferramentas:[2]

- As restrições através de operadores lógicos (boleanos: AND, OR, NOT), de truncagem, e de proximidade (NEAR).
- Os modificadores por subconjuntos (tipo de estudo, faixa etária, data de publicação, idioma do texto etc.), e pelos cabeçalhos secundários.

ANÁLISE CRÍTICA DE ARTIGOS CIENTÍFICOS

Uma vez obtidos os artigos que contêm as evidências que buscamos, precisamos então avaliar esses estudos, já que muitos habitualmente carecem de robustez científica (qualidade metodológica) e/ou não possuem aplicabilidade para os nossos pacientes em questão.[1,9,15,19,22] Os quadros a seguir mostram de forma resumida as principais estratégias de avaliação de estudos científicos na área médica.

DIAGNÓSTICO
Os resultados deste estudo sobre o diagnóstico são válidos?
1. Houve comparação independente e cega com um padrão de referência ("ouro") de diagnóstico?
2. O teste diagnóstico foi avaliado em um espectro adequado de pacientes (como aqueles nos quais o tratamento seria usado na prática)?
3. O padrão de referência foi aplicado independentemente do resultado do teste diagnóstico?
4. O teste (ou conjunto de testes) foi validado em um segundo grupo independente de pacientes?
Posso aplicar esta evidência válida e importante sobre um exame diagnóstico na condução do meu paciente?
1. O teste diagnóstico está disponível, é econômico, acurado e preciso no meu serviço? Para o meu paciente?
2. Posso fazer uma estimativa clinicamente sensata da probabilidade pré-teste do meu paciente (a partir da experiência pessoal, da estatística de prevalência, de bancos de dados ou de estudos primários)?
a) Os pacientes do estudo são semelhantes ao meu?
b) É improvável que as possibilidades ou probabilidades da doença tenham mudado desde que a evidência foi estabelecida?
3. As probabilidades pós-testes afetarão o tratamento?
a) Elas podem me levar além do limiar entre o teste e o tratamento?
b) Meu paciente está disposto a fazer o tratamento?

RASTREAMENTO NA COMUNIDADE E NO CONSULTÓRIO
Diretrizes para decidir se uma triagem ou manobra de diagnóstico precoce faz mais bem do que mal
1. O diagnóstico precoce realmente melhora a sobrevida, a qualidade de vida, ou ambas?
2. Os pacientes com diagnóstico precoce estão dispostos a concordar com as estratégias do tratamento?
3. O tempo e a energia necessários para a confirmação do diagnóstico e do tratamento em longo prazo (por toda a vida) valem a pena?
4. A freqüência e a gravidade da doença compensam o esforço e o gasto?

PROGNÓSTICO

Os resultados neste estudo de prognóstico são válidos?

1. Foi reunida uma amostra definida e representativa de pacientes em um ponto comum (usualmente inicial) de evolução de sua doença?
2. O seguimento dos pacientes foi suficientemente longo e completo?
3. Foram aplicados critérios objetivos de resultados de modo cego?
4. Se foram identificados subgrupos com prognósticos diferentes, foram feitos ajustes de fatores prognósticos importantes?
5. Houve validação em um grupo independente ("conjunto de teste") de pacientes?

Os resultados válidos deste estudo de prognóstico são importantes?

1. Qual é a probabilidade dos resultados ao longo do tempo?
2. Qual é a precisão das estimativas de prognóstico?

Podemos aplicar esta evidência válida e importante sobre o prognóstico no tratamento do nosso paciente?

1. Os pacientes do estudo são semelhantes ao nosso?
2. Esta evidência tem impacto clínico importante na nossa conclusão relativa ao que oferecer ou dizer ao paciente?

TRATAMENTO

Diretrizes para acreditar ou não nas diferenças qualitativas aparentes na eficácia do tratamento em alguns subgrupos de pacientes

Uma diferença qualitativa na eficácia do tratamento em subgrupos provavelmente ocorre quando a resposta A TODAS as seguintes perguntas é "sim":
1. Ela realmente tem sentido biológico e clínico?
2. A diferença qualitativa é clínica (benéfica para alguns, mas inúteis ou danosas para outros) e estatisticamente significativa?
3. Ela foi considerada antes do começo do estudo (em vez de ter sido produto da coleta de dados) e confirmada em outros estudos independentes?
4. Foram feitas uma ou apenas poucas análises no estudo?

Estes resultados válidos e importantes são aplicáveis ao meu paciente?

1. Meu paciente é tão diferente dos pacientes do estudo que os resultados não são aplicáveis?
2. O tratamento é viável no meu serviço?
3. Quais são os benefícios e os danos potenciais do tratamento para o meu paciente?
4. Quais são os valores e as expectativas do paciente relativos ao desfecho que esperamos evitar e ao tratamento que propomos?

Probabilidade de benefício *versus* dano (LHH)

Na aplicação de uma revisão sistemática (RS) ou ensaio clínico randomizado (ECR) em um paciente específico, precisamos considerar:
a) O risco de nosso paciente, em relação ao dos pacientes do estudo, ter o evento que esperamos evitar com o tratamento (F_t).
b) O risco de nosso paciente, em relação ao dos pacientes do estudo, ter o efeito colateral que poderíamos causar com o tratamento (F_d).
c) A percepção de nosso paciente em relação à gravidade do evento que tentamos evitar em relação ao efeito colateral que podemos causar (s).

A probabilidade de benefício *versus* dano é $(1/NNT) \times F_t \times S$ *versus* $(1/NNH) \times F_d$

Por exemplo, suponha que estamos usando um ensaio com NNT = 9 e NNH = 12 e pensamos que nosso paciente tem metade do risco do evento, mas o dobro do risco do efeito colateral; o LHH "bruto" antes do ajuste para a percepção do nosso paciente da gravidade relativa é $1/9 \times 0,5$ *versus* $1/12 \times 2 = 1/18$ *versus* $1/6$, ou probabilidade três vezes maior de causar dano do que de beneficiar. No entanto, se o nosso paciente pensa que a gravidade do evento que o tratamento pode evitar é seis vezes maior do que o efeito colateral que pode causar, o LHH final = $1/18 \times 6$ *versus* $1/6$, ou probabilidade duas vezes maior de beneficiar do que de causar dano.

Os resultados deste ensaio clínico preventivo simples ou terapêutico são válidos?

I) As principais perguntas que devem ser respondidas
   1. A distribuição dos pacientes para os tratamentos foi randomizada?
   2. O seguimento dos pacientes foi suficientemente longo e completo?
   3. Os pacientes foram analisados nos grupos para os quais foram randomizados?
II) Alguns pontos mais específicos de abordagem
   1. O tratamento foi mantido oculto (cego) dos pacientes e dos clínicos?
   2. Excluindo o tratamento experimental os grupos foram igualmente tratados?
   3. Os grupos eram semelhantes no início do ensaio?

REVISÕES SISTEMÁTICAS

Os resultados desta revisão sistemática de tratamento são válidos?

1. Esta revisão é de ensaios clínicos randomizados?
2. Ela tem seção de métodos que descreve:
    a) Os achados, incluindo todos os ensaios clínicos relevantes?
    b) A avaliação da validade individual dos ensaios clínicos?
3. Os resultados são consistentes de estudo para estudo?
4. Os dados dos pacientes individuais (ou dados agregados) foram incluídos na análise?

Os resultados válidos e importantes desta revisão sistemática são aplicáveis ao nosso paciente?

1. Nosso paciente é tão diferente dos pacientes do estudo que seus resultados não se aplicam?
2. O tratamento é factível no nosso serviço?
3. Quais são os benefícios e danos potenciais do tratamento para o nosso paciente?
4. Quais são os valores e preferências do nosso paciente relativos ao desfecho que tentamos evitar e aos efeitos colaterais que podemos causar?

ANÁLISE DE DECISÃO

Os resultados desta análise de decisão clínica são válidos?

1. Foram incluídas todas as alternativas importantes (incluindo a falta de tratamento) e todos os resultados?
2. As probabilidades dos desfechos são válidas e têm credibilidade?
3. As utilidades dos desfechos são válidas e têm credibilidade?
4. Foi testada a robustez da conclusão?

Os resultados válidos desta análise de decisão são importantes?

5. Um curso de ação resultou em ganhos clinicamente importantes?
6. O mesmo curso de ação foi preferido, apesar de mudanças clinicamente sensatas nas probabilidades e conveniências?

Os resultados válidos e importantes desta análise de decisão clínica são aplicáveis ao nosso paciente?

1. As probabilidades aplicam-se ao nosso paciente?
2. Nosso paciente pode declarar sua utilidade de forma estável e utilizável?

ANÁLISE ECONÔMICA

Os resultados desta análise econômica são válidos?

1. Este relato está realmente respondendo a uma questão econômica:
    a) Que compara cursos de ação alternativos bem definidos?
    b) Com um ponto de vista específico a partir do qual o custo e o desfecho estão sendo avaliados?
2. Esta análise econômica cita evidência válida sobre a eficácia de alternativas?
3. Esta análise econômica identifica todos os custos e efeitos que achamos que deveria e seleciona medidas com credibilidade e acurácia?
4. O tipo de análise foi apropriado para a questão proposta?
5. A robustez das conclusões foi testada?

Os resultados válidos desta análise econômica são importantes?

1. Os resultados de custo ou custos/unidade de saúde ganhos são importantes?
2. As conclusões são pouco prováveis de modificações com sensíveis mudanças nos custos e desfechos?

Os resultados válidos desta análise econômica são aplicáveis aos nossos pacientes/clínicas?

1. Os custos da análise econômica aplicam-se ao seu local de trabalho?
2. Os tratamentos têm probabilidade de serem efetivos no seu local de trabalho?

DIRETRIZES CLÍNICAS
As recomendações destas diretrizes são válidas?
1. Os autores fizeram uma revisão da literatura abrangente e reprodutível dos últimos 12 meses? 2. As recomendações são dirigidas para o nível de evidência sobre a qual são baseadas e ligadas a uma citação específica?
As recomendações destas diretrizes são efetivas?
1. A carga da doença [freqüência na nossa comunidade, probabilidade pré-teste e taxa de eventos esperados no nosso paciente (PEER)] é muito baixa para valer a pena o implemento? 2. As crenças do(s) paciente(s) ou da comunidade relativas ao valor das intervenções e suas conseqüências são incompatíveis com as diretrizes? 3. O custo da implementação desta diretriz significa desperdício de nossa energia ou dos recursos da comunidade? 4. Há cerceamentos (geográficos, organizacionais, tradicionais, autoritários, legais e comportamentais) tão grandes que não valha a pena tentar superá-los?

DANO/ETIOLOGIA
Os resultados deste estudo sobre os danos são válidos?

1. Os grupos de pacientes foram definidos claramente e são semelhantes em tudo, menos quanto à exposição ao tratamento e a outra causa?
2. O tratamento/exposições e os resultados clínicos foram medidos do mesmo modo em ambos os grupos (a avaliação dos resultados foi objetiva ou cega quanto à exposição)?
3. O seguimento dos pacientes do estudo foi completo e suficientemente longo?
4. Os resultados satisfazem alguns "exames diagnósticos de causa"?
   a) Está claro que a exposição precedeu o aparecimento do resultado?
   b) Há gradiente dose-resposta?
   c) Há evidência positiva de estudo "introdução-suspensão"?
   d) A associação é consistente de estudo para estudo?
   e) A associação tem sentido biológico?

Estes resultados válidos e potencialmente importantes mudariam o tratamento do nosso paciente?
1. Nosso paciente é tão diferente dos pacientes do estudo que os resultados não se aplicam? 2. Quais são os riscos do paciente relativos ao evento adverso? Quais são os benefícios potenciais do tratamento para o nosso paciente? 3. Quais são as preferências, preocupações e expectativas do nosso paciente quanto a este tratamento? 4. Que tratamentos alternativos estão disponíveis?

CLASSIFICAÇÃO DAS EVIDÊNCIAS

De acordo com o desenho e a qualidade metodológica utilizada no estudo, a evidência obtida é classificada em níveis de evidência e classes de recomendações para o seu uso na conduta médica, de acordo com o quadro a seguir:[19]

NÍVEIS DE EVIDÊNCIA E GRAUS DE RECOMENDAÇÕES[a-c]

Grau de Recomendação	Nível de Evidência	Tratamento/Prevenção/ Etiologia/Dano	Prognóstico	Diagnóstico	Análise Econômica
A	1a	Revisão sistemática (RS), com homogeneidade[d] de ensaio clínico randomizado (ECR)	RS (com homogeneidade[d]) de estudos de coortes iniciais ou uma CPG[e] validada em conjunto de testes	RS (com homogeneidade[d]) de estudos de diagnóstico nível 1 ou CPG[e] validada em conjunto de testes	RS (com homogeneidade[d]) de estudos econômicos nível 1
	1b	ECR individual (com intervalo de confiança estreito[f])	Estudo de coorte inicial individual com ≥ 80% de seguimento	Comparação independente cega de um número apropriado de pacientes consecutivos, todos submetidos ao exame diagnóstico e ao padrão de referência	Análise comparando todos (validada criticamente) os desfechos alternativos contra medidas adequadas de custo, incluindo a análise de sensibilidade incorporando variações clinicamente razoáveis de variáveis importantes
	1c	Todos ou nenhum[g]	Todas ou nenhuma série de casos[h]	SpPins e SnNouts absolutos[i]	Claramente tão bom ou melhor, mas mais barato. Claramente tão ruim ou pior, mas mais caro. Claramente melhor ou pior com o mesmo custo
B	2a	RS (com homogeneidade[d]) ou estudos de coorte	RS (com homogeneidade[d]) tanto de estudos de coorte retrospectivo quanto de grupos controles não-tratados em ECR	RS (com homogeneidade[d]) de estudos diagnósticos nível ≥ 2	RS (com homogeneidade[d]) de estudos econômicos nível ≥ 2
	2b	Estudo de coorte individual (incluindo ECR de baixa qualidade; p. ex., < 80% de seguimento)	Estudo retrospectivo de coorte ou seguimento de pacientes controles não-tratados em um ECR; ou CPG[e] que não foi validada em um conjunto de testes	Comparação independente e cega, mas em pacientes não-consecutivos ou restrita a um espectro estreito de indivíduos do estudo (ou ambos), todos os quais foram submetidos ao teste diagnóstico e ao padrão de referência, ou um CPG[e] diagnóstico que não foi validado em um conjunto de testes	Análise comparando um número limitado de desfechos alternativos contra medida apropriada de custo, incluindo análise de sensibilidade incorporando variações clínicas sensíveis de variáveis importantes
	2c	Pesquisa de desfechos	Pesquisa de desfechos		
	3a	RS (com homogeneidade[d]) de estudos de caso-controle			

NÍVEIS DE EVIDÊNCIA E GRAUS DE RECOMENDAÇÕES[a-c] (continuação)

Grau de Recomendação	Nível de Evidência	Tratamento/Prevenção/ Etiologia/Dano	Prognóstico	Diagnóstico	Análise Econômica
	3b	Estudo individual de caso-controle		Comparação cega independente de um espectro apropriado, mas o padrão de referência não foi aplicado para todos os pacientes do estudo	Análise sem mensuração acurada do custo, mas incluindo análise de sensibilidade incorporando variações clinicamente sensíveis de variáveis importantes
C	4	Série de casos (e estudos de coorte e caso-controle de baixa qualidade[k])	Série de casos (e estudos de coorte de prognóstico de má qualidade[l])	O padrão de referência não foi aplicado independentemente ou não foi aplicado de modo cego	Análise sem análise de sensibilidade
D	5	Opinião especializada sem avaliação crítica explícita ou baseada em fisiologia, pesquisa de laboratório ou em "princípios básicos"	Opinião especializada sem avaliação crítica explícita ou baseada em fisiologia, pesquisa de laboratório ou em "princípios básicos"	Opinião especializada sem avaliação crítica explícita ou baseada em fisiologia, pesquisa de laboratório ou em "princípios básicos"	Opinião especializada sem avaliação crítica explícita ou baseada em teoria econômica

[a] Estes níveis foram estabelecidos em uma série de interações entre os membros do NHS R&D Centre for Evidence-Based Medicine (Chris Ball, David Sackett, Bob Phillips, Brian Haynes, Sharon Straus).

[b] Recomendações baseadas nesta abordagem aplicam-se a pacientes "médios" e podem necessitar modificações, tendo em vista a biologia (risco, responsividade etc.) e as preferências do paciente relativas ao tratamento que recebe.

[c] Os usuários podem acrescentar um sinal de menos (–) para denotar o nível que não fornece resposta conclusiva devido a: resultado único com intervalo de confiança grande (como, por exemplo, RAR em um ECR é estatisticamente significativo, mas os intervalos de confiança não excluem benefícios ou danos clinicamente importantes) ou RS com heterogeneidade complicada (e estatisticamente significativa). Esta evidência é inconclusiva e, portanto, gera somente recomendações grau D.

[d] Homogeneidade significa revisão sistemática livre de variações preocupantes (heterogeneidade) nas direções e graus dos resultados entre os estudos individuais. Nem todas as revisões sistemáticas com heterogeneidade estatisticamente significativa devem ser preocupantes e nem todas as heterogeneidades preocupantes devem ser estatisticamente significativas. Conforme notado acima, a mostra de heterogeneidade preocupante deve ser rotulada com "-", no final de cada nível designado.

[e] CPG (*clinical prediction guide* – diretriz de previsão clínica).

[f] Veja nota c para compreender o índice e usar os ensaios e outros estudos com intervalos de confiança grandes.

[g] Preenchido quando *todos* os pacientes morriam antes que existisse o tratamento, mas hoje em dia alguns sobrevivem graças a ele, ou quando alguns pacientes morreram antes que existisse o tratamento e hoje em dia *nenhum* morre, graças a ele.

[h] Preenchido quando não há relatos de pessoas com esta doença, evitando (todos) ou não tendo (nenhum) desfecho específico (como a morte).

[i] O "SpPin absoluto" é um achado diagnóstico cuja especificidade é tão alta que o resultado positivo confirma o diagnóstico. O "SnOut absoluto" é um achado diagnóstico cuja sensibilidade é tão grande que o resultado negativo exclui o diagnóstico.

[j] Bom, melhor, ruim e pior referem-se a complicações entre os tratamentos em termos de riscos e benefícios clínicos.

[k] *Estudo de coorte* de má qualidade é aquele que não define claramente os grupos de comparação e/ou não mede as exposições e os desfechos do mesmo (preferivelmente cego) de modo objetivo em indivíduos expostos e não-expostos e/ou não identifica nem controla adequadamente os confundidores conhecidos e/ou não faz o seguimento completo e suficientemente longo dos pacientes. Um *estudo de caso-controle* de má qualidade é aquele que não define claramente os grupos de comparação e/ou não mede as exposições e os desfechos do mesmo modo cego e objetivo em casos e controles e/ou não identifica nem controla adequadamente os confundidores conhecidos.

[l] Um estudo de má qualidade sobre o prognóstico em coorte é aquele no qual a amostra foi viciada em favor de pacientes que já tinham tido o desfecho-alvo, ou a mensuração dos desfechos foi feita em < 80% dos pacientes do estudo, ou os desfechos foram determinados de modo não-cego e não-objetivo, ou não houve correção.

REFERÊNCIAS BIBLIOGRÁFICAS

1. Assessing the methodological quality of published papers. How to read a paper: the basics of evidence-based medicine. Disponível em: <http://bmj.bmjjournals.com/collections/read.shtml>
2. Coiera E. Evidence based medicine, the Internet and the rise of medical informatics. Hewlett Packard Laboratories Technical Report, 1996, No. 26. Library. Disponível em: <www.nettingtheevidence.org.uk>
3. Cunha AJLA. Medicina baseada em evidências: uma nova disciplina clínica. *An Acad Nac Méd* 1999;*159*(1):49-52.
4. Evidence Based Medicine: What it is and what it isn't. Library.Disponível em: <www.nettingtheevidence.org.uk>
5. Greenhalgh T. Searching the literature. *In*: *How to read a paper*. London: BMJ Publishing Group, 1997:13-33.
6. How good is that test – using the result. *Bandolier* 1996;*3*:6-8.
7. Jaeschke R, Guyatt G, Sackett DL. Users' guides to the medical literature. III. How to use an article about a diagnostic test. A. Are the results of the study valid? *JAMA* 1994;*271*:389-91.
8. Jaeschke R, Guyatt G, Sackett DL. Users' guides to the medical literature. III. How to use an article about a diagnostic test. B. What were the results and will they help me in caring for my patients? *JAMA* 1994;*271*:703-7.
9. Knipschild P. Some examples of systematic reviews. *In*: Chalmers I, Altman DG. *Systematic reviews*. London: BMJ Publishing Group, 1995:9-16.
10. Literature Searching and Evidence Interpretation (SBU). Library. Disponível em: <www.nettingtheevidence.org.uk>
11. Mant D. Testing a test: three critical steps. *In*: Jones R, Kinmonth A-L eds. *Critical reading for primary care*. Oxford: Oxford University Press, 1995:183-90.
12. Moher D, Jadad AR, Tugwell P. Assessing the quality of randomized controlled trials: current issues and future directions. *Int J Health Technol Assess,* 1996;*12*:195-208.
13. Papers that report diagnostic or screening tests. How to read a paper: the basics of evidence-based medicine. Disponível em: <http://bmj.bmjjournals.com/collections/read.shtml>
14. Papers that report drug trials. How to read a paper: the basics of evidence-based medicine. Disponível em: <http://bmj.bmjjournals.com/collections/read.shtml>
15. Papers that summarise other papers (systematic reviews and meta-analysis). How to read a paper: the basics of evidence-based medicine. Disponível em: <http://bmj.bmjjournals.com/collections/read.shtml>
16. Papers that tell you what things cost (economic analyses). How to read a paper: the basics of evidence-based medicine. Disponível em: <http://bmj.bmjjournals.com/collections/read.shtml>
17. Ribeiro RQC. Adiposidade e fatores de risco cardiovascular: estudo de base populacional, Belo Horizonte, Brasil – O Estudo do Coração de Belo Horizonte. Tese de doutorado. Faculdade de Medicina da Universidade de São Paulo, 2004, 190 p.
18. Sackett DL, Haynes RB, Guyatt GH, Tugwell P. *Clinical epidemiology – a basic science for clinical medicine*. London: Little, Brown, 1991:51-68.
19. Sackett DL, Straus SE, Richardson WS, Rosenberg W, Haynes RB. *Medicina baseada em evidências*. Porto Alegre: Artmed, 2003.
20. Soares JF, Siqueira AL. Introdução à estatística médica. Belo Horizonte: Departamento de Estatística, UFMG, 1999. 300p.
21. Statistics for the non-statistician. How to read a paper: the basics of evidence-based medicine. Disponível em: <http://bmj.bmjjournals.com/collections/read.shtml>
22. The Medical Literature as a Resource for Evidence Based Care. Library. Disponível em: <www.nettingtheevidence.org.uk>
23. Wagner MB. Aspectos básicos da medicina baseada em evidências. *Jornal de Pediatria,* 1998;*74*(5):419-22.

II

MÉTODOS DIAGNÓSTICOS

CAPÍTULO 5

CONCEITOS BÁSICOS EM ELETROCARDIOGRAFIA

Otaviano José Greco Rodrigues e Eduardo da Cunha Henrique

INTRODUÇÃO

Vai distante o tempo em que o eletrocardiograma (ECG) era interpretado apenas pelo cardiologista. Hoje, é método diagnóstico imprescindível não só para os especialistas em cardiologia, mas também para os médicos de outras especialidades clínicas.

É fundamental salientar que, apesar de o eletrocardiograma ser um método diagnóstico importante, um ECG normal não afasta a presença de cardiopatia e, por outro lado, alterações podem existir em decorrência de causas não-cardíacas (p. ex., biótipo, obesidade, deformidades torácicas, distúrbios neurovegetativos, hipoxemia etc.); sua interpretação errônea pode levar a sérios prejuízos para um indivíduo.

As deflexões obtidas pelo eletrocardiógrafo nada mais são que a expressão gráfica do somatório das forças elétricas geradas pelos diversos grupos celulares durante o ciclo de contração e relaxamento do coração.

Faremos a seguir uma breve revisão para a compreensão da gênese dos fenômenos eletrofisiológicos e suas expressões gráficas que compõem o traçado do eletrocardiograma.

A ativação celular de uma célula de contração do sistema de condução, ou fibras de Purkinje (células de resposta rápida), desencadeará um fenômeno químico que irá gerar potenciais elétricos, originando uma curva denominada potencial de ação transmembrana (PAT), que consta de uma fase de despolarização celular (fase 0) e várias fases de repolarização celular (fases 1, 2 e 3), alcançando, ao final da fase 3 (final da sístole), o mesmo potencial de repouso prévio (início da fase 4). Há grupo de células, localizadas nos nódulos sinoatrial e atrioventricular, e também nos anéis das válvulas atrioventriculares e algumas fibras de Purkinje, que têm a capacidade de gerar o seu próprio estímulo (células automáticas ou de resposta lenta) e podem comandar o ritmo cardíaco (Fig. 5.1).

A corrente de despolarização/repolarização não se faz de forma total e instantânea na célula cardíaca, mas de for-

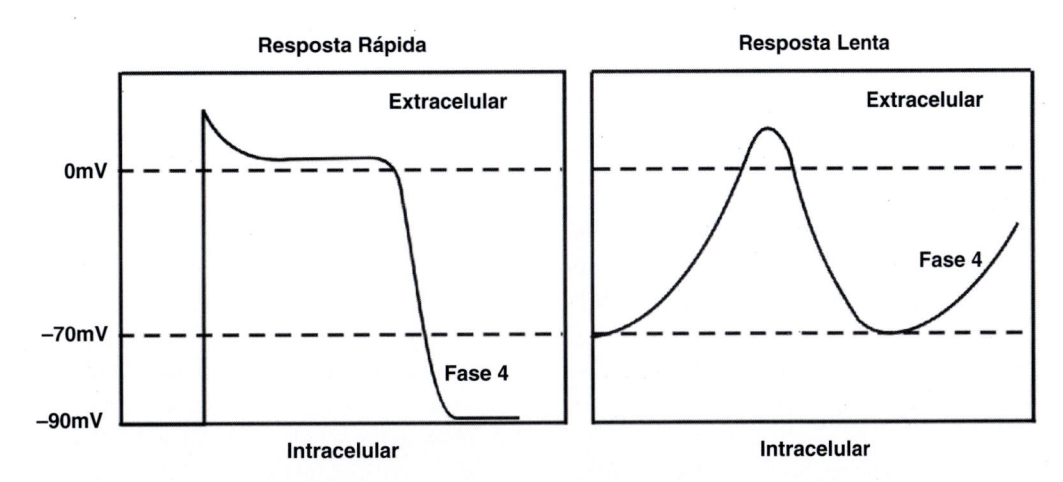

Fig. 5.1 Células de resposta rápida e células de resposta lenta (automáticas).

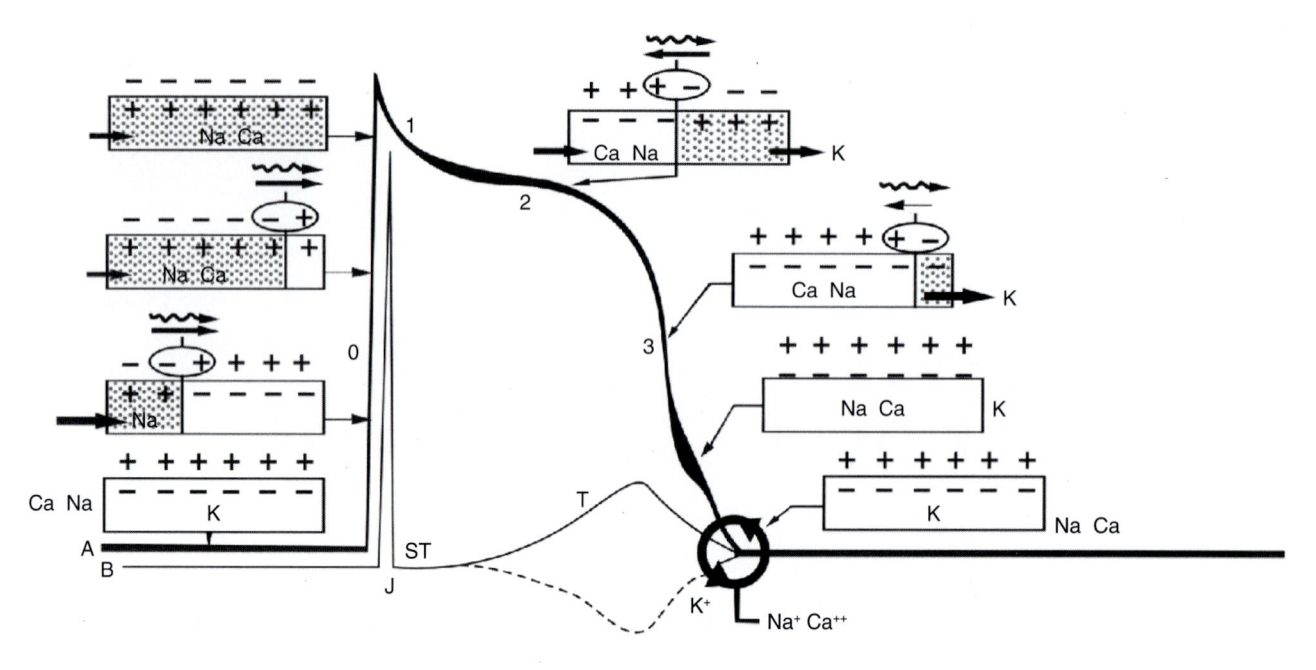

Fig. 5.2 Despolarização/repolarização e as trocas de polaridade da célula nas diversas fases. (Adaptada de A. Bayés de Luna/*Electrocardiografia Clinica*. Ediciones Doyma, S.A., 1992.)

ma progressiva ao longo da fibra, ou célula especializada, de modo que, após o início da despolarização, estará ocorrendo no interior da célula uma corrente de despolarização, com a presença de cargas positivas e negativas. O fenômeno de despolarização forma, então, uma corrente de cargas positivas que progressivamente farão o interior da célula tornar-se positivo, e o vetor resultante tem um sentido que, por convenção, é positivo. Do mesmo modo, o processo de repolarização fará uma corrente de cargas negativas que, também de forma progressiva, irão fazer com que o interior da célula volte a ser negativo, resultando um vetor que, também por convenção, será positivo. A presença concomitante de cargas positivas e negativas no interior da célula, criando um fenômeno elétrico, é chamada de *dipolo*, a qual pode ser mensurada e ter sua forma gráfica transcrita, sendo a expressão dos fenômenos elétricos de uma única célula (Fig. 5.2).

As forças elétricas do ciclo despolarização/repolarização formam um vetor principal, resultante do somatório dos diversos potenciais de ação das células envolvidas e sua localização nas diversas estruturas do sistema de condução, que pode ser mensurado e obtida sua orientação espacial. Ocorre na seqüência: (1) início da formação do impulso no nódulo sinoatrial, cujas células têm maior capacidade de auto-excitação; (2) transmissão do impulso pelo sistema especializado de condução do coração; (3) despolarização do miocárdio atrial e ventricular; e (4) repolarização de todas as estruturas envolvidas.

O ELETROCARDIOGRAMA

Este fenômeno de auto-ritmicidade cardíaca agora compreendido vem intrigando e fascinando os estudiosos por séculos. No entanto, foi apenas em 1887 que Augustus Desiré Waller, utilizando um eletrômetro capilar de Lippman, registrou as variações de potencial geradas pelo coração na superfície do corpo, tendo obtido o que se considera o primeiro eletrocardiograma de um ser humano. Entretanto, foi no início do século XX que as possibilidades de se conseguir registrar o evento elétrico de forma indireta se concretizaram, com os trabalhos de Willem Einthoven, em 1903. Ele aperfeiçoou o galvanômetro de corda, tendo conseguido traçados de um eletrocardiograma na superfície corporal. Mais tarde definiria um sistema de derivações bipolares no plano frontal: DI, DII e DIII (DI mede a diferença de potencial entre o braço esquerdo e o direito, DII mede a diferença de potencial entre a perna esquerda e o braço direito e DIII mede a diferença de potencial entre a perna esquerda e o braço esquerdo, além de um eletrodo indiferente conectado à perna direita). Estava criado o *triângulo de Einthoven*, cuja equação é: II = I + III, ou I + II + III = 0 (Fig. 5.3).

Einthoven faria, em seguida, a identificação de ritmo sinusal, bloqueios atrioventriculares e extra-sístoles, além de nomear as ondas encontradas de P, Q, R, S, T e U, como são utilizadas até hoje.

A partir das derivações clássicas, Wilson, em l932, por meio da segunda lei da física de Kirchoff – "a soma algébrica de todas as diferenças de potenciais, em um circuito fechado, é zero –, utilizou eletrodos ligando os membros BD + BE + PE a um terminal para obter o potencial "zero" e, com outro eletrodo, chamado indiferente, mediu uma diferença de potencial real entre o terminal e a área explorada, criando as derivações unipolares das extremidades: VR, VL e VF. Por causa do baixo potencial obtido, Goldberger encontrou uma forma de aumentar a amplitude do vetor em 50%, criando as derivações unipolares

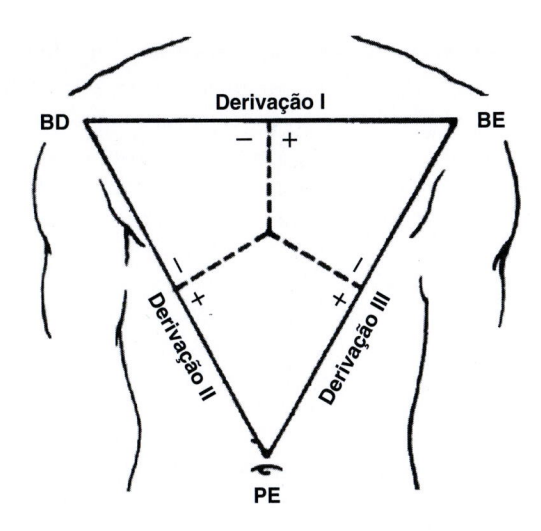

Fig. 5.3 Triângulo de Einthoven. (Adaptada de Goldman MJ. *Princípios de Eletrocardiografia Clínica*. 8 ed., Guanabara Koogan, 1976.)

Fig. 5.4 Traçado eletrocardiográfico normal.

aumentadas das extremidades: aVR, aVL e aVF. Desde então foi possível criar outras derivações unipolares, como as precordiais, dorsais e esofágicas. Portanto, as derivações do eletrocardiograma são bipolares (clássicas de Einthoven) ou unipolares (precordiais de Wilson ou aumentadas das extremidades de Goldberger), seguindo a padronização da American Heart Association. Entre alguns exemplos de derivações bipolares utilizados, podemos citar: monitorização em unidades coronárias, na gravação do sistema Holter, em testes ergométricos, como a CM5 (coloca-se o eletrodo positivo em V5 e o negativo no manúbrio esternal; um terceiro eletrodo é colocado como "terra"). Um outro exemplo de derivação bipolar especial é a derivação de Lewis, utilizada para amplificação das ondas P (ativação atrial). O eletrodo do BD é colocado no segundo espaço intercostal à direita do esterno, o eletrodo do BE é colocado no quarto espaço intercostal à direita do esterno, e o *dial* do eletrocardiógrafo, em posição DI.

Os aparelhos de registro eletrocardiográficos mais utilizados na prática médica diária foram os aparelhos compostos de um galvanômetro de bobina e acoplados a amplificadores, que transmitiam o sinal elétrico para uma unidade de registro com um estilete térmico, contendo a inscrição das deflexões resultantes em papel termossensível. Ocorreram avanços com o uso de captações de raios catódicos e seu registro em monitores, auxiliando o registro do ECG nas unidades coronarianas. Hoje, com a evolução da computação, esses equipamentos vêm progressivamente sendo substituídos por aparelhos computadorizados que utilizam a digitalização da imagem. Com a melhoria na qualidade de imagem e dos equipamentos utilizados, a eletrocardiografia recebeu várias contribuições que ajudaram a aperfeiçoar o método, como o vetorcardiograma, o sistema Holter (eletrocardiografia dinâmica), as derivações múltiplas simultâneas, a estimulação cardíaca transesofágica, a eletrocardiografia de alta resolução (ECG AR), o mapeamento eletrocardiográfico de superfície e intracavitário, o estudo invasivo eletrofisiológico, possibilitando o diagnóstico e o tratamento de arritmias cardíacas pelos métodos de ablação, e, mais recentemente, o mapeamento eletroanatômico.

O Eletrocardiograma Normal

O traçado eletrocardiográfico nada mais é que o registro gráfico da atividade elétrica do coração. Assim, representa, por meio de suas deflexões (ondas), intervalos e segmentos, todo o fenômeno de ativação e recuperação das células cardíacas (Fig. 5.4).

Para sua representação gráfica, utiliza-se, de forma mais freqüente, a impressão em papel milimetrado, onde a amplitude é medida em milivolts (mV), calibrados para um milímetro (mm) equivaler a 0,1mV, ou 10mm = 1mV – medido na vertical; a duração é medida em segundos (s) – 1mm equivale a 0,04s (ou 40ms) ou 5mm = 0,20s (200ms) – medido na horizontal. A velocidade do papel foi padronizada em 25mm/s, mas pode variar de 12,5mm/s até 100mm/s (como nos estudos eletrofisiológicos) (Fig. 5.5). Na análise do ECG,

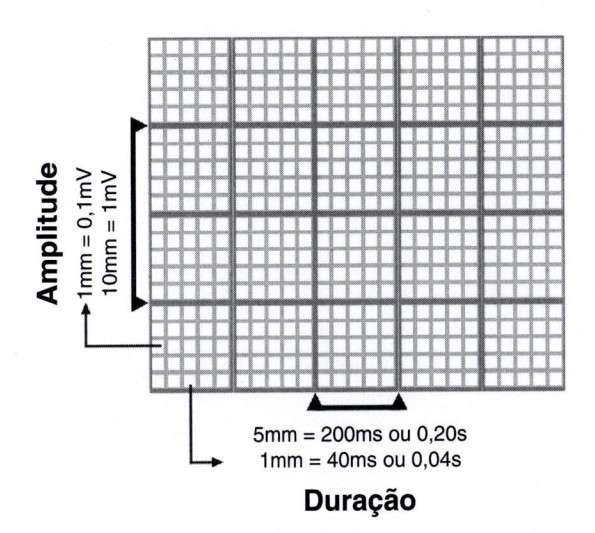

Fig. 5.5 Medidas de amplitude e duração.

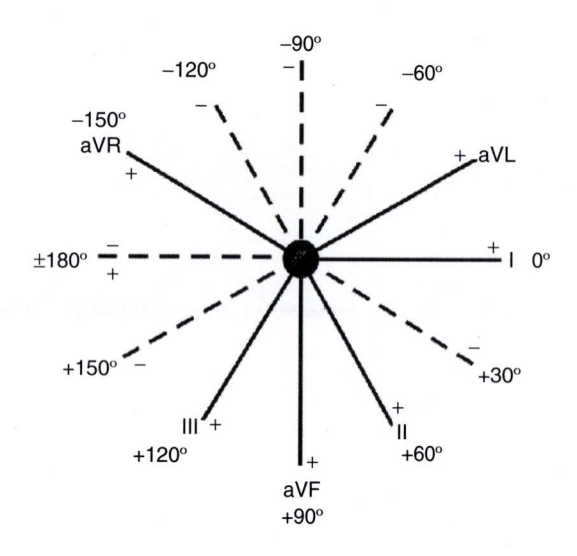

Fig. 5.6 Sistema hexaxial de Bayley.

devem ser avaliados o ritmo (posicionamento, existência, relação com o QRS da onda P), a inter-relação das ondas com os segmentos, a amplitude, a duração, a morfologia, a polaridade dessas ondas e segmentos e a orientação espacial do vetor resultante, a presença de focos ectópicos ou distúrbios na condução do estímulo. Para se obter a orientação espacial do vetor resultante, utiliza-se mais freqüentemente o *sistema hexaxial de Bayley* ou, de forma mais precisa, o vetorcardiograma (Fig. 5.6).

ATIVAÇÃO ATRIAL – ONDA P
É o resultado da contração dos átrios:

- *Duração:* varia com a freqüência cardíaca (inversamente) e com a idade (diretamente), devendo ser medida em seus contornos internos na linha de base. No adulto, ≤ 0,11s; em crianças até 10 anos, ≤ 0,09 segundo.
- *Amplitude:* deve ser ≤ 2,5mm (mV), medida desde a parte superior da linha isoelétrica até a parte superior da sua curvatura.
- *Morfologia:* geralmente arredondada, pode, porém, ser bifásica. Caso se registre um entalhe, este deverá ser ≤ 0,03s.
- *Polaridade:* positiva em DI, DII, DIII, aVL e aVF e sempre negativa em aVR; em ritmo sinusal, porém, poderá ser negativa ou isodifásica (+/–) em DIII (nos brevilíneos) e em aVL (–/+ nos longilíneos). Em ritmo sinusal, a onda P será positiva em V1 ou +/–, mas nunca –/+. Em V5 e V6, será sempre positiva.
- SÂP: sofre influência do biótipo, devendo situar-se entre 0 e 80 graus.

O SEGMENTO PR E O INTERVALO PR – Pri
O segmento PR consiste na inscrição da condução do estímulo pelo sistema de condução e fibras de Purkinje. O intervalo PR (que também engloba a ativação atrial) varia normalmente de 0,12 a 0,20s. Deverá ser medido do início da onda P até o início do complexo QRS, na derivação de maior duração, geralmente DII. O aumento de sua duração estaria relacionado a bloqueios atrioventriculares, enquanto sua diminuição estaria presente em ritmos juncionais ou nas pré-excitações ventriculares. Sofre influência da idade e da freqüência cardíaca. O segmento PR é normalmente isoelétrico. Pode ocorrer infradesnivelamento nas taquicardias, o qual deve ser ≤ 0,5mm (na pericardite aguda, seria > 0,5mm).

O COMPLEXO QRS
Consiste na expressão da contração dos ventrículos. Por ter massa três vezes maior, as forças elétricas originadas no VE são predominantes nos adultos:

- SÂQRS: varia habitualmente entre 0 e 90 graus.
- *Polaridade e morfologia:* variável, dependerá da localização do vetor nos planos frontal e horizontal. Sofre influência do biótipo.
- *Duração:* normal, entre 0,05 e 0,10s, medida do início da primeira onda Q ou R até o final da última onda. Valores ≥ 0,11s no adulto e ≥ 0,09s na criança sugerem sobrecarga ventricular ou distúrbios da condução intraventricular (bloqueios de ramos).
- *Amplitude:* variável, dependendo de diversos fatores: anatômicos, constitucionais e patológicos.

TEMPO DE ATIVAÇÃO VENTRICULAR (DEFLEXÃO INTRINSECÓIDE)
Representa o início da ativação da musculatura ventricular (epicárdica). É medida do início do QRS até o início da deflexão negativa após a onda R. Nas derivações precordiais, deverá ser < 0,04s e, nas periféricas, < 0,03s; valores maiores implicam sobrecarga ventricular e distúrbios da condução intraventricular.

O SEGMENTO ST
Representa o período de tempo entre o final da ativação e o início da repolarização ventricular. Vai do final do QRS (ponto J) até o início da onda T. Em geral, inscreve-se uma linha isoelétrica, mas às vezes é possível observar um infradesnivelamento de padrão ascendente, superior a 0,5mm e inferior a 1,0mm (nas taquicardias e na simpaticotonia), sem implicar cardiopatia. Outras vezes, ocorre supradesnivelamento com a concavidade superior, principalmente nas precordiais (V2 a V4 – de até 3 a 4mm) e nas derivações inferiores (DII, DIII e, mais raramente, aVF – de até 1 a 2mm), visto principalmente em indivíduos jovens, do sexo masculino e de cor negra associado a bradicardia (vagotonia ou também conhecida como *síndrome de repolarização precoce*) e sempre seguido por onda T positiva.

A ONDA T
Representa a repolarização ventricular. Tende a ser arredondada e assimétrica. A amplitude não deve ser > 6mm nas periféricas e > 10mm nas precordiais. Se as ondas forem amplas e tenderem à simetria, deve-se pensar em isquemia subendocárdica ou hiperpotassemia. O SÂT varia de –10 a 85 graus, podendo estar sujeito a desvios por causa do biótipo.

O INTERVALO QT
Medido do início do QRS até o final da onda T, representa o tempo total de ativação e recuperação ventricular. Sofre influência da freqüência cardíaca, devendo-se calcular o intervalo QT corrigido (QTc): $QTC = QT/\sqrt{RR}$. Valores maiores que 0,46s são considerados anormais.

A ONDA U
Origens possíveis: pós-potenciais do miocárdio ventricular ou repolarização das fibras de Purkinje. Mais bem observada em V3 e V4, é sempre positiva e de pequena amplitude nos indivíduos normais. Na hipopotassemia, pode ter maiores amplitude e duração, e até mesmo fundir-se com a onda T.

As Sobrecargas de Câmaras

O termo "sobrecarga" define melhor o aumento de câmaras que "hipertrofia" ou "dilatação", os quais são mais apropriados para a ecocardiografia e a anatomia patológica.

AS SOBRECARGAS ATRIAIS

Sobrecarga Atrial Direita – SAD
- Amplitude da onda P maior que 2,5mm e com duração normal.
- Ondas P muito amplas em V1 (amplitude > 1,5mm), mas sua porção final inscrever-se-á rapidamente (0,03 segundo) e com pequena profundidade.
- Sinal indireto: padrão qR. Qr, QR, qRs em V1 – correlação anatomopatológica de SAD (deve-se afastar infarto ou SVD).
- Sinal indireto: amplitude do QRS em V1 muito menor que em V2 (sinal de Peñaloza e Tranchesi – AD aumentado funciona como meio dielétrico).
- SÂP além de 80 graus (Fig. 5.7).

Sobrecarga Atrial Esquerda – SAE
- Onda P > 0,11s no adulto e > 0,09s na criança – com amplitude normal.
- Distúrbio de condução interatrial – onda P entalhada (P Mitrale), a distância entre os picos > 0,04s (principalmente em DII e nas precordiais médias).

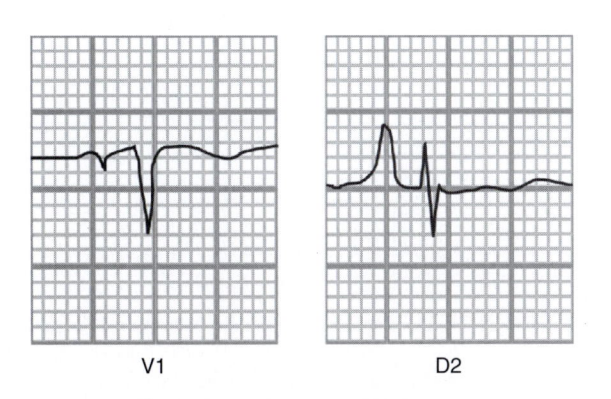

Fig. 5.7 Sobrecarga atrial direita.

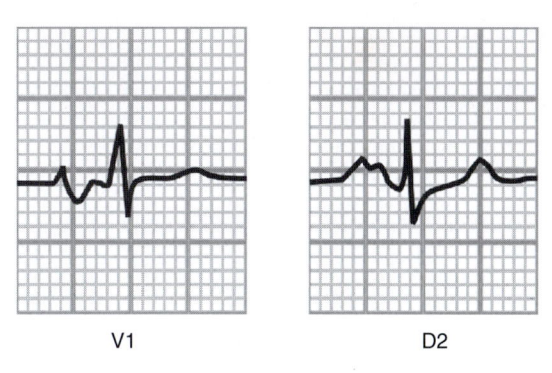

Fig. 5.8 Sobrecarga atrial esquerda.

- Índice de Morris: produto da duração pela profundidade da porção negativa da onda P em V1 > 0,04mm/s (mais sensível e específico) (Fig. 5.8).

Sobrecarga Biatrial
Teremos sinais eletrocardiográficos de sobrecarga dos dois átrios (p. ex., ondas P com duração aumentada [SAE] e amplitude maior que 2,5mm [SAD] ou com duração aumentada [SAE] e desvio do SÂP para direita [SAD] etc.).

SOBRECARGAS VENTRICULARES

Sobrecarga Ventricular Direita – SVD
- SÂQRS para direita > 110 graus.
- Sinais de sobrecarga atrial direita.
- Amplitude: em V1 – R > 7mm ou R/S > 1 (afastar bloqueio da divisão ântero-medial e infarto posterior) ou V1 = S < 2mm, em V5 e V6: R/S ≤ 1.
- Padrão trifásico do QRS (rsR') em V3R, V1 e V2 (sobrecarga de volume – CIA).
- Padrão SI, SII e SIII – o chamado bloqueio da divisão ântero-superior do ramo direito, em que SII > SIII (menor especificidade: ± 87%).
- O qR ou qRs em V1 presente nas patologias com sobrecarga "pressórica" (afastar infarto que acomete a parede ântero-septal) (Fig. 5.9).

Sobrecarga Ventricular Esquerda
O vetor médio de ativação tenderá ainda mais para a esquerda, para trás e levemente para cima; por isso, teremos ondas R altas em precordiais esquerdas, e em DI, aVL e ondas S profundas nas precordiais direitas. Podem ocorrer, também, alterações secundárias da repolarização nas precordiais esquerdas e DI, aVL. Para melhorar a acurácia no diagnóstico de

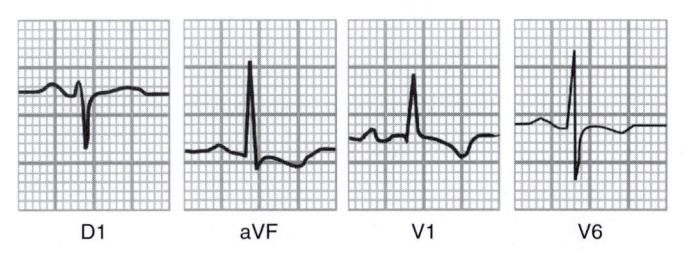

Fig. 5.9 Sobrecarga ventricular direita.

Quadro 5.1 Sistema de Pontuação de Homihilt-Estes

1 – Critérios baseados no QRS	3 pontos
1.1 – Critérios de voltagem	
1.1.1 – R ou S no plano frontal ≥ 20mm	
1.1.2 – S em V1-V2 ≥ 30mm	
1.1.3 – R em V5-V6 ≥ 30mm	
1.2 – SÂQRS a –30°	2 pontos
1.3 – Deflexão intrinsecóide em V5 e V6 ≥ 0,05s	1 ponto
1.4 – Duração do QRS > 0,09s	1 ponto
2 – Critérios baseados no segmento ST-T	
2.1 – *Strains* sem uso de digital	3 pontos
2.2 – Na presença de digital	1 ponto
3 – Critério baseado na presença de SAE (Morris)	3 pontos
5 pontos = diagnóstico de SVE.	
4 pontos = provável SVE.	
Sensibilidade = 60%.	
Especificidade = 97%.	

SVE, podemos utilizar o sistema de pontuação de Homhilt-Estes (Quadro 5.1) e os índices de Sokolow-Lyon e Cornell (Quadro 5.2 e Fig. 5.10).

Sobrecarga Biventricular

- Complexos isodifásicos com grande amplitude (RS) de V2 a V4.
- SÂQRS além de 90° + critérios de SVE.
- ECG típico de SVD e um dos seguintes itens: (1) Q em V5 e V6 e nas derivações inferiores; (2) R > 30mm em V5 e V6; (3) Sokolow-Lyon; e (4) deflexão intrinsecóide ≥ 0,05s (Fig. 5.11).

Isquemia, Corrente de Lesão e Necrose

A doença coronariana tem no ECG um método sensível para o diagnóstico e a tomada de conduta terapêutica, uma vez que permite promover a estratificação de risco já à admissão do paciente. Mais uma vez cabe lembrar que um ECG normal não afasta a presença de doença, podendo estar apenas demonstrando que a cascata isquêmica está em evolução. O ECG poderá mostrar-nos as fases evolutivas do processo isquêmico, desde a isquemia, passando pela corrente de lesão e

Quadro 5.2 Índice de Cornell

Índice de Cornell SV1 + RV5 ou RV6 ≥ 35mm	Sensibilidade 42,5%	Especificidade 95%
Índice de Cornell R de aVL + S de V3 No homem > 28mm Na mulher > 20mm	Sensibilidade 45%	Especificidade 88%

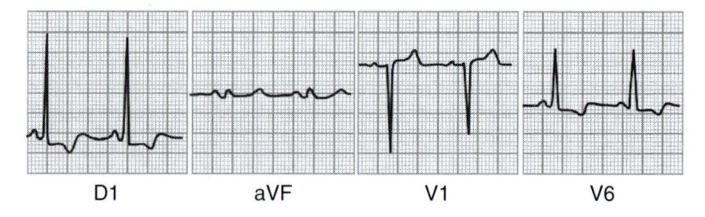

Fig. 5.10 Sobrecarga ventricular esquerda.

finalizando com a representação da necrose. Poderemos encontrar, porém, essas três fases num mesmo traçado, fato explicado pela coexistência de áreas isquêmicas e de lesão entre a região necrosada e o miocárdio não acometido ("zona de penumbra"). A isquemia surge primeiro na região subendocárdica, que é a mais vulnerável, mostrando no ECG de superfície ondas T positivas, simétricas, de grande amplitude e pontiagudas – *isquemia subendocárdica*. É explicada pelo fato de que a recuperação (das cargas positivas) da região endocárdica se fará depois que as outras regiões já tiverem se recuperado (vetor resultante dirigido do endocárdio para o epicárdio). Se a isquemia persistir, atingindo a região subepicárdica (mais tardia), instalar-se-á a *isquemia subepicárdica*; o traçado eletrocardiográfico se caracterizará por ondas T negativas (vetor resultante dirigido do epicárdio para o endocárdio), simétricas, profundas e pontiagudas nas derivações que visualizam a parede acometida. Passados mais ou menos 20 minutos de isquemia, surge nessa área a *corrente de lesão*; neste caso, o segmento ST do ECG (representação das fases 1 e 2 do PAT) sofreria um deslocamento da linha de base para baixo (corrente de lesão subendocárdica) ou para cima (corrente de lesão subepicárdica), dependendo da não-anulação completa dos fenômenos elétricos entre regiões diferentes do miocárdio (sã e lesionada) e da magnitude da massa miocárdica envolvida. Já a corrente de lesão subepicárdica (lesão epicárdica ou transmural) poderá ter, na sua fase hiperaguda do IAM, aspecto de supradesnivelamento do ST com concavidade superior (idêntico à pericardite), para posteriormente apresentar concavidade inferior (Fig. 5.12).

Encontraremos desnivelamento do segmento ST em outras situações que não a doença arterial coronária, como o infradesnivelamento em indivíduos normais (na simpaticotonia), as sobrecargas ventriculares, distúrbios de condução intraventricular, ação digitálica, hipopotassemia, mio-

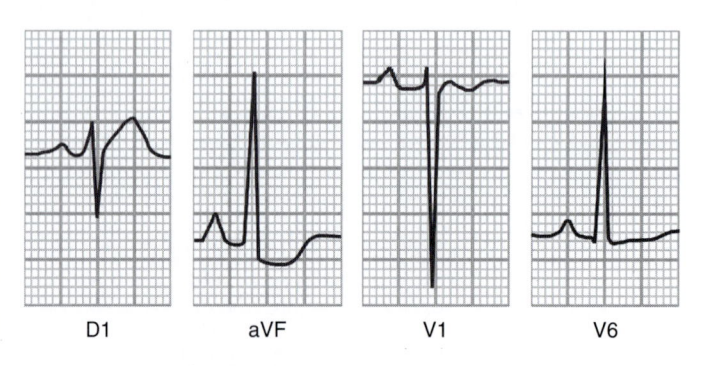

Fig. 5.11 Sobrecarga biventricular.

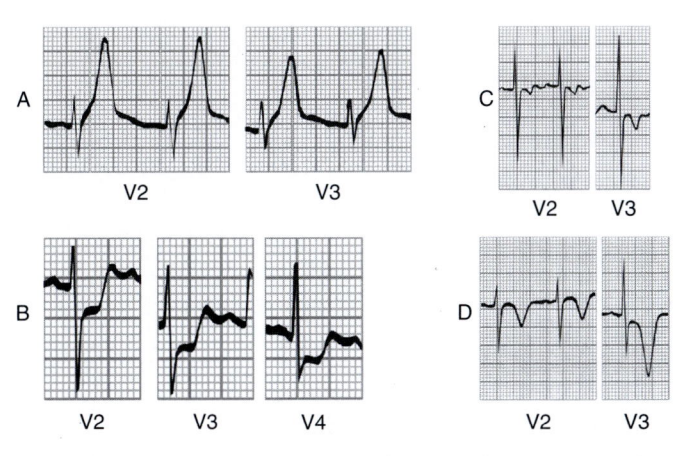

Fig. 5.12 **A** e **B** Isquemia subendocárdica. **C** e **D** Isquemia subepicárdica.

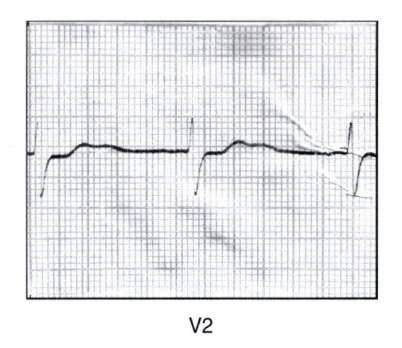

Fig. 5.14 Hipopotassemia – paciente com K+ = 2,3mEq/L. Nota-se a presença de onda U proeminente fundindo-se à onda T (pseudoprolongamento do intervalo QT).

cardites, pós-taquicardia ventricular com ondas T invertidas (memória cardíaca) etc. Já o supradesnivelamento do ST poderá ocorrer em indivíduos normais (repolarização precoce) ou com pericardite, hiperpotassemia, miocardites, distúrbios de condução intraventricular, hipotermia profunda, acidente vascular encefálico hemorrágico (hemorragia subaracnóidea), sobrecargas ventriculares etc. Os grupos celulares que evoluem para *necrose* não possuem excitabilidade e nem mesmo a capacidade de condução do estímulo elétrico, uma vez que a necrose faz o potencial de repouso transmembrana (PRT) estar muito próximo de zero (muito próximo do potencial limiar), ocasionando despolarizações diastólicas espontâneas. Isto impede que se forme um PAT e que ocorra perda das forças vetoriais nessa região. O ECG revelará ondas QR ou QS, demonstrando a inatividade elétrica (Fig. 5.13).

Tanto a corrente de lesão subepicárdica como a presença de sinais de necrose correlacionam-se sensivelmente com a parede acometida e com a artéria culpada.

Deve-se salientar que a sensibilidade do ECG para diagnosticar infarto antigo é menor, uma vez que as ondas Q podem desaparecer após alguns anos (principalmente na parede inferior) em até 25% dos casos.

O Eletrocardiograma em Situações Especiais
DISTÚRBIOS ELETROLÍTICOS
Hipopotassemia

Teremos ondas U proeminentes (habitualmente ≥ 1mm), principalmente nas derivações precordiais que, ao se fundirem com as ondas T, darão a falsa impressão de prolongamento do intervalo QT. Nesta situação, o intervalo QT deverá ser medido em aVL (em que não teremos onda U significativa). As arritmias relacionadas à hipopotassemia ocorrerão por mecanismos de reentrada e aumento do automatismo (taquicardia juncional, taquicardia ventricular polimórfica do tipo *torsade de pointes* e outras). As alterações relacionam-se com o potássio sérico, em geral quando este se encontra abaixo de 2,7mEq/L (Fig. 5.14).

Hiperpotassemia

A elevação do potássio promove alterações no ECG que seguem uma certa seqüência. Primeiramente, a onda T torna-se pontiaguda, alta e com base estreitada (onda T "em tenda"), principalmente nas precordiais médias, DII e DIII. Haverá aumento da duração do QRS (K+ > 6,5mEq/L), que pode assumir morfologia de bloqueio de ramo esquerdo ou direito. Com K+ > 7,0mEq/L, há redução progressiva da amplitude da onda P até o seu desaparecimento,

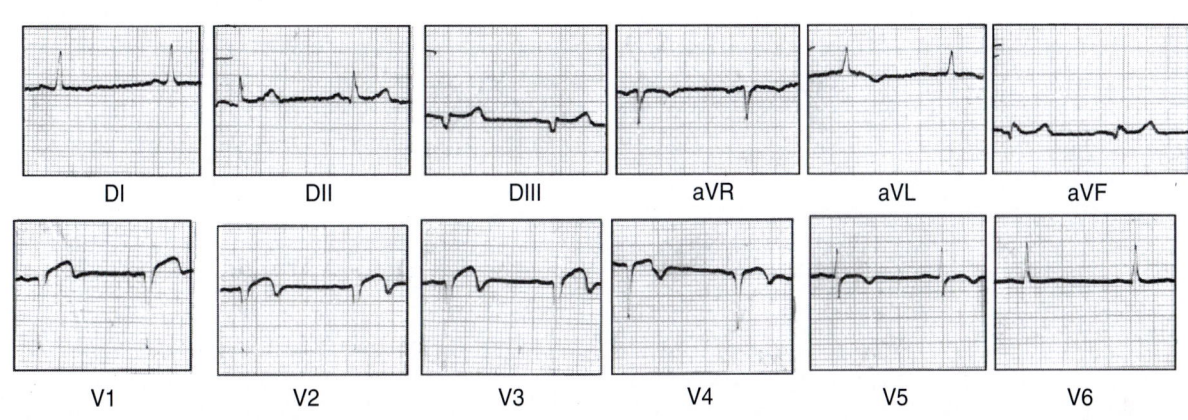

Fig. 5.13 Infarto agudo do miocárdio de parede inferior em paciente com infarto ântero-septo-apical prévio. Presença de corrente de lesão subepicárdica em parede inferior. Observam-se, também, sinais de necrose ântero-septo-apical associada a corrente de lesão subepicárdica (formação de aneurisma apical ao estudo ecocardiográfico).

apesar da manutenção da condução sinoventricular através dos feixes internodais resistentes à ação da hiperpotassemia. Podem ou não ocorrer supradesnivelamento do segmento ST (semelhante ao que é visto na fase hiperaguda do infarto do miocárdio ou na pericardite) ou bloqueios atrioventriculares de grau avançado. Finalmente, o QRS torna-se bizarro, fundindo-se à onda T e formando a chamada onda sinusoidal (K+ > 8,5mEq/L). Esses pacientes evoluirão para parada cardiorrespiratória, principalmente em atividade elétrica sem pulso, ou assistolia, que serão refratárias a qualquer manobra de ressuscitação, caso a hiperpotassemia não seja tratada (Fig. 5.15).

Hipocalcemia

Há um prolongamento da fase 2 do PAT, que se manifestará no ECG por prolongamento do intervalo QT à custa do segmento ST, com onda T normal ou, menos freqüentemente, nos casos mais intensos, ondas T negativas. Em geral, essas alterações surgem com cálcio < 7,0mEq/L.

Hipercalcemia

Por causa da redução da fase 2 do PAT, haverá diminuição do intervalo QT e até desaparecimento do segmento ST. Menos freqüentemente, teremos aumento da amplitude da onda U e da duração do QRS. Arritmias são muito raras, mas o uso de digital pode aumentar o risco.

COR PULMONALE AGUDO

A taquicardia sinusal talvez seja o achado mais freqüente no ECG de um paciente com embolia pulmonar. Outros achados, menos freqüentes, seriam a presença de ondas T invertidas nas precordiais direitas (40%), depressão do segmento ST nestas derivações (33%) e, mais raramente, o padrão SI-QIII-TIII – sinal de McGinn-White (11%) – e a presença de bloqueio de ramo direito. A fibrilação atrial e o *flutter* atrial podem estar presentes na apresentação do quadro. O ECG tem importância na estratificação de risco do paciente quanto à evolução para hipertensão pulmonar fixa (*cor pulmonale* crônico), podendo contribuir com outros métodos diagnósticos para a decisão de realizar ou não a trombólise.

HIPOTERMIA

Os achados mais freqüentes são: bradicardia sinusal, prolongamento dos intervalos PR e QT, fibrilação atrial, arritmias ventriculares (desde extra-sístoles até fibrilação ventricular) e bloqueios atrioventriculares. O achado mais característico (apesar de não ser patognomônico) seria o aparecimento das ondas J ou de Osborne (empastamentos do final do QRS e do início do segmento ST) (Fig. 5.16).

CARDIOMIOPATIAS

a. *Dilatada*: sinais de sobrecarga atrial e ventricular (principalmente esquerda). Nos casos avançados, poderá ocorrer bloqueio de ramo esquerdo (sinal de mau prognóstico) ou, ainda, bloqueio de ramo direito + bloqueio da divisão ântero-superior do ramo esquerdo (na doença de Chagas).
b. *Restritiva*: baixa amplitude dos complexos QRS associada a sinais de necrose miocárdica. Graus variados de bloqueio da condução poderão estar presentes. Sinais de sobrecarga atrial são freqüentes.
c. *Hipertrófica*: alterações da repolarização e sinais de sobrecarga ventricular esquerda são os sinais mais encontrados. Ondas R amplas nas precordiais direitas e ondas Q nas precordiais esquerdas, e menos freqüentemente nas derivações inferiores, poderão ser encontradas.

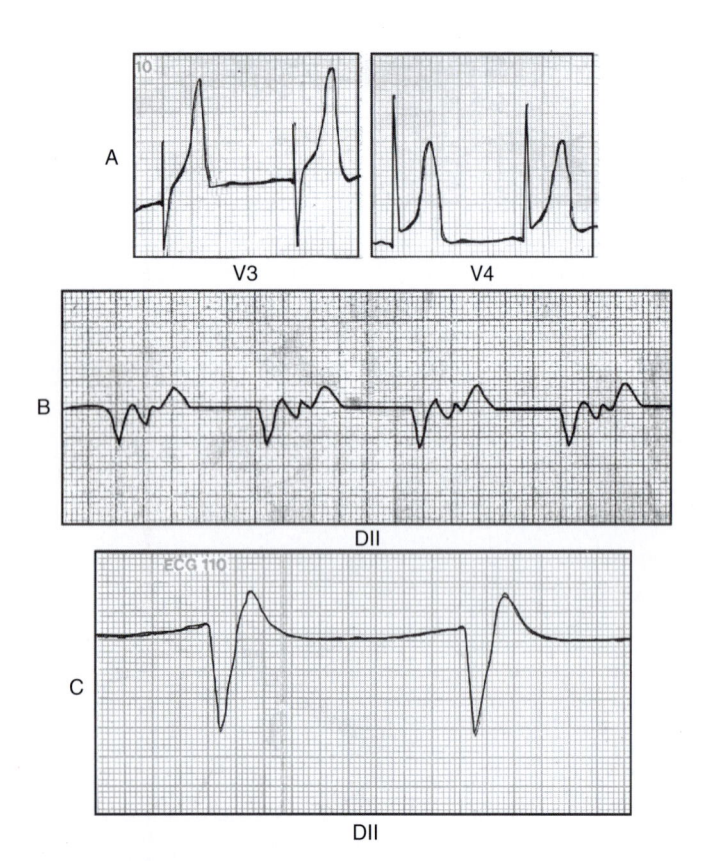

Fig. 5.15 Hiperpotassemia – paciente com quadro de insuficiência renal aguda e K+ = 8,8mEq/L. **A** Ondas T apiculadas, de grande amplitude e simétricas ("em tenda"). **B** Observam-se alargamento do QRS e ausência de ondas P. **C** Evolução para ondas sinusoidais (paciente em PCR por atividade elétrica sem pulso).

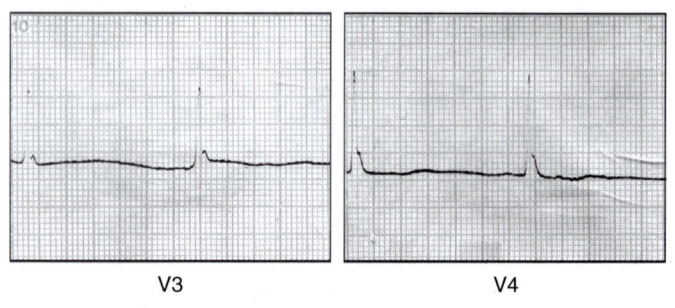

Fig. 5.16 Hipotermia – paciente portador de pan-hipopituitarismo apresentando temperatura esofágica de 30ºC. Presença de ritmo bradicárdico e ondas J (ondas de Osborne).

O eletrocardiograma também é útil no diagnóstico das arritmias cardíacas, dos distúrbios intraventriculares do estímulo e dos distúrbios da condução atrioventricular e na insuficiência coronariana, assuntos a serem abordados em outros capítulos deste livro.

REFERÊNCIAS BIBLIOGRÁFICAS

1. Chou TC. *Electrocardiography in Clinical Practice: Adult and Pediatric*. New York: W. B. Saunders Company, 1966.
2. De Luna AB. *Electrocardiografia Clinica*. Barcelona: Ediciones Doyma, 1992.
3. Del Nero Jr E *et al*. *Semiologia Cardiológica Não Invasiva*. São Paulo: Editora de Publicações Médicas, 1979.
4. Goldman MJ. *Princípios de Eletrocardiografia Clínica*. 8 ed., Rio de Janeiro: Editora Guanabra Koogan, 1976.
5. Maia IG *et al*. *ECG nas Arritmias*. Rio de Janeiro: Editora Cultura Médica, 1989.
6. Moreira DARM *et al*. *Fibrilação Atrial*. São Paulo: Lemos Editorial, 2003.
7. Motta PJ, Sanches PCR. *Eletrocardiograma Normal e Patológico*. 7 ed., São Paulo: Editora Roca, 2001.
8. Rocha e Silva M *et al*. *Fisiopatologia Cardiovascular*. São Paulo: Editora Atheneu, 2000.

CAPÍTULO 6

ERGOMETRIA E ERGOESPIROMETRIA

Luiz Alberto Bueno Zico e Leonardo Neuenschwander Magalhães

TESTE ERGOMÉTRICO

O teste ergométrico (TE) é um dos testes diagnósticos não-invasivos mais importantes e valiosos na avaliação clínica e na conduta frente a pacientes com doença cardiovascular conhecida ou sob investigação, particularmente na doença arterial coronariana (DAC). O TE é também muito utilizado em nosso meio em indivíduos assintomáticos, "sadios" e com possível risco de DAC.

Vários protocolos de exercício escalonado foram desenvolvidos por diferentes pesquisadores, tanto para esteira como para bicicleta (teste dinâmico). Nos Estados Unidos, e atualmente em nosso meio, o exercício físico costuma ser realizado em esteira rolante. Os testes dinâmicos têm a finalidade de avaliar as reservas cardiovasculares (cronotrópica, inotrópica, dromotrópica e coronariana), investigar a etiologia da dor torácica e, eventualmente, detectar precocemente DAC. Além dessas indicações mais comuns, o TE informa sobre a capacidade funcional de pacientes cardiopatas e a eficácia de terapêuticas instituídas, clínicas ou invasivas, sendo muito útil e importante, também, antes do início de programas de exercícios físicos ou esportivos.

O teste ergométrico pode estar associado a métodos de maiores sensibilidade e especificidade, como a ecocardiografia e a cintilografia miocárdica, que permitem a localização e a quantificação do miocárdio isquêmico.

Bases Fisiopatológicas

Durante o exercício físico no TE, o que verdadeiramente se pretende é reproduzir uma situação de sobrecarga que permita solicitar as reservas cardiovasculares e, eventualmente, desestabilizar o equilíbrio oferta-demanda de oxigênio no nível miocárdico que, em repouso, apesar da possível presença de DAC, pode estar compensado.

O fluxo coronariano, em repouso, não está comprometido em obstruções inferiores a 75% da luz coronariana. Entretanto, o fluxo coronariano máximo e a reserva coronariana começam a diminuir de forma apreciável já a partir de obstruções menores e podem ser avaliados por meio do TE e, eventualmente, de testes farmacológicos que produzam vasodilatação coronariana (estresse farmacológico).

O consumo máximo de oxigênio ($\dot{V}O_2$) e o consumo miocárdico de oxigênio ($M\dot{V}O_2$), apesar de relacionados entre si, são determinados por diferentes parâmetros e a metodologia para suas medidas ou estimativas é também diferente.

O *consumo de oxigênio* é a quantidade de oxigênio extraída pelo nosso organismo do ar inspirado na unidade de tempo, e o consumo máximo de oxigênio representa a quantidade de oxigênio captada, transportada e utilizada pelo metabolismo celular de um indivíduo quando realiza um exercício dinâmico máximo, utilizando grande parte de sua massa muscular. Uma medida precisa do $\dot{V}O_2$ máximo requer a medida direta dos gases expirados (ergoespirometria). Porém, na prática diária, este parâmetro pode ser estimado por meio de fórmulas e dados obtidos a partir do trabalho realizado pelo indivíduo no ergômetro (duração e nível de esforço realizado). O consumo de O_2 em condições basais (repouso) é de aproximadamente 3,5mL/kg/min, que equivale a 1MET (equivalente metabólico).

Num indivíduo sadio e pouco ativo ocorre, em geral, aumento do consumo de O_2 de aproximadamente 7 a 10 vezes do repouso até o esforço máximo (7 a 10MET), ao passo que num atleta bem treinado esse aumento pode alcançar 15 vezes o consumo basal (15MET). Pacientes com limitação funcional raramente superam 6MET. Os fatores determinantes desse aumento do $\dot{V}O_2$ estão relacionados na conhecida equação de Fick:

$\dot{V}O_2$ = débito cardíaco × diferença AV de O_2
ou, de outra forma,
$\dot{V}O_2$ = FC × volume sistólico × (diferença AV de O_2).

Como a diferença AV de O_2 permanece constante durante grande parte do exercício (até 70% do esforço máximo), em pessoas normais existe uma relação linear e direta entre o consumo de O_2 e o débito cardíaco (DC).

Em níveis muito altos de esforço, o $\dot{V}O_2$ aumenta também à custa de maior extração periférica de O_2. Uma das principais finalidades de um teste ergométrico é determinar se a circulação coronariana é capaz de aumentar a oferta de O_2 para o músculo cardíaco em resposta a um aumento importante da demanda metabólica miocárdica desencadeada pelo esforço.

O *consumo miocárdico de O_2 ($M\dot{V}O_2$)* é influenciado pela tensão na parede miocárdica, pela contratilidade e pela FC. Uma determinação exata do $M\dot{V}O_2$ requer a colocação de cateteres em nível arterial e venoso coronariano. Entretanto, do ponto de vista prático, esse parâmetro pode ser estimado pelo produto da FC pela pressão arterial sistólica (*duplo-produto*) num determinado momento do esforço.

Durante o TE, um dos objetivos é, portanto, aumentar esse duplo-produto e com ele a demanda miocárdica de oxigênio e, eventualmente, desencadear uma isquemia miocárdica que não era evidente em condições basais.

Uma das características mais marcantes da fisiologia da circulação coronariana é a estreita correlação entre a atividade metabólica miocárdica e o fluxo coronariano, devido à limitada e brevíssima capacidade anaeróbica da fibra miocárdica.

Como o músculo cardíaco já consegue extrair mais que 70% do O_2 do sangue coronariano em repouso, durante o aumento da taxa metabólica do miocárdio, um aumento na extração de O_2 do sangue coronariano pouco vai contribuir para aumentar essa oferta. De fato, no miocárdio existe uma relação linear entre o aumento do consumo de O_2 e o fluxo coronariano, e esta estreita regulação se dá principalmente em nível arteriolar. Para finalidades práticas, portanto, o metabolismo miocárdico é inteiramente aeróbico, com o fluxo coronariano se modificando em proporção direta com a demanda do momento.

Essa capacidade do sistema coronariano de variar o fluxo sangüíneo em função das modificações da demanda metabólica é conhecida como *reserva coronariana* e depende, principalmente, da resistência arteriolar e de sua notável propriedade de auto-regulação. Variações do tono arteriolar influenciadas por mecanismos neuro-humorais, metabólicos e miogênicos, entre os quais a produção local de adenosina e óxido nítrico, parecem ser os mais importantes determinantes da reserva coronariana.

Na presença de DAC obstrutiva, que acomete de forma predominante as grandes artérias epicárdicas, à medida que as lesões estenóticas vão-se agravando, o local de maior resistência ao fluxo vai-se deslocando do nível arteriolar para o nível arterial. À medida que essa resistência arterial cresce, a capacidade auto-reguladora dos vasos menores tende a equilibrar a queda do fluxo por meio da diminuição proporcional da resistência arteriolar.

Essa reserva auto-reguladora funciona, entretanto, dentro de certos limites e, habitualmente, esgota-se em estenoses que representem mais de 80% da luz do vaso. Além disso, os pacientes com esse grau de obstrução, na sua grande maioria, apresentam fatores de risco importantes, tais como hipertensão arterial, hipercolesterolemia, diabetes e tabagismo, que sabidamente comprometem a função endotelial e prejudicam esses ajustes vasorregulatórios.

Assim, em pacientes portadores de DAC, a reserva coronariana é freqüentemente incapaz de se adequar ao consumo instantâneo aumentado de O_2, desencadeando isquemia miocárdica (mais pronunciada nas camadas subendocárdicas), manifestada por dor anginosa, alterações transitórias do segmento ST, disfunção ventricular, arritmias cardíacas ou uma combinação desses eventos.

Em casos de DAC obstrutiva, a coronariografia fornece apenas uma estimativa do comprometimento do nível arterial da resistência, sem o grau de precisão suficiente para refletir seus efeitos sobre o fluxo.

Desse modo, uma obstrução dita "significativa" pode não resultar obrigatoriamente em redução de fluxo se a capacidade de auto-regulação arteriolar não estiver esgotada; caso contrário, pequenos aumentos no grau de estenose, que não podem ser detectados angiograficamente, podem produzir intensas modificações de fluxo.

Por outro lado, na presença de um endotélio doente, mesmo sem DAC importante, a adaptação do fluxo coronariano em momentos de maior demanda estará freqüentemente comprometida, com repercussão na irrigação, notadamente das camadas subendocárdicas.

Uma outra utilidade conhecida do TE é avaliar a capacidade para o esforço. O maior determinante da *capacidade funcional* ou *tolerância para o esforço* é a capacidade de o coração aumentar o seu débito (volume sistólico × FC) e, conseqüentemente, o aporte de O_2 aos músculos em atividade.

No início do exercício, o aumento do tono venoso mediado por estímulos autonômicos, juntamente com a chamada bomba muscular, principalmente dos membros inferiores, e a bomba toracoabdominal (pressão negativa intratorácica e aumento da freqüência respiratória), promove aumento importante do retorno venoso para as câmaras direitas do coração, permitindo, dessa forma, aumento do débito cardíaco.

Vários estudos demonstraram que o condicionamento físico, seja em atletas ou em cardiopatas, é obtido por modificação, principalmente, do volume sistólico e dos mecanismos periféricos de captação e utilização do oxigênio, com pouca mudança no comportamento da FC durante a atividade física.

Uma maior quantidade de sangue chegando ao coração promoverá distensão das fibras miocárdicas e, juntamente com a ação adrenérgica, aumento da contratilidade miocárdica e também da FC.

Concomitantemente, ocorre queda progressiva na resistência vascular periférica, à medida que o exercício progride; esta queda, porém, é proporcionalmente menor que o aumento do débito cardíaco, ocasionando aumento da pressão arterial sistólica e apenas pequenas variações na PA diastólica. Tecidos e órgãos não envolvidos diretamente com a atividade física terão seu fluxo sangüíneo diminuído, permitindo uma adequada e necessária *redistribuição do débito cardíaco*, com aumento importante do fluxo para os músculos em atividade.

No início do exercício, a inibição abrupta do tono vagal com progressiva predominância do simpático desencadeia rápida elevação da FC. A partir daí, ocorre aumento linear da FC com a intensidade do esforço e com o consumo de O_2 (50 a 90% do $\dot{V}O_2$ máximo). A chamada *FC máxima* pode ser prevista por equações e varia inversamente com a idade. Uma elevação desproporcional da FC em relação à carga de exercício é freqüentemente encontrada em sedentários e em indivíduos ansiosos.

A chamada *incompetência cronotrópica* (dificuldade de elevação da FC frente à carga de trabalho) pode decorrer de ação de medicamentos ou ser sinal de coronariopatia ou miocardiopatia. Uma queda da FC intra-esforço é rara e guarda correlação com DAC, sendo motivo de interrupção do teste.

Trabalhos recentes mostraram que um retardo na redução da FC (12 batimentos ou menos) no primeiro minuto pós-esforço, seja durante recuperação ativa, seja com o paciente deitado, correlaciona-se com disfunção vagal e maior mortalidade total nesse grupo de pacientes.

A *pressão arterial (PA)* é, juntamente com a tolerância ao exercício, o principal elemento para avaliação indireta da resposta inotrópica do coração frente a um esforço.

A PA sistólica (PAS) aumenta com a intensidade do trabalho aplicado (geralmente até 220mmHg), e a PA diastólica mantém-se constante ou com pequenas oscilações. Trabalhos mostraram que indivíduos que apresentaram resposta hiper-reativa da PA ao esforço (PA sistólica > 220mmHg e elevação da PA diastólica > 15mmHg) têm probabilidade quatro a cinco vezes maior de se tornarem hipertensos no futuro, em relação àqueles com comportamento normal. A elevação inadequada da PA sistólica (elevação intra-esforço < 35mmHg) pode representar disfunção transitória da contratilidade, e uma queda da PA sistólica durante exercício de cargas progressivas tem valor preditivo para isquemia miocárdica grave. Elevação da PAS nos primeiros minutos da recuperação, acima dos valores medidos no pico do esforço, também tem sido correlacionada com disfunção transitória de ventrículo esquerdo. A recuperação lenta da PAS no pós-esforço também se associa com coronariopatia, sendo caracterizada quando a razão da PAS no terceiro minuto da recuperação pela PA do pico de esforço for maior que 0,95, ou quando a razão da PAS do terceiro minuto pela PA do primeiro minuto do pós-esforço for maior que 1,0. A hipotensão arterial no pós-esforço (às vezes importante e sintomática) não tem associação com morbimortalidade cardiovascular e ocorre mais freqüentemente em indivíduos jovens, sedentários e levados até a exaustão durante o teste. Comportamento em platô e queda da PA sistólica são comuns em mulheres, sem qualquer evidência de cardiopatia.

Indicações e Contra-indicações

Para uma correta indicação e mesmo para a interpretação do TE é indispensável avaliar a *probabilidade pré-teste* e a *prevalência de DAC na população estudada*. Assim, é importante conhecer a história clínica e os fatores de risco, e é necessário que os dados obtidos sejam analisados em função da idade e do sexo.

As indicações para a realização de TE, segundo as II Diretrizes da SBC sobre TE, são mostradas nos Quadros 6.1 e 6.2.

As *contra-indicações absolutas* para o TE são: presença de limitação física ou psicológica, doença aguda, febril ou grave e embolia pulmonar. São consideradas *contra-indicações relativas*: dor torácica aguda, estenoses valvares moderadas, arritmias importantes e vigência de distúrbios hidroeletrolíticos e metabólicos.

Testes Máximo e Submáximo

Um TE máximo é realizado quando se tenta atingir a capacidade máxima de exercício tolerada. Um TE submáximo é realizado quando o objetivo exige menos que a capacidade máxima de exercício. Objetivos razoáveis representam 70 a 85% da freqüência cardíaca máxima (FCM) prevista, 120bpm ou 5 a 6MET.

Quando há DAC significativa, uma FC de 85% da FCM prevista para a idade do paciente é em geral suficiente para produzir uma resposta isquêmica e é considerada uma FC adequada para o teste. A FC máxima varia entre os indivíduos, mas é razoavelmente bem prevista pela fórmula FCM = 220 – idade.

Protocolos

O protocolo de exercício escolhido deve levar sempre em consideração as condições e a capacidade do paciente testado, e a escolha, sempre que possível, deve ser individualizada. Quando o paciente apresenta limitações etárias e/ou funcionais, protocolos mais leves devem ser utilizados (Naughton ou Balke). Protocolos mais intensos (Bruce ou Ellestad) podem ser utilizados em indivíduos ativos e/ou jovens aparentemente saudáveis.

Mais recentemente, o protocolo de rampa (aumento suave e progressivo da carga de trabalho com ajuste da duração ótima do teste de acordo com o consumo máximo de O_2 previsto para aquele paciente) tem sido muito utilizado, notadamente em pacientes mais limitados e na ergoespirometria. No cicloergômetro, os protocolos mais utilizados (Balke e Astrand) promovem incrementos de carga de 25 a 50 watts a cada 2 a 3 minutos (de acordo com a condição do paciente) e o consumo de O_2 máximo estimado é calculado por fórmula.

Quadro 6.1 Indicações para Realização de TE

Na doença arterial coronariana

Grau A
- Avaliação de homens ou mulheres com dor torácica típica (nível 1)
- Avaliação pós-IAM em evolução precoce e tardia, não complicada (nível 1)
- DAC crônica com modificações no quadro clínico e/ou do ECG, desde que estáveis (nível 1)

Grau B1
- Pré-ATC (nível 1)
- Pré-cirurgia de revascularização miocárdica (nível 1)
- Estratificação de risco de dor torácica na sala de emergência, com protocolos específicos (nível 2)
- Avaliação seriada de pacientes com DAC em programas de reabilitação cardiovascular (nível 2)
- Avaliação de indivíduos assintomáticos com mais de dois fatores de risco (nível 2)
- Avaliação de terapêutica farmacológica (nível 2)

Grau B2
- Avaliação após-ATC coronária (nível 2)
- Avaliação após cirurgia de revascularização miocárdica (nível 2)
- Avaliação prognóstica e evolutiva de DAC, anual, de acordo com a condição clínica (nível 2)
- Investigação de alterações de repolarização ventricular no ECG de repouso (nível 2)
- Complementação de outros métodos que tenham evidenciado suspeita de DAC (nível 2)
- Avaliação de risco em cirurgia não-cardíaca em pacientes com fator de risco cardiovascular (nível 2)
- Perícia médica: pesquisa de DAC obstrutiva para fins trabalhistas ou de seguro (nível 3)

Grau C
- Diagnóstico de DAC em pacientes com BRE, WPW ou ritmo de MP (nível 2)
- Angina instável progressiva ou de repouso, não estabilizada (nível 3)
- IAM em evolução ou com complicações (nível 3)
- Lesão significativa de tronco de coronária esquerda ou equivalente conhecida (nível 2)

Indivíduos assintomáticos ou atletas

Grau A
- Avaliação de indivíduos com história familiar de DAC precoce ou morte súbita (nível 2)

Grau B1
- Avaliação de candidatos a programas de exercício (homem > 40 anos e mulher > 50 anos) (nível 3)
- Avaliação de indivíduos com ocupações especiais responsáveis pela vida de outros (nível 3)
- Avaliação de candidatos a programas de exercício com mais de uma resposta positiva no PAR-Q (nível 3)

Grau B2
- Avaliação inicial de atletas de competição (nível 2)
- Avaliação funcional seriada de atletas para ajustes de prescrição do exercício (nível 2)

Hipertensão arterial sistêmica

Grau A
- Investigação de DAC em indivíduos hipertensos com mais de um fator de risco (nível 1)

Grau B1
- Estudo do comportamento da PA frente ao exercício em indivíduos com história familiar de HAS ou com suspeita de síndrome plurimetabólica (nível 2)

Grau B2
- Investigação de HAS em pacientes com evidência de comportamento anômalo (nível 2)
- Diagnóstico de DAC em pacientes com HAS e SVE no ECG (nível 2)
- Diagnóstico de DAC em pacientes com HAS em uso de drogas que alteram a resposta cardiovascular (betabloqueadores, bloqueadores do canal de cálcio e nitratos) (nível 2)

Grau C
- Avaliação de pacientes com HAS descompensada (PA 240/120mmHg) (nível 3)

O exercício deve ser interrompido na presença de sintomas importantes (fadiga muscular, dor torácica, tontura, dispnéia etc.), sinais de baixo débito ou IVE, alterações de ST significativas (infradesnivelamento horizontal ou descendente de ST, adicional, de 3mm ou mais, ou supradesnivelamento de 2mm em derivações sem onda Q) ou arritmias complexas.

Interpretação

Durante a prova são monitorizados três parâmetros principais: a *resposta clínica* do paciente ao exercício, como, por exemplo, falta de ar, dor torácica, tontura, escala de Borg (nível de dificuldade), a *resposta hemodinâmica*, através da FC, da variação da PA, do DP e do pico de esforço, e as *alterações eletrocardiográficas* que ocorrem durante e após o exercício (ritmo cardíaco, condução AV e IV e alterações da repolarização ventricular). A escala de Borg é uma escala numérica da percepção de exercício pelo paciente. Em geral, é colocada em frente ao paciente durante o TE, para avaliação da intensidade do esforço pelo mesmo. Na escala de 7 a 20, valores de 7 a 9 refletem um trabalho leve, 13 a 17, trabalho duro, e acima de 18 está próximo da capacidade máxima de

Quadro 6.2 Indicações para Realização de TE

Indicações do TE em valvulopatias

Grau A
- Avaliação da capacidade funcional e de sintomas em pacientes com IAo e sintomatologia duvidosa ou de origem não esclarecida (nível 2)

Grau B1
- Avaliação da capacidade funcional de pacientes com valvulopatia leve a moderada para esclarecer sintomas, orientar atividade física ou auxiliar a indicação cirúrgica (nível 2)
- Avaliação prognóstica antes da troca valvar em pacientes com IAo e IVE (nível 2)
- Avaliação em pacientes com IAo para detectar piora na capacidade funcional (nível 2)

Grau B2
- Quando associado ao ECO, para avaliação de pacientes com estenose mitral leve (área entre 1,5 e 2,0cm^2), sintomáticos (classe funcional II-IV) (nível 2)

Grau C
- Diagnóstico de DAC em pacientes com valvulopatia (nível 2)
- Avaliação da capacidade funcional em pacientes com estenose aórtica ou mitral grave (nível 2)

Indicações do TE na avaliação de taquiarritmias

Grau A
- Recuperados de PCR, para identificação de DAC ou de arritmias esforço-induzidas (nível 2)

Grau B1
- Estabelecimento de correlação entre sintomas e arritmias desencadeados pelo esforço (nível 2)
- Estudo da reprodutibilidade e do comportamento das arritmias frente ao esforço (nível 2)
- Avaliação da terapêutica em arritmias desencadeadas ou agravadas pelo esforço (nível 2)
- Estratificação de risco para desenvolvimento de arritmias na síndrome WPW (nível 2)
- Detecção de arritmias em portadores de miocardiopatia hipertrófica não-obstrutiva (nível 2)

Grau B2
- Avaliação de pacientes com arritmias em programas de condicionamento físico (nível 2)
- Síndrome do QT longo, com antecedentes ou história familiar de síncope ou morte súbita (nível 2)

Grau C
- Arritmias paroxísticas em crise (nível 2)
- Arritmias ventriculares complexas não-controladas (nível 2)

Indicações do TE na insuficiência cardíaca e cardiomiopatias

Grau A
- Investigação de DAC como causa da ICC em pacientes sem etiologia indefinida (nível 1)
- Teste com análise de gases para seleção de pacientes para transplante cardíaco (nível 1)
- Identificação de mecanismos fisiopatológicos e esclarecimento de sintomas (nível 2)

Grau B2
- Para elaboração da prescrição de exercício (nível 2)
- Determinação do nível necessário de supervisão e monitorização do programa de exercício (nível 2)
- Avaliação da gravidade da síndrome (nível 2)
- Avaliação da resposta a intervenções terapêuticas (nível 2)

Grau C
- Miocardite e pericardite aguda (nível 2)
- Seleção para transplante cardíaco, com base nos valores de $\dot{V}O_2$ obtidos indiretamente (nível 2)
- Para diagnóstico de insuficiência cardíaca (nível 3)

Indicações do TE na avaliação de bradiarritmias e marcapasso

Grau A
- Avaliação da resposta cronotrópica ao exercício em portadores de BAVT congênito (nível 2)
- Avaliação da resposta cronotrópica ao exercício em portadores de doença do nó sinusal (nível 2)

Grau B1
- Avaliação funcional em pacientes com MP e resposta variável à FC predeterminada ou dependente de biossensores (nível 2)

Grau C
- Avaliação de pacientes em uso de MP com freqüência fixa (nível 2)
- BAV de grau elevado e baixa freqüência ventricular (nível 2)

exercício. Leituras de 13 a 16 se correlacionam bem com o momento do limiar anaeróbico.

Existem três importantes *manifestações de isquemia miocárdica* ao TE: eventos elétricos (segmento ST e arritmias cardíacas), eventos hemodinâmicos (comportamento inadequado da PA e FC) e manifestações sintomáticas (dor torácica, dispnéia, palidez etc.). Com relação às *respostas ao ECG*, a diminuição da amplitude ou desaparecimento da onda Q em CM5 ou precordiais esquerdas no pico do exercício pode indicar isquemia septal e associa-se a desnivelamentos verdadeiros positivos de ST, enquanto o contrário (aumento da onda Q) associa-se freqüentemente a falso-positivos. O critério mais importante e confiável de resposta isquêmica ao ECG é, sem dúvida, a depressão horizontal ou descendente de ST de 1mm ou maior durante o esforço e/ou no pós-esforço.

Uma depressão ascendente do segmento ST (depressão do ponto J com segmentos ST ascendentes e ponto Y [80ms do ponto J] a 2mm da linha de base) é também um achado sugestivo de isquemia subendocárdica. Essa morfologia comumente antecede depressões horizontais e descendentes. Depressão isolada do ponto J (juncional) com segmento ST bem ascendente é comum e considerada achado fisiológico.

Um achado menos comum é a elevação do segmento ST de 1mm ou mais, em pacientes sem IM prévio. Em geral, vem acompanhada de sintomas e reflete isquemia importante ou, ainda, espasmo coronariano. Nesses casos específicos, as derivações alteradas indicam a parede comprometida (o que não ocorre com o infradesnível). A elevação do segmento ST induzida pelo esforço, em pacientes com IM prévio e nas derivações com ondas Q, geralmente corresponde a anormalidades de contratilidade (acinesia, discinesia ou aneurisma ventricular). Outras alterações (ondas T, distúrbios de condução induzidos, arritmias cardíacas) têm baixa especificidade para DAC.

Avaliação Prognóstica

O TE oferece seguramente importantes informações diagnósticas e prognósticas, e as informações previamente obtidas da história clínica e do exame físico devem ser analisadas em conjunto com os dados colhidos no TE para uma correta orientação diagnóstica, prognóstica e terapêutica. Vários estudos (Duke, Veterans etc.) que avaliaram o valor prognóstico do TE mostraram consistentemente que, quando ocorriam anormalidades induzidas pelo esforço, o risco de eventos cardíacos futuros estava significativamente aumentado. Por outro lado, quando não evidenciamos nenhum sinal de prognóstico adverso durante um TE adequado, o prognóstico a longo prazo livre de eventos é excelente, independente da extensão da DAC.

Algumas variáveis do TE estão associadas a *risco aumentado de DAC multivascular e prognóstico adverso*:

- Duração do TE limitado por sintoma < 6MET.
- Incapacidade de atingir uma FC de pico > 120bpm (sem betabloqueador).
- Não-elevação da PA sistólica maior que 20mmHg acima da basal, não ultrapassar 120mmHg ou uma queda precoce ou mantida (> 10mmHg) durante o exercício.
- Depressão de ST > 2mm em cargas baixas (< 4MET) ou que aparecem em cinco ou mais derivações e que persistem por vários minutos na recuperação.
- Angina esforço-induzida.

Resumindo, a moderna interpretação do TE e as investigações posteriores daí decorrentes e eventuais medidas terapêuticas tomadas devem basear-se numa análise multifatorial (avaliação das respostas clínicas, hemodinâmicas e eletrocardiográficas) frente à aplicação de um estresse físico (exercício dinâmico) programado. Levando-se em conta a prevalência da DAC na população em estudo, o surgimento de isquemia ao ECG de esforço destaca-se como um dos parâmetros preditores de mortalidade, notadamente se concomitante com aparecimento de angina limitante e baixa tolerância ao esforço. Uma metanálise que avaliou mais de 140 publicações e 24.000 indivíduos que se submeteram a TE e coronariografia mostrou sensibilidade média de 67% e especificidade de 72%, o que torna o método de credibilidade aceitável na tomada de decisão clínica.

ERGOESPIROMETRIA (TESTE CARDIOPULMONAR)

A ergoespirometria é um exame não-invasivo que acrescenta à ergometria convencional a quantificação da ventilação pulmonar e das frações expiradas de O_2 e CO_2, cuja aplicação clínica e em atividades esportivas tem sido amplamente reconhecida nos últimos anos.

O $\dot{V}O_2$ máximo é considerado um dos mais fortes indicadores prognósticos em cardiopatias que evoluem com algum grau de insuficiência cardíaca (IC), e a avaliação dos parâmetros ventilatórios é usada na caracterização funcional desses pacientes.

O método traz também importantes informações para o diagnóstico diferencial de dispnéia (cardíaca ou pulmonar) e para o momento adequado para indicação do transplante cardíaco. De fato, hoje, a maioria dos trabalhos de avaliação terapêutica, notadamente em pacientes com IC e candidatos a tratamentos mais agressivos, para os quais a real tolerância aos esforços é um dos parâmetros analisados, utiliza a ergoespirometria pelo caráter objetivo e fisiológico dos dados obtidos.

Pacientes com IC apresentam, na sua grande maioria, fadiga e dispnéia, o que leva a capacidade física limitada e má qualidade de vida. Vários estudos mostraram que a capacidade física nesses pacientes freqüentemente não está relacionada apenas com o grau de disfunção ventricular; outros fatores (periféricos) contribuem para os sintomas clínicos, a limitação funcional e os resultados clínicos desfavoráveis.

A avaliação objetiva da aptidão física é fundamental, também, em atletas sob treinamento, que necessitam de rígidos parâmetros no acompanhamento do programa e também

Quadro 6.3 Principais Indicações para Realização de Ergoespirometria

Grau A (nível 2)	Grau B1 (nível 2)
• Seleção de pacientes para transplante cardíaco • Diagnóstico diferencial de dispnéia e mecanismo fisiopatológico • Avaliação da gravidade da insuficiência cardíaca (IC) • Prescrição de exercício em atletas, portadores de IC, pneumopatas e obesos • Avaliação prognóstica em pacientes com IC	• Avaliação da resposta à terapêutica instituída • Determinação precisa da capacidade aeróbica durante programa de treinamento

para alcançar o auge da *performance* no momento oportuno da competição.

Principais Indicações (Quadro 6.3)

Metodologia

A ergoespirometria permite a análise da diferença entre as concentrações dos gases inspirados (constantes na atmosfera) e as concentrações dos gases expirados feita, atualmente, no chamado sistema aberto de calorimetria indireta através de sensores específicos de O_2 e CO_2.

As variáveis obtidas incluem consumo de O_2 ($\dot{V}O_2$), produção de CO_2 ($\dot{V}CO_2$), ventilação pulmonar (VE), equivalentes de O_2 e CO_2 (VE/$\dot{V}O_2$ e VE/$\dot{V}CO_2$), quociente respiratório ($\dot{V}CO_2/\dot{V}O_2$) e pulso de O_2 ($\dot{V}O_2$/FC), dentre outras.

O exercício, da mesma forma que no TE convencional, pode ser realizado tanto em esteira como em bicicleta, e o protocolo utilizado deve ser o que melhor se adaptar ao caso. O protocolo de rampa tem sido muito utilizado por permitir um aumento discreto, suave e constante na carga de trabalho com boa aceitação pelos pacientes.

Antes do início da prova, é obtida uma história clínica e são realizados exame físico e monitorização eletrocardiográfica. O paciente é então orientado sobre o exercício, comunicação com o médico e aparelhos. Finalmente, o bucal é adaptado e colocado o clipe nasal. Nesse ponto, o analisador de gases é ligado, com o paciente ainda em repouso para estabilização da ventilação e obtenção dos parâmetros ventilatórios basais, e só então é iniciado o exercício.

Análise e Interpretação

A partir dos dados, obtidos diretamente pelo aparelho (ventilação, $\dot{V}O_2$ e $\dot{V}CO_2$), várias relações e parâmetros são avaliados:

- *Ventilação pulmonar (VE)*: representa o produto da freqüência respiratória (FR) pelo volume corrente (VC), e o seu aumento durante o exercício é proporcional à produção de CO_2. Este aumento é inicialmente linear, até o momento do limiar anaeróbico (limiar ventilatório I), em que a produção adicional de CO_2 pelo tamponamento do ácido lático pelo tampão bicarbonato promoverá maior estímulo à VE. No final do exercício, no chamado ponto de descompensação acidometabólica (limiar ventilatório II), novo estímulo por radicais ácidos, potássio etc. aos centros respiratórios promoverá novo incremento não-linear da VE.

- *Consumo de O_2 ($\dot{V}O_2$)*: representa a capacidade funcional cardiorrespiratória e é considerado um dos principais parâmetros na avaliação do metabolismo aeróbico.

  O $\dot{V}O_2$ tem relação direta com os mecanismos de captação, transporte e utilização periférica do O_2. O $\dot{V}O_2$ verdadeiramente máximo é difícil de ser alcançado (identificado por um platô na curva do $\dot{V}O_2$), de forma que o $\dot{V}O_2$ obtido no exame, na maioria das vezes, é o máximo para aquele indivíduo, naquele momento, e é chamado $\dot{V}O_2$ de pico.

- *Equivalentes ventilatórios de O_2 (VE/$\dot{V}O_2$) e de CO_2 (VE/$\dot{V}CO_2$)*: estas relações indicam quantos litros de ar são necessários e devem ser ventilados para possibilitar o consumo de determinada quantidade de O_2 e também eliminar determinada quantidade de CO_2, na unidade de tempo. A análise das curvas dos equivalentes ventilatórios obtidas durante o exercício auxilia a detecção dos limiares I e II, da tolerância ao exercício acima do limiar anaeróbico e do requerimento ventilatório em repouso e durante o exercício.

- *Quociente respiratório ($\dot{V}CO_2/\dot{V}O_2$)*: a oxidação de carboidratos, lípides e proteínas durante o exercício leva à formação de grandes quantidades de CO_2. A relação $\dot{V}CO_2/\dot{V}O_2$ permite estimar qual substrato está sendo predominantemente utilizado naquele momento (QR ao redor de 1, maior consumo de carboidratos e, próximo de 0,7, de lípides). Durante um exercício de cargas progressivas, o QR atingindo valores maiores que 1,0 indica, também, proximidade da fadiga muscular.

- *Pulso de O_2 ($\dot{V}O_2$/FC)*: traduz a quantidade de O_2 transportada em cada sístole cardíaca e tem relação direta com o volume sistólico e a função contrátil do VE. A análise do pulso de O_2 perde o valor na vigência de cronotropismo alterado.

- *Limiares ventilatórios*: o LV1, também conhecido como limiar anaeróbico, reflete o momento do exercício em que o metabolismo aeróbico é auxiliado mais pronunciadamente pela glicólise anaeróbica na geração de energia.

  Esse metabolismo anaeróbico produz grande quantidade de ácido lático, que deverá ser tamponado para manutenção da homeostase. Este tamponamento (na maior parte realizado pelo bicarbonato) leva à produção adicional de CO_2 com estímulo maior da ventilação.

Nesse momento, ocorrerá aumento mais acentuado da VE em relação ao aumento do $\dot{V}O_2$ e a curva da VE/$\dot{V}O_2$ (equivalente ventilatório de O_2) se inclina para cima sem que se observem variações na curva da VE/$\dot{V}CO_2$ (equivalente ventilatório de CO_2). Em cargas mais elevadas de trabalho, a queda do pH pela produção de outros metabólitos ácidos promoverá estímulo maior à VE independente do CO_2 e aumento na relação VE/$\dot{V}CO_2$ com inclinação para cima da curva. Este ponto é conhecido como limiar ventilatório II ou ponto de descompensação acidometabólico.

A ergoespirometria permite, portanto, analisar objetivamente, por meio de diversos parâmetros metabólicos, a capacidade funcional real e o diagnóstico diferencial da dispnéia. Em pacientes portadores de IC, o consumo máximo de O_2, o comportamento do limiar anaeróbico, o pulso de O_2 e o equivalente respiratório de CO_2 permitem não somente quantificar objetivamente a limitação funcional imposta pela cardiopatia, como também indicar o prognóstico e o melhor momento para o transplante cardíaco.

Permite ainda estabelecer com precisão o tipo e a intensidade de treinamento aeróbico para sadios, cardiopatas e atletas, bem como o seu acompanhamento adequado.

REFERÊNCIAS BIBLIOGRÁFICAS

1. American College of Sports Medicine. *ACSM's Guidelines for Exercise Testing and Prescription.* 6 ed., Philadelphia: Lippincott Williams & Wilkins, 2000.
2. Chung EK, Tighe DA. *Pocket Guide to Stress Testing.* Boston: Blackwell Science, 1997.
3. Davies LC, Francis DP et al. Chronic heart failure in the elderly: value of cardiopulmonary exercise testing in risk stratification. *Heart* 2000; *83*: 147-51.
4. Froelicher VF, Myers J. *Exercise and the Heart.* 3 ed., Philadelphia: WB Saunders, 1999.
5. Gibbons RJ, Balady GJ, Beasley JW et al. ACC/AHA guidelines for exercise testing. *J Am Coll Cardiol* 1997; *30*(1): 260-315.
6. II Diretrizes da Sociedade Brasileira de Cardiologia sobre Teste Ergométrico. *Arq Bras. Cardiol.* 2002; 78(supl. II).
7. Lauer MS, Francis GS, Okin PM et al. Impaired chronotropic response to exercise stress testing as a predictor of mortality. *JAMA* 1999; *281*: 524-9.
8. Lauer MS, Okin PM, Larson MG, Evan JC, Levy D. Impaired heart rate response to graded exercise: prognostic implications of chronotropic incompetence in the Framingham Heart Study. *Circulation* 1996; *93*: 1.520-6.
9. Wasserman K, Sue DY. Cardiovascular coupling of external to cellular respiration. *In*: Wasserman K. *Exercise Gas Exchange in Heart Disease.* Armonk: Futura, 1996: 1-16.

CAPÍTULO 7

MEDICINA NUCLEAR EM CARDIOLOGIA

Adelanir Antonio Barroso, Alexandre Antonio Barroso Vieira e André Gustavo Silva Pino

INTRODUÇÃO

A medicina nuclear utiliza, em seus procedimentos diagnósticos, quantidades mínimas de radiação, advindas de radioisótopos ligados a substâncias traçadoras, possibilitando análises metabólicas e funcionais em concentrações e atividades muito inferiores às doses máximas permitidas para a população. Radiotraçador ou radiofármaco é o traçador marcado, que é emissor de radiação. Os radiofármacos liberam energia nuclear sob forma de radiação eletromagnética gama, desprovida de carga e de massa, com interação celular mínima e usada em dose muito pequena, porém suficiente para que os equipamentos detectores a identifiquem, permitindo a obtenção de imagens. Ao se detectar onde está o radioisótopo, determinam-se estruturas com maior ou menor captação do radiotraçador.

A aquisição das imagens é feita através da gamacâmera, que é um detector de radiação. O termo cintilografia, portanto, advém da representação gráfica da cintilação do cristal detector da gamacâmera. Atualmente, as gamacâmeras têm a capacidade de adquirir imagens enquanto se movimentam. Tais imagens permitem análises em diferentes planos e cortes, o que é definido como técnica tomográfica de imagem por utilização de fótons únicos incidentes (*Single Photon Emission Computed Tomography* – SPECT). A reconstrução desses diferentes eixos e planos possibilita imagens tridimensionais do coração, úteis para análise visual e entendimento da localização espacial das lesões. A superposição das imagens obtidas nos eixos curtos (planos transversais), com as apicais no centro e as basais cada vez mais periféricas, forma a imagem do mapa polar, mais conhecida como diagrama em *Bull's eye*.

RADIOTRAÇADORES OU RADIOFÁRMACOS

Vários radiofármacos são usados em cintilografia miocárdica perfusional, com ênfase para ^{99m}Tc-MIBI, ^{99m}Tc-tetrofosmin e tálio-201, que são os de uso mais freqüente. O ^{99m}Tc-pirofosfato não é um traçador de perfusão, porém, por possuir afinidade pelo cálcio, se deposita nas áreas de isquemia muito intensa e regiões de necrose, principalmente na periferia das mesmas, onde o fluxo sangüíneo é menos prejudicado. Para chegar à região lesada, é necessário que exista algum fluxo residual e/ou desenvolvimento de circulação colateral, que se estabelece entre 48 e 72 horas após o infarto, dificultando a análise deste nas primeiras 24 horas. Por se fixar nas lesões, o ^{99m}Tc-pirofosfato é considerado um *hot tracer*, ao contrário dos traçadores de perfusão, que não se fixam nas áreas necróticas e são conhecidos como *cold tracers*, pois a lesão se apresenta em negativo, enquanto as regiões bem perfundidas são normocaptantes.

O ^{67}gálio-citrato é um radiofármaco que se fixa em processos inflamatórios e infecciosos do miocárdio (miocardites, rejeição de transplantes).

Aplicações Clínicas

A medicina nuclear tem grandes aplicações na cardiologia atual, tanto na análise da perfusão do músculo cardíaco quanto da função contrátil do coração. Fornece dados quantitativos da fração de ejeção ventricular e informações sobre valor prognóstico e estratificação de risco, com ênfase para as coronariopatias.

O Quadro 7.1 indica, de forma resumida, o procedimento a ser realizado em nosso meio, em função do objetivo proposto.

Estudo da Perfusão Miocárdica – Cintilografia Miocárdica Perfusional por Técnica Tomográfica (CMP-SPECT)

A perfusão miocárdica implica a passagem de substâncias através da membrana celular, graças à sua permeabilidade

Quadro 7.1 Avaliação Cintilográfica — Objetivos

Objetivo de Avaliação	Procedimento Cintilográfico
Perfusão do miocárdio	Cintilografia miocárdica perfusional (com técnica tomográfica – SPECT)*
Função contrátil do coração	Ventriculografia radioisotópica*
Áreas de necrose	Cintilografia com pirofosfato
Processos infecciosos	Cintilografia com gálio
Pulmonar	Cintilografia pulmonar (perfusional e inalatória)
Perfusão miocárdica e função contrátil, simultâneas	Cintilografia miocárdica perfusional (técnica tomográfica sincronizada – gatilhada com o ciclo cardíaco – *GATED SPECT*)*

*Estes procedimentos podem ser realizados em repouso, associados ou não a estresse físico e/ou farmacológico.

seletiva, por transporte passivo e/ou ativo, dependente do metabolismo celular e das características da substância em análise. A avaliação da perfusão depende tanto da chegada de sangue ao território celular – fluxo sangüíneo – como da integridade seletiva da membrana – viabilidade celular. A avaliação do fluxo sangüíneo não implica necessariamente a análise da perfusão celular.

As células do miocárdio trabalham com capacidade de extração do oxigênio do sangue próximo ao máximo, tanto em repouso como durante o estresse. Quando o metabolismo aeróbico do miocárdio é mais solicitado, como ocorre durante o estresse físico, é necessária uma maior oferta de sangue ao músculo do coração para aumentar a perfusão de oxigênio para o interior das células.

Os radiotraçadores de perfusão são captados pelas células graças aos seus mecanismos de permeabilidade seletiva, com dependência direta e proporcional ao fluxo sangüíneo coronariano, fornecendo dados precoces da base da cascata isquêmica.

A intensidade de perfusão celular depende, portanto, do grau de necessidade metabólica celular aeróbica e do fluxo sangüíneo coronariano. Durante o estresse, há aumento da solicitação de oxigênio intracelular, o que estimula o fluxo sangüíneo e a perfusão celular. Isto se traduz em maior extração celular do oxigênio e do radiotraçador, com maior captação miocárdica nas áreas do miocárdio mais bem perfundidas e conseqüente aumento da emissão de radiação.

Nas obstruções e/ou estenoses coronarianas há menor fluxo sangüíneo, menor perfusão e, em conseqüência, menor captação do radiotraçador pelas células, com menor quantidade de radiação emitida pelas mesmas, caracterizando as áreas hipocaptantes como hipoperfundidas, e com menos oxigenação em relação àquelas que recebem fluxo sangüíneo adequado e oxigenação eficiente.

As avaliações cintilográficas com radiotraçadores de perfusão, como o ^{99m}Tc-MIBI, o ^{99m}Tc-tetrofosmim e o tálio-201, permitem, portanto, caracterizar a isquemia decorrente de estenoses coronarianas, que se acentuam durante a fase de estresse físico ou farmacológico em comparação ao estudo em repouso (Fig. 7.1).

A perfusão celular do tálio-201, feita por transporte ativo, é mais lenta nas regiões hipoperfundidas em relação àquelas normalmente irrigadas, embora as normoperfundidas tenham *washout* (efluxo celular) mais rápido do que aquelas com fluxo menor. Por isso, as áreas isquêmicas, hipoperfundidas em estresse, podem apresentar-se com captação celular equivalente ou aumentada em relação às áreas normais, durante a fase tardia do estudo – fase de redistribuição, em que as imagens cintilográficas são obtidas com o paciente em repouso.

As isonitrilas ^{99m}Tc-MIBI e ^{99m}Tc-tetrofosmim não têm redistribuição celular significativa, exigindo duas injeções distintas: uma durante o repouso e outra no pico do esforço físico (ou após estresse farmacológico). Nos estudos com tálio-201, a mesma injeção do radiotraçador feita na fase de estresse permite, também, avaliar o miocárdio durante o repouso, devido à redistribuição celular.

Em áreas de sofrimento metabólico acentuado, os transportes passivo e ativo têm grande comprometimento. Nas situações de extremo comprometimento metabólico celular aeróbico, a extração celular só é detectável com traçadores de

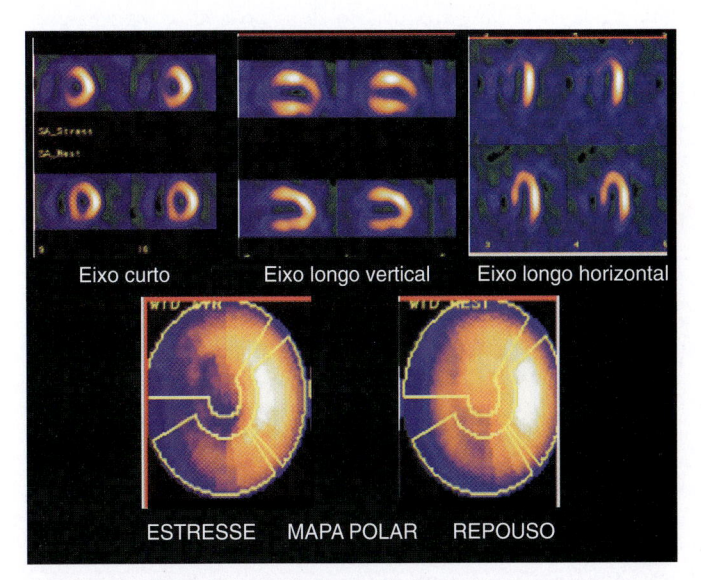

Fig. 7.1 Cintilografia miocárdica perfusional de estresse e repouso: isquemia de parede septal com extensão apical.

Quadro 7.2 Interpretações Clássicas dos Estudos Perfusionais Miocárdicos

Cintilografia	Estresse	Repouso	Interpretação
	Preservada	Preservada	Normal
Perfusão	Diminuída	Preservada	Isquemia
	Diminuída	Diminuída	Necrose ou hibernação

metabolismo anaeróbico, como a flúor-desóxi-glicose marcada com flúor-18 (^{18}FDG).

No Quadro 7.2 estão resumidas as interpretações clássicas dos estudos perfusionais miocárdicos.

Avaliação da Gravidade da Doença Arterial Coronariana Crônica

São considerados grandes preditores da extensão isquêmica: o número e/ou a localização de defeitos reversíveis, o número e a localização da anormalidade de movimentação parietal, a captação pulmonar do radiofármaco e a queda da fração de ejeção do ventrículo esquerdo (FEVE) com o estresse.

Entre os grandes preditores da severidade isquêmica estão a magnitude dos defeitos perfusionais, a redistribuição tardia do tálio-201, o grau de anormalidade da movimentação parietal e também, em menor grau, a queda da FEVE com estresse.

A dilatação transitória do ventrículo esquerdo pós-estresse é função tanto da extensão como da intensidade da isquemia miocárdica. O aumento da captação pulmonar do radiofármaco, correlacionado com a disfunção ventricular esquerda, pode ser avaliado tanto com tálio-201 como com ^{99m}Tc-sestamibi ou ^{99m}Tc-tetrofosmim.

A CMP-SPECT tem altas sensibilidade e especificidade para detectar a presença, a localização, a intensidade e a extensão da isquemia, tendo, portanto, grande valor prognóstico, alta capacidade de estratificação de risco e altos valores preditivos positivo e negativo, superando significativamente os dados clínicos e eletrocardiográficos na avaliação da DAC.

Na busca de áreas isquêmicas de grande sofrimento metabólico, visando ao diagnóstico e/ou à estratificação de risco, como nos pacientes que previamente se submeteram à CMP-SPECT com ^{99m}Tc-sestamibi ou ^{99m}Tc-tetrofosmim e evidenciaram área focal de hipocaptação miocárdica persistente, estão indicados estudos perfusionais miocárdicos adicionais com reinjeção de tálio-201 e/ou análise do metabolismo anaeróbico com ^{18}FDG.

Estratificação de Risco e Prognóstico

A estratificação de risco reduz o uso inapropriado de procedimentos invasivos, resultando em ações de maior efetividade em relação ao custo. Os pacientes avaliados por CMP-SPECT de estresse com resultado normal são estratificados como de baixo risco para DAC. Resultados anormais da CMP-SPECT aumentam substancialmente o risco de grandes eventos cardíacos, com risco de morte em 1 ano até 12 vezes maior (7,4%) em relação ao percentual de morte cardíaca dos pacientes com CMP-SPECT normal (0,6%), dados obtidos em mais de 12.000 pacientes avaliados.

O valor preditivo negativo (VPN) da CMP-SPECT de estresse normal é muito alto, com taxas anuais para eventos cardíacos inferiores a 1% ao ano, independente do padrão angiográfico, dos resultados do ECG e do sexo, inclusive nos pacientes diabéticos e naqueles com TE de risco intermediário.

Por serem índices independentes e preditores de eventos cardíacos, a extensão e a intensidade da isquemia miocárdica fornecem informações adicionais para a estratificação de risco. Quando o paciente tem ambos os índices de isquemia (extensão e intensidade), a probabilidade de eventos cardíacos é maior.

Em pacientes que exibem defeitos perfusionais persistentes na cintilografia perfusional com ^{99m}Tc-MIBI ou com ^{99m}Tc-tetrofosmim, onde se impõe a pesquisa de viabilidade miocárdica (hibernação), a cintilografia miocárdica perfusional também tem valor prognóstico e na estratificação de risco. O ideal é que se injete o tálio-201, com imagens de repouso e redistribuição tardia, pois a sensibilidade deste traçador para identificar miocárdio hibernante supera os 90%.

Exercício Físico e Estresse Farmacológico

Os estudos perfusionais miocárdicos com radionuclídeos associados a exercício físico apresentam excelentes resultados na avaliação da DAC. Quando é permitido ao paciente, o teste com exercício é preferível ao estresse farmacológico. Este representa uma importante alternativa não-invasiva para detecção de DAC, estratificação do risco e caracterização do prognóstico em pacientes que não conseguem realizar exercício físico adequado. Drogas vasodilatadoras, como o dipiridamol e a adenosina, de ação inotrópica positiva, como a dobutamina e, mais recentemente, a dobutamina associada à atropina têm sido usadas como métodos de estresse farmacológico para CMP-SPECT. A CMP-SPECT com dipiridamol tem sido usada cada vez mais precocemente na estratificação de risco do IAM não-complicado, sem efeitos colaterais maiores do que nos indivíduos sem infarto prévio.

Em pacientes com bloqueio de ramo esquerdo (BRE), podem ocorrer alterações perfusionais ântero-septais na CMP-SPECT pós-exercício que são falso-positivas para DAC.

Quando se usa estresse farmacológico com dipiridamol e adenosina, tal fato é significativamente menos freqüente.

A dobutamina intravenosa em doses maiores (20 a 40 g/kg/min) é uma alternativa eficiente ao estresse com vasodilatadores em pacientes com doença pulmonar e broncoespasmo. Quando a dobutamina é associada à atropina, o aumento do fluxo sangüíneo miocárdico é mais intenso do que com o dipiridamol e a adenosina, fato que se reflete na acentuação dos defeitos perfusionais miocárdicos à cintilografia, pela maior diferença de fluxo entre as áreas normais e as alteradas, facilitando a caracterização dos defeitos perfusionais na CMP-SPECT.

Fatores que Afetam a Acurácia dos Testes com Radionuclídeos

O valor preditivo dos testes com radionuclídeos varia com os fatores de risco da população avaliada. A acurácia da CMP-SPECT é influenciada pela probabilidade pré-teste de doença arterial coronariana, sendo por isso fundamental que sejam levadas em consideração as análises seqüenciais de Bayes. A freqüência cardíaca (FC) alcançada no exercício tem grande influência na probabilidade de eventos, evidenciando-se três vezes mais isquemia, na CMP-SPECT, naqueles pacientes que atingem valores superiores a 85% da FC máxima, comparativamente àqueles que não atingem este valor. Os maiores benefícios diagnósticos da CMP-SPECT estão restritos aos pacientes de moderada probabilidade pré-teste, nos quais um resultado anormal aumenta muito o valor diagnóstico do procedimento.

Valor do GSPECT

O procedimento que analisa de forma simultânea perfusão e função cardíaca é conhecido como cintilografia miocárdica perfusional gatilhada com o ciclo cardíaco, através da onda R, superpondo vários ciclos cardíacos que formam imagens de boa qualidade – Estudo Perfusional Miocárdico Gatilhado por Técnica Tomográfica (GSPECT). Este permite cálculos volumétricos e da FEVE, análise das fases de enchimento e contração entre átrios e ventrículos, análise da motilidade parietal e do espessamento miocárdico sistólico, com informações simultâneas de perfusão e função no mesmo procedimento.

Por possibilitar maior número de informações obtidas num mesmo estudo, o GSPECT diminui acentuadamente os artefatos e os falso-positivos e aumenta os valores de especificidade em relação ao CMP-SPECT, inclusive na avaliação de mulheres.

VENTRICULOGRAFIA RADIOISOTÓPICA

A ventriculografia radioisotópica, também conhecida como angiografia radionuclídica, GATED (*gated blood pool imaging*), MUGA (*multigated acquisition*), cintilografia sincronizada das câmaras cardíacas ou, simplesmente, VTG (ventriculografia), consiste no estudo da função ventricular, com análise da motilidade miocárdica, feita com sincronismo do eletrocardiograma (ECG) através da onda R, a partir da marcação de hemácias do paciente com ^{99m}Tc-pertecnetato. Apresenta alguma similaridade com o estudo ecocardiográfico, porém não é observador-dependente:

- Estudo de primeira passagem: técnica de ventriculografia a partir da injeção do radiotraçador em *bolus*, com uma alta atividade radioativa em um pequeno volume. O radiotraçador é administrado ao paciente e a aquisição das imagens é feita de maneira concomitante à administração do radiotraçador, sincronizada com o ECG, observando-se a passagem do *bolus* radioativo pelo coração.
  Por ser um estudo rápido (dura menos de 1 minuto), analisa a "primeira passagem" do radiotraçador pelo coração, e qualquer radiofármaco que não fique retido nos pulmões pode ser usado como radiotraçador neste exame, inclusive o ^{99m}Tc puro sob a forma de pertecnetato. Tem valor limitado devido à baixa qualidade das imagens e à pequena estatística de contagens.
- Ventriculografia radioisotópica com marcação do *pool* sangüíneo: baseia-se na marcação de hemácias. Devido ao elevado índice de marcação, à facilidade de execução e ao risco mínimo de contaminação, tem sido a técnica de escolha na maioria dos serviços.
- A ventriculografia é um estudo essencialmente planar que tem a opção de ser feita também em modo tomográfico (SPECT gatilhado). Pode ser realizada durante o exercício ou sob estresse farmacológico (normalmente, dobutamina em baixas doses), com análise da FEVE em cada fase de aquisição.
- Sincronismo com a onda R do ECG: algumas arritmias cardíacas podem impedir a realização da ventriculografia radioisotópica.
- Interpretação dos dados e análise dinâmica das imagens, com avaliação da contratilidade ventricular, associadas a dados quantitativos, como fração de ejeção global, fração de ejeção segmentar, motilidade parietal regional, tempo de cada ciclo, taxa de enchimento, taxa de esvaziamento e volume sistólico final, com ênfase para as análises de fase e amplitude, da curva gráfica do ciclo cardíaco e das frações de ejeção global e segmentar.

A análise das frações de ejeção global e segmentar tem na VTG radioisotópica o seu padrão-ouro (Fig. 7.2) porque, ao contrário de outros métodos cujos cálculos são baseados em métodos geométricos de análise, que consideram a motilidade das paredes do ventrículo esquerdo, a medicina nuclear se baseia na variação de volume do ventrículo esquerdo, medido pela quantidade de radiação presente dentro da área de interesse (*region of interest* – ROI) nos momentos de diástole máxima e de sístole máxima. A fração de ejeção segmentar é baseada no mesmo princípio, porém com o ventrículo esquerdo subdividido em várias regiões (cinco a nove segmentos). São verificadas

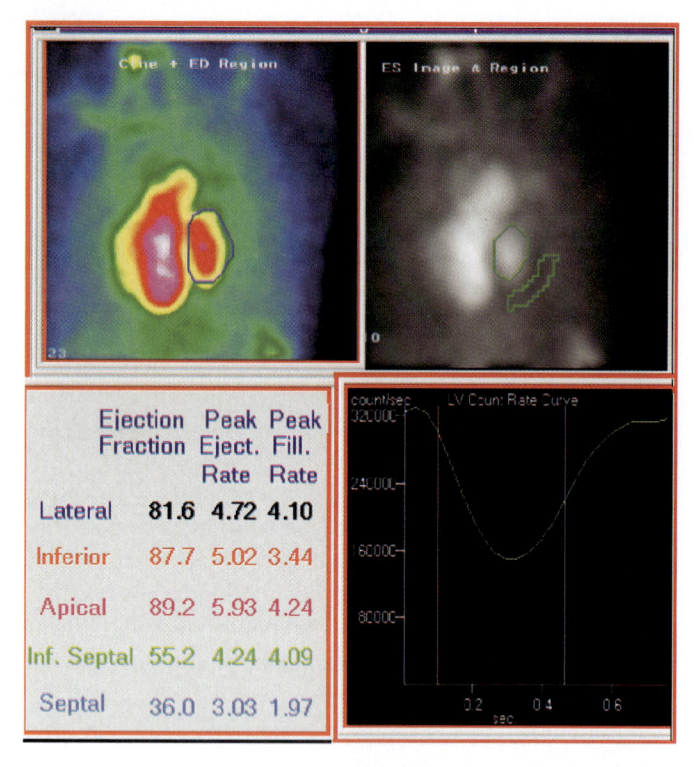

Fig. 7.2 Ventriculografia radioisotópica normal – fração de ejeção global 56%.

as diferenças de contagens de cada região entre a diástole e a sístole, obtendo-se os valores das frações de ejeção de cada segmento ventricular. A curva gráfica representa as contagens em cada fase do ciclo cardíaco, incluindo a diástole e a sístole máximas. Esta curva permite a análise de cada etapa e a avaliação da dinâmica de esvaziamento e enchimento do ventrículo esquerdo. A análise de amplitude reflete a movimentação parietal, o que permite demonstrar eventuais hipocinesias e acinesias.

A análise de fase é outro tipo de processamento das imagens que permite detectar em quais regiões do coração está aumentando o número de contagens radioativas – fase de enchimento – e em que regiões estão diminuindo as contagens radioativas – fase de esvaziamento. Detecta se os átrios se encontram em oposição de fase aos ventrículos e se dentro dos ventrículos existem áreas específicas que estejam em oposição de fase ao restante da cavidade ventricular (áreas discinéticas).

- Estudo do VD: apesar de ter análise mais difícil que o ventrículo esquerdo, devido à sua menor massa muscular, esta análise pela VTG é mais fácil e precisa, pois avaliam-se variações do *pool* sangüíneo, que fornecem informações acuradas da motilidade e fração de ejeção do ventrículo direito.
- Aplicações clínicas: análises funcionais cardíacas para estratificação de risco e análises prognósticas, tanto em pacientes coronariopatas quanto em portadores de patologias valvares, nos hipertensos, nos portadores de miocardiopatias, na avaliação de transplantados e da cardiotoxicidade

por drogas, com ênfase para os quimioterápicos. Na avaliação da viabilidade miocárdica, a VTG com dobutamina em baixas doses tem papel fundamental para a avaliação de áreas hipo- ou acinéticas pois, se estas melhoram sua contratilidade com a dobutamina, são consideradas viáveis.

IMAGEM CAPTANTE DO INFARTO AGUDO DO MIOCÁRDIO

Entre os vários agentes propostos para o estudo do infarto agudo do miocárdio (IAM), três apresentam aplicação clínica: pirofosfato marcado com tecnécio-99m (^{99m}Tc-pirofosfato), anticorpo antimiosina marcado com índio-111 (^{111}In-antimiosina) e o ácido glucárico marcado com tecnécio-99m (^{99m}Tc-glucarato), este último ainda não disponível comercialmente.

Cintilografia com ^{99m}Tc-pirofosfato

A utilização do ^{99m}Tc-pirofosfato na avaliação do IAM baseia-se no conceito de que, após a morte celular no infarto agudo do miocárdio, ocorre um influxo de cálcio e vários complexos de fosfato de cálcio se formam no interior da célula miocárdica. Estes microdepósitos atuam como sítios de captação de ^{99m}Tc-pirofosfato. O estado da microcirculação periinfarto também é importante na captação, pois é necessário que exista algum grau de fluxo residual para que o radiotraçador chegue ao local do infarto, o que justifica a maior captação de ^{99m}Tc-pirofosfato na periferia do infarto.

A maior sensibilidade para detecção de IAM está entre o primeiro e quinto dia após o evento coronariano agudo, sem visualização nas primeiras 24 horas. Para os infartos subendocárdicos, a sensibilidade é de 65%, enquanto para o infarto transmural (ou com onda Q presente) é de 95%, com valor preditivo positivo e especificidade próximos de 100%.

A maior limitação desse agente para detecção do infarto está no intervalo entre o evento coronariano e a positividade da cintilografia, além de existirem várias condições que podem causar aumento de captação do ^{99m}Tc-pirofosfato, como as miocardites, a amiloidose e a cardiotoxicidade por doxorrubicina, em que existe captação difusa no miocárdio.

A antimiosina monoclonal murínica marcada com índio-111 (^{111}In-antimiosina), um outro agente, liga-se seletivamente aos miócitos irreversivelmente lesados e pode ser utilizada para detecção de necrose miocárdica. Também apresenta limitações quanto ao tempo ideal de imagem, que é de 24 a 48 horas após o infarto agudo do miocárdio. A cintilografia com ^{99m}Tc-glucarato (análogo da glicose que se acumula rapidamente na área de infarto recente) é potencialmente melhor que os outros agentes disponíveis para o estudo do infarto captante. A principal vantagem do ^{99m}Tc-glucarato se deve ao tempo precoce em que ocorre a positividade em relação ao evento necrótico. Infartos grandes podem ser visualizados 1 hora após sua ocorrência, enquanto os pequenos infartos são detectados em 3 horas.

CINTILOGRAFIA PULMONAR NA CARDIOLOGIA

Os procedimentos mais comuns em medicina nuclear relacionados aos pulmões são técnicas de imagens não-invasivas para avaliação da perfusão e aeração pulmonares. Sua indicação mais comum é no tromboembolismo pulmonar (TEP). Outras aplicações incluem a avaliação de transplante pulmonar e *shunt* direito-esquerdo e quantificação pulmonar funcional.

A cintilografia pulmonar com aeração e perfusão tem alto valor preditivo para excluir ou confirmar o diagnóstico de TEP, quando a interpretação revela, respectivamente, probabilidade normal ou alta. Existem casos, entretanto, nos quais o exame não é diagnóstico, o que demanda a realização de outros métodos de imagem, inclusive de angiografia pulmonar.

Estudo de Perfusão

A imagem de perfusão pulmonar é obtida com a administração endovenosa de um grande número de partículas radiomarcadas que são grandes demais para atravessar o leito capilar pulmonar, ficando retidas na microvasculatura pulmonar. Sua distribuição será proporcional ao fluxo sangüíneo pulmonar regional.

O radiofármaco mais usado é o macroagregado de albumina marcado com tecnécio-99m (^{99m}Tc-MAA). Os efeitos adversos da dose são raros, uma vez que apenas 0,1 a 0,3% de todo o leito capilar pulmonar é temporariamente ocluído pelas partículas do macroagregado. Cerca de 6 a 8 horas após a injeção, as partículas serão fagocitadas pelo sistema reticuloendotelial.

Estudo de Inalação

Apesar de o estudo de ventilação pulmonar poder ser utilizado para avaliar diversas desordens ventilatórias primárias, sua maior aplicação é na complementação do estudo perfusional na suspeita de TEP. Os achados da cintilografia de ventilação aumentam a especificidade e o significado dos padrões identificados no estudo perfusional.

No Brasil, o radiofármaco é utilizado sob a forma de aerossol na cintilografia de inalação, sendo os agentes mais comuns o ^{99m}Tc-dietilenotriaminapentaacético (^{99m}Tc-DTPA) e o ^{99m}Tc-fitato.

Usualmente, na avaliação de suspeita de TEP, os dois estudos são realizados de forma combinada, com a etapa de inalação precedendo a de perfusão, e concluídos em aproximadamente 1 hora.

Acurácia da Cintilografia de Inalação/Perfusão

Com base nos conceitos do PIOPED, uma cintilografia de inalação/perfusão de alta probabilidade para TEP tem especificidade de 87%, numa análise isolada, e de 95%, quando associada a alta probabilidade clínica (Fig. 7.3).

Pacientes com pouca possibilidade clínica de terem TEP, e com estudos perfusionais de inalação/perfusão também de baixa probabilidade, têm cerca de 4% de chance de terem TEP. Uma cintilografia pulmonar de inalação/perfusão normal praticamente exclui o diagnóstico de TEP. A alta especificidade dos estudos cintilográficos permite recomendar com segurança o início ou não da terapia anticoagulante na maioria dos pacientes, dispensando a angiografia pulmonar.

Quadro 7.3 Critérios PIOPED (adaptado)

Alta Probabilidade (> 80%)
Dois grandes defeitos segmentares ou mais, sem anormalidade radiológica ou com anormalidade bem menos extensa que os defeitos de perfusão
Qualquer combinação de grandes defeitos discordantes, com predomínio dos defeitos de perfusão
Probabilidade Intermediária (20 a 80%)
Um defeito segmentar moderado discordante, com área radiológica normal
Um defeito grande ou dois moderados discordantes, com radiografia normal
Três defeitos moderados segmentares discordantes, com radiografia normal
Um defeito segmentar grande e um outro moderado segmentar discordantes, com radiografia normal
Defeitos de ventilação, perfusão e radiografia discordantes
Não preencher os critérios de alta ou baixa probabilidade
Baixa Probabilidade (< 20%)
Defeitos de perfusão não segmentares
Qualquer defeito perfusional com defeito de aeração ou radiológico maior que o de perfusão
Defeitos de ventilação e perfusão concordantes
Normal
Sem defeitos de perfusão

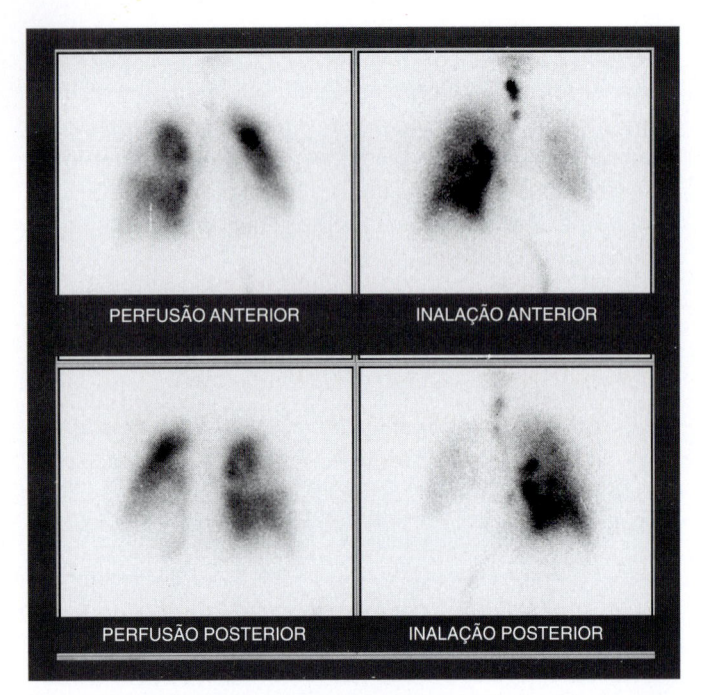

Fig. 7.3 Cintilografia pulmonar perfusional e inalatória: tromboembolismo pulmonar de alta probabilidade.

REFERÊNCIAS BIBLIOGRÁFICAS

1. Beller GA, Zaret BL. Contributions of nuclear cardiology to diagnosis and prognosis of patients with coronary artery disease. *Circulation* 2000; *101*(12):1.465-78.
2. Grach MW, De Puey, Bilzberg AC *et al*. Planar imaging versus gated blood-pool SPECT for the assessment of a ventricular performance, a multicenter study. *J Nucl Med* 2001; *42*(12):1.773-9.
3. Kotler TS, Diamond GA. Exercise thallium-201 scintigraphy in the diagnosis and prognosis of coronary artery disease. *Ann Intern Med* 1990; *113*:684-702.
4. PIOPED Investigators. Value of the ventilation/perfusion scan in acute pulmonary embolism diagnosis (PIOPED). *JAMA* 1990; *263*:2.753-9.
5. Shaw LJ, Hachamovitch R, Berman DS *et al*. The economic consequences of available diagnostic and prognostic strategies for the evaluation of stable angina patients: an observational assessment of the value of precatheterization ischemia. Economics of Noninvasive Diagnosis (END) Multicenter Study Group. *J Am Coll Cardiol* 1999; *33*(3):661-9
6. Tadamura E, Iida H, Matsumoto K *et al*. Comparison of myocardial blood flow during dobutamine-atropine infusion with that after dipiyridamole administration in normal men. *J Am Coll Cardiol* 2001; *37*:130-6.

CAPÍTULO 8

ELETROCARDIOGRAFIA DINÂMICA – HOLTER

Antonio Luiz Pinho Ribeiro

INTRODUÇÃO

A eletrocardiografia dinâmica, ou simplesmente Holter, foi desenvolvida de forma original por Norman Holter e introduzida comercialmente a partir da década de 1960. O Holter acrescentou uma nova dimensão à eletrocardiografia, o tempo, permitindo que o registro eletrocardiográfico fosse feito por períodos prolongados e durante as atividades habituais dos pacientes, com impacto imediato no diagnóstico das arritmias e da isquemia miocárdica. Desde então, o método foi aprimorado, principalmente pela automação e miniaturização dos sistemas, e incorporado à prática clínica, com definição tanto de suas aplicações como das limitações técnicas e operacionais. Novas técnicas surgiram com a introdução do uso dos computadores na cardiologia, como o estudo da variabilidade da freqüência cardíaca (VFC), que permite o estudo do controle autonômico cardíaco, além de formas diferentes de registro e novos recursos de análise, como, por exemplo, para os portadores de marcapasso. Desse modo, o método é hoje ferramenta fundamental no diagnóstico e na estratificação de risco dos pacientes cardiopatas.

ASPECTOS METODOLÓGICOS E TÉCNICOS

O equipamento necessário à realização do Holter ambulatorial inclui os gravadores e a central de análise. Os gravadores são geralmente compactos, leves e de pequeno volume, podendo ser transportados pelo paciente em pequenas bolsas ao lado do corpo, de modo a permitir o registro dos sinais eletrocardiográficos durante todas as atividades rotineiras do indivíduo. O eletrocardiograma, em geral obtido em três derivações, é amplificado e registrado, através de gravador analógico, em fitas cassetes que rodam em velocidade muito lenta, ou gravador digital, em memória sólida, permitindo gravações contínuas de 24 ou 48 horas. Os sistemas digitais apresentam vantagens teóricas, eliminando as partes mecânicas do gravador e diminuindo o nível de ruído, mas bons registros podem ser obtidos de ambas as maneiras.

Os gravadores são usados pelo paciente atados a um cinto, como um telefone celular ou aparelho de som portátil. Durante a instalação do aparelho, o preparo da pele é fundamental: após a tricotomia, a pele deve ser limpa com álcool e abrasada levemente com tecido áspero. O paciente deve ser instruído a preencher um diário com os horários das atividades e sintomas apresentados durante o período de gravação, para permitir a correlação com possíveis alterações eletrocardiográficas presentes no traçado. Caso o paciente apresente algum sintoma, deverá acionar o marcador de eventos, que é um botão externo ao gravador e que produz um artefato na gravação que é reconhecido durante a análise do traçado, permitindo a detecção de possíveis alterações eletrocardiográficas associadas aos sintomas referidos.

A central de análise é um sistema computadorizado que adquire o registro a partir da fita gravada ou cartão digital, realizando análise semi-automática do traçado e classificando cada complexo QRS em formas, agrupadas como normais, ventriculares, artefatos, entre outras. A maioria dos sistemas atuais requer um operador, médico ou técnico qualificado para rever e corrigir a classificação realizada pelo sistema, mas alguns modelos permitem a análise interativa durante a própria fase de classificação. O exame é analisado quanto às arritmias registradas, que são revistas, selecionadas e analisadas pelo operador, assim como as pausas, as taquicardias e bradicardias e as alterações da repolarização ventricular. Artefatos relacionados à movimentação dos pacientes ou interferências eletromagnéticas podem dificultar a análise do registro e devem ser eliminados. O sistema gera relatórios impressos contendo dados referentes à freqüência cardíaca média, máxima e mínima horária, a distribuição de eventos arrítmicos e isquêmicos no período de registro e os traçados eletrocardiográficos selecionados.

Novos recursos e modalidades de análise estão disponíveis nos sistemas modernos. *Softwares* especiais permitem a identificação e a ampliação das espículas de marcapasso, já que a curta duração e a alta freqüência do artefato produzido pelo gerador de pulso podem fazer com que este não seja reconhecido pelos sistemas convencionais, que trabalham com taxa de amostragem e faixa de freqüência menor que os eletrocardiogramas convencionais. A variabilidade dos intervalos RR normais, ou VFC (ver adiante), é outro recurso freqüentemente disponível. Avaliação da alternância de onda T, dispersão do intervalo QT e eletrocardiograma de alta resolução são outras metodologias que poderão ser incorporadas aos sistemas de Holter comercialmente disponíveis.

Como as arritmias são eventos paroxísticos e episódicos, podendo não ocorrer no período de registro de 24 a 48 horas do Holter convencional, foram desenvolvidos gravadores de registros descontínuos, adaptados a monitorização prolongada. Alguns modelos podem ser aplicados sobre o tórax quando o paciente apresenta o sintoma, registrando o traçado eletrocardiográfico no momento de sua ocorrência. Mais freqüentemente, utiliza-se o Holter de eventos, ou *loop recorder*, que são gravadores de registro incessante em circuito de memória circular (*memory loop circuit*). Quando o paciente apresenta o sintoma e aperta o botão de eventos, ocorre a gravação do traçado eletrocardiográfico de alguns minutos imediatamente anteriores ao início do sintoma e do período subseqüente. Os registros são transferidos para a central de análise após o período de monitorização, em geral de 2 a 4 semanas, ou são periodicamente enviados por telefone. Existe ainda o *loop recorder* implantável, que registra o sinal a partir de um pequeno (< 5cm) dipolo subcutâneo. Ao apresentar o sintoma, o paciente aciona um controle remoto que guarda na memória do dispositivo o traçado imediatamente anterior e subseqüente ao evento. O traçado, habitualmente fidedigno e de boa qualidade, é recuperado por telemetria através de um programador de marcapasso específico. O procedimento, invasivo, apresenta excelente *performance* diagnóstica em pacientes bem selecionados, especialmente na síncope de origem indeterminada.

INDICAÇÕES

As principais indicações do Holter estão descritas no Quadro 8.1, conforme diretriz internacional recente. De forma genérica, o Holter pode ser usado para detecção de arritmias cardíacas, avaliação do risco de eventos adversos em cardiopatias, detecção de isquemia miocárdica e seguimento de pacientes submetidos a tratamento antiarrítmico com drogas ou dispositivos (marcapasso e cardiodesfibrilador implantável – CDI).

Detecção de Arritmias Cardíacas

Uma das principais utilizações do Holter é o diagnóstico de arritmias cardíacas em pacientes com sintomas cardiovasculares inexplicados, especialmente aqueles atribuídos às arritmias: palpitações, tonteiras, pré-síncopes e síncopes. O método é de grande valor em muitos desses pacientes, embora existam limitações à sua utilização com esse objetivo. Para que se atribua um sintoma a determinada alteração do ritmo, é necessário que se faça a correlação temporal entre o sintoma apresentado, anotado no diário pelo paciente, com ou sem utilização do marcador de eventos do gravador, e a presença de arritmias significativas no traçado eletrocardiográfico simultâneo. Como os sintomas geralmente são ocasionais, muitos pacientes podem não apresentar a manifestação durante a gravação. Entre os pacientes que apresentam os sintomas durante o exame, pelo menos a metade não mostra alterações eletrocardiográficas simultâneas. Assim, o método revelará uma arritmia causadora da manifestação em cerca de um quarto dos pacientes sintomáticos. Por outro lado, a ausência da arritmia ao traçado eletrocardiográfico num paciente que apresentou sintomas durante o registro auxilia a exclusão desta como causa do sintoma em questão.

Entre os pacientes que, apesar de sintomáticos, não apresentam sintomas durante a gravação, arritmias silenciosas são encontradas em cerca de um terço dos casos. Na maioria das vezes, tais arritmias são coadjuvantes inocentes, sem nexo causal com o sintoma apresentado. Porém, é possível que o limiar de percepção desses sintomas varie e que, em determinadas situações, o evento arrítmico provoque sintomas, enquanto seja silencioso em outras. Adicionalmente, algumas arritmias silenciosas podem ter valor prognóstico e indicar a necessidade de medidas terapêuticas, com taquicardias ventriculares sustentadas e bloqueios atrioventriculares completos com escapes ventriculares lentos. O significado das diferentes arritmias específicas encontradas casualmente ao Holter está descrito no Quadro 8.2, enquanto alguns exemplos podem ser vistos na Fig. 8.1.

A palpitação é um sintoma freqüente, muitas vezes negligenciado, e que tem origem nas arritmias cardíacas em cerca de 40% das vezes. Como o termo é usado de forma imprecisa por pacientes e médicos, a avaliação clínica cuidadosa, com anamnese e exame físico detalhados, pode evidenciar uma causa não-cardíaca evidente para o sintoma, abreviando a necessidade de propedêutica adicional. Por outro lado, a documentação do ritmo sinusal concomitante ao sintoma é uma excelente evidência de que a causa do sintoma não é cardíaca. Embora um ou dois registros de Holter de 24 horas sejam eficazes quando o sintoma é diário ou freqüente, o método tem baixo valor quando os sintomas são episódicos, e o Holter de eventos tem melhor *performance* diagnóstica nesses casos. Pacientes não-cardiopatas com palpitações sustentadas raras, sem repercussão hemodinâmica, podem apresentar arritmias significativas (p. ex., taquicardia por reentrada nodal): em alguns desses pacientes, pode ser mais prático evitar a realização de múltiplos exames sem arritmias e aguardar o retorno do sintoma para registro durante o episódio arrítmico.

A avaliação do paciente com síncope (ou tonteiras e pré-síncope) é outra indicação freqüente da eletrocardiografia

Quadro 8.1 Indicações da Eletrocardiografia Ambulatorial (Holter)

Indicações	Classe I	Classe IIa	Classe IIb	Classe III
Avaliação de sintomas potencialmente relacionados a arritmias	• Síncope, pré-síncope ou tonteira sem outra causa aparente • Palpitações recorrentes inexplicadas		• Dispnéia, dor torácica ou fadiga sem outra causa aparente • Eventos neurológicos quando se suspeita de fibrilação/*flutter* atrial • Síncope, pré-síncope, tonteira ou palpitações com causa identificada mas resistente ao tratamento	• Acidente vascular cerebral sem outras evidências de arritmia • Síncope, pré-síncope, tonteira ou palpitações com causa não-arrítmica identificada
Avaliação do risco de eventos futuros na ausência de sintomas arrítmicos (por detecção de arritmias e análise da VFC)			• Pós-IAM com disfunção de VE • Insuficiência cardíaca • Miocardiopatia hipertrófica idiopática	• Pós-IAM sem disfunção de VE • Diabetes, HAS, HVE, valvopatias, apnéia do sono, pré-operatório de cirurgias não-cardíacas • Ritmo que não permita a análise de VFC
Avaliação da eficácia antiarrítmica	• Arritmia freqüente e reprodutível nos traçados basais	• Na avaliação da pró-arritmia em pacientes de alto risco	• Na avaliação do controle da FC na fibrilação atrial • Para documentar arritmias não-sustentadas recorrentes	
Avaliação da função do marcapasso (MP) e do cardiodesfibrilador implantável (CDI)	• Síncope, pré-síncope ou palpitações (suspeita de disfunção do MP) • Auxílio à programação de funções especiais, como resposta de FC • Avaliação da resposta à terapia farmacológica adjunta ao CDI		• Pós-operatório imediato após implante de MP ou CDI • Avaliação da freqüência de taquicardias supraventriculares em pacientes com CDI	• Na avaliação rotineira de pacientes assintomáticos ou quando outros métodos são suficientes para o diagnóstico (ECG, telemetria, radiografia de tórax etc.)

(continua)

Quadro 8.1 Indicações da Eletrocardiografia Ambulatorial (Holter) *(continuação)*

Indicações	Classe I	Classe IIa	Classe IIb	Classe III
Monitorização de isquemia		• Suspeita de angina variante	• Dor torácica ou pré-operatório de cirurgia vascular daqueles que não podem se exercitar • Avaliação de dor torácica atípica em coronariopatas	• Avaliação inicial de paciente com dor torácica que pode se exercitar • Rastreamento de indivíduos assintomáticos
Pacientes pediátricos	• Síncope, pré-síncope, tonteira em cardiopatas • Síncope ou pré-síncope ao esforço quando a causa não é esclarecida • Miocardiopatia hipertrófica/dilatada • Síndrome do QT longo • Palpitações na presença de cardiopatia congênita corrigida • Avaliação de eficácia antiarrítmica no desenvolvimento somático rápido • BAV total congênito assintomático	• Síncope, pré-síncope, palpitações sustentadas sem causa aparente em pacientes não cardiopatas • Avaliação inicial de terapia antiarrítmica • Após BAV transitório por cirurgia cardíaca ou ablação por cateter • Avaliação do MP em pacientes sintomáticos	• Pós-operatório de cirurgia para cardiopatia congênita com anormalidade hemodinâmica residual ou alto risco de arritmias • Paciente jovem (< 3 anos) com taquiarritmia prévia • Suspeita de taquicardia atrial incessante • Ectopia ventricular complexa ao ECG ou à ergometria	• Síncope, pré-síncope, tonteira ou palpitações com outra causa definida • Dor torácica sem evidência de cardiopatia • Avaliação rotineira de assintomáticos para atividades atléticas • Palpitações breves na ausência de cardiopatia • Wolff-Parkinson-White assintomático

Fonte: Crawford et al., 1999. Considera-se a indicação como *classe I*, caso existam evidências suficientes ou concordância geral de que o procedimento é útil e efetivo, *classe II*, se existe discordância ou divergência de opinião, sendo considerada IIa se o peso da evidência ou das opiniões indica utilidade ou eficácia e IIb se a utilidade ou eficácia do método está menos bem estabelecida, e *classe III*, quando existe consenso de que o procedimento não é útil ou eficaz e pode mesmo ser lesivo. BAV – bloqueio atrioventricular; CDI – cardiodesfibrilador implantável; FC – freqüência cardíaca; HAS – hipertensão arterial sistêmica; HVE – hipertrofia ventricular esquerda; IAM – infarto agudo do miocárdio; MP – marcapasso; VE – ventrículo esquerdo; VFC – variabilidade da freqüência cardíaca.

dinâmica. Como o sintoma é usualmente esporádico e com freqüência não relacionado a arritmias cardíacas, o Holter é diagnóstico em menos de 10% dos casos. Apesar disso, o método é imprescindível na maioria dos casos nos quais o diagnóstico não é evidente, já que condições graves (p. ex., TV sustentada) podem ser documentadas, além de arritmias assintomáticas que prenunciem outras de maior gravidade (p. ex., BAV avançados). O Holter de eventos aumenta a acurácia diagnóstica para um quarto a um terço dos casos, e o *loop* implantável é uma alternativa eficaz em casos selecionados.

MONITORIZAÇÃO DE ISQUEMIA MIOCÁRDICA

Ao permitir a monitorização do paciente durante suas atividades habituais, o Holter fornece boa oportunidade para a avaliação da presença de isquemia miocárdica enquanto o paciente está exposto ao estresse físico e emocional da vida cotidiana. Entretanto, para que a análise do segmento ST obtido através do Holter seja confiável, deve-se observar uma série de pré-requisitos: o ritmo ser sinusal; o QRS estreito (até 0,10 segundo), com ondas R amplas nas precordiais laterais (≥ 15mm) e parede inferior (≥ 10mm); não deve haver supra ou infradesnivelamento do segmento ST ≥ 1,0mm no registro de

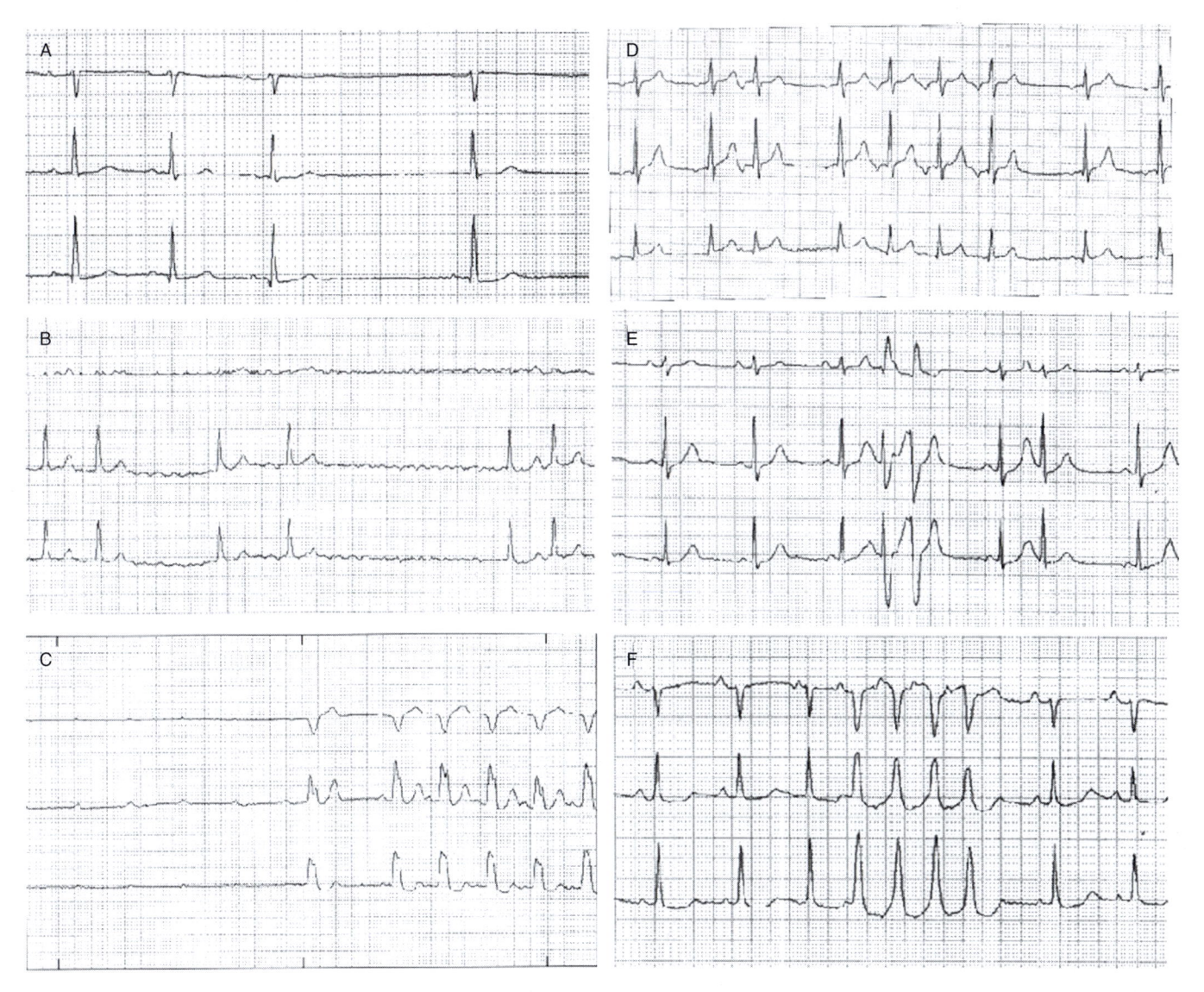

Fig. 8.1 Exemplos de traçados de eletrocardiografia dinâmica em três canais (CM1, CM5 e D3 modificado). Em **A**, pausa sinusal seguida de batimento de escape com pequena modificação na morfologia da onda P', sugerindo origem atrial. Pausas durante a fibrilação atrial (**B**) são achados freqüentes e, muitas vezes, sem significado clínico. Bloqueios AV avançados (**C**) indicam doença grave do sistema de condução e revelam a necessidade de conduta imediata. Extra-sístoles atriais isoladas e em salvas em registro no qual o ritmo de base é atrial ectópico (**D**). Par de extra-sístoles ventriculares (**E**) e taquicardia ventricular não-sustentada (**F**).

base, assim como segmentos ST descendentes ou côncavos; mudanças posturais não devem provocar desnivelamentos do segmento ST ≥ 1,0mm. As seguintes condições impedem a interpretação das modificações do segmento ST ao Holter de 24 horas: hipertrofia ventricular esquerda ao ECG de 12 derivações; onda q ≥ 0,04 na derivação em estudo; fibrilação ou *flutter* atrial; uso de digoxina ou outras medicações que afetem o segmento ST; bloqueio de ramo esquerdo e, apenas nas precordiais direitas, bloqueio de ramo direito.

Durante a monitorização pelo Holter, a isquemia é definida pela presença do infradesnivelamento horizontalizado ou descendente do segmento ST de 1,0mm ou mais, com início e término graduais, durante o mínimo de 1 minuto. Cada episódio de isquemia transitória deve ser separado do seguinte por pelo menos 1 minuto, durante o qual o segmento ST retorna à linha de base (regra 1 × 1 × 1).

A maior parte dos estudos com o Holter na monitorização da isquemia miocárdica foi realizada em pacientes já sabidamente coronariopatas ou vasculopatas. Assim, não existem evidências atuais de que o Holter forneça informações diagnósticas sobre pacientes assintomáticos sem doença coronariana ou arterial periférica definida, e o método não deve ser usado rotineiramente para o rastreamento ou diagnóstico de doença coronariana em populações não selecionadas. Adicionalmente, embora o Holter forneça informações complementares à ergometria, a acurácia desta última é superior na avaliação diagnóstica da doença arterial coronariana. A indicação do Holter está restrita a casos de pacientes com dor torácica ou no pré-operatório de cirurgia vascular no qual o paciente não possa caminhar, como alternativa ao método de imagem (cintilografia de perfusão miocárdica ou eco de estresse, métodos de escolha nesta situação). Uma indicação

Quadro 8.2 Significado das Arritmias Assintomáticas em Pacientes Submetidos ao Holter

Arritmia Assintomática	Significado	
	Noturna	**Diurna**
Parada sinusal	Nenhum se < 3,5 segundos	Sugestiva de doença do nó sinusal. Pode requerer avaliação se > 2,7 segundos
Pausas durante a fibrilação atrial	Nenhum	Pouca importância, mas depende da duração
Bloqueio AV de segundo grau Mobitz tipo I	Pouca importância	Observada em situações de elevado tono vagal, especialmente em atletas. Sugestiva de doença do sistema de condução AV importante se ocorre em outras situações
Bloqueio AV de segundo grau Mobitz tipo II e de terceiro grau	Requer avaliação adicional imediata	Achado importante, conduta imediata
Extra-sístoles isoladas (supraventriculares ou ventriculares) e em pares	Não significativa na ausência de cardiopatia estrutural Em algumas cardiopatias, as extra-sístoles ventriculares têm importância prognóstica	
Curtos episódios de arritmia atrial	Não significativos; pesquise causa se apropriado	
Taquicardia ventricular não-sustentada	Provavelmente não importante na ausência de cardiopatia, mas avaliação adicional está indicada Importância prognóstica naqueles com cardiopatia estrutural	
Taquiarritmias freqüentes e incessantes	Sempre importantes. Pacientes em risco de taquicardiomiopatia ou outras complicações (p. ex., acidente vascular cerebral na presença de fibrilação atrial)	

Fonte: Waktake JEP, John Camm A. Holter and event recording for arrhythmia detection. *In*: Zareba W, Maison-Blanche P, Locati EH. Noninvasive Electrocardiology in Clinical Practice. Futura, Armonk, NY, 2001: 3-30.

específica do Holter para este fim é a detecção da angina variante de Prinzmetal, quando o teste ergométrico é negativo (ver Quadro 8.1).

Isquemia miocárdica pode ser registrada ao Holter em 20 a 45% dos pacientes com angina de peito estável e em 30 a 40% daqueles com angina instável, embora 60 a 80% destes episódios sejam assintomáticos. Apesar de a presença de isquemia silenciosa ter impacto prognóstico nessas situações clínicas, o método não está indicado rotineiramente nesses pacientes.

ESTRATIFICAÇÃO DE RISCO

Como as medidas terapêuticas em cardiologia têm freqüentemente custo e riscos específicos, uma das tarefas primordiais do médico é definir, por meio de marcadores clínicos e laboratoriais, os pacientes com risco mais alto de morte ou complicações graves, candidatos a tratamentos medicamentosos ou por intervenção. O Holter é sabidamente útil na estratificação de risco de arritmias cardíacas e morte numa série de condições clínicas, já que fornece informações sobre a freqüência e a complexidade de arritmias ventriculares, sobre a presença de isquemia miocárdica em pacientes coronariopatas e sobre o controle autonômico cardíaco, através da variabilidade da freqüência cardíaca (VFC).

A análise da VFC parte do princípio de que, em condições normais, a freqüência cardíaca modifica-se em resposta a estímulos diversos, como exercício e estresse mental, ou mesmo em condições de repouso, flutuando em torno de uma média. Tal variabilidade relaciona-se, predominantemente, às alterações contínuas do balanço simpático-vagal, em resposta a mecanismos de controle cardiovascular. A VFC pode ser estudada por técnicas matemáticas que abordam as características estatísticas desta variação (domínio do tempo), que decompõe os diferentes ritmos envolvidos (domínio da freqüência) ou por métodos não-lineares, que utilizam métodos matemáticos avançados para descrever o comportamento da variabilidade da FC.

Os métodos estatísticos fornecem índices práticos de cálculo simples, que avaliam a dispersão dos intervalos entre os batimentos cardíacos em torno da média (como o SDNN – desvio padrão dos intervalos cardíacos normais) ou comparam a duração de ciclos adjacentes (como o RMSSD, que é a média dos valores absolutos das diferenças sucessivas, e o PNN50 – a porcentagem de intervalos cardíacos normais sucessivos com variação maior que 50ms). Enquanto o SDNN é produto de todas as influências autonômicas (principalmente parassimpáticas) e neuro-humorais sobre a VFC, o RMSSD e o PNN50 são resultado direto da influência vagal sobre o coração. Em modelos experimentais, a retirada do tono vagal diminui o limiar fibrilatório e predispõe a morte súbita. O valor prognóstico da redução dos índices do domínio do tempo da VFC está validado em diversos estudos retrospectivos e prospectivos, principalmente após o infarto agudo do miocárdio e na insuficiência cardíaca.

A análise do domínio do tempo, por meio da análise espectral da VFC, permite o estudo das diferentes divisões do sistema nervoso autônomo. Em registros de curta duração, reconhece-se que a variabilidade de alta freqüência (entre 0,15 e 0,40Hz) está relacionada quase que exclusivamente ao vago e à arritmia sinusal respiratória. A variabilidade concentrada entre 0,04 e 0,15Hz, de baixa freqüência, relacionada ao barorreflexo, tem origem simpática e/ou vagal, enquanto a relação baixa/alta freqüência seria um indicador do equilíbrio simpático-vagal. Apesar das vantagens teóricas e do potencial fisiopatológico da análise espectral da VFC, inexistem estudos clínicos demonstrando sua vantagem sobre índices convencionais do domínio do tempo.

Entre as técnicas mais novas, a mais promissora é o estudo da turbulência da freqüência cardíaca, método que avalia as modificações da freqüência cardíaca provocadas pelas extra-sístoles ventriculares. Após uma extra-sístole ocorrem, habitualmente, uma pausa compensatória e uma contração forçada subseqüente, ativando o barorreflexo e oscilações da freqüência cardíaca, fenômeno conhecido como turbulência da freqüência cardíaca. Esta oscilação, fisiológica, reduz-se numa série de condições patológicas, como na doença de Chagas e após o infarto, situação na qual tem elevado valor prognóstico.

Apesar do valor prognóstico comprovado da VFC, sua utilização não é indicada rotineiramente. O método depende do tratamento técnico cuidadoso do registro do Holter, com eliminação dos artefatos. Os índices só podem ser obtidos se o ritmo for sinusal e batimentos normais predominarem em pelo menos 85% do registro, excluindo-se pacientes com marcapasso ou arritmias persistentes, como a fibrilação atrial.

O valor preditivo positivo do método (isto é, a probabilidade de eventos caso a VFC esteja alterada) isoladamente é baixo, o que pode ser melhorado associando-o a outros preditores de risco, como a presença de taquicardia ventricular não-sustentada, depressão da fração de ejeção do VE e potenciais tardios ao ECG de alta resolução. Mesmo assim, o impacto da estratificação do risco arrítmico pelo Holter não está estabelecido, de modo que a estratificação de risco após o infarto (com disfunção do VE), na insuficiência cardíaca e na miocardiopatia hipertrófica é uma indicação classe IIb pelas diretrizes atuais (ver Quadro 8.1).

Avaliação da Resposta ao Tratamento Antiarrítmico por Drogas ou Dispositivos

A avaliação da resposta dos pacientes com arritmia ventricular aos antiarrítmicos convencionais foi uma indicação freqüente do Holter na década de 1980. Entretanto, algumas limitações importantes se impõem: (a) as arritmias apresentam substancial variabilidade diária, de forma que uma redução significativa do número de extra-sístoles deve ocorrer para que se possa dizer que tal variação não foi devida ao acaso; (b) vários estudos mostraram que a supressão da ectopia ventricular não é garantia de melhor prognóstico; (c) muitos pacientes podem apresentar arritmias potencialmente fatais sem apresentar arritmias assintomáticas em número significativo ao Holter de 24 horas. Assim, o Holter deve ser usado para avaliação da resposta terapêutica apenas naqueles pacientes que apresentam arritmia ventricular, freqüente e reprodutível, mas que necessitem de tratamento antiarrítmico medicamentoso. Na prática, muitos desses pacientes são na verdade candidatos ao desfibrilador implantável, que tem funções de memória e freqüentemente prescinde do Holter convencional para avaliar sua eficácia. São também indicações do Holter de 24 horas nos pacientes em tratamento antiarrítmico: a pesquisa de pró-arritmia, a documentação de arritmias sustentadas ou não-sustentadas assintomáticas e a avaliação da resposta da freqüência cardíaca nos pacientes com fibrilação atrial (ver Quadro 8.1).

O Holter é uma poderosa ferramenta auxiliar na avaliação do paciente portador de marcapasso ou de desfibrilador, especialmente quando este apresenta sintomas ou suspeita de disfunção (ver Quadro 8.1). Auxilia a programação de recursos fundamentais, como a resposta de freqüência cardíaca ao esforço e os mecanismos de resposta do dispositivo às arritmias espontâneas do paciente. Adicionalmente, documenta arritmias concomitantes ou o efeito de terapias medicamentosas adjuvantes. Embora muitos dos dispositivos modernos apresentem memórias internas e sejam capazes de armazenar eventos (registrados pelo paciente ou a partir de parâmetros pré-selecionados), o Holter ainda mantém um importante papel no manejo dos pacientes com marcapasso ou desfibrilador implantável.

REFERÊNCIAS BIBLIOGRÁFICAS

1. Crawford MH, Bernstein SJ, Deedwania PC et al. ACC/AHA Guidelines for Ambulatory Electrocardiography. *J Am Coll Cardiol* 1999; *34*(3): 912-48.
2. DiMarco JP, Philbrick JT. Use of ambulatory electrocardiographic (Holter) monitoring. *Ann Intern Med* 1990; *113*(1): 53-68.
3. Krahn AD, Klein GJ, Yee R, Skanes AC. Randomized assessment of syncope trial: conventional diagnostic testing versus a prolonged monitoring strategy. *Circulation* 2001; *104*(1): 46-51.
4. Malik M, Camm AJ. *Heart Rate Variability*. Armonk, NY: Futura, 1995. 583p.
5. Ribeiro AL, Schmidt G, Sousa MR *et al*. Heart rate turbulence in Chagas disease. *Pacing Clin Electrophysiol* 2003; *26*(1): 406-10.
6. Task Force of the European Society of Cardiology and the North American Society of Cardiac Pacing and Electrophysiology. Heart rate variability. Standarts of measurement, physiological interpretation, and clinical use. *Circulation* 1996; *93*: 1.043-65.
7. Zareba W, Maison-Blanche P, Locati EH. *Noninvasive Electrocardiology in Clinical Practice*. Armonk, NY: Futura, 2001. 488p.

CAPÍTULO 9

CONCEITOS BÁSICOS EM DOPPLER ECOCARDIOGRAFIA

Bráulio Muzzi Ribeiro de Oliveira

APLICAÇÃO CLÍNICA DA DOPPLER ECOCARDIOGRAFIA

O exame Doppler ecocardiografia fornece ao cardiologista informações valiosas relacionadas a possíveis alterações de ordem morfológica, funcional e hemodinâmica. Estes três aspectos de análise das diversas patologias estudadas devem estar sempre em mente quando da realização de um exame. Por meio destes aspectos, descreveremos um grupo de doenças cardiovasculares em que a Doppler ecocardiografia é de grande auxílio em seu diagnóstico e acompanhamento terapêutico.

Hipertensão Arterial Sistêmica

No estudo ecocardiográfico dos pacientes hipertensos encontramos, com freqüência, corações com espessura parietal aumentada. Este aumento de espessura costuma ocorrer de forma simétrica, envolvendo todas as paredes; contudo, em cerca de 6 a 18% dos pacientes hipertensos existe um aumento desproporcional da espessura septal (espessura septal/parede posterior > 1,3), sem se tratar de miocardiopatia hipertrófica. De acordo com o valor da massa calculada, podemos definir diferentes padrões de hipertrofia miocárdica. A massa miocárdica pode ser calculada tanto pelo exame bidimensional quanto pelo modo-M, sendo de rotina medida por este último através do corte paraesternal ao nível dos músculos papilares. Várias fórmulas podem ser empregadas, sendo as mais utilizadas:

De Devereux: $1,04[(VED + SIV + PP)^3 - VED^3] \times 0,8 + 0,6$

Convenção de Penn: $1,04[(VED + SIV + PP)^3 - VED^3] - 13,6$

onde VED é o ventrículo esquerdo em diástole, SIV é o septo interventricular e PP é a parede posterior.

O valor da massa normal é de até $134g/m^2$ (homens) e $110g/m^2$ (mulheres). Quando os valores forem normais, mas a espessura miocárdica estiver acima de 11mm, caracteriza-se o padrão de remodelamento concêntrico, no qual existe uma desproporção entre a espessura miocárdica aumentada e o diâmetro do ventrículo esquerdo (VE) reduzido, com uma relação espessura da parede posterior/diâmetro do VE (Th/R) > 0,45. Caso a massa esteja verdadeiramente aumentada e Th/R esteja acima de 0,45, o diagnóstico é de hipertrofia concêntrica. As hipertrofias excêntricas apresentam massa miocárdica aumentada e ventrículos dilatados, com relação Th/R inferior a 0,45. Neste último caso, a hipertrofia costuma ser inadequada, ou seja, há aumento no estresse sistólico parietal (segundo a lei de Laplace, estresse parietal = pressão × raio/2 × espessura parietal).

Segundo os estudos de Framingham, cada aumento de $50g/m^2$ na massa miocárdica está associado a um risco relativo de mortalidade de 1,73, e os parâmetros de hipertrofia guardam relações diferentes com este risco. Mesmo o grupo de remodelamento concêntrico, cuja massa miocárdica não está aumentada, apresenta risco relativo de 2,56, quando comparado ao grupo com geometria ventricular normal.

Na avaliação da função sistólica do VE em pacientes hipertensos e com hipertrofia, comumente encontramos índices de fração de ejeção supranormais, o que pode dever-se ao estresse sistólico reduzido pelo grau de hipertrofia inapropriada – ou exagerada para o estresse sistólico imposto –, levando a uma redução exagerada da carga de estresse sistólico e conseqüente aumento global da contratilidade. A inadequação de uma hipertrofia ao estresse sistólico imposto por um grau de hipertensão arterial leva à descompensação da função sistólica ventricular com progressivas dilatação e deterioração da função contrátil. Assim, podemos observar pacientes que se apresentam com padrões de VE que variam desde um quadro de hipertrofia tipo remodelamento concêntrico, com cavidade reduzida e hipercontratilidade de suas paredes, até hipertrofia excêntrica, com dilatação ventricular e hipocinesia difusa de suas paredes.

Apesar de apresentar um grau de correlação mais fraco do que a hipertrofia, a dilatação do átrio esquerdo (AE) também se associa à hipertensão arterial sistêmica. A disfunção diastólica do VE já foi descrita por inúmeros trabalhos, podendo ou não estar associada à hipertrofia ventricular. Achado comum a várias outras cardiopatias, e de aparecimento habitualmente precoce, a disfunção diastólica do VE apresenta-se sob quatro formas distintas e com significado evolutivo em termos de gravidade: relaxamento diastólico anormal, padrão pseudonormal, padrão restritivo reversível e padrão restritivo irreversível.

Na disfunção diastólica de primeira fase, relaxamento anormal, observamos ao estudo do fluxo mitral um prolongamento do tempo de relaxamento isovolumétrico ventricular (TRIV), um prolongamento do tempo de desaceleração da onda E e uma inversão da relação ondas E/A – que fica menor do que 1 (Fig. 9.1).

Com a evolução da disfunção, ocorrerá elevação da pressão atrial esquerda, repercutindo sobre o espectro do fluxo mitral ao Doppler, com uma inversão de todas aquelas alterações descritas na primeira fase, passando o fluxo mitral a apresentar características absolutamente normais. Para identificação desta fase (segunda fase ou pseudonormal), pode-se realizar a manobra de Valsalva – que reverte as alterações para aquelas da fase 1 –, analisar o fluxo de veias pulmonares ou usar o estudo do Doppler tecidual ou o *color M-mode* do fluxo diastólico intraventricular. Pela análise do fluxo de veias pulmonares, identificam-se uma predominância da velocidade do fluxo diastólico em relação ao sistólico (o contrário do normalmente encontrado em adultos) e aumento da velocidade e da duração da onda de reverso atrial. Ao Doppler tecidual do segmento basal no nível do anel valvar mitral, detectam-se uma diminuição da velocidade da onda E' e inversão da relação E'/A', que passa a ser < 1. A velocidade do fluxo intraventricular ao *color M-mode* acha-se reduzida.

Nas terceira e quarta fases da disfunção diastólica, em que há diminuição significativa da complacência ventricular, determinando restrição ao seu enchimento, observamos, ao fluxo mitral, alterações determinadas pelas elevadas pressões no interior do AE e de enchimento do VE: encurtamento do TRIV, encurtamento do tempo de desaceleração da onda E e aumento da relação ondas E/A – que fica maior do que 2. O fluxo de veias pulmonares, *color M-mode* do VE e Doppler tecidual apresentam intensificação das alterações descritas no padrão pseudonormal, com redução importante da velocidade das ondas E' e A' ao Doppler tecidual.

Insuficiência Coronariana

As alterações regionais da contração ventricular representam o aspecto fundamental do diagnóstico da cardiopatia isquêmica. A manifestação imediata de isquemia miocárdica é representada por diminuição ou desaparecimento da contração parietal e do espessamento sistólico, mesmo antes da ocorrência de alterações no segmento ST do eletrocardiograma ou da manifestação de sintomas. Normalmente, a contração miocárdica se dá com um espessamento parietal superior a 40%. Hipocinesia é definida quando este espessamento é inferior a 30%, e acinesia, quando inferior a 10%.

A partir da correlação do segmento acometido com a área de irrigação das coronárias, podemos inferir qual o território coronariano acometido (Fig. 9.4). Segundo o modelo proposto pela ASE (American Society of Echocardiography), dividimos o VE em 16 segmentos relativos às seis paredes e aos três níveis em que se encontram – basal, medial e apical (Fig. 9.2).

Na presença de infarto agudo do miocárdio acompanhado de choque, devem-se pesquisar as possíveis complicações mecânicas: ruptura de músculo papilar e comunicação interventricular (CIV). A primeira acomete o músculo pósteromedial seis a dez vezes mais freqüentemente do que o ântero-lateral. O exame transtorácico bidimensional comumente detecta a movimentação em *flail*, ou ampla, do folheto mitral para o interior do átrio esquerdo em sístole, acompanhado de pedaço do músculo papilar roto. Às vezes, o exame transesofágico pode ser necessário. O Doppler em cores evidencia e avalia a magnitude do jato regurgitante. A CIV surge como complicação em 1 a 3% de todos os infartos (Fig. 9.3), mais associada aos de localização ântero-septal e ocorrendo na primeira semana.

A ecocardiografia de estresse representa método importante de avaliação diagnóstica do paciente com suspeita de doença coronariana. Por meio de suas modalidades físicas e farmacológicas, provocamos indução de isquemia miocárdica e analisamos possíveis alterações contráteis a ela associadas. O aparecimento de um segmento hipocinético ou acinético,

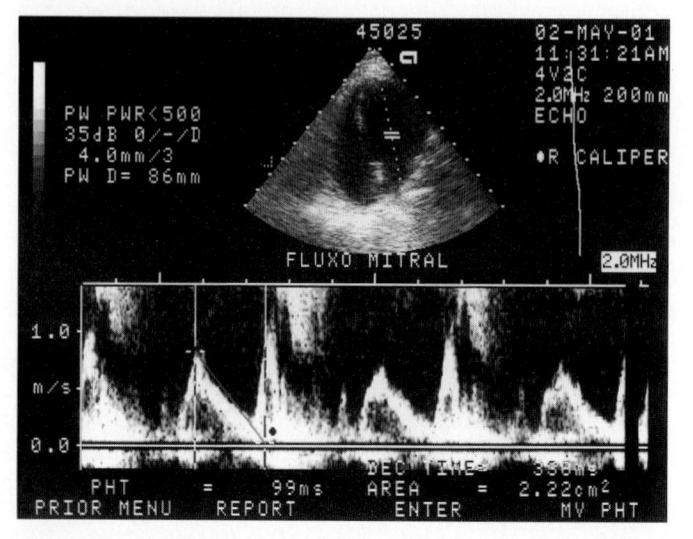

Fig. 9.1 Fluxo mitral ao Doppler pulsátil demonstrando padrão de relaxamento diastólico anormal do VE.

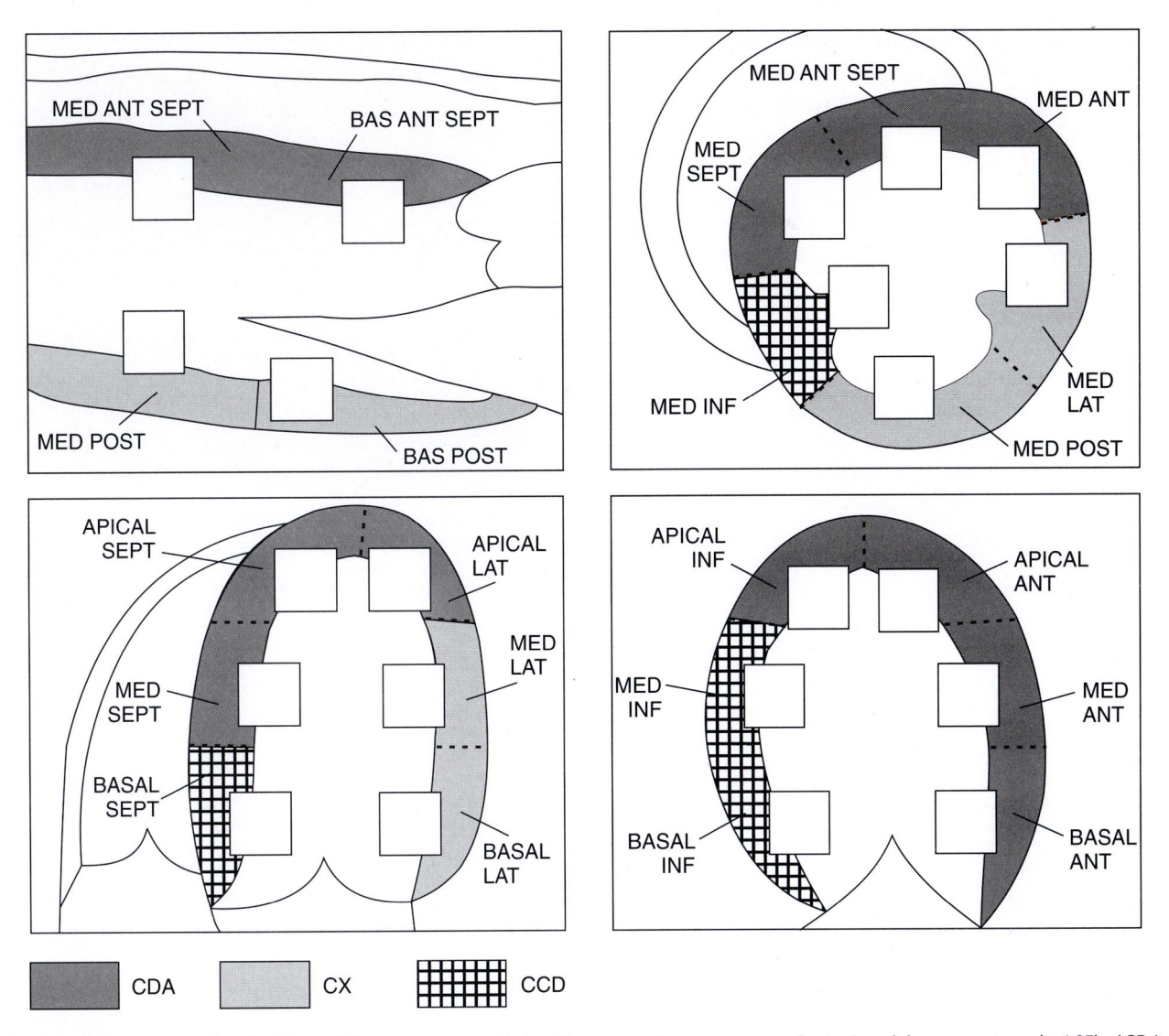

Fig. 9.2 Divisão das paredes do VE em 16 segmentos e a irrigação coronariana correspondente (modelo proposto pela ASE). (*CDA*: coronária descendente anterior; *CCD*: coronária direita; *CX*: coronária circunflexa.)

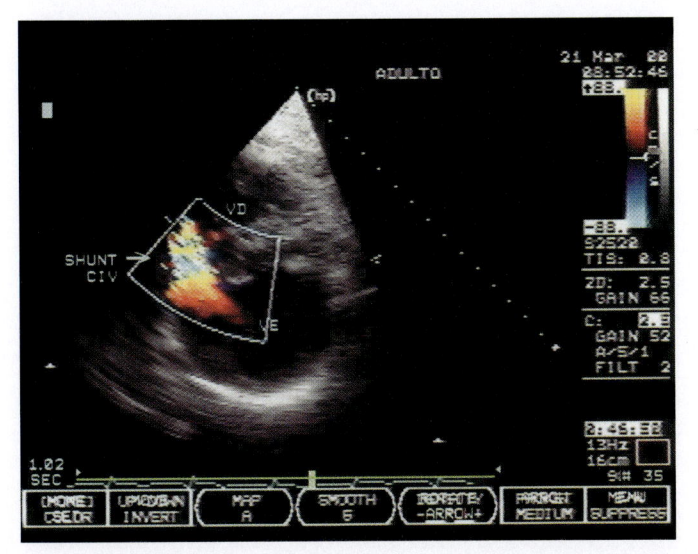

Fig. 9.3 CIV pós-infarto apresentando *shunt* VE-VD ao mapeamento de fluxo em cores.

cuja contratilidade era normal em repouso, representa o sinal diagnóstico de isquemia. Sua capacidade diagnóstica assemelha-se à dos exames de cintilografia miocárdica. No maior estudo comparativo, observaram-se sensibilidade e especificidade globais de 85 e 88% para o ecocardiograma de estresse sob esforço físico e de 85 e 81% para o estresse físico utilizando o tálio. As sensibilidades do ecocardiograma de estresse e da cintilografia com tálio sob esforço físico em pacientes uni, bi ou triarteriais foram, respectivamente, iguais a 58, 86 e 94% *versus* 61, 86 e 94%. O exame sob esforço físico pode ser realizado com a utilização da bicicleta ou da esteira. No caso da esteira, as imagens obtidas no repouso são comparadas àquelas obtidas imediatamente após o esforço e, no caso da bicicleta, as imagens podem ser obtidas durante o exercício. Os cortes utilizados para comparação são os de eixo longo paraesternal, eixo curto paraesternal, apical quatro e duas câmaras. Seu objetivo é que o paciente alcance a freqüência cardíaca submáxima esperada, caso não surjam complicações antes disso.

Caso seja possível a realização do esforço físico, podem-se usar drogas com mecanismos potencialmente indutores de isquemia. As mais freqüentemente utilizadas são a dobutamina e o dipiridamol. Em nosso meio, a dobutamina é a mais empregada, e o protocolo de exame consiste em infusão progressiva da dose a partir de 5 g/kg/min, seguidos de 10, 20, 30, 40 e até 50 g/kg/min com intervalos de 3 minutos entre elas. Caso não se atinja a FC submáxima prevista, pode-se injetar atropina com dose progressiva, variando de 0,25 a 1mg. O emprego da dobutamina para avaliação da viabilidade miocárdica em pacientes que já sofreram infarto do miocárdio segue protocolo com doses de infusão mais baixas, analisando-se a ocorrência de melhora da contratilidade sob estas doses. Em estudo comparativo com PET (tomografia com emissão de pósitrons), a ecocardiografia de estresse com dobutamina apresentou correlação para viabilidade em 79% dos segmentos estudados. Apresentou valor preditivo positivo de 62% e negativo de 89% para a recuperação da contratilidade de segmentos miocárdicos que sofreram infarto agudo recente e foram reperfundidos por meio de angioplastia coronariana ou cirurgia.

Valvopatias

A Doppler ecocardiografia cumpre importante papel diagnóstico na avaliação das valvopatias, tanto pela facilidade do método em estudá-las de forma não-invasiva como pelo número de informações que o método fornece. As etiologias mais comuns consistem em doença degenerativa, reumática ou congênita. Nas doenças valvares de origem degenerativa, existe espessamento valvar, com acometimento freqüente do anel e da base de implantação das cúspides, com possível sinal de calcificação – tanto na valva aórtica como na mitral. O grau de diminuição de mobilidade das cúspides pode ser avaliado pelo método uni ou bidimensional. Nas estenoses da valva mitral podemos, através da planimetria, ao estudo bidimensional transtorácico, medir a área valvar. Na estenose aórtica, esse tipo de medida é aceitável somente no estudo transesofágico. Ao modo-M e bidimensional, obtém-se as dimensões das câmaras e da espessura parietal que, somadas a outros dados, permitem a avaliação da repercussão hemodinâmica e a determinação do tempo de sua evolução. Na regurgitação aórtica aguda, o VE é de tamanho normal, achando-se aumentado na crônica.

O estudo dos fluxos por meio do Doppler possibilita a avaliação da repercussão hemodinâmica que a patologia valvar impõe ao coração. As medidas das velocidades de fluxo através das valvas e a utilização da equação de Bernoulli – **Gradiente = 4 × (velocidade do fluxo)^2** – possibilitam o cálculo dos gradientes de pico entre duas câmaras interpostas por uma valva estenótica. O gradiente médio é obtido a partir da determinação da integral do fluxo estenótico. Com a equação de Bernoulli pode ser calculada a pressão sistólica da artéria pulmonar, quando há regurgitação tricúspide (RT) passível de registro. Com o cálculo do gradiente sistólico entre o VD e o átrio direito (AD) pela medida da velocidade de pico da RT (Fig. 9.4), somando-se a este um valor estimado de pressão do AD, obtém-se a pressão sistólica da artéria pulmonar, desde que não haja estenose da via de saída do VD ou estenose pulmonar.

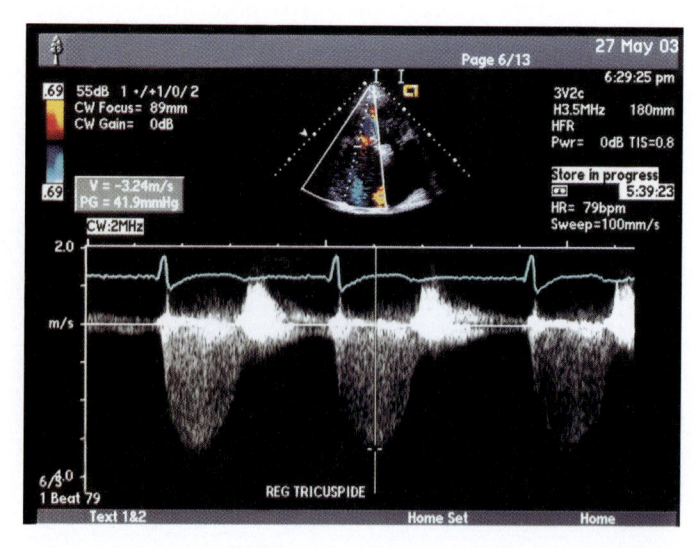

Fig. 9.4 Fluxo de regurgitação tricúspide ao Doppler contínuo de paciente com hipertensão arterial pulmonar apresentando velocidade aumentada (> 2,5ms).

A área valvar mitral também pode ser calculada de forma acurada pela medida da inclinação da rampa de desaceleração de seu fluxo diastólico (Fig. 9.5). Quanto mais prolongado for o tempo necessário para que o gradiente pressórico AE-VE caia pela metade – *pressure half time* (PHT) –, menos inclinada estará a rampa de desaceleração e mais grave será a estenose valvar. Sabendo-se que tal tempo será de 220ms para área valvar mitral igual a 1cm^2, a área valvar estudada pode ser calculada pela simples regra de três.

Para o cálculo das áreas valvares pode ser utilizada, também, a equação de continuidade, que se baseia no princípio de conservação de fluxo, segundo o qual, o que passa por

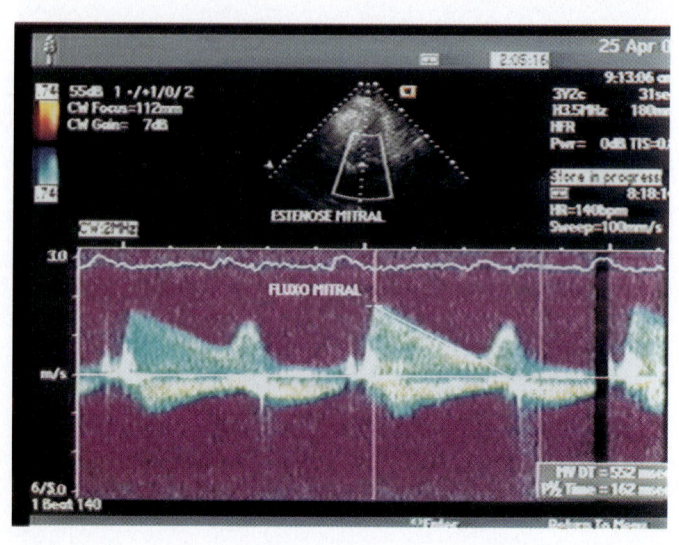

Fig. 9.5 PHT do fluxo valvar mitral.

determinado orifício deve passar por outro a jusante. Sendo assim:

$$AV_1 \times TVI_1 = AV_2 \times TVI_2;$$

onde AV é a área valvar e TVI é a integral de fluxo – velocidade × tempo.

Por esta equação, $AV_2 = AV_1 \times TVI_1/TVI_2$. O TVI_2 representa a integral do fluxo correspondente à lesão valvar que está sendo estudada e, após medida e cálculo da primeira parte da equação, facilmente se obtém a área da valva estudada.

O estudo das lesões regurgitantes utiliza o Doppler em cores e, caso não disponível, o rastreamento do fluxo regurgitante é realizado por meio do Doppler pulsátil. Nas regurgitações mitrais (RM), após identificação plena do jato ao Doppler em cores, podemos realizar a sua planimetria e calcular a sua área. Medindo-se a largura do jato de regurgitação em seu ponto de estrangulação máxima no nível do orifício regurgitante, estima-se a *vena contracta* – que apresenta boa correlação com a gravidade da lesão. O orifício regurgitante (ERO) pode ser calculado pelo método PISA (*proximal isovelocity surface area*). Por este método, partimos da análise do fluxo convergente e sua aceleração ao se aproximar do orifício regurgitante.

Calculada a área do orifício, pode-se calcular o volume regurgitante, multiplicando-se seu valor pela integral do fluxo regurgitante. Cálculos semelhantes podem ser feitos pelo método PISA para as insuficiências aórticas, porém com menos facilidade e acurácia menor.

Na avaliação da gravidade da regurgitação aórtica são utilizados os seguintes critérios: largura do jato regurgitante ao Doppler em cores em relação ao diâmetro da VSVE, intensidade do sinal do fluxo regurgitante ao Doppler contínuo, estimativa do PHT do jato de insuficiência aórtica por meio de seu registro ao Doppler contínuo e fluxo reverso diastólico significativo no nível da aorta descendente por meio do Doppler pulsátil (Fig. 9.6).

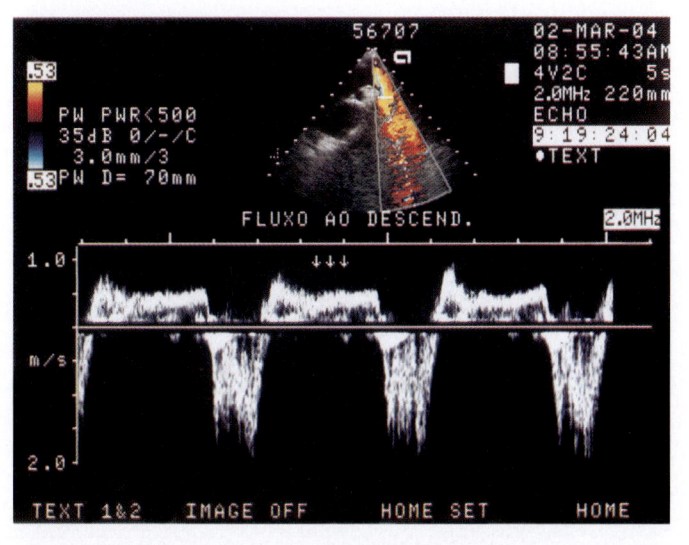

Fig. 9.6 Presença de fluxo reverso holodiastólico em aorta descendente, indicando regurgitação aórtica significativa.

Critérios de gravidade ao estudo ecocardiográfico das lesões valvares:

Estenose mitral	Estenose aórtica
1. Área valvar calculada ≤ 1cm²	1. Velocidade de pico do fluxo aórtico ≥ 4,5m/s
2. Gradiente transvalvar médio ≥ 10mmHg	2. Gradiente transvalvar médio ≥ 50mmHg
3. PHT ≥ 220ms	3. Área valvar aórtica ≤ 0,75cm²
	4. TVI aórtico/TVI (via de saída do VE), ≤ 0,25

Regurgitação mitral

Critérios definitivos	Sugestivos
1. Evidências ao exame bidimensional de sinais de rotura do aparelho subvalvar	1. Área da RM ao Doppler em cores ≥ 40% em reação à área do AE
2. ERO ≥ 0,40cm², volume regurgitante ≥ 60mL; fração regurgitante ≥ 55%	2. Sinal do Doppler contínuo da RM denso e espectro da curva com morfologia triangular
3. Largura da *vena contracta* ≥ 0,7cm	3. Velocidade da onda E do fluxo mitral ≥ 1,5cm/s para valva nativa
4. Presença de reverso sistólico no fluxo de veia pulmonar	4. Dimensão diastólica do VE ≥ 70mm
5. Jato da RM ao Doppler em cores circundando a parede atrial e atingindo o "teto" do AE	5. Tamanho do AE ≥ 55mm

Regurgitação aórtica

1. AO/diâmetro da VSVE ≥ 60%
2. Largura da *vena contracta* ≥ 0,6cm
3. PHT da IAO ≤ 200ms
4. Reverso holodiastólico em aorta descendente
5. ERO ≥ 0,3cm²; volume regurgitante ≥ 60mL; fração regurgitante ≥ 50%
6. Dimensão diastólica do VE ≥ 75mm (nas IAO crônicas)

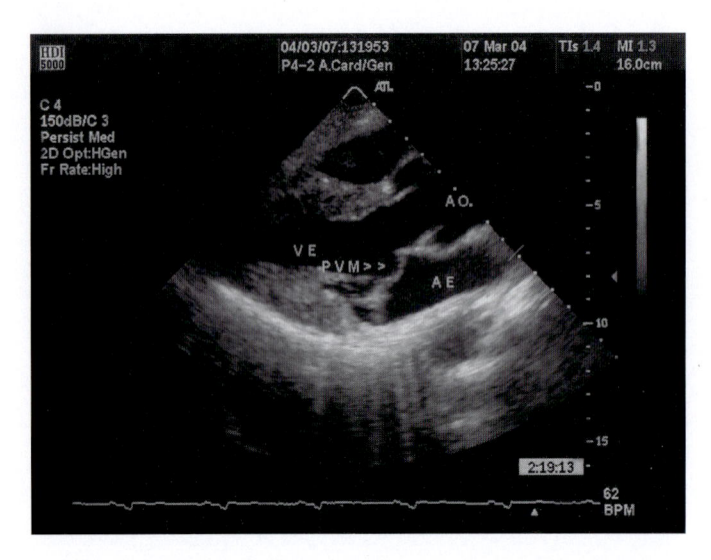

Fig. 9.7 Prolapso de valva mitral ao eixo longo paraesternal.

O prolapso valvar mitral representa motivo freqüente de estudo ecocardiográfico. O diagnóstico, segundo o critério mais aceito de Levine, deve ser estabelecido somente ao corte paraesternal eixo longo, quando há um deslocamento sistólico de uma ou de ambas as cúspides para o interior do AE além de 2mm do plano do anel valvar (Fig. 9.7). Outros critérios são também aceitos como diagnóstico de prolapso: movimentação sistólica posterior da valva mitral ao modo-M, movimentação sistólica posterior da valva mitral visibilizada em qualquer corte e associada a espessamento característico de degeneração mixomatosa ou mesmo quando observado somente ao corte apical quatro câmaras, desde que a borda de coaptação das cúspides esteja também deslocada.

Miocardiopatias

O termo miocardiopatia, conforme definido pela OMS em 1995, significa doença do miocárdio associada a disfunção cardíaca. Como tal, sua etiologia é diversa e sua classificação se resume a quatro tipos de patologias: miocardiopatia dilatada, miocardiopatia hipertrófica, miocardiopatia restritiva e miocardiopatia arritmogênica do VD.

No estudo ecocardiográfico das miocardiopatias dilatadas, identificamos VE com dimensões aumentadas e disfunção sistólica associada. Os átrios e o VD podem também estar aumentados de tamanho, e pode-se identificar trombo intracavitário. A massa miocárdica encontra-se comumente aumentada. A análise da contratilidade do VE demonstra alterações difusas. Na cardiopatia chagásica encontram-se, com freqüência, alterações segmentares da contratilidade, com acinesia ou aneurisma apical do VE e hipocinesia/acinesia de sua parede posterior. Ao modo-M, podem-se encontrar alterações da movimentação da valva mitral: presença do ponto B, como sinal de pressão diastólica final do VE aumentada, e distanciamento aumentado do ponto E ao septo interventricular – sinal de disfunção sistólica com baixo fluxo transvalvar.

Com o estudo pelo modo-M ou bidimensional estimam-se os índices sistólicos de fração de ejeção, fração de encurtamento e volumes ejetado e sistólico final. A análise bidimensional (área da VSVE) associada ao Doppler de fluxo (TVI do fluxo de VSVE) possibilita o cálculo do débito cardíaco.

O estudo do fluxo mitral e de veias pulmonares com o Doppler pulsátil pode avaliar a função diastólica do VE, que demonstra grande correlação com a classe funcional do paciente e seu prognóstico. Pacientes que apresentam padrão restritivo cursam com classe funcional mais avançada e têm prognóstico mais reservado.

A dilatação do anel valvar mitral costuma ocorrer, determinando regurgitação mitral. O achado de regurgitação tricúspide nos permite estimar as pressões sistólicas de artéria pulmonar, e seu aumento está associado a pior prognóstico.

A miocardiopatia hipertrófica apresenta característica de transmissão genética tipo autossômica dominante, causada por alterações na proteína ligada ao sarcômero, ocorrendo hipertrofia e desarranjo dos miócitos com perda do tecido conjuntivo. O diagnóstico deve ser feito por exclusão de outras patologias cardíacas ou sistêmicas capazes de determinar hipertrofia ventricular. A hipertrofia assimétrica do septo ocorre na maioria dos casos (75%), podendo ser exclusivamente de seu segmento basal (10 a 15%), simétrica com acometimento de todas as paredes (5%), apical (< 5%) ou da parede lateral (1 a 2%). Áreas de hipertrofia da parede do VD podem estar presentes. Seus achados ecocardiográficos incluem, além da hipertrofia desproporcional, alteração da textura miocárdica (hiper-refringência), obstrução da via de saída do VE com gradiente dinâmico e movimentação sistólica anterior da valva mitral (SAM) e regurgitação mitral.

Nenhum desses achados é patognomônico ou exclusivo da miocardiopatia hipertrófica, e nem todos devem estar presentes para que se estabeleça o diagnóstico. A obstrução dinâmica da via de saída do VE pode ocorrer como conseqüência da hipertrofia septal que leva à obliteração da via de saída durante a sístole, determinando um gradiente de pressão progressivo que, ao espectro do Doppler, surge com morfologia de foice. A SAM pode ser compreendida tanto como causa quanto como conseqüência dessa obstrução, estando sempre associada a esta e à regurgitação mitral.

As miocardiopatias restritivas caracterizam-se pelo achado de disfunção diastólica com o padrão de restrição ao enchimento ventricular. A função ventricular esquerda está normalmente preservada nas fases iniciais. Ao exame bidimensional observam-se átrios de tamanhos aumentados, devido à disfunção diastólica avançada, e ventrículos de dimensões normais. Apesar de comumente entendidas como miocardiopatias restritivas, as cardiopatias infiltrativas nem sempre o são. No estudo da endomiocardiofibrose, observamos obliteração dos ápices ventriculares por substância trombofibrótica, grande aumento biatrial, elevadas pressões atriais e hipertensão arterial pulmonar. Na amiloidose, a hipertrofia ventricular decorrente da deposição de substância amilóide determina progressiva alteração nas funções diastólica e sistólica, e o achado de padrão restritivo de disfunção diastólica (DT < 150ms) se associa a sobrevida média inferior a 1 ano.

Doenças do Pericárdio

Desde que Feigenbaun descreveu a utilidade clínica do exame ecocardiográfico no diagnóstico do derrame pericárdico, a ecocardiografia firmou-se como o exame de eleição para tal avaliação. Os derrames pericárdicos se apresentam como áreas de espaços livres de eco que separam o pericárdio visceral do parietal. Na ausência de septação, os derrames acumulam-se inicialmente em regiões posteriores do coração, espalhando-se para regiões apicais e anteriores conforme o volume aumenta.

Sua repercussão hemodinâmica, determinando tamponamento, pode ser avaliada pelo exame bidimensional através do sinal de colapso das paredes do átrio e do ventrículo direitos e ao estudo dos fluxos mitral e tricúspide com o Doppler pulsátil. Caso haja tamponamento, observa-se, ao fluxo mitral, fenômeno correspondente ao pulso paradoxal no exame clínico: variação respiratória das velocidades de fluxo, com diminuição importante da velocidade da onda E do fluxo mitral durante a inspiração. No fluxo tricúspide, observa-se o inverso: aumento importante da velocidade da onda E com a inspiração. Tal fenômeno hemodinâmico pode também ser apreciado nos quadros de pericardites constritivas.

Na ausência de derrame pericárdico, a definição de espessamento pericárdico pode ser difícil e de especificidade baixa, uma vez que a intensidade do brilho pericárdico está presente mesmo em situações de normalidade e se deve ao fenômeno físico de transição de meios com densidades muito diferentes.

O exame Doppler ecocardiográfico é útil, ainda, nos diagnósticos de agenesia de pericárdio, cisto pericárdico, metástases para o pericárdio e como guia para a realização de paracenteses.

Cardiopatias Congênitas

O uso da Doppler ecocardiografia no diagnóstico e na condução clínica do paciente portador de cardiopatia congênita representa uma de suas mais relevantes aplicações, tanto pelo caráter não-invasivo e inócuo do método – em substituição ao cateterismo – como por sua acurácia diagnóstica. A avaliação deve ser realizada de forma sistematizada e seqüencial, devendo-se sempre provar a condição de normalidade das conexões venoatriais, atrioventriculares e ventriculoarteriais. Deve-se sempre descrever e reconhecer as estruturas cardíacas por sua morfologia, em vez de reconhecê-las por sua posição cardíaca, já que esta pode estar alterada. O exame bidimensional define a morfologia, enquanto o mapeamento de fluxo em cores pesquisa a existência de possíveis *shunts*.

O Doppler pulsátil e contínuo permite a realização de cálculos de Qp/Qs (razão entre débitos pulmonar e sistêmico) e a estimativa da pressão arterial pulmonar – avaliação importante no estudo das cardiopatias associadas a hiperfluxo pulmonar.

Excluindo-se a valvopatia aórtica bicúspide, a comunicação interatrial (CIA) representa a cardiopatia congênita mais comumente encontrada, podendo ser de quatro tipos, que seguem a seguinte ordem decrescente de freqüência: tipo *ostium secundum*, tipo *ostium primum*, tipo seio venoso e tipo seio coronário. O exame ecocardiográfico transtorácico pode, na maioria das vezes, diagnosticar os dois primeiros com facilidade.

Entretanto, somente 70% dos casos dos defeitos tipo seio venoso, que ocorrem próximo à desembocadura da veia cava superior e freqüentemente se associam a drenagem anômala de veias pulmonares, podem ser diagnosticados ao exame transtorácico, tornando necessário o ecocardiograma transesofágico, especialmente em adultos, já que este apresenta alta sensibilidade no diagnóstico de todos os tipos de CIA. Além do achado do defeito do septo interatrial, podem-se encontrar aumento de câmaras direitas e movimentação anômala do septo IV (sobrecarga volumétrica do VD).

Os defeitos do septo interventricular (CIV) podem ser identificados ao exame ecocardiográfico transtorácico em mais de 90% dos casos. Dependendo de sua localização, podem ser classificados em perimembranoso, de via de saída, de via de entrada e musculares (trabeculares). Na avaliação de sua gravidade, devem ser estimados o seu tamanho, o tamanho das câmaras cardíacas esquerdas e a pressão em artéria pulmonar. Esta pode ser calculada a partir da regurgitação tricúspide – se houver – ou da diferença entre a pressão arterial sistêmica (medida pelo esfigmomanômetro) e o gradiente de pressão entre os ventrículos, obtido na curva de fluxo transeptal pelo Doppler contínuo.

Na avaliação de todas as outras cardiopatias congênitas, deve-se estar atento às possíveis associações de defeitos congênitos e seguir o padrão de análise segmentar seqüencial, para não negligenciar o diagnóstico de possíveis anormalidades.

INDICAÇÕES DA ECOCARDIOGRAFIA TRANSESOFÁGICA

Devido a sua alta resolução, o ecocardiograma transesofágico está indicado sempre que a janela transtorácica não for adequada. Além disso, está indicado em várias situações específicas, destacando-se as seguintes: pesquisa de vegetações em valvas nativas e próteses, pesquisa do mecanismo de disfunção de próteses valvares, pesquisa de fonte emboligênica em pacientes com isquemia cerebral ou de trombos em pacientes portadores de fibrilação atrial que serão submetidos a cardioversão, avaliação de massas intracardíacas, doenças da aorta, pesquisa de comunicação interatrial em pacientes adultos, dentre outras indicações.

REFERÊNCIAS BIBLIOGRÁFICAS

1. Feigenbaun H, Waldhausen JA, Hyde LP. Ultrasound diagnosis of pericardial effusion. *JAMA* 1965; *191*:107.
2. Gottdiener J. Hypertension: left ventricular hypertrophy, hypertensive heart disease, and the impact of echocardiographic data on treatment options, prognosis, and assessment of therapy. *In*: Otto CM. *The practice of clinical echocardiography*. Philadelphia, Pennsylvania, 1997: 521-47.
3. Klein AL, Hatle LK, Taliercio CP *et al*. Prognostic significance of Doppler measures of diastolic function in cardiac amyloidosis: a Doppler echocardiography study. *Circulation* 1991; *83*:808-16.
4. Levine RA, Stathogiannis E, Newell JB, Harrigan P, Weyman AE. Reconsideration of echocardiographic standards for mitral valve prolapse: lack of association between leaflet displacement isolated to the apical four chamber view and independent echocardiographic evidence of abnormality. *J Am Coll Cardiol* 1988; *11*:1.010-9.
5. Oh J, Seward JB, Tajik AJ. *The echo manual*. 2 ed. Mayo Foundation, Rochester, Minnesota: Lippincott Williams & Wilkins, 1999;153-67.
6. Ortiz JO. Prolapso da valva mitral. Influências de um termo ambíguo e de um estudo anatômico competente (editorial). *Arq Bras Cardiol* 1991; 57:13.
7. Pierard LA, De Landsheere CM, Berthe C, Rigo P, Kulbertus HE. Identification of viable myocardium by echocardiography during dobutamine infusion in patients with myocardial infarction after thrombolytic therapy: comparison with positron emission tomography. *J Am Coll Cardiol* 1990; *15*:1.021-31.
8. Rakowski H, Appleton C, Chan KL *et al*. Canadian consensus recommendations for the measurement and reporting of diastolic dysfunction by echocardiography. *J Am Soc Echocardiogr* 1996; *9*:736-60.
9. Vanovershelde JL, Marwick T, d'Hont AM *et al*. Delineation of myocardial viability with low-dose dobutamine-stress echocardiography in patients with chronic ischemic left ventricular dysfunction [abstract]. *Circulation* 1993; *88*:I-111.
10. Zoghbi WA, Enriquez-Sarano M, Foster E *et al*. Recommendations for evaluation of the severity of native valvular regurgitation with two-dimensional and Doppler echocardiography. *J Am Soc Echocardiogr* 2003; *16*:777-802.
11. Weyman AE. *Principles and practice of echocardiography*. 2 ed. Pennsylvania: Lea & Febiger, 1994:800.

CAPÍTULO 10

MONITORIZAÇÃO AMBULATORIAL DE PRESSÃO ARTERIAL (PA) DE 24 HORAS E RESIDENCIAL DA PA

Márcio Kalil

INTRODUÇÃO

Desde que, em 1733, o Reverendo Stephen Hales, após introduzir uma cânula de vidro na artéria de uma égua, observou a característica oscilatória da coluna de sangue que ascendia no tubo e correlacionou-a ao estado nutricional e de saúde do animal, ficou evidente a variabilidade da pressão arterial (PA). A PA varia devido à interação de diversos fatores, sejam eles neuro-humorais, comportamentais e ambientais. Esta variação é contínua, de momento a momento, de batimento a batimento, e reflete as atividades do indivíduo, bem como os estados de alerta, excitação, alimentação e medicamentoso. Nos pacientes hipertensos, essa variabilidade da PA apresenta amplitude maior que nos indivíduos normais. Nota-se também que, no período de vigília, os valores da PA são maiores que aqueles obtidos durante o sono; entretanto, em algumas condições patológicas, este padrão pode se inverter. A medida da pressão arterial no consultório, apesar de considerada procedimento padrão para o diagnóstico de hipertensão arterial e para o seguimento de pacientes hipertensos, está sujeita a inúmeros fatores de erro, dos quais o mais importante é a influência do observador. Além disso, tal medida propicia um número reduzido de leituras, que não apresentam boa reprodutibilidade ao longo do tempo, não espelhando a variabilidade já citada. Novos métodos surgiram para melhor avaliar este comportamento variável da PA em períodos predeterminados. Dentre eles destacam-se: medidas repetidas casuais da pressão arterial e monitorização ambulatorial (MAPA) e/ou residencial da pressão arterial (MRPA). A descrição das técnicas, indicações, limitações e demais características da MAPA e da MRPA serão motivo de análise nos tópicos a seguir.

MONITORIZAÇÃO AMBULATORIAL DA PRESSÃO ARTERIAL (MAPA) DE 24 HORAS

Características, Indicações e Limitações da MAPA

A MAPA caracteriza-se por ser método não-invasivo e automático da medida da PA, permitindo obter um grande número de medidas, usualmente em 24 horas, possibilitando ainda a avaliação pressórica durante várias atividades e no sono. Entretanto, deve ser salientado que, atualmente, não existem evidências comprovadas de melhor avaliação de desfechos primários com a MAPA que com as medidas casuais da pressão arterial. A MAPA é útil na avaliação de algumas situações, como hipertensão do jaleco branco, hipertensão resistente ao tratamento, hipertensão arterial episódica, suspeita de episódios de hipotensão arterial e avaliação da eficácia da terapia anti-hipertensiva. Entretanto, algumas condições podem limitar e até contra-indicar a utilização da MAPA. As principais limitações ao seu uso são: distúrbios no trabalho e no sono, presença de arritmias cardíacas, presença de hiato auscultatório, síndromes hipercinéticas, doença de Parkinson, atividades diárias com grande vibração, grandes obesos e braços que não permitam o ajuste adequado do manguito.

Métodos, Técnicas e Equipamentos para Obtenção da Pressão Arterial nas 24 Horas

Existem dois métodos para obtenção da medida da PA, os diretos e os indiretos. Quando se fala em MAPA, o método utilizado é o da medida indireta da pressão arterial. Estas medidas indiretas podem ser obtidas pelo método auscultatório ou oscilométrico, sendo este último o mais utilizado atualmente pela MAPA. A técnica se caracteriza por medidas intermitentes, a cada 15 ou 20 minutos, não sendo possível a medida pressórica durante atividade física significativa.

Quanto aos equipamentos a serem utilizados, devemos considerar se o mesmo é validado por conhecidos institutos, como a British Hypertension Society (BHS) ou a US Association for the Advancement of Medical Instrumentation (AAMI). Outros fatores a considerar incluem o custo, as informações dos *softwares* e manuais e os custos de manutenção, a garantia e a disponibilidade de assistência técnica.

Protocolo para Realização do Exame

a. Realizar o exame num dia representativo das atividades do paciente.
b. O manguito deve ter largura apropriada para o braço do paciente e deve ser colocado no braço não-dominante, preferencialmente. Devemos medir a PA em ambos os braços antes do exame. Deve ser usado o braço dominante, se este tiver uma diferença de pressão maior que 10mmHg em relação ao não-dominante.
c. A programação deve ser de leituras a cada 15 ou 20 minutos durante o período diurno (7 às 22:00h) e a cada 20 ou 30 minutos no período noturno. Devem ser obtidas, no mínimo, 14 leituras de vigília e sete durante o sono.
d. Fazer duas medidas de teste e manter o visor do aparelho desligado, não permitindo a leitura dos dados pressóricos pelo paciente.

Explicações ao Paciente Antes do Procedimento

a. Tomar banho antes do exame, pois não será permitido banho durante o tempo em que estiver com o aparelho.
b. Explicar como desinsuflar o aparelho manualmente e como acionar manualmente em caso de sintomas.
c. Manter o braço imóvel e relaxado ao longo do corpo durante as medidas.

d. Encorajar o paciente a manter suas atividades normais durante o exame.
e. Não se deitar sobre o braço que está com o manguito instalado.
f. Anotar no diário os seguintes dados: hora que acordou, dormiu, sintomas, atividades durante o exame e medicações usadas com seus respectivos horários.

Reprodutibilidade do Método

Para a população de indivíduos normotensos e hipertensos, independentemente do sexo ou da idade, a MAPA é um exame que apresenta boa reprodutibilidade. Os valores da pressão arterial sistólica, diastólica e média, bem como a freqüência cardíaca obtida em 24 horas, vigília e sono, apresentam resultados semelhantes em exames consecutivos realizados em curto intervalo de tempo.

A maioria dos pacientes apresenta diminuição da pressão arterial durante o sono. A variação da pressão arterial entre os períodos de sono e vigília também apresenta boa reprodutibilidade quando considerada como variável contínua.

Valores de Normalidade para as Pressões Obtidas com a MAPA

À semelhança da medida casual da pressão arterial, os critérios de normalidade dos valores de pressão na MAPA são arbitrários. No Quadro 10.1, descrevemos os valores considerados normais, intermediários e anormais. O estudo PAMELA, por meio da análise de 1.651 indivíduos, buscou determinar os valores pressóricos médios domiciliares e ambulatoriais e sua distribuição em relação à pressão arterial clínica, numa população italiana. É importante salientar que não existem estudos longitudinais com o uso da MAPA na população brasileira.

As médias sistólicas e diastólicas na vigília apresentam, geralmente, valores mais elevados, quando comparados aos obtidos por medida casual, enquanto as médias pressóricas sistólicas e diastólicas durante o sono mostram valores inferiores àqueles obtidos casualmente.

CRIANÇAS

Dados de MAPA em crianças têm demonstrado boa correlação com idade cronológica, altura, peso e freqüência cardíaca, além de boa reprodutibilidade. Apresenta o mesmo padrão vigília/sono que o adulto.

Num estudo comparativo do perfil pressórico de vigília e sono, através do uso da MAPA, demonstrou-se que crianças e adolescentes hipertensos apresentam médias pressóricas mais elevadas, com perfil pressórico de 24 horas semelhante ao de seus pares normotensos. Para cálculo das cargas pressóricas de vigília utilizam-se, como limite superior de normalidade, o percentil 95 para sexo e idade da curva de referência da pressão arterial casual e valores 10% menores para as pressões de sono.

Quadro 10.1 Valores de Normalidade para a MAPA

Média da Pressão	Normal	Intermediário	Anormal
SISTÓLICA			
Vigília	<135	135~140	>140
Sono	<120	120~125	>125
24 horas	<130	130~135	>135
DIASTÓLICA			
Vigília	<85	85~90	>90
Sono	<75	75~80	>80
24 horas	<80	80~85	>85

Contudo, a avaliação pela MAPA de crianças e adolescentes com doenças de base com risco associado de desenvolvimento de hipertensão arterial tem sido descrita como promissora em pacientes com diabetes melito tipo 1, doença policística autossômica dominante, na insuficiência renal crônica dialítica e em pacientes transplantados renais. Nessas situações clínicas, a MAPA tem-se mostrado mais útil para diagnóstico e manejo da hipertensão arterial que a pressão arterial de consultório, por fornecer dados sobre alterações do perfil pressórico durante o sono, reclassificar pacientes quanto ao diagnóstico de hipertensão arterial obtido pela medida em consultório e apresentar maior correlação com o desenvolvimento de lesões de órgãos-alvo.

GRÁVIDAS

A maioria dos estudos de parâmetros circadianos da pressão arterial durante a gravidez demonstra a preservação do padrão vigília-sono e a variabilidade global semelhante àquela observada em mulheres não-grávidas. Igualmente, observa-se diminuição linear da pressão arterial sistólica, diastólica e média até a 22ª semana de gestação, seguida por aumento progressivo até o dia do parto.

A possibilidade de antecipar o desenvolvimento de pré-eclâmpsia representaria o maior benefício que a MAPA poderia trazer à propedêutica na mulher gestante. Variações da pressão arterial na pré-eclâmpsia têm sido reconhecidas há muito tempo. Pensou-se que a atenuação ou inversão do padrão vigília-sono poderia ser um marcador precoce para determinação da pré-eclâmpsia, porém este dado apresenta baixa sensibilidade.

IDOSOS

A utilidade da MAPA na abordagem do idoso hipertenso permite uma avaliação mais criteriosa da labilidade pressórica e da variabilidade da pressão arterial sistólica, secundária à atenuação da resposta dos barorreceptores, à disautonomia e ao enrijecimento arterial decorrentes do envelhecimento. Esta variabilidade aumentada e uma maior pressão de pulso, determinada pela diferença entre a PAS e a PAD, podem estar diretamente relacionadas ao maior risco de desenvolvimento de doença cerebrovascular, mais prevalente no idoso. Shimada e cols. demonstraram correlação entre infartos cerebrais lacunares à ressonância nuclear magnética e ausência ou grandes descensos da PA com o sono. Outro fato que merece citação é a maior prevalência de hipertensão do jaleco branco nos idosos variando de 35 a 42%. Devemos também ficar atentos ao risco de hipotensão iatrogênica com o uso de intensa medicação hipotensora. Sendo assim, a MAPA pode ser uma importante ferramenta na avaliação e no acompanhamento terapêutico do paciente idoso.

Fenômeno do Jaleco Branco

Os níveis da pressão arterial obtidos em consultório podem ser maiores, semelhantes ou menores que os obtidos em vigília pela MAPA. Essas diferenças eventuais possibilitam a classificação dos pacientes em duas diferentes categorias: hipertensão do jaleco branco ou normotensão do jaleco branco. Registra-se igualmente o efeito do jaleco branco. Conforme definições e valores expressos no Quadro 10.2, define-se cada situação específica.

HIPERTENSÃO DO JALECO BRANCO. A hipertensão do jaleco branco consiste na ocorrência de pressão arterial sempre alterada no consultório (maior que 140/90mmHg) em pelo menos três visitas consecutivas e normal em outras ocasiões (< 135/85mmHg). Para se estabelecer este diagnóstico é necessária a realização da MAPA.

A prevalência da HJB entre os pacientes com diagnóstico de hipertensão arterial (HA) depende do critério usado como valor do limite superior da normalidade. Entre pacientes com HA estágio 1, é de 20 a 40%. Estudos anteriores mostram valores de 12,1 a 53,2% de incidência.

Os fatores preditores independentes de HJB em pacientes com hipertensão estágio 1, segundo Verdecchia e cols., são: sexo feminino, não-fumantes e indivíduos com PA clínica limítrofe e índice de massa do ventrículo esquerdo (IMVE) normal; estes achados permitem identificar os pacientes com indicação de realização da MAPA. A HJB também é surpreendentemente comum acima dos 65 anos, incluindo pacientes com HA sistólica isolada. Parece ser também menos comum em obesos, apesar de este não ser um achado universal.

Quadro 10.2 Conceito, Classificação e Prevalência da Hipertensão, da Normotensão e do Efeito do Jaleco Branco

Classe	Conceito	Pressão de Consultório	Pressão de Vigília	Prevalência (%)
Hipertensão do jaleco branco	PA consultório > PA vigília	>140/90	<135/85	20~30
Normotensão do jaleco branco	PA consultório < PA vigília	<140/90	>140/90	10~20
Efeito do jaleco branco	PA consultório > PA vigília (>20/10mmHg)	Normotenso Hipertenso	Normotenso Hipertenso	

Pelo menos três mecanismos foram postulados para explicar a HJB: (1) resposta de alerta exagerada a um estímulo estressante; (2) a HJB seria um precursor da HA mantida; (3) uma resposta aprendida ou condicionada. Nenhum deles, até o presente momento, foi estabelecido como o mecanismo definitivo.

Estudos demonstraram que os pacientes com HJB apresentam disfunção endotelial, maior índice de massa de VE e até um maior nível de fatores de risco metabólicos e mortalidade maior ao fim do estudo, quando comparados ao grupo normotenso. Diante desses fatos, torna-se importante o tratamento não-medicamentoso, como modificação do estilo de vida, restrição moderada de sal, perda de peso, exercício regular, interrupção do tabagismo e correção da intolerância à glicose e da dislipidemia, como forma de prevenir possíveis complicações de longo prazo.

NORMOTENSÃO DO JALECO BRANCO. Recentemente, destacou-se um grupo de pacientes cuja pressão arterial é elevada pela MAPA, mas que apresenta valores normais na medida casual. Esta situação é conhecida como normotensão do jaleco branco (NJB). Tal fenômeno cresce em importância devido à possibilidade de não-diagnóstico de hipertensão numa parcela dos pacientes. Afinal, podemos evidenciar dois obstáculos para melhor elucidação da NJB. Primeiramente, sua detecção requer uma melhor estimativa da verdadeira PA, tal como as medidas pela MAPA, as quais poderão ser comparadas com as medidas de consultório. O problema, entretanto, reside no custo e na conveniência que limita dramaticamente o uso da MAPA na prática clínica. Em segundo lugar, a MAPA não é indicada para ser realizada em pacientes aparentemente sadios. Sendo assim, os pacientes com NJB são subdiagnosticados na prática clínica atual, até que uma seqüela secundária à elevação crônica da PA se manifeste. Além disso, alguns estudos vêm demonstrando implicações clínicas e fatores potencialmente preditores dessa condição. A prevalência da NJB situa-se entre 11 e 31%, de acordo com os vários estudos já publicados.

As características dos portadores de NJB diferem de acordo com os estudos avaliados; entretanto, como elo comum, ocorre em pacientes mais velhos, com maiores índices de massa corpórea, em tabagistas e com maiores níveis de creatinina. Também em pacientes consumidores de maiores quantidades de álcool, a prevalência da NJB foi maior e houve predomínio do sexo masculino, na razão de 1,5:1.

Esses pacientes apresentam IMVE significativamente mais elevado, bem como maior percentual de hipertrofia ventricular esquerda (HVE) que os pacientes normotensos, e essas alterações são semelhantes às dos pacientes portadores de hipertensão do jaleco branco (HJB). Além disso, alterações na espessura da parede carotidiana também se fazem presentes e semelhantes à de portadores de hipertensão arterial sustentada.

Estudos sugerem que uma monitorização ambulatorial de curta duração – 6 horas – poderá vir a ser útil e menos custosa para paciente, médico e sistema de saúde.

À luz do conhecimento atual, a presença de NJB pode representar um grupo de alto risco. Estudos futuros, prospectivos e de longa duração, poderão determinar se essa condição está associada a índice elevado de eventos cardiovasculares. Futura pesquisa será também necessária para determinar se é custo-efetivo o uso mais sistemático da MAPA na detecção desse subgrupo de pessoas com normotensão.

EFEITO DO JALECO BRANCO. Caracteriza-se por uma elevação pressórica no consultório que não se apresenta em medidas realizadas no domicílio ou em medidas casuais. Este aumento pode estar ainda dentro da faixa da normalidade, ou seja, não se traduzindo numa hipertensão. Pode ocorrer tanto em pacientes normotensos como em hipertensos. No caso dos hipertensos, caracteriza-se por uma elevação de 20/10mmHg, respectivamente, na PAS e na PAD. É considerado uma reação de alarme, não se evidenciando maior risco para os portadores desse tipo de alteração. Pode estar relacionado à ansiedade na presença do médico, à semelhança do que se evidencia na hipertensão do jaleco branco.

Papel da MAPA na Avaliação Prognóstica em Pacientes Hipertensos

Por serem mais reprodutíveis e estimarem melhor a variável pressão arterial, os valores de pressão arterial obtidos pela MAPA se correlacionam mais fortemente com lesões de órgãos-alvo e morbidade e mortalidade que as medidas casuais da pressão arterial.

Os valores médios de pressão arterial sistólica e diastólica de 24 horas, de vigília e de sono apresentam correlação positiva com índice de massa de ventrículo esquerdo, lesões isquêmicas encefálicas e microalbuminúria. Em idosos, avaliados no estudo "Syst-Eur", a variável que apresentou melhor correlação com eventos cardiovasculares maiores, como acidente vascular encefálico, infarto agudo do miocárdio e óbito, foi a pressão arterial sistólica do sono, seguida da pressão arterial sistólica de 24 horas e da pressão arterial sistólica de vigília. O estudo de Ohasama encontrou achados semelhantes.

A intensidade da queda da pressão arterial durante o sono mostra correlação inversa com a massa de ventrículo esquerdo e microalbuminúria. Em relação a lesões isquêmicas encefálicas, os indivíduos com atenuação da queda no sono (<10%) ou com queda noturna exagerada (>20%) apresentam maior número de áreas isquêmicas à ressonância nuclear magnética cerebral.

A variabilidade da pressão arterial estimada pelo desvio padrão (coeficiente de variação percentual) de medidas contínuas da pressão arterial batimento a batimento apresenta correlação positiva com lesões de órgãos-alvo. Entretanto, por possível limitação da MAPA, essa associação não foi demonstrada com o desvio padrão obtido pela MAPA de 24 horas.

Avaliação dos Dados Obtidos com a MAPA

Para análise dos dados obtidos com a MAPA é necessário, inicialmente, avaliar a qualidade do exame. Os dados obtidos e avaliáveis são: médias pressóricas; diferenças de pressão vigília-sono; correlações entre pressões e atividades, sintomas e medicamentos; presença de picos tensionais e episódios de hipotensão. Outros parâmetros são obtidos, mas, ou não existem critérios definitivos para a sua interpretação, como pressão arterial média, pressão de pulso e variabilidade, ou são mal estimados pelos equipamentos disponíveis, tais como freqüência cardíaca e, finalmente, aqueles que têm importância clínica limitada, como, por exemplo, a carga pressórica.

Validade do Procedimento

Um estudo analisando a validade do exame concluiu que o número mínimo de medidas necessárias em 24 horas deveria ser de, pelo menos, uma medida a cada 30 minutos. Considerando-se uma perda média de 20%, recomenda-se a realização das medidas, no mínimo, a cada 20 minutos durante a vigília e a cada 30 minutos no período de sono. A exigência mínima é de pelo menos 14 medidas na vigília e sete durante o sono. Em determinadas situações, como se houver perda de medidas em horários não-relevantes, a juízo clínico, um número de medidas abaixo do preconizado pode ser aceitável.

Médias de Pressão Arterial

Dentre os parâmetros obtidos pela MAPA, as médias de pressão arterial são os melhores dados a serem analisados, por apresentarem maiores índices de correlação com diagnóstico, lesão em órgãos-alvo e prognóstico cardiovascular, tendo sido o único parâmetro relacionado à mortalidade, de acordo com o estudo de Ohkubo e cols. A análise dos períodos de 24 horas, vigília e sono é considerada essencial para avaliação das médias de pressão (ver Quadro 10.1).

Diferenças de Pressão Vigília-Sono

Para a definição dos períodos de vigília e sono é fundamental a anotação precisa dos horários em que o indivíduo submetido ao exame dormiu e acordou. Estes dados devem estar claramente anotados no diário de atividades.

A referência, pelo paciente, de sono intensamente perturbado na vigência do exame deve ser considerada no momento da interpretação das variações das pressões vigília-sono.

Usualmente, encontra-se queda da pressão sistólica e diastólica durante o sono, se comparado ao período de vigília. Observou-se em hipertensos que uma queda inferior a 10% relacionava-se a pior prognóstico cardiovascular. Em indivíduos normotensos, a ausência de queda da pressão arterial durante o sono não tem significado clínico confirmado. Há evidências, em idosos hipertensos com descenso superior a 20%, de aumento de risco cardiovascular, especialmente para a ocorrência de acidente vascular encefálico.

Vale lembrar que tanto a inversão do comportamento fisiológico da pressão vigília-sono como a ausência de queda podem estar relacionadas a determinadas situações, como distúrbio do sono provocado pelo exame, controle inadequado da pressão em pacientes tratados, em algumas situações, de hipertensão secundária, apnéia do sono, disautonomia e uso de algumas drogas, como a ciclosporina.

Correlações de Pressões com Atividades, Sintomas e Uso de Medicamentos

Para a devida análise desses itens, é essencial o preenchimento detalhado do diário de atividades, sendo de grande importância a anotação dos horários em que o paciente dormiu e acordou, usou medicamentos ou bebidas alcoólicas, café e tabaco. A presença de sintomas, o horário de trabalho e as atividades físicas também precisam ser detalhadamente descritos.

Picos Hipertensivos e Episódios de Hipotensão

Elevações significativas da pressão arterial de forma progressiva, em pelo menos duas medidas, atingindo um pico claramente acima das variações anterior e posterior, configuram pico hipertensivo. Vale a pena ressaltar que valores elevados e isolados, na maioria das vezes, representam artefatos e, portanto, não têm significado.

Episódios sintomáticos de diminuição da pressão arterial podem ser importantes, especialmente nas seguintes situações: ação medicamentosa, síncope, lipotímia pós-prandial em idosos, hipotensão postural, disautonomia e diabetes melito, entre outros. Medidas isoladas e assintomáticas de diminuição acentuada da PA também podem ser decorrentes de artefatos técnicos.

Pressão Arterial Média, Pressão de Pulso e Variabilidade

A pressão arterial média é obtida pelo exame, com aplicabilidade restrita à pesquisa clínica.

A despeito da grande importância clínica que se tem dado à pressão de pulso, com base nas medidas casuais, com fortes evidências de implicações prognósticas, não há, até o momento, critérios para a interpretação deste parâmetro pela MAPA.

Sabe-se que a variabilidade da pressão arterial tem grande correlação prognóstica com eventos cardiovasculares e desenvolvimento de lesão em órgãos-alvo. Entretanto, a avaliação apropriada da variabilidade só é possível por meio do registro contínuo da pressão arterial (batimento a batimento), o que não é obtido pelo método usual de registro da pressão arterial em 24 horas. O desvio padrão das médias de pressão arterial obtidas pela MAPA vem sendo inadequadamente utilizado como indicativo da variabilidade da pressão arterial. Entretanto, até o momento não há critérios de normalidade para sua interpretação.

Freqüência Cardíaca

Apesar de registrarem a freqüência cardíaca, os equipamentos utilizados para a MAPA não são apropriados para a obtenção deste parâmetro, o qual não deve, portanto, ser considerado, exceto nos equipamentos capazes de registrar simultaneamente o eletrocardiograma em 24 horas.

Cargas Pressóricas

Embora tenha definição proposta desde 1988 (porcentagens de medidas acima dos valores de referência), este critério suporta várias críticas. Dentre elas, uma das mais consistentes está relacionada ao fato de que o mesmo valor de cargas pressóricas pode significar diferentes comportamentos estimados pelas médias de pressão.

Mesmo havendo documentação sobre a relação direta entre valores de cargas, especialmente acima de 50%, e lesões em órgãos-alvo, há a tendência, nas mais recentes diretrizes para a utilização da MAPA, de não se considerarem na interpretação clínica os valores de cargas pressóricas. Assim, pode-se julgar igualmente inapropriada a consideração desta variável na interpretação rotineira do exame.

Produção de Relatórios

O relatório da MAPA deve conter, obrigatoriamente, a qualidade do exame, as médias de pressão, as diferenças de pressão vigília-sono, correlações com sintomas, atividades e medicamentos, picos tensionais e episódios de hipotensão, comentários e conclusões.

Não se deve estabelecer, em conformidade com as informações hoje disponíveis, diagnóstico de hipertensão utilizando-se a MAPA, pois este é um diagnóstico clínico. Quando indicada para fins de avaliação do comportamento da pressão em 24 horas, deve-se apenas considerar nas conclusões: comportamento normal, intermediário ou anormal da pressão em 24 horas. Para fins de avaliação da eficácia terapêutica, deve-se concluir pelo seguinte: as medicações referidas como utilizadas parecem (ou não) estar exercendo controle adequado da pressão arterial nas 24 horas.

MONITORIZAÇÃO RESIDENCIAL DA PRESSÃO ARTERIAL (MRPA)

A medida residencial da pressão arterial não é uma técnica inovadora, pois já em 1940 havia sido demonstrado que a medida residencial apresentava valores de 30 a 40mmHg mais baixos que a medida no consultório. Comparando os valores de medida da pressão no consultório com a MAPA e a medida residencial, verificou-se que a residencial apresentou valores mais baixos que a MAPA e a pressão de consultório. Dentre as vantagens da MRPA em relação às medidas casuais (de consultório), está a melhoria dos índices de adesão ao tratamento, o que levou vários organismos internacionais a sugerirem o uso rotineiro de tal procedimento.

Com o desenvolvimento de equipamentos compactos, confiáveis, validados e de preços mais acessíveis, o procedimento tornou-se viável para uso em larga escala na prática clínica diária e na pesquisa.

Indicações

a. Seguimento do hipertenso do jaleco branco.
b. Quantificação do efeito do jaleco branco.
c. Avaliação da eficácia da terapêutica anti-hipertensiva.
d. Utilização em ensaios clínicos.

Vantagens em Relação às Medidas de Consultório

a. Maior número de medidas.
b. Boa aceitabilidade, inclusive por idosos.
c. Favorece maior adesão ao tratamento.
d. Boa reprodutibilidade.
e. Ausência da influência do observador e do ambiente do consultório.
f. Atenuação dos erros e preferências do observador.
g. Apresenta menor efeito placebo.
h. Melhor correlação com lesões de órgão-alvo.
i. Diminui o número de visitas médicas.

Limitações da MRPA

a. Impossibilidade de medições durante o sono.
b. Tempo despendido na instrução do paciente e/ou familiares.
c. Número reduzido de estudos de normalidade e prognóstico.
d. Grande número de equipamentos não validados.
e. Pacientes arrítmicos, obesos e crianças.
f. Possibilidade de o paciente auto-ajustar a medicação induzido pelo valor da leitura.

Equipamentos

A medida da pressão arterial pelo paciente ou familiar pode ser realizada por meio de esfigmomanômetro de coluna de mercúrio ou esfigmomanômetro aneróide, ou de aparelhos oscilométricos semi-automáticos ou automáticos com deflagração manual.

O esfigmomanômetro convencional, seja o de coluna de mercúrio, seja o aneróide, não é apropriado para ser usado pelo paciente ou familiar devido às dificuldades do método indireto de medida com técnica auscultatória.

Com relação aos aparelhos oscilométricos semi- ou automáticos, os de medida no braço são os mais recomendados e confiáveis. Os que medem a pressão no pulso apresentam limitações devido à necessidade de colocação do punho ao nível do coração, além de erros devidos à flexão ou à hiperextensão do punho durante a medida. Aqueles que medem no dedo, apesar de convenientes para o paciente, não são recomendáveis devido à baixa confiabilidade. É fundamental que os aparelhos empregados sejam validados de acordo com as normas internacionais. Além disso, é importante que o equipamento tenha sua calibração testada contra aparelho de coluna de mercúrio, pelo menos, anualmente.

Outro aspecto relacionado ao equipamento diz respeito à necessidade do uso de manguito de tamanho adequado ao braço do paciente.

Protocolos, Procedimentos e Instruções ao Paciente

Vários protocolos de MRPA têm sido utilizados. Recomendam-se, pelo menos, duas medidas pela manhã, antes da tomada das medicações e do desjejum, e duas à noite, antes do jantar ou 3 horas depois, para evitar a redução pós-prandial da pressão arterial, durante, no mínimo, 3 dias consecutivos de atividades habituais, desprezando-se as medidas do primeiro dia.

INSTRUÇÕES GERAIS AO PACIENTE
a. Informar sobre a variação da pressão arterial.
b. Salientar que, na maioria das vezes, a PA em casa é mais baixa que no consultório.
c. Informar que pressões com diferencial pequeno (p. ex., 140/130) são, em geral, artefatos.
d. Orientar para a realização de medidas nos dias e horários recomendados pelo médico, sem alterar sua rotina.
e. Recomendar não medir a pressão arterial de outras pessoas em aparelhos que armazenam leituras.

INSTRUÇÕES PARA REALIZAR A AFERIÇÃO DA PA
a. Efetuar a medida sentado, após 1 a 2 minutos de repouso.
b. Estar em ambiente tranqüilo e com temperatura agradável.
c. Utilizar preferencialmente o braço esquerdo, apoiado na altura do coração com a palma da mão voltada para cima.
d. Anotar os valores realmente obtidos ao utilizar aparelhos que não armazenam leituras.
e. Preencher detalhadamente o diário com as atividades, os sintomas e as medicações usadas.
f. Realizar medidas adicionais, quando surgirem sintomas ou situações especiais.

Valor Clínico da MRPA

DIAGNÓSTICO DA HIPERTENSÃO DO JALECO BRANCO
A medida residencial da pressão arterial, por ser isenta do efeito do observador, possibilita o diagnóstico do efeito e da hipertensão do jaleco branco, mais freqüentemente observados nas hipertensões leves. No entanto, estudos mostraram que a medida residencial não foi apropriada como alternativa à MAPA no diagnóstico da hipertensão do jaleco branco, podendo, porém, ser útil como método de rastreamento desse fenômeno e de acompanhamento em longo prazo dos hipertensos nessas condições, devido à sua alta especificidade e ao baixo custo.

AVALIAÇÃO DA EFICÁCIA DA TERAPÊUTICA ANTI-HIPERTENSIVA
Graças ao baixo custo, à boa aceitabilidade, à facilidade de manuseio e à possibilidade de avaliação de longo prazo e monitorização a distância, a medida residencial pode ser bastante apropriada para avaliação da eficácia da terapêutica anti-hipertensiva. Além disso, pode ser utilizada na avaliação do efeito de drogas anti-hipertensivas em ensaios clínicos, diminuindo o número de pacientes necessários para o estudo.

A medida residencial é particularmente útil na avaliação da eficácia da terapêutica em pacientes hipertensos resistentes às medidas de consultório, pois pode observar o efeito do jaleco branco.

PROGNÓSTICO DO HIPERTENSO
Estudos prospectivos importantes avaliaram o papel prognóstico da medida residencial. Assim, um deles demonstrou que a medida residencial apresenta correlação com mortalidade cardiovascular total, morbidade por acidente vascular encefálico e mortalidade não-cardiovascular. Ao se comparar a medida residencial com a casual de consultório, verificou-se que aquela mostrou poder preditivo mais forte que esta.

Em outro estudo foi sugerido que a medida residencial pode ter valor preditivo para o desenvolvimento de hipertensão e disfunção diastólica do ventrículo esquerdo.

Vários estudos têm mostrado melhor correlação da medida residencial com lesões de órgãos-alvo. Em nosso meio, foi demonstrada melhor correlação da medida residencial com índice de massa de ventrículo esquerdo, em comparação com a medida de consultório.

Critérios de Normalidade

Análise de banco de dados internacional, considerando medidas de manhã e de noite, mostrou valores de normalidade menores ou iguais a 135/85mmHg e anormais acima de 140/90mmHg, havendo zona de incerteza entre estes limites.

Outro critério sugerido consiste no emprego de valores de medida residencial correspondentes a valores de medida de consultório. Assim, o valor correspondente a 130/85mmHg no consultório seria 125/mmHg, enquanto 140/90mmHg no consultório corresponderia a 133/86mmHg na MRPA.

O valor limite de 135/85mmHg tem sido recomendado por organismos internacionais, como o JNC-VI, e nacionais, como o III Consenso Brasileiro de Hipertensão Arterial. Em situações especiais, como no diabetes melito, em crianças e gestantes, ainda não estão estabelecidos os critérios de normalidade.

Interpretação dos Dados Obtidos e Produção de Relatórios

DESCREVER O PROTOCOLO UTILIZADO
Como o protocolo depende do objetivo do exame, a sua descrição é fundamental.

QUALIDADE DO PROCEDIMENTO
O registro deverá ser aceito para interpretação quando atingir, pelo menos, 80% de leituras válidas em relação às leituras previstas. Deverão ser excluídas as medidas aberrantes, tais como diastólica acima de 140mmHg e abaixo de 40mmHg, sistólica abaixo de 70mmHg e acima de 250mmHg e pressão de pulso menor que 20mmHg.

MÉDIAS DE PRESSÃO
De acordo com o banco de dados internacional, as médias de pressão são consideradas normais quando iguais ou menores que 135/85mmHg. Recomendamos considerar exame anormal quando as médias estiverem acima de 135/85mmHg para registros de, no mínimo, 3 dias, desprezando-se o primeiro dia. O relatório deve citar, além das médias diárias e total do registro, a ocorrência de medidas mais elevadas no primeiro dia de registro, que podem estar relacionadas a reação de alarme, bem como medidas de outros dias que contrastem com a média de todas as medidas. Também é interessante analisar a média dos valores de pressão dos períodos da manhã e da noite, principalmente em pacientes sob terapêutica medicamentosa.

CORRELAÇÃO COM SINTOMAS E MEDICAÇÃO
Os sintomas e a medicação devem ser descritos no relatório de acordo com as anotações do diário do paciente. Assim, a medida residencial surge como mais uma ferramenta que pode auxiliar o manejo do paciente hipertenso, facilitando não só a identificação da real elevação dos níveis tensionais, como também avaliando melhor a efetividade do tratamento instituído e favorecendo uma melhor adesão ao tratamento (Fig. 10.1).

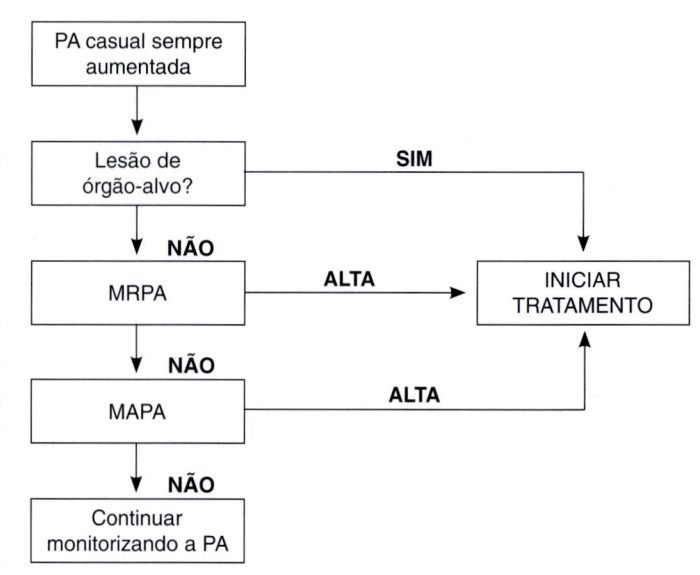

Fig. 10.1 Fluxograma para avaliação de pacientes utilizando a medida casual, MAPA e MRPA.

REFERÊNCIAS BIBLIOGRÁFICAS

1. III Diretrizes para Uso da Monitorização Ambulatorial da Pressão Arterial, I Diretrizes para Uso da Monitorização Residencial da Pressão Arterial. *Rev Bras Hipertens* 2001; 8:145-155.
2. Kaplan NM. *Kaplan's Clinical Hypertension*. 8 ed., Baltimore: Williams and Wilkins, 2002.
3. Nobre F, Mion D, Oigman W. *MAPA – Monitorização Ambulatorial de Pressão Arterial*. 3 ed., Editora Atheneu, 2002.

CAPÍTULO 11

TOMOGRAFIA COMPUTADORIZADA EM CARDIOLOGIA

Marcia de Melo Barbosa e Carlos Eduardo Rochitte

INTRODUÇÃO

Possivelmente, até 50% dos primeiros eventos coronarianos ocorrem em pacientes assintomáticos, fazendo com que o *screening* de doença coronária silenciosa e do risco de desenvolvimento de doença coronária represente um grande desafio da área da saúde. Como a calcificação nas coronárias é parte do processo aterosclerótico, um método que permita a quantificação de cálcio nestas artérias torna-se extremamente interessante.

ESCORE DE CÁLCIO

A tomografia computadorizada (TC) é técnica altamente sensível na detecção de cálcio e tem sido usada com freqüência crescente no *screening* de pacientes assintomáticos para a análise do risco de desenvolvimento de doença coronária ou eventos cardíacos, pois permite a quantificação da área e da densidade de cálcio. O escore de cálcio obtido pela tomografia computadorizada por emissão de elétrons (EBCT) ou por múltiplos detectores (MCT) se correlaciona com o exame patológico da placa de cálcio. Contudo, sabe-se que placas vulneráveis a erosão ou fissura ocorrem mesmo na ausência de cálcio. Num paciente típico, avaliado para risco intermediário de doença coronariana, uma EBCT negativa para cálcio coronariano exclui efetivamente a doença coronariana com uma acurácia de 90 a 100%. O uso das estatinas, com conseqüente diminuição dos níveis de colesterol LDL, leva a uma atenuação ou mesmo interrupção da progressão do cálcio coronariano, e isto pode ser demonstrado pela diminuição do escore de cálcio na TC. Embora dados da literatura sugiram que o cálcio coronariano não seja um indicador confiável da instabilidade ou da estabilidade da placa, esta alteração parece indicar a presença de doença coronariana. Todos os estudos publicados, envolvendo indivíduos com média de idade entre 41 e 66 anos, relatam que o escore de cálcio obtido pela EBCT prediz eventos coronarianos mais acuradamente do que quando se usam apenas os fatores de risco convencionais. As recomendações atuais (embora ainda não existam diretrizes formais do ACC ou da AHA) consistem em se analisar o escore de cálcio em pacientes de risco intermediário, nos quais modificações agressivas do estilo de vida ou terapêutica farmacológica foram demonstradas como custo-efetivas (embora estes pacientes não caiam na categoria convencional de prevenção secundária). Já o uso da EBCT ou da MCT em pacientes de baixo risco nunca demonstrou ser clinicamente útil, e o foco em pacientes de risco intermediário ou alto se acha muito mais consubstanciado.

VISUALIZAÇÃO DAS CORONÁRIAS

Apesar da recente sofisticação das técnicas de cateterismo cardíaco, este é um método invasivo, associado a certo risco de complicações e restrito à avaliação intraluminal da coronária, sem visualização direta da parede do vaso. As modalidades de imagem alternativas na visualização das coronárias são a ressonância magnética (RM), o ultra-som intracoronário e a TC. As TC atualmente disponíveis para a prática clínica utilizam múltiplas colunas de detectores de 4, 8, 16 e até 32 colunas de detectores, com alta resolução temporal e espacial. Dependendo da velocidade de giro do *gantry*, isto pode significar 8, 16, 32, 40 ou até 64 cortes por segundo. Um conjunto de dados volumétricos tridimensional de todo o coração pode ser obtido durante diferentes fases do ciclo cardíaco que, sincronizadas com o ECG, correspondem a dados em quatro dimensões, considerando-se o tempo como a quarta dimensão. As vantagens da TC sobre a RM incluem a simplicidade da condução do exame, a monitorização descomplicada do paciente e o curto tempo do exame (Fig. 11.1). As desvantagens são a administração de grandes volumes de meios de contraste, uma pior diferenciação tecidual e a exposição à radiação. O contraste usado é não-iônico; taquicardia ou arritmias significativas dificultam ou mesmo impossibilitam o exame.

Com a tecnologia atualmente disponível, estenoses nas porções distais com diâmetros luminais inferiores a 1,5mm não podem ser excluídas. Contudo, um estudo de autópsia demonstrou que 66% das lesões relevantes se localizam no terço proximal das coronárias, pois estes segmentos estão expostos aos picos de pressões sistólicas. Uma boa correlação da angiografia por TC e por cateterismo cardíaco tem sido demonstrada para os segmentos proximais. O mesmo ocorre para a análise da patência dos enxertos, já que anastomoses proximais podem ser bem visualizadas pela TC e a distribuição de contraste permite se dizer se o enxerto está pérvio ou ocluído. Contudo, devido a seu pequeno diâmetro, a anastomose distal continua a ser um desafio para a TC.

A extensa experiência adquirida com a EBCT mostra que a doença coronariana não pode ser excluída na ausência de calcificação coronária. Placas não-calcificadas não são habitualmente demonstradas pela TC. A visualização destas placas representa um grande desafio para as modalidades de diagnóstico não-invasivo por imagens, já que se acha bem estabelecido que a ruptura súbita de uma placa não-calcificada pode levar a oclusão aguda com angina ou infarto subseqüentes. Assim, embora estudos preliminares da predição de risco em pacientes assintomáticos sejam interessantes, os dados atualmente disponíveis são insuficientes para indicar a realização da TC em indivíduos assintomáticos da população geral ou para o uso clínico rotineiro. O uso seletivo da TC em pacientes assintomáticos selecionados pode ser justificado quando realizado no contexto de uma avaliação médica, apenas após se esgotarem os meios mais usuais e padronizados de avaliação de risco cardiovascular. Há modalidades, como o teste ergométrico, a cintilografia miocárdica, a ecocardiografia de esforço e de estresse farmacológico, que são métodos extraordinariamente bem validados no que diz respeito às implicações prognósticas, ao passo que a TC ainda não se acha bem estudada. Contudo, a TC avalia um aspecto da doença aterosclerótica (placa calcificada) diferente daquele analisado pela angiografia invasiva (estenose do lúmen), ou seja, a TC representa a doença propriamente dita, enquanto outros métodos focalizam as conseqüências da obstrução coronária.

CÂMARAS CARDÍACAS

A visualização do miocárdio, da cavidade ventricular, das valvas, do miocárdio e do pericárdio durante todo o ciclo cardíaco permite o cálculo de vários parâmetros da função cardíaca, como volumes sistólico e diastólico finais, volume de ejeção e fração de ejeção, a partir dos mesmos dados de volume adquiridos para a angiografia das coronárias, sem aquisições ou exposições à radiação adicionais. Além disso, como a aquisição de dados de volume pela TC é tridimensional, não está sujeita às inacurácias das inferências feitas pelos procedimentos bidimensionais, como ecocardiografia e ventriculografia.

A MCT rapidamente substitui a TC helicoidal nas angiografias, permitindo análise de territórios vasculares mais longos, com maiores contraste e resolução espacial e temporal. Sua disponibilidade, a proximidade da sala de emergência e técnicas rápidas de reprodução transformaram a TC num instrumento extremamente útil nas doenças agudas da aorta (p. ex., dissecção e aneurismas, dentre outras).

REFERÊNCIAS BIBLIOGRÁFICAS

1. ACC/AHA Expert Consensus Document on Electron-beam computed tomography for the diagnosis and prognosis of coronary artery disease. *J Am Coll Cardiol* 2000; *36*: 326-40.

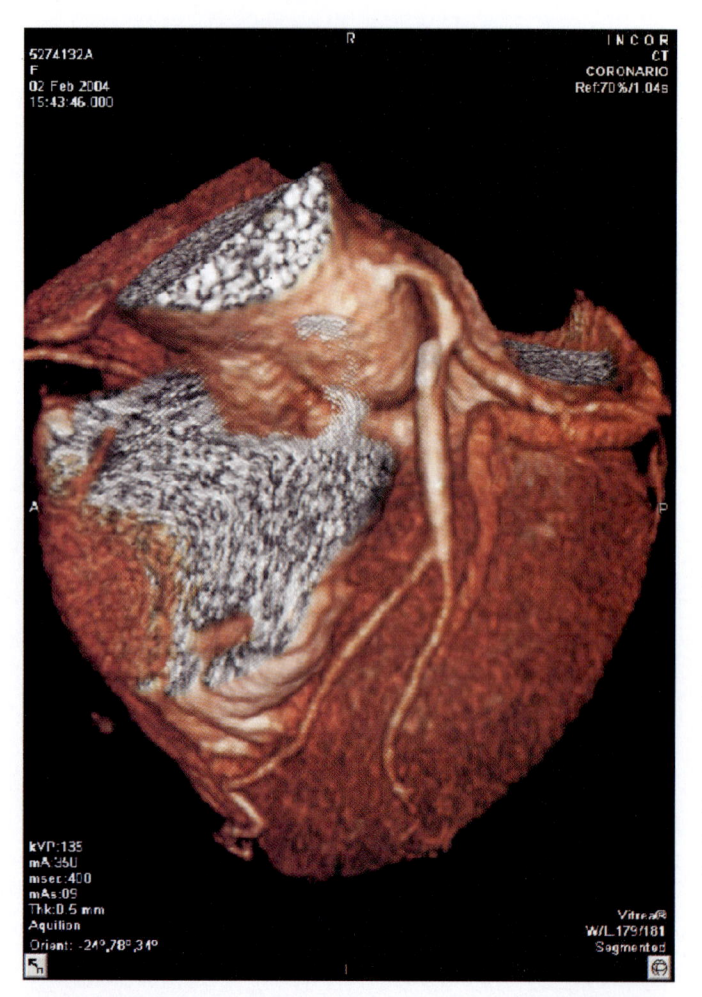

Fig. 11.1 Tomografia computadorizada de múltiplos detectores, mostrando coronária esquerda com lesão no tronco. Após a bifurcação, detecta-se também lesão na descendente anterior.

2. Achenbach S, Giesler T, Ropers D *et al*. Detection of coronary artery stenoses by contrast-enhanced, retrospectively eletrocardiographically-gated, multislice spiral computed tomography. *Circulation* 2001; *103*: 2.535-8.
3. Agatston AS, Janowitz WR, Hildner FJ *et al*. Quantification of coronary artery calcium using ultrafast computer tomography. *J Am Coll Cardiol* 1990; *15*: 827-32.
4. Gerber TC, Kuzo RS. *Cardiology Clinics – Cardiovascular Computed Tomography* 2003; 21(4).
5. Kopp AF, Schroeder S, Baumbach A *et al*. Non-invasive characterization of coronary lesion morphology and composition by multislice CT: first results in comparison with intracoronary ultrasound. *Eur Radiol* 2001; *11*: 1.607-11.
6. Kuroda T, Seward JB, Rumberger JA, Yanagi H, Tajik AJ. Left ventricular volume and mass: comparative study of two-dimensional echocardiography and ultrafast computed tomography. *Echocardiography* 1994; *11*: 1-9.

… CAPÍTULO 12

RESSONÂNCIA MAGNÉTICA DO CORAÇÃO (RMC): INDICAÇÕES

Marcia de Melo Barbosa e Carlos Eduardo Rochitte

INTRODUÇÃO

O diagnóstico das cardiopatias requer, muitas vezes, o uso de vários métodos diagnósticos, o que não é custo-efetivo. A ressonância magnética do coração (RMC) tem o potencial de oferecer, num único exame, informações precisas que em geral só podem ser obtidas com o uso de vários métodos. Assim, com o avanço nas técnicas de ressonância magnética cardiovascular (RMCV), a demanda clínica para seu uso tem aumentado muito nos últimos anos.

A RMC oferece uma seleção ilimitada de planos de imagens. Pode-se então selecionar cortes bidimensionais estandardizados do coração (quatro e duas câmaras, eixos curtos) ou cortes menos convencionais. Por possuir um campo de visão amplo, a RMC é método muito adequado para a detecção das relações do coração com as estruturas extracardíacas e para a identificação de massas que se estendem destas para o coração, ou vice-versa.

Na realização da RM, é importante que suas contra-indicações (marcapasso e outros implantes eletrônicos, implantes ferromagnéticos ou clipes para aneurismas intracranianos) sejam pesquisadas. A presença de *stents* coronarianos não representa uma contra-indicação à realização do exame. Nos casos em que se usam agentes farmacológicos, como adenosina, dipiridamol e dobutamina, as contra-indicações específicas a esses medicamentos devem ser pesquisadas.

Átrios

A RMCV identifica adequadamente os átrios, a drenagem das veias pulmonares no átrio esquerdo (AE) e conexões anômalas para o átrio direito (AD) ou para a veia cava superior, podendo identificar estruturas anômalas à ecocardiografia como normais, variantes anatômicas ou verdadeiros trombos ou tumores.

Valvas

Embora a Doppler ecocardiografia e o cateterismo cardíaco permitam o cálculo acurado dos gradientes transvalvares, a quantificação das regurgitações valvares representa um desafio maior. Os folhetos e a abertura valvar podem ser visualizados, possibilitando a quantificação direta da estenose valvar por meio de dois métodos: avaliação do jato e quantificação do gradiente e da área valvar pelas mesmas seqüências de *phase contrast*. Contudo, estruturas com movimentos rápidos e irregulares, como as vegetações, podem não ser detectadas. As próteses cardíacas não-ferromagnéticas podem ser avaliadas pela RMC, embora mostrem baixo sinal e a parte metálica cause um pequeno artefato local nas imagens. Os três principais métodos para avaliação da gravidade da regurgitação pela RMC são: medida da área da regurgitação na cine RM, cálculo do volume regurgitante e uso de seqüência *phase contrast* ou mapa de fluxo para quantificação do fluxo regurgitante.

Ventrículos

Eixos curtos seqüenciais podem ser obtidos englobando toda a parede ventricular e permitindo a quantificação da massa ventricular com grandes acurácia e reprodutibilidade. A partir de cortes ao final da diástole e ao final da sístole, volumes sistólico e diastólico, volume de ejeção e fração de ejeção são calculados para ambos os ventrículos de forma altamente acurada e reprodutível. Devido à forma particular do ventrículo direito e à sua localização no tórax, seu volume e sua massa são difíceis de serem acessados pela ecocardiografia ou pela ventriculografia radioisotópica, ao passo que a RMC quantifica a massa, o volume e a função do ventrículo direito com uma variabilidade intra-observador, interobservador e interestudo de 5 a 6%, podendo, portanto, analisar a função do ventrículo direito em pacientes com cardiopatias congênitas, hipertensão pulmonar e insuficiência cardíaca.

A capacidade da RMC de acessar todos os segmentos miocárdicos permite a identificação de isquemia durante estresse farmacológico. Nagel e cols. compararam a RMC e a ecocardiografia de estresse com dobutamina em 208 pacientes, obtendo melhores sensibilidade (89 versus 74%) e especificidade (86 versus 70%) na detecção de estenoses > 50% na coronariografia. Estes resultados indicam a utilidade clínica da RMC de estresse nos 5 a 15% de pacientes encaminhados para a ecocardiografia de estresse que não possuem janela acústica adequada. Além disso, a análise da perfusão miocárdica, aliada à análise da contratilidade pela RMC de estresse, representa uma vantagem em relação à análise da contratilidade apenas, como realizada pela ecocardiografia de estresse. A presença de isquemia induzida e/ou uma fração de ejeção < 40% à RMC de estresse se associa a infarto futuro ou morte cardíaca, independente da presença de fatores de risco para doença coronariana.

Fluxos

A RMC pode medir adequadamente os fluxos e o perfil de fluxo nas grandes artérias e assim calcular o volume de ejeção de ambos os ventrículos e o Qp/Qs.

Coronárias

A RMC pode visualizar de forma não-invasiva e sem o uso de contraste, como na tomografia computadorizada, a origem e a porção inicial das coronárias, permitindo o diagnóstico de coronária anômala, detecção de aneurismas na doença de Kawasaki e avaliação da patência dos enxertos. É capaz, também, de avaliar o fluxo nas coronárias epicárdicas principais e nos enxertos, assim como a reserva de fluxo coronário, embora isto seja tecnicamente difícil. Esta técnica, além de útil na cardiopatia isquêmica, demonstrou um fluxo de reserva coronário reduzido na miocardiopatia hipertrófica e na rejeição de transplantes.

CARDIOPATIAS CONGÊNITAS

A RMC tem sido considerada um método complementar à Doppler ecocardiografia na avaliação de cardiopatias congênitas, por ser capaz de detectar adequadamente a morfologia, a função cardíaca e a repercussão hemodinâmica da cardiopatia. É particularmente útil nos casos em que a Doppler ecocardiografia apresenta limitações técnicas. A RMC é especialmente importante nas seguintes situações: coarctação de aorta, *shunts* intracardíacos, regurgitações valvares, detecção de fluxos diferenciados em artérias pulmonares direita e esquerda, fluxos e gradientes nos conduítes pós-operatórios.

Coarctação de Aorta

A coarctação é uma estenose congênita localizada na região do canal arterial, na junção do arco aórtico com a aorta descendente, logo após a subclávia esquerda. A RMC pode demonstrar o grau e a extensão da estenose, a associação de hipoplasia da aorta, presença e volume de colaterais (mamária interna e mediastinais posteriores), dilatação pós-estenótica e relação com a subclávia esquerda, além da presença e do grau de hipertrofia do ventrículo esquerdo (VE). Assim, a angiografia de aorta por RMCV representa, hoje, o exame de escolha no diagnóstico, no seguimento e na avaliação pré- e pós-operatória da coarctação, tendo na prática clínica substituído o exame angiográfico invasivo.

Shunts

A RMC permite a visualização adequada do septo interventricular e interatrial e a detecção de defeitos nestes locais. Além disso, estudos têm demonstrado a acurácia do cálculo do *shunt* pelo Qp/Qs, quando comparado à Doppler ecocardiografia e ao cateterismo cardíaco.

Artérias Pulmonares

A RMC mede não apenas o fluxo na artéria pulmonar, mas também, separadamente, nos ramos direito e esquerdo, permitindo que se detecte a disparidade de fluxo entre os ramos. Na tetralogia de Fallot, doença que representa 5,5% das cardiopatias congênitas, existe um desvio do septo infundibular com conseqüente estenose infundibular, comunicação interventricular tipo mau alinhamento, dextroposição da aorta e hipertrofia do ventrículo direito. Anomalias associadas são: presença de um arco aórtico à direita e origem ou curso anormal das coronárias. Regurgitação pulmonar é freqüente no pós-operatório do Fallot, e a RMC pode ser usada para medir o volume regurgitante.

Avaliação Pós-operatória

A RMC representa uma possibilidade de avaliação seriada, sem necessidade do uso de irradiação ou contraste iodado, sendo capaz de demonstrar não apenas a anatomia, mas também a função, dispensando, muitas vezes, o cateterismo e a angiografia. As indicações da RMC são, principalmente, para avaliação das funções valvar e ventricular, já que estas representam importantes fatores prognósticos no pós-operatório de cardiopatias congênitas. A avaliação de conduítes cirúrgicos e *patches* intra-atriais também pode ser feita, por meio da medida do fluxo no *shunt* e do cálculo do gradiente pressórico, no caso de estenose no conduíte.

Displasia Arritmogênica do Ventrículo Direito

Consiste numa doença rara, na qual arritmias ventriculares se associam a uma miocardiopatia primariamente do ventrículo direito, com afilamento total ou parcial da parede desta câmara, substituição do músculo por tecido fibroso e adiposo e aumento global ou dilatação localizada do ventrículo direito. Trata-se de uma doença familiar em 30% dos casos, acometendo principalmente homens e representando a causa mais comum de morte súbita em homens jovens na Europa. O diagnóstico pode ser difícil pela ecocardiografia e pela angiografia do ventrículo direito. Mesmo a biópsia endomiocárdica pode não diagnosticar a doença, já que é realizada no septo interventricular, que geralmente não se acha envolvido.

Uma das indicações mais freqüentes e importantes para a realização de RM cardíaca é a avaliação de pacientes com o diagnóstico potencial de displasia arritmogênica do ventrículo direito. Porém, mesmo a RMC é limitada para a visualização do afilamento da parede livre do ventrículo direito. Contudo, áreas de miocárdio anormal aparentemente não funcionam normalmente e, portanto, uma alteração da contratilidade global ou regional do ventrículo direito ou mesmo a presença de aneurisma é muito útil para se estabelecer o diagnóstico. O médico que solicita o exame, contudo, deve estar consciente de que a RMC não diagnostica ou exclui inteiramente esta patologia. Ela apenas fornece critérios morfológicos ou funcionais para seu diagnóstico ou sua exclusão. Também é necessário que o paciente seja encaminhado à RMC após ser atingido o melhor controle possível de sua arritmia, já que arritmia significativa durante o exame pode impedir a sua realização adequada. Pacientes que apresentam taquicardia da via de saída do ventrículo direito podem apresentar alterações de regiões do ventrículo direito, especialmente do infundíbulo, que são muito semelhantes às alterações da displasia arritmogênica, levando a crer que estas condições sejam correlacionadas.

USO DE CONTRASTE

O contraste na RMC (contrastes com base no gadolínio) não apresentou toxicidade aguda ou subaguda ou mutagenicidade, mesmo quando usado em animais em doses 10 a 100 vezes superiores às empregadas em RMC. Distribui-se no compartimento vascular e intersticial, sendo rapidamente eliminado do sangue e excretado pelos rins. A incidência de reações adversas após uma infusão lenta varia de 0,9 a 2,4%, sendo, portanto, muito mais baixa que a observada com o uso de contraste iodado (3% para o não-iônico e 12,6% para o iônico).

Perfusão

O contraste é excluído da perfusão distal de um vaso ocluído, de tal forma que, na RMC de contraste, não há aumento do sinal na área que apresenta diminuição de perfusão, ocorrendo hipoperfusão na presença de estenose significativa, como nas técnicas de medicina nuclear. O SPECT, porém, tem uma resolução espacial relativamente baixa, é susceptível a artefatos de atenuação e não diagnostica defeitos de perfusão restritos ao subendocárdio. Também a ecocardiografia de contraste não se acha estabelecida por grandes estudos, não estando ainda liberada para uso clínico na avaliação da perfusão. Numa análise de 22 estudos com 555 pacientes, a média da sensibilidade da RMC na análise da perfusão foi de 82 ± 9% e a especificidade, 88 ± 9,6%. A RMC analisa a presença de isquemia por meio do estudo da perfusão na técnica de primeira passagem do contraste no espaço vascular, antes de seu extravasamento para o interstício. O contraste aparece mais lentamente no leito distal à obstrução, porém a área isquêmica pode não ser evidente em condições basais, mesmo na presença de uma estenose crítica, sendo necessário o uso de um vasodilatador (adenosina ou dipiridamol). Comparada a outros métodos, a RMC apresenta maior resolução espacial, o que permite identificar mesmo defeitos de perfusão restritos ao subendocárdio e não acompanhados de alterações da cinética parietal.

Viabilidade

Além da avaliação da isquemia, a detecção de viabilidade miocárdica e do infarto do miocárdio em paciente com disfunção severa global ou regional do ventrículo esquerdo tem importância clínica no planejamento da estratégia terapêutica, já que estudos têm demonstrado que a revascularização de miocárdio disfuncionante mas viável pode melhorar a função ventricular e a sobrevida. A dúvida clínica quanto à presença de viabilidade ocorre em pacientes com disfunção severa e doença isquêmica. Nestes pacientes, a definição de viabilidade é diretamente relacionada à presença de infarto, já que este se define por ausência de viabilidade. A detecção de alterações da contratilidade apenas não oferece informação sobre a viabilidade, já que tanto o miocárdico necrótico como o viável podem apresentar contratilidade anormal. O miocárdio não-viável apresenta uma espessura inferior a 6mm na RMC e não se espessa na sístole. Se não existe espessamento, a análise da viabilidade pode ser feita com o uso de dobutamina em baixa dose, para detecção da reserva contrátil, semelhante ao que é feito pela ecocardiografia de estresse. Uma área de miocárdio disfuncional viável irá aumentar a contratilidade e o espessamento sistólico, como ocorre durante a ecocardiografia com dobutamina. Para a identificação da área de infarto (agudo, subagudo ou crônico), usa-se a técnica de realce tardio após a administração de gadolínio, o que faz com que áreas de necrose apresentem alta intensidade de sinal (se tornem brancas), sendo esta uma técnica altamente sensível e acurada para o diagnóstico do infarto. O gadolínio se distribui no espaço extracelular (interstício e vasos) do miocárdio normal. Isto corresponde a um volume de aproximadamente 10% do miocárdio. Com esse pequeno volume de distribuição, o gadolínio entra e sai do miocárdio normal rapidamente (rápidos *washin* e *washout*). No infarto agudo (devido a necrose e ruptura da membrana celular) e no infarto crônico/fibrose (devido a aumento do espaço extracelular deste tecido), o volume de distribuição aumenta drasticamente, levando a uma saída lenta do gadolínio destes tecidos (*washout* lento). Entre 10 e 20 minutos após a injeção de gadolínio, as diferenças de concentração deste contraste entre o miocárdio normal e o infarto ou fibrose são marcantes. Nesse momento, as imagens são adquiridas com a seqüência de pulso do realce tardio, com o miocárdio normal apresentando sinal nulo (miocárdio escuro) e as áreas de infarto miocárdico agudo ou crônico aparecendo intensamente brancas, com clara diferenciação do músculo normal. Infartos do miocárdio então apresentam realce tardio, independente da idade do infarto e da reperfusão, com a área de realce se correlacionando de forma acurada com a extensão do infarto à microscopia. Mesmo necroses restritas ao subendocárdio, não detectadas ao SPECT nem por meio das alterações contráteis do eco de estresse, podem ser detectadas pelas novas técnicas de realce tardio. Assim, tanto a RMC associada à dobutamina como a técnica de realce tardio são capazes de prever a recuperação após revascularização miocárdica.

MIOCARDIOPATIA DILATADA

Estudos recentes demonstram que dados da RMC de volume e fração de ejeção em pacientes com insuficiência cardíaca foram mais acurados que os dados obtidos pela ecocardiografia e pela ventriculografia radioisotópica. Devido a suas altas acurácia e reprodutibilidade, a RMC pode ser usada para monitorização do efeito do tratamento da insuficiência cardíaca. No diagnóstico diferencial entre cardiopatia isquêmica e não-isquêmica, o uso do realce tardio, permitindo a detecção de áreas de infarto, é extremamente importante. Miocardiopatia dilatada sem realce tardio (fibrose) provavelmente não tem origem isquêmica, e este dado é importante, pois pode evitar a coronariografia nesses pacientes.

MIOCARDIOPATIA HIPERTRÓFICA

A Doppler ecocardiografia é o método mais usado, porém, em pacientes com janela torácica ruim ou que apresentam formas inusitadas de hipertrofia, a RMC pode ser o método de escolha. Também é o ideal para o acompanhamento da massa em resposta à terapia. Recentemente, estudos com técnica de realce tardio têm demonstrado áreas de fibrose difusas na miocardiopatia hipertrófica que parecem se correlacionar com um pior prognóstico. Diferentemente do infarto, sua localização não é subendocárdica, e sim subepicárdica ou focal.

MIOCARDIOPATIAS RESTRITIVAS

A RMC, além de demonstrar a anatomia das câmaras cardíacas com o típico aumento biatrial das restritivas, pode também detectar alterações que sugiram o diagnóstico etiológico (amiloidose, sarcoidose, hemocromatose, endomiocardiofibrose etc.). Permite, também, o diagnóstico diferencial entre constrição e restrição com uma sensibilidade de 93%.

MIOCARDITES

As miocardites apresentam, além da disfunção ventricular, áreas de fibrose subepicárdica ou difusa, que se diferenciam da fibrose subendocárdica do infarto e que podem regredir com a resolução do processo.

TRANSPLANTE CARDÍACO

Embora o aumento da massa cardíaca provocado pelo edema da rejeição aguda possa ser detectado pela RMC, esta ainda não oferece parâmetros confiáveis para detecção precoce da rejeição.

PERICÁRDIO

A RMC representa o método de escolha para as doenças do pericárdio. Permite não apenas o diagnóstico acurado do derrame pericárdico, mas também a detecção de espessamento pericárdico na pericardite constritiva, o que é difícil de ser feito pela ecocardiografia. A medida da espessura do pericárdio é em torno de 1 a 2mm, sendo anormal quando superior a 4mm. Outras doenças do pericárdio, como agenesia e cistos, também podem ser diagnosticadas. Quantidades aumentadas de gordura à ecocardiografia são às vezes confundidas com derrame pericárdico, o que pode ser facilmente diferenciado pela RMC. O diagnóstico diferencial entre síndromes constritivas e restritivas – geralmente difícil – pode ser feito pelo encontro, à RMC, de um pericárdio espessado.

MASSAS

Tumores primários do coração são raros, e aproximadamente 80% são benignos. Tumores secundários envolvendo o coração são 40 a 50 vezes mais freqüentes que os primários. A maioria dos tumores benignos é intraluminal e se liga ao coração por um pedículo. Já os malignos têm implantação mais larga ou invadem o miocárdio. A maioria dos tumores se contrasta com o uso do gadolínio, o que facilita o diagnóstico diferencial com os trombos, que não se contrastam. Os tumores primários do coração incluem o mixoma (o mais freqüente, em geral localizado no átrio esquerdo), o lipoma (detectado pelas técnicas de saturação de gordura, em geral localizado no átrio direito), o angiossarcoma (tumor maligno mais comum, localiza-se freqüentemente no átrio direito), o rabdomioma (freqüente em crianças), o fibroma, o hemangioma etc.

DOENÇAS DA AORTA

Doenças da aorta são uma importante causa de morbimortalidade, sendo diagnosticadas facilmente e à beira do leito pela ecocardiografia transesofágica. Em alguns serviços, a tomografia computadorizada é o método diagnóstico mais empregado para detecção de patologias da aorta, embora utilize radiação ionizante e contraste potencialmente nefrotóxico. Contudo, a RMC tem crescido como método de primeira linha na avaliação das doenças da aorta, já que permite cortes multiplanares, não envolve radiação ionizante e utiliza um contraste não-tóxico. Apresenta altas sensibilidade e especificidade para o diagnóstico de dissecção aórtica, sendo o padrão ouro para o diagnóstico desta patologia. A dissecção aórtica geralmente é ocasionada por hipertensão arterial mal controlada, embora se possa associar a outras entidades, como coarctação de aorta, injúria iatrogênica ou doença valvar. Classifica-se como tipo A de Stanford, quando existe envolvimento da aorta ascendente, ou tipo B, quando a aorta ascendente não se acha envolvida. Como o tipo A é uma emergência cirúrgica, é necessário que a RMCV não apenas faça o diagnóstico de dissecção, mas também defina o tipo.

O hematoma intramural representa hemorragia dentro da média, sem a ruptura da íntima que ocorre na dissecção clássica. Seu tratamento deve ser o mesmo da dissecção (hematomas envolvendo a aorta ascendente devem ser operados, pois a evolução para dissecção clássica é de 30 a 50% após 1 ano). O diagnóstico diferencial do hematoma com um falso lúmen trombosado pode ser difícil de ser feito.

Aneurismas da aorta torácica são comuns, e é importante que seu diagnóstico seja feito, já que o tratamento pode evitar suas conseqüências letais. A causa mais comum é a aterosclerose, e estes aneurismas ateroscleróticos se localizam preferencialmente na aorta descendente. Aneurismas na aorta ascendente, como os que ocorrem na síndrome de Marfan, podem acompanhar-se de regurgitação aórtica, que também pode ser diagnosticada pela RMCV.

REFERÊNCIAS BIBLIOGRÁFICAS

1. Bellenger NG, Burgess MI, Ray SG et al. Comparison of left ventricular EF and volume in hear failure by echocardiography, radionucleide ventriculography and cardiovascular MR: are they interchangeable? *Eur Heart J* 2000; *21*: 1.387.
2. Higgins CB, Roos A. *Cardiovascular MRI and MRA*. Lippincott Williams and Wilkins, 2003.
3. Klein C, Nekolla SG, Bengel FM et al. Assessment of myocardial viability with contrast-enhanced magnetic resonance imaging. Comparison with positron emission tomography. *Circulation* 2002; *105*: 162-7.
4. Nagel E, Lehmkuhl HB, Bocksch W et al. Non-invasive diagnosis of ischemia-induced wall motion abnormalities with the use of high-dose dobutamine stress MRI: comparison with dobutamine stress echocardiography. *Circulation* 1999; *99*: 763-70.
5. Rochitte CE, Lima JAC, Bluemke DA et al. Magnitude and time course of microvascular obstruction and tissue injury after acute myocardial infarction. *Circulation* 1998; *98*: 1.006-14.
6. Woodard PK. *Cardiac MR Imaging*. Volume 11, number 1, W.B. Saunders Company, 2003.

III

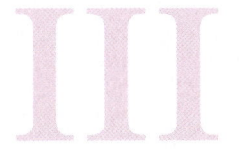

ARRITMIAS

CAPÍTULO 13

DISTÚRBIOS DA CONDUÇÃO INTRAVENTRICULAR

Júlio de Castro Silva Filho

ANATOMIA DO SISTEMA DE CONDUÇÃO

O estímulo elétrico cardíaco é gerado pelas células P do nó sinusal (NS), que se encontra localizado na parede póstero-superior do átrio direito (AD), junto à desembocadura da veia cava superior. Despolarizam-se seqüencialmente a porção mais alta do AD, depois sua porção inferior, septo interatrial e, então, o átrio esquerdo (AE). Através dos tratos internodais (sem evidência anatômica, porém aceitos do ponto de vista funcional), o estímulo elétrico atinge o nó atrioventricular (NAV), cuja estrutura histológica, em forma de labirinto ou malha, torna a condução mais lenta, de modo que a contração das câmaras atriais preceda a das câmaras ventriculares. Após sua lenta passagem pelo NAV, o estímulo alcança o tronco do feixe de His (FH), onde a condução se torna mais rápida, atingindo a marca dos 4m/s devido a uma disposição mais longitudinal de suas fibras. Logo após penetrar o anel fibroso AV, o FH se bifurca em seus ramos direito e esquerdo, os quais se dirigem à base dos músculos papilares correspondentes. O ramo esquerdo inicia-se a jusante do corpo fibroso central e logo subdivide-se em três fascículos (anterior, septal ou médio e posterior). O ramo direito tem trajeto subendocárdico como uma extensão não ramificada do FH, localizando-se ao longo da porção direita do septo interventricular, até a base do músculo papilar anterior, onde também se subdivide em três porções (anterior, média e inferior). Finalmente, o estímulo elétrico alcança a rede subendocárdica de Purkinje, onde é transmitido de modo simultâneo às paredes ventriculares direita e esquerda. Os distúrbios da condução intraventricular, por definição, são aqueles que ocorrem abaixo da bifurcação do tronco do feixe de His. A expressão "bloqueio de ramo" não é a mais adequada, pois infere interrupção definitiva da passagem do estímulo por um dos ramos. O que ocorre, no entanto, é um atraso da despolarização de um ramo em relação ao outro. Quando este atraso é significativo (acima de 0,05s), o estímulo elétrico alcança a câmara contralateral via despolarização transeptal (salto de onda), que se faz de maneira lenta por utilizar células musculares ordinárias, e não o sistema especializado de condução. Esta despolarização anômala manifesta-se no traçado ECG com complexos QRS alargados e com morfologias próprias, como veremos a seguir.

BLOQUEIO DO RAMO DIREITO (BRD)

A escola mexicana estabeleceu padrões vetoriais da ativação ventricular na presença de BRD que ainda são utilizados para melhor entendimento do fenômeno (Fig. 13.1). O atraso da condução pelo ramo direito é classificado em três graus (leve, moderado e avançado). Na ocorrência de atraso avançado, a despolarização septal (vetor I) faz-se normalmente da esquerda (E) para a direita (D). Logo o estímulo alcança a rede de Purkinje do VE, despolarizando sua parede livre (vetor II), que aponta necessariamente para a esquerda. Ao mesmo tempo, o estímulo elétrico atravessa a barreira septal, de maneira anômala, lentamente, por ser o estímulo transferido de célula muscular para célula muscular, para então despolarizar o VD com atraso em relação ao VE (vetores III e IV do salto de onda, orientados da esquerda para a direita e de baixo para cima) e finalmente despolarizar as porções basais do VD. Estabelecem-se assim padrões bem conhecidos para o BRD:

1. Padrão epicárdico de VD (rsR'), encontrado em V1-V2.
2. Padrão epicárdico de VE (qRS), encontrado em V5-V6-D1 e aVL.
3. Padrão intracavitário de AD (qR), encontrado em aVR, exclusivamente.

4. Padrão intracavitário de VD (rsR'S') da zona trabecular, encontrado em V2-V3, que é a morfologia mais completa do BRD.
5. Padrão do septo baixo (RS) com entalhe na onda R, encontrado em V3-V4.
6. Padrão intracavitário de VE (QS), encontrado em V5-V6 somente em presença de necrose da parede livre do VE (janela elétrica por IAM).

A repolarização em presença de BRD inicia-se no mesmo local onde se iniciou a despolarização, tendo sua representação vetorial orientada em sentido oposto àquele da despolarização. Assim, onde o salto de onda for positivo, a onda T registrada será negativa, e vice-versa (alteração secundária da repolarização ventricular).

Critérios para diagnóstico de BRD avançado (Fig. 13.2):

1. Complexos QRS com duração superior a 0,12 segundo.
2. Complexos trifásicos em V1 (rsR') ou com onda R pura larga e entalhada.
3. Ondas S alargadas em D1, aVL, V5 e V6.
4. Eixo de QRS normal no BRD isolado.
5. Tempo de ativação ventricular acima de 0,05 segundo em V1.
6. Alterações secundárias da repolarização ventricular (oposição da onda T ao salto de onda).

Estes critérios são para BRD avançado. Alterações menos proeminentes ocorrem nos distúrbios de condução pelo ramo direito de menor grau (graus I ou II). O sinal mais precoce de BRD (grau leve) é um entalhe no ramo ascendente da onda S de V1 ou V2 ou uma pequena r' em V1 com concomitante alargamento discreto da onda S de V5-V6. No BRD moderado, já existe salto de onda transeptal, já se inscrevendo uma R' em V1 maior que a R inicial e ocorrendo maior alargamento da S de V5-V6.

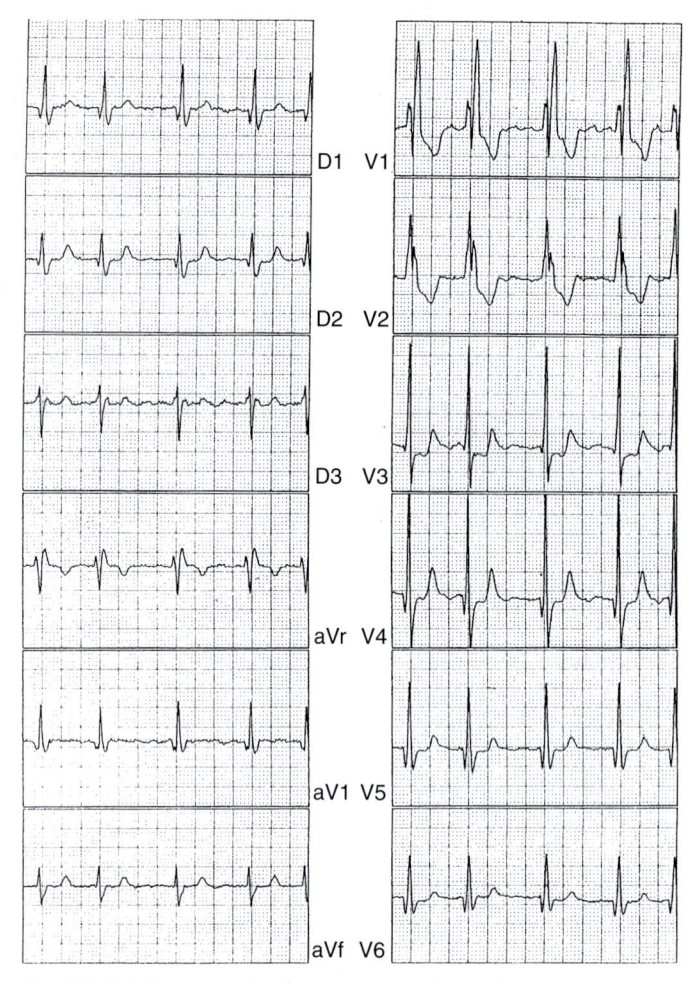

Fig. 13.2 BRD avançado. Paciente portador de hipertrofia do VD.

Significado clínico:

1. Hipertensão arterial.
2. Doença arterial coronariana.
3. Lesões valvulares (aórticas e tricúspides).
4. Miocardioesclerose (doença de Lev).
5. Miocardiopatias (inclusive doença de Chagas).
6. Doenças congênitas (CIA e doença de Ebstein).
7. Tromboembolismo pulmonar.
8. Corações sadios, especialmente BRD de grau leve.

BLOQUEIO DO RAMO ESQUERDO (BRE)

Como descrito anteriormente para o BRD, o atraso de condução pelo ramo esquerdo pode ser classificado em leve, moderado e avançado. Segundo a escola mexicana (Fig. 13.3),

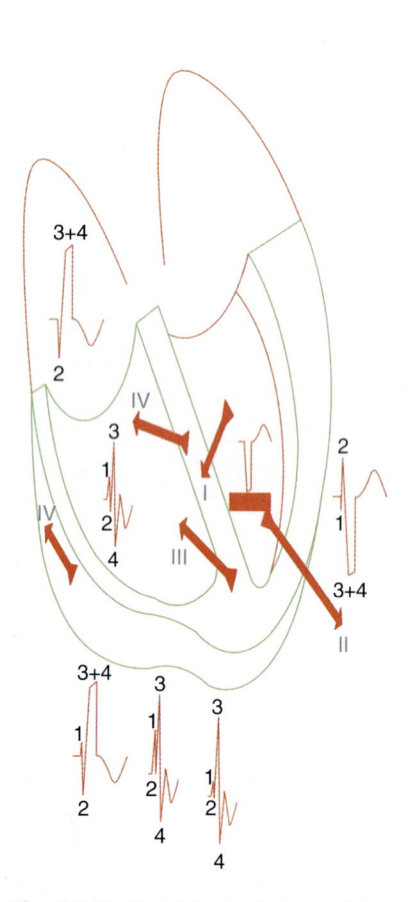

Fig. 13.1 Ativação ventricular no BDR.

que, nas derivações em que o salto de onda inscrever-se positivo, a onda T será negativa, e vice-versa.

Critérios para o diagnóstico do BRE avançado (Fig. 13.4) (duração dos complexos QRS acima de 0,12 segundo):

1. Padrão QS ou rS (unipolar de VD) em V1 a V4.
2. Padrão de ondas R alargadas e com entalhes ou meseta (unipolar de VE) em DI, V5 e V6.
3. Ausência de onda q em D1, V5 e V6 (sinal mais precoce de BRE).
4. Complexos QRS polifásicos e de baixa voltagem nas derivações inferiores do plano frontal (D2, D3 e aVF).
5. Tempo de ativação ventricular acima de 0,06 segundo em V5-V6.
6. Eixo de QRS normal no BRE isolado, até no máximo −30 graus. O desvio do eixo à esquerda, além de −30 graus, ocorre em associação com bloqueio do hemifascículo ântero-superior esquerdo.
7. Alterações secundárias da repolarização ventricular.

Estes critérios são para BRE avançado. Nos casos de BRE leve (Fig. 13.5), ocorrem o desaparecimento da onda q de V5 e V6 (sinal mais precoce) e a diminuição ou desaparecimento da onda r de V1 (neste caso, deve-se fazer o diagnóstico diferencial com necrose septal, síndrome de Wolff-Parkinson-White ou bloqueio do fascículo ântero-superior do ramo

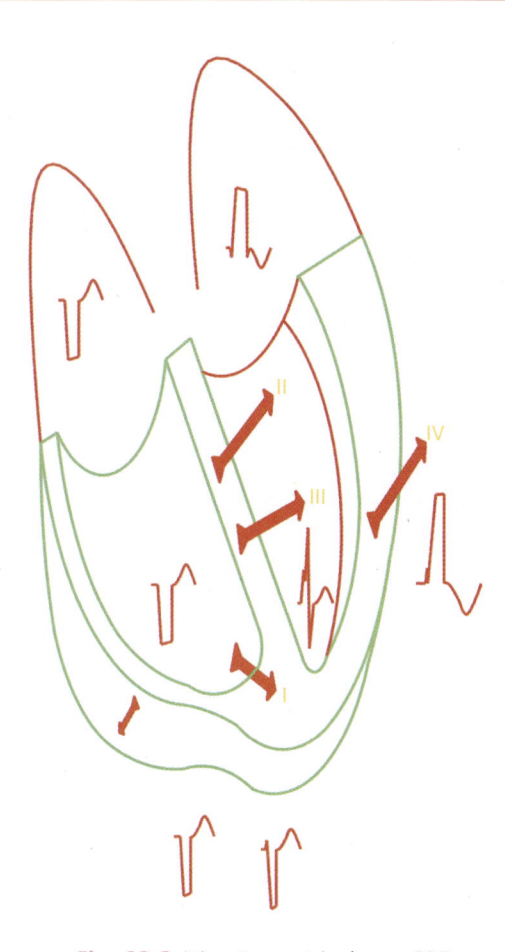

Fig. 13.3 Ativação ventricular no BRE.

na presença de grande atraso pelo ramo esquerdo (superior a 0,06s), a ativação ventricular inicia-se a partir do músculo papilar anterior na região subendocárdica da massa septal inferior direita, representada por um vetor septal (vetor I) que aponta necessariamente para baixo e para a esquerda. Ocorre então a despolarização da parede lateral do VD, porém este fenômeno é mascarado pelo salto de onda septal da D para E (vetores II e III do salto de onda, que se orientam para a esquerda e para trás), para finalmente progredir até a parede livre do VE (vetor IV). Observe-se que todos os vetores descritos apontam para a esquerda. Estabelecem-se assim padrões eletrocardiográficos bem definidos para o BRE:

1. Padrão epicárdico de VD (rS ou QS, com S alargada) encontrado em V1-V2 e no plano frontal em D3 e aVF.
2. Padrão epicárdico de VE (R alargada ou rR) encontrado em DI, V5 e V6, sem a presença de onda q.
3. Padrão de AE (qR) que pode ou não ser registrado em aVL somente. Não pode haver onda q em DI, V5 e V6 no BRE puro.
4. Padrão intracavitário de VE (RS) encontrado em V5-V6 somente na presença de infarto de parede lateral do VE ou na associação com bloqueio do fascículo ântero-superior esquerdo.

A repolarização ventricular far-se-á de maneira anômala, no sentido inverso ao do salto de onda transeptal, de modo

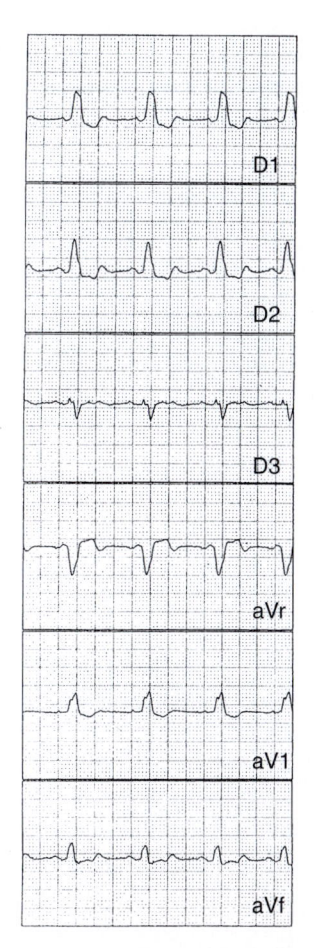

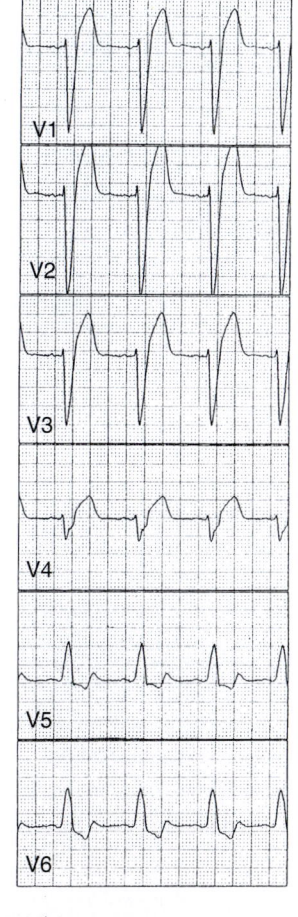

Fig. 13.4 BRE avançado. Critérios no texto.

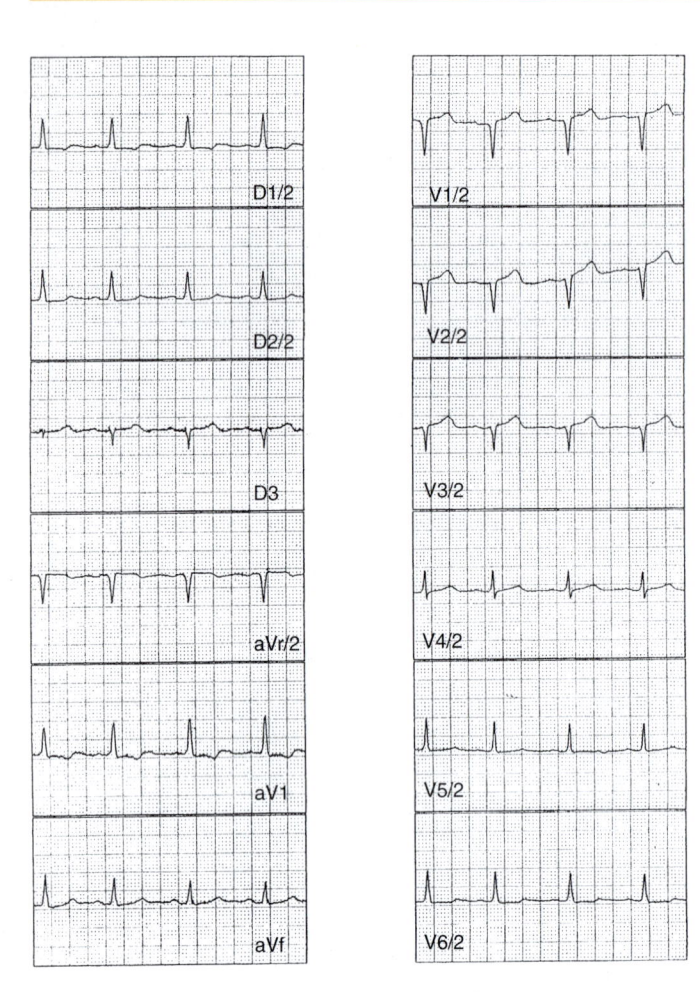

Fig. 13.5 BRE leve. Paciente portador de hipertensão arterial.

esquerdo). Nos casos de BRE moderado já ocorre o salto de onda transeptal, registrando-se complexos QRS um pouco mais alargados e com espessamento na onda R de V5 e V6.

Significado clínico do BRE (diferentemente do BRD, que pode ocorrer em corações normais, a presença de BRE é a expressão eletrocardiográfica de patologia do VE):

1. Hipertensão arterial (causa mais freqüente, em especial BRE leve e moderado).
2. Doença arterial coronariana (segunda causa mais freqüente).
3. Miocardioesclerose (doença de Lev).
4. Oitenta por cento dos casos de hipertrofia ou dilatação do VE apresentam-se como BRE.
5. É raro no coração sadio.

Portadores de miocardiopatia dilatada têm seu estado clínico piorado na presença de BRE, especialmente com QRS de duração superior a 0,16s. Vários estudos têm demonstrado que a ressincronização ventricular (por implante de marca-passo definitivo biventricular ou multissítio em septo de VD) nos pacientes com função ventricular deprimida (abaixo de 35%) e com BRE com duração superior a 0,16s melhora a qualidade de vida e a classe funcional e reduz o consumo de oxigênio pelo miocárdio. Assim, as indicações atuais para ressincronização ventricular em pacientes portadores de miocardiopatia em fase dilatada e com terapia medicamentosa otimizada incluem: (1) portadores de BRE com duração acima de 0,16s e com fração de ejeção do VE abaixo de 35%; (2) pacientes em classe funcional III ou IV; (3) portadores de marcapasso definitivo em ponta de VD, com QRS largo (morfologia de BRE + HBAE), evoluindo com insuficiência cardíaca refratária.

BLOQUEIOS DE RAMO FÁSICOS

São aqueles distúrbios da condução intermitentes que ocorrem frente a variações súbitas da freqüência cardíaca. São descritos dois tipos: bloqueio de fase 3 (taquicardia-dependente) e de fase 4 (bradicardia-dependente).

No bloqueio de fase 3, um súbito encurtamento do ciclo RR, não devidamente acompanhado de redução do período refratário efetivo de um dos ramos, propicia o aparecimento de atraso na condução por este ramo (geralmente o direito), registrando-se então complexos QRS com morfologia de bloqueio, até que o sistema His-Purkinje se estabilize e a condução passe a se fazer de maneira fisiológica. Na Fig. 13.6, leves incrementos na freqüência cardíaca fazem aparecer o bloqueio do ramo esquerdo. Observe que a morfologia das ondas P também varia com o aumento da freqüência. Trata-se, portanto, de bloqueio de fase 3 atrial e ventricular. Isto pode também ocorrer nos primeiros batimentos de taquicardias supraventriculares, como mostrado na Fig. 13.7 (morfologia de BRD nos dois primeiros batimentos da taquicardia, por instabilidade no sistema His-Purkinje). Trata-se de bloqueio funcional, sem significado patológico, a menos que ocorra com freqüências cardíacas muito baixas.

No bloqueio de fase 4, um prolongamento súbito do ciclo RR (pausa) permite que um dos ramos inicie uma despolarização diastólica espontânea, de modo que o estímulo supraventricular seguinte encontrará o ramo parcialmente despolarizado e refratário, gerando um ou mais complexos QRS alargados, como mostra a Fig. 13.8. Trata-se de registro simultâneo de FA, sendo o quinto batimento aberrado (morfologia de BRE). Este tipo de bloqueio é patológico, relacionando-se freqüentemente com a ação de drogas, distúrbios eletrolíticos ou doença do sistema de condução.

A Fig. 13.9 nos mostra uma situação bastante interessante. Trata-se de paciente idoso em propedêutica de pré-síncope aos esforços. No traçado superior, ritmo basal sinusal com BRD, sem BAV. No segundo traçado, após massagem do seio carotídeo, a freqüência sinusal diminui e persiste o BRD, conforme o esperado. No traçado inferior, após infusão de atropina, a freqüência sinusal aumenta e o paciente passa a apresentar um bloqueio 2:1, que certamente está ocorrendo no ramo esquerdo do feixe de His. Trata-se, portanto, de um bloqueio de ramo esquerdo 2:1 (BRE oculto, intermitente) em portador de BRD manifesto.

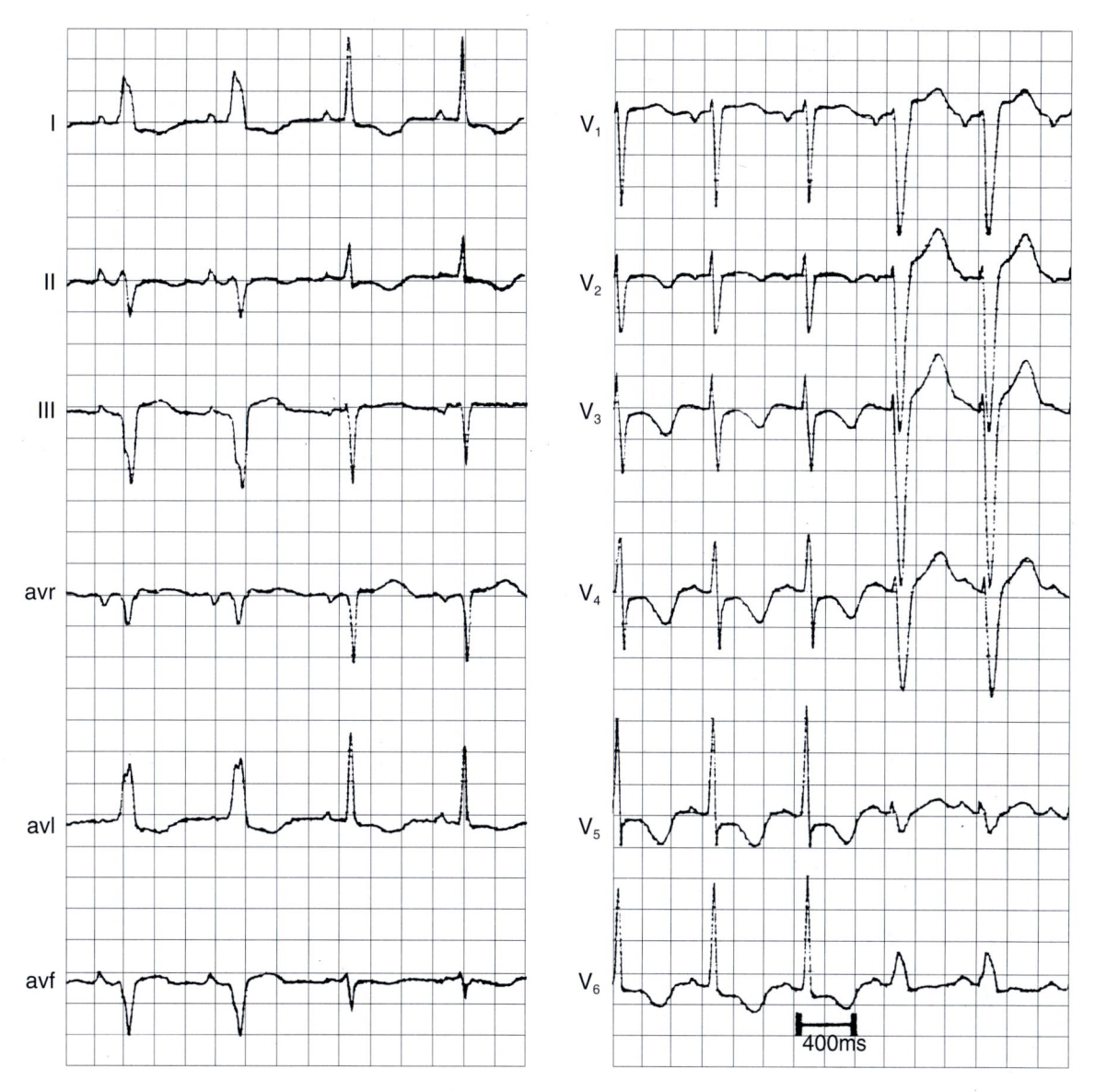

Fig. 13.6 Aberrância em fase 3 (ver discussão no texto).

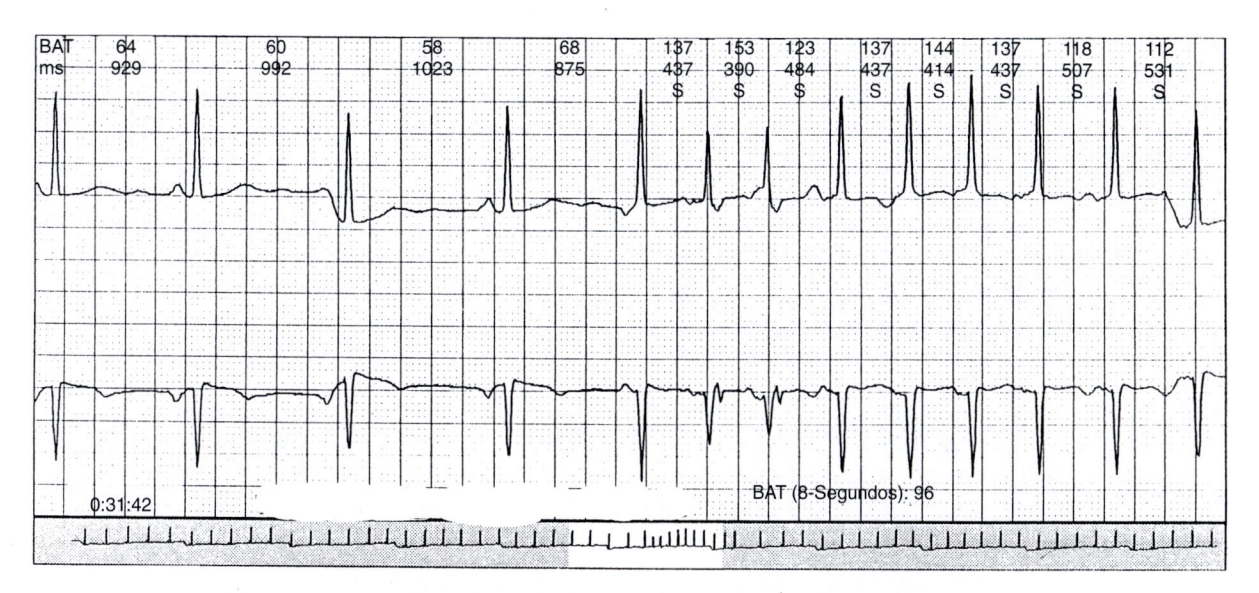

Fig. 13.7 Traçado de Holter (CM5 e V1). Aberrância em fase 3.

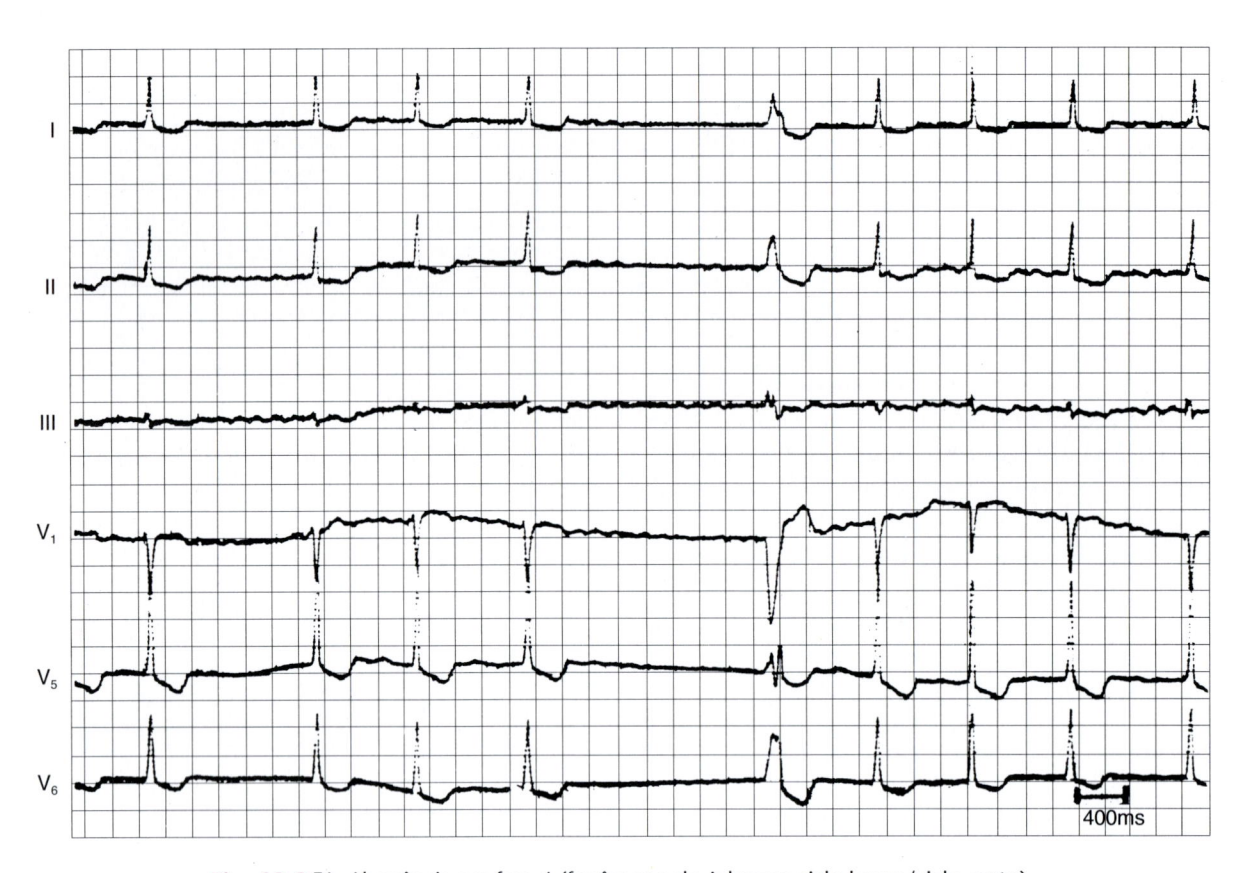

Fig. 13.8 FA. Aberrância em fase 4 (fenômeno de Ashman: ciclo longo/ciclo curto).

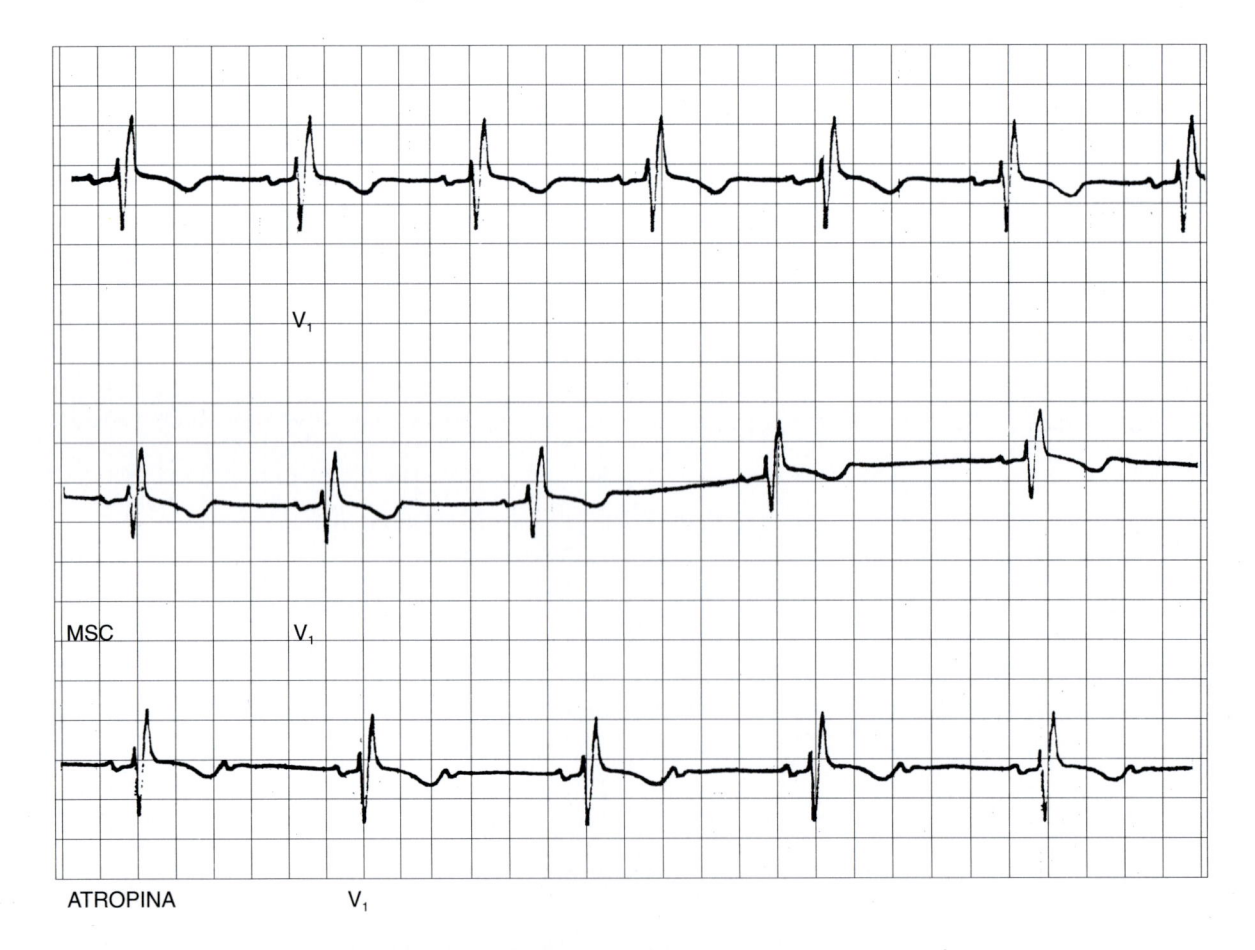

Fig. 13.9 Bloqueio AV Mobitz II por bloqueio 2:1 no ramo esquerdo.

BLOQUEIOS DE RAMO NAS SÍNDROMES CORONARIANAS AGUDAS

Os bloqueios de ramo que surgem na fase aguda do infarto do miocárdio são sabidamente marcadores de má evolução clínica. São a expressão eletrocardiográfica de maior dano miocárdico, o que significa quadros de maior instabilidade hemodinâmica (arritmias ventriculares malignas, insuficiência ventricular esquerda, choque cardiogênico, bloqueios atrioventriculares avançados e mortalidade aumentada). Pior ainda quando os bloqueios divisionais se instalam, pois traduzem maior acometimento da parede anterior do VE. Os fatores envolvidos na gênese dos bloqueios agudos são: (1) necrose, edema ou inflamação do tecido de condução; (2) denervação simpática ou parassimpática do tecido de condução; (3) dilatação ventricular aguda; (4) envolvimento do sistema de condução pelo fenômeno da necrose contígua (áreas próximas ao tecido necrótico diminuem ou interrompem a condução do estímulo elétrico cardíaco).

Vários estudos têm demonstrado pior evolução hospitalar e após alta hospitalar para os pacientes que apresentam novos bloqueios em relação àqueles sem bloqueio na fase aguda do IAM. Os pacientes com BRD agudo apresentam pior evolução clínica, mesmo se comparados a pacientes com BRE agudo. Isto se deve ao fato de o ramo direito receber irrigação dupla (CD e ramos septais da DA). Portanto, BRD agudo significa envolvimento extenso do septo e de toda a parede anterior, por oclusão proximal de DA. Em conclusão, pacientes com novos bloqueios nas síndromes coronarianas agudas devem ser tratados de maneira mais agressiva, com rápida tentativa de reperfusão medicamentosa ou mecânica (PTCA de salvamento). A Fig. 13.10 ilustra o exposto – traçado contínuo de paciente em fase

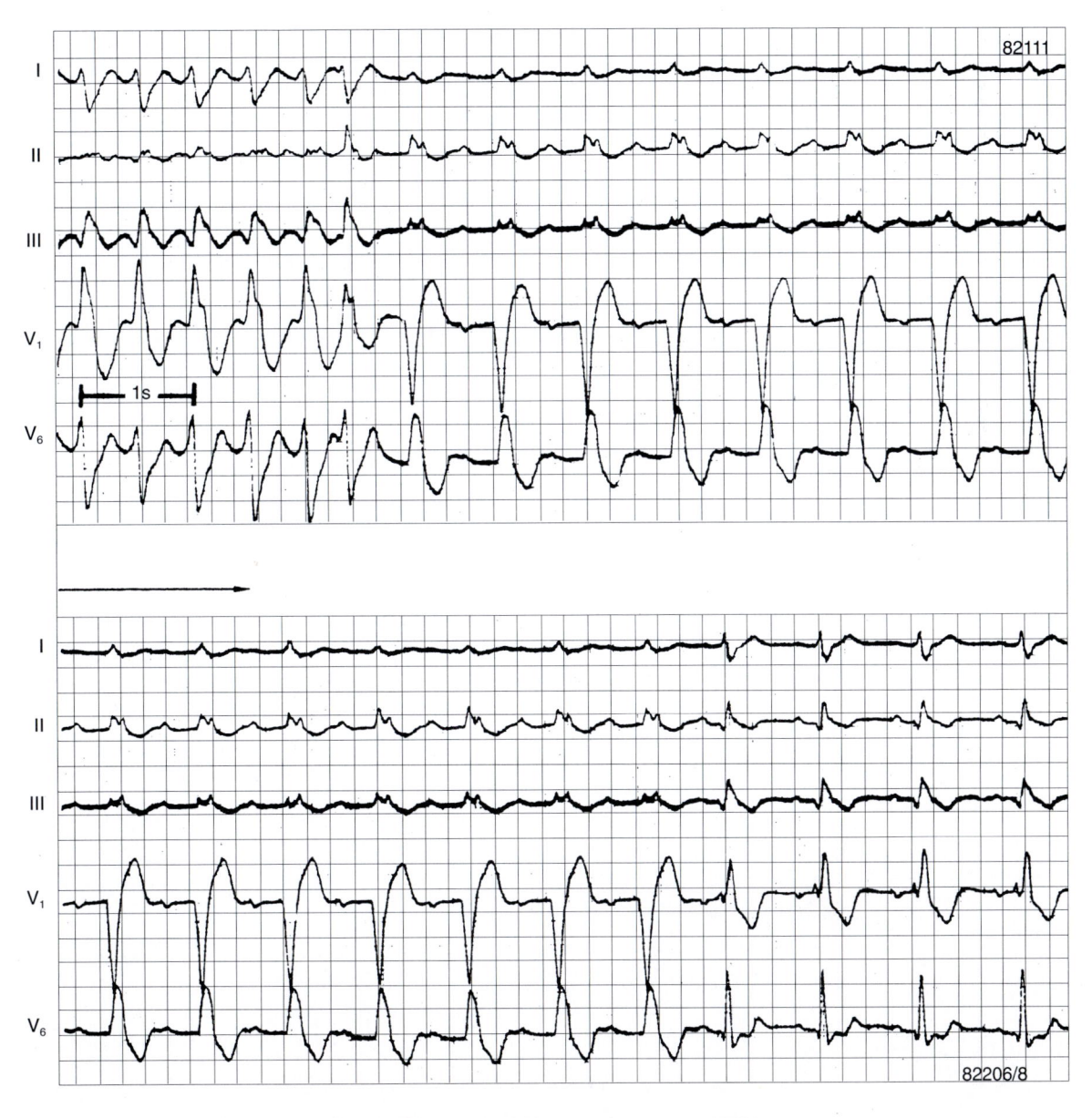

Fig. 13.10 Bloqueio de ramo alternante no IAM.

subaguda de IAM. No traçado superior, os seis primeiros batimentos são de taquicardia ventricular interrompida por extra-sístole ventricular do próprio foco da TV, seguidos por batimentos sinusais com BAV de I grau e BRE. No traçado inferior, persiste o BRE, até que os últimos quatro batimentos passam a apresentar morfologia de BRD. Trata-se, portanto, de bloqueio de ramo alternante, com arritmia ventricular maligna.

HEMIBLOQUEIOS

Hemibloqueio Anterior Esquerdo (HBAE)

Consiste no bloqueio de ramo isolado mais freqüente. Ocorrendo bloqueio no fascículo ântero-superior do ramo esquerdo, a despolarização ventricular inicia-se para baixo e para a direita, despolarizando inicialmente a parede póstero-inferior do VE (aponta para D3), para então sofrer um giro anti-horário e despolarizar as porções mais superiores do VE (em torno de −60 graus), como esquematizado na Fig. 13.11. Cria-se então o padrão Q1S3 – padrão de rotação anti-horária no plano frontal. No plano horizontal, cria-se o padrão de rotação horária, com desaparecimento da onda q de V5 e V6 e presença de ondas S até V5 e V6.

Critérios para o diagnóstico do HBAE (Fig. 13.12):

1. Desvio do eixo de QRS para a esquerda (em torno de −60 graus).
2. Intervalo PR normal.
3. Duração de QRS normal (até 0,10 segundo) no HBAE isolado.
4. Onda T normal no HBAE não complicado.
5. Padrão rS em derivações inferiores do plano frontal (D2, D3 e aVF).
6. Presença de ondas S até V5-V6.
7. Ausência de onda q em V5-V6.

Deve-se registrar obrigatoriamente a morfologia rS em D2, D3 e aVF, e não QS, a menos que ocorra infarto de parede inferior, como mostrado na Fig. 13.13. São dois traçados distintos, do mesmo paciente, com cerca de um mês de diferença: no traçado superior, HBAE (padrão rS) antes do IAM, enquanto o traçado inferior foi obtido após infarto de parede inferior (padrão QS).

O HBAE pode também ocorrer juntamente com o BRE avançado, como mostrado na Fig. 13.14. Como mencionado anteriormente, o BRE isolado não desvia o eixo de QRS.

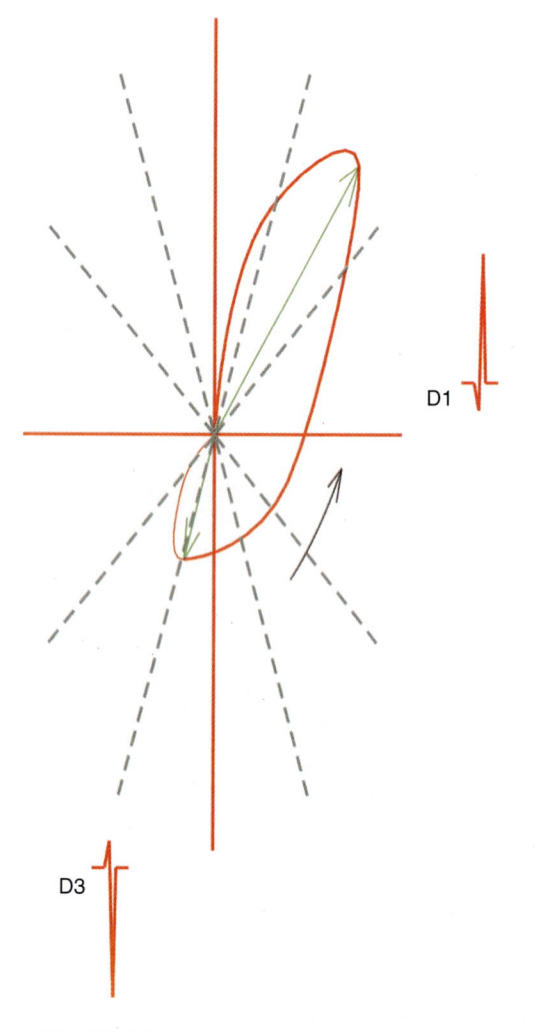

Fig. 13.11 Ativação ventricular no HBAE.

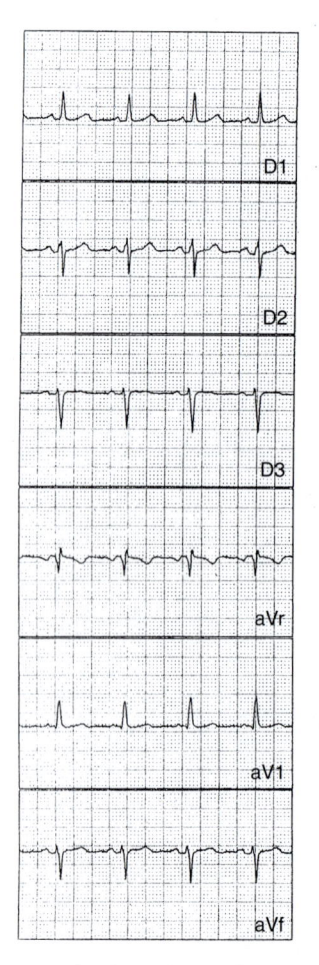

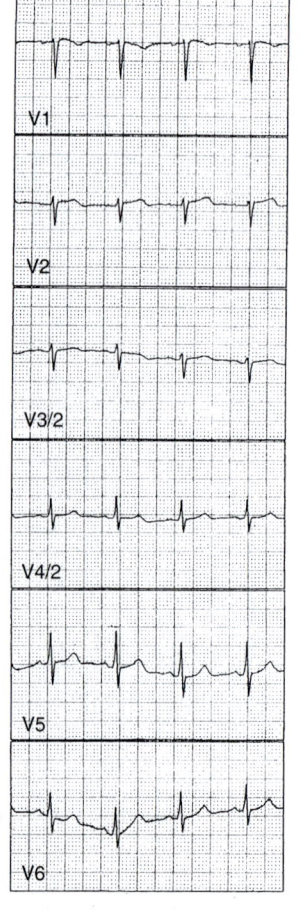

Fig. 13.12 HBAE isolado (ver discussão no texto).

Distúrbios da Condução Intraventricular   111

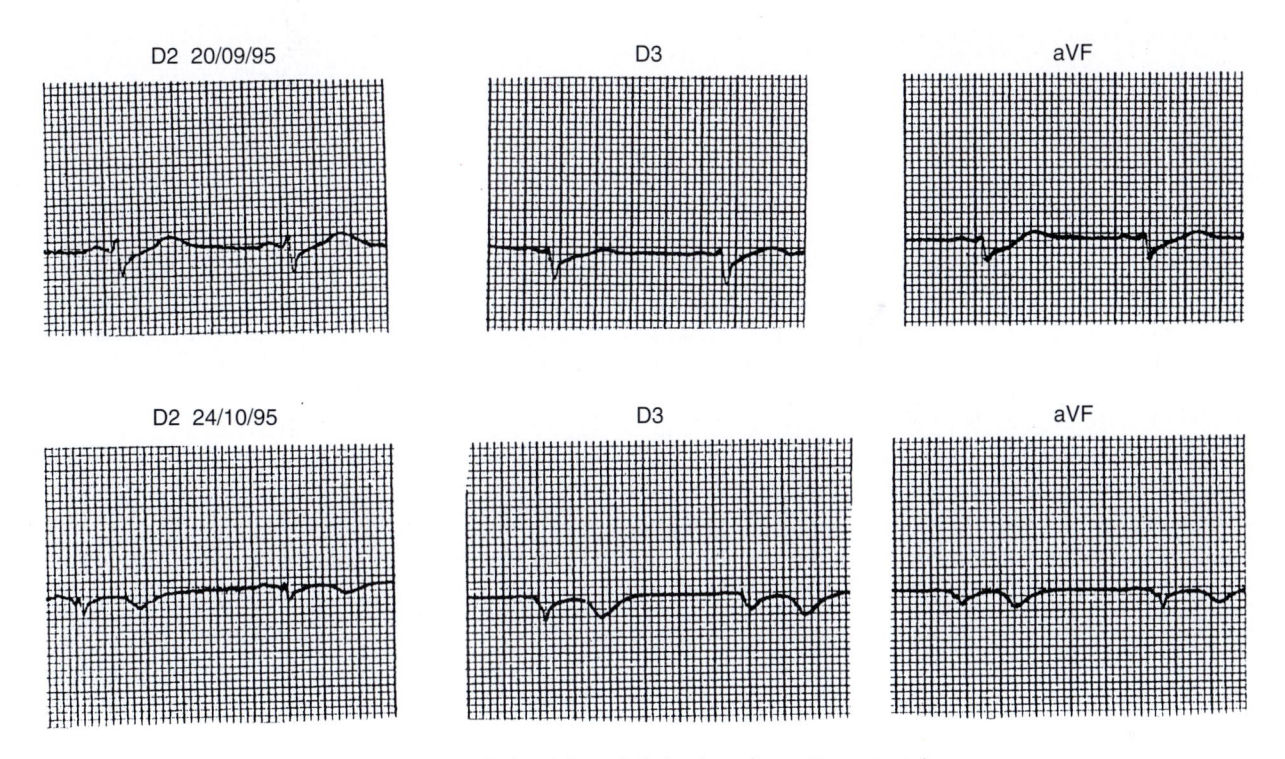

Fig. 13.13 HBAE × Infarto inferior (ver discussão no texto).

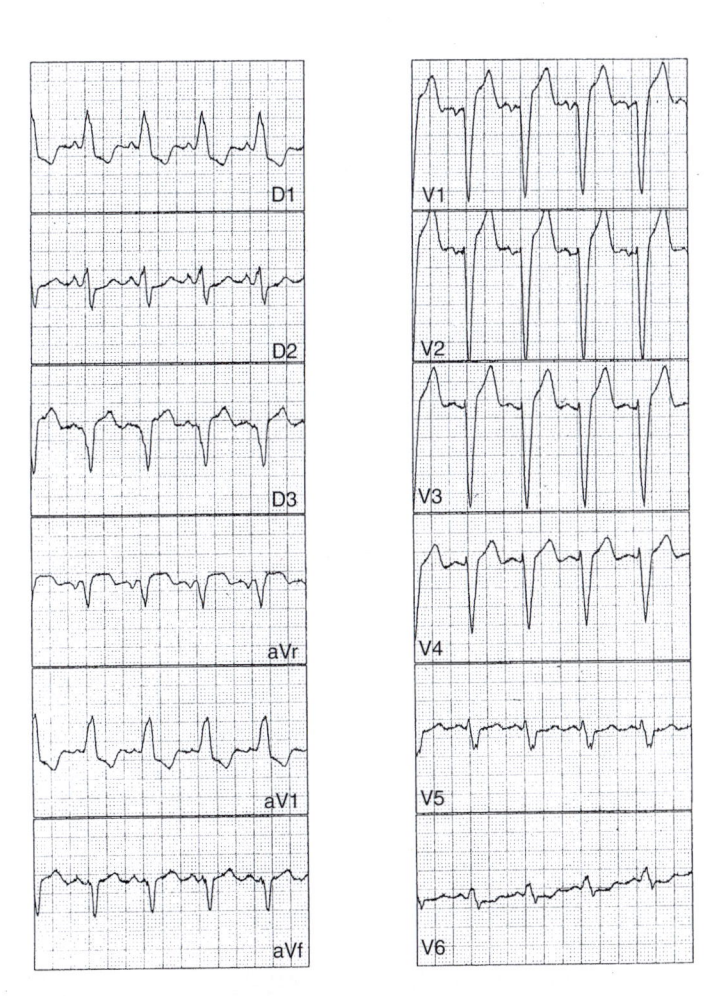

Fig. 13.14 BRE + HBAE (ver discussão no texto).

Observam-se, na figura, desvio de AQRS para a esquerda, padrão rS em derivações inferiores do plano frontal e persistência de ondas S até V5.

Significado clínico:

1. Doença de Chagas, especialmente em associação com BRD.
2. Infarto do miocárdio.
3. Miocardioesclerose (doenças de Lev e Lenègre).
4. Valvopatia aórtica.
5. Cardiopatia hipertensiva.
6. Doenças infiltrativas.
7. Doenças congênitas (atresia da tricúspide, canal AV comum e CIV).

A Fig. 13.15 mostra a associação de BRD e HBAE. É o traçado de um paciente chagásico, intoxicado por digital, em ritmo de taquicardia atrial paroxística, com condução AV variável. A derivação D2 mostra padrão rS (HBAE) e a derivação V1, o padrão R (BRD).

Hemibloqueio Posterior Esquerdo (HBPE)

É bem mais raro que o HBAE. Ocorrendo bloqueio do fascículo póstero-inferior, a despolarização do VE inicia-se no endocárdio da parede ântero-superior do VE e no centro do septo interventricular, sendo representada por um vetor que se orienta para cima e para a esquerda (em direção a aVL), para então sofrer um giro horário e despolarizar as porções inferiores do VE (em direção a D3). Cria-se então o padrão

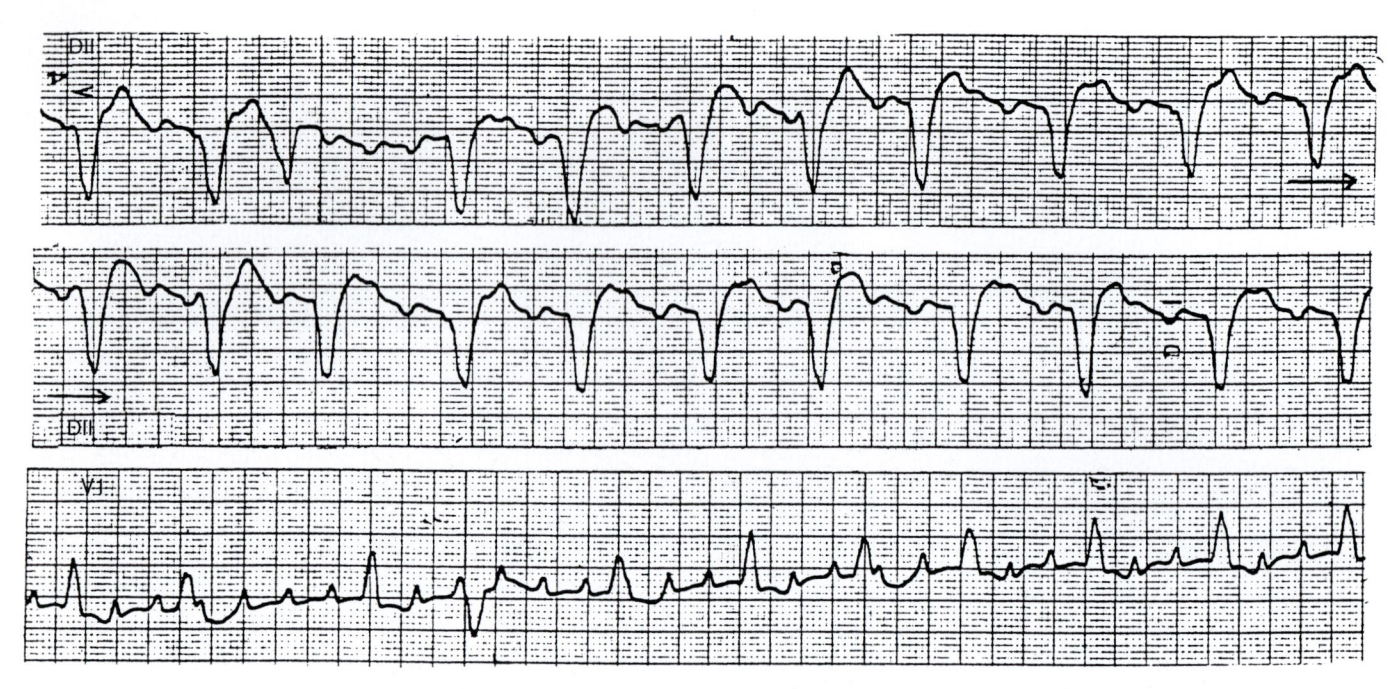

Fig. 13.15 BRD + HBAE (ver discussão no texto).

S1Q3 – padrão de rotação horária no plano frontal (Fig. 13.16).

Critérios para o diagnóstico do HBPE:

1. Eixo de QRS em torno de +120 graus.
2. Padrão S1Q3 (padrão de rotação horária).
3. Complexos QRS com padrão qR em D2, D3 e aVF e com padrão rS em D1 e aVL.
4. QRS de duração normal.

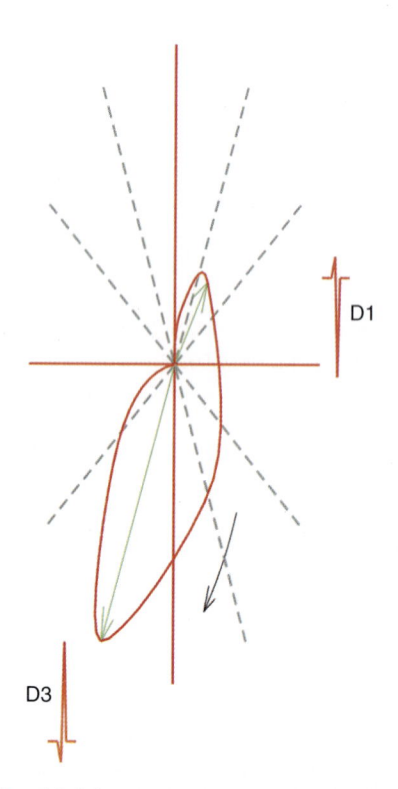

Fig. 13.16 Ativação ventricular no HBPE.

O HBPE geralmente acompanha o BRD. Devido à sua dupla irrigação, o fascículo póstero-inferior é o mais protegido de todo o sistema de condução, de modo que seu acometimento isolado é bastante raro. Há que se fazer o diagnóstico diferencial com as condições que desviam o eixo do QRS para a direita: coração muito verticalizado, infarto de parede ântero-lateral, *cor pulmonale* e hipertrofia do VD.

Significado clínico (ocorre geralmente em associação com o BRD).

1. Miocardiopatia chagásica (causa mais freqüente).
2. Doença arterial coronariana.
3. Doença de Lenègre.

BLOQUEIO DA DIVISÃO ÂNTERO-MEDIAL (BDAM)

A divisão ântero-medial do ramo esquerdo é na verdade uma rede de finos ramos que se originam tanto do fascículo ântero-superior quanto do fascículo póstero-inferior, abrindo-se em forma de leque sobre a região média do septo interventricular e região paraseptal anterior esquerda.

Caso ocorra bloqueio desta divisão ântero-medial do ramo esquerdo, a despolarização da região paraseptal anterior esquerda se fará com atraso, gerando desvio para a frente dos vetores de despolarização ventricular. Este incremento das forças anteriores deve ser diferenciado de sobrecarga de VD ou infarto dorsal.

Critérios para o diagnóstico do BDAM (Fig. 13.17):

1. Complexos QRS com duração inferior a 0,12s no BDAM isolado.
2. Eixo de QRS no plano frontal normal.
3. Ausência de r em V1 e q em V5 e V6, no BDAM isolado.

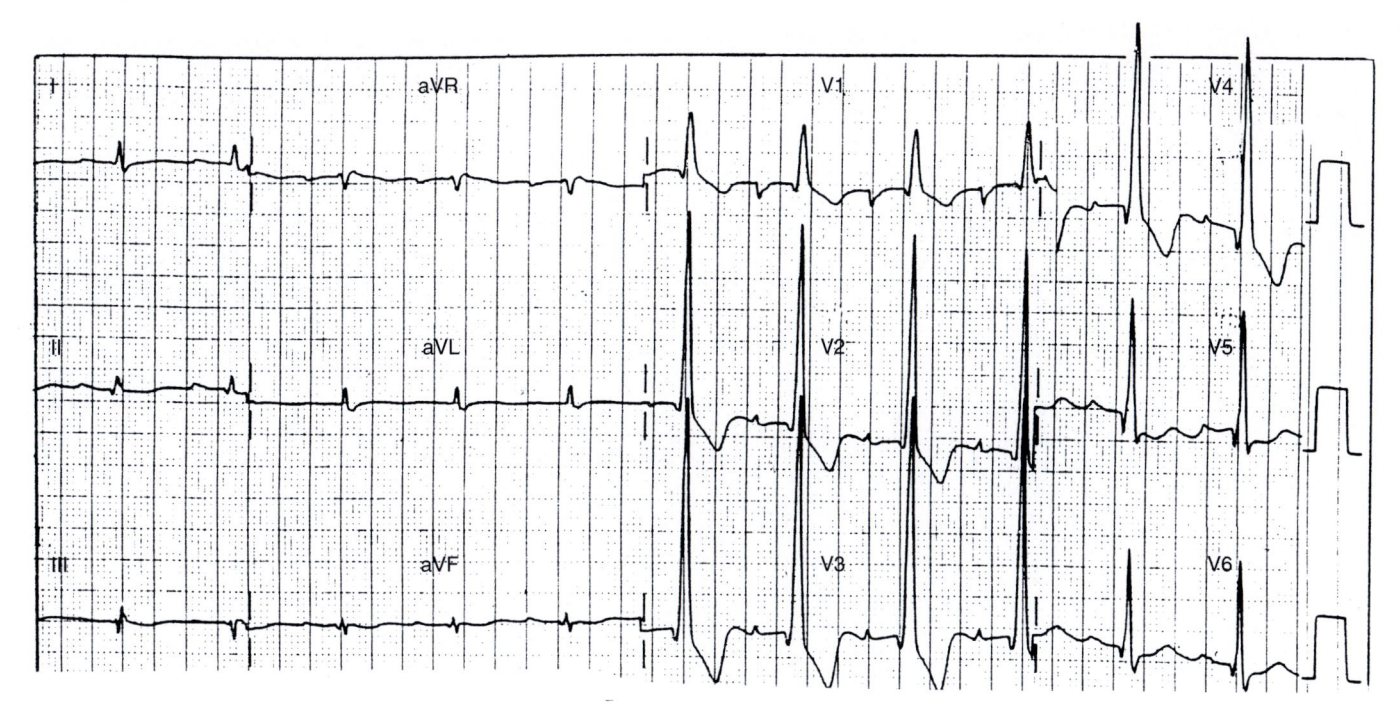

Fig. 13.17 BDAM (ver discussão no texto).

4. Ondas R amplas em V2 e V3.
5. Aumento progressivo da amplitude da onda R de V1 a V3.
6. Diminuição progressiva da amplitude da onda R de V4 a V6.

Significado clínico (o BDAM isolado é raro, ocorrendo em geral em associação ao HBAE ou ao BRD):

1. Miocardiopatia chagásica.
2. Doença arterial coronariana, principalmente nas lesões da artéria coronária descendente anterior. Nesses casos, representa um mau prognóstico.

REFERÊNCIAS BIBLIOGRÁFICAS

1. Bayés de Luna A, Gaugi G et al. *Eletrocardiologia Clínica*. Barcelona, 1977.
2. Carneiro EF. *O Eletrocardiograma*. Rio de Janeiro: Atheneu, 1981.
3. Filho JCS. Arritmias Cardíacas – Diagnóstico e Tratamento. *In: Manual de Urgências em Cardiologia*. Rio de Janeiro: MEDSI, 1982.
4. Filho JCS, Darwich RN, Brito MR. *Terceiro Curso de Eletrocardiografia*. Belo Horizonte, 1996.
5. Maia IG. *ECG nas Arritmias*. Rio de Janeiro: Editora Cultura Médica, 1989.
6. Moreira DAR. *Arritmias Cardíacas*. Editora Artes Médicas, 1995.
7. Pachón JC. *Curso Intensivo de Arritmias*. São Paulo, 1991.

CAPÍTULO 14

BRADIARRITMIAS

Thiago da Rocha Rodrigues

INTRODUÇÃO

A bradicardia é qualquer ritmo com freqüência cardíaca (FC) inferior a 60 batimentos por minuto (bpm), embora, recentemente, tenha sido sugerida a FC de 50 como ponto de corte. Elas podem ser sinusais, se ocasionadas por um alentecimento do nó sinusal (NSA), ou ectópicas, se provenientes de outros locais. Estas últimas ocorrem quando o automatismo sinusal está tão reduzido que aparece um ritmo de escape ectópico com freqüência superior à sinusal. Também ocorrem quando há bloqueio na condução atrioventricular (AV) que leva a outro ritmo de escape, de origem nodal ou ventricular. Elas podem ser fisiológicas (atletas) ou resultado de doença orgânica (doença do nó sinusal, cardiopatia chagásica etc.), estados funcionais transitórios (reação vasovagal, sono) ou resultado de medicações com efeitos tóxicos cardioinibitórios (antiarrítmicos). Podem também ser sintomáticas ou assintomáticas, independentemente de sua etiologia. Ao contrário das taquiarritmias, as bradiarritmias não dispõem de medicamentos eficazes para o seu tratamento, com exceção de algumas situações emergenciais. Assim, em bradicardias severas e que ameaçam a vida, enquanto não se dispõe de um marcapasso (MP) cardíaco, podem-se usar temporariamente alguns fármacos, como a atropina, o isoproterenol e a dobutamina. Estes, no entanto, não passam de paliativos temporários, até que o MP resolva a situação de forma segura e/ou o evento precipitante desapareça.

As taquiarritmias ventriculares malignas são o mecanismo de morte súbita mais freqüente. Não obstante, as bradiarritmias também podem estar implicadas como mecanismo de morte em cardiopatas. Nos registros de morte súbita em gravações de Holter de 24 horas, cerca de 17 a 18% das mortes são por bradicardias ou assistolias. Nas insuficiências cardíacas avançadas (classe IV NYHA), o mecanismo bradiarrítmico torna-se mais importante (cerca de 30% dos casos). O bloqueio AV total (BAVT) e outras bradiarritmias severas (Figs. 14.1 e 14.8) podem ainda ocasionar taquicardias ventriculares polimórficas ou fibrilação ventricular e morte súbita.

Neste capítulo, procuraremos analisar a etiopatogenia, o diagnóstico, o prognóstico e o tratamento das bradiarritmias.

ETIOPATOGENIA

Para a compreensão da patogenia das bradiarritmias, é preciso conhecer a anatomia do sistema de condução. As estruturas deste sistema interligado são o nó sinusal (NSA), os feixes de condução internodal, incluindo o feixe de Backman, que interliga os átrios direito e esquerdo em sua superfície superior, o nó atrioventricular (NAV) e o feixe de His (FH), com seus ramos direito e esquerdo. O ramo esquerdo, por sua vez, possui as subdivisões ântero-superior e ínfero-posterior. As alterações da condução e formação do estímulo podem originar-se em qualquer nível desse sistema. Em geral, quanto mais baixo ou mais distal for o nível dessas alterações, mais lento será o ritmo de substituição, menor será a FC e mais instável e menos efetivo o débito cardíaco. Em geral, distúrbios que se originam no NSA, nos átrios e no NAV têm bom prognóstico no que se refere ao risco de BAVT e morte. Nesses casos, os ritmos de escape costumam ser de origem juncional ou ectópica atrial, com freqüências entre 40 e 60bpm. No entanto, quando bloqueios nesses níveis forem ocasionados por drogas com efeitos cronotrópicos negativos (digitálicos, amiodarona, betabloqueadores e bloqueadores de canais de cálcio), podem ocorrer freqüências até mesmo inferiores. Já os bloqueios no nível do tronco do FH e seus ramos podem evoluir para o BAVT e requerem atenção especial. Nesta situação, os ritmos de escape serão idioventriculares, instáveis, com freqüências geralmente inferiores a 40bpm e incapazes de gerar débitos cardíacos efetivos (Fig. 14.1).

É necessária, também, a compreensão da fisiologia do sistema de condução, principalmente como funcionam os potenciais de ação dos dois tipos básicos de células cardíacas, as células de ação rápida (miocárdios atrial e ventricular, o sistema de His-Purkinje e as vias acessórias) e as células de ação lenta e com condução decremental (NSA e NAV). Tanto o NSA como o NAV são muito influenciados pelo sistema nervoso autônomo e apresentam despolarização mediada por canais de cálcio. Dessa forma, o estímulo simpático (exercício, estresse, agentes adrenérgicos) aumenta a inclinação da despolarização diastólica espontânea dessas estruturas, facilita a condução do impulso elétrico, aumenta a FC e reduz o decremento da condução elétrica. O estímulo vagal (sono, repouso, reação vasovagal, digitálicos) produz efeito contrário. Portanto, podemos perceber que as drogas bloqueadoras de canais de cálcio e betabloqueadoras vão agir preferencialmente nesse tipo de célula. Já os bloqueadores de canais de sódio (quinidina, procainamida, propafenona) vão agir principalmente nas células de ação rápida, cuja despolarização é dependente de canais de sódio. A amiodarona possui ação bloqueadora na maioria dos receptores cardíacos (receptores adrenérgicos, muscarínicos, tiroxina) e canais iônicos (canais de cálcio, sódio e potássio) e, portanto, agem tanto nas células de ação rápida como nas de ação lenta. Assim, as intoxicações por essas drogas vão produzir bloqueios no nível determinado por seus mecanismos de ação. A partir dessas informações, podemos também concluir que os bloqueios com características decrementais (bloqueios AV ou SA de segundo grau Mobitz tipo I) localizam-se, respectivamente, no NAV ou no NSA. Já os bloqueios com características do tipo "tudo ou nada", ou bloqueios súbitos, abruptos e sem decremento prévio, localizam-se em células de ação rápida, como no FH ou abaixo de sua bifurcação. Os bloqueios atrioventriculares (BAV) que ocorrem junto a baixas freqüências sinusais tendem a ser de origem nodal, pois denotam uma influência vagal e decremental. Já os bloqueios que ocorrem a freqüências sinusais maiores, durante exercícios ou estresse (justamente nas situações de maior demanda), localizam-se mais freqüen-

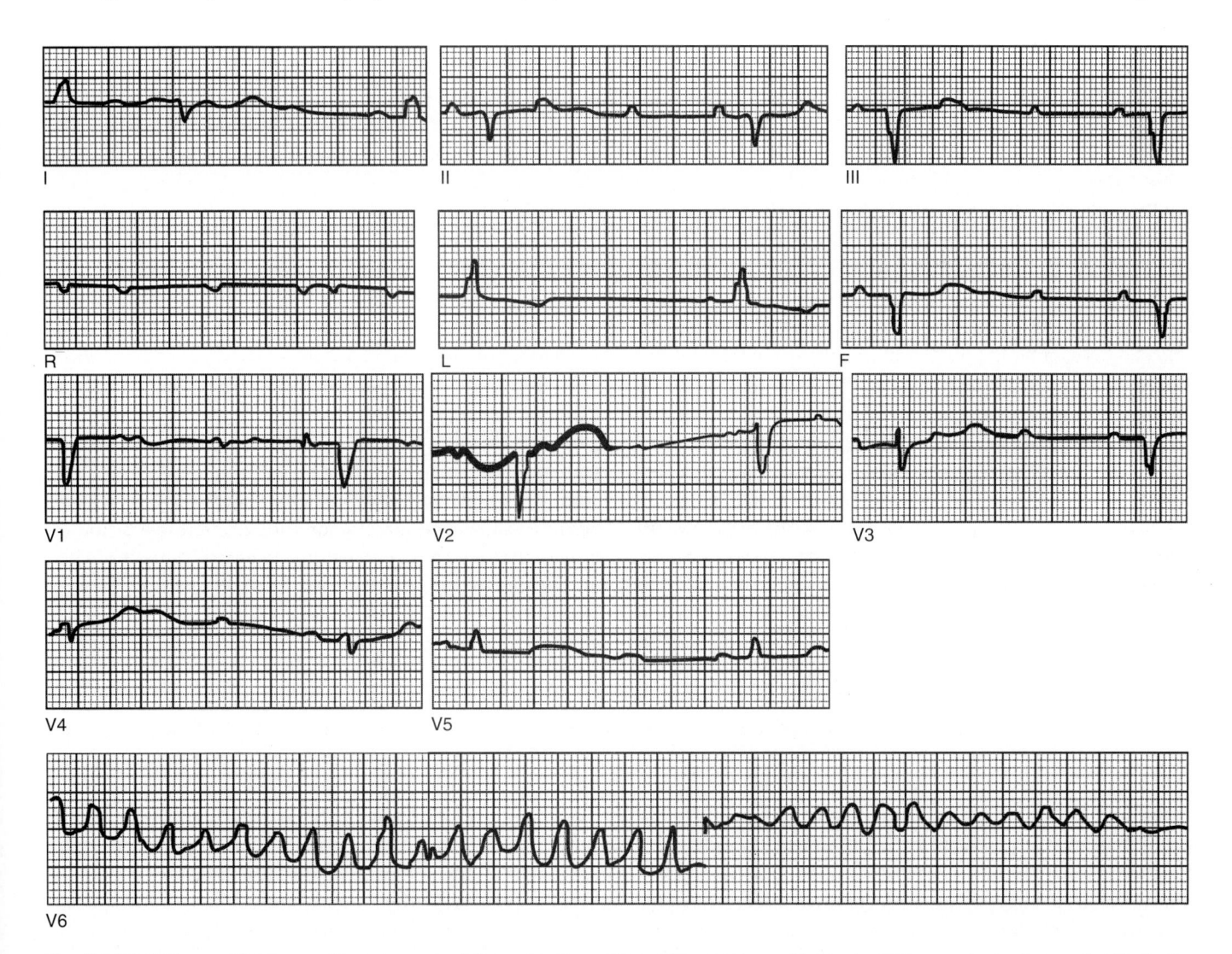

Fig. 14.1 BAVT, com QRS largo, ritmo de escape idioventricular e FC de 35bpm. Na seqüência do ECG, o paciente desenvolve fibrilação ventricular.

temente intra- ou infra-His, locais de células rápidas e com períodos refratários longos.

Alterações congênitas e adquiridas podem ocorrer em todos os segmentos do sistema especializado de formação e condução do estímulo, principalmente em pacientes portadores de bradiarritmias e, mesmo, naqueles vítimas de morte súbita. Assim, descrevem-se fibrose, metamorfose gordurosa, hemorragias, infiltrado inflamatório, epicardite ao redor dos nodos, desacoplamento celular, perda de células e degeneração celular em todos os níveis do sistema de condução. Muitas vezes essas alterações são acompanhadas por hipertrofia, fibrose, dilatação, apoptose, desacoplamento celular, alterações inflamatórias etc. nos miocárdios atrial e ventricular, como parte da doença de base que as produziu. Hipoplasia do NSA e do NAV e trombose das artérias dos respectivos nodos também têm sido relatados. Na doença do nó sinusal, observa-se substituição das células sinoatriais normais por tecido fibroso, com perda de componentes funcionais do NSA. Podem também ocorrer obstrução aterosclerótica da artéria do NSA, inflamação, colagenose e trauma nas imediações do nodo.

DIAGNÓSTICO, LOCALIZAÇÃO, PROGNÓSTICO E ETIOLOGIA

A abordagem clínica das bradiarritmias inclui a definição do diagnóstico eletrocardiográfico, do nível do distúrbio de condução ou formação do estímulo, da repercussão clínica e hemodinâmica e da identificação da etiologia. Numa situação clínica de emergência, o diagnóstico etiológico tem importância secundária, pois o tratamento imediato vai depender mais do nível do bloqueio e da repercussão hemodinâmica que da etiologia do quadro. Os diagnósticos eletrocardiográficos possíveis são: bradicardia sinusal, ritmo ectópico atrial de escape, bloqueios sinoatriais (BSA) (primeiro, segundo e terceiro graus), pausas sinusais, paradas sinusais, ritmo sinoventricular (na hiperpotassemia), assistolias, BAV (primeiro, segundo, avançados e de terceiro grau), ritmos de escape idionodais e idioventriculares e as taquiarritmias atriais com BAV avançados. A definição correta desses diagnósticos, aliada a manobras fisiológicas de beira de leito, testes farmacológicos e a observação de fenômenos de transição em registros longos, permite, na maioria das vezes, a localização do nível do defeito da condução ou formação do estímulo. Este nível está mais relacionado ao prognóstico da bradicardia que ao diagnóstico eletrocardiográfico específico. Assim, os BAV que se situam no tronco do FH ou abaixo de sua bifurcação têm pior prognóstico, pois estão associados ao desenvolvimento de BAVT. Portanto, esses bloqueios têm indicação de MP mesmo se assintomáticos. Os bloqueios nodais têm bom prognóstico e, se assintomáticos, não têm necessidade específica de tratamento ou MP. Da mesma forma, as bradiarritmias relacionadas à disfunção do nó sinusal não levam a risco de morte e, portanto, só necessitarão de tratamento (MP cardíaco definitivo) se forem sintomáticas, não forem provocadas por medicações e se estiverem interferindo com a qualidade de vida do paciente. Um tipo comum de situação clínica em pacientes idosos é a hipersensibilidade de seio carotídeo (Fig. 14.4), que se caracteriza por paradas sinusais > 3,0s, assistolias, bradicardias severas (< 40bpm) e/ou queda da pressão arterial sistólica > 50mmHg, quando o bulbo carotídeo sofre alguma estimulação mecânica. Aqui também o prognóstico é bom e o MP só estará indicado se os sintomas forem significativos, limitantes e, principalmente, provocativos de quedas e traumas. As bradiarritmias poderão acompanhar-se ou não de síncope, insuficiência cardíaca, choque cardiogênico, angina de peito, isquemia cerebral, intolerância ao exercício etc. Estas alterações, associadas à determinação do nível do bloqueio, determinarão o prognóstico e a gravidade da situação, bem como a necessidade ou não do MP e a urgência do mesmo.

A determinação do nível do BAV pode ser feita em bases clínicas e eletrocardiográficas, sem necessidade de um estudo eletrofisiológico na maioria das vezes. Assim, os BAV de segundo grau Mobitz tipo I, que apresentam condução decremental, situam-se, na grande maioria das vezes, no NAV. O BAV de segundo grau Mobitz tipo II, que é um bloqueio súbito e que ocorre, em geral, em freqüências sinusais maiores e na vigília, situam-se no sistema de His-Purkinje. Como dito anteriormente, o FH e seus ramos usualmente não apresentam condução decremental, mas condução do tipo "tudo ou nada", o que explica a forma súbita do bloqueio. Se o ritmo de escape ocorrer com QRS largo, presume-se que o nível do bloqueio é infra-His. Se o escape tiver QRS estreito, presume-se que o nível do bloqueio esteja no FH. Se o bloqueio ocorre no sono e desaparece na vigília ou no exercício, ou com a administração de atropina, ele tem origem nodal AV. Se o bloqueio se acentua na vigília e no exercício e melhora no sono (comportamento paradoxal, pois o bloqueio piora exatamente nos momentos de maior demanda), ele se localiza no sistema de His-Purkinje. Se o bloqueio piorar com a atropina, o sistema His-Purkinje também estará implicado. Neste caso, a atropina facilitará a condução AV e aumentará a freqüência sinusal, fazendo com que os impulsos sinusais venham a bloquear-se no período refratário aumentado das células hissianas ou infra-hissianas. Os BAV avançados (2:1, 3:1, 4:1 etc.) necessitam, muitas vezes, da observação de um registro longo de ECG, para verificarmos uma zona de transição que nos possibilite o diagnóstico. Assim, em dado momento podemos verificar uma condução decremental que defina o nível como sendo nodal AV. A subitaneidade do bloqueio, sem alentecimento prévio da freqüência sinusal ou aumento do intervalo PR, indica bloqueio infranodal. Os BAV que se acompanham de bradicardia sinusal e aumento do intervalo PR geralmente estão associados a reações vasovagais, repouso ou sono e têm bom prognóstico. Um estudo realizado com Holter de 24 horas em estudantes de medicina sadios revelou ser freqüente a ocorrência no sono de bradicardias sinusais, pausas e paradas sinusais e BAV de segundo grau Mobitz tipo I.

As causas das bradiarritmias são várias: fisiológicas (sono, condicionamento físico, repouso), medicamentosas (digitálicos, betabloqueadores, antiarrítmicos etc.), cardiomiopatias (dilatada, hipertrófica, isquêmica, chagásica), hipersensibilidade de seio carotídeo, doenças degenerativas, doença de Lénegre, doença de Lev, infarto do miocárdio, doença do nó sinusal, reações vasovagais, miocardites, valvopatias e cardiopatias congênitas. A seguir, descrevem-se situações representativas das bradiarritmias, com a abordagem clínica e o tratamento.

RITMOS FISIOLÓGICOS DO SONO

Durante exames de Holter de 24 horas, verificamos com freqüência a ocorrência no sono de bradicardia sinusal, arritmia sinusal, pausas e paradas sinusais e BAV de primeiro grau Mobitz tipo I. Estes achados são considerados normais e devidos à exacerbação fisiológica do tono parassimpático no sono. A bradicardia sinusal (onda "P" de morfologia sinusal antecedendo o QRS) está presente quando a FC está abaixo de 60bpm. A arritmia sinusal é verificada com a oscilação dos ciclos PP consecutivos, geralmente guardando relação com o ritmo respiratório do paciente. Ela é o marco mais significativo da modulação autonômica vagal do coração, denotando a integridade do sistema nervoso autônomo no órgão. A presença dessa arritmia em indivíduos cardiopatas é um dado prognóstico dos mais favoráveis. A pausa sinusal é uma falha do automatismo sinusal de até 3 segundos. Por um conceito arbitrário, a falha acima de 3,0s é denominada "parada sinusal". O bloqueio AV de segundo grau Mobitz tipo I é caracterizado por um aumento do intervalo PR antes do bloqueio AV (Fig. 14.7). Este diagnóstico é feito pela constatação de que o primeiro intervalo PR após o bloqueio é pelo menos 20 a 40ms (1mm) menor que o último PR antes do bloqueio. A baixa freqüência sinusal, o aumento do PR antes do bloqueio e o horário da arritmia (sono) localizam facilmente este bloqueio no NAV. Nestes três casos, o prognóstico é bom, e os pacientes são assintomáticos e não necessitam de tratamento.

RITMOS NA DOENÇA DO NÓ SINUSAL

A doença do nó sinusal (DNS) é caracterizada por bradiarritmias sinoatriais sintomáticas e não causadas por medicações cardioinibitórias. A disfunção do nó sinusal caracteriza-se pelas mesmas arritmias, porém não acompanhadas por sintomas. No entanto, pacientes com disfunções sinusais assintomáticas podem tornar-se sintomáticos quando expostos a drogas como digitálicos, betabloqueadores, bloqueadores de cálcio e antiarrítmicos. A fibrilação atrial (FA) com baixa resposta ventricular não provocada por essas drogas também faz parte do quadro. Outro componente dessa entidade é a chamada síndrome "bradi-taqui" (Fig. 14.3), em que taquiarritmias atriais transitórias são sucedidas por pausas e paradas sinusais. Muitas vezes, essas pausas são acompanhadas por tonturas, pré-síncopes e síncopes. Também a insuficiência cronotrópica (FC < 90bpm associada ao exercício ou à administração de atropina) é uma das manifestações da doença. Esta alteração acompanha-se, usualmente, por fadiga aos esforços. Estas bradiarritmias, que poderiam ser fisiológicas no sono, se ocorrem na vigília, limitando as atividades físicas e a qualidade de vida, caracterizam a doença do nó sinusal. A pausa e a parada sinusais, durante a vigília e quando acompanhadas por sintomas, demandam o implante de MP de dupla câmara com resposta de freqüência (DDDR), para estimulação de átrios e ventrículos, ou um MP atrial (AAIR), para estimulação apenas dos átrios, caso não haja distúrbio da condução AV associado. A FA com baixa resposta ventricular deverá indicar o implante de MP ventricular (VVIR), caso não tenha sido provocado por medicamentos e seja acompanhado por sintomas. Os bloqueios sinoatriais (BSA) também são manifestações da DNS. Eles só necessitarão de MP se estiverem claramente relacionados a sintomas. A síndrome bradi-taqui (Fig. 14.3), se for claramente relacionada a sintomas debilitantes, deverá ser tratada com drogas antiarrítmicas e implante de MP, para prevenir a piora da bradiarritmia. A DNS pode ter um mecanismo intrínseco e outro extrínseco. No primeiro caso, a doença acomete primariamente o NSA, que apresenta uma freqüência cardíaca intrínseca (FCI) reduzida. Denomina-se FCI a freqüência que o coração assume quando é submetido a um bloqueio autonômico farmacológico com atropina e betabloqueador. Em pacientes normais, este bloqueio causa aumento da FC, pois a influência vagal é mais potente que a influência simpática. A FCI cai gradualmente com a idade, mas na DNS ela está abaixo dos valores normais para a idade. No caso de uma influência extrínseca exagerada (ou uma reação exagerada a um estímulo vagal normal), poderemos ter uma bradicardia exagerada e sintomática. É o caso da hipersensibilidade de seio carotídeo (HSC) (Fig. 14.4), que é definida como uma parada sinusal por mais de 3,0s, uma bradicardia < 40bpm e/ou uma queda da pressão arterial sistólica > 50mmHg, quando produzimos uma leve compressão dos bulbos carotídeos direito ou esquerdo. Assim, a HSC terá uma forma cardioinibitória (quando ocorre apenas o componente bradicárdico), uma forma vasodepressora (quando ocorre apenas hipotensão) e uma mista (quando ocorrem os dois fenômenos). Quando o paciente é sintomático (síncopes, pré-síncopes e quedas com traumas) e a massagem de seio carotídeo reproduz estes sintomas, o paciente terá indicação para o implante de um MP definitivo. A compressão do seio carotídeo é um utensílio diagnóstico importante em pacientes idosos com síncopes e quedas inexplicadas. Deve-se ressaltar, no entanto, que ela deve ser realizada com cuidado, com uma compressão suave de cerca de 5 segundos, num bulbo carotídeo de cada vez. Ela está contra-indicada se o paciente apresentar sopro carotídeo ou história pregressa de doença cerebrovascular. O tratamento é o implante de MP de dupla câmara. Os MP unicamerais são contra-indicados, pois a estimulação AAI não previne o BAV e a estimulação VVI causa condução

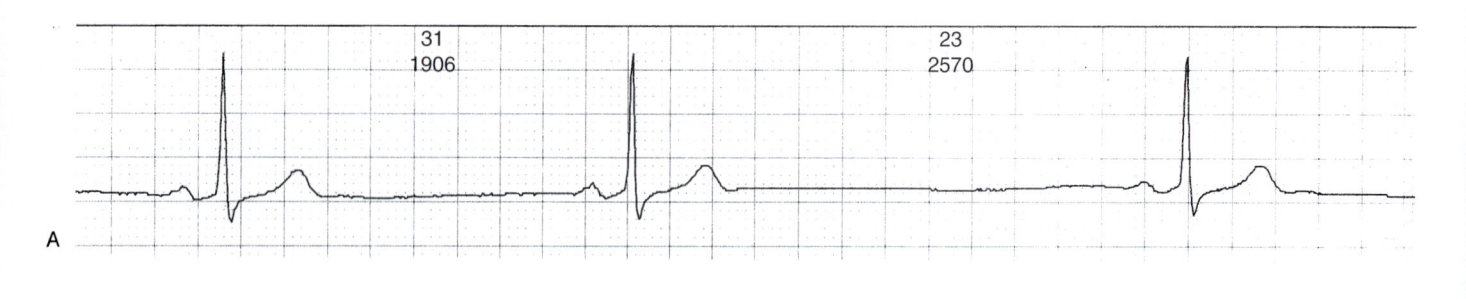

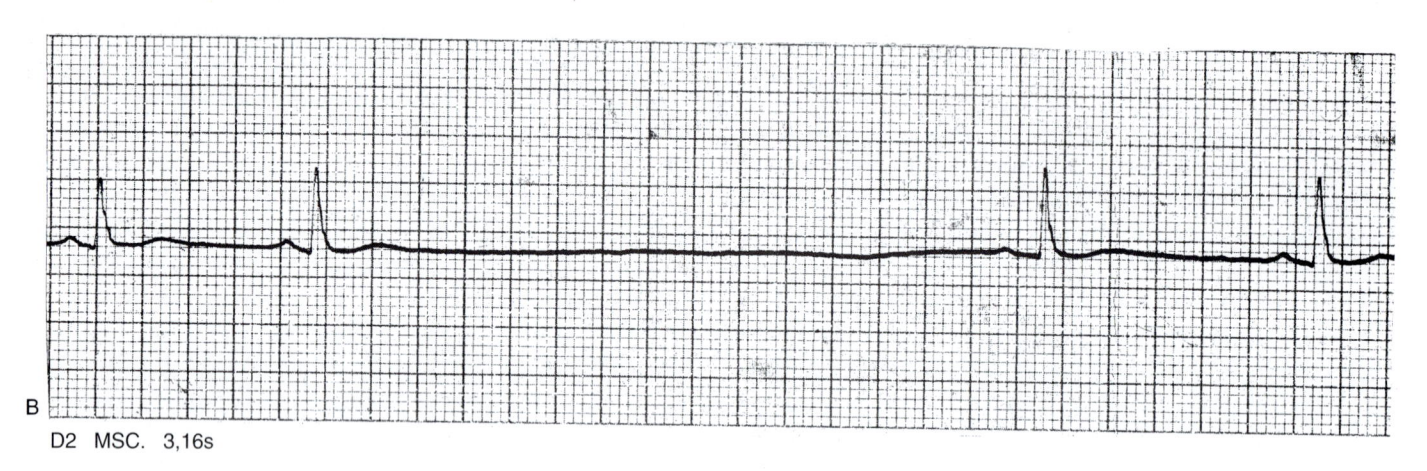

Fig. 14.2 Ritmos na doença do nó sinusal. **A.** Pausa sinusal de 2,570s, às 12:30h (traçado feito na vigília). **B.** Parada sinusal de 3,16s, às 16:30h.

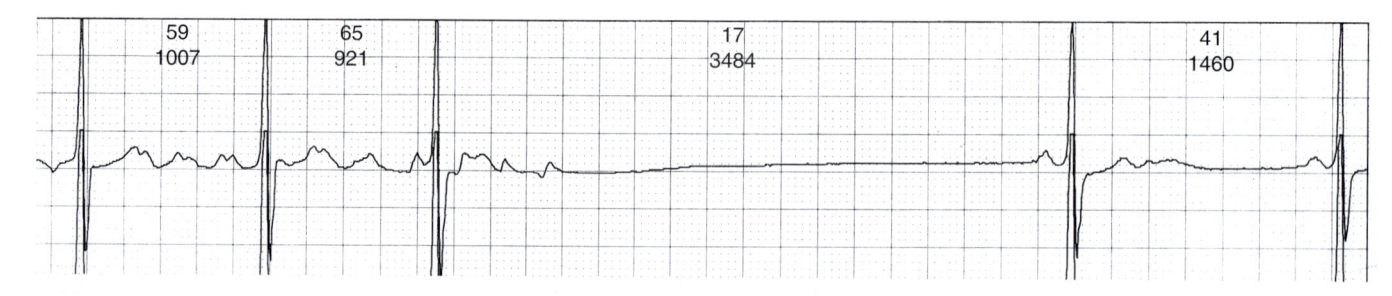

Fig. 14.3 Exemplo de síndrome "bradi-taqui". Fibrilação atrial com períodos de reversão espontânea para ritmo sinusal com assistolias prolongadas (parada sinusal). Neste exemplo a pausa é de 3,484s e é acompanhada de tontura fugaz (pré-síncope). Traçado de Holter.

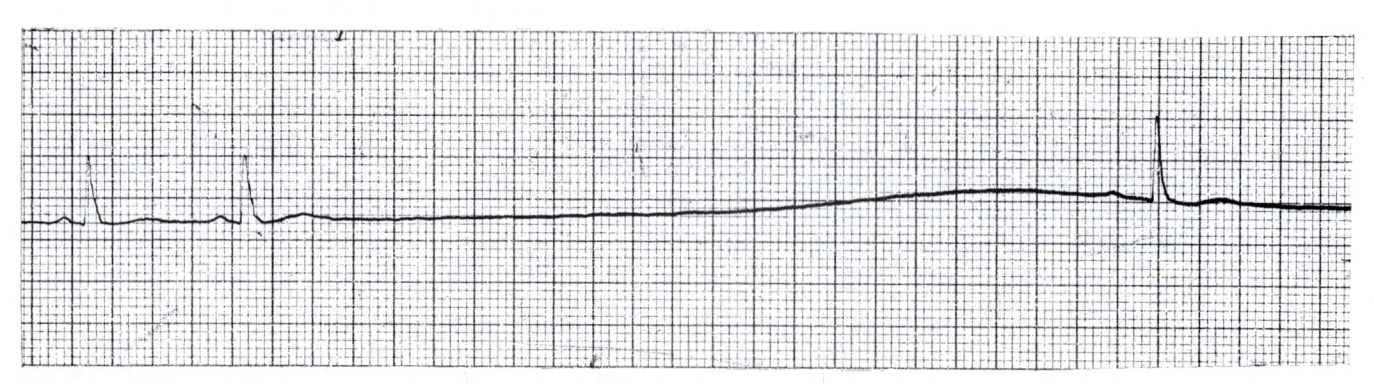

Fig. 14.4 Hipersensibilidade de seio carotídeo.

ventriculoatrial retrógrada durante a bradicardia, com conseqüente baixo débito cardíaco. Nestes dois casos, os sintomas não são prevenidos. A melhor forma de programação será o modo "DDI" com alta histerese e histerese de busca.

REFLEXOS VASOVAGAIS

Existem três tipos de reações vasovagais que provocam bradicardias acentuadas. A primeira é a HSC, já descrita. A segunda é a que ocorre na vigência do infarto agudo do miocárdio, de parede inferior ou ínfero-posterior. Esta reação é chamada de "Bezold-Jarische" e caracteriza-se por uma bradiarritmia acentuada, acompanhada por náusea, vômito, palidez cutânea, sudorese e hipotensão arterial. Na parede ínfero-posterior do ventrículo esquerdo estão localizados quimio- e pressorreceptores que dão origem a fibras nervosas não-mielinizadas vagais (chamadas fibras C), que levam impulsos até os núcleos do trato solitário no tronco cerebral (núcleos vagais). No infarto agudo que acomete essas paredes, a isquemia gera produtos que estimulam esses receptores, gerando forte estímulo aferente para o núcleo vagal. Em seguida, estes núcleos lançam respostas eferentes vagais que produzem tais alterações. O tratamento consiste na colocação do paciente em posição de Trendelemburg e na administração de soro fisiológico e atropina. O terceiro tipo é a síncope vasovagal. Ela pode ser causada por estímulos aferentes originários não só dos referidos receptores cardíacos, mas de vários órgãos ou vísceras. Os estímulos podem vir de visões desagradáveis, cheiros, situações de estresse, estímulos orofaríngeos (tosse, aspiração, deglutição etc.), dor, cólicas intestinais, esforço de micção e defecação, sintomas estomacais, ortostatismo prolongado, calor excessivo etc. Todos estes estímulos ocasionam impulsos que chegarão ao núcleo do trato solitário que, por sua vez, lançará a resposta eferente ao coração e ao sistema vascular. A resposta vasovagal produz bradicardia sinusal (FC < 40bpm), paradas sinusais maiores que 3,0 segundos, assistolias prolongadas e hipotensão arterial. O que mais diferencia a hipotensão vasovagal da hipotensão postural é que a primeira é acompanhada de vasoconstrição do leito vascular cerebral, levando o paciente rapidamente a uma acentuada isquemia cerebral e síncope. A hipotensão postural é acompanhada de vasodilatação arterial cerebral compensatória, fazendo com que o paciente tenha sintomas mais graduais. São descritas três formas principais de síncope vasovagal: a cardioinibitória (FC < 40bpm ou pausas > 3,0s), a vasopressora (apenas hipotensão) e a mista (bradicardia e hipotensão). A Fig. 14.5 ilustra uma forma cardioinibitória numa criança com síncopes convulsivas e previamente tratada com anticonvulsivantes. O tratamento é predominantemente não-farmacológico. As orientações são: deitar-se imediatamente em decúbito a 0 grau assim que o paciente sentir os primeiros pródromos; ingerir bastante líquido e sal (se não houver contra-indicação); usar meias elásticas; treinamento postural (permanecer em pé, levemente inclinado contra a parede, por 40 minutos, todos os dias – enquanto assiste a algum programa de TV); suspender medicações vasodilatadoras, anti-hipertensivas, diuréticas e outras que podem estar predispondo ao quadro; e, por fim, orientação quanto ao prognóstico favorável da doença. Durante o treinamento postural poderá haver, no início, tonturas e pré-síncopes, que deverão interrromper imediatamente a inclinação. Após algumas semanas, os sintomas usualmente desaparecem. No caso de persistência dos sintomas, poderão ser usadas medicações, de acordo com cada caso. Pacientes ansiosos e deprimidos poderão ser tratados com antidepressivos inibidores da recaptação de serotonina. Pacientes jovens e com tendência a hipotensão poderão beneficiar-se da fludrocortisona (mineralocorticóide). Pacientes hipertensos, coronariopatas ou com resposta vasovagal no teste de inclinação precipitada por taquicardia ou administração de isoproterenol podem ser tratados com betabloqueadores. Estes devem ser evitados nas formas cardioinibitórias acentuadas.

Uma forma de BSA de terceiro grau não relacionada a DNS, mas a hiperpotassemia acentuada, é o ritmo sinoventricular. A alta concentração de potássio impede a despolarização atrial e torna a ativação ventricular muito lenta. O NSA, no entanto, é bastante resistente à hiperpotassemia e mantém o seu automatismo inalterado, apesar da não visualização da onda "P" no ECG. O tratamento inclui a administração de gluconato de cálcio, solução polarizante, bicarbonato de sódio, diálise e beta-adrenérgicos.

BLOQUEIOS ATRIOVENTRICULARES

Os BAV são classificados em primeiro e segundo graus, avançados e de terceiro grau (BAVT). O BAV de primeiro grau é definido como um alentecimento da condução AV (intervalo PR > 0,20s), mas todos os impulsos são conduzidos para os ventrículos. O BAV de segundo grau ocorre quando alguns impulsos são conduzidos e outros não. Ele é subdividido em Mobitz tipo I, Mobitz tipo II e avançado. O Mobitz tipo I (Fig. 14.7) ocorre quando há um decremento na condução AV antes do bloqueio. Na maioria das vezes, tem origem nodal AV, é assintomático e não necessita de tratamento. Os BAV Mobitz tipo II (Fig. 14.6) são súbitos e sem decremento prévio (os intervalos PR antes e após o bloqueio são idênticos). Situam-se no FH ou abaixo de sua bifurcação. Têm alto risco de BAVT e necessitam do implante de MP. Os BAV avançados (Fig. 14.8) ocorrem quando não há dois ou mais batimentos consecutivos conduzidos. A condução AV poderá ser 2:1, 3:1, 4:1 etc. Registros longos nesses casos, até que alguns batimentos consecutivos sejam conduzidos, ajudam a localizar o nível do bloqueio. A administração de atropina também é muito útil. Se houver melhora do BAV, ele é nodal AV. Se houver piora ou manutenção do BAV, o nível é hissiano ou infra-hissiano. Os BAV infranodais devem ser tratados com MP, independente da etiologia ou dos sintomas associados. Nos BAV nodais, deve-se avaliar a suspensão de medicações cardioinibitórias (Fig. 14.7) e tratar situações clínicas transitórias, como in-

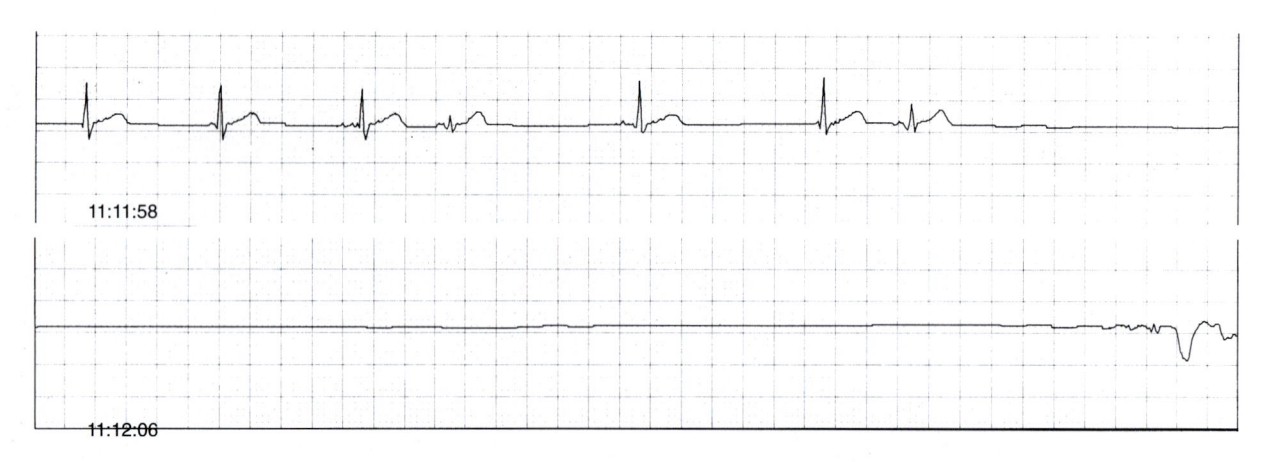

Fig. 14.5 Síncope vasovagal ocorrida em teste de inclinação.

farto agudo do miocárdio, hiperpotassemia etc. O BAVT (Fig. 14.1) ocorre quando nenhum impulso atrial é conduzido para os ventrículos. O ritmo de escape será nodal ou idioventricular e totalmente dissociado do ritmo atrial. Ele poderá ocorrer em qualquer nível. O BAVT congênito é usualmente em nível nodal AV. Crianças sintomáticas e com baixo desenvolvimento físico deverão receber o MP, principalmente após os 5 anos de idade ou quando com mais de 20kg. Os BAVT produzidos por digital ou amiodarona (comuns no nosso meio) são nodais na maioria das vezes. O tratamento consiste na retirada do medicamento e, se necessário, no implante de MP temporário externo, até que cesse o efeito da medicação. BAVT sintomáticos, não produzidos por drogas ou situação clínica transitória, deverão ser tratados por MP, independente da etiologia. BAVT assintomáticos, de origem nodal, com boa resposta cronotrópica, ritmos de escape com QRS estreito e em pacientes que não exercem profissões ou atividades de risco (situação pouco freqüente) podem ser acompanhados sem o implante de MP. BAVT nodais sintomáticos deverão receber MP, bem como aqueles de origem infranodal, independente da presença ou não de sintomas. Finalmente, os BAVT ou BAV avançados (Figs. 14.1 e 14.8), principalmente quando infranodais e com QRS largo, podem levar a morte súbita, por desencadearem taquicardias ventriculares polimórficas e fibrilação ventricular. O implante de MP prevenirá a morte nesses casos.

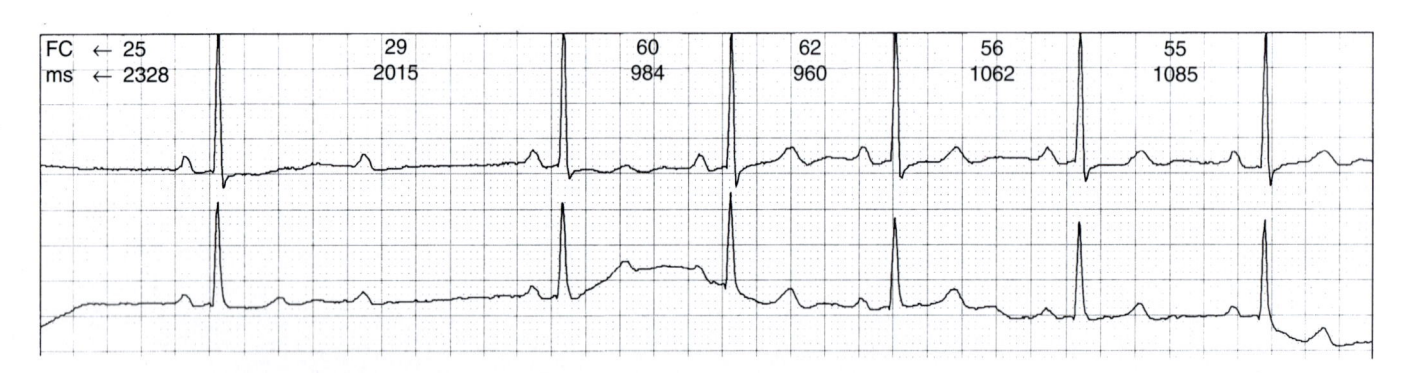

Fig. 14.6 BAV de segundo grau Mobitz tipo II. Intervalos PR antes e após o bloqueio são idênticos.

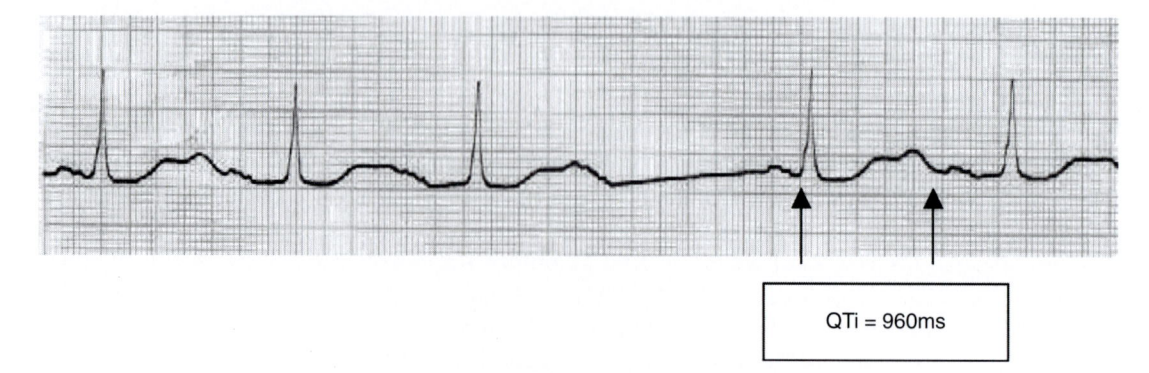

Fig. 14.7 BAV de segundo grau Mobitz tipo I.

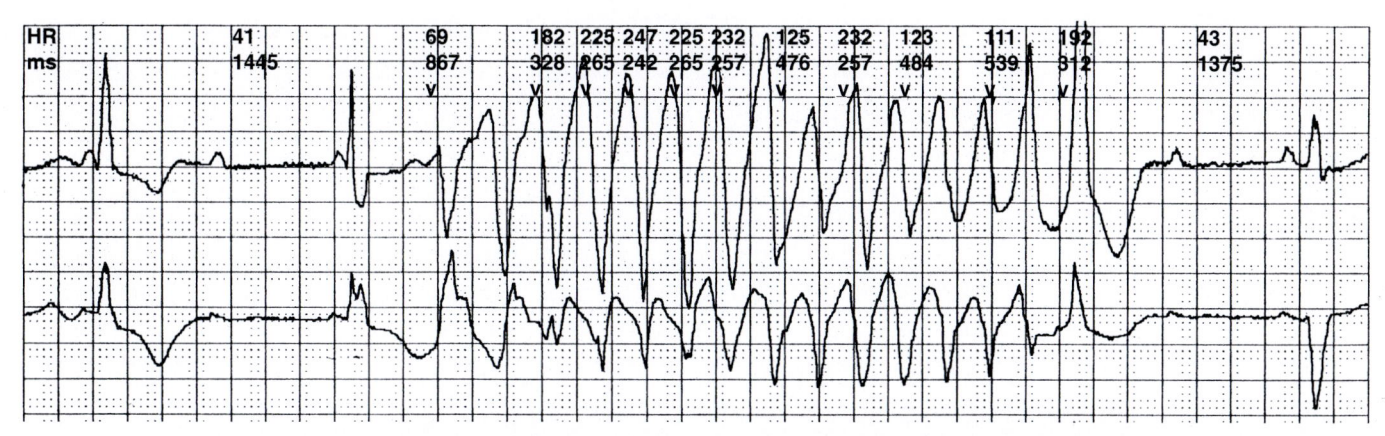

Fig. 14.8 BAV 2:1 com intervalos QRS e QT aumentados, dando origem a *torsade de pointes*. O nível do bloqueio é infra-hissiano. Após o implante do marcapasso cardíaco definitivo, a paciente não mais apresentou taquicardia ventricular, nem síncopes e pré-síncopes. O uso de antiarrítmicos para o tratamento da taquicardia ventricular está contra-indicado.

CAPÍTULO 15

ARRITMIAS VENTRICULARES

Henrique Barroso Moreira, Reynaldo de Castro Miranda e Tereza Augusta Grillo

EXTRA-SÍSTOLE VENTRICULAR

Caracterizada como uma despolarização prematura abaixo do feixe de His gerando, conseqüentemente, complexo QRS alargado, a extra-sístole ventricular (EV) ocorre com relativa freqüência tanto em pacientes sem doença cardíaca estrutural como em portadores de miocardiopatia com disfunção ventricular grave.

Prevalência

Utilizando a monitorização ambulatorial de 24 horas, estudos demonstraram a presença de EV em 50% de indivíduos saudáveis, havendo aumento de sua prevalência com a idade e, principalmente, em portadores de miocardiopatia (88%), guardando uma relação com o grau de disfunção ventricular independente da sua etiologia.

Classificação

De acordo com a freqüência, as EV podem ser: isoladas, quando aparecem esporadicamente, uma de cada vez, ou agrupadas, as quais podem ser: pareadas ou acopladas, quando ocorrem duas EV consecutivas; bigeminadas, quando, sucessivamente, após um QRS do ritmo basal, aparece outro proveniente de um foco ectópico por pelo menos três vezes consecutivas; trigeminadas, quando os complexos ventriculares apresentam-se em grupos de três, podendo dois deles se originar do ritmo basal e o terceiro, da EV, ou haver um QRS basal seguido de duas EV (Figs. 15.1 e 15.2).

Conforme tenham a sua origem em um ou mais focos, podem ser unifocais (monomórficas) ou polifocais (polimórficas), guardando relação com padrão morfológico de bloqueio do ramo direito ou esquerdo.

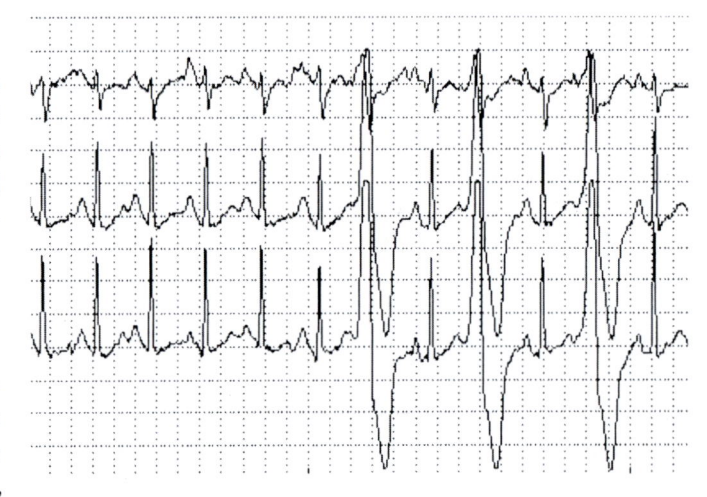

Fig. 15.1 Extra-sístole ventricular isolada em ciclo de bigeminismo.

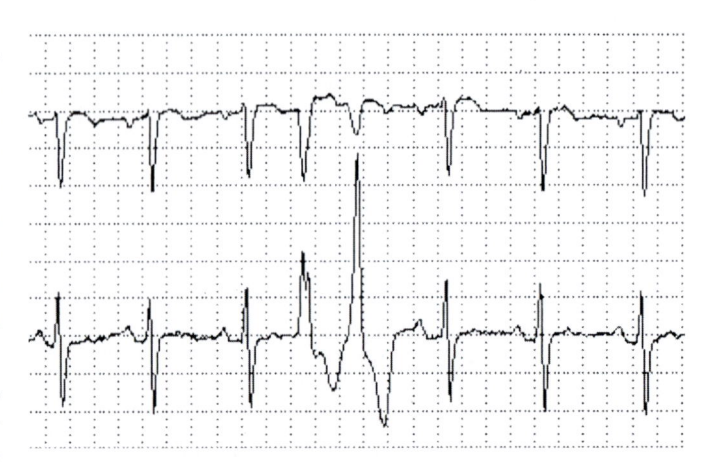

Fig. 15.2 Extra-sístole ventricular pareada.

Quanto à freqüência, de acordo com a classificação de Lown, serão freqüentes quando em número maior que 30 por hora e raras ou ocasionais quando < 30/hora.

Nas EV, geralmente a pausa pós-extra-sistólica é relativamente longa (pausa compensadora), fazendo com que a soma dos intervalos RR pré- e pós-extra-sistólicos seja igual ou um pouco maior que dois ciclos RR do ritmo de base. Eventualmente, a extra-sístole inscreve-se entre dois complexos QRS sem interferir com a cronologia do ritmo basal, recebendo o nome de extra-sístole interpolada.

Abordagem Clínica

O sintoma mais freqüente resultante das EV é a palpitação, secundária à hipercontratilidade do batimento pós-extra-sistólico (coração "mais cheio" em decorrência da diástole prolongada) ou à sensação de "falhas no coração" em conseqüência da pausa compensadora. Em geral, esses sintomas se tornam mais perceptíveis quando se está em repouso, fora das atividades do trabalho, principalmente ao deitar para dormir, ler um livro ou assistir a um programa de televisão.

O impacto clínico das EV não diz respeito apenas aos sintomas, mas se elas representam um aumento no risco de morte súbita cardíaca. O estudo de Framingham mostrou que a presença de EV está associada a aumento total da mortalidade em alguns subgrupos de pacientes, demonstrando, contudo, que elas se apresentam mais como marcadoras de uma cardiopatia avançada do que provocadoras de um evento elétrico terminal.

Dessa forma, nos pacientes sem cardiopatia estrutural e assintomáticos, não se faz necessário o tratamento antiarrítmico, e mesmo que se tornem sintomáticos, a terapia instituída visa apenas amenizar os sintomas. Nesses casos, é importante explicar ao paciente a benignidade do fato, tranqüilizando-o. Os betabloqueadores são considerados drogas de primeira escolha, eventualmente associados a um ansiolítico. Na presença de disfunção ventricular, ainda não há consenso sobre a utilização rotineira de antiarrítmicos para a prevenção da morte súbita; entretanto, os estudos BASIS e BHAT demonstraram redução da mortalidade na cardiopatia isquêmica com o uso de betabloqueadores, e o estudo ATMA, com o uso de amiodarona. Já o CAST apresentou aumento na mortalidade nesse mesmo grupo de pacientes, ao propor a supressão das EV utilizando drogas antiarrítmicas dos grupos Ia e Ic.

TAQUICARDIA VENTRICULAR NÃO-SUSTENTADA

Caracteriza-se pela presença de três ou mais batimentos ectópicos ventriculares com freqüência igual ou maior que 100 batimentos por minuto com duração inferior a 30 segundos. Em sua maioria, apresenta-se em média com 3 a 10 batimentos consecutivos com freqüência variando de 100 a 200 batimentos por minuto (Fig. 15.3).

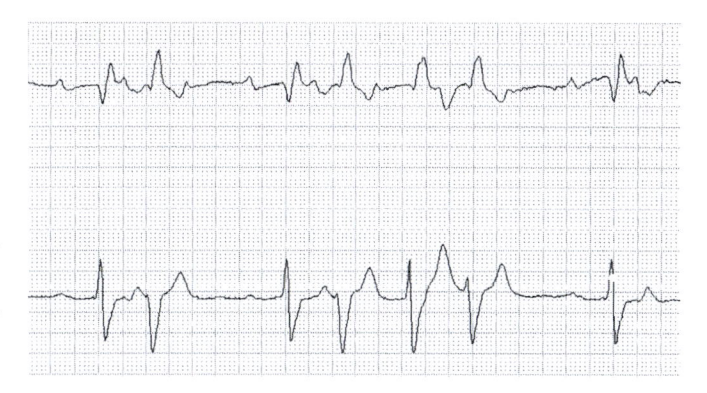

Fig. 15.3 Taquicardia ventricular não-sustentada.

Prevalência

Em corações normais de assintomáticos, oscila de 0 a 3% e, assim como nas EV, aumenta progressivamente com a idade, principalmente na presença de cardiopatia estrutural.

Abordagem Clínica

O significado clínico da taquicardia ventricular não-sustentada (TVNS) depende da presença ou não de cardiopatia e do seu tipo, ainda não estando totalmente clara a utilidade do uso rotineiro de antiarrítmicos para a redução da mortalidade. Entretanto, sabemos que a população-alvo e de maior risco é formada pelos pacientes com fração de ejeção (FE) ao ecocardiograma menor ou igual a 35% com a presença de TVNS.

Vários estudos clínicos prospectivos e randomizados compararam o placebo com drogas antiarrítmicas com o objetivo de avaliar o impacto na mortalidade desse grupo de pacientes. O estudo GESICA demonstrou redução de 41% (placebo) para 34% na mortalidade com a utilização da amiodarona em seguimento de 2 anos nos portadores de miocardiopatia dilatada com insuficiência cardíaca. Entretanto, o estudo STAT-CHF não demonstrou redução da mortalidade, também utilizando a amiodarona. Dois estudos, um canadense e outro europeu, CAMIAT e EMIAT, respectivamente, avaliaram a utilização da amiodarona no pós-infarto, demonstrando redução da mortalidade por arritmia (morte súbita), sem interferir na mortalidade total. Já os estudos SWORD, que utilizaram o d-sotalol no pós-infarto com FE reduzida na prevenção da mortalidade, e CAST I e II, citado anteriormente, foram interrompidos precocemente por apresentarem aumento da mortalidade com o antiarrítmico em relação ao placebo.

Portanto, na presença de TVNS com coração estruturalmente normal em assintomáticos, não se faz necessário o tratamento. No pós-infarto e/ou em associação à disfunção ventricular esquerda, pode haver benefício na utilização empírica da amiodarona, com aumento da sobrevida, porém sem um consenso determinado. Devemos acrescentar outros métodos de estratificação de risco, como a variabilidade da freqüência cardíaca, a eletrocardiografia de alta resolução e o estudo eletrofisiológico, já bem definido para alguns subgrupos de pacientes.

TAQUICARDIA VENTRICULAR SUSTENTADA

A taquicardia ventricular sustentada é definida por ritmo taquicárdico com complexos QRS alargados e bizarros originados abaixo do feixe de His com duração superior a 30 segundos ou associado a repercussão hemodinâmica. Se a morfologia dos complexos QRS é constante, caracteriza-se como monomórfica; se apresenta múltiplas formas, é polimórfica.

Classificação

A taquicardia ventricular pode ser classificada, principalmente, quanto ao mecanismo de origem e à presença de cardiopatia estrutural, definindo, conseqüentemente, o seu prognóstico e a sua abordagem terapêutica.

Taquicardia Ventricular Isquêmica

A principal causa subjacente de taquicardia ventricular sustentada (TVS) nos países ocidentais é a coronariopatia. Na maioria dos casos, acredita-se que a morte súbita cardíaca, responsável por mais de 350.000 óbitos por ano nos EUA, seja conseqüência de uma TVS que degenera para fibrilação ventricular (Fig. 15.4).

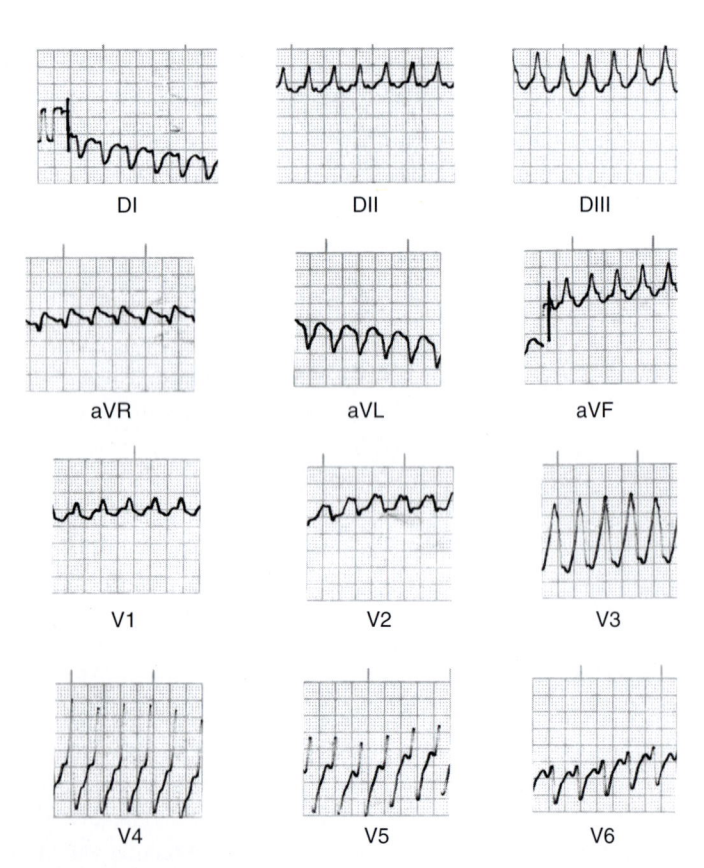

Fig. 15.4 Taquicardia ventricular sustentada. Portador de miocardiopatia isquêmica.

O perfil clínico consiste em pacientes após 48 horas de evolução de um infarto agudo do miocárdio com disfunção ventricular esquerda determinada por fração de ejeção menor que 40% ao ecodopplercardiograma. Pelo menos 3 a 5% terão um episódio documentado de TVS após 1 ano de evolução, embora esta possa manifestar-se até 30 anos após o infarto. Quando à queda da função ventricular se associam a presença de TVNS, potenciais ventriculares tardios à eletrocardiografia de alta resolução, diminuição da variabilidade da freqüência cardíaca e a presença de TVS indutível por estimulação ventricular programada (estudo eletrofisiológico), identificamos um subgrupo de pacientes com uma incidência de morte súbita cardíaca de 35% em seguimento clínico de 2 anos.

A manifestação clínica está quase sempre presente por meio de palpitações, tonturas, desconforto precordial, dispnéia, pré-síncope e síncope, sendo diretamente proporcional à depressão da função ventricular e à freqüência da taquicardia, chegando a ponto de degenerar para uma fibrilação ventricular com parada cardiorrespiratória.

O tratamento de episódios agudos de TVS depende do grau do comprometimento hemodinâmico em que se encontra o paciente; entretanto, todos os pacientes deverão estar monitorizados com cardioversor desfibrilador externo capaz de sincronizar o choque, acesso venoso, oxigênio suplementar, material para entubação orotraqueal e ventilação mecânica. Sempre que possível, deve-se registrar a taquicardia ao ECG de 12 derivações. Se não há repercussão hemodinâmica, pode-se usar a procainamida intravenosa, na dose de 10 a 15mg/kg em bolo, ou a amiodarona, na dose de 5mg/kg intravenosa em bolo, principalmente se a taquicardia ventricular apresentar caráter incessante ou de refratariedade mesmo à terapia com choque. No caso de instabilidade hemodinâmica, a primeira opção é a cardioversão elétrica com carga inicial de 200J, com 360J para os choques subseqüentes que se fizerem necessários.

Na prevenção da recorrência, deve-se usar sempre a terapia antiarrítmica, com preferência pelas drogas da classe III de Vaughan Williams, das quais a amiodarona é a mais efetiva, apesar do registro de uma taxa de recorrência da taquiarritmia de 20% em 2 anos. Associa-se ao tratamento clínico o cardioversor desfibrilador implantável (CDI), considerado, na atualidade, a terapia mais eficaz da TVS de etiologia isquêmica, com grande impacto na redução da morte súbita cardíaca, mesmo quando comparado com as drogas antiarrítmicas. A ablação por cateter nesse tipo de TVS tem obtido menos êxito efetivo, podendo atingir 60% de sucesso em casos selecionados, mas não estando isenta do risco de recorrência.

Taquicardia Ventricular Idiopática (TVI)

As taquicardias ventriculares cuja etiopatogenia não pode ser definida são denominadas idiopáticas, ocorrendo no coração "normal". A TVI foi descrita pela primeira vez em 1922, por Gallavardin, que observou paroxismos de taquicardia ventricular em pacientes jovens sem passado de patologia cardíaca. A partir da década de 1960, inúmeros trabalhos demonstraram o caráter benigno dessas arritmias, que acometem indivíduos entre a segunda e a quarta décadas de vida, com mortalidade igual à da população em geral.

As TVI podem ser classificadas quanto à origem e ao padrão eletrocardiográfico. A mais freqüente é a taquicardia ventricular idiopática da via de saída do ventrículo direito (TVID), também chamada de taquicardia de Gallavardin, taquicardia esforço-induzida ou taquicardia do trato de saída do ventrículo direito. Ao eletrocardiograma, apresenta-se com morfologia de bloqueio de ramo esquerdo, geralmente com eixo elétrico intermediário ou desviado para a direita no plano frontal. Palpitações, tontura, pré-síncope e síncope são os sintomas mais freqüentes, sendo, em geral, induzidas pelo esforço, o que as torna reprodutíveis ao teste ergométrico. O diagnóstico diferencial deve ser feito com a displasia arritmogênica do ventrículo direito, cujo prognóstico é o oposto.

Um segundo grupo de taquicardias ventriculares idiopáticas refere-se às taquicardias ventriculares com morfologia de bloqueio de ramo direito cuja origem se dá por mecanismo reentrante próximo ou envolvendo o fascículo póstero-inferior do ramo esquerdo. Dessa forma, são definidas como taquicardias ventriculares fasciculares ou verapamil-sensíveis, por responderem muito bem à terapia com verapamil. Ao eletrocardiograma, apresentam-se com morfologia de bloqueio de ramo direito com eixo desviado para a esquerda no plano frontal. Assim como na TVID, os sintomas mais freqüentes são palpitações, tontura e síncope, comumente precipitadas por esforço físico ou estresse.

Um terceiro grupo de taquicardias idiopáticas, também com morfologia de bloqueio de ramo direito, porém com o eixo desviado para a direita ou intermediário ao plano frontal, apresenta-se com a sua origem na parede livre do ventrículo esquerdo. Os sintomas apresentados nesse grupo são os mesmos, também desencadeados por esforço físico ou estresse.

É importante frisar que o diagnóstico diferencial das taquicardias ventriculares idiopáticas baseia-se na ausência de patologia cardiovascular, caracterizando-as como de bom prognóstico.

O tratamento desse tipo de taquicardia ventricular utiliza drogas antiarrítmicas tanto na sua reversão, na fase aguda, como na profilaxia de novos eventos. A TVID responde muito bem aos betabloqueadores, em infusão venosa na fase aguda, assim como a taquicardia ventricular idiopática de parede livre do ventrículo esquerdo, sendo o sotalol uma excelente opção na profilaxia de novos eventos. Como salientado anteriormente, o verapamil intravenoso é a droga de escolha para a reversão das taquicardias idiopáticas fasciculares, bem como o seu uso oral para o controle de novos episódios. Entretanto, a ablação por cateter através do estudo eletrofisiológico tornou-se excelente opção curativa para as taquicardias ventriculares idiopáticas com baixo risco de complicações.

Taquicardia Ventricular Associada a Displasia Arritmogênica do Ventrículo Direito

A displasia arritmogênica do ventrículo direito (DAVD) é uma cardiopatia caracterizada pela substituição progressiva do miocárdio do ventrículo direito por tecido fibroadiposo. Não deve ser confundida com a anomalia de Uhl, em que há hipoplasia do ventrículo direito (VD) com fibrose e adelgaçamento da parede, classificada como congênita.

Os mecanismos fisiopatológicos das alterações estruturais do miocárdio do VD ainda não se encontram bem definidos, havendo uma hipótese que se relaciona a um processo inflamatório deflagrado por uma infecção viral e ao caráter genético, uma vez que a incidência familiar atinge 30% dos casos. As regiões acometidas com mais freqüência são, respectivamente, a parede ínfero-basal, abaixo da válvula tricúspide, o trato de entrada e o trato de saída do VD, podendo ocorrer dilatação da câmara ventricular com formações aneurismáticas.

Os portadores de DAVD poderão ser assintomáticos ou apresentar queixas de dor precordial, palpitações e síncope. Esta última encontra-se presente em 10 a 30% dos pacientes e é decorrente de taquicardia ventricular originada desse substrato anatômico devido a alterações miocárdicas. A degeneração da taquicardia ventricular em fibrilação ventricular é causa de morte súbita nessa população, cuja queixa clínica dominante era de palpitações induzidas pelo esforço ou frente ao estresse. Entretanto, não é infreqüente o encaminhamento desses pacientes ao cardiologista para avaliação de extra-sístoles ventriculares.

As extra-sístoles e a taquicardia ventricular apresentam morfologia de bloqueio do ramo esquerdo com o eixo no plano frontal dependente do foco, por vezes podendo variar. Durante o ritmo sinusal, pode-se observar a presença de ondas T invertidas, porém assimétricas, em precordiais, predominantemente de V1 a V3, além de pequenos potenciais no segmento ST, chamados de onda epsilon, representando a atividade elétrica tardia de algumas fibras miocárdicas. O eletrocardiograma de alta resolução costuma mostrar-se positivo, ou seja, evidencia a presença de condução lenta num número expressivo de células miocárdicas, local da displasia muscular. Ao ecodopplercardiograma, pode-se observar a presença de saculações ou aneurismas, principalmente na região subtricuspídea, alem de dilatação da câmara ventricular direita. A grande limitação da ecocardiografia se dá quando essas alterações estão em fase inicial, não aparecendo com nitidez. A capacidade da ressonância nuclear magnética de diferenciar com nitidez estruturas sólidas (miocárdio e gordura) de substâncias líquidas (sangue) torna-a o padrão ouro para o diagnóstico da DAVD, demonstrando os infiltrados adiposos intramiocárdicos com a sua respectiva localização.

A terapia antiarrítmica, estudada numa série de 81 pacientes por Wichter e cols., demonstrou que o sotalol foi eficaz na prevenção de taquicardia ventricular, durante a estimulação ventricular programada para o estudo eletrofisiológico, em 68% dos pacientes contra 5,6% para as classes 1A e 1B e 12% para a classe 1C, além de mostrar eficácia semelhante entre o sotalol e a amiodarona. Algumas técnicas cirúrgicas foram empregadas no tratamento da DAVD refratária ao tratamento antiarrítmico, como a ressecção endocárdica da região acometida e a desconexão da parede livre do ventrículo direito, proposta por Guiraudon, com o objetivo de isolar a cavidade ventricular direita, impedindo que a taquiarritmia se espalhasse para o ventrículo esquerdo. Entretanto, os resultados cirúrgicos, de modo geral, foram indefinidos. A ablação por cateter é mais uma opção terapêutica no tratamento da DAVD, com resultados satisfatórios em curto e médio prazo, porém, dada a característica progressiva da doença, evidenciam-se novos episódios de taquicardia ventricular com morfologias distintas. Portanto, por se tratar de patologia que ameaça a vida, principalmente em pacientes com síncope e recuperados de morte súbita, torna-se inquestionável a necessidade de implante do cardioversor desfibrilador.

Taquicardia Ventricular por Reentrada pelos Ramos

A taquicardia ventricular causada por reentrada pelos ramos (TVRR) caracteriza-se por apresentar um circuito reentrante bem definido, composto pela porção distal do feixe de His, por ambos os ramos (direito e esquerdo) e pela condução miocárdica transeptal. Na maioria das vezes, a taquicardia utiliza o ramo direito como via anterógrada e o ramo esquerdo como via retrógrada, para constituir o circuito da reentrada, o que, conseqüentemente, define um padrão predominante de bloqueio de ramo direito com eixo frontal do QRS normal ou desviado para a esquerda durante a taquicardia.

Representa 6% das taquicardias ventriculares monomórficas induzidas em laboratórios de eletrofisiologia; contudo, a sua apresentação clínica deve se dar em menor quantidade.

Em geral, a população-alvo desse tipo de taquicardia consiste em pacientes portadores de miocardiopatia dilatada, com disfunção ventricular esquerda significativa e sintomas de insuficiência cardíaca. Apresenta-se como uma taquicardia muito rápida associada a comprometimento hemodinâmico, manifestando-se com síncope e parada cardíaca nos casos de indução em laboratório, motivo pelo qual dificilmente se obtém o registro eletrocardiográfico clínico. Entretanto, sabemos que, ao eletrocardiograma de 12 derivações, as anormalidades mais comuns incluem intervalo PR prolongado, quando o ritmo é sinusal, associado a um distúrbio da condução intraventricular com padrão de bloqueio do ramo esquerdo, apesar de a presença do bloqueio do ramo direito não excluir a possibilidade de reentrada pelos ramos como mecanismo da taquicardia.

Embora possa ser controlada com o uso de agentes antiarrítmicos, a TVRR tem na ablação por cateter a melhor opção terapêutica por ser, dentre as taquicardias ventriculares monomórficas, a mais sensível para ser eliminada, de forma permanente, por essa técnica. No entanto, sabemos que até 25% dos pacientes com TVRR induzível também apresentam outra taquicardia ventricular com outro foco, motivo pelo qual a terapia adicional com antiarrítmicos e o implante de cardioversor desfibrilador deverão ser considerados.

Taquicardia Ventricular Lenta

Também definida como ritmo idioventricular acelerado, é causada por um automatismo exagerado das fibras de Purkinje que assume transitoriamente o ritmo cardíaco. Apresenta-se com QRS alargado e freqüência entre 60 e 100bpm, sendo inicialmente descrita em portadores de síndrome coronariana aguda. Diferencia-se ainda da taquicardia ventricular pela sua benignidade, em virtude de não evoluir para fibrilação ventricular e por sua breve duração. Dessa forma, é uma arritmia que normalmente dispensa medidas terapêuticas (Fig. 15.5).

Taquicardia Ventricular Polimórfica

Caracterizada por um ritmo taquicárdico ventricular com QRS aberrante, instável, variando continuamente de morfologia, batimento a batimento, apresenta-se com freqüência muito rápida, com repercussão hemodinâmica, podendo degenerar para fibrilação ventricular, apesar de, na maioria das vezes, ocorrer interrupção espontânea, com episódios em paroxismos.

Tem como origem o prolongamento do intervalo QTc, expressão de um alongamento da fase de repolarização ventricular, que atua como o primeiro passo para a geração de pós-potenciais (oscilações no potencial de membrana na fase de repolarização) precoces. Estes, por sua vez, atingem o potencial de ação (atividade trigada), deflagrando a taquicardia ventricular polimórfica (TVP).

O QT longo pode ser congênito ou adquirido; neste último caso associado a alguns tipos de drogas, principalmente os antiarrítmicos. Quando congênito, as TVP podem ser desencadeadas pelo estresse físico ou emocional ou pelo uso dessas mesmas drogas.

O sintoma típico é a síncope em decorrência do baixo débito cardíaco proporcionado pela freqüência cardíaca elevada. A abordagem de uma TVP consiste, além de nas medidas básicas de urgência, na estimulação cardíaca artificial, do átrio ou ventrículo, através de um cabo transvenoso temporário de marcapasso com freqüência cardíaca superior

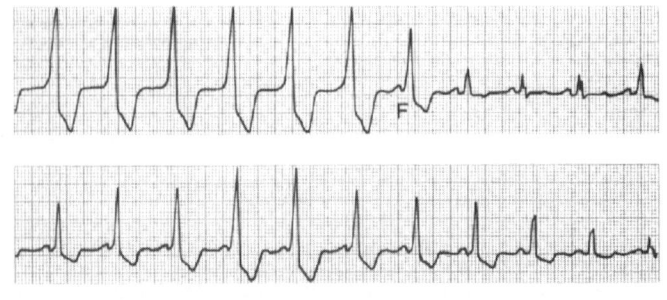

Fig. 15.5 Taquicardia ventricular lenta.

à do paciente, geralmente definida em 100bpm, associada à infusão de sulfato de magnésio e à correção de distúrbios hidroeletrolíticos. Drogas antiarrítmicas devem ser evitadas, pois podem inclusive agravar os episódios. A cardioversão elétrica é normalmente utilizada quando ocorre degeneração para fibrilação ventricular. O mais importante é a prevenção desses eventos, principalmente nos indivíduos sabidamente portadores de QT longo congênito.

FIBRILAÇÃO VENTRICULAR

Considerada a mais grave das arritmias cardíacas, caracteriza-se por atividades elétricas desorganizadas, espalhadas pelos ventrículos, com elevada freqüência cardíaca (300bpm), impedindo a contração do coração, o que corresponde, hemodinamicamente, à parada cardíaca.

Tem como causa a atividade automática exagerada das fibras de Purkinje ou mecanismos de reentrada periférica, gerando, primariamente, a fibrilação ventricular (FV). Em cerca de um terço dos casos, a FV é desencadeada por uma EV precoce, fenômeno conhecido como R sobre T, e os dois terços restantes, por uma EV com acoplamento tardio. Entretanto, sabemos que uma TVS pode acelerar para freqüências muito elevadas, assim como uma TVP, e ambas degenerarem para FV.

O traçado eletrocardiográfico é absolutamente irregular, com deflexões caóticas, sem que se permita a identificação de qualquer uma das ondas elétricas.

O tratamento deve ser executado imediatamente por desfibrilação com carga de alta energia (360J), iniciando-se, em seguida, as manobras de ressuscitação cardiorrespiratória, caso não se restabeleça um ritmo elétrico estável. Neste caso, utiliza-se a adrenalina em *bolus* de 1 a 2mg intravenosa com novas desfibrilações, mantendo sempre cargas altas de energia. Se a refratariedade ao tratamento persistir, devem ser administrados 300mg de amiodarona intravenosa em *bolus*, mantendo-se as manobras de ressuscitação, seguidas de novas desfibrilações.

REFERÊNCIAS BIBLIOGRÁFICAS

1. Amiodarone Trials Meta-analysis Investigators (ATMA). *Lancet* 1997; *350*:1.417-24.
2. Antiarrhythmics Versus Implantable Defibrillators (AVID). *N Engl J Med* 1997; *337*:1.576-83.
3. B-blocker Heart Attack Trial Research Group (BHAT). A randomized trial of propranolol in patients with acute myocardial infarction. I. Mortality results. *JAMA* 1982; *247*:1.707-14.
4. Bikkina M, Larson MG, Levy D. Prognostic implication of asymptomatic ventricular arrhythmias: The Framingham Heart Study. *Ann Intern Med* 1992; *117*:990-6.
5. Blanck Z, Dhala A, Deshpande S *et al*. Bundle branch reentrant ventricular tachycardia: cumulative experience in 48 patients. *J Cardiovasc Electrophysiol* 1993; *4*:253.
6. Brodsky M, Wu D, Denes P, Kanakis C, Rosen KM. Arrhythmias documented by 24-hour continuous ambulatory electrocardiographic monitoring in 50 male medical student without apparent heart disease. *Am Heart J* 1977; *39*:390-5.
7. Burkart F, Pfisterer M, Kiowski W *et al*. Effect of antiarrhythmic therapy on mortality in survivors of myocardial infarction with asymptomatic complex ventricular arrhythmias: Basel Anti-arrhythmic Study of Infarct Survival (BASIS). *J Am Coll Cardiol* 1990; *16*:1.711-8.
8. Caceres J, Jazayeri M, Mekkinie J *et al*. Sustained bundle branch reentry as a mechanism of clinical tachycardia. *Circulation* 1989; *79*:256.
9. Cairns JA, Connolly SJ, Roberts R *et al*. Canadian Amiodarone Myocardial Infarction Arrhythmia Trial (CAMIAT). *Lancet* 1997; *349*:675-82.
10. Califf RM, McKinnis RA, Burks J *et al*. Prognostic implications of ventricular arrhythmias during 24-hour ambulatory monitoring in patients undergoing cardiac catheterization for coronary artery disease. *Am J Cardiol* 1982; *50*:23-31.
11. Callans DJ, Marchlinski FE. Dissociation of termination and prevention of inducibility of sustained ventricular tachycardia with infusion of procainamide: evidence for distinct mechanisms. *J Am Coll Cardiol* 1992; *19*:111.
12. Casolo GC, Poggese L, Boddi M *et al*. ECG-gated magnetic resonance imaging and right ventricular dysplasia. *Am Heart J* 1989; *113*:1.245-8.
13. Connolly SJ, Gent M, Roberts RS, Dorian P *et al*. Canadian Implantable Defibrillator Study (CIDS): a randomized trial of implantable cardioverter defibrillator against amiodarone. *Circulation* 2000; *101*(11):1.297-302.
14. Doval HC, Nul DR, Grancelli HO *et al*. Grupo de Estudio de la Sobrevida en la Insuficiencia Cardiaca en Argentina (GESICA). *Lancet* 1994; *344*:493-8.
15. Echt DS, Liebson PR, Mitchell B *et al*. Cardiac Arrhythmia Suppression Trial (CAST). *N Engl J Med* 1991; *324*:781-8.
16. Froment R, Gallavardin L, Cahen P. Paroxysmal ventricular tachycardia: a clinical classification. *British Heart Journal* 1953; *15*:172-8.
17. Gorgels AP, Van Den Dool A, Brugada P *et al*. Procainamide is superior to lidocaine in terminating sustained ventricular tachycardia. *Circulation* 1989; *80*:652A.
18. Guiraudon G, Klein GJ, Gulamhusein SS. Total disconnection of the right ventricular free wall: surgical treatment of right ventricular tachycardia associated with right ventricular dysplasia. *Circulation* 1983; *67*:463-70.
19. Julian DG, Camm AJ, Frangin G *et al*. European Myocardial Amiodarone Trial (EMIAT). *Lancet* 1997; *349*:667-4.
20. Kempf FC, Josephson ME. Cardiac arrest recorder on ambulatory electrocardiograms. *Am J Cardiol* 1984; *53*:1.577.
21. Klein LS, Fineberg N, Hegger JM. Prospective evaluation of a discriminant function for prediction of recurrent simptomatic ventricular tachycardia or ventricular fibrillation in coronary artery disease patients receiving amiodarone and having inducible ventricular tachycardia at electrophysiologic study. *Am J Cardiol* 1988; *61*:1.024.
22. Kuchar DL, Thorburn CW, Sammel, NL. Prediction of serious arrhythmic events after myocardial infarction: signal-averaged electrocardiogram, Holter monitoring, and radionuclide ventriculography. *J Am Coll Cardiol* 1987; *11*:1.041.
23. Kuck KH, Cappato R, Siebels J, Ruppel R. Randomized comparison of antiarrhythmic drug therapy with implantable defibrillator in patients resuscitated from cardiac arrest: the

Cardiac Arrest Study Hamburg (CASH). *Circulation* 2000; *102*(7):748-54.

24. Kudenchuk, Cobb LA, Cpass MK *et al*. Amiodarone for resuscitation after out-of-hospital cardiac arrest due to ventricular fibrillation (ARREST Trial). *N Engl J Med* 1999; *341*:871-8.
25. Larsen L, Markham J, Haffaje CI. Sudden death in idiopathic dilated cardiomyopathy: role of ventricular arrhythmias. *PACE* 1993; *16*:1.051-9.
26. Leclercq JF, Chouty F, Coumel P *et al*. Results of electrical fulguration in arrhythmogenic right ventricular dysplasia. *Am J Cardiol* 1988; *62*:220-4.
27. Lesch M, Lewis E *et al*. Paroximal ventricular tachycardia in absence of organic heart disease. *Ann Intern Med* 1967; *66*(5):950-60.
28. Lown B, Calvert A, Armington R, Ryan M. Monitoring for serious arrhythmias and high risk for sudden death. *Circulation* 1975; *51-52*(suppl III).
29. Lown B, Wolf M. Approaches to sudden death from coronary heart disease. *Circulation* 1971; *44*:130-42.
30. Manolis AS, Uricchio F, Estes NAM. Prognostic value of early electrophysiologic studies for ventricular tachycardia recurrence in patients with coronary artery disease treated with amiodarone. *Am J Cardiol* 1989; *63*:1.052.
31. Morady F, Harvey M, Kalbfleisch SJ *et al*. Radiofrequency catheter ablation of ventricular tachycardia in patients with coronary artery disease. *Circulation* 1993; *87*:363.
32. Moss AJ, Hall WJ, Cannom DS *et al*. Multicenter Automatic Defibrillator Implantation Trial (MADIT). *N Engl J Med* 1996; *335*:1.933-40.
33. Nademanee K, Singh BN, Stevenson WG, Weis J. Amiodarone in post-MI patients. *Circulation* 1993; *88*:764-74.
34. Nalos PC, Ismail Y, Pappas JM *et al*. Intravenous amiodarone for short-term treatment of refractory ventricular tachycardia or fibrillation. *Am Heart J* 1991; *122*:1.629-32.
35. Richards DA, Byth K, Ross DL *et al*. What is the best predictor of spontaneous ventricular tachycardia and sudden cardiac death after myocardial infarction? *Circulation* 1991; *83*:756.
36. Richards DA, Cody DV, Denniss AR *et al*. Ventricular electrical instability: a predictor of death after myocardial infarction. *Am J Cardiol* 1983; *51*:75.
37. Savage DD, Seides, SF, Maron BJ, Myers DJ, Epstein SE. Prevalence of arrhythmias during 24-hour electrocardiographic monitoring and exercise test in patients with obstructive and nonobstructive hypertrophic cardiomyopathy. *Circulation* 1979; *59*:866-75.
38. Shoda M, Kasanuki H, Ohnoshi S *et al*. Recurrence of new ventricular tachycardia after successful catheter ablation in patients with arrhythmogenic right ventricular dysplasia. *Circulation* 1992; *86*(suppl 1):580.
39. Singh SN, Flecther RD, Fisher SG *et al*. Survival Trial of Antiarrhythmic Therapy in Congestive Heart Failure (CHF-STAT). *N Engl J Med* 1995; *333*:77-82.
40. Sobotka PA, Mayer JH, Bauernfeind RA, Kanakis C, Rosen KM. Arrhythmias documented by 24-hour continuous ambulatory electrocardiographic monitoring in young women without apparent heart disease. *Am Heart J* 1981; *101*:753-9.
41. Touboul P, Kirkorian G, Atallah G *et al*. Bundle branch reentrant tachycardia treated by electrical ablation of the right bundle branch. *J Am Coll Cardiol* 1986; *7*:1.404.
42. Wajngarten M, Gruppi C, Bellotti GM *et al*. Frequency and significance of cardiac rhythm disturbances in healthy elderly individuals. *J Electrocardiol* 1992; *23*:171-6.
43. Waldo AL, Camm AJ, deRuyter H *et al*. Survival with oral d-sotalol (SWORD). *Lancet* 1996; *348*:7-12.
44. Wichter T, Block M, Bocker D *et al*. Cardioverter-defibrillator therapy in a high-risk subgroup of patients with arrhythmogenic right ventricular disease. *J Am Coll Cardiol* 1993; *21*:127A.
45. Wichter T, Borggrefe M, Chen X *et al*. Efficacy of antiarrhythmic drugs in patients with arrhythmogenic right ventricular disease. Results in patients with inducible and noninducible ventricular tachycardia. *Circulation* 1992; *86*:29-37.
46. Winkle RA, Derrington DC, Schroeder JS. Characteristics of ventricular tachycardia in ambulatory patients. *Am J Cardiol* 1977; *39*:487-92.

CAPÍTULO 16

MECANISMOS ELETROFISIOLÓGICOS DAS ARRITMIAS CARDÍACAS

Tereza Augusta Grillo, Reynaldo de Castro Miranda e Henrique B. Moreira

INTRODUÇÃO

Nos últimos anos, as arritmias cardíacas tiveram nova abordagem terapêutica, como resultado dos conhecimentos adquiridos com a eletrofisiologia celular, com experimentos em animais e com o estudo eletrofisiológico clínico. Ao considerarmos especificamente as taquiarritmias, notadamente as supraventriculares, veremos que a sua prevenção com o uso de drogas antiarrítmicas passou a ser de menor relevância com o advento de outras formas de tratamento, tais como a ablação com cateter através da energia de radiofreqüência. Procuraremos de forma prática e simples abordar como essas arritmias podem ser geradas.

ELETROFISIOLOGIA CELULAR: MECANISMOS DAS ARRITMIAS CARDÍACAS

As arritmias cardíacas resultam das anormalidades na iniciação dos impulsos, na condução destes estímulos pelo coração ou em ambos. A iniciação do impulso é uma expressão usada para indicar que um impulso elétrico pode originar-se de uma célula ou de um grupo de células intimamente interligadas, e isso ocorre devido às alterações de correntes iônicas na membrana celular. Depois de iniciado, o impulso espalha-se pelo restante do coração, o que consiste na condução do impulso. Embora distúrbios do ritmo cardíaco possam ter diferentes causas, em termos de mecanismos todas as arritmias cardíacas resultam de alterações da eletrofisiologia celular.

Anormalidades na iniciação do impulso podem gerar arritmias por dois mecanismos: (1) automaticidade e (2) atividade deflagrada. Em geral, os distúrbios do ritmo produzidos por anormalidades na condução do impulso são devidos ao mecanismo de reentrada.

AUTOMATICIDADE

A automaticidade deve ser subdividida em dois tipos: normal e anormal. A primeira é encontrada no marcapasso primário do coração (nódulo sinusal) e nos marcapassos subsidiários ou latentes, que se transformam em primários, caso a função do nódulo sinusal esteja comprometida. A iniciação do impulso é uma função normal desses marcapassos.

A automaticidade anormal, causada por intervenções experimentais ou doenças, não se limita a nenhum marcapasso específico, podendo ocorrer em qualquer área do coração (p. ex., miocárdio atrial ou ventricular contrátil).

Os íons são cargas elétricas, e o seu fluxo através da membrana celular, seja por gradiente de voltagem, seja por gradiente de concentração, constitui o que denominamos atividade elétrica do coração. Esta compreende, em nível celular, a sucessão cíclica de dois eventos: o potencial de repouso e o potencial de ação. Em condições normais, o potencial de repouso em diversas células cardíacas (fibras contráteis dos átrios e dos ventrículos) mantém-se constante durante a diástole; elas permanecem em repouso até serem ativadas por um impulso propagado célula-a-célula ou por um estímulo externo. Em outros tipos celulares, como as células do nódulo sinusal, da região da junção atrioventricular, algumas atriais ao longo da crista *terminalis* e septo interatrial e as do sistema His-Purkinje, o potencial de repouso não se mantém estável, constante, mas gradualmente se despolariza. Elas conseguem por si só atingir o potencial limiar e produzir espontaneamente um potencial de ação, num fenômeno denominado "despolarização diastólica espontânea", o qual confere a essas células a capacidade de auto-estimulação, conhecida como propriedade de "automatismo", uma característica das células marcapasso (células automáticas).

A freqüência intrínseca na qual as células marcapasso do nódulo sinusal iniciam os impulsos normalmente excede à das outras células com capacidade potencial automática, comandando, assim, o ritmo cardíaco. A este efeito inibitório de um marcapasso mais rápido sobre o mais lento chamamos "supressão por supra-estimulação" (*overdrive supression*). As arritmias causadas pela "automaticidade normal" podem ocorrer por alteração da freqüência de iniciação dos impulsos pelo marcapasso do nódulo sinusal normal, como a bradicardia e a taquicardia sinusais, geralmente devidas à ação do sistema nervoso autônomo sobre o nódulo sinusal, ou por uma mudança da origem dos impulsos para um sítio ectópico. Esta mudança da origem da iniciação dos impulsos para uma das regiões em que se localizam os marcapassos latentes ou subsidiários pode ocorrer porque: (1) a freqüência com que o nódulo sinusal ativa os marcapassos subsidiários é consideravelmente menor que a freqüência intrínseca destes marcapassos ou (2) a iniciação dos impulsos nos marcapassos subsidiários é potencializada.

A iniciação dos impulsos pelo nódulo sinusal pode ser lentificada ou totalmente inibida pela hiperatividade do sistema nervoso parassimpático ou como conseqüência de uma doença do nódulo sinusal. Há uma hierarquia natural de freqüências intrínsecas dos marcapassos subsidiários, na qual os marcapassos atriais têm freqüências intrínsecas de descarga mais altas, em comparação com os marcapassos ventriculares. Quando a supressão por superestimulação é eliminada, o marcapasso com freqüência mais alta passa a ser o local de origem dos impulsos, depois da inibição do nó sinusal. Por este motivo, há uma tendência de que os ritmos ectópicos se originem dos átrios ou da junção atrioventricular, quando a iniciação dos impulsos no nódulo sinusal está prejudicada ou quando há bloqueio na saída do estímulo sinusal.

A atividade dos marcapassos subsidiários também pode ser intensificada, levando à mudança da origem dos impulsos para sítios ectópicos, mesmo quando o nódulo sinusal estiver funcionando normalmente. A inibição da bomba de Na^+K^+ resulta no aumento da corrente de entrada durante a diástole, em virtude da redução da corrente de saída gerada sob condições normais pela bomba; dessa forma, esta inibição aumenta a automaticidade dos marcapassos subsidiários. Isto pode ocorrer quando o trifosfato de adenosina (ATP, fonte de energia da bomba) estiver esgotado pela hipoxia ou isquemia prolongada, ou pode ocorrer em presença de concentrações tóxicas de digitálicos.

As células miocárdicas atriais e ventriculares normalmente não produzem despolarização diastólica espontânea e, portanto, mesmo quando elas não são excitadas por períodos prolongados por um estímulo propagado, elas não iniciam impulsos espontâneos. Contudo, em determinadas situações, quando seu potencial de repouso é reduzido para valores abaixo de −60mV, pode ocorrer a despolarização diastólica espontânea e iniciação de impulsos repetitivos, fenômeno conhecido como "automaticidade anormal". A redução do potencial de membrana das células cardíacas necessária para a produção de automaticidade anormal pode ser induzida por vários fatores relacionados às doenças cardíacas. Fibras de Purkinje que sobrevivem na superfície endocárdica dos infartos apresentam, nas primeiras 24 horas após a obstrução coronária, diminuição na concentração intracelular do K^+, contribuindo, assim, para o potencial de membrana baixo dessas células e, conseqüentemente, para uma automaticidade anormal, gerando em alguns pacientes, nesta fase, ritmos idioventriculares acelerados.

PÓS-DESPOLARIZAÇÕES E ATIVIDADE DEFLAGRADA

Pós-despolarizações são oscilações do potencial de membrana que se seguem a um potencial de ação. Estas oscilações são divididas em dois subtipos: (1) pós-despolarizações precoces e (2) pós-despolarizações tardias.

As pós-despolarizações precoces ocorrem mais comumente durante a repolarização de um potencial de ação que foi iniciado a partir de um nível alto do potencial de membrana (geralmente −75 a −90mV). As oscilações ocorrem na fase 2 do potencial de ação, podendo também ocorrer mais tarde, durante a fase 3 da repolarização. Quando a oscilação é suficientemente grande, a redução do potencial de membrana aumenta a corrente de entrada e há um segundo potencial de ação antes da completa repolarização do primeiro. Situações clínicas que prolonguem a repolarização poderão gerar arritmias por meio desse mecanismo, como situações de bradicardia ou por ações de drogas (sotalol).

As pós-despolarizações tardias são oscilações do potencial de membrana que ocorrem depois da repolarização de um potencial de ação e são induzidas por este potencial. Elas ocorrem nas células cardíacas sob algumas condições em que há aumento acentuado do cálcio intracelular ou uma anormalidade do seqüestro ou da liberação deste íon pelo retículo sarcoplasmático, ou uma combinação dos dois. Uma das causas mais amplamente reconhecidas da taquicardia deflagrada por esse mecanismo é aquela originada por níveis tóxicos de digitálicos.

CONDUÇÃO ANORMAL E REENTRADA DOS IMPULSOS CARDÍACOS

Durante o ritmo sinusal, o impulso conduzido em geral se extingue depois da ativação seqüencial dos átrios e ventrículos, uma vez que ele está circundado por tecidos que foram excitados recentemente e que, portanto, estão refratários. Um novo impulso deve originar-se no nódulo sinusal para que haja ativação subseqüente das células cardíacas. Sob condições especiais, o impulso propagado pode não se extinguir depois da ativação completa do coração, mas persistir para reexcitar os átrios ou ventrículos depois do fim do período refratário. A alça de tecido que possibilita o desenvolvimento da "reentrada" é conhecida como circuito reentrante, podendo localizar-se em qualquer parte do coração e assumir variados tamanhos e configurações.

O circuito reentrante pode ser uma estrutura anatômica, como um anel de fibras cardíacas do sistema de Purkinje periférico, ou pode ser funcional, sendo sua existência determinada pelas propriedades eletrofisiológicas das células cardíacas. Para que a reentrada ocorra é fundamental que o estímulo percorra uma certa trajetória, suficientemente longa a fim de que as regiões previamente ativadas possam sair de seu período refratário e tornar-se novamente excitáveis. Como se considera altamente improvável que tão longa trajetória possa existir funcionalmente isolada do restante do coração, faz-se necessário, para que o fenômeno ocorra, que exista depressão da excitabilidade com conseqüentes condução lenta e bloqueio unidirecional. A velocidade com que o impulso se propaga pelas fibras cardíacas depende de algumas características dos seus potenciais de ação transmembrana e de propriedades elétricas passivas. Doenças cardíacas que levem a alteração de uma delas podem causar arritmias reentrantes. A velocidade de propagação de um impulso nas fibras miocárdicas (atriais e ventriculares) com potencial de ação do tipo resposta rápida é dependente da magnitude da corrente de entrada do Na^+ através dos canais rápidos durante a fase ascendente do potencial de ação e da rapidez com que esta corrente atinge sua intensidade máxima. Uma redução dessa corrente de entrada, resultando na diminuição da velocidade ou amplitude da despolarização, pode retardar a condução e causar bloqueio da mesma. Assim, numa região doente, podem existir algumas áreas com condução lenta e outras com condução bloqueada, podendo esta combinação causar a reentrada. A condução lenta e o bloqueio necessários à reentrada também podem ser causados por outros fatores, como pelo aumento da resistência ao fluxo da corrente na direção de propagação que depende das resistências intra- e extracelulares. As alterações da resistência intracelular que causam arritmias por certo resultam das alterações ao nível dos discos intercalados que mantêm as células em contato. A elevação da concentração intracelular do cálcio pode lentificar a condução, aumentando a resistência ao fluxo da corrente pelas junções estreitas dos discos, como, por exemplo, durante períodos prolongados de isquemia.

REFERÊNCIAS BIBLIOGRÁFICAS

1. Braunwald E. *Heart Disease – A Textbook of Cardiovascular Medicine*. Rubart M, Zipes DP, 2001: 659-699.
2. Curtis AB, ed. *American College of Cardiology*. Volume 5, 2000.
3. Podrid JP, Kowey PR. *Handbook of Cardiac Arrythmia*. 1996.
4. Scheinman MM, ed. *Cardiology Clinics*. Volume 15, Número 4. W.B. Saunders Company, 1997.

CAPÍTULO 17

TAQUICARDIA DE COMPLEXO QRS ESTREITO – QUANDO INVESTIGAR E COMO TRATAR

Mitermayer Reis Brito

INTRODUÇÃO

Esta primeira parte de nossa apresentação trará alguns tópicos importantes na identificação do diagnóstico das taquicardias de complexo QRS estreito, como:

- Quando investigar e quando tratar.
- Quais os métodos não-invasivos e invasivos utilizados na sua investigação; características eletrocardiográficas das taquicardias de complexo estreito.
- Quais os tipos de arritmias no nível do átrio e da junção atrioventricular.
- A sua incidência, assim como o seu diagnóstico diferencial, além da fibrilação atrial, que é a arritmia mais comum.

Trataremos, também, de características a serem analisadas no eletrocardiograma, assim como traremos um algoritmo em duas etapas subseqüentes para estabelecermos um diagnóstico diferencial das taquicardias supraventriculares.

TAQUICARDIAS SUPRAVENTRICULARES

(Ver Quadro e Fluxograma a seguir.)

- Fatores a serem considerados:
  - Riscos × benefícios.
  - Individualizar cada caso clínico.
  - Freqüência, intensidade/sintomas.
  - Profissão.
  - Refratariedade ao tratamento medicamentoso.
  - Preferência do paciente.
  - Qualidade de vida.
  - Complicações.
  - Custo.
  - Exposição à irradiação.
  - Idade.

Na segunda etapa avaliaremos características das derivações suplementares que servem de grande auxílio no diagnóstico diferencial das taquicardias supraventriculares, assim como as suas etiologias e opções de tratamento.

Propedêutica Eletrocardiográfica

A eletrocardiografia é um instrumental imprescindível para a abordagem de pacientes com arritmia cardíaca em terapia intensiva ou unidades de emergência. O intensivista deverá saber explorá-la em todo o seu potencial diagnóstico, o que não raro deixa de ser feito por desinformação técnica, desconhecimento básico das arritmias ou precipitação terapêutica.

É de fundamental importância a correta interpretação da arritmia para uma abordagem terapêutica acertada, seja farmacológica ou não-farmacológica; assim, não há nenhuma razão para que a propedêutica eletrocardiográfica seja realizada de forma incompleta. Os recursos de que dispomos para explorar o eletrocardiograma, de forma simples e descomplicada, podem ser catalogados da seguinte forma:

- Derivações suplementares.
- Derivação usando eletrodos especiais.
- Manobras clínicas.
- Emprego de fármacos.

DERIVAÇÕES SUPLEMENTARES

Derivação de Lewis (D2 Precordial)

Esta derivação tem como objetivo ampliar a inscrição da onda P no eletrocardiograma de superfície, quando esta atividade encontra-se parcialmente ocultada pelo segmento ST/T. Ao deslocarmos o eixo da derivação periférica D2 para a posição precordial, ou seja, eletrodo do braço direito (vermelho) colocado no segundo espaço intercostal direito e o eletrodo da

Como Investigar
Métodos não-invasivos
- Eletrocardiograma (ECG)
- Holter
- *Loop* – gravador de eventos
- *Loop* – implantável
- Teste ergométrico
- Cardioestimulação transesofágica (CETE)
- Marcapasso (MP)/Cardioversor desfibrilador implantável (CDI)

Métodos invasivos
- Estudo eletrofisiológico (EEF)

Taquicardia Supraventricular – Características ECG
I – Início e término súbitos
II – Ritmo regular
III – Freqüência atrial de 100 a 250bpm
IV – Freqüência ventricular = freqüência atrial, exceto quando há bloqueio atrioventricular (AV)
V – QRS estreito, exceto quando há condução aberrante

Tipos de Taquicardias Supraventriculares (TPSV)
Arritmias atriais
- Taquicardia sinusal/reentrada nó sinusal (NS)
- Taquicardias atriais uni/multifocais
- *Flutter* atrial
- Fibrilação atrial

Arritmias da Junção AV
- Reentrada nodal AV (NAV), tipo comum/incomum
- Reentrada via acessória (Kent/Mahaim)
- Taquicardia juncional não-paroxística

Incidência de Vários Tipos de Taquicardias Supraventriculares
- Reentrada do nó AV   50%
- Reentrada via acessória   30%
- Reentrada atrial   08%
- Automatismo   05%
- Variadas   07%

Taquicardia com QRS Estreito – Diagnóstico Diferencial
Além da fibrilação atrial, consiste em:
I – Taquicardia atrial
II – *Flutter* atrial
III – Taquicardia nodal AV
IV – Taquicardia via acessória
V – Taquicardia incessante – via acessória com condução retrógrada lenta

TPSV com QRS Estreito
Características a serem analisadas no ECG
- Localização da onda P
- Eixo de P
- Freqüência atrial
- Presença da alternância do QRS
- Relação AV

TPSV com QRS Estreito
Localização da onda P
(o mais útil instrumento no diagnóstico diferencial)

RP' < P'R   →   Via acessória

RP'/P'R   →   Nó AV (onda P dentro ou na porção final do QRS)

RP' > P'R   →   Taquicardia atrial/VA com condução lenta

---

perna esquerda (preto) colocado no quinto espaço intercostal esquerdo, na linha mamilar. Com esta técnica obtemos um ganho significativo na amplitude da atividade atrial, permitindo melhor individualização da onda P.

DERIVAÇÃO USANDO ELETRODOS ESPECIAIS

Derivação Esofágica
Esta derivação eletrocardiográfica é de grande valia na identificação e na localização da atividade atrial – onda P, quando encoberta ou parcialmente encoberta no registro eletrocardiográfico de superfície. Esse registro é obtido por meio da colocação de um eletrodo longo, posicionado no esôfago torácico atrás do átrio esquerdo, que possui na sua parte inicial um anel metálico que, ao ser introduzido pelo nariz, irá registrando a polaridade da onda P. O eletrodo não deverá exceder, na sua introdução, de 35 a 40cm, a partir da asa do nariz, do seu comprimento inicial.

MANOBRAS CLÍNICAS
São manobras que visam promover aumento do tono parassimpático de forma indireta, com o intuito de modificar as propriedades eletrofisiológicas dos nós sinusal e atrioventricular. As manobras são: compressão do globo ocular, massagem do seio carotídeo, vômitos provocados e a manobra de Valsalva. Esta última é a mais aconselhada por oferecer menor risco de acidentes e menor desconforto para o paciente. Está indicada nas arritmias supraventriculares com o intuito de induzir atraso na condução A-V, permitindo uma redução da resposta ventricular com melhor exposição da atividade atrial. Sua melhor indicação é na suspeita de *flutter* atrial.

EMPREGO DE FÁRMACOS
Tem o mesmo objetivo que as *manobras clínicas,* isto é, promover atraso na condução A-V, só que por meio de fármacos, os quais deverão ter marcado efeito no nó atrioven-

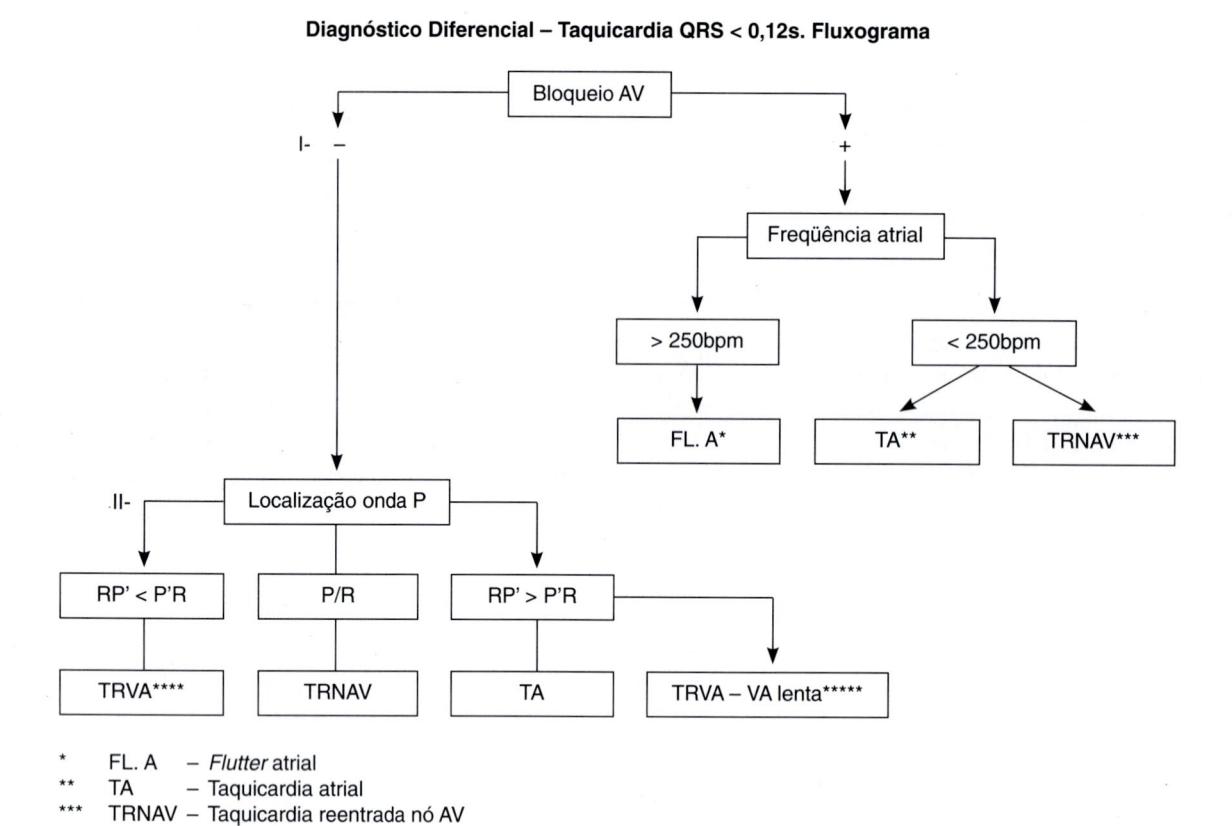

Diagnóstico Diferencial – Taquicardia QRS < 0,12s. Fluxograma

```
                          Bloqueio AV
                    ┌──────────┴──────────┐
                   I- -                    +
                    │                      │
                    │               Freqüência atrial
                    │                ┌─────┴─────┐
                    │             > 250bpm    < 250bpm
                    │                │         ┌──┴──┐
                    │              FL. A*     TA**  TRNAV***
                    │
                 II- Localização onda P
              ┌─────────┼──────────┐
           RP' < P'R   P/R      RP' > P'R ──────┐
              │         │          │            │
            TRVA****  TRNAV       TA      TRVA – VA lenta*****
```

*   FL. A   – *Flutter* atrial
**   TA   – Taquicardia atrial
***   TRNAV – Taquicardia reentrada nó AV
**** TRVA – Taquicardia por via acessória
***** VA   – Via acessória

---

tricular. Os fármacos mais empregados são: antagonistas de cálcio – verapamil e o diltiazem –, ambos por via venosa, e a adenosina, por via venosa rápida, associados ou não a manobra vagal.

TAQUICARDIA ATRIAL PAROXÍSTICA

Etiologia

- Disfunção do nó sinusal.
- Miocardiopatias (atriais).
- Doenças pulmonares.
- Fármacos (digital e outros).

Mecanismo Eletrofisiológico

Dois são os mecanismos mais aceitos para a gênese da taquicardia atrial paroxística (TAP): o primeiro, por microrreentrada atrial, e o segundo, pela presença dos pós-potenciais ou potenciais tardios – fases 3 e 4 do potencial de ação de membrana (PAT), ligados à depressão das bombas de sódio e potássio. Como a digital atua marcadamente nesses canais, a TAP é com freqüência uma arritmia decorrente de sua intoxicação.

Eletrocardiograma

As ondas P atriais são bem individualizadas, com morfologia e orientação espacial que diferem das ondas P sinusais (SÂSAP + 60 graus), situando-se quanto ao ciclo R-R, ou intervalo R-R, *com relação RP > PR*. O ciclo R-R é quase sempre regular, raramente sendo irregular. A irregularidade ocorre devido a graus variáveis de bloqueio no nó AV.

O diagnóstico eletrocardiográfico diferencial deverá ser feito com *flutter* e a taquicardia sinusal paroxística, esta última constitui forma *extremamente* rara de TAP.

Tratamento

Na intoxicação digitálica, além da retirada da droga e da correção da hipopotassemia, o emprego da difenilidantoína é recomendado na dose de 100mg por via venosa, a cada 5 minutos, até a dose máxima de 1.000mg. A observação clínica deverá ser redobrada, pois, em função da evolução hemodinâmica, poderá vir a ser necessária. Como medida heróica, resta a realização da cardioversão elétrica; esta última tem seu risco aumentado na presença de *intoxicação digitálica*.

Na hipóxica, associada ou não à hipercapnia que acompanha as doenças pulmonares, a conduta será sempre voltada para a patologia de base, e somente se justifica intervenção terapêutica quando houver uma relação clara da participação da arritmia como fator de agravamento do quadro clínico.

- Digital: lanatosídeo C, 0,2mg ou meia ampola EV a cada 8 horas.
- Verapamil, EV, 5 a 10mg, na tentativa de controle da FC.

- Diltiazem, EV, 0,25 a 0,30mg/kg de peso, em *bolus*.
- Amiodarona, EV, poderá ser tentada para controle da FC e, eventualmente, reversão ao ritmo sinusal normal, na dose de 10mg/kg de peso, em infusão contínua lenta.
- Adenosina, EV, 6mg (*bolus*), de preferência em veia venosa central ou veia periférica calibrosa, seguida de infusão endovenosa rápida de soro fisiológico a 0,9% (10mL), com elevação do membro. Em caso de insucesso, repetir – dose de 12mg.
- Cardioversão elétrica transtorácica.
- Quando todas as alternativas falharem ou na presença de hipopotassemia e/ou hipomagnesemia, deve ser avaliado o emprego do sulfato de magnésio – 2g em 15 minutos, ou seja, 100mL da solução de sulfato de magnésio a 2%, seguidos de infusão de 8g da mesma solução em 6 horas. A nossa experiência inicial com o emprego do sulfato de magnésio nas taquiarritmias supraventriculares, inclusive na TAP, tem sido gratificante.

PROFILAXIA DA RECORRÊNCIA
Quando indicada, a amiodarona é a melhor escolha.

FIBRILAÇÃO ATRIAL

Formas Clínicas de Apresentação

FIBRILAÇÃO ATRIAL PAROXÍSTICA (FAP)
Consideramos como forma paroxística todo episódio de FA com evolução clínica inferior a 48 horas. É a mais freqüente das taquiarritmias supraventriculares. Não há prevalência de sexo, e a faixa etária está situada, geralmente, acima dos 60 anos.

Etiologia
- Hipertensão arterial sistêmica.
- Disfunção do nó sinusal.
- Cardiopatia isquêmica.
- Valvulopatia, inclusive prolapso mitral.
- Distúrbios endócrinos, metabólicos e ácido-base.
- Doença e tromboembolismo pulmonar.
- Síndrome de Wolff-Parkinson-White (WPW).
- Pós-operatório de cirurgia cardíaca.
- Outras.

Quadro Clínico
SINTOMATOLOGIA. Tem início súbito, marcando seu início de forma clara para o paciente, o que nos ajuda a determinar com precisão o tempo de sua instalação, permitindo sua classificação, ou seja, ocorrência dentro das primeiras 48 horas. Além do sintoma "taquicardia", podem ocorrer dispnéia súbita, angina de peito, síncope ou pré-síncope, que são quase sempre manifestações da cardiopatia de base.

ELETROCARDIOGRAMA. Na forma paroxística, é mandatória a presença das ondas "f" na sua forma mais típica e de fácil visualização, o que não ocorre nas formas crônicas acutizadas da FA, em que a visualização clara das ondas "f" não ocorre em virtude do fenômeno da remodelação elétrica. *O ciclo R-R é invariavelmente irregular.*

Tratamento
No planejamento terapêutico, mesmo em se tratando de uma urgência, deverão ser levados em consideração os seguintes fatores:

CARDIOPATIAS DE BASE. A ausência de cardiopatia estrutural deverá ser cuidadosamente pesquisada, principalmente a *forma valvar* ou patologias que resultem em aumento das câmaras ventriculares e/ou atriais, notadamente o átrio esquerdo. A forma *não-valvar* representa ausência de cardiopatia estrutural importante, e é nesta forma que mais freqüentemente se apresenta a FAP; sua conversão a ritmo sinusal poderá ser iniciada de imediato, de forma segura, *pois é baixa a probabilidade de fenômeno tromboembólico*, isto quando o episódio arrítmico instala-se em menos de 48 horas. Entretanto, nas demais formas, principalmente na *valvar*, o mesmo não acontece.

FREQÜÊNCIA VENTRICULAR. A freqüência ventricular elevada da forma paroxística é a principal responsável pela sintomatologia e, portanto, deverá ser a primeira abordada na conduta terapêutica:

- *Lanatosídeo C*: na dose de 0,4mg (1 ampola) EV, repetida após 1 hora.
- *Verapamil* 5mg (1 ampola), diluídos em 250mL de soro glicosado, sob a forma de gotejamento venoso, para redução da freqüência cardíaca, ou em *bolus* de 5mg EV.
- *Sulfato de magnésio*: 2g em 15 minutos, ou seja, 100mL da solução de sulfato de magnésio a 2% seguidos da infusão de 8g, da mesma solução em 6 horas.
- *Diltiazem EV*: 0,25 a 0,30mg/kg de peso, em *bolus*.

RISCO DE TROMBOEMBOLISMO. A ocorrência de fenômeno tromboembólico na fibrilação atrial paroxística, na ausência de cardiopatia estrutural, é fato raro, dispensando com isto a anticoagulação prévia, exceto para instalações com tempo superior a 48 horas. Os pacientes portadores de valvopatias, notadamente a estenose mitral, deverão ser avaliados do ponto de vista cirúrgico, com vistas a sua correção prévia antes da tentativa de reversão a ritmo sinusal. Nas demais formas de cardiopatia, a tendência atual é recomendar estudo ecocardiográfico transesofágico: se houver trombos *ou contraste espontâneo* (estase sangüínea) deverão ser submetidos a anticoagulação oral por 4 semanas antes da tentativa de conversão a ritmo sinusal. Outra opção nas formas não-valvares, quando existirem fortes razões de ordem clínica, consiste na realização de ecocardiograma transesofágico e, na ausência de trombos atriais, no início da anticoagulação oral por 4 a 7 dias antes da cardioversão.

Conversão a Ritmo Sinusal
- Sulfato de quinidina, 200mg, VO, a cada 2 horas até cinco doses, eventualmente até seis doses – cada dose somente será administrada após avaliação médica, com realização de ECG

após a terceira dose, na ausência de cardiopatia, e a cada dose, na presença de cardiopatia (fração de ejeção < 40%).
- Amiodarona EV na dose de 10mg/kg de peso, em infusão com duração aproximada de 20 minutos.
- O sulfato de magnésio EV, notadamente nos pacientes críticos, tem-se mostrado, segundo a nossa experiência inicial, promissor na reversão ao ritmo sinusal.
- Cardioversão elétrica, quando não houver resposta às drogas ou ocorrer instabilidade hemodinâmica na presença de cardiopatia de base – a recomendação atual é utilizar um choque de 250J (watts).

Profilaxia da Recorrência

Na presença de episódio isolado de FAP, ausência de cardiopatia e átrio esquerdo com dimensões normais, a conduta poderá ser a *observação clínica por 6 meses,* já que sua recorrência se dá com mais freqüência a partir desse período.

Na presença de cardiopatia com átrio esquerdo aumentado (> 4cm) e de recidiva, a profilaxia deverá ser tentada com amiodarona VO ou sotalol VO. Caso ocorra recorrência dos episódios apesar do uso de antiarrítmicos e o paciente esteja muito sintomático, avalia-se a indicação por ablação por cateter por radiofreqüência-isolamento das veias pulmonares.

FIBRILAÇÃO ATRIAL CRÔNICA (FAC)

Entendemos por fibrilação atrial crônica (FAC) as formas de fibrilação atrial de longa evolução ou permanentes, com relato ou não de tentativas de cardioversão elétrica ou química.

A abordagem desse grupo de pacientes em UTI está mais voltada para suas conseqüências ou implicações hemodinâmicas sobre o substrato cardiovascular preexistente do que para sua conversão ao ritmo sinusal. Sabemos que a FAC está invariavelmente associada a patologias do aparelho cardiovascular e que o aumento da freqüência cardíaca (FC), desencadeado por fatores precipitantes, põe em evidência sintomas e sinais.

Fatores Precipitantes Mais Importantes
- Dor e ansiedade.
- Infecção.
- Disfunção ventricular.
- ICC.
- Síndromes coronarianas agudas.
- Pós-operatório de cirurgias não-cardíacas.
- Outras.

Tratamento
- Atuar nas causas precipitantes.
- Suporte à disfunção ventricular.
- Redução da freqüência cardíaca (FC).

O objetivo terapêutico da redução da FC está voltado para a redução da velocidade da condução do estímulo através das estruturas do nó AV de forma indireta, pela estimulação vagal, ou direta, pelo prolongamento dos períodos refratários.

Drogas Utilizadas
- Digital EV, principalmente quando a FAC é acompanhada de disfunção ventricular.
- Antagonistas do cálcio: verapamil e diltiazem.
- Betabloqueadores EV.
- Sulfato de magnésio a 2% EV.
- Amiodarona EV.

FLUTTER ATRIAL

Sua ocorrência é baixa em relação à da FA, raramente surge na forma crônica e tem com ela muita semelhança em termos de etiologia e etiopatogenia; contudo, circuitos reentrantes estáveis ocorrem em determinado grupo populacional.

Quadro Clínico

O *flutter* atrial apresenta-se principalmente sob a forma de uma taquicardia com ritmo regular e freqüência cardíaca de 150bpm.

Eletrocardiograma

Ao ECG, o *flutter* atrial tem sido classificado como:
- *Tipo I*: caracteriza-se por ondas amplas e de contornos bem definidos. Não apresentam intervalo isoelétrico entre si, com morfologias de onda "negativa" – vetor atrial fugindo das derivações inferiores (D2-D3-aVF), com freqüência entre 250 e 350bpm (Fig. 17.1).
- *Tipo II*: ondas de atividade atrial também bem definidas, porém com morfologias "positivas" – vetor atrial dirigindo-se às derivações inferiores (D2-D3-aVF), com freqüência entre 350 e 450bpm.

Existem, entretanto, formas de difícil caracterização pela superposição das ondas "f" e das ondas T quando na presença de freqüências mais elevadas, exigindo, para o diagnóstico correto, a realização de manobras vagais ou até mesmo uma derivação esofágica.

Os complexos QRS apresentam-se habitualmente estreitos e regulares, em razão do bloqueio AV 2/1, porém, raramente, podem ocorrer bloqueios AV avançados do tipo 3 ou 4/1.

Tratamento
- O tratamento de escolha é a cardioversão elétrica – carga inicial de 50J com acréscimos de 50J.
- Na impossibilidade de cardioversão como primeira opção e em pacientes estáveis, tenta-se o emprego de digital, amiodarona ou antagonistas do cálcio.
- A estimulação transesofágica (*overdrive supression*) somente apresenta bons resultados no *flutter* do tipo I, e a *estimulação intra-atrial* é também uma opção, já que o seu sucesso tem sido relatado como algo próximo de 60%.

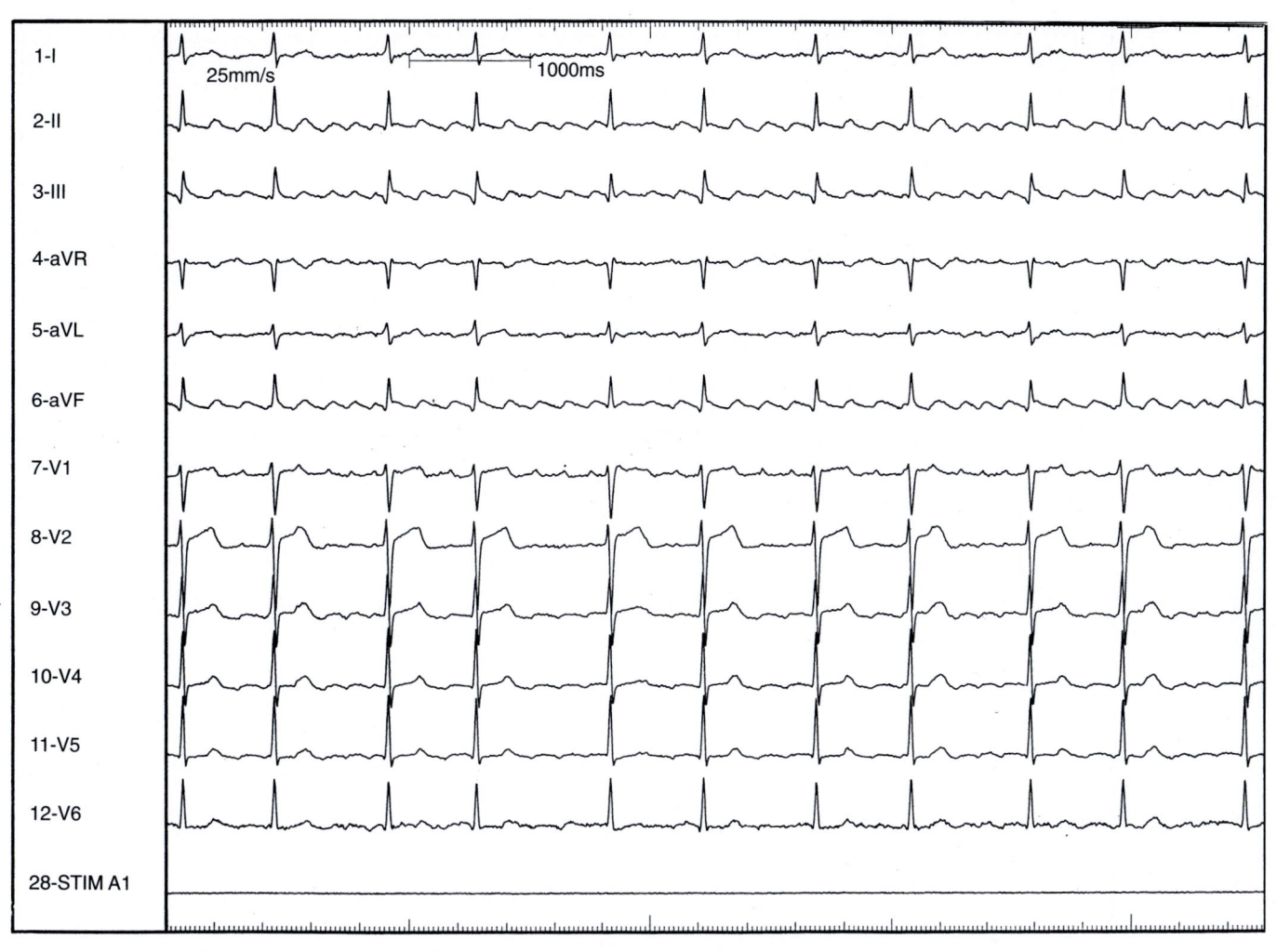

Fig. 17.1 *Flutter* atrial tipo I com BAV variável.

- Em caso de *flutter* atrial recorrente e mal tolerado, deve-se avaliar a ablação por cateter (ver recomendações ACC/AHA/ESC).

TAQUICARDIAS DA JUNÇÃO ATRIOVENTRICULAR

São taquicardias supraventriculares raramente admitidas para manuseio em terapia intensiva, atingindo incidências baixas em pacientes sob tratamento nessas mesmas unidades; são, entretanto, freqüentes nos setores de emergência.

Tipos

REENTRADA NO NÓ AV

Esta é a taquicardia supraventricular mais freqüente, respondendo por 50% de todas as taquiarritmias supraventriculares de QRS regular.

Mecanismo

A reentrada no nó AV é o principal mecanismo aceito e demonstrado por meio de estudos eletrofisiológicos. Estão envolvidas duas vias de condução:

- Via lenta ou α, com período refratário anterógrado curto e velocidade de condução lenta.
- Via rápida ou β, com período refratário anterógrado longo e velocidade de condução rápida.

Quadro Clínico

Está relacionado à duração do episódio, à freqüência cardíaca e à presença ou não de cardiopatia subjacente, assim como à sua gravidade.

ELETROCARDIOGRAMA. Quando visível, a onda P (45%) reflete a ativação atrial retrógrada e pode ser evidenciada com mais segurança nas derivações V1 e aVR; em V1, a presença de uma onda "r", mimetizando um bloqueio incompleto do ramo direito, revela uma grande probabilidade de estarmos frente a uma taquicardia por reentrada intranodal (Fig. 17.2). Na grande maioria dos episódios, as ondas P não podem ser visualizadas ao ECG de superfície (50% dos casos), em razão de sua inscrição simultânea com o complexo QRS. Os complexos QRS são obrigatoriamente estreitos.

A freqüência atrial varia de 140 a 180/min, ocasionalmente podendo chegar a 250/min.

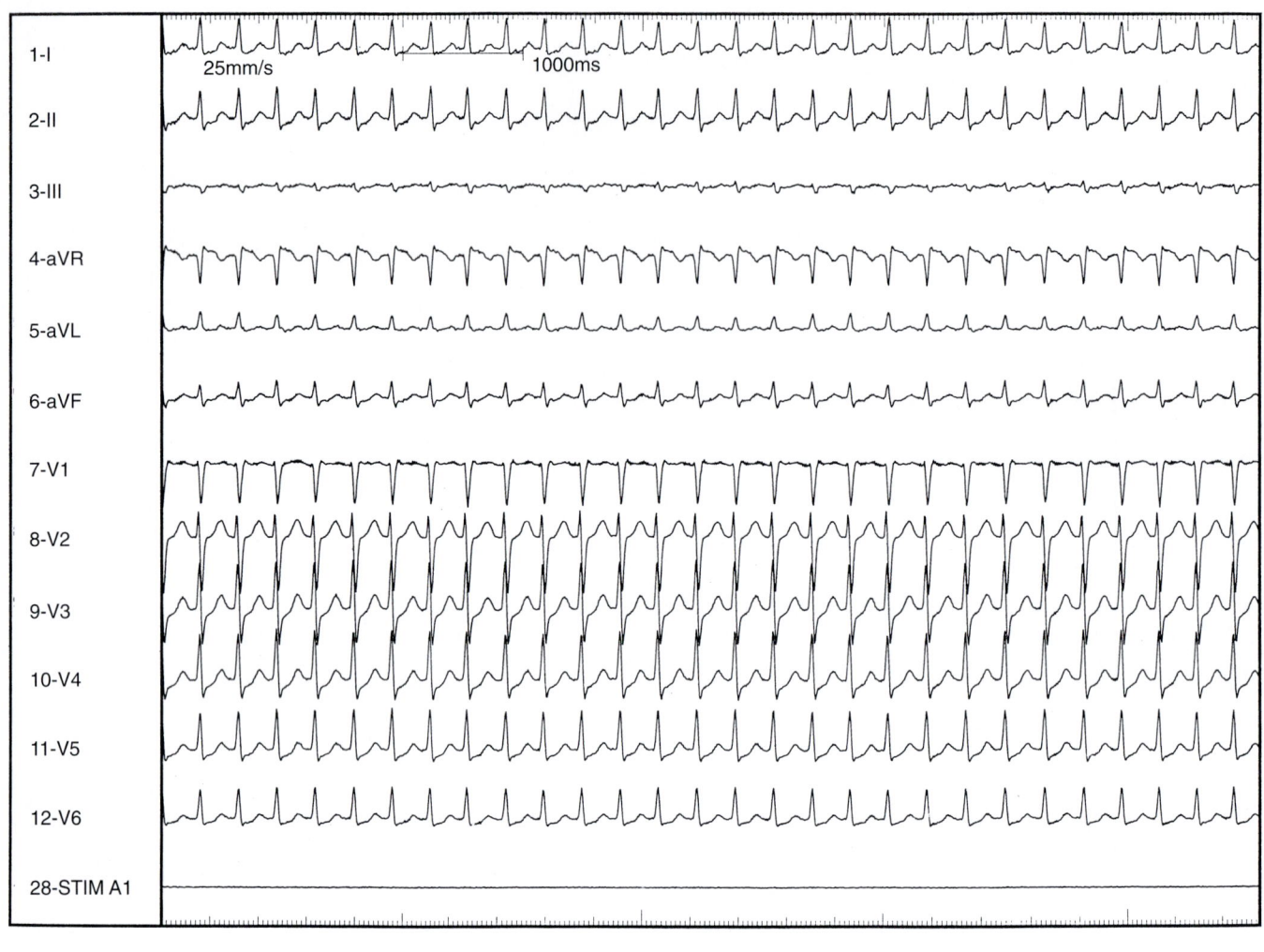

Fig. 17.2 Taquicardia de complexo QRS estreito – reentrada nó AV.

Tratamento

- *Tentar manobras vagais:* massagem do seio carotídeo, manobra de Valsalva.
- *Terapia medicamentosa:*
  - Verapamil, na dose de 5mg (1 ampola) diluída em 10mL de SF 0,9%, por via venosa lenta. Pode-se repetir a mesma dose 20 minutos após, em caso de insucesso.
  - Diltiazem: inicia-se com 0,1 a 0,25mg/kg por via venosa lenta.
  - Adenosina 6mg em *bolus*, de preferência em via venosa central ou veia periférica calibrosa, seguida de infusão endovenosa rápida de soro fisiológico a 0,9% (10mL), com elevação do membro. Dose máxima de 18mg – repetida após 1 a 2 minutos.
  - Outras drogas: digital, propafenona e amiodarona por via venosa.
  - Em caso de persistência da taquicardia ou presença de instabilidade hemodinâmica, realiza-se a cardioversão elétrica – choque inicial de 50 a 100J.
  - Na presença de hipotensão arterial, deve-se afastar hipovolemia secundária à desidratação valendo-se do teste de infusão de NaCl a 0,9%; avaliar melhora após cada infusão de 100mL (ver indicações do tratamento não-farmacológico – ACC/AHA/ESC).

REENTRADA POR VIA ANÔMALA ATRIOVENTRICULAR (*KENT OU MAHAIM*)

Uma das taquiarritmias supraventriculares mais freqüentes (30%), envolve no seu mecanismo eletrofisiológico a participação de uma ou mais vias anômalas atrioventriculares, como parte do circuito reentrante. As taquicardias mediadas por uma via anômala, que ao eletrocardiograma convencional apresentam pré-excitação ventricular – onda delta presente – ou ausência de pré-excitação ventricular – onda delta ausente (oculta) –, constituem a chamada síndrome de Wolff-Parkinson-White.

Quadro Clínico

Está relacionado à duração do episódio, à freqüência cardíaca e à presença ou não de cardiopatia subjacente.

ELETROCARDIOGRAMA. Na maioria das vezes, a taquicardia utiliza o sistema de condução normal AV como via anterógrada do impulso atrial e a via anômala como via retrógrada do circuito, e o complexo QRS da taquicardia é estreito – *taquicardia ortodrômica*. A visualização da onda P ocorre logo

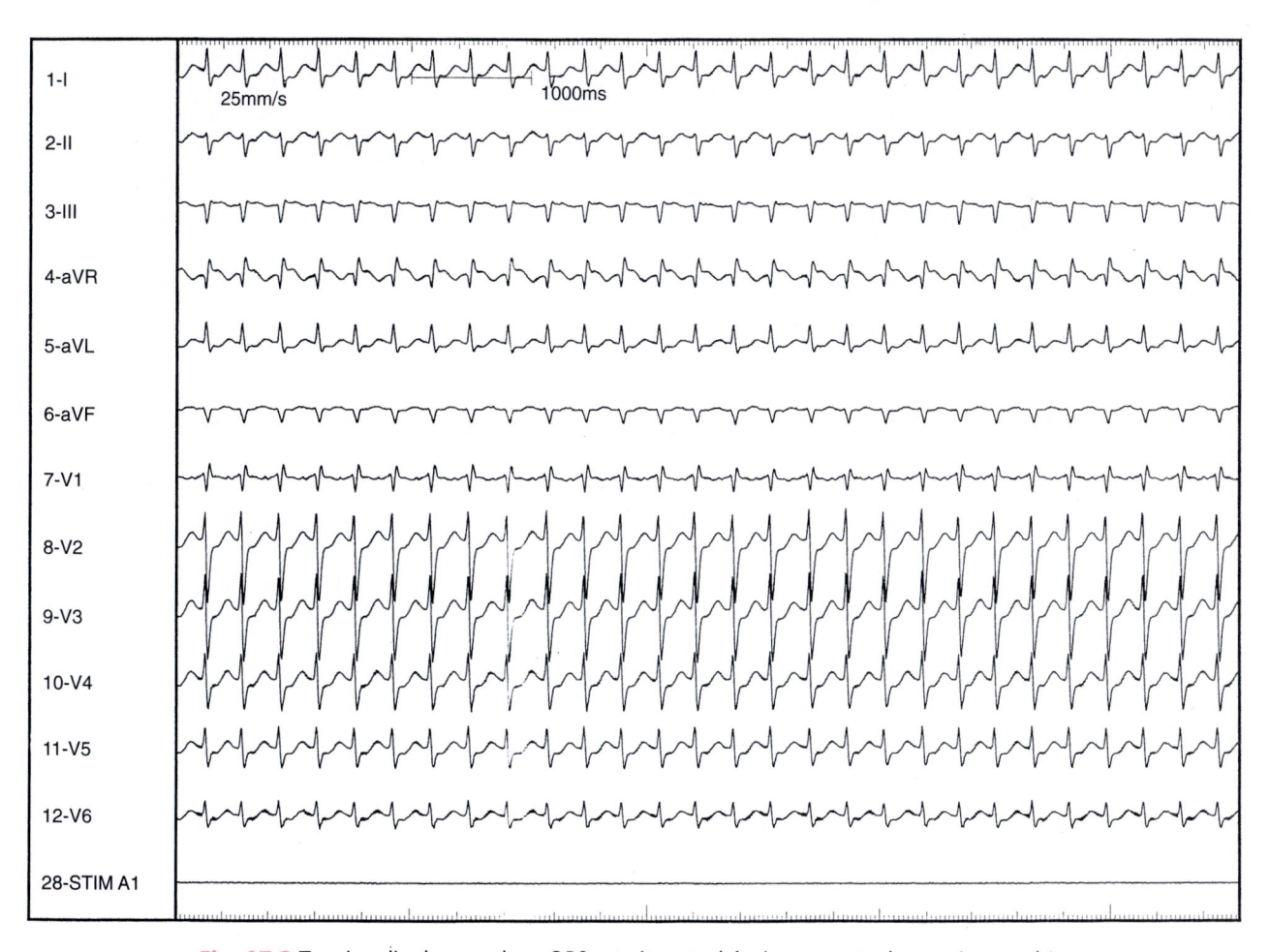

Fig. 17.3 Taquicardia de complexo QRS estreito ortodrômica – reentrada por via acessória.

após a inscrição do complexo QRS, sendo a relação Rp′ < p′R (Fig. 17.3).

Ocasionalmente, podemos observar a presença de taquicardia com complexos QRS largos (> 0,12s), devido à *condução ventricular aberrante*, em razão de o movimento circular da taquicardia apresentar condução AV anterógrada através da via anômala e condução VA através do sistema normal de condução – *taquicardia antidrômica*.

Em presença de fibrilação atrial, com condução anterógrada pela via anômala, os complexos QRS apresentam-se com duração e morfologia variadas e os intervalos entre os complexos variam de acordo com a resposta ventricular.

Quando em ritmo sinusal e em presença de condução AV pela via anômala, o intervalo PR é geralmente menor que 0,12 segundo e existe um empastamento na porção inicial do QRS (onda delta) com aberrância variável dos complexos QRS, segmento ST e onda T.

Tratamento

- Taquicardia de complexo QRS estreito – *taquicardia ortodrômica*.
    - Realizar manobras vagais.
    - Utilizar verapamil: 1 ampola de 5mg, EV, lento.
    - Diltiazem EV: 0,25 a 0,30mg/kg de peso em *bolus*.
    - Outras drogas: procainamida, propafenona, amiodarona e adenosina endovenosas.
- Taquicardia de complexos QRS largos – *taquicardia antidrômica*, fibrilação, *flutter* ou taquicardia atrial com complexos alargados (Figs. 17.4 e 17.5 – fibrilação atrial com condução preferencial pela via anômala e em ritmo sinusal):
    - Com hemodinâmica estável.
    - Procainamida, 10mg/kg – 50mg/min, diluído em 50mL de SF 0,9%.
    - Amiodarona, 10mg/kg em *bolus* endovenoso, diluído, com monitorização da freqüência cardíaca e dos níveis pressóricos.
    - Com hemodinâmica instável.
    - Cardioversão elétrica.

Com o desenvolvimento de novos métodos de tratamento definitivo não-farmacológicos, como, por exemplo, a ablação por cateter por radiofreqüência, a maioria das taquicardias supraventriculares apresenta um alto índice de sucesso de cura definitiva. Nos Quadros 17.1 a 17.7, encontram-se a evolução do tratamento não-farmacológico, a comparação entre os diferentes tipos de tratamento e as recomendações de tratamento das taquicardias supraventriculares segundo as diretrizes do ACC/AHA/ESC.

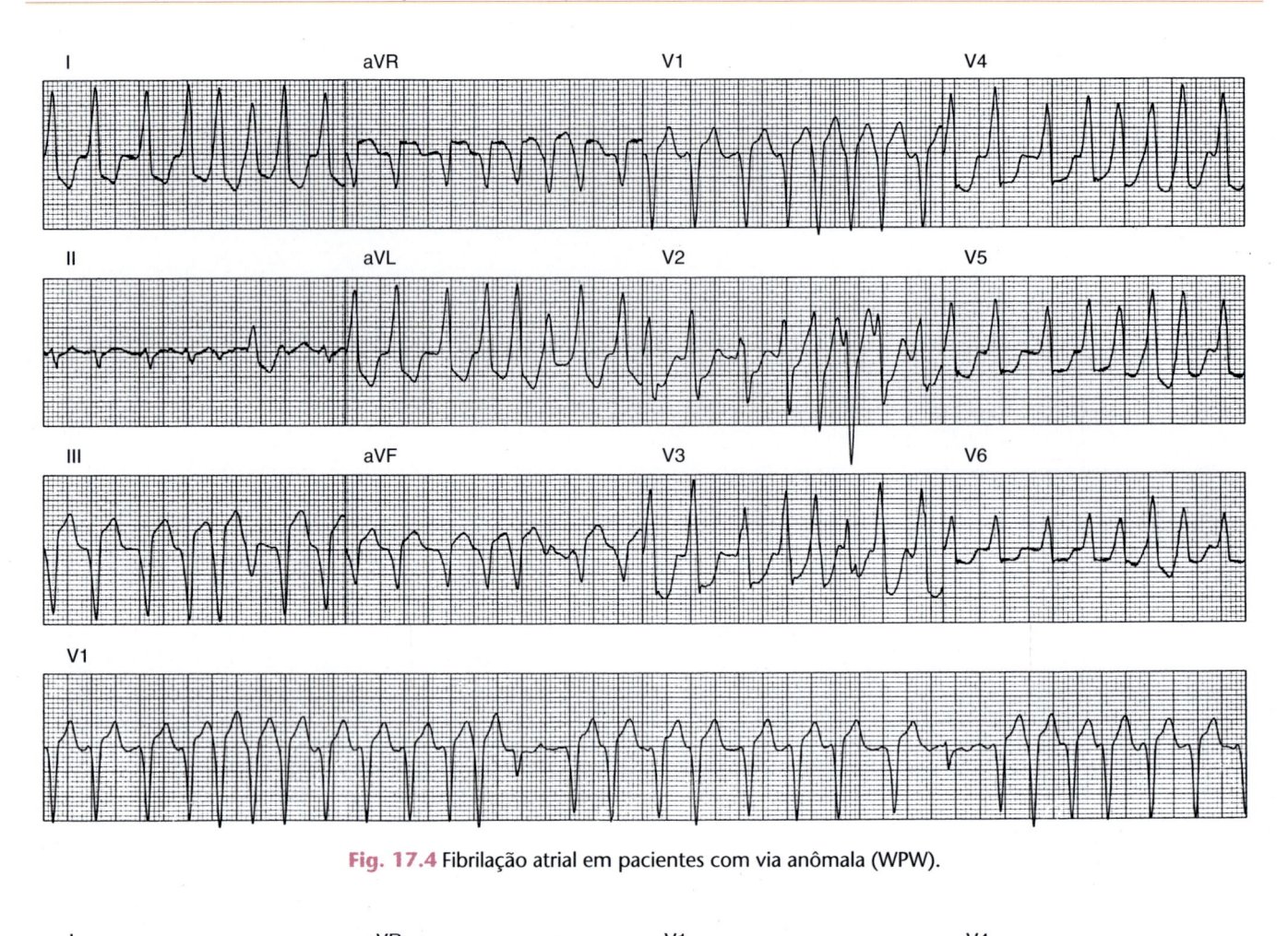

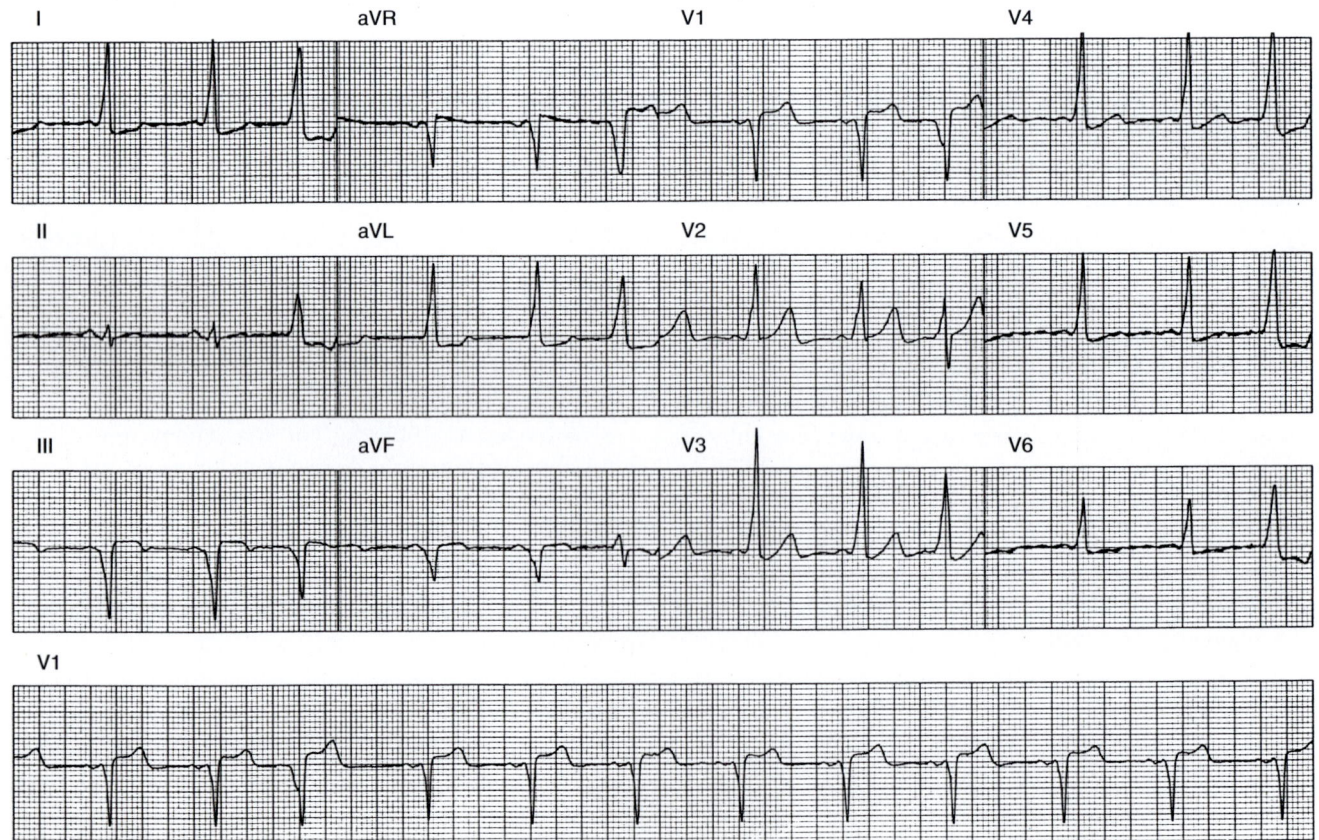

Fig. 17.4 Fibrilação atrial em pacientes com via anômala (WPW).

Fig. 17.5 Ritmo sinusal com pré-excitação ventricular.

Quadro 17.1 Indicações para Ablação por Radiofreqüência das Taquicardias Supraventriculares

---

Arritmias curadas por ablação RF

Ablação indicada por razões de preferência do paciente ou refratária à terapia antiarrítmica

   TPSV: TRNAV, TRAV, TA unifocal, WPW e variantes, *flutter* atrial tipo I

Ablação indicada para arritmias refratárias à terapia antiarrítmica

   Flutter atrial tipo II. Taquicardia sinusal inapropriada. Taquicardia juncional automática

Arritmias modificadas pela RF, ablação indicada para arritmias refratárias à terapia

   FA com resposta ventricular de difícil controle (ablação do nó AV ou modificação ou ablação de isolamento das veias pulmonares no átrio esquerdo)

Procedimentos de ablação que estão sob investigação ou cuja indicação é indefinida

   Lesão atrial linear para eliminar FA/isolamento de veias pulmonares

---

Quadro 17.2 Tratamento das Taquicardias Supraventriculares

Ablação por cateter por corrente direta (fulguração)

Barotrauma – lesão heterogênea – ↑ arritmogenicidade ↑ complicações

Ablação por cateter por radiofreqüência

Baixas energias (freq. 300 a 1.000 kHz)

Lesão homogênea ↓ Arritmogenicidade
              ↓ Complicações
              ↓ Trauma

Tratamento das taquicardias por ablação por cateter com radiofreqüência

Custo   Menor permanência hospitalar
        Menor número de profissionais envolvidos
        Não há necessidade de: sala de cirurgia, cuidados em terapia intensiva, anestesia

Qualidade de vida: "cura definitiva"

Eficácia: > 95%; Complicações < 3%: AVC, embolia pulmonar, tamponamento cardíaco, bloqueio AV total.

Quadro 17.3 Tratamento das Taquicardias Supraventriculares – Comparação entre Métodos

	Medicamentoso	Cirurgia	Radiofreqüência
Custo	→ ↑	↑↑↑	↑
Eficácia	→	> 95%	> 95%
Qualidade de vida	→	↑	↑
Complicações	Efeitos colaterais proarrítmicos	< 3%	< 3%

Morady *et al. JAAC* 1992; *19*:1.583.

Quadro 17.4 Locais de Ação das Drogas Antiarrítmicas

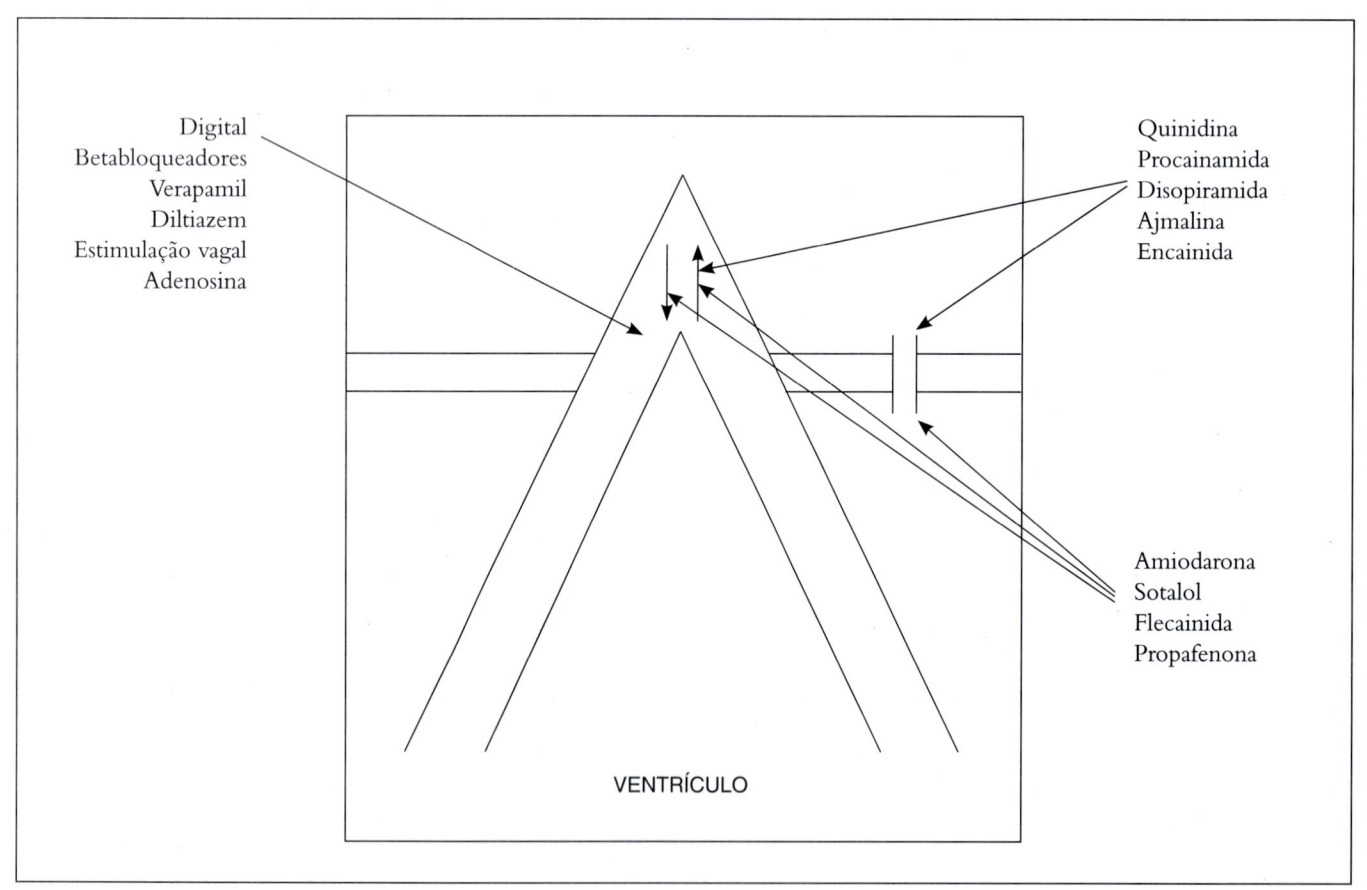

Digital
Betabloqueadores
Verapamil
Diltiazem
Estimulação vagal
Adenosina

Quinidina
Procainamida
Disopiramida
Ajmalina
Encainida

Amiodarona
Sotalol
Flecainida
Propafenona

VENTRÍCULO

Quadro 17.5 Recomendações para Tratamento a Longo Prazo de Taquicardia Reentrada no Nó AV Recorrente – ACC/AHA/ESC

Apresentação Clínica	Recomendações	Classe	Nível de Evidência
TRNAV mal tolerada com hemodinâmica instável	Ablação por cateter Verapamil, diltiazem Betabloqueadores Sotalol, amiodarona Flecainida, propafenona	I	B
TRNAV recorrente sintomática	Ablação por cateter Verapamil, diltiazem Betabloqueadores Digoxina	I I I IIb	B B C C
TRNAV recorrente não responsiva a betabloqueadores ou antagonistas dos canais de Ca^{++} e paciente não deseja ablação	Flecainida, propafenona Sotalol Amiodarona	IIa IIb	B C
TRNAV com episódios raros ou únicos em pacientes que desejam controle da arritmia	Ablação por cateter	I	B
TPSV documentada com somente dupla via nodal ou *eco beat* único no EEF e sem causa de arritmia	Verapamil, diltiazem Betabloqueador, flecainida, propafenona Ablação por cateter	I I	C B
TRNAV, infreqüente, bem tolerada	Sem terapia Manobra vagal Verapamil, diltiazem Betabloqueadores Ablação por cateter	I I I I	C B B B

Quadro 17.6 Recomendações para Tratamento a Longo Prazo de Arritmias Mediadas por Vias Acessórias – ACC/AHA/ESC

Arritmia	Recomendações	Classificação	Nível de Evidência
Síndrome WPW bem tolerada	Ablação por cateter	I	B
	Flecainida, propafenona	IIa	C
	Sotalol, amiodarona, betabloqueadores, verapamil, diltiazem, digoxina	IIa	C
Síndrome WPW com FA e condução rápida ou taquicardia reentrada AV	Ablação por cateter	I	B
Taquicardia reentrada AV (mal tolerada sem pré-excitação)	Ablação por cateter	I	B
	Flecainida, propafenona	IIa	C
	Sotalol, amiodarona	IIa	C
	Betabloqueadores	IIb	C
	Verapamil, diltiazem, digoxina	III	C
Taquicardia reentrada AV única ou episódios infreqüentes (sem pré-excitação)	Nenhum	I	C
	Manobras vagais	I	B
	Verapamil	I	B
	Diltiazem, betabloqueadores		
	Ablação por cateter	IIa	B
	Sotalol, amiodarona	IIb	B
	Flecainida, propafenona	IIb	C
	Digoxina	III	C
Pré-excitação assintomática	Nenhum	I	C
	Ablação por cateter	IIa	B

Quadro 17.7 Recomendações para Tratamento a Longo Prazo de *Flutter* Atrial – ACC/AHA/ESC

Apresentação Clínica	Recomendações	Classe	Nível de Evidência
Primeiro episódio e *flutter* atrial bem tolerado	Só cardioversão	I	B
	Ablação por cateter	IIa	B
Flutter atrial recorrente e bem tolerado	Ablação por cateter	I	B
	Dofetilide	IIa	C
	Amiodarona, sotalol, Flecainida, propafenona Procainamida, disopiramida		
Flutter atrial mal tolerado	Ablação por cateter	I	B
Flutter atrial que recorre após uso de drogas classe IC ou amiodarona	Ablação por cateter	I	B
	Pare com a droga em uso e use outra	IIa	C
Flutter sintomático não istmo cavo tricuspídeo após falha de antiarrítmico	Ablação por cateter	IIa	B

REFERÊNCIAS BIBLIOGRÁFICAS

1. ACC/AHA/ESC Guidelines for the Management of Patients with Supraventricular Arrhythmias. *Executive Summary JAAC* 2003; *42*(8):1.493-531.

2. Darwich RN. Condutas e rotinas em terapia intensiva. *In*: Mitermayer RB e Rubens ND. *Arritmias Cardíacas*. Rio de Janeiro: Revinter, 2002.

ESTUDO ELETROFISIOLÓGICO NO DIAGNÓSTICO E NO TRATAMENTO DAS ARRITMIAS CARDÍACAS

Reynaldo de Castro Miranda, Tereza Augusta Grillo e Henrique Barroso Moreira

INTRODUÇÃO

O estudo eletrofisiológico (EEF) possibilitou a elucidação do mecanismo de várias taquicardias, e este exame tem sido de fundamental importância para o manuseio e o tratamento adequados de muitos pacientes portadores de arritmias cardíacas.

TÉCNICA

O EEF é um método invasivo para o estudo das arritmias cardíacas. Eventos seriados são gravados e medidos em condições basais e durante a estimulação programada. O paciente é admitido no laboratório de hemodinâmica, em jejum de 6 horas, sendo monitorizado para a observação contínua do eletrocardiograma (ECG) de superfície. Em geral, o exame é feito sob sedação e com supervisão do anestesista. Monitoriza-se a oximetria, de forma não-invasiva, durante todo o procedimento. A presença de um cardioversor-desfibrilador é mandatória. Realizam-se tricotomia e limpeza inguinal bilateral. A via de acesso utilizada é, em geral, a venosa. Através de punção femoral direita e/ou esquerda, sob anestesia local, são utilizados de dois a quatro introdutores. Eventualmente, é necessária a punção da veia jugular interna ou subclávia. Através dos introdutores, cateteres diagnósticos multipolares são avançados até o coração e posicionados em átrio direito (AD), ao nível do folheto septal da válvula tricúspide, para registro do potencial de His, seio coronário (SC) e ventrículo direito (VD). Os cateteres serão utilizados tanto para o registro dos potenciais intracardíacos como para a estimulação elétrica programada. Os eletrogramas colhidos pelos cateteres são filtrados entre 30 e 500Hz e visualizados em tempo real no polígrafo de múltiplos canais. As características eletrofisiológicas são analisadas em condições basais, durante o protocolo de estimulação elétrica programada e após provas farmacológicas com medicamentos, tais como isoproterenol, atropina, procainamida e/ou adenosina. Os potenciais elétricos intracardíacos registrados pelos cateteres são impressos ou gravados nas velocidades de 10 até 300mm/s. Procede-se, inicialmente, à análise do ritmo cardíaco e da seqüência de ativação das diferentes regiões do coração, incluindo o sistema de condução. Através da estimulação elétrica programada dos átrios e ventrículos é efetuado o estudo da função sinusal e das conduções atrioventricular (AV), intraventricular e ventriculoatrial. Determina-se a refratariedade atrial, ventricular e de alguns segmentos do sistema de condução; investigam-se a presença de via acessória (VA) oculta ou manifesta e as suas propriedades eletrofisiológicas, bem como sua localização anatômica. Finalizando, avalia-se a vulnerabilidade atrial e ventricular, classificando e determinando o mecanismo da taquiarritmia induzida. Após o término do estudo, os cateteres e os respectivos introdutores são retirados. Realiza-se a compressão vascular, seguida de curativo compressivo local, devendo o membro inferior permanecer estendido e em repouso absoluto por 6 horas.

COMPLICAÇÕES DO ESTUDO ELETROFISIOLÓGICO DIAGNÓSTICO E TERAPÊUTICO

As complicações do EEF diagnóstico são raras (0,1 a 0,5%) e acontecem com maior freqüência quando o exame é seguido da ablação por radiofreqüência (RF). Complicações relacionadas ao procedimento incluem: lesão vascular, embolia pulmonar, hemorragia, perfuração e tamponamento cardíaco, infecção no local da punção, isquemia cerebral e óbito. As complicações do EEF terapêutico variam de 1,8 a 3,0%.

Constatamos, em nossa experiência, uma redução significativa da taxa de complicações relacionada ao aumento da experiência. Excluindo da análise os pacientes submetidos à ablação por cateter para tratamento de fibrilação atrial (FA) por meio do isolamento segmentar das veias pulmonares, nas primeiras 500 ablações tivemos 11 complicações (2,2%), enquanto nas últimas 429 não tivemos nenhuma complicação. As complicações observadas na primeira fase foram: quatro vasculares, incluindo trombose venosa profunda, um pseudo-aneurisma e uma fístula arteriovenosa; duas embolias sistêmicas, sendo um acidente vascular cerebral e uma embolia para membro inferior; dois bloqueios atrioventriculares (BAV), sendo um de segundo grau tipo II e o outro bloqueio atrioventricular total (BAVT); uma pericardite; um sangramento abdominal e, durante o uso de baixa energia, uma fibrilação ventricular (FV) devido ao choque não sincronizado com reversão a ritmo sinusal após a desfibrilação. Em nossa casuística, em 3.020 EEF diagnósticos e terapêuticos (ablação por cateter) realizados no período de 1991 a 2003, não tivemos óbito ou infecção.

INDICAÇÕES CLÍNICAS

Avaliação Eletrofisiológica em Pacientes com Palpitações Não Esclarecidas

A palpitação é a sensação incômoda dos batimentos cardíacos, podendo ser rápida ou lenta, regular ou irregular. A avaliação clínica dos pacientes com palpitações deve incluir uma detalhada anamnese, um minucioso exame físico e o ECG. Às vezes, as palpitações podem ser a manifestação clínica de uma arritmia potencialmente maligna. A sensação de batimentos no pescoço se deve à perda do sincronismo AV, com refluxo de grau importante para as veias cavas. Quando acomete pacientes sem cardiopatia estrutural e é percebida como batidas rápidas e regulares, sugere tratar-se de taquicardia paroxística supraventricular (TPSV), particularmente a taquicardia reentrante nodal atrioventricular (TRNAV). O EEF está recomendado nos pacientes com palpitações taquicárdicas recorrentes, de início e término súbitos, não esclarecidas por avaliação não-invasiva, e também naqueles em que este sintoma está acompanhado de síncope.

Avaliação Eletrofisiológica em Paciente com Síncope Inexplicada

A síncope é definida como uma perda súbita e transitória da consciência, ocorrendo recuperação espontânea sem a necessidade de manobras de ressuscitação cardiorrespiratória. Nos pacientes sem arritmia cardíaca manifesta, com ECG e monitorização ambulatorial de 24 horas normais e sem doença cardíaca estrutural, a síncope neuralmente mediada é causa comum de síncope inexplicada, tendo o EEF baixa probabilidade de identificação de sua causa.

As arritmias cardíacas provavelmente são a causa mais comum de síncope em pacientes com doença cardíaca estrutural e, com freqüência, são transitórias e de difícil documentação.

O EEF visa à avaliação da função do nó sinusal (NS), da condução AV e da indutibilidade de TPSV e/ou ventricular. Variáveis preditoras de um teste eletrofisiológico positivo incluem baixa fração de ejeção do ventrículo esquerdo, história de infarto agudo do miocárdio (IAM) prévio, bloqueio de ramo, taquicardia ventricular não-sustentada (TVNS) e insuficiência cardíaca.

Na avaliação de síncope inexplicada, a relação entre os achados laboratoriais e os eventos clínicos será um diagnóstico presuntivo, a menos que o sintoma tenha reprodutibilidade no laboratório. A indução de taquicardia ventricular sustentada (TVS) monomórfica, TPSV e bloqueio do sistema His-Purkinje tem valor diagnóstico e prognóstico em pacientes com síncope inexplicada. Quando negativo, o EEF não descarta uma arritmia como causa dos sintomas referidos pelo paciente; entretanto, a morte súbita (MS) parece ser rara nesta situação. Quando se registra o ECG na vigência de síncope recorrente, após avaliações autonômica e eletrofisiológica negativas, as bradiarritmias são as anormalidades mais comumente identificadas.

Avaliação Eletrofisiológica para Estratificação de Risco de Morte Súbita

Existe um consenso de que uma morte testemunhada, ocorrida instantaneamente, constitui o quadro clínico mais provável de uma arritmia cardíaca levando à morte súbita (MS). Numa série de 157 pacientes que tiveram MS durante a monitorização ambulatorial, a taquicardia ventricular (TV) deflagrou FV em 62% dos casos, a FV primária em 8%, *torsades de pointes* em 13% e bradiarritmias em 17% dos pacientes.

A MS cardíaca pode decorrer da interação de um substrato anatômico anormal, como cicatriz de IAM prévio, com hipertrofia ventricular esquerda, cardiomiopatia, presença de via anômala, com distúrbios funcionais transitórios, como isquemia, extra-sístoles, efeito indesejável de medicamentos e desequilíbrio eletrolítico e autonômico, bem como relacionar-se a alterações ultra-estruturais nos canais iônicos das membranas celulares, freqüentemente de causa genética. Estima-se que, na presença de doença cardíaca estrutural, a MS cardíaca seja decorrente de doença arterial coronariana em 80% dos casos, de cardiomiopatias (dilatada, hipertrófica) em 10 a 15% e de valvopatias em 5%.

O EEF é útil para estratificar o risco de MS em pacientes com cardiopatia estrutural. Os pacientes com IAM pregresso, FEVE $\leq$ 35% e TVNS assintomática, nos quais taquiarritmias ventriculares sustentadas não são indutíveis durante estimulação elétrica programada, têm risco significativamente menor de MS ou parada cardíaca do que pacientes similares com taquiarritmias sustentadas indutíveis. Entretanto, nos portadores de cardiomiopatia dilatada idiopática, o EEF não é adequado para avaliar a instabilidade elétrica ventricular. Os indivíduos com padrão eletrocardiográfico de síndrome de Brugada apresentam alto risco de ocorrência de arritmias ventriculares polimórficas quando o EEF induz taquicardia.

Avaliação Eletrofisiológica em Pacientes Recuperados de Parada Cardíaca

A justificativa para o emprego do EEF nos sobreviventes de parada cardíaca consiste em estabelecer o mecanismo causador do evento e, conseqüentemente, orientar o tratamento individualizado mais adequado. Condições com significados clínico e terapêutico distintos podem ser identificadas, tais como bradiarritmias, TPSV mediadas por VA ou TV.

A despeito dessas considerações, é importante frisar que a MS é uma síndrome complexa, cujos mecanismos, em muitos casos, são pouco compreendidos.

Existe um consenso na indicação do EEF para pacientes com PCR recuperada, não documentada, não relacionada à fase aguda de IAM (> 48 horas), sem causas determinadas e não associada a fatores reversíveis, a despeito da presença ou não de cardiopatia estrutural. Existe também uma tendência para indicar o EEF nos pacientes com parada cardiorrespiratória documentada, na presença de cardiopatia estrutural, desde que não relacionada à fase aguda de IAM ou a fatores reversíveis.

INDICAÇÕES EM ARRITMIAS DOCUMENTADAS

Avaliação Eletrofisiológica em Pacientes com Bradiarritmias

Em geral, a documentação da relação dos sintomas com a bradicardia pela monitorização eletrocardiográfica define a conduta na maioria dos casos, não sendo necessário o EEF. Entretanto, quando esta relação de causa e efeito não está clara após a avaliação não-invasiva e há suspeita de outros mecanismos responsáveis pelos sintomas, principalmente em pacientes com cardiopatia, o EEF está indicado.

Quanto aos BAV, o EEF permite a sua localização anatômica: pré-hissiano (acima do feixe de His), representando atraso ou bloqueio na condução pelo NAV; intra-hissiano, representando atraso ou bloqueio dentro do feixe de His, e infra-hissiano, representando atraso ou bloqueio distal ao feixe de His.

Os BAV de primeiro e segundo graus tipo I com complexos QRS estreitos, usualmente localizam-se no nível do NAV. Apenas nos casos com sintomas de hipofluxo cerebral cogita-se a realização do EEF para avaliar se o bloqueio se localiza no feixe de His. O BAV de segundo grau tipo II, que se apresenta durante a vigília, está localizado dentro ou abaixo do feixe de His e, freqüentemente, apresenta-se com bloqueio de ramo. O BAVT com ritmo de escape e complexos QRS estreitos localiza-se no NAV ou dentro do feixe de His e, quando os complexos QRS apresentam-se alargados, pode localizar-se em qualquer um dos níveis. A evolução clínica dos pacientes com BAV de segundo grau nodal é usualmente benigna e seu prognóstico depende da presença e da gravidade da doença cardíaca de base. Os casos de BAV localizados no feixe de His ou abaixo de sua bifurcação têm prognóstico pior, evoluindo para bloqueios de graus mais elevados e tornando-se sintomáticos. Pacientes com BAVT não tratados tornam-se freqüentemente sintomáticos, independente do local do bloqueio. Indica-se também o EEF nos pacientes com BAV de segundo e terceiro graus, com marcapasso implantado normofuncionante, nos quais persistem os sintomas e suspeita-se que outra arritmia seja a causa. Em geral, também indica-se o exame nos portadores de BAV de primeiro grau sintomáticos, com distúrbios na condução intraventricular, nos quais se suspeita de lesão no sistema His-Purkinje e, eventualmente, nos pacientes com BAV de segundo grau, com distúrbio na condução intraventricular, assintomáticos. Em síntese, o EEF está geralmente indicado quando existe dúvida quanto à localização anatômica do BAV.

As anormalidades da condução His-Purkinje são mais confiavelmente quantificadas. O limite superior de normalidade do intervalo HV é de 55ms, na ausência de distúrbio da condução intraventricular. Valores acima de 100ms correlacionam-se com elevado risco para o desenvolvimento de BAVT, sendo considerados indicação formal para o implante de marcapasso permanente. Encontrando-se intervalos HV entre 55 e 100ms, utiliza-se procainamida endovenosa e reavalia-se a condução His-Purkinje. Também está associada a um risco elevado de evolução para BAVT a presença de bloqueio bifascicular que, durante estimulação atrial, continua com freqüência ≤ 150bpm, apresenta bloqueio de segundo grau intra ou infra-hissiano. Pacientes com bloqueio bifascicular e intervalo HV prolongado (> 55ms) apresentam aumento discreto no risco de desenvolver BAVT (2 a 3% ao ano).

Avaliação Eletrofisiológica em Pacientes com Taquicardia com QRS Estreito

Com a evolução do conhecimento e da tecnologia, o procedimento eletrofisiológico deixou de oferecer apenas a opção diagnóstica e começou também a ser utilizado para o tratamento através da ablação por cateter.

A TPSV pode ser definida como uma taquicardia que se origina nos átrios ou quando a junção AV e/ou os átrios fazem parte do circuito da taquicardia. A maioria das TPSV é reentrante, enquanto uma porcentagem menor é devida às anormalidades da formação do impulso, podendo ser decorrente da automaticidade anormal ou da atividade deflagrada por pós-despolarizações tardias ou precoces. Para que ocorra a reentrada são necessários o circuito, funcional ou anatômico, o bloqueio unidirecional e a condução lenta. O mecanismo das TPSV pode ser definido pelo EEF, que em geral é indicado associado à ablação da referida taquicardia (Figs. 18.1 e 18.2).

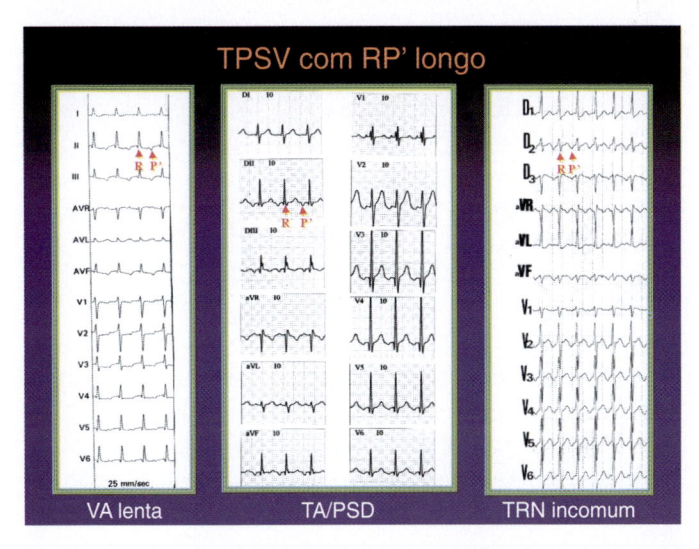

Fig. 18.1 ECG de superfície de 3 casos distintos de taquicardia supraventricular com RP' longo em que o diagnóstico só foi possível através do estudo eletrofisiológico: 1. via acessória oculta com condução lenta não decremental; 2. taquicardia atrial focal em região póstero-septal direita; 3. forma incomum de taquicardia reentrante nodal atrioventricular.

TAQUICARDIA REENTRANTE NODAL ATRIOVENTRICULAR

Esta é a forma mais comum de TPSV, ocorrendo com mais freqüência no sexo feminino, em geral antes dos 40 anos. Para que ela se desenvolva, é necessária a presença de duas vias com propriedades eletrofisiológicas distintas. Com base nos seus tempos de condução, essas vias são denominadas "lenta" e "rápida". Na dependência das propriedades de propagação anterógrada e retrógrada dessas vias, podem-se encontrar duas formas de TRNAV. Na forma típica ou comum (95% dos casos), a condução anterógrada faz-se pela via lenta e a retrógrada, pela rápida, o contrário ocorrendo na forma atípica ou incomum. Conseqüentemente, teremos no ECG de superfície apresentações diferentes, observando-se na forma típica ondas "P" inseridas no complexo QRS ou na parte terminal do mesmo. Na forma atípica, a condução retrógrada faz-se de forma lenta, e instala-se uma taquicardia com RP' longo. Na avaliação eletrofisiológica, durante a estimulação atrial, demonstra-se na TRNAV típica padrão de resposta do tipo fisiologia de dupla via, ou seja, a indução da taquicardia resulta de um batimento atrial prematuro associado ao prolongamento repentino da condução pelo NAV. Um extra-estímulo atrial ocasiona bloqueio do impulso na via rápida, de modo que este é conduzido pela via lenta para os ventrículos. No momento em que o impulso completa o seu curso pela via lenta, a via rápida (se esta já houver se recuperado do bloqueio anterógrado inicial) permite a condução retrógrada do impulso e inicia-se a TRNAV comum. Iniciado o processo reentrante, este pode levar a uma arritmia sustentada, se as propriedades eletrofisiológicas das vias envolvidas permitirem uma propagação contínua dos impulsos ao redor do circuito da TRNAV.

Logo após a conclusão do EEF, procede-se à ablação por cateter seletiva da via lenta, que é realizada com êxito em 99 a 100% dos casos e com taxa de complicações inferior a 1%.

TAQUICARDIA REENTRANTE ATRIOVENTRICULAR (TRAV)

A TRAV caracteriza-se como uma TPSV relacionada à presença de uma VA, o segundo mecanismo mais comum dessas taquicardias, e tende a ocorrer numa idade mais precoce que a TRNAV. O tipo mais comum de VA é composto por miocárdio funcionante e conecta o átrio direito ou esquerdo ao ventrículo adjacente. A maioria dessas VA atrioventriculares tem caráter bidirecional de condução, ou seja, é capaz de conduzir o impulso elétrico tanto na direção anterógrada (átrio para ventrículo) como na retrógrada (ventrículo para átrio). O padrão eletrocardiográfico de pré-excitação ventricular está presente quando qualquer parte dos ventrículos é ativada mais precocemente pela VA que pelo sistema normal de condução AV. Durante o ritmo sinusal, na maior parte dos pacientes com pré-excitação, o ventrículo é ativado por duas frentes de onda (pela VA e pelo nódulo atrioventricular [NAV]), resultando num complexo QRS de fusão. A onda delta representa a ativação da porção dos ventrículos que é prematuramente ativada pela VA. Eletrocardiograficamente, a pré-excitação ventricular caracteriza-se por intervalo PR curto, presença de onda delta e duração prolongada do QRS (superior a 120ms). O padrão de pré-excitação ventricular é variável, dependendo da proximidade da VA com o NS, da velocidade de condução anterógrada pela VA e do tempo de condução pelo NAV. As VA com capacidade de condução retrógrada exclusiva são denominadas vias ocultas. As VA localizam-se ao longo do ânulo mitral ou tricúspide, não havendo muita diferença entre as VA ocultas e as VA ma-

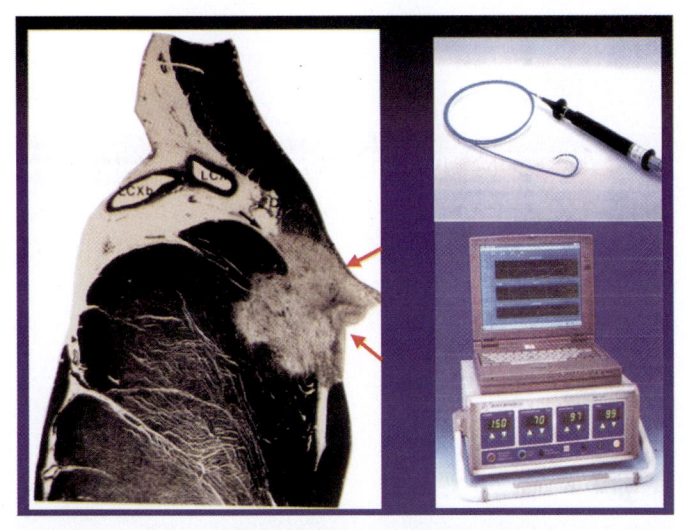

Fig. 18.2 Gerador de radiofreqüência (RF) utilizado para realizar a ablação por cateter. Uma corrente elétrica alternada de alta freqüência, transmitida ao local-alvo através do cateter de ablação, irá causar uma lesão térmica (necrose de coagulação) na região da aplicação de RF com diâmetro aproximado de 4 mm. O aparelho controla a potência, a temperatura, a impedância e o tempo de cada aplicação de RF.

nifestas: parede livre esquerda (60%), parede póstero-septal (25%), parede livre direita (10%), parede ântero-septal (5%).

Durante o EEF, em pacientes sem uma VA, o feixe de His deve ser ativado antes da ativação dos ventrículos. O intervalo de ativação do feixe de His até a ativação ventricular (intervalo HV) é de pelo menos 35ms. Em pacientes com uma VA que suprime o retardo fisiológico da condução pelo NAV, o início da ativação ventricular não depende da ativação do feixe de His. O intervalo HV resultante está encurtado. Com a estimulação atrial programada observa-se que, à medida que o tempo de condução pelo NAV é prolongado (aumento do intervalo AH), paralelamente ocorre um encurtamento do intervalo HV com progressivo incremento da pré-excitação ventricular. Em cerca de 95% dos casos o paciente apresenta-se com uma taquicardia ortodrômica, ou seja, um impulso elétrico é conduzido aos ventrículos pelo sistema normal de condução AV e retorna aos átrios pela VA. Nos 5% restantes, a taquicardia é denominada antidrômica, ou seja, o impulso elétrico é conduzido aos ventrículos pela VA e retorna aos átrios pelo sistema normal de condução AV ou, em alguns casos, através de uma outra VA. Neste tipo de taquicardia, o complexo QRS é alargado e costuma ser de difícil diagnóstico diferencial com TV.

Indubitavelmente, o ritmo mais preocupante, apresentado por pacientes portadores de VA com capacidade de condução anterógrada (do átrio para o ventrículo), é a FA, que torna os pacientes, cujas vias são capazes de uma condução rápida, susceptíveis a padrões rápidos e caóticos de ativação ventricular (Fig. 18.3). Isto pode levar a um colapso hemodinâmico e, em algumas circunstâncias, à FV. Como a probabilidade de uma resposta ventricular rápida durante a FA é determinada pela capacidade da VA de conduzir os impulsos atriais aos ventrículos, esta pode ser avaliada durante o EEF por estimulação atrial decrescente, teste de extra-estímulo e FA induzida por estimulação. A condução pela VA é avaliada durante a estimulação atrial decrescente, determinando o menor ciclo capaz de manter a condução anterógrada 1:1 pela VA. O período refratário anterógrado efetivo é medido durante o teste de extra-estímulo. Durante a FA, medem-se os intervalos de acoplamento mais curtos entre os complexos QRS pré-excitados, sendo considerados de maior risco aqueles com intervalos RR ≤ 220ms. O EEF é seguido, na imensa maioria das vezes, pela ablação por cateter, que é realizada com êxito em cerca de 98% dos pacientes (Fig. 18.4). Este procedimento, além de propiciar a cura do paciente, é realizado com índice de complicações inferior a 2%.

Em síntese, existe um consenso para a indicação do EEF e da ablação por cateter nos pacientes com pré-excitação ventricular que já tenham apresentado um episódio de taquiarritmia. Em geral, indica-se o exame nos pacientes assintomáticos, com pré-excitação ventricular, desde que sejam atletas ou que exerçam profissões de risco, tais como piloto, motorista de transporte coletivo etc. Pappone e cols., numa análise prospectiva de 212 pacientes com pré-excitação ventricular assintomática submetidos a EEF para estratificação de risco,

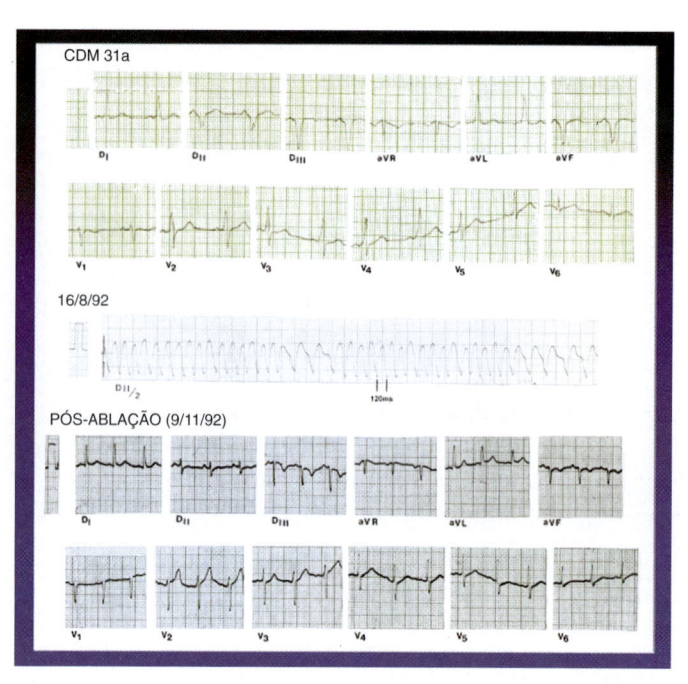

Fig. 18.3 ECG de superfície mostrando via acessória (VA) manifesta. Nota-se na derivação DII longo, na ocasião em que a paciente foi atendida com quadro de síncope, fibrilação atrial conduzindo aos ventrículos através da VA, com intervalo RR pré-excitado mais curto de 120ms. Observam-se desaparecimento da onda delta e normalização do intervalo PR após a ablação por cateter da VA em região póstero-septal direita.

encontraram que 33 pacientes tornaram-se sintomáticos num seguimento médio de 37,7 meses. A indução de taquicardia atrioventricular (TAV) ou FA, a presença de múltiplas vias, a presença de intervalo RR mais curto durante a FA (< 250ms) e pacientes mais jovens apresentavam um risco significativamente maior de se tornarem sintomáticos. Dos oito pacientes que apresentaram FA no seguimento, dois tiveram parada cardiorrespiratória e um morte súbita por provável FA degenerando para FV. Todos os três pacientes apresentaram, ao EEF, TAV e FA, bem como múltiplas vias. Os auto-

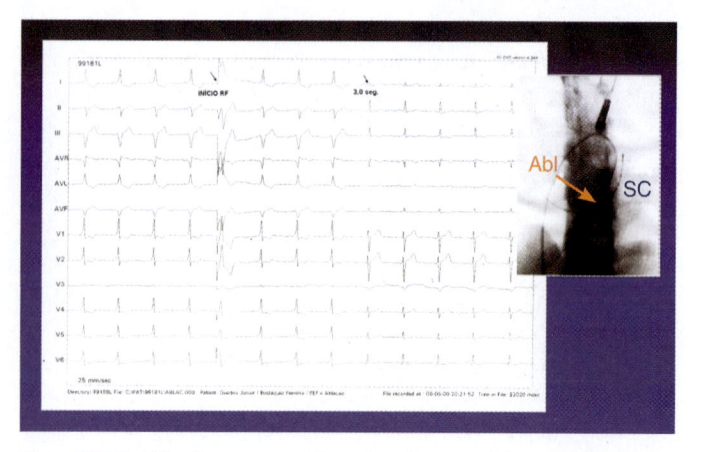

Fig. 18.4 Ablação por cateter de via acessória manifesta em região posterior esquerda por técnica transeptal. Nota-se o desaparecimento da pré-excitação ventricular 3,0 segundos após início da aplicação de radiofreqüência (RF). Cateter de ablação (Abl) no local da aplicação de RF e cateter multipolar no seio coronário (SC).

res concluem que o EEF tem valor na estratificação de risco dos pacientes com pré-excitação ventricular assintomática. O mesmo autor, em estudo prospectivo randomizado publicado recentemente, analisa o emprego profilático da ablação por cateter em pacientes com pré-excitação ventricular assintomática, desde que com idade < 35 anos e com TAV ou FA indutível ao EEF. Nesta população, a ablação por cateter reduziu significativamente o risco de eventos arrítmicos.

Desde que o serviço tenha um risco de complicações inferior a 2% com essa modalidade terapêutica, cabe ao paciente com risco maior de apresentar evento arrítmico optar entre correr o risco da ablação num pequeno intervalo de tempo e correr o risco de desenvolver uma arritmia, potencialmente maligna, ao longo de um tempo maior.

TAQUICARDIA ATRIAL

Trata-se de uma taquicardia relativamente rara, correspondendo a cerca de 5 a 7% das TPSV. Pode ser do tipo paroxístico, com início e término súbito, ou do tipo incessante, quando presente em mais da metade do dia. Em alguns pacientes, a irregularidade no ciclo da taquicardia pode levar a um diagnóstico equivocado de FA. Ao apresentar-se de forma incessante, pode acarretar disfunção ventricular importante. Nesses casos, a disfunção ventricular pode ser revertida após a cura da taquicardia pela ablação com cateter por RF, configurando um quadro prévio de taquicardiomiopatia.

O EEF está indicado concomitantemente à realização da ablação por cateter, que apresenta média de sucesso em torno de 95% na taquicardia atrial focal. Na taquicardia atrial incisional, ou seja, relacionada à correção cirúrgica prévia, o êxito do procedimento está em torno de 80%. Nos casos de insucesso, pode-se dispor de outras formas de mapeamento, como o sistema eletroanatômico de mapeamento (CARTO).

FLUTTER ATRIAL

O *flutter* atrial foi descrito pela primeira vez por Joily e Ritchie, em 1911, ficando sua nomenclatura estável por um longo período, até que, na década de 1970, houve a descrição dos subtipos do *flutter* atrial, classificados como típico e atípico. Com a eletrofisiologia invasiva compreendem-se melhor o seu mecanismo e substrato. A sua identificação pode ser feita por meio do exame da morfologia da onda f no ECG de superfície, pelo mapeamento da seqüência de ativação e pela técnica de estimulação elétrica para identificar o istmo.

O *flutter* típico apresenta-se com circuito macrorreentrante no AD, com freqüência regular (em geral, 250 a 350bpm), com rotações no sentido anti-horário e no sentido horário em torno do anel tricúspide. Na dependência desta orientação, as ondas do *flutter* no ECG de superfície mostrar-se-ão negativas ou positivas nas derivações inferiores (D2, D3 e aVF). O *flutter* atrial atípico tem padrão eletrocardiográfico variável, em geral a freqüência é mais rápida que a do típico e também mais irregular. O circuito reentrante é de difícil definição e pode envolver muitos substratos e barreiras funcionais, inclusive o átrio esquerdo.

Hoje, com o substrato anatômico esclarecido e tendo em vista o elevado índice de sucesso (em torno de 95%) com baixas taxas de morbidade, a ablação com cateter por RF é uma alternativa ao tratamento farmacológico, sendo geralmente realizada concomitantemente ao EEF. Nos casos de maior dificuldade técnica, pode-se considerar o emprego do cateter irrigado e/ou CARTO.

FIBRILAÇÃO ATRIAL

A FA é a arritmia mais comum da prática clínica e incide em cerca de 2% da população adulta, aumentando a cada década de vida.

Desde a apresentação de modelos experimentais na década de 1960, por Moe e cols., sugerindo que a FA fosse uma arritmia reentrante, muito se tem avançado no conhecimento acerca dos mecanismos fisiopatológicos envolvidos nesta arritmia. Estima-se atualmente que a grande maioria dos pacientes com FA tem o mecanismo originado por focos ectópicos localizados nos prolongamentos musculares que penetram as veias pulmonares e a junção entre estas veias e o átrio esquerdo, pois nesta região áreas de fibrose e desarranjo muscular podem causar condução lenta e facilitar as condições para o mecanismo reentrante (Fig. 18.5). Nesta região também estão localizadas células do tipo nodais com propriedades automáticas e abundante inervação autonômica, que podem contribuir para o início e a perpetuação da FA.

Em vista disso, a estratégia atual para ablação da FA consiste no isolamento elétrico das veias pulmonares em relação ao átrio esquerdo. Neste sentido, duas técnicas estão em uso:

1. A técnica proposta por Haissaguerre e cols., que utiliza o registro eletrofisiológico convencional. Por meio de duas punções transeptais, introduz-se um cateter circular multipolar no interior da veia pulmonar a ser isolada, que dirige aplicações de RF nos segmentos de entrada das fibras atriais

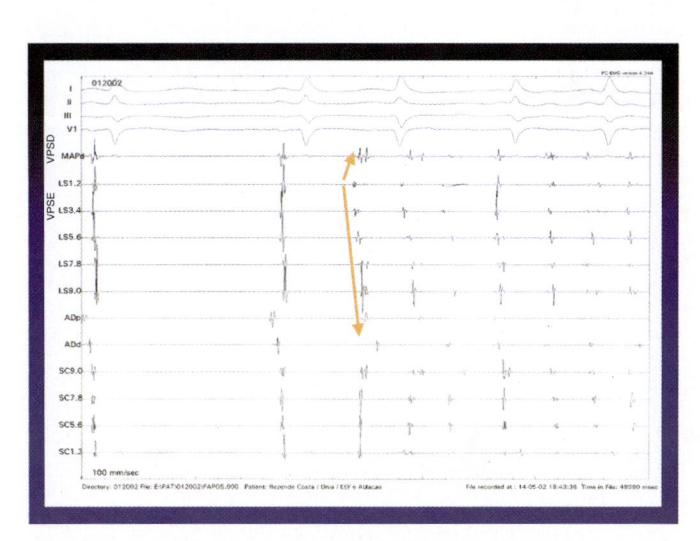

Fig. 18.5 Eletrograma intracavitário demonstrando início da FA com atividade elétrica mais precoce em veia pulmonar superior esquerda (VPSE). Cateter circular Lasso (LS) posicionado no interior da VPSE e demais cateteres em veia pulmonar superior direita (VPSD), seio coronário (SC) e átrio direito (AD).

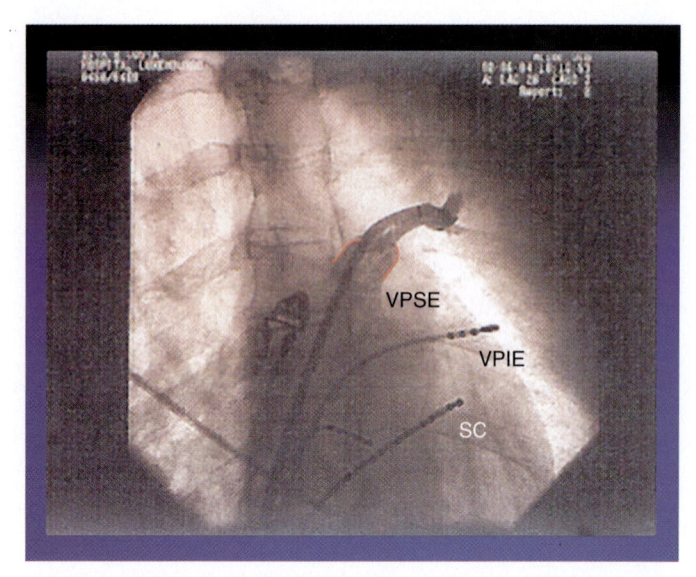

Fig. 18.6 Angiografia seletiva da veia pulmonar superior esquerda (VPSE) para delimitação de sua anatomia e do seu óstio. Demais cateteres posicionados na veia pulmonar inferior esquerda (VPIE) e no seio coronário (SC).

aderidas à veia. Por esse motivo, o procedimento também é denominado ablação segmentar (Figs. 18.6 e 18.7).
2. A técnica proposta por Pappone e cols., que utiliza o sistema eletroanatômico com reconstrução tridimensional do átrio esquerdo e dos óstios das veias pulmonares. O procedimento é realizado com múltiplas aplicações de RF ao redor das quatro veias pulmonares e é denominado ablação circunferencial das veias pulmonares utilizando-se as referências anatômicas do sistema CARTO, que

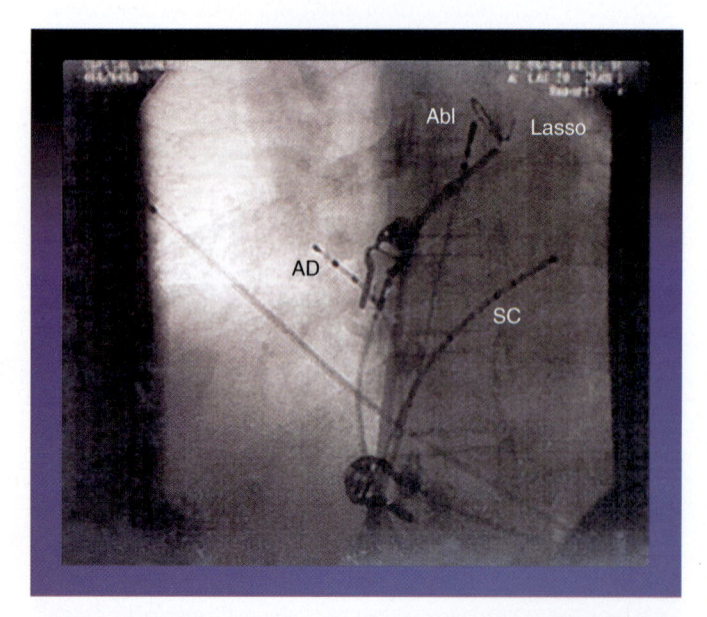

Fig. 18.7 Isolamento elétrico da veia pulmonar superior esquerda (VPSE) através da ablação segmentar. Cateter circular Lasso no interior da veia pulmonar a ser isolada e cateter de ablação (Abl) posicionado no seu óstio, local da aplicação de radiofreqüência (RF). Cateteres eletrodos posicionados no seio coronário (SC) e no átrio direito (AD).

exige apenas uma punção transeptal e reduz a exposição à radiografia, tanto da equipe médica como do paciente. Recentemente, o mesmo autor demonstrou com esta técnica, numa série de pacientes, redução da mortalidade e da morbidade e melhora da qualidade de vida em relação aos pacientes que usam antiarrítmicos.

A taxa de controle clínico de pacientes com FA paroxística, proporcionada pela aplicação dessas duas técnicas, varia de 70 a 85%, valendo salientar que em 10 a 50% dos casos a administração de antiarrítmicos é mantida. O risco de estenose significativa das veias pulmonares é inferior a 1%.

Por outro lado, nos casos em que a FA é secundária a outras arritmias cardíacas, como as taquicardias da síndrome de Wolff-Parkinson-White, à taquicardia por reentrada nodal, ao *flutter* atrial ou a alguns tipos de taquicardia atrial automática, a ablação do circuito primário costuma ser o tratamento definitivo. Esses casos são excepcionais, mas devem ser sempre considerados.

Avaliação Eletrofisiológica em Pacientes com Taquicardia com QRS Largo

A distinção entre taquicardias com QRS largo (duração maior que 120ms) ou estreito (duração menor que esse valor) é uma convenção adotada para uma simplificação de diagnósticos, uma vez que a presença de complexos alargados sugere, a princípio, a origem ventricular da arritmia. No entanto, por vezes se faz necessário o diagnóstico diferencial entre TPSV com bloqueio de ramo (preexistente ou funcional), taquicardias antidrômicas por VA ou TV.

Vários critérios eletrocardiográficos são utilizados para auxiliar o diagnóstico diferencial desses mecanismos. O EEF invasivo está indicado quando o conhecimento do mecanismo exato da arritmia é importante para a decisão terapêutica. Com o advento da ablação por RF, o diagnóstico diferencial deixa de ser um exercício clínico e passa a indicar de maneira mais precisa o tratamento.

O EEF está recomendado para os seguintes pacientes: (1) pacientes com taquicardia com QRS alargado nos quais o mecanismo e/ou a origem da arritmia estão mal definidos por métodos não-invasivos que visam principalmente à terapia adequada; (2) pacientes com taquicardia de QRS alargado, mesmo que o mecanismo e/ou a origem da arritmia estejam bem definidos por métodos não-invasivos, para melhor definição da terapêutica não-farmacológica nos pacientes que necessitem dessa terapia; (3) pacientes com TPSV com condução aberrante ou pré-excitadas, claramente definidas por métodos não-invasivos em que se considera a opção de terapia não-farmacológica.

Os estudos têm demonstrado que pacientes que se apresentam com TVS, recuperados de MS ou síncope, na presença de doença cardíaca estrutural significativa, formam, geralmente, um grupo de alto risco e devem ser submetidos ao EEF. Os resultados de vários ensaios clínicos sugerem que o uso de cardioversor-desfibrilador implantável (CDI) em determinado grupo de pacientes com TVS, cardiopatia estrutural e depressão da função ventricular (FE ≤ 35%) pode diminuir o risco de MS, quando comparado ao tratamento com drogas antiarrítmicas classe III, como a amiodarona.

Pacientes com TVS idiopática, ou seja, de via de saída do VD, e fasciculares apresentam possibilidade de cura pela ablação por cateter em mais de 90% dos casos. Em casos de TVS associados à cardiopatia isquêmica ou chagásica, apesar das limitações técnicas, a ablação pode também ser empregada. A TVS devida a macrorreentrada dentro do sistema His-Purkinje, às vezes encontrada em pacientes com disfunção ventricular e bloqueio de ramo esquerdo, pode ser abordada, com bom resultado, por meio da ablação do ramo direito.

A avaliação e o tratamento das arritmias ventriculares ainda são um desafio. Os resultados de alguns estudos têm demonstrado que a terapia com CDI melhora a sobrevida em pacientes selecionados, porém deve-se considerar a ablação por cateter em determinados casos de TVS recorrente e a cirurgia cardíaca em alguns pacientes com IAM prévio e aneurisma ventricular.

REFERÊNCIAS BIBLIOGRÁFICAS

1. ACC/AHA/ESC Guidelines for the management of patients with supraventricular arrhythmias – Executive summary. *Circulation* 2003; *108*: 1.871-909.
2. Calkins H, Yong P, Miller JM et al. Catheter ablation of accessory pathways, AV nodal reentrant tachycardia, and the AV junction. *Circulation* 1999; *99*: 262-70.
3. Dhingra RC, Wyndham C, Bauernfeind R et al. Significance of block distal to the His bundle induced by atrial pacing in patients with chronic bifascicular block. *Circulation* 1979; *60*: 1.455.
4. Diretriz de Fibrilação Atrial da Sociedade Brasileira de Cardiologia. *Arq Bras Cardiol* 2003; *81*(supl. VI).
5. Diretrizes para avaliação e tratamento de pacientes com arritmias cardíacas da Sociedade Brasileira de Cardiologia (Parte III). *Arq Bras Cardiol* 2002; *79* (supl. V): 24-9.
6. Fenelon G, Wijins W, Andries E, Brugada P. Tachycardiomyopathy – mechanisms and clinical implications. *Pacing Clin Electrophysiol* 1996; *19*: 95-106.
7. Ferguson JD, DiMarco JP. Contemporary management of paroxysmal supraventricular tachycardia. *Circulation* 2003; *107*: 1.096-9.
8. Jais P, Haissaguerre M, Shah DC et al. A focal source of atrial fibrillation treated by discrete radiofrequency ablation. *Circulation* 1997; *95*: 572-6.
9. Jais P, Weerasooriya R, Shah DC et al. Ablation therapy for atrial fibrillation: past, present and future. *Cardiovascular Research* 2002; *54*: 337-46.
10. Jazayeri MR, Akhtar M. *Cardiology Clinics*. Vol. 11, n. 1. W.B. Saunders Company, 1993.
11. Josephson ME, Wellens HJJ. *Cardiology Clinics*. Vol. 15, n. 4. W.B. Saunders Company, 1997.
12. Josephson ME. *Clinical Cardiac Eletrophysiology, Techniques and Interpretations*. 2 ed., Pennsylvania: Lea & Febiger, 1993.
13. Klein GJ, Bashore TIVI, Sellers TDF, Galiagher JJ. Ventricular fibrillation in the Wolff-Parkinson-White syndrome. *N Engl J Med* 1979; *301*: 1.080-5.
14. Klein GJ. *Cardiology Clinics*. Vol. 15, n. 2. W.B. Saunders Company, 1997.
15. Miranda RC. Arritmias cardíacas. *In*: Rocha MOC, Pedroso ERP, Fonseca JGM, Silva AO. *Terapêutica Clínica*. Rio de Janeiro: Guanabara Koogan, 1998: 676-86.
16. Miranda RC, Grillo TA, Rodrigues TR, Moreira HB. Eletrofisiologia cardíaca. *In*: Guimarães E. *Semiologia Cardíaca*. 1 ed., Rio de Janeiro: Revinter, 2004.
17. Pappone C, Santinelli V et al. A randomized study of prophylactic catheter ablation in asymptomatic patients with the Wolff-Parkinson-White syndrome. *N Engl J Med* 2003; *349*: 1.803-11.
18. Pappone C, Santinelli V et al. Usefulness of invasive electrophysiologic testing to stratify the risk of arrhythmic events in asymptomatic patients with Wolff-Parkinson-White pattern. *J Am Coll Cardiol* 2003; *41*: 339-44.
19. Podrid PJ, Kowed PR. *Cardiac Arrhythmia Mechanisms, Diagnosis and Management*. Williams & Wilkins, 1995.
20. Scheinman MM, Huang S. The 1998 NASPE prospective catheter ablation registry. *Pacing Clin Electrophysiol* 2000; *23*: 1.020-8.
21. Todd DM, Klein GJ et al. Asymptomatic Wolff-Parkinson-White syndrome: Is it time to revisit guidelines? *J Am Coll Cardiol* 2003; *41*: 245-8.
22. Welch RI, Page RL, Hamdam MH. Management of ventricular arrhythmias. *J Am Coll Cardiol* 1999; *34*: 621-30.

IV

Doença Coronariana

CAPÍTULO 19

FATORES DE RISCO PARA DOENÇA ARTERIAL CORONARIANA

Kênia Tavares Orsini

INTRODUÇÃO

O conceito atual de risco cardiovascular incorporou-se à prática do cardiologista clínico como ferramenta de extrema importância para a determinação precisa das chances de ocorrência de doenças cardíacas. Nesta concepção podemos prever, a partir da análise dos fatores de risco individuais, a possibilidade de ocorrência de eventos em função do tempo e atuar, de forma enérgica e consistente, para a redução efetiva desse risco potencial.

As doenças cardiovasculares (DCVs) são função direta do processo degenerativo arterial. Inúmeros fatores contribuem para acelerar este processo, muitos deles modificáveis com a alteração dos hábitos e estilo de vida.

Observamos, ao longo dessa história, o surgimento de vilões solitários e heróis reticentes...

O que realmente ficou estabelecido é que nenhum fator isolado ou medida milagrosa é resposta às nossas inquietações. Na verdade, a concomitância dos fatores desenha o risco final e o conjunto de medidas preventivas faz a diferença na redução do risco global.

Cabe portanto a nós, profissionais da saúde, sensibilizar os pacientes com múltiplos fatores de risco, para que implementem medidas de controle do risco cardiovascular. Analisaremos neste capítulo os principais fatores de risco para doença arterial coronariana, de forma crítica e objetiva.

TENDÊNCIAS EPIDEMIOLÓGICAS

As DCVs permanecem como a principal causa de morte nos países industrializados e têm se tornado epidêmicas, principalmente nos países em desenvolvimento.

De acordo com as projeções para 2020, as DCVs serão ainda a principal causa de morte e incapacitações no mundo. Segundo a Organização Mundial da Saúde (OMS), a cardiopatia isquêmica, segunda causa de morte nas áreas em desenvolvimento, tornar-se-á causa número um de morte nessas regiões. Calcula-se que os óbitos por doença arterial coronária (DAC) vão aumentar em 100% entre homens e 80% entre mulheres até o ano 2020. A maior parte deste aumento virá da América Latina, Ásia e África.

Na avaliação de tais tendências, devemos também considerar a mortalidade relacionada ao AVC (acidente vascular cerebral), principal causa de mortalidade em nosso país.

O aumento de risco de DCVs nas áreas em desenvolvimento deve-se à intensidade e à duração da exposição aos fatores de risco nessas populações, como resultado do aumento da sua expectativa de vida. As mudanças de estilo de vida com a urbanização e a industrialização contribuem para o perfil de risco cardiovascular da população.

Os dados epidemiológicos e a análise das tendências reforçam a necessidade da implantação de medidas imediatas voltadas à prevenção primária de DCVs.

IMPORTÂNCIA PRÁTICA DA ESTRATIFICAÇÃO DO RISCO GLOBAL

Quantificar o risco cardiovascular nos é muito útil de diversas maneiras. A Sociedade Brasileira de Cardiologia estabeleceu critérios clínicos e laboratoriais para esta estratificação:

1. ***Baixo risco*** – Risco absoluto de eventos menor que 10% em 10 anos. É aquele indivíduo com 1 fator de risco, além do LDL-C acima de 160mg/dl.
2. ***Médio risco*** – Risco absoluto de eventos menor que 20% em 10 anos. É o indivíduo com 2 fatores de risco, além do LDL-C maior que 160mg/dl.
3. ***Alto risco*** – Risco absoluto de eventos maior ou igual a 20% em 10 anos. Indivíduo com mais de 2 fatores de risco

e LDL-C acima de 160mg/dl, especialmente homens acima de 55 anos.
4. **Diabéticos** – Alto risco de eventos, independentemente da concomitância de fatores e obediência às recomendações para prevenção primária de alto risco.

Aplicações Práticas – Estratificação do Risco

CASO 1 – IMJ, mulher, 67 anos, com dor precordial atípica, hipertensão leve, LDL-C abaixo de 160mg/dl, IMC de 25, teste ergométrico isquêmico após vários testes anteriores normais. Conduta: cintilografia miocárdica, que se mostrou normal.

Comentários – Paciente tem 2 fatores de risco (idade e hipertensão arterial), portanto de baixa probabilidade de eventos em 10 anos. Apesar do teste ergométrico isquêmico, a cintilografia normal autoriza-nos a prosseguir com acompanhamento clínico.

CASO 2 – MEJ, mulher, 59 anos, dor precordial típica, ex-tabagista, hipertensão moderada controlada, IMC de 31, LDL-C acima de 160mg/dl, diabética há 2 anos, teste ergométrico com BRE esforço induzido e dor. Instituído tratamento medicamentoso e solicitado estudo hemodinâmico, que revelou coronárias com lesões difusas, todas com obstrução abaixo de 20%.

Comentários – Paciente com múltiplos fatores de risco, incluindo diabetes. Apesar do CAT quase normal, tem risco acima de 20% de eventos em 10 anos. Muito provável neste caso: lesões isquêmicas microvasculares não foram vistas na cineangiocoronariografia convencional. Imperativo o controle do risco com emagrecimento, exercícios orientados e tratamento medicamentoso.

Escores de Risco de Framingham (ERF) Recurso Adicional na Estratificação do Risco de Eventos Coronarianos

O ERF calcula o risco preditor de eventos – morte, IAM, angina em 10 anos – através de contagem de pontos atribuídos aos fatores de risco (Quadro 19.1). Após o cálculo de pontos, deve ser consultada tabela para ambos os sexos (Quadro 19.2).

O DESAFIO DE CONTROLAR O RISCO CARDIOVASCULAR

Analisando as tendências atuais, de acordo com a avaliação das tabelas de escores, concluímos que não existe o pior fator de risco e, sim, a concomitância mais deletéria. Com exceção do diabetes, que já significa o equivalente à doença coronariana, os demais fatores serão somados em cada caso, de acordo com a importância inerente a cada um.

Devemos combatê-los de forma sistemática e utilizar estrategicamente os melhores recursos disponíveis para o seu controle efetivo. Sabemos que a diminuição do risco cardiovascular depende desse controle, que deve ser periódico e incansável, partindo a iniciativa dos organismos competentes e profissionais da saúde.

Entre as tarefas mais difíceis de que se têm notícia, esta é, talvez, das mais desafiadoras.

Como envolver um indivíduo obeso, sedentário e tabagista, que ainda não apresentou evento cardiovascular, e dizer que ele tem, simultaneamente, de parar de fumar, emagrecer, fazer dieta, exercícios e, ainda, controlar o estresse? Este é o desafio diário de todos nós.

"Não podemos dirigir o vento, mas podemos ajustar as velas." Devemos sugerir que o indivíduo se responsabilize pelo cuidado da sua saúde e treinar formadores de opinião competentes para mudar hábitos e ambientes. O controle agressivo dos fatores de risco reduz a chance de eventos em até 50%.

ABORDAGEM MULTIDISCIPLINAR

A abordagem multidisciplinar vem se desenhando como tendência atual no controle de múltiplos fatores de risco. Os resultados serão melhores e mais consistentes quando existir um sistema de gerenciamento dos diversos fatores, utilizando-se protocolos individuais e instrumentos apropriados para acompanhamento dos pacientes. Nesse sentido, a abordagem profissionalizada em áreas básicas específicas (nutrição, educação física, psicologia) agrega valor ao tratamento, garantindo resultado superior ao convencional.

Se o risco é multifatorial, o tratamento deve ser multidisciplinar.

ANÁLISE DOS FATORES DE RISCO

Sabemos que a maior parte dos fatores pode ser alterada através das mudanças de estilo de vida. Na realidade, os fatores não modificáveis são idade, sexo e história familiar. Na lista dos parcialmente modificáveis incluem-se o HDL-colesterol e os níveis de fibrinogênio. O Quadro 19.3 mostra a classificação dos fatores de risco para o desenvolvimento de DAC em quatro categorias, de acordo com maior ou menor possibilidade de modificação do risco para eventos e sua relação causal.

Avaliaremos separadamente os fatores responsáveis pelo aumento da incidência de doenças cardiovasculares em nosso meio, nesta ordem:

Doenças estabelecidas
1. Dislipidemias
2. Diabetes
3. Obesidade e síndrome metabólica
4. Hipertensão arterial

Fatores relacionados ao estilo de vida
5. Tabagismo
6. Sedentarismo
7. Estresse psicossocial e depressão

Quadro 19.1 Risco Cardiovascular Global – Escore de Framingham

Idade	Homens	Mulheres
30-34	-1	-9
35-39	0	-4
40-44	1	0
45-49	2	3
50-54	3	6
55-59	4	7
60-64	5	8
65-69	6	8
70-74	7	8

Colesterol Total	Homens	Mulheres
< 160	-3	-2
160-199	0	0
200-239	1	1
240-279	2	1
≥280	3	3

HDL-C	Homens	Mulheres
< 35	2	5
35-44	1	2
45-49	0	1
50-59	0	0
≥ 60	-1	-3

PAS	PAD	Homens	Mulheres
< 120	< 80	0	-3
120-129	80-84	0	0
130-139	85-89	1	0
140-159	90-99	2	2
≥160	≥ 100	3	3

Quando os valores da PAS e PAD discordarem usar o mais alto

Diabete	Homens	Mulheres
Sim	2	4
Não	0	0
Fumo		
Sim	2	2
Não	0	0

Soma dos Pontos

Idade + CT + HDL-C + PAS ou PAD + DM + fumo = total de pontos

Outros fatores
8. Homocisteína
9. Fatores trombóticos
10. Processos inflamatórios

Doenças Estabelecidas

DISLIPIDEMIAS

São inequívocas as evidências que apontam os benefícios na redução da morbimortalidade por DCV, quando se consegue efetivamente a redução nos níveis de lípides séricos. Diversos estudos clínicos realizados em vários países demonstram que a diminuição do colesterol através da mudança de hábitos e estilo de vida e o uso de hipolipemiantes reduz o risco de DAC e a progressão da aterosclerose de forma geral. Análises epidemiológicas apontam a relação positiva entre níveis plasmáticos de colesterol e doença aterosclerótica coronariana, e demonstraram que a diminuição de 1% no nível do colesterol sérico reduz o risco de DAC em 2%.

Quadro 19.2 Idade + CT + HDL-C + PAS ou PAD + DM + fumo = Total de Pontos

Homens Pontos	Homens Risco de DAC em 10 anos (%)	Mulheres Pontos	Mulheres Risco de DAC em 10 anos (%)
<-1	2	≤-2	1
0	3	-1	2
1	3	0	2
2	4	1	2
3	5	2	3
4	7	3	3
5	8	4	4
6	10	5	4
7	13	6	5
8	16	7	6
9	20	8	7
10	25	9	8
11	31	10	10
12	37	11	11
13	45	12	13
≥ 14	53	13	15
		14	18
		15	20
		16	24
		17	≥ 27

Estudos que avaliaram as estatinas em prevenções primária e secundária demonstraram que é possível a redução de eventos em pacientes dislipidêmicos com ou sem DAC. Além disso, os estudos também demonstraram a redução na mortalidade total e diminuição de eventos dependentes de DAC com o uso das estatinas. Este grupo de drogas também parece ter efeito na disfunção endotelial que acompanha a síndrome coronária aguda. O uso de estatinas nesta fase promoveria o efeito estabilizador da placa, reduzindo a atividade plaquetária e o conteúdo lipídico do seu interior, tratando, portanto, a disfunção endotelial. O seu uso na fase aguda mostrou-se seguro em vários estudos.

Outros estudos de prevenção secundária evidenciaram que o tratamento da hipercolesterolemia em pacientes com DAC reduziu em até 47% o número de eventos cardiovasculares e de óbitos.

Efeitos adicionais do uso de estatinas, como a redução da pressão arterial associada ao uso de IECA (inibidores da enzima conversora da angiotensina) e redução da resposta inflamatória pela proteína C e amilóide A, têm sido demonstrados em estudos recentes.

O surgimento de novas drogas pode significar um avanço significativo para o tratamento das dislipidemias a médio e a longo prazo. Fármacos como Ezetimibe, inibidor da absorção intestinal do colesterol, pode ser associado a doses moderadas de estatinas, com redução de até 60% do LDL-C, efeito comparável ao obtido com doses máximas dos inibidores da HMG-Coa–redutase.

O tratamento medicamentoso com objetivo de reduzir CT, LDL-C, triglicérides e aumentar o HDL-C com estatinas, fibratos e outras drogas, como a niacina, é comprovadamente benéfico na redução de eventos cardiovasculares, especialmente em pacientes com múltiplos fatores de risco e DAC estabelecida.

Classificação

As dislipidemias podem ser primárias (origem genética) ou secundárias (causadas por doenças ou medicamentos). A classificação laboratorial para indivíduos acima de 20 anos é mostrada adiante.

Avaliação Laboratorial

O perfil de lípides deve ser solicitado rotineiramente em indivíduos acima de 20 anos, e em pacientes mais jovens caso haja DAC precoce na família, ou dislipidemia em ascendentes diretos.

Para a dosagem de lípides devem ser realizadas determinações do colesterol total e frações LDL, HDL e VLDL, assim como os triglicérides plasmáticos, após jejum de 12-14h.

Quadro 19.3 Fatores de Risco com Doenças Associadas e Respostas Terapêuticas. Adaptado de Mion e Nobre, 2000[10]

Fator de Risco	Evidência de Associação com DCV		Medida Clínica	Resposta a	
	Epidemiologia	Estudos Clínicos	Unidade	Tratamento Não-medicamentoso	Tratamento Medicamentoso
Categoria I – Fatores de Risco em que Intervenções Diminuíram Comprovadamente o Risco de DCV					
Tabagismo	+++	++	+++	+++	++
LDL-colesterol	+++	+++	+++	++	+++
Dieta rica em gordura/colesterol	+++	++	++	++	–
Hipertensão	+++	+++ (AVC)	+++	+	+++
Hipertrofia ventricular esquerda	+++	+	++	–	++
Fatores trombogênicos	+++ (fibrinogênio)	+++ (aspirina, warfarina)	+ (fibrinogênio)	+	+++
Categoria II – Fatores de Risco para os quais as Intervenções Claramente Reduzem o Risco de DCV					
Diabetes melito	+++	+	+++	++	+++
Inatividade física	+++	++	++	++	–
HDL-colesterol	++	+	+++	++	++
Triglicérides, LDL	++	++	+++	++	+++
Obesidade	+++	–	+++	++	+++
Pós-menopausa	+++	–	+++	–	+++
Categoria III – Fatores de Risco Associados com Aumento de DCV que, se Modificados, Podem Reduzir o Risco					
Fatores picossociais	++	+	+++	+	+
Lipoproteína(a)	+	–	+	–	++
Homocisteína	++	–	+	++	++
Estresse oxidativo	+	–	–	++	–
Não consumo de álcool	+++	–	++	–	–
Categoria IV – Fatores de Risco Associados com Aumento de DCV, porém Não-modificáveis					
Idade	+++	–	+++	–	–
Sexo masculino	+++	–	+++	–	–
Baixo estado socioeconômico	+++	–	+++	–	–
História de DCV precoce	+++	–	+++	–	–

Lípides	Valores (mg/dl)	Categoria
CT	< 200	Ótimo
	200-239	Limítrofe
	≥ 240	Alto
LDL-C	< 100	Ótimo
	100-129	Desejável
	130-159	Limítrofe
	160-189	Alto
	≥ 190	Muito alto
HDL-C	< 40	Baixo
	> 60	Alto
TG	<150	Desejável
	150-199	Limítrofe
	200-499	Alto
	≥ 500	Muito alto

III Diretrizes Brasileiras sobre Dislipidemias – Arq. Bras. Cardiol. Vol 77, Supl. III, Novembro 2001.

Categorias de Risco e Diretrizes

Atualmente, o valor do LDL-colesterol norteia as categorias de risco. Segundo as Diretrizes Brasileiras para Prevenção da Aterosclerose, as categorias de risco se definem a partir do LDL-C e a concomitância de outros fatores. A recomendação para todos os grupos é de que se mantenha o colesterol total abaixo de 200mg/dl, HDL-C acima de 40mg/dl e os triglicérides abaixo de 150mg/dl.

Recomendações específicas para grupos de risco:

- **Categoria 1. Baixo risco**
  - LDL até 159: mudança de estilo de vida (MEV) durante 6 meses
  - LDL de 160 a 190: MEV durante 3 meses
  - LDL acima de 190: MEV + tratamento medicamentoso imediato
  - META de LDL: abaixo de 160mg/dl
- **Categoria 2. Risco médio**
  - LDL até 160 – MEV durante 3 meses
  - LDL acima de 160> MEV + tratamento medicamentoso
  - META de LDL: abaixo de 130mg/dl
- **Categoria 3. Alto risco**
  - LDL entre 100 e 129: MEV durante 3 meses
  - LDL maior ou igual a 130: tratamento medicamentoso + MEV
  - META de LDL: abaixo de 100mg/dl
- **Categoria 4. Diabéticos**
  - como em alto risco, porém com meta de HDL-C acima de 45mg/dl.

Além de orientações estratégicas envolvendo a dieta e exercícios, o tratamento medicamentoso se faz necessário em diversas situações, especialmente quando se trata de prevenção secundária.

DIABETES MELITO

O diabetes melito (DM) é uma síndrome clínica de evolução crônica caracterizada por deficiência absoluta ou relativa de insulina e que promove danos vasculares em todos os territórios, aumentando significativamente o risco cardiovascular.

Observamos elevação progressiva da prevalência do DM em nosso país, provavelmente pelo crescimento do processo de industrialização e aumento da população em áreas urbanas. Os maus hábitos alimentares, assim como a modificação do estilo de vida têm papel fundamental no aumento da população de indivíduos obesos e sedentários.

A mortalidade relacionada ao diabetes se deve basicamente às doenças cardiovasculares (42%) e em nossa população o DM promove repercussões socioeconômicas significativas. Portanto, o diagnóstico precoce e a implantação de medidas preventivas em populações de risco, assim como o tratamento adequado, devem ser o objetivo de todos os profissionais envolvidos com a doença.

Tratamento

A abordagem do DM engloba uma série de medidas que incluem tratamento não-medicamentoso e educação para a saúde com mudanças estratégicas do estilo de vida – prática regular de exercícios físicos, controle alimentar da ingestão de carboidratos, perda de peso e manutenção do IMC até 25 (kg/m^2). Lembramos que o diabético, mesmo sem lesão de órgão-alvo, é considerado de alto risco para DAC.

MEDICAMENTOS. Existem atualmente diversas drogas que podem ser utilizadas, caso o controle glicêmico não seja alcançado com as medidas não-medicamentosas. O tratamento farmacológico será prescrito em regime de monoterapia, associação de fármacos ou insulinoterapia, de acordo com a evolução da doença. Atualmente utilizamos drogas de mecanismos de ação diferentes, associados entre si ou à insulina, caso necessário. Como protocolo, além dos medicamentos específicos, devem ser utilizadas rotineiramente doses regulares de ácido acetilsalicílico (100mg/dia) e os inibidores da enzima de conversão (IECA), caso haja qualquer outro fator de risco associado ou nefropatia. Os antidiabéticos estão assim classificados:

1. **Inibidores das alfaglicosidases**
   Acarbose
   Biguanidas – Metformina
2. **Tiazolidinedionas (glitazonas)**
3. **Drogas que aumentam a oferta de insulina**
   Sulfoniluréias – Clorpropamida e Glibenclamida
   Metiglinidas – Repaglinida e nateglinida
4. **Insulina**

OBESIDADE

Definimos obesidade como o excesso de gordura corporal em relação à massa magra.

Geralmente coincide com o excesso de peso, porém nem todo aumento de peso se relaciona à obesidade. Excesso de peso refere-se a um excedente de peso para a altura, enquanto obesidade é um excesso de massa gordurosa relacionada à massa magra.

A obesidade é a doença metabólica mais antiga de que se tem notícia. Os dois tipos de obesidade visceral (abdominal ou andróide) e subcutânea (glútea ou ginóide) estão representados em pinturas e esculturas da Idade da Pedra em várias regiões da Europa. Evidências de obesidade também foram vistas em múmias egípcias, esculturas gregas e romanas e, ainda, recentemente em vasos maias, incas e astecas na América pré-colombiana.

Os textos hipocráticos já associavam morte súbita e excesso de peso; no mundo romano, a obesidade era vista como doença social e moral, capaz de derrubar o pior dos tiranos. Nesta época, tanto o estilo de vida como o fator familiar estariam relacionados ao aparecimento e evolução da enfermidade.

Desde a antiguidade greco-romana os médicos admitiam que a obesidade era doença grave, de difícil tratamento e que reduzia a fertilidade e a expectativa de vida em ambos os sexos. Embora fizesse parte do contexto médico da época, a obesidade, como hoje, era vista com desprezo, não sendo levada a sério, o que comprometia a abordagem objetiva, assim como o tratamento instituído.

Parece que guardamos em nosso inconsciente coletivo a impressão dos romanos, que julgavam o indivíduo obeso incapaz de ações inteligentes e com grave defeito de caráter. Talvez por isso, e pela dificuldade de lidarmos com as doenças crônicas, estejamos negligenciando os obesos exatamente como nossos ancestrais. A obesidade tem alta incidência no mundo industrializado, assim como as doenças crônicas a ela associadas.

Nos Estados Unidos, a obesidade e o sobrepeso afetam 50% da população e esta prevalência vem aumentando, a despeito das inúmeras campanhas para reduzi-la. Regiões em desenvolvimento como África, Ásia e América do Sul também emergem com números alarmantes sobre a prevalência crescente de doenças relacionadas à obesidade. O futuro sucesso da prevenção e tratamento da obesidade e suas co-morbidades será diretamente proporcional ao investimento em pesquisa básica que defina a etiologia do desequilíbrio energético e da pesquisa aplicada que converta os conhecimentos em estratégias populacionais e individuais bem-sucedidas.

Classificação da Obesidade – Avaliação e Diagnóstico

RELAÇÕES PESO/ALTURA. As relações peso/altura apresentam grande precisão, pois oferecem baixa margem de erro.

Embora não sejam considerados, aumento de gordura ou músculo ou sua distribuição são extremamente úteis, se adequadamente interpretados. A classificação atual da obesidade tem como referência o índice de massa corporal (IMC). IMC = peso (kg)/altura × altura (m).

Classificação	IMC (kg/m²)	Risco de Co-morbidades
Peso normal	≥18,5 e < 25	Baixo
Sobrepeso	≥ 25 e < 30	Moderado
Obesidade I	≥ 30 e < 35	Alto
Obesidade II	≥ 35 e < 40	Muito alto
Obesidade III	≥ 40	Extremo

RELAÇÃO CINTURA/QUADRIL = Perímetro da cintura/Perímetro do quadril. A relação cintura/quadril também é útil na estratificação de risco, porém é menos utilizada por ser menos exeqüível na prática clínica diária. Esta medição deve ser realizada com o paciente em pé, na expiração e utilizando-se cinta métrica não extensível. A cintura é medida na menor circunferência existente entre a última costela e a espinha ilíaca ântero-superior. O quadril deve ser medido na região de maior perímetro no nível da região glútea (segundo a OMS).

Valores superiores aos normais indicam risco metabólico, independentemente do IMC individual. Estarão em faixa de risco os homens com relação superior a 1,0 e mulheres acima de 0,85, indicando distribuição andróide de gordura, ou obesidade visceral. Os valores abaixo de 0,85 em homens e 0,75 em mulheres indicariam distribuição ginóide de gordura ou obesidade subcutânea.

CIRCUNFERÊNCIA ABDOMINAL. A medida da circunferência abdominal relaciona-se ao risco cardiovascular, pois quantifica, de certa forma, a obesidade visceral. O perímetro da cintura é atualmente melhor indicador de risco que a relação cintura/quadril, pois não sofre alterações com sexo e idade. Além disso, qualquer modificação no perímetro do quadril pode modificar a relação cintura/quadril.

A OMS considera as seguintes medidas como indicadoras de risco:

Circunferência abdominal e risco de co-morbidades

	Aumentado	Muito aumentado
Homens	≥ 94cm	**≥ 102cm**
Mulheres	≥ 80cm	**≥ 88cm**

Formas Clínicas da Obesidade

- **Andróide:** metade superior do corpo (acima do umbigo). Pode ser profunda – intra-abdominal ou visceral – ou subcutânea. Ambas se associam a distúrbios metabólicos. Caracteriza melhor a gordura em homens e mulheres na pós-menopausa.
- **Ginóide:** metade inferior do corpo. Normalmente subcutânea e com pouca repercussão metabólica, embora de conseqüências mecânicas mais exuberantes. Caracteriza a gordura das mulheres na pré-menopausa.

- **Mista:** indeterminada ou difusa. São freqüentes os distúrbios metabólicos. Observada em grandes obesos – IMC acima de 40 (kg/m^2).

Tecido Adiposo – Órgão de Secreção Interna

A função básica do tecido adiposo é o estoque de energia. Sua distribuição e acúmulo variam de acordo com aspectos genéticos e ambientais. Hoje sabemos que se trata também de um órgão com personalidade própria e que, através da secreção ou estímulo da produção de diversas substâncias (interleucinas, insulina, entre outras), promove no organismo os estados pró-trombótico e pró-inflamatório que elevam significativamente o risco cardiovascular em obesos.

Obesidade & Aumento da Morbimortalidade

O risco de doenças associadas à obesidade se relaciona ao IMC, como vimos anteriormente. Porém, deve-se observar que existe uma ampla margem de tolerância para as variações ponderais, pois o intervalo do IMC considerado não de risco oscila entre 20 e 30 (kg/m^2). Neste limiar, o risco de mortalidade não se modifica significativamente. Portanto, o risco de morbimortalidade aumenta se a obesidade estiver associada a fatores ou situações de risco, tais como:

- circunferência abdominal aumentada;
- diabetes melito ou resistência à insulina;
- hipertensão arterial e/ou hipertrofia ventricular esquerda (HVE);
- dislipidemia;
- apnéia do sono ou pCO$_2$ elevado;
- hirsutismo ou elevada relação entre hormônio luteinizante e folículo estimulante;
- tabagismo.

A doença crônica mais relacionada à obesidade foi a DCV (38%), seguida de hipertensão arterial (18%), diabetes (10%) e câncer (5%). Segundo e estudo de Framingham, o risco de morte aumenta em 1% a cada libra (450g) de peso extra, para indivíduos entre 30 e 42 anos, e 2% por libra ganha para a faixa entre 50 e 62 anos. Em contrapartida, este mesmo estudo estimou que a redução do peso em 10% poderia ser acompanhada de uma diminuição de 20% no risco de doença coronariana. A perda moderada de peso (em kg) pode significar diminuição significativa do risco cardiovascular (CV). Exemplo:

CASO 3 – JHM, 41 anos, mulher, IMC = 33, 87kg, circunferência abdominal = 90cm, apnéia do sono, hipertensão arterial, dislipidemia. Perda ponderal de 10kg em 3 meses de tratamento – IMC = 29, circunferência abdominal = 82cm, controle pressórico e metabólico.

Comentários: Paciente obesa grau I, com alto risco de co-morbidades tanto pelo IMC como pela circunferência abdominal. Com perda ponderal relativamente discreta, entrou no sobrepeso em que o risco de co-morbidades é moderado. O risco cardiovascular diminui progressivamente com controle metabólico e pressórico adequado.

Obesidade e Risco CV

A relação entre obesidade e DCV ficou estabelecida em 1983, quando foram publicados os resultados da avaliação em 5.209 homens e mulheres que participaram do estudo Framingham.

As observações revelaram que a obesidade é fator de risco independente para a ocorrência de DCV, sobretudo em mulheres. Recentemente ficou bem-estabelecido o papel do tecido adiposo, em humanos, como órgão ativo de secreção interna.

Tratamento

A abordagem da obesidade é complexa e deve ser avaliada com ênfase para a característica crônica da doença, assim como DM, hipertensão ou dislipidemia. Torna-se imperativa a visão global do indivíduo, assim como a análise das condições psicossociais e orgânicas que o levaram a tal condição.

Os pilares da abordagem são fundamentados em mudanças de hábitos alimentares, atividade física regular e suporte psicoterapêutico. O ideal seria a abordagem multidisciplinar personalizada para que os resultados sejam satisfatórios e permanentes. Podem ser associados medicamentos específicos para a perda de apetite e diminuição da absorção da gordura intestinal (sibutramina e orlistat, respectivamente) desde que bem indicados e com o devido controle metabólico e pressórico periódico. À cirurgia de redução do estômago deve ser reservada aos casos de obesidade grau III – IMC acima de 40 (kg/m^2) –, como recurso extremo em casos refratários e com risco iminente de eventos mórbidos.

SÍNDROME METABÓLICA (SM)

Descrita em 1947, a SM já experimentou diversas terminologias. A obesidade visceral é a sua expressão fisiopatológica básica. Observamos nesta condição a ocorrência de resistência à insulina (RI) – menor resposta biológica a uma determinada concentração de insulina no músculo, no fígado e no tecido adiposo.

A presença de 3 ou mais dos seguintes fatores a caracterizam:

- Obesidade abdominal > 102cm para homens e > 88cm para mulheres.
- Trigliceridemia acima de 150mg/dl.
- HDL-C abaixo de 50mg/dl para mulheres e 40mg/dl para homens.
- Pressão arterial ≥ 130/85mmHg.
- Glicemia em jejum ≥ 110mg/dl.
- Microalbuminúria ≥ 15 g/min.

Outros complicadores, freqüentemente associados:

- Hiperuricemia.
- Presença de LDL pequenas e densas.
- Distúrbios da coagulação e fibrinólise.
- Disfunção endotelial.
- Inflamação da parede arterial.

- Angina microvascular.
- Ativação do eixo hipotálamo-hipófise-adrenal.
- Síndrome dos ovários policísticos.
- Hiperleptinemia.

Fenótipo Lipoprotéico Aterogênico (FLA)

FLA é a marca metabólica encontrada na SM. Caracteriza-se por hipertrigliceridemia, HDL baixo e presença de LDL pequenas e densas, resultando no comportamento anormal do metabolismo lipoprotéico. O mecanismo que deflagra esse perfil é a hipertrigliceridemia, que se acompanha de hiperinsulinemia, resistência à insulina e, conseqüentemente, intolerância à glicose. Essas alterações metabólicas aceleram a aterogênese, aumentando o risco de eventos coronarianos.

Tratamento

A SM normalmente indica alta probabilidade de eventos cardiovasculares, pois nela estão inseridos múltiplos fatores de risco. O tratamento é baseado em mudanças intensas dos hábitos de vida para o controle adequado da hipertensão e dos distúrbios metabólicos, através da redução ponderal com orientação dietética e prática regular de exercícios físicos.

HIPERTENSÃO ARTERIAL

A hipertensão arterial representa risco estabelecido para doença coronariana e insuficiência cardíaca congestiva (ICC). Elevado risco coronariano torna-se evidente em subgrupos de hipertensos, mesmo leves e moderados, mas com lesões de órgãos-alvo estabelecidas ou associadas a outros fatores de risco como dislipidemia, tabagismo e obesidade. A hipertensão é, quantitativamente, o maior fator de risco para doença cardiovascular prematura, seja coronariana ou cerebral, porém fatores como diabetes, colesterol elevado e HDL-C baixo, assim como tabagismo, são igualmente relevantes.

Fatores Relacionados ao Estilo de Vida

TABAGISMO

O tabagismo é um dos principais fatores que contribuem para aterosclerose, aumentando seu risco em até 50%. O hábito de fumar promove lesão direta da célula endotelial e a oxidação do LDL-C, aumentando o tônus vascular e a ativação plaquetária. A incidência de infarto aumenta de três a seis vezes em indivíduos que fumam 20 cigarros por dia. A interrupção do hábito reduz em até 50% a chance de DCV. Devemos combater o tabagismo de forma agressiva, fornecendo suporte psicológico e orientação quanto à farmacoterapia, sempre que necessário.

SEDENTARISMO

A inatividade física é identificada como fator de risco independente para DCV; além disso, associa-se à prevalência de outros fatores de risco cardiovasculares como obesidade, estresse e depressão. A prática regular de exercícios tem efeitos benéficos:

- no metabolismo, melhorando a resistência à insulina e o lipidograma (eleva HDL e diminui LDL-C, colesterol total e triglicérides);
- auxilia o tratamento da hipertensão arterial, modulando a resposta autonômica;
- reduz o peso corporal e mantém a massa muscular, reduz a gordura abdominal;
- reduz os efeitos do estresse e da depressão.

A prescrição de atividade física deve ser sistemática e a partir de avaliação clínico-cardiológica criteriosa, sempre que possível embasada na realização do teste ergométrico. A seguir, torna-se necessária a definição de quatro parâmetros: tipo, freqüência, duração e intensidade. Esta definição deve ser detalhada individualmente.

Recomenda-se, de modo geral, a prática de exercícios aeróbicos (caminhadas) de 3 a 6 vezes por semana durante 40 minutos, com 60 a 80% da FC máxima.

ESTRESSE

No último século, o homem vem tentando se adaptar às intensas mudanças ambientais, que o afastam cada vez mais da sua natureza. Geneticamente não fomos programados para tais mudanças. O estresse psicossocial se define como a má adaptação individual ao estilo de vida e contribui para o aparecimento de diversas doenças, estimulando a coexistência de fatores como tabagismo, sedentarismo, alimentação inadequada e ingestão excessiva de bebidas alcoólicas.

A hiperestimulação simpática que ocorre em situações de estresse relaciona-se à fisiopatologia da hipertensão arterial. Ocorrem elevações nos níveis de catecolaminas circulantes, maior demanda de oxigênio pelo miocárdio, alterações da **coagulação** do sangue e fenômenos vasoespásticos.

O controle dessa hiperestimulação pode ser alcançado com a mudança filosófica do estilo de vida.

A prática regular de exercícios físicos, alimentação adequada e instituição de demais hábitos saudáveis são determinantes no controle efetivo do estresse.

DEPRESSÃO

Esta doença se manifesta emocionalmente como resposta inadequada às pressões psicossociais.

O indivíduo deprimido absorve alta carga de estresse e reage de forma inadequada, colocando-se muitas vezes à margem das situações do cotidiano. A depressão tem efeitos sistêmicos que aumentam o risco potencial de DCV. Alguns estudos mostram que a depressão aumenta o risco de infarto em até 4 vezes e a mortalidade cardiovascular em pacientes com ou sem doença cardíaca.

Os mecanismos possíveis seriam semelhantes ao do estresse descritos anteriormente.

Além disso, o tratamento adequado com antidepressivos reduz o risco cardiovascular, de acordo com estudo clínico que avaliou o tratamento de depressão em pacientes que sofreram IAM em relação a novos eventos cardiovasculares.

Outros Fatores

HOMOCISTEÍNA

Esta enzima potencializa a auto-oxidação do LDL-C, estimula a proliferação celular do músculo liso vascular e interfere no relaxamento induzido pelo óxido nítrico. A deficiência alimentar de ácido fólico e vitamina B6 eleva os níveis de homocisteína. Apesar de dados sinalizarem com a confirmação da homocisteína para fator de risco independente de DAC, não há, até o momento, suporte para a sua dosagem rotineira.

PROCESSOS INFLAMATÓRIOS – PROTEÍNA C-REATIVA DE ALTA SENSIBILIDADE (PCR-as)

Estudos anatomopatológicos caracterizam a aterosclerose como processo inflamatório crônico.

Entre os diversos marcadores de atividade inflamatória, a PCR-as foi a mais estudada. A sua dosagem pode ser determinada como auxiliar na determinação do risco de aterosclerose clínica.

Indivíduos acima do percentil 3 de distribuição encontram-se sob maior risco de eventos que os com percentis 1 e 2. Nestes pacientes deve ser enfatizado o tratamento adequado e controle agressivo dos fatores de risco concomitantes.

FATORES TROMBOGÊNICOS – FIBRINOGÊNIO

O fibrinogênio, assim como outros fatores da coagulação, têm sido relacionados ao risco cardiovascular. Os níveis de fibrinogênio elevados estão associados a fatores como tabagismo, hiperlipemia, idade e hipertensão arterial, podendo ser reduzidos com o controle sistemático desses fatores. Não está recomendada, portanto, a dosagem rotineira do fibrinogênio e demais fatores hemostáticos.[16]

CONCLUSÃO

Mudanças de Estilo de Vida

Medidas preventivas podem modificar em até 50% a qualidade e expectativa de vida da população. Se compararmos com a medicina da intervenção ou hospitalar, este impacto é de apenas 10%. A educação continuada em programas básicos de assistência que estimulem a prática regular de exercícios físicos, orientação alimentar, combate ao tabagismo e ao uso excessivo do álcool, são medidas primordiais para a informação da comunidade.

A expectativa de vida mundial aumentou em conseqüência do progresso em todos os setores sociais.

Sofremos as conseqüências desse processo, pois o estilo atual de viver fomenta o estresse, os péssimos hábitos alimentares e o sedentarismo. Pagamos caro por tudo isso.

Geneticamente, somos homens das cavernas montados em carros automáticos, usando controle remoto e abusando do *fast food*. Trabalhemos, portanto, para que não sejamos reduzidos a montanhas de tecido adiposo metabolicamente ativo.

Os fatores de risco para doença aterosclerótica atuam de forma sinérgica à medida que associados, concorrem para o aumento do risco de eventos cardiovasculares.

O cálculo do risco individual é realizado para que medidas preventivas sejam implantadas, diminuindo, assim, a possibilidade da ocorrência de eventos ao longo dos anos.

Todos os fatores acima mencionados contribuem para a lesão do endotélio vascular, berço de todo o problema.

Devemos ter em mente que a redução do risco deve ser feita através da abordagem individual, na extensão de toda

Quadro 19.4 Fatores Envolvidos na Disfunção Endotelial e Doença Aterosclerótica. Adaptado de Dzau e Gibbons, 1997

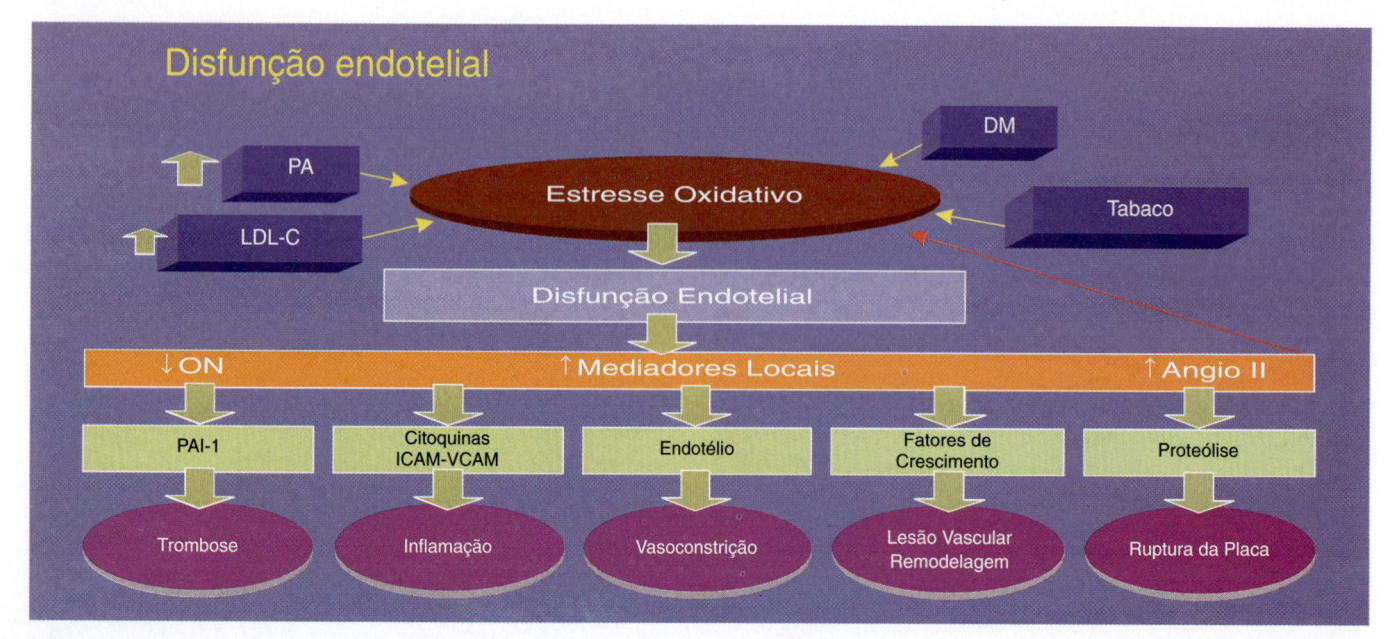

sua complexidade, para que mudanças de hábitos sejam transformadas em atitudes definitivas.

Todo paciente com risco potencial pode e deve contar com seu médico para que tais modificações aconteçam de forma gradual, positiva e consistente.

REFERÊNCIAS BIBLIOGRÁFICAS

1. 33rd Bethesda Conference. Preventive Cardiology: how can we do better? *J Coll Cardiol* 2002; *4*:579-651.
2. Anderson KM, Castelli WP, Levy DL. Colestherol and mortality: 30 years of follow up from the Framingham Study. *JAMA* 1987; *257*:2.176-80.
3. Cohen J. ABCs of secondary prevention of CHD: easier said end done. *Lancet* 2001; *357*:972-3.
4. De Fronzo RA, Ferranini E. Insulin resistance – a multifaceted syndrome responsible for NIDDM, obesity, hypertension, dyslipidemia and atherosclerotic cardiovascular disease. *Diabetes Care* 1991; *14*:173-94.
5. Halpern DA, Matos A, Suplicy HL, Mancini M, Zanella MT. Obesidade. Lemos Editorial, Brasil, 1998; I:20-53.
6. EUROASPIRE I and II Group. Clinical reality of coronary prevention guidelines: a comparison of EUROASPIRE I and II in nine countries. *Lancet* 2002; *357*:995-1.001.
7. Excecutive Summary of the Third Report of the National Cholesterol Education Program (NCEP) Expert Panel of Delection, Evaluation and Treatment of High Blood Cholesterol in Adults (Adults Treatment Panel III). *JAMA* 2001; *285*:2.486-97.
8. Hubert HB, Feinleib M, McNamara PM *et al*. Obesity as an independent risk factor for cardiovascular disease: A 26 –year follow up of participants in the Framingham Heart. *Circulation* 1983; *67*:968-77.
9. Jacques Genest, Terge R. Pedersen. Prevention of Cardiovascular Ischemic Events. *Circulation* 2003; *107*:2.059-65.
10. Mion JR, Nobre F. Risco Cardiovascular Global. Lemos Editorial, Brasil, 2000; *2*:139-47.
11. MIRACLE – Schwartz GG *et al. JAMA* 2001; *285*:1.711-18.
12. Moutin P. The vascular risk in the diabetic: the lipid factor, from epidemiological intervention trials. Diabetes Methabolic 1999; *25*(suppl.3):41-5.
13. Pearson TA, Fuster V. 27th Bethesda Conference: matching the intensity of risk factor management with the hazard for coronary disease events. Executive Summary. *J Am Coll Cardiol* 1996; *27*:961-3.
14. Prevention of cardiovascular events and death with pravastatin in patients with coronary artery disease and abroad range of inicial cholesterol levels. The Long term Intervention with Pravastatin in Ischaemic Disease (LIPID) Study Group. *N Engl J Med* 1998; *339*:1.349-57.
15. PRISM – Heeschen C *et al. Circulation* 2002; 105(12):1.446-52.
16. Kreisberg R, Oberman A. Lipids and Atherosclerosis: Lessons Learned from Randomized Controlled Trials of Lipid Lowering and Other Relevant Studies. *J Endocrinol Metab* 2002, 87(2):423-37.
17. Sauer *et al*. Depression and Cardiovascular System. *Circulation* 2001; *104*;1.894-8.
18. Scandinavian Sinvastatin Survival Study Group. Randomized trial of cholesterol lowering in 4444 patients with coronary heart disease: the scandinavian sinvastatin survival study (4S). *Lancet* 1994; 344:1.383-5.
19. Sociedade Brasileira de Cardiologia – III Diretrizes Brasileiras sobre Dislipidemias e Diretriz de Prevenção da Aterosclerose. *Arq Bras Card* 2001; 77:4-28.
20. UKPDS 44. *Diabetes Care* 1999; *22*:960-4.
21. WHO. Obesity: preventing and managing a global epidemic. Report of a WHO Consultation on Obesity. World Health Organization, Geneva, 1998.
22. Wilson D'Agostino RB, Levy D, Belanger AM, Silbershatz H, Kannel WB. Prediction of Coronary Heart Disease using Risk Factor Categories. *Circulation* 1998; 97:1.837-47.

CAPÍTULO 20

ATEROSCLEROSE E ATEROTROMBOSE VASCULAR

David P. Brasil

INTRODUÇÃO

A aterosclerose, no passado considerada uma doença decorrente de simples depósitos lipídicos, apresenta-se na concepção atual como um complexo e dinâmico processo inflamatório. Recentes avanços em pesquisa experimental têm demonstrado que o papel da inflamação em mediar os diferentes estágios evolutivos da aterosclerose é fundamental desde a início da formação da placa, passando pela progressão da mesma e culminando na geração do fenômeno aterotrombótico. Estes achados confirmam a importância da correlação entre os fatores de risco cardiovascular e os mecanismos da aterogênese. Assim, resultados de ensaios clínicos comprovam que o conceito de inflamação e aterosclerose aplica-se à realidade clínica quando demonstram que a elevação de marcadores inflamatórios prediz desfechos agudos, como as síndromes coronarianas agudas (SCA), e que determinados tratamentos que reduzem o risco coronário também atuam limitando o processo inflamatório.

FORMAÇÃO DA PLACA DE ATEROMA E BIOLOGIA DA INFLAMAÇÃO

A ciência da biologia da inflamação aplicada ao fenômeno da aterosclerose tem sido fundamental na compreensão de mecanismos subjacentes ao início do acúmulo lipídico na parede vascular e ao recrutamento precoce de leucócitos na lesão aterosclerótica nascente. O endotélio normal não parece ser susceptível de aderir células brancas; entretanto, logo após o início de dietas aterogênicas, a monocamada endotelial torna-se inflamada e células endoteliais começam a expressar em sua superfície moléculas de adesão seletivas, como a molécula de adesão celular vascular-1 (VCAM-1), a molécula de adesão intercelular-1 (ICAM-1) e as selectinas, que atuam atraindo vários tipos de leucócitos. Em especial a VCAM-1 adere-se especificamente ao tipo de leucócitos comumente encontrados em placas de ateroma humanas e experimentais – os monócitos e linfócitos T (Fig. 20.1).

Citocinas pró-inflamatórias expressadas no interior do ateroma atuam como fatores quimiotáticos, atraindo e direcionando os leucócitos na sua migração em direção ao interior da íntima. Mediadores inflamatórios, como o fator de estimulação das colônias de macrófagos (M-CSF), contribuem para a diferenciação dos monócitos em macrófagos, além de aumentarem a expressão de seus receptores de limpeza (*scavenger receptors*). Maior expressão dos receptores conduz a mais intensa captação de partículas lipoprotéicas modificadas – as LDL oxidadas, hidroperóxidos lipídicos, lisofosfolípides e compostos carbonil – e conseqüente aumento da formação de células espumosas (Fig. 20.1). Além disso, o M-CSF e outros mediadores podem induzir a replicação de macrófagos dentro da íntima.[1]

A resposta inflamatória é mediada pela ativação de fatores de transcrição, como o fator nuclear κβ, o qual induz a transcrição de citocinas, incluindo o fator de necrose tumoral-α (TNF-α) e a interleucina-6 (IL-6). No decorrer da evolução da lesão, linfócitos T e B juntam-se aos macrófagos e a outras células residentes na parede vascular e secretam citocinas e fatores de crescimento que podem promover a proliferação e migração de células musculares lisas (CML), originalmente provenientes da túnica média. Entre estas citocinas inflamatórias e fatores de crescimento destacam-se o interferon-γ e a linfotoxina (fator de necrose tumoral-β [TNF-β]) (Fig. 20.1).

A população de CML nas placas de ateroma influenciam o nível de colágeno, pois são fonte crítica destas macromoléculas da matriz extracelular. Estímulos inflamatórios pelas citocinas podem promover apoptose de CML (conforme dis-

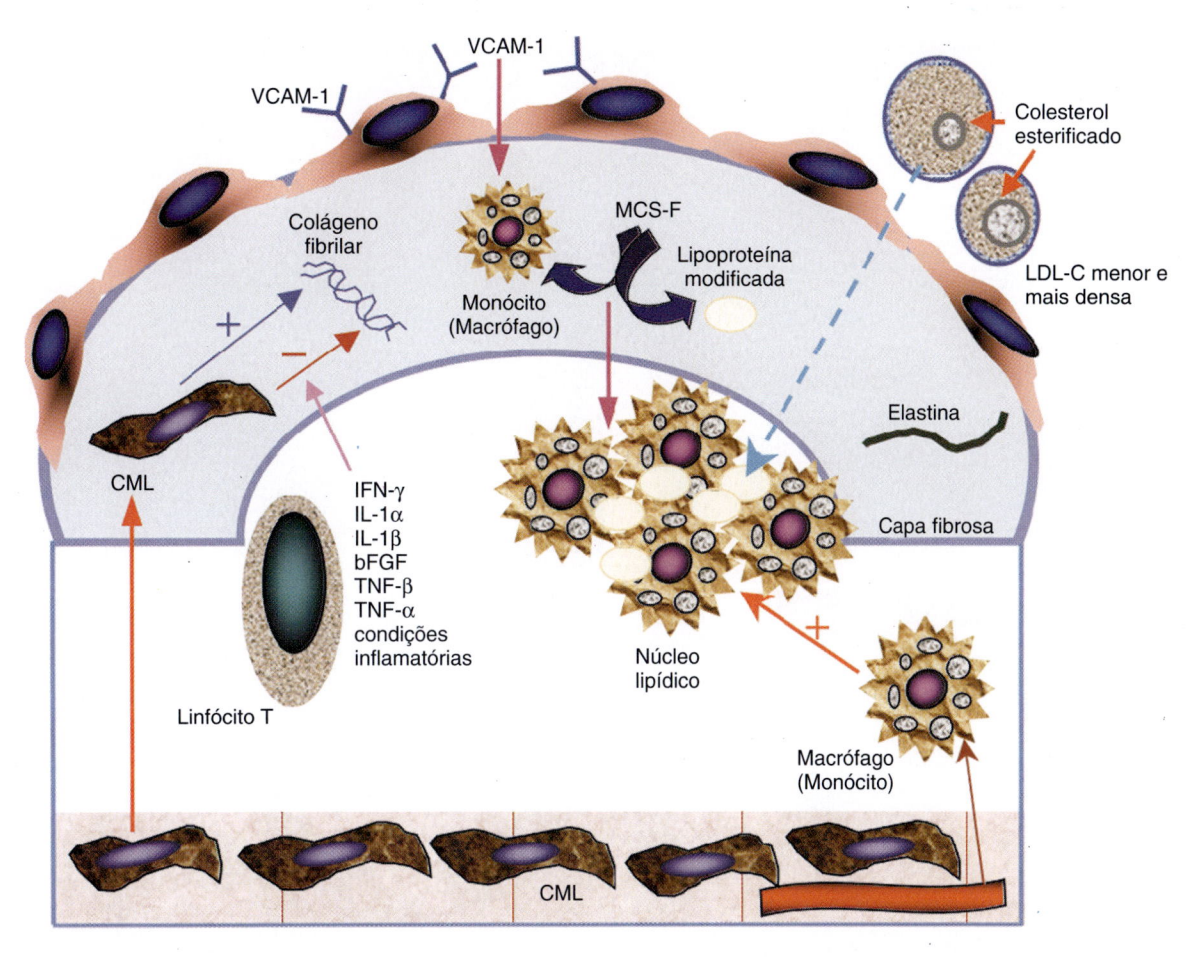

Fig. 20.1 Formação da placa de ateroma e biologia da inflamação no tecido aterosclerótico (ver descrição no texto).

cutido no próximo item deste capítulo). Assim, a rarefação de CML na capa fibrosa da placa pode arriscar a integridade da mesma, já que estas células reparam e mantêm o colágeno matricial. Paradoxalmente, estas CML, em resposta ao estímulo inflamatório, expressam enzimas especializadas em degradar a matriz extracelular – as metaloproteases matriciais (Fig. 20.2) – que digerem o colágeno e a elastina da capa fibrosa da placa. A contínua degradação da matriz de colágeno facilita a penetração de outras CML através da lâmina elástica da placa em crescimento. Paralelamente, as CML podem também expressar fatores teciduais pró-coagulantes e, sob efeito da trombina, sofrem ativação inflamatória, produzindo IL-6 em larga escala. Em concomitância, mediadores inflamatórios podem inibir a síntese de colágeno e ainda estimular a expressão de colagenases pelas células espumosas no interior da íntima. Ao longo do tempo, a contínua redução da densidade da matriz irá adelgaçar substancialmente a capa fibrosa protetora da placa, a ponto de torná-la fraca e susceptível a rompimento (Fig. 20.3). A interconexão de linfócitos T e macrófagos aumenta a expressão de potentes fatores teciduais pró-coagulantes que, com o rompimento da placa, ativarão o fenômeno aterotrombótico.

A correlação entre inflamação e risco cardiovascular tem sido confirmada em diversas publicações. Ainda assim, o mecanismo pelo qual marcadores inflamatórios como a proteína C reativa (PCR) estão elevados em indivíduos com alto risco de desfechos cardiovasculares agudos não está completamente elucidado. Um outro exemplo de marcador, o ligante solúvel CD40 (sCD40L) – um ligante na superfamília TNF –, está elevado em pacientes com SCA e é preditor de risco de eventos cardiovasculares futuros. Níveis elevados de sCD40L foram correlacionados com LDL-C elevado e aumento da ativação plaquetária e sugeridos como tendo um papel na coagulação.

ASPECTOS DA TROMBOGÊNESE NA ATEROTROMBOSE: IMPLICAÇÕES DA APOPTOSE VASCULAR

Apoptose é uma forma de morte celular na qual uma seqüência programada de eventos conduz à eliminação das células. Evidências experimentais demonstram que células apoptóticas, quando presentes em placas de ateroma, teriam de ser rapidamente removidas do tecido pelos fagócitos para evitar a indução de resposta inflamatória. Entretanto, estudos recentes *in vitro* sugerem que a remoção de células apoptóticas de placas de ateroma pode ser ineficiente devido à complexidade do tecido. Fosfolípides oxidados e anticorpos

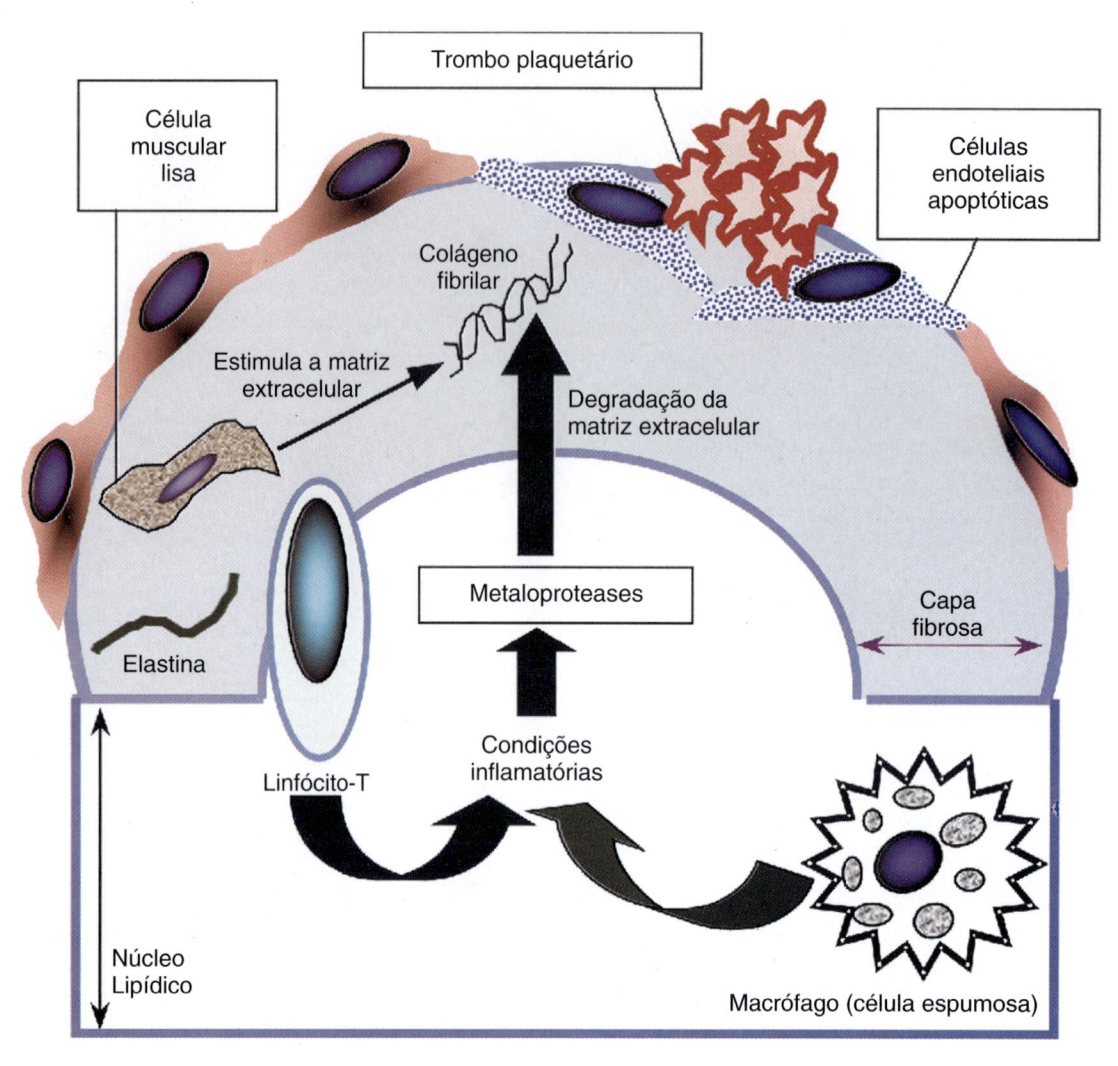

Fig. 20.2 Aterotrombose: implicações inflamatórias e da apoptose endotelial do lúmen na trombogênese (ver descrição no texto).

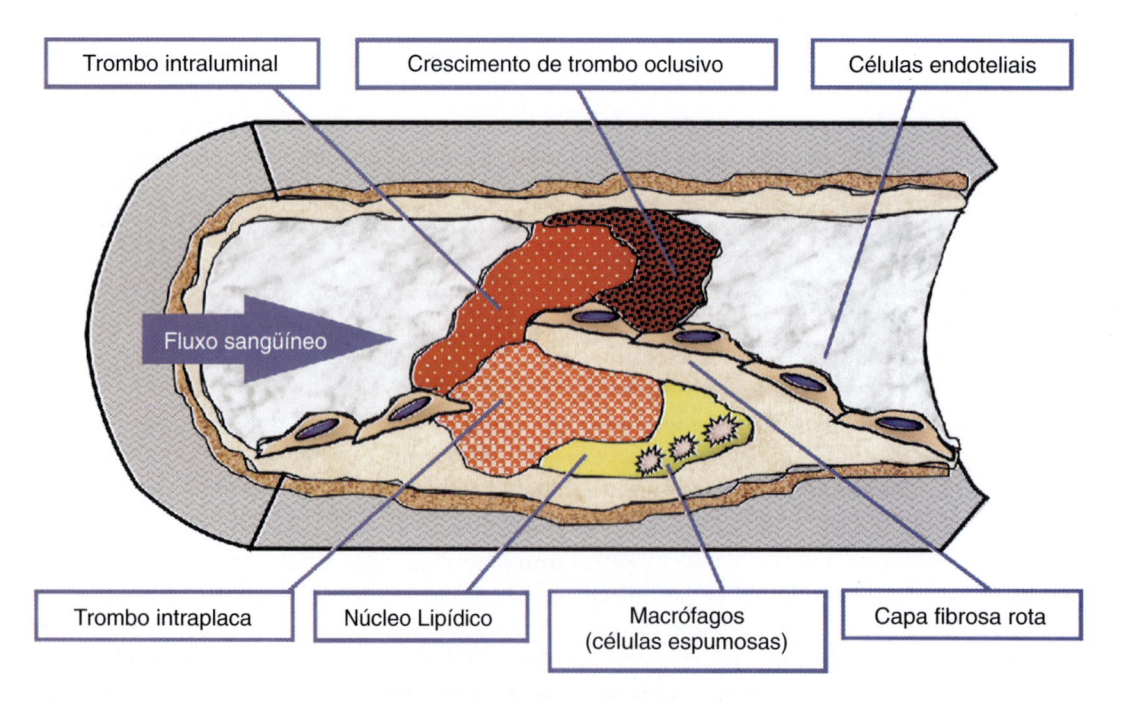

Fig. 20.3 Modelo de aterotrombose arterial aguda: evolução fisiopatológica da reação trombótica vascular.

dirigidos contra eles alteram o reconhecimento de células apoptóticas pelos macrófagos nas placas de evolução avançada. Portanto, é provável que a capacidade de as células espumosas removerem tais produtos de apoptose esteja prejudicada em ambientes oxidados, fazendo com que a persistência dos mesmos perpetue a resposta imunoinflamatória.

Um outro fenômeno de fundamental importância no processo aterotrombótico é que a apoptose em placas ateroscleróticas parece desempenhar importante potencial pró-coagulante. A fosfatidilserina na membrana citoplasmática é considerada um marcador de células em processo de apoptose. Assim, a exposição dessa fosfatidilserina da superfície de células apoptóticas, como linfócitos, monócitos, CML ou células endoteliais, pode induzir a hipercoagulabilidade. Tem sido demonstrado que a simples erosão de placas de ateroma, sem a necessária rotura da capa fibrosa que recobre o núcleo lipídico, pode predispor a SCA e que a apoptose de células endoteliais do lúmen pode ser o principal fator a conduzir à erosão e à trombose (Fig. 20.2).

Publicações como a de Mallat e cols. postularam que vários dos benefícios mostrados por inibidores da ECA em grandes ensaios clínicos podem ter tido como potencial causa a redução da apoptose celular pela inibição do efeito pró-apoptótico da angiotensina II. Os autores também prevêem o aparecimento de marcadores de apoptose que prognostiquem o risco de aterotrombose aguda vascular, ratificando a importância clínica do fenômeno apoptótico na doença aterotrombótica. Assim, micropartículas circulantes apoptóticas e não-apoptóticas funcionariam como preditores de tendência à formação de trombos.

EVOLUÇÃO FISIOPATOLÓGICA DA ATEROTROMBOSE EM DIFERENTES TERRITÓRIOS ARTERIAIS

Aterotrombose é um processo de doença generalizada que afeta artérias de médio e amplo calibre em ramificações por toda a árvore vascular sistêmica. O fator ativador de todo o processo que conduzirá à isquemia tecidual é a rotura da placa aterosclerótica, seguida da formação do trombo plaquetário. Entretanto, eventos trombóticos nem sempre manifestam-se clinicamente, e muitas vezes a reação trombótica permanece circunscrita à parede do vaso afetado. Trombos parietais podem ainda contribuir para o crescimento de placas de ateroma pela infiltração de CML. É fato também que trombos intravasculares podem apresentar evolução diversa, que vai desde a obstrução completa ou parcial do ramo arterial (Fig. 20.3) até o desencadeamento da formação de microêmbolos de material trombótico que irão comprometer a microcirculação dos tecidos distais. Dessa forma, agregados plaquetários intramiocárdicos são achados em concomitância com trombos não-oclusivos em pacientes que apresentaram morte súbita por angina instável, levando à conclusão que a extensão de dano tecidual está também correlacionada ao que ocorre na microcirculação.

A aterotrombose é a maior causa subjacente de desfechos clínicos, como as SCA, o acidente vascular cerebral (AVC) isquêmico e a doença arterial obstrutiva periférica (DAOP). As SCA, por exemplo, ocorrem como resultado de uma seqüência de fenômenos fisiopatológicos aterotrombóticos que culminam em isquemia e infarto do miocárdio (IM). Assim, por ser a doença arterial coronariana (DAC) de alta prevalência na população, pode-se imaginar que um amplo contingente de indivíduos deveria estar sob risco diário de eventos isquêmicos como estes, devido à presença de placas instáveis em estágios subclínicos de evolução. Entretanto, placas rotas são achadas ao estudo anatomopatológico em 10% dos indivíduos com aterosclerose que morreram de causas não-cardíacas e, de modo contrário, microtrombos são freqüentemente encontrados à distância da lesão considerada culpada em indivíduos que morreram por SCA, conforme já mencionado anteriormente.

A análise da complexidade de placas coronarianas em pacientes com IM correlaciona-se estreitamente com o curso evolutivo complicado destas placas. Goldstein e cols. examinaram placas de ateroma classificadas como complexas em angiogramas de 253 pacientes com IM. As placas analisadas estavam anatomicamente posicionadas à distância da lesão principal considerada culpada, em ramo arterial diferente, ou a pelo menos 5cm da lesão principal com um segmento arterial intermediário livre de doença. Placas com redução luminal maior que 50% pela análise quantitativa foram consideradas complexas quando apresentavam duas ou mais das seguintes características: defeito de enchimento intraluminal, ulcerações, irregularidades ou redução de fluxo distal. Apesar de a gravidade da estenose dessas placas secundárias ter sido menor que nas placas diretamente relacionadas ao IM, o fluxo arterial distal mostrou-se reduzido em 27% delas. Pacientes com múltiplas placas complexas à distância apresentaram mais freqüentemente necessidade de procedimentos cirúrgicos de revascularização de urgência, episódios recorrentes de SCA e angioplastia de repetição. A análise, baseada em múltiplas variáveis, demonstrou que a presença de várias lesões complexas foi o mais forte preditor de curso evolutivo complicado.

Um ponto de importância a ser ressaltado é que a proporção de desfechos isquêmicos atribuível a fenômenos locais de aterotrombose varia de acordo com o leito vascular. Na claudicação intermitente de membros inferiores, por exemplo, a dependência é quase total, enquanto que no AVC isquêmico menos da metade dos episódios podem ser correlacionados à aterotrombose local. Outro registro de importância é que a ocorrência de um evento isquêmico conseqüente à aterotrombose num determinado território vascular implica que fenômeno semelhante já possa ter ocorrido em outros territórios, ainda que silenciosamente do ponto de vista clínico. Conclui-se, portanto, que a aterotrombose sintomática em um leito vascular é freqüentemente indicativa de doença sistêmica disseminada.

CARACTERÍSTICAS EPIDEMIOLÓGICAS DA ATEROTROMBOSE EM SEUS DIVERSOS SÍTIOS

As três principais manifestações clínicas da aterotrombose são a doença isquêmica miocárdica, a isquemia cerebral e a isquemia crítica de membros inferiores. As duas primeiras, juntas, fazem com que o fenômeno de aterotrombose responda pela principal causa de mortalidade. O AVC é a terceira causa mais freqüente de morte nos países ocidentais, após doença cardiovascular e neoplasias, e a principal causa de incapacitação física. O AVC isquêmico representa 80% de todos os tipos de afecções vasculocerebrais. Embora a maior causa de morte entre pacientes com doença oclusiva das artérias extracranianas seja o infarto agudo do miocárdio, a maior causa de morte entre sobreviventes de AVC é a recorrência de novos episódios de AVC.

Vinte a 30% dos AVC são causados por doença oclusiva das artérias carótidas. As placas ateromatosas no território carotídeo são responsáveis por ampla porção dos episódios de AVC isquêmico embólico. Placas na bifurcação das carótidas, fenômeno considerado o acometimento mais comum do sistema carotídeo extracraniano, têm potencial para causar tanto estenose como embolia. Kallikazaros e cols. demonstram que a presença de placas carotídeas reflete a coexistência de placas aórticas, ao passo que a ausência de placas em carótidas não implica necessariamente a ausência de placas aórticas.

Um outro sítio de importância no acometimento pela doença aterotrombótica é o sistema arterial de membros inferiores. Collins e cols.[17] avaliaram recentemente a prevalência de DAOP em população etnicamente diversa, baseada na medida do índice tornozelo-braquial (ITB). Foi considerado ponto de corte para o diagnóstico de DAOP um ITB abaixo de 0,9. A prevalência acima dos 50 anos variou entre 13,2 e 22,8% e, entre os diagnosticados para DAOP pelo ITB reduzido, apenas 7,5% apresentavam sintomas de claudicação intermitente.

O estudo de Edimburgo (*Edinburgh Artery Study*) investigou prospectivamente, por 5 anos, a prevalência da associação de aterosclerose em diferentes territórios arteriais em homens e mulheres com idade variando de 55 a 74 anos. Evidências de DAC estiveram presentes em 71% dos pacientes com DAOP sintomática (claudicação intermitente) e em 54% daqueles com DAOP assintomática. Também o estudo ARIC (*Atherosclerosis Risk in Communities*) demonstrou que a probabilidade de pacientes com DAOP terem DAC ou doença cerebrovascular associada ou precedente foi de três a cinco vezes maior que nos indivíduos não portadores de DAOP.

Aronow e Ahn avaliaram prospectivamente a prevalência de aterotrombose em múltiplos territórios arteriais (coronárias, artérias periféricas e infarto cerebral) em idosos de ambos os sexos. Da coorte total estudada, 5% dos pacientes desenvolveram aterotrombose sintomática nos três sistemas arteriais, 20% em pelo menos dois sistemas arteriais principais e 30% dos pacientes com DAOP tiveram também evidências de aterotrombose coronária ou cerebrovascular. Os indicadores epidemiológicos aqui referidos reforçam o caráter sistêmico e inter-relacionado da doença aterosclerótica vascular.

ATEROSCLEROSE, INFLAMAÇÃO E FATORES DE RISCO

Alguns fatores de risco para o desenvolvimento de aterosclerose correlacionam-se com domínios arteriais específicos. É o caso, por exemplo, do tabagismo em relação ao envolvimento de artérias pélvicas e de membros inferiores e da hipertensão arterial em associação com as artérias cerebrais intracranianas. Em estudo recente, o diabetes melito tipo 2, a resistência à insulina e o etilismo foram associados com aumento da rigidez arterial e risco de desenvolvimento de aterotrombose.

No tocante às dislipidemias, além das lipoproteínas de baixa densidade (LDL), outras partículas lipoproteicas, como as lipoproteínas de muito baixa densidade (VLDL) e as lipoproteínas de densidade intermediária (IDL), também apresentam potencial aterogênico. Estas partículas podem sofrer modificação oxidativa da mesma maneira que as LDL. Adicionalmente, recentes publicações sugerem que partículas κβ-VLDL podem, por si, ativar funções inflamatórias de células endoteliais vasculares.

O papel das lipoproteínas de alta densidade (HDL) no transporte reverso do colesterol é amplamente descrito na literatura como o mais importante mecanismo pelo qual as HDL protegem contra aterosclerose. Entretanto, é mister lembrar que as HDL podem também desenvolver sua ação protetora vascular através de outros meios, como:

- O transporte de potentes enzimas antioxidantes – a acetilhidrolase e a paraoxonase – que quebram os lípides oxidados e neutralizam seus efeitos inflamatórios.
- Proteção do LDL contra oxidação.
- Redução da resposta inflamatória de células endoteliais.
- Inibição da via de coagulação.
- Disponibilização de óxido nítrico.

Extensa revisão recente analisa a interação das lipoproteínas com a inflamação e o processo aterogênico, enfatizando o papel da redução do LDL-C no prolongamento da vida e na redução dos desfechos. Similarmente, é provável que o aumento do HDL-C melhore a incidência de tais desfechos, embora essas evidências sejam menos robustas até o momento. Melhor elucidação dos mecanismos específicos pelos quais a mudança do perfil lipídico por agentes terapêuticos pode atuar favoravelmente, atenuando o processo inflamatório e suas consequências sobre as placas de ateroma, emerge continuamente.

Evidências crescentes indicam que o processo inflamatório pode também participar na hipertensão arterial, assim como ocorre na aterosclerose, estabelecendo um elo fisiopatológico entre as duas condições vasculares. O sistema renina-angiotensina exerce papel central na patogênese da doença cardiovascular. No nível molecular e celular, a angiotensina II, importante peptídeo circulante do sistema, estimula componentes-chave da aterosclerose. Além de suas propriedades vasoconstritoras, a angiotensina II pode induzir inflamação da íntima vascular por meio do aumento da produção do ânion superóxido celular, bem como do aumento da expressão de citocinas como a IL-6 e a proteína quimioatrativa de monócitos-1 (MCP-1) em CML e VCAM-1 em células endoteliais. Investigando outros efeitos deletérios desse peptídeo sobre a parede vascular, Dimmeler e cols. observaram redução de apoptose em células endoteliais venosas humanas pela inibição do efeito pró-apoptótico da angiotensina II. Ainda a propósito da apoptose em células da parede vascular, Sharma e cols. comprovaram a ocorrência do fenômeno em ratos submetidos a IM por oclusão coronária e identificaram alterações apoptóticas em CML cultivadas de aortas de ratos expostas à angiotensina II. Os resultados desse estudo sugeriram, similarmente, que o fenômeno de apoptose vascular ocorrido no modelo de infarto poderia estar relacionado aos níveis circulantes elevados da angiotensina II, uma vez que o bloqueio dos receptores desse peptídeo pelo losartan inibiu a apoptose. O clássico estudo HOPE (*Heart Outcomes Prevention Evaluation*) confirmou a eficácia clínica do inibidor da ECA ramipril em reduzir significativamente desfechos de maior importância, como IM e AVC, mediante controle da modulação do sistema renina-angiotensina. Alguns desses benefícios clínicos podem ter sido derivados da atenuação do efeito pró-inflamatório e pró-apoptótico da angiotensina II pelo inibidor da ECA. Portanto, de modo geral, ensaios clínicos e experimentais confirmam que o bloqueio das vias de sinalização do sistema renina-angiotensina retarda a progressão das placas de ateroma e reduz desfechos isquêmicos.

DETECÇÃO DA DOENÇA ATEROSCLERÓTICA EM DIFERENTES TERRITÓRIOS ARTERIAIS: PRESENTE E FUTURO

A tecnologia de diagnóstico atual permite avaliar a aterosclerose em diferentes territórios arteriais. Entre os métodos empregados estão:

- *Angiografia convencional radiográfica e de subtração digital*: técnicas de avaliação disponíveis para diversas manifestações de doença vascular. Avaliam o lúmen vascular, visualizam o perfil arterial e detectam estenoses de origem aterosclerótica.
- *Angiografia radioisotópica*: radionuclídeos injetados perfundem os tecidos e formam imagens. Detecta áreas de tecido hipocaptante que podem indicar déficit perfusional por isquemia.
- *Fonoangiografia de carótida*: normalmente, o fluxo sanguíneo laminar gera sons fisiológicos. Em áreas de placas de ateroma, porém, o fluxo torna-se turbulento e produz frêmito carotídeo.
- *Ultra-sonografia Doppler de carótidas* (duplex-scan *de carótidas*): feixes ultra-sônicos percebem alterações do fluxo no território carotídeo.
- *Imagem por ressonância magnética (RM)*: apresenta alta resolução de contraste para detectar infartos cerebrais menores e agudos, além de ser útil para confirmar a presença, a localização e o tamanho de aneurismas e malformações arteriovenosas. A angiografia por ressonância magnética é uma técnica não-invasiva com aplicabilidade na avaliação das artérias extracranianas.
- *Ultra-som de alta resolução*: publicações recentes sugerem que a medida da espessura intima-média de diferentes territórios arteriais possa atuar como novo marcador não-invasivo de aterosclerose.
- *Índice tornozelo-braquial (ITB)*: estudo recente avaliou a correlação entre o ITB, a cinecoronariografia e o ultra-som de alta resolução de carótidas e femorais. O ITB < 0,90 foi preditor de desfechos cardiovasculares (mortalidade, IM não-fatal, angina instável) e da extensão de doença coronariana (número de vasos acometidos), refletindo o caráter sistêmico da doença aterosclerótica.
- *Tomografia computadorizada (TC)*: tem aplicabilidade na detecção de calcificações pesadas das artérias carótidas internas intracranianas, sugerindo formação de placas ateromatosas.

Aproveitando o envolvimento de processos moleculares no fenômeno aterotrombótico, novas modalidades tecnológicas de imagem têm sido desenvolvidas e estão atualmente em avaliação. Foi recentemente demonstrado que é possível o uso de anticorpos acoplados a contraste que teriam como alvo certas moléculas na placa de ateroma. Tais anticorpos marcados seriam detectados por imagem de ressonância magnética (RM), atuando como "potencializadores moleculares" e incrementando a capacidade de exames não-invasivos diagnosticarem placas vulneráveis de alto risco. Esta tecnologia pretende identificar, por imagem, importantes aspectos biológicos na placa, como a inflamação (pela atividade das metaloproteases matriciais e alterações térmicas locais) e a apoptose celular. O ganho substancial dessa técnica relaciona-se à oportunidade de observar modificações na biologia vascular, avaliando prognóstico evolutivo das placas e efeitos do tratamento clínico com medicamentos.

MEDICINA BASEADA EM EVIDÊNCIAS APLICADA AO TRATAMENTO DA DOENÇA ATEROTROMBÓTICA

O tratamento da doença aterotrombótica começa necessariamente pelo controle dos fatores de risco cardiovasculares, visando prevenir a incidência de aterosclerose (prevenção primária) e controlar a evolução e a instabilidade das placas de ateroma já formadas (prevenção secundária). Em adendo, deve-se lembrar que prevenção secundária de evento isquêmico em território afetado contribui para a prevenção primária em outros territórios arteriais à distância susceptíveis ao desenvolvimento de aterosclerose.

Devido à natureza sistêmica do fenômeno aterosclerótico, a terapia antiplaquetária tem comprovadas evidências de consistente benefício na prevenção de desfechos aterotrombóticos em todos os leitos vasculares arteriais. Seus objetivos fundamentais são a prevenção da ocorrência de desfechos isquêmicos agudos através da inibição da formação do trombo plaquetário e a proteção tecidual distal, evitando o fenômeno de microembolização anteriormente relatado. Diversos ensaios clínicos comprovam o papel desse grupo de drogas na redução de eventos como o IM, o AVC e a isquemia periférica.

O ácido acetilsalicílico interfere com a biossíntese do tromboxano A_2 e prostaciclinas. A metanálise do *Antiplatelet Trialists' Collaboration* investigou extensamente o tratamento antiplaquetário em comparação ao placebo; o medicamento mais avaliado foi o ácido acetilsalicílico, em doses médias de 75 a 325mg/dia. Doses nesta margem foram similarmente eficazes, e não houve evidência de que doses mais elevadas fossem mais efetivas que as doses médias em prevenir eventos vasculares. Os resultados, englobando todos os pacientes considerados de alto risco juntos, indicaram redução de um terço no risco de cada desfecho – IM não fatal, AVC não fatal e morte vascular (2P < 0,00001 para cada desfecho).

As tienopiridinas são drogas que inibem a ativação plaquetária por bloquearem os receptores de ADP das plaquetas. A ticlopidina, um dos primeiros membros desta classe de medicamentos, mostrou significativa vantagem sobre o ácido acetilsalicílico no estudo TASS (*Ticlopidine Aspirin Stroke Study*), na prevenção secundária de pacientes de alto risco pós-AVC isquêmico. No estudo sueco STIMS[37] (*Swedish Ticlopidine Multicentre Study*), a ticlopidina foi comparada ao placebo para verificar a incidência de IM, AVC e ataque isquêmico transitório (AIT) ao longo de 5 anos em pacientes com claudicação intermitente. O estudo mostrou melhora na taxa de sobrevida de pacientes tratados.

O clopidogrel, outra tienopiridina mais recentemente disponível, foi avaliado em megaestudo prospectivo – o CAPRIE (*Clopidogrel versus Aspirin in Patients at Risk of Ischemic Events*) – para pacientes com IM, AVC recente ou doença vascular periférica estabelecida. Na comparação entre clopidogrel (75mg/dia) e ácido acetilsalicílico (325mg/dia) houve redução de risco de 8,7% (p = 0,043) a favor do clopidogrel. O resultado mostrou que este antiplaquetário pode ser uma alternativa ao ácido acetilsalicílico para prevenir desfechos cardiovasculares em pacientes sob risco de eventos isquêmicos.

Desde a década passada uma série de importantes ensaios clínicos demonstrou a aplicabilidade das estatinas em reduzir desfechos cardiovasculares por alterarem favoravelmente o perfil lipídico e atuarem sobre mecanismos biológicos das placas de ateroma em pacientes com doença isquêmica cardíaca estável. Estudos em portadores de DAC, como o 4S (*Scandinavian Simvastatin Survival Study*), o CARE (*Cholesterol and Recurrent Events*) e o LIPID (*Long-term Intervention with Pravastatin in Ischaemic Disease*), constituíram marcos fundamentais na determinação do papel atual das estatinas na terapêutica cardiovascular. Ao longo do tempo, o escopo dos efeitos desta classe de drogas tem sido ampliado pelas evidências experimentais surgidas e pelo melhor conhecimento clinicoterapêutico de suas ações. Recentes observações apontam para a capacidade das estatinas aumentarem a síntese e a liberação de óxido nítrico endotelial por hipermodularem a função da enzima óxido nítrico sintetase endotelial. Tal efeito promoveria vasodilatação e modificaria favoravelmente a resposta inflamatória, agregação plaquetária e proliferação de CML.

Todavia, faltava testar se o conjunto de efeitos protetores cardiovasculares das estatinas traria benefícios também para pacientes com doença coronariana instável. É sabido que pacientes que tiveram SCA estão sob risco de eventos isquêmicos recorrentes, mormente dentro dos primeiros 3 a 6 meses que sucedem ao evento – período em que mais freqüentemente ocorrem recorrências. O estudo MIRACL (*Effects of Atorvastatin on Early Recurrent Ischemic Events in Acute Coronary Syndromes*) foi idealizado para avaliar essa questão. Nele, os pacientes iniciaram a tomada de atorvastatina (80mg/dia) entre 24 e 96 horas após o início da SCA. O resultado mostrou redução significativa de eventos isquêmicos recorrentes (risco relativo de 0,84; IC 95% 0,70-1,00; p = 0,048). Também no estudo PRISM (*Platelet Receptor Inhibition in Ischemic Syndrome Management*), o pré-tratamento com estatinas associou-se a redução de eventos recorrentes dentro de 30 dias do início da SCA; entretanto, a interrupção da estatina depois do início dos sintomas suprimiu o efeito benéfico do pré-tratamento. Portanto, como relatado, alguns estudos já analisaram o uso de estatinas nas SCA, e se por um lado um conjunto de evidências mais robusto será possível no futuro com a vinda de resultados adicionais de outros ensaios em andamento, por outro lado os dados obtidos até o presente momento vão desenhando um racional para o uso de estatinas na doença coronariana aterotrombótica instável.

Evidências de importantes estudos clínicos no tratamento intervencionista da doença aterosclerótica em vários territórios vasculares não-coronarianos também estão disponíveis. No estudo ACAS (*Asymptomatic Carotid Atherosclerosis*), por exemplo, pacientes assintomáticos com lesões estenóticas de carótidas variando entre 60 e 90% foram randomizados para receber tratamento cirúrgico-clínico (endarterectomia + 325mg de ácido acetilsalicílico), comparado ao tratamento clínico sem cirurgia. O estudo foi interrompido após um seguimento médio de 2,7 anos devido ao significativo benefício cirúrgico.

Sullivan e cols. obtiveram resultados de perviedade angiográfica de 96, 81 e 73%, respectivamente, após 6, 12 e 24 meses, em pacientes submetidos a angioplastia transluminal percutânea e implante primário de *stent* em artérias ilíacas comuns e ilíacas externas. No entanto, no sistema femoropoplíteo, as oclusões predominam, sendo extensas e algumas vezes não adequadas ao procedimento de angioplastia. As estenoses maiores que 7cm são mais susceptíveis ao insucesso e, embora a dilatação dessas lesões seja tecnicamente possível, a taxa de perviedade de 6 meses pode ser menor. Outros capítulos desta edição discutem detalhes e aspectos relevantes do tratamento intervencionista da doença aterosclerótica.

PERSPECTIVAS FUTURAS NA PREVENÇÃO DE DESFECHOS CLÍNICOS ATEROTROMBÓTICOS: ONDE VAMOS?

Uma nova classe de agentes anticoagulantes orais, os inibidores diretos da trombina, demonstrou recentemente eficácia em reduzir a recorrência de desfechos aterotrombóticos coronarianos. O recém-publicado estudo ESTEEM (*Long-term Secondary Prevention After Myocardial Infarction*) avaliou a eficácia do novo anticoagulante ximelagatran, associado ao ácido acetilsalicílico, em prevenir a combinação dos desfechos de morte por todas as causas, IM não-fatal e isquemia recorrente grave após episódio recente de IM com ou sem elevação do segmento ST. Nesse estudo, 1.883 pacientes foram randomicamente alocados em cinco grupos, na proporção de 1:1:1:1:2. Os quatro primeiros grupos receberam doses respectivas de 24, 36, 48 e 60mg, duas tomadas diárias, de ximelagatran, enquanto que o quinto grupo recebeu o controle inativo. O período de tratamento foi de 6 meses, e todos os cinco grupos receberam adição de ácido acetilsalicílico na dose de 160mg/dia. A análise dos resultados por intenção-de-tratamento mostrou redução de risco de recorrência de eventos da ordem de 24% (p = 0,036) no grupo tratado com ximelagatran em relação ao placebo. Os autores concluíram que a associação ximelagatran/ácido acetilsalicílico foi mais eficaz em prevenir eventos cardiovasculares graves que o ácido acetilsalicílico isoladamente nos primeiros 6 meses após um episódio de IM. Enquanto estudos clínicos fase III com esse novo agente estão a caminho, os presentes resultados indicam um potencial promissor na doença aterotrombótica.

A classe das estatinas, não obstante já terem comprovado sua aplicabilidade sobre o controle dos níveis lipídicos, efeitos de estabilização da placa de ateroma e redução de desfechos cardiovasculares, contará brevemente, na prática clínica, com um novo representante de potente perfil de eficácia redutora de lípides, a rosuvastatina. Para o futuro, uma outra estatina está em fase de desenvolvimento, a pitavastatina. Encontram-se em andamento testes objetivando avaliar a capacidade de a rosuvastatina atuar sobre a placa de ateroma (ASTEROID, METEOR e ORION) e reduzir desfechos aterotrombóticos (AURORA e JÚPITER). O estudo ASTEROID avaliará o efeito da rosuvastatina sobre a regressão de ateromas das artérias coronárias em pacientes com DAC, através do ultra-som intravascular e da angiografia coronária quantitativa. Os dois outros ensaios avaliarão os efeitos da rosuvastatina sobre as artérias carótidas: ORION pela ressonância magnética de alta resolução em pacientes com estenose e hipercolesterolemia e METEOR pela espessura íntima-média em pacientes de baixo risco e evidências subclínicas de aterosclerose. O AURORA investiga os efeitos da rosuvastatina na redução de risco de eventos cardiovasculares maiores e sobrevida de pacientes renais graves sob tratamento hemodialítico crônico. O estudo JÚPITER, um megaensaio com 15.000 participantes, irá testar os efeitos da terapia de longo prazo com a rosuvastatina (20mg/dia) na prevenção primária de desfechos aterotrombóticos cardiovasculares em pacientes com baixos níveis de LDL-C e evidências inflamatórias pela PCR elevada.

Estudos experimentais têm demonstrado que o estímulo de peptídeos circulantes, como a angiotensina II e a serotonina (5-HT), altera a modulação do cálcio intracelular e induz a proliferação de CML aórticas de ratos, e que a inibição dos receptores vasculares do tipo 2A da serotonina (5-HT$_{2A}$) pelo sarpogrelato bloqueia tais efeitos e promove relaxamento cálcio-dependente de CML. Em publicação experimental recente, ratos foram submetidos a pré-tratamento de 3 dias com sarpogrelato (5mg/kg/dia) antes de procedimento de IM por ligadura de ramo coronário. Mortalidade, tamanho de área de infarto e dados hemodinâmicos (Fig. 20.4), bem como parâmetros eletrocardiográficos – nível de segmento ST (Fig. 20.5) e intervalo QT –, obtiveram significativa melhora nos grupos

	Controle	IM não tratado	IM tratado
• Tamanho do infarto (% de VE)	–	34,6 ± 2,5	24,7 ± 2,7**
• Mortalidade (%)	–	40	30**
• PDFVE (mmHg)	6,4 ± 0,3	14,7 ± 0,6*	10,3 ± 1,3**

*p < 0,05 comparado ao controle p-valor ANOVA teste
**p < 0,05 comparado ao IM não tratado
PDFVE = pressão diastólica final de ventrículo esquerdo

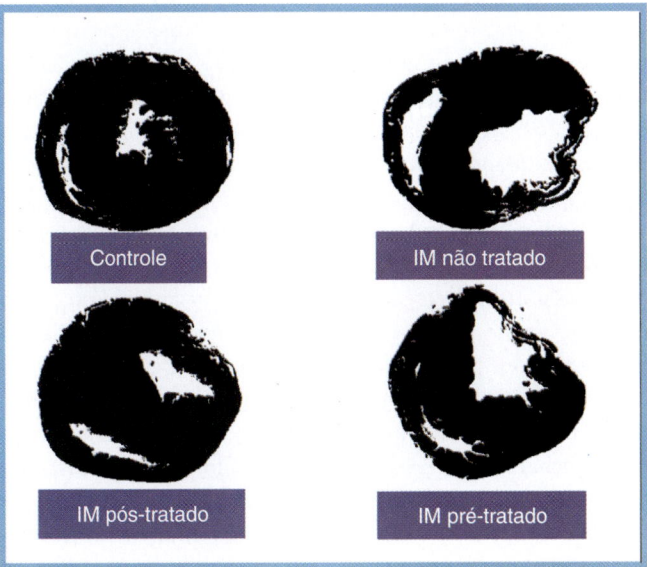

Fig. 20.4 Parâmetros comparativos de corações de ratos submetidos a IM por ligadura de ramo coronário. (Adaptada de Brasil *et al.* J Cardiovasc Pharmacol Ther 2002; 7(1):53-9.)

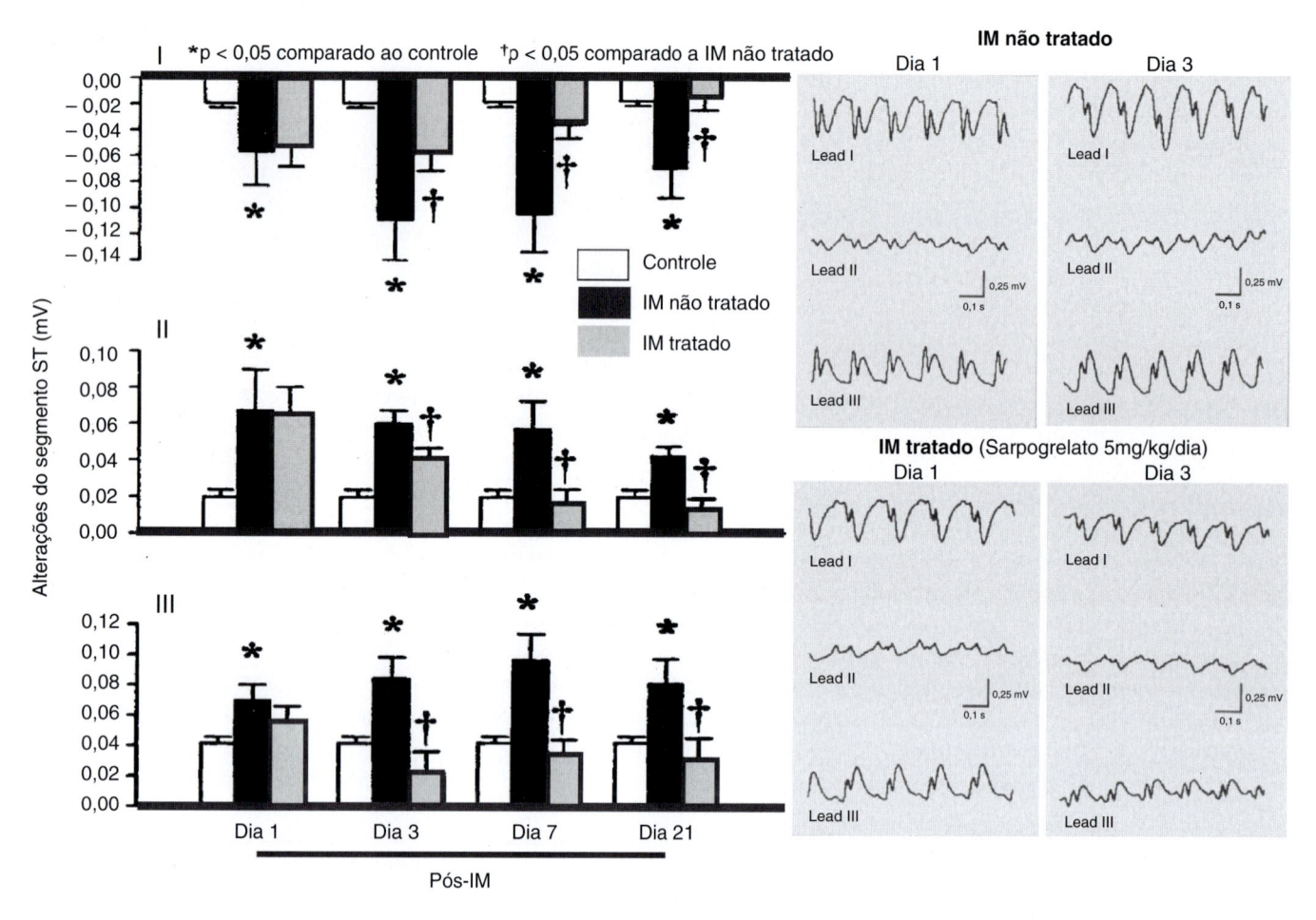

Fig. 20.5 Parâmetros eletrocardiográficos comparativos de corações de ratos submetidos a IM por ligadura de ramo coronário. (Adaptada de Brasil et al. J Cardiovasc Pharmacol Ther 2002; 7(1):53-9.)

pré-tratados e pós-tratados, em comparação ao grupo não tratado. Os autores concluíram que a serotonina pode participar de modo deletério no mecanismo de lesão isquêmica e que seu bloqueio protege o miocárdio. Satomura e cols. confirmaram clinicamente esses achados em publicação simultânea, demonstrando que o sarpogrelato aumenta o fluxo coronariano basal e máximo e melhora a microcirculação por antagonizar-se com a ação vasoconstritora da serotonina liberada de plaquetas ativadas na isquemia. Em outro ensaio clínico, também recente, Fujita e cols. testaram a capacidade de o sarpogrelato prevenir hiperplasia intimal e reduzir reestenose pós-angioplastia com implante de *stent*. Nesse estudo, 79 portadores de angina estável, indicados para implante eletivo de *stents* em artérias coronárias nativas reocluídas, foram avaliados prospectivamente. Todos os pacientes incluídos receberam ácido acetilsalicílico e ticlopidina, e um terço deles foi designado para adicionar sarpogrelato por via oral. O índice de reestenose após 6 meses de seguimento no grupo com adição do inibidor de serotonina foi significativamente menor (4,3%) que no grupo que não recebeu o tratamento (28,6%). Os autores concluíram que o inibidor de serotonina reduziu o índice de reestenose pós-implante de *stent* coronário e inferiram que a serotonina liberada das plaquetas ativadas pode desempenhar papel importante no mecanismo de reestenose por *stent*.

CONCLUSÃO

A aterosclerose e a aterotrombose caminham juntas e apresentam caráter sistêmico, expressando-se em toda a vasculatura. Sua existência em determinado território vascular infere considerável probabilidade de que o processo esteja simultaneamente em andamento em outros vasos à distância. O melhor conhecimento da biologia da inflamação na placa de ateroma vascular, bem como de sua interação com os fatores de risco cardiovascular, deve, nos próximos anos, contribuir substancialmente para avanços na prevenção e na terapêutica medicamentosa do fenômeno aterotrombótico e de suas conseqüências clínicas nos diversos territórios vasculares.

REFERÊNCIAS BIBLIOGRÁFICAS

1. A randomised, blinded, trial of clopidogrel versus aspirin in patients at risk of ischaemic events (CAPRIE). CAPRIE Steering Committee. *Lancet* 1996; 348(9038):1.329-39.

2. Aronow WS, Ahn C. Prevalence of coexistence of coronary artery disease, peripheral arterial disease, and atherothrombotic brain infarction in men and women ≥ 62 years of age. *Am J Cardiol* 1994; *74*(1):64-5.
3. Bombeli T, Karsan A, Tait JF, Harlan JM. Apoptotic vascular endothelial cells become procoagulant. *Blood* 1997; *89*:2.429-42.
4. Brasil D, Temsah RM, Kumar K et al. Blockade of 5-HT(2A) receptors by sarpogrelate protects the heart against myocardial infarction in rats. *J Cardiovasc Pharmacol Ther* 2002; *7*(1):53-9.
5. Brasil DP, Wang X, Dhalla NS. Increased 5-HT-induced [Ca2+]i responses in aortic smooth muscle cells due to volume overload. *J Mol Cell Cardiol* 1999; *31*(5):A25 (D-12).
6. Brasil DP, Wang X, Kumar K, Dhalla NS. Increased 5-HT, angiotensin II and endothelin I-induced $[Ca^{2+}]i$ responses in aortic smooth muscle cells due to volume overload: efficacy of the specific $5-HT_{2A}$ receptor antagonist sarpogrelate. *LA Arch Cardiovasc Sci* 2000; *1*(1):54-65.
7. Chang MK, Bergmark C, Laurila A et al. Monoclonal antibodies against oxidized low-density lipoprotein bind to apoptotic cells and inhibit their phagocytosis by elicited macrophages: evidence that oxidation-specific epitopes mediate macrophage recognition. *Proc Natl Acad Sci USA* 1999; *96*:6.353-8.
8. Coccheri S, Palareti G. The cardiovascular risk burden of intermittent claudication. *Eur Heart J* 2002; *4*(Suppl B):B46-B49.
9. Collaborative overview of randomised trials of antiplatelet therapy-I: prevention of death, myocardial infarction, and stroke by prolonged antiplatelet therapy in various categories of patients. Antiplatelet Trialists' Collaboration. *BMJ* 1994; *308*(6921):81-106.
10. Collins TC, Petersen NJ, Suarez-Almazor M, Ashton CM. The prevalence of peripheral arterial disease in a racially diverse population. *Arch Intern Med* 2003; *163*(12):1.469-74.
11. Comerota AJ, Cindrick LL. Extracranial carotid artery disease. *In*: Hiatt WR, Regensteiner JG, Hirsch AT eds. *Peripheral Arterial Disease Handbook*. Bocca Ratton: CRC Press, 2001:169-88.
12. Corti R, Fuster V. New understanding, diagnosis, and prognosis of atherothrombosis and the role of imaging. *Am J Cardiol* 2003; *91*(suppl):17A-26A.
13. Crouse III JR, Grobbee DE, O'Leary DH et al. Measuring effects on intima media thickness: an evaluation of rosuvastatin – the METEOR study. *Atherosclerosis Supplements* 2002; *3*(2):94, Abs 136.
14. Culebras A, Kase CS, Masdeu JC et al. Practice guidelines for the use of imaging in transient ischemic attacks and acute stroke. A report of the Stroke Council, American Heart Association. *Stroke* 1997; *28*:1.480-97.
15. Davies JM. The birth, grow and consequences of the atherosclerotic plaque. *Dialogues Cardiovasc Med* 1999; *4*:115-78.
16. Dichtl W, Nilsson L, Gonçalves I et al. Very low-density lipoprotein activates nuclear factor-B in endothelial cells. *Circ Res* 1999; *84*:1.085-94.
17. Dimmeler S, Rippmann V, Weiland U, Haendeler J, Zeiher AM. Angiotensin II induces apoptosis of human endothelial cells. Protective effect of nitric oxide. *Circ Res* 1997; *81*(6):970-6.
18. Droste DW, Ringelstein EB. Evaluation of progression and spread of atherothrombosis. *Cerebrovasc Dis* 2002; *13*(Suppl 1):7-11.
19. Drouet L. Atherothrombosis as a systemic disease. *Cerebrovasc Dis* 2002; *3*(Suppl 1):1-6.
20. Executive Committee for the Asymptomatic Carotid Atherosclerosis Study. Endarterectomy for asymptomatic carotid artery stenosis. *JAMA* 1995; *273*:1.421-8.
21. Fadok VA, Savill JS, Haslett C et al. Different populations of macrophages use either the vitronectin receptor or the phosphatidylserine receptor to recognize and remove apoptotic cells. *J Immunol* 1992; *149*:4.029-35.
22. Fellström B, Zannad F, Schmieder R et al. A study to evaluate the use of rosuvastatin in subjects on regular haemodialysis: an assessment of survival and cardiovascular events – the AURORA study. *Nephrology Dialysis and Transplantation* 2003; *18* (suppl):Abs W520.
23. Fowkes FG, Housley E, Cawood EH et al. Edinburgh Artery Study: prevalence of asymptomatic and symptomatic peripheral arterial disease in the general population. *Int J Epidemiol* 1991; *20*(2):384-92.
24. Fujita M, Mizuno K, Ho M et al. Sarpogrelate treatment reduces restenosis after coronary stenting. *Am Heart J* 2003; *145*(3):E16.
25. Goldstein JA, Demetriou D, Grines CL et al. Multiple complex coronary plaques in patients with acute myocardial infarction. *N Engl J Med* 2000; *343*:915-22.
26. Hatsukami TS, Zhao XQ, Yuan C et al. Study design for a randomized, double-blind trial to assess the effect of 24 months of dosing with rosuvastatin on progression of carotid artery atheroma in moderately hypercholesterolemic patients with asymptomatic carotid stenosis. *Atherosclerosis Supplements* 2001; *2*(2):47-8, Abs P4.
27. Heeschen C, Hamm CW, Laufs U et al. Platelet Receptor Inhibition in Ischemic Syndrome Management (PRISM) Investigators. Withdrawal of statins increases event rates in patients with acute coronary syndromes. *Circulation* 2002; *105*(12):1.446-52.
28. Hiatt WR. Medical treatment of peripheral arterial disease and claudication. *N Engl J Med* 2001; *344*(21):1.608-21.
29. Hiatt WR. Preventing atherothrombotic events in peripheral arterial disease: the use of antiplatelet therapy. *J Intern Med* 2002; *251*(3):193-206.
30. Jacoby DS, Rader DJ. Renin-angiotensin system and atherothrombotic disease. From genes to treatment. *Arch Intern Med* 2003; *163*(10):1.155-64.
31. Janzon L, Bergqvist D, Boberg J et al. Prevention of myocardial infarction and stroke in patients with intermittent claudication; effects of ticlopidine. Results from STIMS, the Swedish Ticlopidine Multicentre Study. *J Intern Med* 1990; *227*:301-8.
32. Kajinami K, Takekoshi N, Saito Y. Pitavastatin: efficacy and safety profiles of a novel synthetic HMG-CoA reductase inhibitor. *Cardiovasc Drug Rev* 2003; *21*(3):199-215.
33. Kallikazaros IE, Tsioufis CP, Stefanadis CI, Pitsavos CE, Toutouzas PK. Closed relation between carotid and ascending aortic atherosclerosis in cardiac patients. *Circulation* 2000; *102*: III-263.
34. Kuvin JT, Karas RH. The effects of LDL reduction and HDL augmentation on physiologic and inflammatory markers. *Curr Opin Cardiol* 2003; *18*:295-300.
35. Lefer DJ. Statins as potent antiinflammatory drugs. *Circulation* 2002; *106*:2.041.
36. Leys D. Atherothrombosis: a major health burden. *Cerebrovasc Dis* 2001; *11*(Suppl 2):1-4.
37. Libby P. Current concepts of the pathogenesis of the acute coronary syndromes. *Circulation* 2001; *104*(3):365-72.

38. Libby P, Ridker PM, Maseri A. Inflammation and Atherosclerosis. *Circulation* 2002; *105*:1.135-43.
39. Libby P, Simon DI. Inflammation and thrombosis: The clot thickens. *Circulation* 2001; *103*(13):1.718-20.
40. LIPID Investigators. Prevention of cardiovascular events and death with pravastatin in patients with coronary heart disease and a broad range of initial cholesterol levels: the Long-Term Intervention with Pravastatin in Ischaemic Disease (LIPID) Study Group. *N Engl J Med* 1998; *339*:1.349-57.
41. Mallat Z, Tedgui A. Current perspective on the role of apoptosis in atherothrombotic disease. *Circ Res* 2001; *88*:998-1.003.
42. Montalescot G. Value of antiplatelet therapy in preventing thrombotic events generalized vascular disease. *Clin Cardiol* 2000; *23*(Suppl 6):VI-18-22.
43. Papamichael CM, Lekakis JP, Stamatelopoulos KS *et al.* Ankle-brachial index as a predictor of the extent of coronary atherosclerosis and cardiovascular events in patients with coronary artery disease. *Am J Cardiol* 2000; *86*(6):615-8.
44. Pentecost MJ, Criqui MH, Dorros G *et al.* AHA Special Report: Guidelines for Peripheral Percutaneous Transluminal Angioplasty (PPTA) of the abdominal aorta and lower extremity vessels. *Circulation* 1994; *89*(1):511-31.
45. Rader DJ. Regulation of reverse cholesterol transport and clinical implications. *Am J Cardiol* 2003; *92*(suppl):42J-49J.
46. Ridker PM and JUPITER Study group. Rosuvastatin in the primary prevention of cardiovascular disease among patients with low levels of low-density lipoprotein cholesterol and elevated high-sensitivity C-reactive protein: rationale and design of the JUPITER trial. *Circulation* 2003; *108*(19):2.292-7.
47. Sacks FM, Pfeffer MA, Moye LA *et al.* The effect of pravastatin on coronary events after myocardial infarction in patients with average cholesterol levels: Cholesterol and Recurrent Events Trial Investigators. *N Engl J Med* 1996; *335*:1.001-9.
48. Satomura K, Takase B, Hamabe A *et al.* Sarpogrelate, a specific 5HT2-receptor antagonist, improves the coronary microcirculation in coronary artery disease. *Clin Cardiol* 2002; *25*(1):28-32.
49. Schuster H. Rosuvastatin – A highly effective new 3-hydroxy-3-methylglutaryl coenzyme A reductase inhibitor: review of clinical trial data at 10-40mg doses in dyslipidemic patients. *Cardiology* 2003; *99*:126-39.
50. Schwartz GG, Olsson AG, Ezekowitz MD *et al.* Effects of atorvastatin on early recurrent ischemic events in acute coronary syndromes: the MIRACL study: a randomized controlled trial. *JAMA* 2001; *285*:1.711-8.
51. Sharma SK, Chapman D, Temsah R *et al.* Prevention of vascular apoptosis in myocardial infarction by losartan. *J Cardiovasc Pharmacol Ther* 1999; *4*(2):77-84.
52. SSSS Investigators. Randomised trial of cholesterol lowering in 4444 patients with coronary heart disease: the Scandinavian Simvastatin Survival Study (4S). *Lancet* 1994; *344*:1.383-9.
53. Sullivan TM, Childs MB, Bacharach JM, Gray BH, Piedmonte MR. Percutaneous transluminal angioplasty and primary stenting of the iliac arteries in 288 patients. *J Vasc Surg* 1997; *25*(5):829-38; discussion 838-9.
54. Van Dijk RA, Bakker SJ, Scheffer PG, Heine RJ, Stehouwer CD. Associations of metabolic variables with arterial stiffness in type 2 diabetes mellitus: focus on insulin sensitivity and postprandial triglyceridaemia. *Eur J Clin Invest* 2003; *33*(4):307-15.
55. Wallentin L, Wilcox RG, Weaver WD *et al.* ESTEEM Investigators. Oral ximelagatran for secondary prophylaxis after myocardial infarction: the ESTEEM randomised controlled trial. *Lancet* 2003; *362*(9386):789-97.
56. Weidinger F, Frick M, Alber HF *et al.* Association of wall thickness of the brachial artery measured with high-resolution ultrasound with risk factors and coronary artery disease. *Am J Cardiol* 2002; *89*(9):1.025-9.
57. Wright RS, Murphy JG, Bybee KA, Kopecky SL, LaBlanche JM. Statin lipid-lowering therapy for acute myocardial infarction and unstable angina: efficacy and mechanism of benefit. *Mayo Clin Proc* 2002; *77*(10):1.085-92.
58. Yucel EK, Anderson CM, Edelman RR *et al.* AHA Scientific Statement. Magnetic resonance angiography: update on applications for extracranial arteries. *Circulation* 1999; *100*(22):2.284-301.
59. Yusuf S, Sleight P, Pogue J *et al.* Effects of an angiotensin-converting-enzyme inhibitor, ramipril, on cardiovascular events in high-risk patients. The Heart Outcomes Prevention Evaluation Study Investigators. *N Engl J Med* 2000; *342*(3):145-53.
60. Zheng ZJ, Sharrett AR, Chambless LE *et al.* Associations of ankle-brachial index with clinical coronary heart disease, stroke and preclinical carotid and popliteal atherosclerosis: the Atherosclerosis Risk in Communities (ARIC) Study. *Atherosclerosis* 1997; *131*(1):115-25.

CAPÍTULO 21

RECOMENDAÇÃO ATUAL PARA O TRATAMENTO DAS DISLIPIDEMIAS

Andréia Assis Loures Vale

INTRODUÇÃO

Por muitos anos, o esforço maior da cardiologia mundial foi direcionado no sentido de diagnosticar, tratar e prevenir a *recorrência* de manifestações clínicas da doença arterial coronariana (DAC). Todo o desenvolvimento de novas tecnologias associado ao crescente e cada vez mais detalhado conhecimento da fisiopatologia da aterosclerose (com ênfase na formação da placa de ateroma e suas "complicações") e à descoberta e introdução de novas drogas no arsenal terapêutico, por exemplo, não conseguiu minimizar de forma satisfatória as conseqüências desta doença.

Ainda hoje, em pleno século XXI, cerca de um terço de todos os eventos coronarianos primários ainda se apresentam como morte súbita, bem como a principal causa de morte entre adultos no mundo ocidental continua sendo a DAC de origem aterosclerótica. Nos parece evidente que as explicações para este fato se resumem à maior longevidade da nossa população e à falta de um programa intenso de prevenção, seja primária (no indivíduo ou numa população sem sintomas da DAC), seja secundária (em indivíduos que já tenham tido alguma manifestação da patologia).

Está bem demonstrado, por meio de evidências científicas consistentes, que mudanças nos hábitos de vida (dieta adequada, controle do tabagismo, prática regular de exercícios etc.) e intervenções farmacológicas em pacientes de alto risco e em portadores de DAC ou de outras manifestações da doença aterosclerótica podem reduzir a morbidade e a mortalidade cardiovascular, além de diminuir a necessidade de várias intervenções e de melhorar a qualidade de vida desses pacientes.

Entretanto, observa-se, na prática, que vários obstáculos, de algum modo, têm dificultado a implementação dos programas de prevenção secundária da DAC.

Entre eles, citam-se os seguintes:

- Ausência de um consenso e da implementação de diretrizes de prevenção pelas autoridades responsáveis pela saúde pública.
- Aderência inadequada dos pacientes aos programas de prevenção (culpa do médico?; do sistema de saúde?; desinformação?).
- Ineficiência ou mesmo falta de fornecimento das medicações ou de reembolso dos gastos com o tratamento pelos órgãos do Governo, dentre outros.
- Observa-se, ainda, freqüente falta de integração das importantes e reconhecidas medidas preventivas na rotina do atendimento médico. Se a dificuldade já é grande no que diz respeito à prevenção secundária, o que podemos dizer da prevenção primária?

Especialmente no último caso, são de suma importância o conhecimento e o entendimento médico sobre o papel dos diversos fatores de risco e sua interação, bem como a avaliação de risco do paciente.

TRATAMENTO DAS DISLIPIDEMIAS

Em sintonia com esta constatação, entidades médicas de todo o mundo têm procurado organizar e divulgar consensos e guias de orientação, valorizando a prevenção de eventos e das complicações cardiovasculares.

Os consensos para tratamento da dislipidemia diferem entre si na aplicabilidade, na estimativa de risco e nas recomendações, mas são unânimes em utilizar a estratificação de risco para nortearem a intervenção farmacológica. Outro ponto em comum, agora entre o ATP III (AHA) e as Diretrizes Brasileiras para o Tratamento das Dislipidemias (SBC), é a utilização de dados epidemiológicos como base do raciocínio do risco e de resultados de estudos clínicos para a justificativa do tratamento.

Do ponto de vista epidemiológico, a elevação dos lípides já se mostrou maléfica e determinante para o desenvolvimento das doenças cardiovasculares. Uma metanálise de 38 estudos (primários e secundários) mostrou que a redução de 10% no nível sérico do colesterol total corresponde a uma diminuição de 15% na mortalidade por DAC e de 11% no risco de mortalidade total.

Quando abordamos o tema dislipidemia como fator de risco para a doença aterosclerótica, sob a luz da medicina baseada em evidência, a redução dos valores de LDL-C aparece como o melhor preditor de diminuição da morbimortalidade. Desde a publicação dos resultados de estudos de prevenção primária e secundária, o uso da terapia hipolipemiante, particularmente das estatinas, evidenciou-se como um importante elemento na diminuição do número de eventos agudos e de novas recidivas. Estes benefícios foram maiores naqueles pacientes que apresentavam maior risco cardiovascular e níveis séricos de colesterol mais elevados.

Os valores "limítrofes" para promovermos uma adequada prevenção de eventos vasculares têm sido modificados ao longo dos anos. Atualmente, as metas a serem alcançadas são cada vez mais reduzidas, levando à necessidade da introdução não só de mudanças profundas e persistentes do estilo de vida, mas do uso de fármacos capazes de promover uma intensa redução dos níveis lipídicos.

As diretrizes atuais correlacionam o risco da doença aterosclerótica com os níveis séricos do LDL-C e do HDL-C. Quanto aos triglicérides (TG), níveis elevados têm sido associados de modo independente ao risco aumentado de doença aterosclerótica e, por este motivo, também devem ser alvo de manejo farmacológico. Todos os indivíduos com TG elevados devem inicialmente seguir o mesmo protocolo dos pacientes com hipercolesterolemia e ter os níveis de LDL-C reduzidos de acordo com as metas estabelecidas. Especial ênfase deve ser dada ao tratamento não-farmacológico pois, nesta situação, a redução da ingestão de lípides e de hidratos de carbono, associada ao aumento do consumo calórico, é reconhecida como intervenção extremamente importante.

ABORDAGEM TERAPÊUTICA

A redução absoluta de risco e, portanto, o número necessário de indivíduos a serem tratados para prevenir um evento estão diretamente relacionados ao risco basal de cada indivíduo. Quanto mais elevado o risco basal, maior o benefício destes tratamentos. A evidência indica que a redução do risco de eventos depende muito mais do tamanho da redução do colesterol do que do método utilizado para reduzi-lo.

Esta redução de risco pode ser atingida por procedimentos dietéticos associados a mudanças no estilo de vida, bem como pelo tratamento farmacológico. A associação de uma orientação dietética correta com a prática de exercícios físicos adequados *deve* ser aconselhada a *todos* os indivíduos e, somente se não houver controle desejável dos níveis dos lípides, iniciaremos a adição de fármacos hipolipemiantes.

Quadro 21.1 Valores Lipídicos e Sua Categorização

Lípides	Valores (mg/dL)	Categoria
CT	< 200 200-239 ≥ 240	Ótimo Limítrofe Alto
LDL-C	< 100 100-129 130-159 160-189 ≥ 190	Ótimo Desejável Limítrofe Alto Muito alto
HDL-C	< 40 > 60	Baixo Alto
TG	< 150 150-200 200-499 ≥ 500	Ótimo Limítrofe Alto Muito alto

Identificação de Risco

O tratamento da dislipidemia é baseado no nível sérico do LDL-C (Quadro 21.1) e na coexistência ou não de doença aterosclerótica, bem como no número de fatores de risco agregados no paciente. De acordo com as diretrizes americanas e brasileiras, associando-se esses dados (Quadro 21.2) e utilizando o escore de Framingham, podemos determinar a faixa de risco em que o nosso paciente se encontra e definir a estratégia terapêutica que será utilizada.

Estratificação de Risco

Ao trabalharmos com os níveis séricos dos lípides e com o número de fatores de risco (FR) do paciente, conseguimos estratificar seu risco e, então, dimensionar a intensidade da abordagem terapêutica:

Quadro 21.2 Fatores de Risco (FR) para Doença Cardiovascular que Modificam as Metas de LDL-C

Fumo
Hipertensão arterial sistêmica (PA ≥ 140/90mmHg)
HDL-C* < 40mg/dL
Diabetes melito (diabéticos são considerados portadores de aterosclerose)
Idade (≥ 45 anos para homens e ≥ 55 anos para mulheres)
História familiar precoce de aterosclerose (parentes de primeiro grau < 55 anos [homens] e < 65 anos [mulheres])

*HDL-C > 60mg/dL é considerado um fator protetor, devendo ser descontado um fator de risco da soma.

1. *Baixo risco*: risco absoluto de eventos < 10% em 10 anos.

   Indivíduos com ≤ 1 FR (excetuando DM), além do colesterol (LDL-C > 160mg/dL). Não é necessário o uso de escores de risco.

   Meta: LDL-C < 130mg/dL; entretanto, tolera-se LDL-C até 160mg/dL.

   Perfil desejado: CT < 200mg/dL, HDL-C > 40mg/dL e TG < 150mg/dL.

2. *Médio risco*: risco absoluto de eventos > 10%, porém < 20% em 10 anos.

   Indivíduos com 2 FR (excetuando DM), além do colesterol (LDL-C > 160mg/dL).

   Meta: LDL < 130mg/dL.

   Perfil desejado: CT < 200mg/dL, HDL-C > 40mg/dL e TG < 150mg/dL.

   O cálculo do risco absoluto de eventos poderá ser feito pelo uso do escore de risco de Framingham (ERF), que avalia o risco de eventos coronários em 10 anos.

3. *Alto risco*: risco de evento ≥ 20% em 10 anos ou > 20%, extrapolando-se a idade para os 60 anos de vida.

   Indivíduos que apresentam mais de 2 FR (excetuando DM), além do colesterol (LDL-C >160mg/dL), diabéticos e/ou portadores de doença aterosclerótica, coronariana ou não (aneurisma de aorta, insuficiência vascular periférica ou doença cerebrovascular sintomática). Incluem-se aqui também os portadores de síndromes genéticas, como a hipercolesterolemia familiar e a hiperlipidemia familiar combinada.

   O cálculo do risco absoluto de eventos poderá ser feito pelo uso do escore de risco de Framingham (ERF). O ERF dá uma idéia do risco de eventos coronarianos em diabéticos; entretanto, não é recomendado para se estabelecer a meta lipídica, já que a mesma, nesses indivíduos, é LDL-C < 100mg/dL. Da mesma forma, o ERF não é indicado para os indivíduos portadores de manifestações clínicas da aterosclerose ou dislipidemias de origem genética.

   Meta: LDL-C < 100mg/dL.

   Perfil desejado: CT < 200mg/dL, HDL-C > 40mg/dL (HDL-C > 45mg/dL em diabéticos) e TG < 150mg/dL.

Uso do Escore de Risco de Framingham (ERF)

O ERF calcula o risco absoluto de eventos coronarianos (morte, IAM e angina de peito) em 10 anos. São atribuídos pontos para idade, pressão arterial sistólica (PAS) e diastólica (PAD), CT, HDL-C, tabagismo (qualquer cigarro no último mês) e presença ou não de DM. Após o cálculo dos pontos, deve-se consultar os quadros a seguir para ambos os sexos:

Passo 1

Idade	Homens	Mulheres
30-34	−1	−9
35-39	0	−4
40-44	1	0
45-49	2	3
50-54	3	6
55-59	4	7
60-64	5	8
65-69	6	8
70-74	7	8

Passo 2

Colesterol Total	Homens	Mulheres
< 160	−3	−2
160-199	0	0
200-239	1	1
240-279	2	1
≥ 280	3	3

Passo 3

HDL-C	Homens	Mulheres
< 35	2	5
35-44	1	2
45-49	0	1
50-59	0	0
≥ 60	−1	−3

Passo 4

PAS	PAD	Homens	Mulheres
< 120	< 80	0	−3
120-129	80-84	0	0
130-139	85-89	1	0
140-159	90-99	2	2
≥ 160	≥ 110	3	3

Quando os valores da PAS e PAD forem discordantes, usar o mais alto.

Quadro 21.3 Novas Metas e Nova Estratificação

Nível de Risco	Metas Lipídicas		
	LDL-C	HDL-C	TG
Alto Risco			
• Pacientes com DAC*, DVP* ou aterosclerose carotídea	<100	> 40	< 150
• Pacientes com diabetes	< 100	> 45	< 150
• Risco de DAC* em 10 anos ≥ 20%	< 100	> 40	< 150
Médio Risco			
• Risco de DAC* em 10 anos > 10% e < 20%	< 130	> 40	< 150
Baixo Risco			
• Risco de DAC* em 10 anos ≤ 10%	< 130*	> 40	< 150

*A meta de LDL-C em pacientes de baixo risco é < 130mg/dL; entretanto, tolera-se LDL < 160mg/dL.

Passos 5 e 6

Diabetes	Homens	Mulheres
Sim	2	4
Não	0	0
Fumo		
Sim	2	2
Não	0	0

Passo 7: soma dos pontos

Idade + CT + HDL-C + PAS ou PAD + DM + Fumo = total de pontos

Passo 8: veja o risco absoluto

Homens Pontos	Homens – Risco de DAC em 10 anos (%)	Mulheres Pontos	Mulheres – Risco de DAC em 10 anos (%)
< –1	2	≤ –2	1
0	3	–1	2
1	3	0	2
2	4	1	2
3	5	2	3
4	7	3	3
5	8	4	4
6	10	5	4
7	13	6	5
8	16	7	6
9	20	8	7
10	25	9	8
11	31	10	10
12	37	11	11
13	45	12	13
≥ 14	53	13	15
		14	18
		15	20
		16	24
		17	≥ 27

Tratamento

O passo seguinte à estratificação de risco é determinar o tratamento, de acordo com a definição das metas individuais para o perfil lipídico (ver Quadro 21.4).

É extremamente importante salientar que os fármacos serão usados em associação ao tratamento não-farmacológico, e não em sua substituição, e que a administração desse tipo de medicação será precedida por uma avaliação minuciosa de suas indicações (diagnóstico correto da dislipidemia), sendo necessários controles sucessivos para monitorizar a resposta e a tolerabilidade.

TRATAMENTO NÃO-FARMACOLÓGICO

Tratamento Dietético

Para a hipercolesterolemia recomenda-se dieta pobre em colesterol e gorduras saturadas. Além da redução da ingestão de produtos de origem animal ricos em gorduras (gordura visível das carnes, gorduras derivadas do leite, como nata, manteiga e queijos amarelos, e gorduras presentes nos embutidos) e dos óleos tropicais (óleo de palma, de dendê, de cacau [chocolate]), é necessário ter cuidado com a redução da ingestão de gorduras "trans" que surgem no processo de hidrogenação de óleos vegetais, presentes na maioria das margarinas.

Para a hipertrigliceridemia, aqueles que apresentam quilomicronemia (geralmente quando os níveis de triglicérides estão acima de 1.000mg/dL) devem reduzir a ingestão de gordura total da dieta. Na hipertrigliceridemia secundária a excesso de ingestão de carboidratos, obesidade ou diabetes melito (DM), recomendam-se, respectivamente, restrição de carboidratos, dieta hipocalórica e compensação do DM, além da abstenção alcoólica.

Sempre que possível, a participação de um profissional nutricionista no planejamento desse tratamento é recomendada.

Exercício Físico

Os exercícios físicos são eficazes, principalmente, como coadjuvantes da dieta no manejo da hipertrigliceridemia asso-

Quadro 21.4 Conduta Clínica nas Dislipidemias

Nível de LDL-C (mg/dL)	Orientação	Verificações
Baixo Risco		
Até 159	MEV	6 meses
160-190	MEV	3 meses
> 190	Tratamento farmacológico	
Médio Risco		
Até 160	MEV	3 meses
> 160	Tratamento farmacológico	
Alto Risco		
100-129	MEV	3 meses
≥ 130	Tratamento farmacológico	

ciada à obesidade. Devem ser adotadas – com freqüência de três a seis vezes por semana – sessões de, em média, 40 minutos de atividade física aeróbica. A zona-alvo do exercício aeróbico deve ficar na faixa de 60 a 80% da freqüência cardíaca máxima (observada em teste ergométrico, realizado na vigência dos medicamentos de uso corrente).

Tabagismo

O hábito de fumar pode estar associado a redução significativa dos níveis de HDL-C. O tabagismo deve ser combatido de forma agressiva. Seu tratamento passa por duas etapas: abordagem cognitivo-comportamental e, se necessário, farmacoterapia. Já existem diretrizes que definem bem como esta abordagem deve ser.

TRATAMENTO FARMACOLÓGICO

Vários medicamentos são utilizados para diminuir as concentrações plasmáticas de lipoproteínas. Seu mecanismo de ação inclui alterações da síntese lipoprotéica, do metabolismo intravascular das lipoproteínas e da sua depuração (ver Quadro 21.5).

Hipercolesterolemia

Os medicamentos mais utilizados no tratamento das hipercolesterolemias, levando em conta a segurança no seu uso e a boa tolerabilidade, são os inibidores da HMG-CoA redutase (ou estatinas), seqüestrantes de ácidos biliares (ou resinas) e uma nova droga, o ezetimibe.

ESTATINAS. As estatinas representam um grupo de fármacos de estrutura química semelhante, cuja função comum é produzir inibição competitiva da enzima 3-hidróxi-3-metil-glutaril-coenzima A (HMG-CoA) redutase. Esta enzima catalisa a conversão de HGM-CoA para mevalonato (precursor esteróide), que representa um passo essencial na biossíntese do colesterol.

Estes fármacos diminuem as concentrações plasmáticas de LDL-C também por aumentar a atividade de receptores para o LDL-C, bem como por diminuírem a entrada de LDL-C na circulação.

As estatinas apresentam um efeito não-linear, dose-dependente, nos níveis plasmáticos de colesterol. A redução máxima induzida nos níveis de LDL-C varia de 18 a 55%.

Quadro 21.5 Ação dos Hipolipemiantes

Aumentam a depuração da LDL (mediada por receptores)	Seqüestradores de ácidos biliares, inibidores da HMG-CoA redutase
Reduzem síntese/secreção de lipoproteínas	Ácido nicotínico, óleos de peixe (ácidos graxos ômega-3)
Alteram metabolismo intravascular	Derivados do ácido fíbrico

Quadro 21.6 Efeitos das Estatinas nos Lípides

Dose 40mg/dia	LDL-C	HDL-C	TG
Lovastatina	–34%	+8,6%	–16%
Sinvastatina	–41%	+12%	–18%
Pravastatina	–34%	+12%	–24%
Fluvastatina	–24%	+8%	–10%
Atorvastatina	–50%	+6%	–29%

Todas elevam os valores plasmáticos de colesterol de alta densidade (HDL-C) em 5 a 15% e reduzem os de TG em 7 a 30%. Devem ser administradas, quando em dose única, preferencialmente à noite.

SEQÜESTRANTES DE ÁCIDOS BILIARES – RESINAS. Estes fármacos são utilizados desde a década de 1960, após a descoberta de que a exclusão ileal, projetada para reduzir a ingestão de colesterol dietético, também reduzia os ácidos biliares.

A colestiramina e o colestipol são os principais representantes desta classe, sendo hoje utilizados apenas em algumas situações especiais e como terapia adjuvante, quando a redução de LDL-C não é satisfatória apenas com o uso das estatinas.

Como são medicamentos que agem no intestino, e não sistêmicos, seus efeitos colaterais são mínimos e, por isso, representam a droga ideal no tratamento de crianças e grávidas hipercolesterolêmicas. É importante ressaltar que a redução conseguida nos níveis de colesterol sérico com esses fármacos é dependente de seus efeitos na via exógena da hipercolesterolemia.

Tanto a colestiramina como o colestipol estão disponíveis em pó e devem ser misturados a líquidos antes da ingestão.

Há ainda outro representante desta classe, o coleveselan, aprovado nos Estados Unidos em 2000 e não disponível em todos os países da América Latina. Representa uma nova formulação de resinas, com melhor tolerabilidade e com bons resultados, quando usado em associação com estatinas.

INIBIDOR DA ABSORÇÃO INTESTINAL DE COLESTEROL – EZETIMIBE. Desde o advento da classe das estatinas, nenhum mecanismo novo para tratamento foi desenvolvido, e nossa ação principal se limitava à inibição da síntese hepática do colesterol. Com a descoberta do ezetimibe, primeiro inibidor seletivo da absorção intestinal do colesterol, surgiu uma nova "ajuda" importante para que sejam atingidas as metas lipídicas preconizadas para nossos pacientes.

O ezetimibe age na borda em escova das células intestinais e parece inibir o transportador seletivo responsável pela captação do colesterol. Com isso, há menor "oferta" de colesterol para o fígado que terá, então, de remover mais colesterol da corrente sangüínea para repor o *pool* de colesterol intra-hepático. Teremos, conseqüentemente, maior excreção de colesterol nas fezes, além de redução dos níveis sangüíneos pelo exposto anteriormente.

Diferentemente de outros agentes de ação sistêmica, o ezetimibe não interfere na absorção das vitaminas lipossolúveis nem na absorção dos triglicérides.

Hipertrigliceridemia

O tratamento farmacológico da hipertrigliceridemia está indicado 3 a 6 meses (dependendo do nível de risco e dos valores séricos dos triglicérides) após o tratamento com medidas não-farmacológicas (dietoterapia, redução de peso e aumento da atividade física).

O principal alvo de tratamento é a redução do LDL-C, mesmo em pacientes com hipertrigliceridemia. Se, mesmo que os níveis de LDL-C tenham atingido a meta (< 130mg/dL ou < 100mg/dL conforme estratificação de risco) com as medidas não-farmacológicas, os níveis de triglicérides persistirem elevados, juntamente com níveis baixos de HDL-C (< 40mg/dL), o uso de fibratos ou ácido nicotínico está indicado.

Em casos raros de TG muito elevados (> 500mg/dL), o principal objetivo é reduzir o risco de pancreatite. Recomendam-se tratamentos não-farmacológico rigoroso (redução drástica dos lípides da dieta) e farmacológico combinados.

DERIVADOS DO ÁCIDO FÍBRICO OU FIBRATOS. O mecanismo de ação dos fibratos é complexo, existindo algumas variações entre as diversas drogas desta classe. De uma maneira geral, dizemos que eles reduzem a síntese hepática de VLDL (em conseqüência da redução da lipólise periférica e do fluxo de ácidos graxos para o fígado) e aumentam o catabolismo das VLDL (devido à estimulação da atividade da lípase lipoprotéica e ao aumento da lipólise intravascular dos triglicérides das VLDL).

Pesquisas recentes têm demonstrado que os fibratos seriam agonistas para o fator de transcrição nuclear – PPAR-alfa (*peroxisome proliferator-activated receptor-alpha*).

Por meio deste mecanismo, os fibratos "controlam" e "regulam" o gene da apolipoproteína C-III (diminuindo) e da apolipoproteína A-I (aumentando), e também da proteína transportadora de ácidos graxos, além de controlarem a oxidação destes ácidos e, possivelmente, a lípase lipoprotéica.

Estes efeitos na lípase lipoprotéica e na apolipoproteína favorecem o catabolismo das lipoproteínas remanescentes ricas em TG, ao mesmo tempo que aumentam a oxidação dos ácidos graxos e reduzem a formação de VLDL. Teremos, então, redução dos níveis séricos de triglicérides e maior ação dos fibratos; combinada a esta redução, teremos aumento na síntese das apolipoproteínas A-I e A-II, o que leva a aumento na fração do HDL-C.

Os fibratos reduzem o LDL-C em 20-30% e os TG em 24-35% (Quadro 21.7).

ÁCIDO NICOTÍNICO

O ácido nicotínico reduz o LDL-C em 10-20%, aumenta o HDL-C em 20-35% e reduz os TG séricos em 10-70%.

Seu efeito nos hepatócitos consiste na redução da mobilização intracelular de ácidos graxos, diminuindo, por conseguinte, a síntese e o acoplamento dos triglicérides à Apo B-100. Como resultado, as lipoproteínas com Apo B-100, VLDL e LDL, não constituídas adequadamente, são degradadas antes de sua liberação para o plasma. Em outras palavras, o ácido nicotínico aumenta a degradação intracelular hepática das lipoproteínas VLDL e LDL, reduzindo, assim, a concentração plasmática do LDL-C e do VLDL-C. Naturalmente, este mesmo efeito contribui para a redução dos níveis plasmáticos de TG.

O ácido nicotínico é considerado o fármaco com maior efeito sobre o aumento do HDL-C, podendo atingir uma elevação de até 48% em associação com fibratos. Pode ser utilizado como alternativa aos fibratos e às estatinas ou em associação com estes fármacos em portadores de hipercolesterolemia, hipertrigliceridemia ou dislipidemia mista.

Quadro 21.7 Características Farmacológicas dos Fibratos

Fibratos	Pico máximo no sangue (horas)	Meia-vida (horas)	Dosagem (mg)	Posologia (mg/dia)
Clofibrato	4	12	Comprimidos 500	1.000 a 2.000
Bezafibrato	2	1,5 a 2	Drágeas 200	200 a 600
			Drágeas 400 (retard)	400
Genfibrozil	2	7,6	Comprimidos 300, 600, 900	600 a 1.200
Etofibrato	8	16	Cápsulas 500	500
Fenofibrato	4 a 6	19,6 a 26,6	Cápsulas 250	250
			Cápsulas 200 (micronizado)	200
Ciprofibrato	1 a 2	80	Comprimidos 100	100 a 200

ASSOCIAÇÃO DE MEDICAMENTOS

Se o objetivo terapêutico não tiver sido alcançado com as mudanças no estilo de vida e a monoterapia medicamentosa, os hipolipemiantes podem ser associados. Assim, por exemplo, indica-se a associação de:

- Vastatinas e colestiramina ou ezetimibe, na hipercolesterolemia.
- Vastatinas e fibratos, nas hiperlipidemias mistas.
- Fibratos e acipimox, nas hipertrigliceridemias endógenas.

Vários estudos têm empregado fibratos em combinação com drogas redutoras de LDL-C em pacientes com hiperlipidemia combinada. Os achados têm suscitado o uso dessa combinação – evidentemente que com muita atenção – em pacientes de alto risco individual que tenham triglicérides elevados; nestes indivíduos, a combinação é mais eficaz na redução do colesterol não-HDL do que o uso isolado de estatina.

O gráfico a seguir traz alguns exemplos de estudos de combinação de drogas hipolipemiantes (com suas referências).

A associação de medicamentos, além de melhorar os resultados, freqüentemente permite a administração de menores doses diárias e diminui a possibilidade de efeitos colaterais das drogas, comparada a altas doses isoladas de cada uma delas. Entretanto, as associações exigem maior atenção quanto aos efeitos musculares e hepáticos adversos.

Avaliação e Monitorização Laboratorial

ANTES DE INICIAR O TRATAMENTO

Os exames indispensáveis, que deverão ser executados antes do tratamento, são:

a. Perfil lipídico completo: colesterol total, HDL e triglicérides (LDL-C pode ser estimado pela utilização da fórmula de Friedewald: LDL-C = CT – HDL-C – TG/5, enquanto TG < 400mg/dL).
b. Alanina aspartato aminotransferase (ALT), transaminase alanina (AST), creatinofosfoquinase (CK) total.
c. Hormônio estimulador da tiroxina (TSH).

MONITORIZAÇÃO LABORATORIAL

Recomenda-se que os exames sejam solicitados a cada 3 meses no primeiro ano e a cada 6 meses a partir do segundo ano de tratamento. Naqueles pacientes em tratamento, quando houver aumento das doses de estatinas e/ou fibratos, recomenda-se manter a reavaliação semestral. Os exames a serem solicitados são:

a. Perfil lipídico: CT, HDL-C e triglicérides.
b. Transaminases hepáticas (ALT, AST).
c. Creatinofosfoquinase (CK) total, especialmente em pacientes com sintomas de dor ou sensibilidade muscular ou articular.

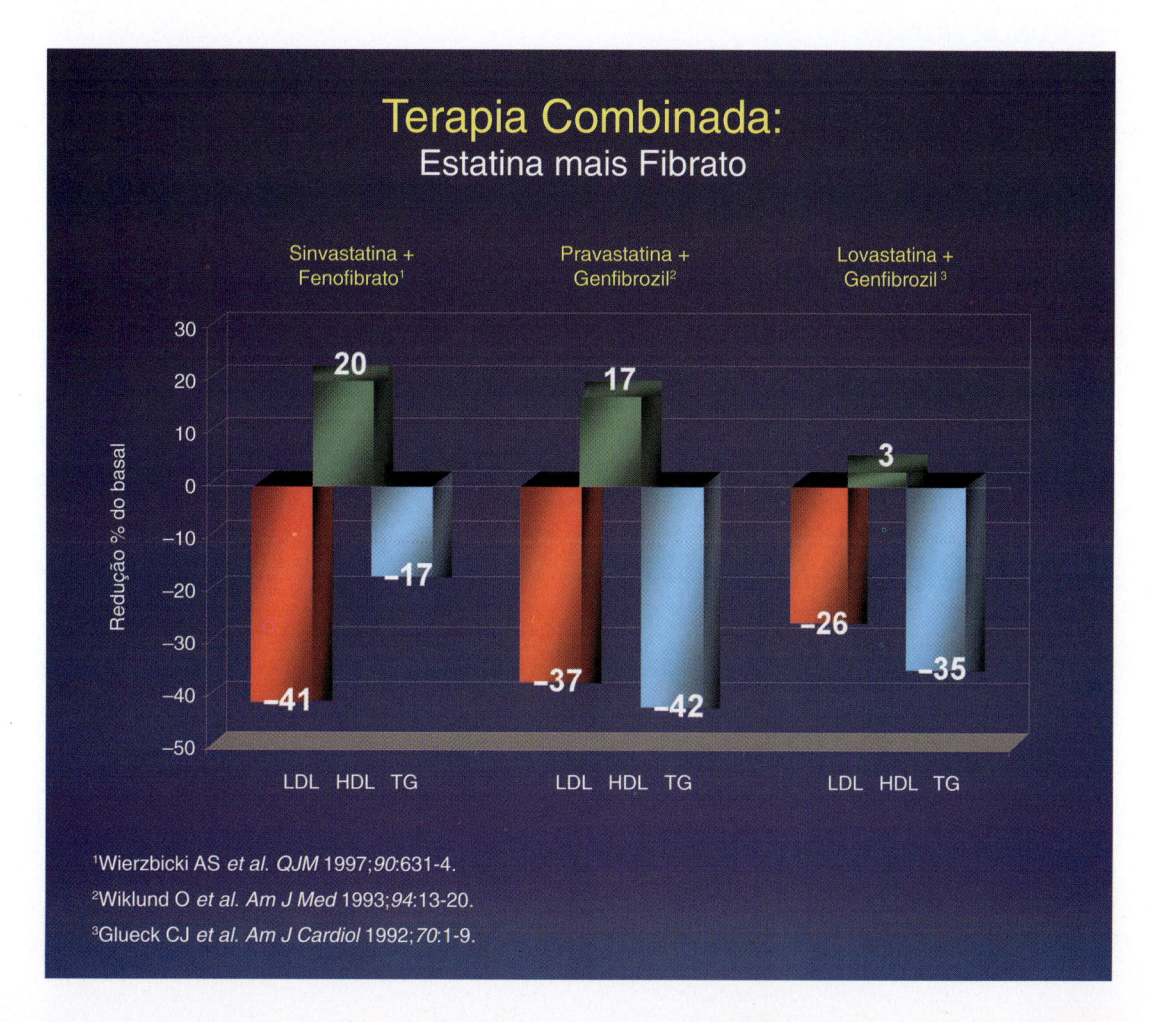

Terapia Combinada: Estatina mais Fibrato

	Sinvastatina + Fenofibrato[1]	Pravastatina + Genfibrozil[2]	Lovastatina + Genfibrozil[3]
LDL	-41	-37	-26
HDL	20	17	3
TG	-17	-42	-35

(Redução % do basal)

[1] Wierzbicki AS et al. QJM 1997;90:631-4.
[2] Wiklund O et al. Am J Med 1993;94:13-20.
[3] Glueck CJ et al. Am J Cardiol 1992;70:1-9.

Objetivos do Tratamento

a. Reduzir os níveis de LDL-C e, quando pertinente, de TG.
b. Manter o paciente com o menor número de fatores de risco cardiovasculares possíveis.
c. Manter o paciente engajado num programa de dieta e exercícios.

Resposta Inadequada

Todos os pacientes incluídos nesse protocolo de tratamento deverão seguir medidas não-farmacológicas concomitantes. Está recomendada uma dieta pobre em ácidos graxos saturados (< 7%) e com menos de 200mg/dia de colesterol.

A redução dos níveis de colesterol é dose-dependente e, naqueles casos em que não se consegue atingir os níveis-alvo, deve-se avaliar a adesão às medidas não-farmacológicas e o não controle de causas secundárias, como, por exemplo, diabetes melito descontrolado, síndrome nefrótica, insuficiência renal crônica, hipotireoidismo, etilismo e síndrome de Cushing.

Avalia-se, também, a necessidade de associação medicamentosa, como já comentado anteriormente.

Riscos e Cuidados Especiais

TRATAMENTO COM ESTATINAS

As estatinas são usualmente bem toleradas. Elevações das transaminases podem ocorrer em 0,5 a 2% dos casos e são dose-dependentes. As queixas mais freqüentes com o uso de estatinas são dores musculares inespecíficas ou articulares, sem elevações na creatinofosfoquinase (5%), que tendem a ser autolimitadas e podem não ser relacionadas à medicação. São raros os casos de miosite com sintomas de dor muscular e a elevação da creatinofosfoquinase para 10 vezes seu valor normal (0,09% em ensaios clínicos). Nestes casos, a não suspensão do tratamento pode progredir para rabdomiólise, mioglobinúria e necrose tubular aguda. Raramente, estes casos mais graves ocorrem com monoterapia com estatinas e, em geral, têm sido associados ao uso concomitante de outros fármacos (fibratos, niacina, ciclosporina) e em indivíduos com múltiplas comorbidades (idosos, portadores de insuficiência renal etc.). É importante orientar todos os usuários das estatinas sobre a possível ocorrência desse efeito colateral, que pode tornar-se grave, alertando-os para que procurem assistência médica se ocorrer dor muscular na vigência da medicação.

TRATAMENTO COM FIBRATOS

Além dos cuidados com miosite e rabdomiólise, os pacientes em uso de fibratos devem ser monitorizados para sintomas clínicos de litíase biliar, incluindo, quando adequado, avaliação ultra-sonográfica. Recomenda-se, também, extremo cuidado com os usuários de anticoagulantes cumarínicos, pois os fibratos aumentam o efeito farmacológico destes.

TRATAMENTO COM ÁCIDO NICOTÍNICO

As limitações para o uso de ácido nicotínico incluem efeitos colaterais freqüentes, dentre eles: rubor facial, hiperglicemia, hiperuricemia e alterações do trânsito intestinal. O ácido nicotínico deve ser utilizado com cuidado em pacientes com diabetes melito, pois pode piorar o controle glicêmico.

Recomendam-se para todos os tratamentos:

a. Controle periódico das transaminases; aqueles indivíduos que apresentarem aumento superior a três vezes em relação ao valor normal devem ter a dose de sua medicação reduzida ou mesmo suspensa.
b. Suspender a medicação nos casos de sintomas compatíveis com miosite e elevação de CK acima de 10 vezes os valores normais.
c. Embora não exista consenso, também tem sido recomendado suspender a medicação nos casos de indivíduos assintomáticos mas que apresentem aumento de CK total acima de 10 vezes o valor normal.
d. Indivíduos com aumentos de CK total entre 3 e 10 vezes em duas a três semanas, sintomáticos e com níveis aumentando progressivamente, devem ser monitorizados. Caso não haja melhora dos sintomas ou redução dos níveis de CK total, as estatinas devem ser suspensas ou ter sua dose reduzida, pelo menos temporariamente.

REFERÊNCIAS BIBLIOGRÁFICAS

1. Ballantyne CM, Grundy SM, Oberman A et al. Hyperlipidemia: diagnostic and therapeutic perspectives. *J Clin Endocrinol Metab* 2000; *85*:2.089.
2. Ballantyne CM, Corsini A, Davidson MH et al. Risk for myopathy with statin therapy in high-risk patients. *Arch Intern Med* 2003; *163*:553.
3. Ballantyne CM et al. for the Ezetimibe Study Group. Effect of Ezetimibe Coadministered with Atorvastatin in 628 Patients with Primary Hypercholesterolemia – A Prospective, Randomized, Double-Blind Trial. *Circulation* 2003; *107*:2.409-15.
4. Bruckert E, Giral P, Tellier P. Perspectives in Cholesterol-Lowering Therapy – The Role of Ezetimibe, a New Selective Inhibitor of Intestinal Cholesterol Absorption. *Circulation* 2003; *107*:3.124-8.
5. Catapano AL. Ezetimibe: a selective inhibitor of cholesterol absorption. *Eur Heart J Supplements* 2001; *3* (suppl E): E6-E10.
6. Chong, PH, Seeger, JD, Franklin, C. Clinically relevant differences between the statins: implications for therapeutic selection. *Am J Med* 2001; 111:390.
7. Davidson MH. Combination lipid-lowering therapy in diabetes. *Curr Diab Rep* 2003; *3*(3):263-8.
8. Davidson MH, Dillon MA, Gordon B et al. Colesevelam hydrochloride (cholestagel): a new, potent bile acid sequestrant associated with a low incidence of gastrointestinal side effects. *Arch Intern Med* 1999; *159*:1.893-900.
9. Davidson MH et al. Ezetimibe coadministered with simvastatin in patients with primary hypercholesterolemia. *J Am Coll Cardiol* 2002; *40*(12):2.125-34.

10. III Diretrizes Brasileiras sobre Dislipidemias e Diretriz de Prevenção da Aterosclerose do Departamento de Aterosclerose da Sociedade Brasileira de Cardiologia. *Arq Bras Cardiol* 2001; 77 (supl III).
11. Eidelman RS, Lamas GA, Hennekens CH. The New National Cholesterol Education Program guidelines: clinical challenges for more widespread therapy of lipids to treat and prevent coronary heart disease. *Arch Intern Med* 2002; *162*:2.033.
12. Fruchart JC, Brewer Jr HB, Leitersdorf E. Consensus for the use of fibrates in the treatment of dyslipoproteinemia and coronary heart disease. *Am J Cardiol* 1998; *81*:912-7.
13. Gagné C *et al.* for the Ezetimibe Study Group. Efficacy and safety of ezetimibe added to ongoing statin therapy of patients with primary hypercholesterolemia. *Am J Cardiol* 2002;*90*: 1.084-91.
14. Ginsberg HN. Hypertriglyceridemia: New insights and new approaches to pharmacologic therapy. *Am J Cardiol* 2001; *87*:1.174.
15. Gotto Jr AM. Safety and statin therapy: reconsidering the risks and benefits. *Arch Intern Med* 2003; *163*:657.
16. Gould AL, Rossow JE, Santanello NC, Heyse JF, Furberg CD. Cholesterol reduction yields clinical benefit: impact of statin trials. *Circulation* 1998; *97*(10):946-52.
17. LaRosa JC, Vupputuri S. Effect of statins on risk of coronary disease: a meta-analysis of randomised controlled trials. *JAMA* 1999; *282*:2.340-6.
18. Loures-Vale AA, Ihara SSM, Rabelo LM *et al.* Tratamento farmacológico das dislipidemias. *In: Condutas Clínicas nas Dislipidemias*. Belo Horizonte: Ed Health, 1997: 183-202.
19. Melani L *et al.* for the Ezetimibe Study Group. Efficacy and safety of ezetimibe coadministered with pravastatin in patients with primary hypercholesterolemia: a prospective, randomized, double-blind trial. *Eur Heart J* 2003; *24*(8):717-28.
20. Robson J, Boomla K *et al.* Estimating cardiovascular risk for primary prevention: outstanding questions of primary care. *BMJ* 2000; *320*:702-4.
21. Smith CC, Bernstein LI, Davis RB *et al.* Screening for statin-related toxicity: the yield of transaminase and creatine kinase measurements in a primary care setting. *Arch Intern Med* 2003; *163*:688.
22. Staels B, Dallongeville J, Auwerx J *et al.* Mechanism of action of fibrates on lipid and lipoprotein metabolism. *Circulation* 1998; *98*:2.088.
23. Third report of the National Cholesterol Education Program (NCEP) Expert Panel on detection, evaluation, and treatment of high blood cholesterol in adults (Adult Treatment Panel III): Final report. US Department of Health and Human Services; Public Health Service; National Institutes of Health; National Heart, Lung, and Blood Institute. [NIH Publication No. 02-5215. September 2002.] *Circulation* 2002; *106*:3.143.
24. Weismantel D. What laboratory monitoring is appropriate to detect adverse drug reactions in patients on cholesterol-lowering agents? *J Fam Pract* 2001; *50*:927.
25. Wood DA, De Backer G, Faergeman O *et al.*, together with members of the Task Force. Prevention of the coronary heart disease in clinical practice. Recommendations of the second joint task force of the European Society of Cardiology, European Atherosclerosis Society and European Society of Hypertension. *Eur Heart J* 1998; *19*:1.434-503.

CAPÍTULO 22

ETIOPATOGENIA E FISIOPATOLOGIA DA DOENÇA ARTERIAL CORONARIANA

Maria Letícia Moura dos Anjos

INTRODUÇÃO

A patogenia da doença arterial coronariana implica dois processos patológicos interdependentes: a aterosclerose e a trombose. A *aterotrombose* é um processo crônico dinâmico da parede vascular, caracterizado por disfunção endotelial e inflamação, em que se alternam fases de atividade inflamatória intensa (aguda) e trombose (subjacentes às síndromes coronárias agudas) e fases de baixa atividade inflamatória, proliferação fibromuscular e remodelamento vascular (fase crônica). Múltiplos fatores, tanto locais (estresse oxidativo, forças de "cisalhamento") como sistêmicos (diabetes melito, tabagismo, hipercolesterolemia e hipertensão arterial) têm sido implicados na iniciação, na progressão e na perpetuação da disfunção endotelial.

A disfunção endotelial marca o início da enfermidade aterotrombótica. O endotélio desempenha papel central na homeostase vascular mediante a produção balanceada de moléculas vasodilatadoras, antiproliferativas e antimitógenas (p. ex., óxido nítrico e prostaciclinas) e fatores vasoconstritores, indutores da proliferação e mitógenos (p. ex., endotelinas, angiotensina II). O endotélio possui também propriedades antitrombóticas e fibrinolíticas: ativa a antitrombina III, o inibidor da via do fator tissular e o ativador do plasminogênio tissular (t-PA), além de impedir a expressão do fator tissular ativado e do inibidor do ativador de plasminogênio tissular (PAI-1). O óxido nítrico liberado pelo endotélio é a molécula-chave para manutenção da homeostase. Além de ter uma função vasorreguladora, ele diminui a agregação plaquetária, a adesão de monócitos ao endotélio, evita a proliferação de células musculares lisas e impede a oxidação das lipoproteínas de baixa densidade (LDL). Esta molécula também tem atividade antiinflamatória, diminuindo a expressão de citocinas pró-inflamatórias.

A disfunção endotelial que resulta da presença dos fatores de risco clássicos altera o equilíbrio vascular e ativa os mecanismos reparadores da parede vascular.

FISIOPATOLOGIA DA DOENÇA ARTERIAL CORONARIANA

O coração é um órgão aeróbico – seu metabolismo depende, quase exclusivamente, da oxidação de substratos para geração de energia, havendo pouca capacidade para metabolismo anaeróbico.

Em condições fisiológicas de repouso, 70 a 80% do oxigênio que perfunde as coronárias é extraído pelo miocárdio. Há pouca capacidade de aumento da extração de oxigênio e, por isso, aumentos na necessidade miocárdica de oxigênio por exercício ou estresse, devem ser equilibrados por aumentos equivalentes no fluxo sangüíneo coronário. A *isquemia miocárdica* ocorre quando o fluxo arterial coronário não preenche as necessidades de oxigênio e substratos metabólicos do músculo cardíaco.

DETERMINANTES DO CONSUMO MIOCÁRDICO DE OXIGÊNIO

Em condições fisiológicas, o consumo miocárdico de oxigênio fornece uma medida adequada de seu metabolismo total, já que não há metabolismo anaeróbico. Os principais determinantes do consumo miocárdico de oxigênio são três: tensão miocárdica, contratilidade e freqüência cardíaca.

Tensão Miocárdica

A tensão sistólica da parede ventricular é proporcional à pressão sistólica e ao raio da cavidade ventricular (volume diastólico final), de acordo com a *lei de Laplace*; a tensão é também inversamente proporcional à espessura da parede e, conseqüentemente, diminui com a hipertrofia miocárdica. Estudos sistemáticos da preparação coração-pulmão de Starling evidenciaram que o desenvolvimento de pressão intraventricular é um determinante-chave do consumo miocárdico de oxigênio. Este consumo por batimento se correlaciona bem com a área sob a curva de pressão ventricular esquerda, também chamado de *índice tensão-tempo,* mas não pode ser medido diretamente e é estimado pela pressão sistólica. Em outras palavras, o consumo miocárdico de oxigênio se inicia na fase de contração isovolumétrica (não mensurada) e persiste pelo período em que há trabalho de pressão (sístole).

Freqüência Cardíaca

O aumento na freqüência cardíaca eleva o consumo miocárdico de oxigênio por aumentar a freqüência de desenvolvimento de tensão miocárdica por unidade de tempo, assim como pelo aumento da contratilidade.

Contratilidade Miocárdica

O efeito líquido do estímulo inotrópico positivo no consumo miocárdico de oxigênio é o resultado de sua influência em dois grandes determinantes que mudam em direção oposta no coração intacto: a tensão miocárdica diminui como conseqüência da redução no raio da cavidade e a contratilidade miocárdica (velocidade de encurtamento, ou $\Delta P/\Delta T$) aumenta, elevando o gasto de O_2. No coração dilatado, a redução na tensão miocárdica pela diminuição dos volumes ventriculares é significativa e reduz o consumo de O_2, compensando o gasto em contratilidade e produzindo efeito líquido de redução do consumo.

AUTO-REGULAÇÃO CORONÁRIA

Uma propriedade fundamental da circulação coronariana é a quase completa independência entre fluxo sangüíneo coronário e alterações na pressão de perfusão. Quando alterações súbitas na pressão de perfusão são impostas ao leito coronário, as mudanças no fluxo são somente transitórias, e o fluxo retorna rapidamente ao estado de equilíbrio. Essa capacidade de manter a pressão de perfusão em níveis constantes é chamada de auto-regulação. O mecanismo que permite ao fluxo coronário ser independente da pressão de perfusão é provavelmente idêntico àquele que ajusta o tono dos vasos coronários às necessidades metabólicas do miocárdio e deve envolver um metabólito. Quando o fluxo sangüíneo é insuficiente, acumula-se um metabólito no miocárdio que reduz o tono vascular e restaura o fluxo ao normal. O paradigma mais bem documentado e aceito até o momento propõe que esse controle seja realizado pela adenosina, um poderoso vasodilatador coronário que é continuamente liberado no fluido intersticial pelas células miocárdicas; sua liberação é aumentada em resposta ao aumento do metabolismo miocárdico ou à redução no suprimento sangüíneo arterial. A elevação da adenosina no fluido intersticial diminui a resistência dos vasos coronários, aumenta o fluxo e assim restaura o equilíbrio entre suprimento e demanda miocárdica de O_2.

SUPRIMENTO MIOCÁRDICO DE OXIGÊNIO

Como em qualquer leito vascular, o fluxo sangüíneo nas coronárias depende da pressão de perfusão (pressão diastólica aórtica – pressão em átrio direito) e da resistência oferecida pelo leito vascular. As grandes artérias coronárias e seus ramos principais, que cursam através da superfície epicárdica, servem como vasos de condutância e não oferecem resistência ao fluxo. Esses vasos de condutância dão origem às arteríolas, que são os vasos de resistência, onde ocorre a maior queda de pressão. Uma densa rede capilar (4.000 capilares/mm^3) assegura que cada miócito seja adjacente a um capilar. Esses capilares não são uniformemente patentes, porque os esfíncteres pré-capilares exercem função regulatória, de acordo com as necessidades de fluxo do miocárdio. Essa densidade capilar é reduzida na hipertrofia ventricular.

A resistência vascular coronária é regulada por vários mecanismos: metabolismo miocárdico (produção de adenosina), controle endotelial (liberação de vasodilatadores e vasoconstritores), forças compressivas extravasculares e controle neural.

DISTRIBUIÇÃO TRANSMURAL DO FLUXO SANGÜÍNEO MIOCÁRDICO

Ao contrário de outros órgãos, em que o maior fluxo sangüíneo acontece na sístole, pela maior pressão de perfusão, no coração a sístole "estrangula" o fluxo nos vasos intramiocárdicos e obstrui seu próprio suprimento; é na diástole que ocorre a maior parte do fluxo sangüíneo para o ventrículo esquerdo. As forças compressivas sistólicas extravasculares têm dois componentes: (1) a pressão sistólica ventricular intracavitária, que é transmitida totalmente ao subendocárdio, mas cai a zero na superfície epicárdica; (2) o importante estreitamento vascular causado pela compressão das arteríolas intramiocárdicas à medida que o coração contrai.

As elevações da freqüência cardíaca aumentam a duração total da sístole por minuto, reduzem o tempo de perfusão diastólica e elevam o consumo miocárdico de oxigênio, podendo precipitar isquemia miocárdica.

As forças compressivas extravasculares exercidas sobre o ventrículo direito são significativamente menores que aquelas do ventrículo esquerdo, e não interrompem a perfusão miocárdica sistólica.

ISQUEMIA SUBENDOCÁRDICA

O subendocárdio é mais vulnerável ao dano isquêmico que o subepicárdio. No coração normal, o fluxo para o subendocárdio é mantido igual ou levemente maior que o fluxo subepicárdico, refletindo o maior estresse sistólico e consumo de oxigênio do subendocárdio. A manutenção de um fluxo sangüíneo transmural uniforme, apesar da perfusão subendocárdica inadequada durante a sístole, indica que há um gradiente de perfusão que favorece o subendocárdio durante a diástole. Este gradiente diastólico favorecendo o subendocárdio é obtido através de uma maior vasodilatação dos vasos de resistência no subendocárdio. A necessidade de uma maior vasodilatação dos vasos de resistência subendocárdicos diminui a reserva vasodilatadora disponível para aumentar o fluxo durante os períodos de demanda aumentada de oxigênio (exercício, estresse mental e taquicardia).

Em vigência de estenoses epicárdicas, os vasos coronários distais sofrem vasodilatação compensatória à resistência oferecida pelas estenoses, num esforço para manter o fluxo sangüíneo miocárdico normal. Essa vasodilatação compensatória dos vasos de resistência compromete a capacidade de vasodilatação adicional quando a demanda de oxigênio miocárdico aumenta. Desde que a reserva vasodilatadora é menor nessa região, a redução na pressão de perfusão distal às estenoses não pode ser compensada no subendocárdio, mas ainda existe no leito subepicárdico, levando ao fenômeno do "roubo coronário" ou redistribuição preferencial do fluxo para o subepicárdio.

EFEITOS DAS ESTENOSES CORONÁRIAS

As limitações ao fluxo coronário impostas pelas lesões epicárdicas ateroscleróticas dependem das características geométricas das estenoses, incluindo sua severidade, extensão e distensibilidade, bem como da presença ou não de trombose plaquetária superposta.

Quando o fluxo sangüíneo atravessa uma estenose, ele perde pressão devido ao atrito viscoso entre as camadas de fluido no segmento estenótico (perdas por fricção) e à transformação, na saída das estenoses, de fluxo laminar em fluxo turbulento (perdas por separação). Em níveis normais de fluxo coronário, as perdas por fricção e separação contribuem para o gradiente de pressão através das estenoses. Quando o fluxo aumenta (taquicardia), as perdas por separação (turbulência) aumentam com o quadrado do fluxo; portanto, aumentos na velocidade do fluxo e queda de pressão transestenótica estão relacionados de maneira exponencial a reduções significativas na pressão de perfusão pós-estenótica.

Em qualquer nível de fluxo sangüíneo, o determinante mais importante da resistência imposta por uma estenose é o seu diâmetro luminal mínimo. *A queda de pressão transestenótica é inversamente proporcional à quarta potência do diâmetro luminal mínimo.* Sendo assim, mudanças relativamente pequenas no diâmetro luminal, por espasmo ou vasomotilidade passiva, são amplificadas e produzem importantes efeitos hemodinâmicos.

Para a maioria das estenoses, a extensão do estreitamento tem pequeno impacto nas suas conseqüências fisiológicas. Entretanto, quando as estenoses são muito longas, ocorre significativa turbulência ao longo do segmento estreitado, e a energia é dissipada como calor; estenoses moderadas podem apresentar significado fisiopatológico sob essas condições.

CIRCULAÇÃO CORONÁRIA COLATERAL

A oclusão total de uma coronária epicárdica produz isquemia severa e infarto do músculo suprido pelo vaso, a menos que haja uma via alternativa de fluxo. O coração humano normal tem canais colaterais preexistentes entre os vasos coronários, mas estes colaterais "nativos" são insuficientes para prevenir um infarto. Entretanto, quando ocorre obstrução gradual de uma artéria coronária, os vasos colaterais podem desenvolver-se o suficiente para manter ou restaurar ao normal o fluxo coronário de repouso e manter a viabilidade miocárdica. A severidade da obstrução coronária é o determinante crítico do desenvolvimento da circulação colateral, que pode diminuir a severidade da isquemia. Em vigência de infarto agudo do miocárdio, a circulação colateral pode contribuir significativamente para o fluxo sangüíneo para a região do infarto, diminuindo o tamanho do infarto, melhorando a função ventricular, reduzindo a probabilidade da formação de aneurisma e melhorando a sobrevida.

CONSEQÜÊNCIAS DA ISQUEMIA MIOCÁRDICA

Apenas alguns segundos após uma oclusão coronária súbita, há severo declínio na tensão miocárdica de oxigênio, já que o coração tem metabolismo aeróbico com grande gasto energético. A isquemia miocárdica regional produz disfunção sistólica e diastólica (o relaxamento é um processo ativo) precocemente, antes do aparecimento de alterações eletrocardiográficas indicativas da isquemia e que estão relacionadas, por sua vez, às alterações na cinética do cálcio intracelular. Disfunção diastólica (identificada por ecocardiografia e/ou presença de galope atrial) já está presente quando a assinergia regional compromete 8% da musculatura cardíaca; evidências clínicas de congestão pulmonar leve e/ou presença de terceira bulha cardíaca podem estar presentes quando a área afetada corresponde a 15% da musculatura cardíaca. Insuficiência cardíaca franca se desenvolve quando a contração cessa em 20 a 25% do ventrículo esquerdo; a perda aguda de 40% ou mais do miocárdio ventricular esquerdo resulta em severa falência de bomba e choque cardiogênico.

Uma oclusão coronariana súbita (trombose coronária) leva ao desenvolvimento de isquemia transmural dentro da área de risco determinada pela anatomia coronária. Em parte porque as colaterais aumentam o fluxo sangüíneo especialmente para o subepicárdio, o miocárdio sofre um padrão de necrose transmural que se inicia no subendocárdio e se estende, de maneira seqüencial, para as camadas subepicárdicas. As terapias de reperfusão ou a abundância de colaterais podem salvar o subepicárdio da necrose e diminuir as complicações clínicas do infarto agudo do miocárdio.

Miocárdio Atordoado

Após curtos episódios de isquemia severa, ocorre uma disfunção miocárdica prolongada com retorno gradual da atividade contrátil. A anormalidade afeta as funções sistólica e diastólica e pode ser observada à ecocardiografia, após a resolução da dor torácica e das alterações do segmento ST. Embora tenha sido originalmente descrito em laboratório experimental, o *atordoamento* pode ter importantes implicações clínicas. Pacientes podem desenvolver disfunção transitória ou persistente por oclusões coronárias intermitentes com *angina pectoris* ou infarto agudo interrompido por reperfusão. Disfunção ventricular regional após circulação extracorpórea também pode ser uma forma de *atordoamento*. Independentemente do evento precipitante, a patogênese do *miocárdio atordoado* ainda é desconhecida, mas os mecanismos postulados (que atuariam sinergisticamente) são três: geração de radicais livres de oxigênio, sobrecarga de cálcio e redução da sensibilidade dos miofilamentos ao cálcio.

Miocárdio Hibernante

A expressão hibernação miocárdica refere-se à presença de disfunção ventricular de repouso, secundária à redução crônica do fluxo coronário, que pode ser restaurado imediatamente com a revascularização. O miocárdio pode reduzir sua *performance* contrátil e o gasto de oxigênio para compensar reduções crônicas severas da perfusão miocárdica, a fim de preservar sua viabilidade. As bases celulares e moleculares da hibernação miocárdica não estão totalmente definidas.

Estima-se que a hibernação miocárdica esteja presente em um terço dos pacientes com doença coronária obstrutiva severa e disfunção ventricular esquerda, os quais podem ser beneficiados pela revascularização.

REFERÊNCIAS BIBLIOGRÁFICAS

1. Braunwald E, Zipes DP, Libby P. *Heart Disease – A Textbook of Cardiovascular Disease*. 6 ed., 2001.
2. Brown VW. *Atherosclerosis: Risk Factors and Treatment*. Vol X, 1996.
3. Fuster V. *Syndromes of Atherosclerosis – Correlations of Clinical Imaging and Pathology*. American Heart Association monograph series, 1996.
4. Sambola A, Fuster V, Badimon JJ. Papel de los factores de riergo en la trombogenicidad sanguínea y los síndromes coronários agudos. *Rev Esp Cardiol* 2003; 56(10):1.001-9.

CAPÍTULO 23

ANGINA ESTÁVEL

Wilson Coelho Pereira Filho e Fernanda Keller Gomes

INTRODUÇÃO

Angina pectoris é a designação usada para a dor ou desconforto sentidos pelo paciente na região precordial do tórax, ou em áreas adjacentes, conseqüentes a doença isquêmica do coração, quando o fluxo coronariano não é suficiente para suprir a demanda metabólica do tecido miocárdico, levando ao acúmulo de metabólitos e à acidose, que estimulam terminações nervosas no interstício.

A angina é o sintoma mais comum do processo de isquemia miocárdica, embora muitos episódios de isquemia possam passar despercebidos, sem sintomas (isquemia silenciosa) ou com sintomas atípicos (equivalentes anginosos), como dispnéia súbita, fadiga, síncope, tontura e sintomas dispépticos, principalmente em idosos e diabéticos.

A chamada dor anginosa "típica" é caracterizada por dor ou desconforto na região precordial ou retroesternal, de caráter constritivo, isto é, referida como "aperto", "peso", "opressão". A dor pode irradiar-se, geralmente, para a face ulnar do membro superior esquerdo, mas pode também irradiar-se para a face dorsal do tórax, membro superior direito e até para mandíbula e pescoço.

A principal causa de isquemia miocárdica e, conseqüentemente, de dor anginosa é a obstrução das coronárias epicárdicas por processo aterosclerótico, mas vale ressaltar que a dor anginosa também irá ocorrer em indivíduos sem processo aterosclerótico, como se pode verificar no vasoespasmo, na estenose aórtica, na miocardiopatia hipertrófica ou na hipertensão arterial não controlada.

Abordaremos neste capítulo somente as síndromes coronárias isquêmicas crônicas, seu diagnóstico e tratamento. Sugerimos ao leitor a leitura dos demais capítulos correspondentes à doença coronariana.

DIAGNÓSTICO

História Clínica

A caracterização da dor anginosa constitui-se no principal sintoma e, apesar de subjetiva, apresenta elevada sensibilidade diagnóstica, se adequadamente pesquisada. A localização, a duração, o caráter e a irradiação da dor são características que devem ser exaustivamente pesquisadas, assim como os sinais e os sintomas a ela associados.

Além da caracterização da dor torácica, devem ser investigados os fatores de risco para doença aterosclerótica coronária, dos quais os principais são definidos a seguir:

1. *Tabagismo*: um dos mais importantes fatores de risco para o desenvolvimento de doença aterosclerótica coronária, é o mais importante fator de risco modificável isolado, sendo responsável por mais de 400.000 mortes anuais nos Estados Unidos. Mesmo a condição de fumante passivo aumenta o risco de evento coronário.

2. *Hipertensão arterial*: existe uma relação linear entre presença de hipertensão arterial e doença aterosclerótica coronária. Além deste fato, a presença de hipertrofia miocárdica também é um preditor independente de infarto do miocárdio e morte por doença aterosclerótica coronária.

3. *Diabetes melito*: cerca de 80% dos óbitos em pacientes com diabetes melito decorrem de doença aterosclerótica coronária. Os pacientes diabéticos têm maior incidência de complicações ateroscleróticas, tanto os indivíduos em prevenção primária como aqueles submetidos a intervenções. A presença de diabetes melito acarreta aumento de quatro a cinco vezes na probabilidade de evento coronário agudo, podendo ser ainda maior em mulheres.

4. *Dislipidemia*: a alteração lipídica (HDL baixo, LDL elevado e hipertrigliceridemia) desempenha papel fundamental não somente no desenvolvimento da placa aterosclerótica, como também na instabilização desta placa.
5. *História familiar*: história familiar positiva para doença aterosclerótica coronária, ou seja, parentes próximos com idade < 65 anos (para mulheres) e < 55 anos (para homens) com doença aterosclerótica coronária, aumenta significativamente o risco de doença arterial coronária.

FATORES DE RISCO EMERGENTES

Novos fatores de risco para doença aterosclerótica coronária, como homocisteína, fibrinogênio, lipoproteína(a), marcadores de função fibrinolítica (PAI-1, t-PA, dímero-D) e marcadores de inflamação (PCR, ICAM-1, IL-6), têm demonstrado sua importância, principalmente prognóstica.

Exame Físico

O exame físico na angina é, com freqüência, normal. No entanto, o exame físico tem importância fundamental no diagnóstico diferencial e na estratificação de risco do quadro anginoso.

A presença de sinais que evidenciem doença aterosclerótica, como xantomas, hipertensão arterial sistêmica, doença arterial periférica, doença carotídea e aneurisma de aorta abdominal, aumenta a probabilidade de doença arterial coronária. A mimetização da dor referida quando da palpação do tórax implica baixa probabilidade de isquemia miocárdica.

O exame físico realizado no momento da dor pode evidenciar sinais de gravidade, como presença de ritmo de galope, sopro sistólico de insuficiência mitral, e ausculta pulmonar evidenciando congestão pulmonar. Todos estes sinais, quando presentes no momento da dor e desaparecendo após o seu alívio, têm alto valor preditivo positivo para a presença de doença arterial coronária e determinam maior gravidade do sintoma anginoso.

Eletrocardiografia em Repouso

Exame obrigatório em todos os pacientes com suspeita de doença coronária, está dentro dos limites da normalidade em pelo menos 50% dos pacientes, e as anormalidades mais comumente observadas são as alterações inespecíficas de ST-T. Estas podem ser provocadas por patologias não relacionadas diretamente com a doença coronariana, como a hipertrofia ventricular esquerda (HVE), distúrbios hidroeletrolíticos e uso de drogas.

Dados relacionados ao prognóstico podem ser avaliados pelo ECG, como ondas Q de necrose, sugerindo infarto prévio, disfunção ventricular esquerda e doença multiarterial.

Embora o Holter possa demonstrar alterações isquêmicas do ECG durante as atividades de rotina, sua sensibilidade é inferior à do eletrocardiograma de esforço, sendo atualmente pouco usado na avaliação de possível doença coronariana crônica.

Eletrocardiografia Sob Esforço

Exame simples e de baixo custo, poderá ser realizado em todos os pacientes com angina estável, exceto naqueles com contra-indicação absoluta, como bloqueios de ramo, arritmias complexas e disfunção ventricular.

Ao solicitar um teste ergométrico diagnóstico, o médico deve prever, de acordo com seu resultado, o que ele acrescentará em termos de conduta terapêutica ou propedêutica.

Durante a realização do exame, devem ser avaliadas a capacidade do esforço e a presença ou não de sintomas durante o esforço, além de alterações eletrocardiográficas e hemodinâmicas.

A sensibilidade do teste ergométrico situa-se entre 45 e 50%, com especificidade entre 85 e 90%. Assim, o grande valor diagnóstico do teste baseia-se na sua alta especificidade. É importante ressaltar a limitação diagnóstica em certos grupos populacionais, como mulheres com dor precordial atípica, presença de bloqueio de ramo esquerdo, síndrome de Wolff-Parkinson-White, uso de digital, betabloqueadores, nitratos (suspender 48 horas antes do exame) e sua grande aplicabilidade em idosos e em pacientes multiarteriais (aumento da sensibilidade).

São achados preditores de alto risco: depressão de ST ≥ 2,0mm no TE; depressão maior que 1mm no primeiro estágio do teste; depressão de ST em várias derivações; persistência por mais de 5 minutos das alterações do ST durante a recuperação; carga máxima menor que 4MET; resposta pressórica anormal e arritmia ventricular.

Ecocardiografia em Repouso

A maioria dos pacientes com suspeita de doença coronária não necessita de ecocardiograma de repouso para o diagnóstico. Segundo as recomendações do ACC/AHA, o ecocardiograma de repouso tem duas indicações principais: em pacientes com sopro sistólico sugestivo de estenose aórtica (EA) ou cardiomiopatia hipertrófica e na avaliação da extensão da isquemia durante o episódio anginoso ou em quadros anginosos acompanhados de sinais sugestivos de insuficiência ventricular esquerda (IVE). Dessa forma, num paciente com suspeita de doença coronária com ECG normal, sem história de IAM, sem sinais ou sintomas de insuficiência cardíaca congestiva (ICC), o ecocardiograma não estaria necessariamente indicado.

Cintilografia de Perfusão Miocárdica e Ecocardiograma Sob Estresse

A cintilografia miocárdica e o ecocardiograma sob estresse devem ser realizados em pacientes com probabilidade intermediária de doença coronária, porém com alterações no

ECG de base que reduziriam de forma significativa a especificidade do teste ergométrico. Pelo fato de ser um exame de maior custo que o teste ergomérico (três a quatro vezes mais caro), não deve ser o exame inicial em pacientes com dor precordial e ECG de repouso normal. Assim, pacientes com síndrome de Wolff-Parkinson-White (WPW) ou mais de 1mm de depressão do segmento ST no ECG de repouso têm indicação para cintilografia miocárdica ou ecocardiograma de estresse. Pacientes com bloqueio completo do ramo esquerdo ou com marcapasso devem ser submetidos à eco-dopplercardiografia sob estresse ou à cintilografia miocárdica com dipiridamol, pois a vasodilatação farmacológica com dipiridamol mostrou redução na incidência de defeitos de perfusão por artefatos, diminuindo o número de resultados falso-positivos.

É também o exame de escolha em pacientes já submetidos à revascularização miocárdica, cirúrgica ou percutânea, por localizar e quantificar áreas isquêmicas e ainda por determinar a extensão da área de miocárdio viável em pacientes com disfunção ventricular esquerda.

Embora a acurácia diagnóstica da cintilografia com estresse farmacológico seja comparável à da cintilografia com estresse físico, esta última é preferida em pacientes com capacidade de realizar esforço físico, já que o exercício fornece informação diagnóstica adicional sobre alterações do segmento ST e auxilia a avaliação da tolerância ao esforço e da resposta sintomática. A cintilografia com dobutamina não aumenta o fluxo coronário de forma tão significativa quanto com o uso de dipiridamol ou adenosina, devendo ser restrita a pacientes com contra-indicação a estes fármacos, como é o caso de pacientes com asma brônquica ou doença pulmonar obstrutiva crônica (DPOC).

Os achados de alto risco na cintilografia miocárdica são: múltiplos e grandes defeitos de perfusão, territórios de diversas coronárias envolvidos, defeito reversível extenso, aumento da captação pulmonar de Tl-201 e dilatação transitória do VE. Os pacientes com estes achados deverão ser submetidos a estratificação invasiva de risco.

O ecocardiograma sob estresse com dobutamina tem sensibilidade de 82% e especificidade de 85% para detecção de doença coronária. Exame de custo menor, fornece uma avaliação mais extensa da anatomia cardíaca e da função miocárdica e tem maior especificidade, embora sua sensibilidade seja levemente inferior à da cintilografia miocárdica. Por sua facilidade de execução, tem sido um método preferencial em muitos centros avançados de abordagem de pacientes portadores de doença coronária. No entanto, sua realização depende muito de um profissional absolutamente bem treinado.

Cineangiocoronariografia

A cineangiocoronariografia é o método diagnóstico definitivo para a determinação da extensão anatômica da doença coronária. Em pacientes que permanecem sintomáticos, apesar do tratamento medicamentoso adequado, nos que apresentam achado de alto risco por meio dos métodos diagnósticos não-invasivos e nos que apresentam disfunção ventricular esquerda, a indicação da cineangiocoronariografia é considerada precisa.

Pode ser o primeiro método diagnóstico, se não houver a possibilidade de realização de um método diagnóstico não-invasivo. É o caso, por exemplo, de um eventual paciente com DPOC grave que não pode realizar teste ergométrico por dispnéia, não pode usar dipiridamol ou adenosina devido à doença pulmonar de base e no qual o ecocardiograma de estresse não terá qualidade de imagem satisfatória.

Em pacientes com alta probabilidade de DAC, a solicitação da cineangiocoronariografia como primeiro método diagnóstico mostrou boa relação custo-efetividade.

O ACC/AHA recomenda a realização de cineangiocoronariografia nos seguintes casos: pacientes com DAC conhecida/provável que foram ressuscitados de morte súbita, pacientes com suspeita de espasmo coronário, jovens com alta probabilidade de DAC, pacientes com alta suspeita de lesão de três vasos ou tronco de coronária esquerda (CE), pacientes com profissões de risco, obesidade mórbida, pacientes com hospitalizações repetidas e pacientes com baixa probabilidade de DAC que desejam realizar o exame.

É importante frisar, contudo, que a cineangiocoronariografia não revela o significado funcional da lesão coronária nem mostra a composição da placa aterosclerótica. O advento do ultra-som intracoronário auxiliou muito a melhor definição de lesões complexas, bem como a melhor identificação da composição da placa aterosclerótica, aumentando ainda mais o valor da cineangiocoronariografia como método diagnóstico.

TRATAMENTO

As opções que levam ao regime terapêutico mais adequado a cada caso devem ter como objetivos o alívio dos sintomas e a prevenção de eventos cardiovasculares, como angina instável, infarto agudo do miocárdio e morte súbita. Assim, o tratamento do paciente com angina crônica estável deve levar em conta quatro aspectos: (1) correção do estilo de vida e intervenção sobre os fatores de risco para doença coronariana; (2) tratamento de doenças concomitantes que podem agravar o quadro anginoso; (3) tratamento farmacológico; e (4) revascularização miocárdica.

Correção do Estilo de Vida e Intervenção Sobre os Fatores de Risco para Doença Coronariana

Essa recomendação deve ser estimulada em todos os pacientes que apresentam alguma forma clínica da doença coronariana, bem como em indivíduos sadios com propensão elevada para adquirir a doença e os portadores de vários fatores de risco.

CORREÇÃO DO ESTILO DE VIDA

Os pacientes devem ser aconselhados a evitar regimes de trabalho extenuantes. O ambiente de trabalho deve ser descontraído e prazeroso, e as horas de descanso e lazer devem ser observadas com rigor. Deve-se estimular a realização de atividades físicas diárias, inicialmente com caminhadas progressivas, que podem ser acompanhadas por atividades de lazer competitivas. Antes de qualquer atividade física, recomenda-se o aquecimento muscular. Como muitos episódios isquêmicos são precipitados por aumentos da atividade mecânica do coração, o paciente deve ser orientado no sentido de evitar aumento súbito e intenso da atividade física, particularmente após longo período de repouso.

O paciente coronariano deve ser alertado sobre algumas preocupações matinais. Há um ritmo circadiano regulando o tono arterial coronário, caracterizado por baixo limiar anginoso após o despertar. As atividades matinais devem ser realizadas lentamente e, se necessário, após a utilização de um comprimido de nitrato sublingual.

EXERCÍCIO FÍSICO

O condicionamento físico, agindo sobre o coração, diminui a freqüência cardíaca com qualquer nível de exercício, permitindo menor consumo de oxigênio no miocárdio para um mesmo grau de atividade física. O tipo de exercício aconselhado é aquele que implica atividades repetitivas de resistência, tais como andar, correr, ciclismo e natação.

Recomenda-se a prática de exercícios físicos pelo menos durante 4 dias por semana. Exercícios isométricos, tais como levantamento de peso, não produzem benefícios cardiovasculares. A intensidade do exercício aconselhado pode ser planejada a partir do resultado do teste ergométrico.

INTERVENÇÃO SOBRE OS FATORES DE RISCO CORONÁRIO

Os fatores de risco para o aparecimento de doença cardíaca isquêmica são classificados em: não-tratáveis – história familiar, sexo masculino e idade avançada – e tratáveis – colesterol sérico elevado, hipertensão arterial, tabagismo, HDL-colesterol baixo (colesterol de densidade elevada) e diabetes melito.

A atuação enérgica sobre os fatores de risco, como medidas dietéticas e controle do tabagismo, da hipertensão arterial, do diabetes e da hiperlipidemia, representa a ação mais efetiva para a evolução satisfatória dos pacientes com angina do peito.

TRATAMENTO DE DOENÇAS CONCOMITANTES QUE PODEM AGRAVAR O QUADRO ANGINOSO

Todas as condições clínicas que aumentam o consumo ou diminuem o fornecimento de oxigênio ao miocárdio podem agravar o quadro de angina do peito. Entre essas condições, as mais importantes e freqüentes são quadros de taquiarritmias, infecções, hipertireoidismo, crises hipertensivas, descompensação diabética, bradiarritmias e drogas.

Tratamento Farmacológico

De acordo com as diretrizes do Colégio Americano de Cardiologia, da Associação Americana do Coração, do Colégio dos Médicos Americanos e da Sociedade Americana de Medicina Interna, o tratamento inicial da angina crônica estável deve obedecer a um método mnemônico, em que os itens fundamentais do tratamento são representados pelas cinco letras iniciais do alfabeto (A, B, C, D, E), havendo duas recomendações para cada letra:

A – aspirina e tratamento antiisquêmico
B – betabloqueador e tratamento da hipertensão
C – cigarro e colesterol
D – dieta e diabetes
E – educação e exercício.

Em relação à educação, o médico deverá explicar a doença, com clareza, ao paciente, como controlar e evitar sua progressão e, principalmente, quais os sintomas que prenunciam as desestabilizações e a necessidade de procura imediata das unidades de dor torácica ou dos serviços de emergência, nessas ocasiões.

DROGAS ANTIPLAQUETÁRIAS

Estas drogas impedem a adesão e a agregação plaquetárias, eventos fisiopatológicos essenciais nas síndromes isquêmicas agudas. O tratamento com aspirina em doses baixas inibe irreversivelmente a agregação plaquetária e reduz o risco de trombose arterial. A aspirina previne infarto agudo do miocárdio, acidente vascular cerebral, isquemia cerebral transitória e instabilização da angina. O estudo americano *Physicians Health Study* englobou 22.071 médicos do sexo masculino com idades entre 40 e 84 anos, sem antecedentes de infarto do miocárdio, acidente vascular cerebral ou isquemia cerebral transitória. Um grupo de 333 participantes desse estudo apresentava angina crônica estável por ocasião de sua admissão, dos quais 178 receberam 325mg de aspirina em dias alternados e 155 receberam placebo. Esses participantes foram acompanhados, em média, durante 60,2 meses. Nesse período, 27 participantes do estudo tiveram infarto agudo do miocárdio: sete dos 178 que receberam aspirina (4%) e 20 dos 155 que não receberam aspirina (13%). O risco relativo de infarto dos pacientes que receberam aspirina em relação aos que receberam placebo foi de 0,30. Entre os que faleceram (18 dos 333 participantes), sete receberam aspirina e 11, não (risco relativo: 0,51).

A doença coronariana sintomática freqüentemente progride do estado de angina crônica estável a angina instável e infarto agudo. Os dados desse estudo indicam que aspirina em dose baixa, administrada em dias alternados, reduz substancialmente o risco da ocorrência de infarto agudo do miocárdio em pacientes com angina crônica estável.

Outro estudo multicêntrico importante, que analisou o resultado da utilização da aspirina na angina crônica estável, foi o SAPAT (*Swedish Angina Pectoris Aspirin Trial*). Neste estudo, 2.035 pacientes com angina crônica estável com idades variando entre 30 e 80 anos foram tratados com aspirina (75mg/dia) ou placebo. O objetivo da pesquisa foi avaliar se o tratamento investigado preveniria a ocorrência de morte ou infarto agudo do miocárdio (eventos primários). Entre os 1.026 pacientes que utilizaram o placebo, ocorreram 124 eventos, enquanto no grupo tratado com aspirina (1.009 pacientes) ocorreram 81 eventos (redução absoluta de 34%, com p = 0,003). Verificou-se, ainda, redução de 38% na incidência de morte súbita e de 39% na ocorrência de infarto agudo do miocárdio.

Na presença de alergia ou intolerância absoluta à aspirina, utilizam-se derivados tienopiridínicos que bloqueiam a ativação dos receptores GP II/III da superfície das plaquetas, induzida pela adenosina difosfato (ADP). As drogas disponíveis para isso são a ticlopidina, empregada na dose de 250mg, duas vezes ao dia, e o clopidogrel, na dose de 75mg/dia. A ticlopidina foi a primeira droga empregada rotineiramente em clínica, em pacientes submetidos a angioplastia transluminal coronária com colocação de *stent*. A terapêutica antiplaquetária dupla (aspirina + ticlopidina) associada a um sistema considerado ótimo de liberação do *stent* fez cair drasticamente as tromboses aguda e subaguda do *stent*.

Pesquisas clínicas demonstraram que a ticlopidina em combinação com a aspirina oferece maior proteção contra trombose subaguda do *stent* que a aspirina isolada ou em associação com anticoagulante. Entretanto, existem algumas preocupações em relação a esse medicamento. A ticlopidina tem início de ação demorado. O efeito inibidor plaquetário completo é conseguido somente 3 a 5 dias após a administração oral do medicamento. Durante o tratamento com ticlopidina, podem desenvolver-se sintomas gastrointestinais e alterações hematológicas adversas, tais como neutropenia, plaquetopenia e púrpura trombocitopênica trombótica. A neutropenia e a plaquetopenia são mais freqüentes e, em geral, benignas, regredindo com a suspensão da droga. A púrpura trombocitopênica trombótica, complicação séria e algumas vezes fatal, felizmente é bastante rara, ocorrendo 2 a 8 semanas após o início da administração de ticlopidina e tendo sido observada em 0,029% dos pacientes que receberam ticlopidina.

O clopidogrel, outra droga antiplaquetária do grupo dos tienopiridínicos, mostrou sua eficiência no estudo CAPRIE (*Clopidogrel versus Aspirin in Patients at Risk of Ischaemic Events*), uma pesquisa multicêntrica internacional que comparou a eficácia do clopidogrel e da aspirina em 19.185 pacientes com risco aumentado de aterosclerose, na prevenção de acidente vascular cerebral, infarto ou doença arterial periférica. A tolerabilidade do clopidogrel foi avaliada no estudo CLASSIC (*Clopidogrel Aspirin Stent Interventional Cooperative Study*), de segurança, no qual o clopidogrel foi comparado à ticlopidina em pacientes que haviam colocado *stent*. Verificou-se que o clopidogrel tem efeito benéfico semelhante ao da ticlopidina no contexto da angioplastia e do *stent*, mas com perfil de segurança muito melhor.

Tratamento Antiisquêmico

O tratamento farmacológico antiisquêmico visa essencialmente abolir os sintomas e, com isso, melhorar a qualidade de vida. Os seguintes grupos de droga são eficazes nos pacientes com isquemia miocárdica: nitratos, bloqueadores beta-adrenérgicos e antagonistas do cálcio.

Os nitratos agem relaxando a musculatura lisa vascular. A ação vasodilatadora dos nitratos é observada tanto no território arterial como no venoso, em que predominam. A diminuição do tono venoso reduz o retorno de sangue ao coração, com conseqüente diminuição da pré-carga e do volume ventricular, o que determina queda da tensão miocárdica, importante regulador do consumo miocárdico de oxigênio.

Os bloqueadores beta-adrenérgicos bloqueiam a atividade simpática no coração, diminuem a freqüência cardíaca e a força de contração ventricular, produzindo queda acentuada no consumo miocárdico de oxigênio.

Os antagonistas do cálcio reduzem o fluxo de cálcio do compartimento extracelular para o intracelular na musculatura cardíaca e na musculatura lisa da parede arterial, diminuindo, assim, a contração cardíaca e o tono arterial. Dentre os bloqueadores dos canais de cálcio mais empregados na angina crônica estável estão as diidropiridinas de ação prolongada (amlodipina, felodipina, manidipina), o diltiazem e o verapamil. As diidropiridinas têm ação preferencial nos sistemas vasculares periférico e coronário, enquanto o verapamil age principalmente no coração. O diltiazem tem ação intermediária, porém aproxima-se mais do verapamil.

ESCOLHENDO A DROGA IDEAL

Os pacientes portadores de insuficiência coronária podem apresentar episódios isquêmicos com envolvimento fisiopatológico de três tipos:

- *Episódios em que o principal fator fisiopatológico é o aumento do consumo miocárdico de oxigênio*: em geral, são pacientes que apresentam placas ateromatosas concêntricas, que produzem obstruções hemodinamicamente significantes da luz das artérias coronárias e que, quando executam esforço intenso, não conseguem aumentar adequadamente o fluxo coronariano, advindo isquemia das células miocárdicas. Em geral, representam 25 a 30% dos episódios isquêmicos.
- *Episódios mistos, em que há dualidade fisiopatológica*: há aumento moderado do consumo miocárdico de oxigênio associado a diminuição ou aumento insuficiente do fluxo coronariano. Representam 60 a 70% dos episódios isquêmicos numa população de anginosos.
- *Episódios dependentes do fluxo, em que o mecanismo fisiopatológico principal é a diminuição do fluxo coronário por um espasmo da artéria coronária (angina de Prinzmetal)*: representam 3 a 5% dos episódios isquêmicos.

Com base em suas propriedades de diminuir o consumo miocárdico de oxigênio e em seu efeito comprovadamente protetor após o infarto agudo do miocárdio, os betabloqueadores têm sido usados como drogas antiisquêmicas de primeira linha. Nos pacientes que apresentam contra-indicação aos betabloqueadores, devem ser utilizados os nitratos e os antagonistas dos canais de cálcio. Os pacientes que apresentam angina de Prinzmetal ou vasoespástica são tratados com antagonistas do cálcio. Nos casos refratários à terapêutica inicial, podem ser associadas duas ou três drogas antiisquêmicas.

Inibidores da Enzima Conversora da Angiotensina

A hipótese de que o uso contínuo de inibidores da enzima conversora da angiotensina poderia melhorar a evolução em pacientes sem insuficiência cardíaca foi testada no estudo HOPE (*Heart Outcomes Prevention Evaluation*), em pacientes que apresentavam risco elevado de desenvolver eventos cardiovasculares, mas que não apresentavam disfunção ventricular esquerda ou insuficiência cardíaca. Esse estudo incluiu 9.297 pacientes de alto risco, caracterizados por apresentar idade superior a 55 anos, história de doença coronariana, acidente vascular cerebral, doença arterial periférica ou diabetes e outro fator de risco cardiovascular (hipertensão, hipercolesterolemia, HDL-C baixo, tabagismo ou microalbuminúria). O tratamento com ramipril (10mg/dia) reduziu o índice de morte cardiovascular (6,1 *vs.* 8,1% no grupo placebo; rr: 0,74).

Vastatinas (Agentes Hipolipemiantes)

Os primeiros estudos com agentes hipolipemiantes – colestiramina, fibratos e niacina – já haviam mostrado que reduções do colesterol total de 8 a 15% associam-se a diminuição significativa dos eventos coronários. Ensaios clínicos mais recentes, envolvendo grande número de pacientes com DAC estabelecida tratados com inibidores da hidroximetil-glutaril-coenzima A redutase (estatinas), forneceram evidências consistentes dos efeitos benéficos desses medicamentos na redução das mortalidades coronária e total.

Estudos recentes, envolvendo pacientes em prevenção secundária e colesterol elevado (*Scandinavian Sinvastatim Survival Study* – 4S), normal (*Cholesterol and Recurrent Events* [CARE]) e prevenção primária (AF-TEXCAPs), demonstraram redução significativa de eventos maiores (morte cardiovascular, infarto, cirurgia de revascularização miocárdica), oscilando entre 25 e 35% no período de tratamento, nos subgrupos que utilizaram vastatinas.

Evidências acumuladas com estudos de regressão de placas ateroscleróticas sugerem que ao tratamento com estatinas associaram-se menor progressão, maior estabilização e maior regressão dessas placas. Sabe-se atualmente que os efeitos benéficos das estatinas não se devem apenas ao efeito hipolipemiante e à redução do conteúdo lipídico da placa, mas também a mecanismos múltiplos que incluem restauração da função endotelial, com aumento da síntese de óxido nítrico; diminuição do vasoespasmo; redução da trombogênese e aumento da fibrinólise; diminuição da inflamação mediada principalmente por macrófagos e linfócitos T ativados; e estabilização da capa fibrosa da placa ateromatosa, aumentando o conteúdo de colágeno.

Atualmente, recomenda-se o uso de vastatinas em pacientes com DAC estabelecida, incluindo angina crônica estável, mesmo na ausência de aumentos leves ou moderados de LDL-colesterol.

Inibidores da 3-Cetoacil Tiolase

METABOLISMO ENERGÉTICO NO CORAÇÃO ISQUÊMICO

O resultado primário da isquemia é a disfunção mitocondrial, causada pela liberação reduzida de oxigênio aos tecidos, resultando na diminuição da formação do ATP pela fosforilação oxidativa. A redução da obtenção aeróbica de ATP estimula a glicose, ocorrendo aumento da captação da glicose e degradação do glicogênio. Durante a isquemia, ocorrem glicólise acelerada e formação de quantidades aumentadas de piruvato, além de comprometimento da oxidação do piruvato na mitocôndria, o que produz acúmulo do lactato nos tecidos. O miocárdio continua a obter a maior parte de sua energia (50 a 70%) da oxidação dos ácidos graxos. Apesar da produção aumentada de lactato durante a isquemia, a oxidação do piruvato é inibida pela oxidação dos ácidos graxos, a qual contribui para a produção acelerada de lactato, acidose intracelular e quebra geral da homeostase celular.

A disfunção isquêmica pode ser minimizada por agentes metabólicos, que inibem parcialmente a oxidação dos ácidos graxos e aumentam a queima de glicose e lactato. Os inibidores da 3-cetoacil tiolase, como a ranolazina e a trimetazidina, inibem a 3-cetoacil coenzima. A tiolase de cadeia longa mitocondrial altera o metabolismo energético, passando a utilizar a glicose como substrato energético preferencial.

O número de "mmol" de ATP produzido por "mmol" de oxigênio consumido é 12% mais alto para a glicose que o produzido pelos ácidos graxos livres. Assim, em condições normais, é mais eficiente para o miocárdio utilizar ácidos graxos livres, mas a glicose é um substrato melhor durante isquemia.

ESTUDOS CLÍNICOS COM TRIMETAZIDINA

A eficácia da trimetazidina como droga antianginosa foi avaliada isoladamente e como terapêutica combinada em pacientes com angina crônica. A trimetazidina aumentou a capacidade de exercício e retardou o aparecimento de sintomas e de alterações eletrocardiográficas durante o exercício. Considerando a ausência de alterações na freqüência cardíaca e na pressão arterial, a trimetazidina parece ser um agente ideal para terapêutica combinada da angina do peito crônica estável, em associação com uma ou duas drogas que possuem ações hemodinâmicas. Os efeitos da trimetazidina (20mg três vezes por dia) foram comparados aos do propranolol (40mg três vezes por dia) em 149 homens com angina. Todos os pacientes apresentavam teste ergométrico positivo. Após três meses de tratamento, foi observada eficácia antianginosa semelhante entre as duas drogas.

Abordagem Intervencionista

Os métodos intervencionistas representados pela revascularização miocárdica, seja percutânea (angioplastia com balão, com ou sem *stent*), seja cirúrgica, não são concorrentes. O que observamos são grupos de pacientes cujo perfil clínico definiu qual procedimento trouxe melhor resultado. Ambos os procedimentos de revascularização visam melhorar o suprimento sangüíneo para as áreas isquêmicas, aliviando a angina, melhorando a *performance* cardíaca e diminuindo a incidência de arritmias malignas. No entanto, não interferem com a progressão da aterosclerose coronariana e, portanto, não eliminam a necessidade do tratamento medicamentoso.

Os pacientes que mais se beneficiam da cirurgia de revascularização são: aqueles com presença de lesão de tronco de coronária esquerda; os multiarteriais com disfunção ventricular; com lesões biarteriais e disfunção ventricular. Entretanto, a angioplastia coronária apresentou melhor resultado que o procedimento cirúrgico nos pacientes com lesões uniarteriais, com lesões biarteriais sem disfunção ventricular ou naqueles com disfunção mínima e com contra-indicação para a cirurgia de revascularização miocárdica.

Vale salientar que os procedimentos não são isentos de complicações e/ou insucessos. Os pacientes que mais obtiveram sucesso com esses procedimentos foram aqueles com lesões curtas concêntricas, jovens e não-diabéticos. Mesmo no caso de procedimento cirúrgico, há uma taxa de trombose de enxertos que pode oscilar entre 5 e 10% nos primeiros meses do procedimento. Apesar da excelente taxa de sucesso, a angioplastia com *stent* mantém uma incidência elevada de recidiva das lesões (10 a 25%) mesmo com a introdução de *stent*, porém está reduzida para níveis de até 5% com a ampliação da utilização de *stents* impregnados com substâncias antiproliferativas.

A escolha entre um ou outro procedimento dependerá, na maioria das vezes, do perfil clínico do paciente e da anatomia coronariana. Além disso, não devemos esquecer que a taxa de sucesso dos procedimentos depende da experiência do serviço, ou seja, aqueles que realizam mais procedimentos têm alta taxa de sucesso e baixa taxa de complicações, e serviços com pequena demanda têm taxa de sucesso boa, mas com maior taxa de complicações. Além dos adendos anteriores, a preferência do paciente deve influir na conduta adotada.

REFERÊNCIAS BIBLIOGRÁFICAS

1. ACC/AHA Guidelines for coronary angiography: a report of the American College of Cardiology/American Heart Association Task Force on Practice Guidelines developed in collaboration with the Society for Cardiac Angiography and Interventions. *J Am Coll Cardiol* 1999; *33*:1.756-824.
2. ACC/AHA Guidelines for percutaneous coronary intervention: a report of the American College of Cardiology/American Heart Association Task Force on Practice Guidelines. *JACC* 2001; *37*:2.239.
3. Antiplatelet Trialist' Collaboration. Secondary prevention of vascular disease by prolonged antiplatelet treatment. *Br Med J (Clin Res)* 1988; *296*:320-31.
4. Antman EM, Cohen M, Bernink PJLM *et al*. The TIMI Risk Score for Unstable Angina/Non-ST elevation MI: a method for prognostication and therapeutic decision making. *JAMA* 2000; *284*:835-42.
5. Bertrand ME, Rupprecht HJ, Gershlick AH, for the Classics Investigators. Double-blind study of the safety of clopidogrel with and without a loading dose in combination with aspirin after coronary stenting: the Clopidogrel Aspirin Stent International Cooperative Study (CLASSICS). *Circulation* 2000; *102*:624-9.
6. Braunwald E. Unstable angina: a classification. *Circulation* 1989; *80*:410-4.
7. Cannon CP, Braunwald E. Unstable angina. *In*: Braunwald E, Zipes DP, Libby Peds. *Heart Disease: A Textbook of Cardiovascular Medicine*. Philadelphia: W.B. Saunders Company, 2001: 1.232-71.
8. Caprie Steering Committee. A randomized blinded trial of clopidogrel versus aspirin in patients at risk of ischemic events. I 1996; *348*:1.329-39.
9. Detry JM, Sellier P, Pennaforte S *et al*. Trimetazidine: a new concept in the treatment of angina. Comparison with propanolol in patients with stable angina. Trimetazidine European Multicenter Study group. *Br J Clin Pharmacol* 1994; *37*(3):279-88.
10. Feldman MD, Kiss JE, Wenberg PD *et al*. Incidence of thrombotic thrombocitopenic purpura following coronary stent placement and ticlopidine therapy. *Circulation* 1998; (suppl I):573.
11. Gibbons RJ, Chaterjee K, Daley J *et al*. ACC/ANA/ACP/ASIM Guidelines for the management of patients with chronic stable angina. *J Am Coll Cardiol* 1999; *33*:2.092-7.
12. Gordon JB, Ganz P, Nabel EG *et al*. Atherosclerosis influences the vasomotor response of epicardial coronary arteries to exercise. *J Clin Invest* 1989; *83*:1.946-52.
13. Juul MS, Edvardsson N, Jahnmatz B *et al*. Double blind trial of aspirin in primary prevention of myocardial infarction in patients with stable chronic angina pectoris. *Lancet* 1992; *340*:1.421.
14. Leon MB, Baim DS, Pop MAJ *et al*. A clinical trial comparing three anti-thrombotic-drug regimens after coronary-artery stenting. *N Engl J Med* 1998; *339*:1.665-71.
15. Marzilli M. Trimetazidine: a metabolic agent for the treatment of stable angina. *Eur Heart J* 2001; *3*(suppl):12-5.
16. Ridker PM, Manson JE, Graziano MJ, Buring J, Henekens C. Low-dose aspirin therapy for chronic stable angina. *Ann Intern Med* 1991; *114*:835-9.
17. Sellier P. The effects of trimetazidine on ergometric parameters in exercise-induced angina. Controlled multicenter double blind versus placebo study (in frenon). *Arch Mal Coeur Vaiss* 1986; 9:1.331-6.
18. Snell PG, Mitchell J. Physical inactivity: an easily modified risk factor? *Circulation* 1999; *100*:2-4.
19. Stanley WC. Cardiac energetics during ischemia and the rationale for metabolic interventions. *Coron Artery Dis* 2001; *12* (suppl I): 53-7.
20. Stanley WC. Changes in cardiac metabolism: a critical step from stable angina to ischaemic cardiomyopathy. *Eur Heart J* 2001; *3*(suppl): 2-7.

21. Szwed H, Sadowsky Z, Elikowsky W *et al*. Combination treatment in stable effort angina using trimetazidine and metoprolol: results of a randomized, double-blind, multicentre study (Trimpol II). Trimetazidine in Poland. *Eur Heart J* 2001; *22*(24):2.267-74.

22. Verschuren WM, Jacobs DR, Bloemberg BP *et al*. Serum total cholesterol and long-term coronary heart disease mortality in different cultures; twenty five year follow-up of the seven countries study. *JAMA* 1995; *274*:131-6.

23. Wood D, De Backer G, Faergeman O *et al*. Prevention of coronary heart disease in clinical practice. Recommendations of the Second Joint Task Force of European and Other Societies on Coronary Prevention. *Eur Heart J* 1998; *49*:1.434-503.

24. Yusuf S, Peto R, Lewis J, Collins R, Sleight P. Beta blockade during and after myocardial infarction. *Prog Cardiovasc Dis* 1985; *27*:335-71.

CAPÍTULO 24

AVALIAÇÃO DE DOR TORÁCICA NAS SALAS DE EMERGÊNCIA

Gilmar Reis

VISÃO GERAL

Use esta revisão para informação sobre o manuseio e a condução inicial de pacientes adultos com quadro clínico de dor torácica aguda não-traumática associada a fatores de risco coronarianos ou à presença de doença arterial coronariana (DAC) na sala de emergência. Os desafios iniciais existentes nos pacientes adultos com quadro de dor torácica não-traumática são: (1) avaliar a gravidade da apresentação do quadro clínico e (2) identificar causas potenciais que ameaçam a vida: síndromes coronarianas isquêmicas agudas (SCIA) com supradesnível do segmento ST (infarto agudo do miocárdio – IAM) e sem supradesnível do segmento ST (IAM sem ondas Q; angina instável), embolia pulmonar, pneumotórax e aneurisma dissecante de aorta. Embora esta revisão enfoque a identificação e o tratamento inicial de pacientes com SCIA, outras causas potenciais serão também discutidas.

Visando complementar as informações sobre SCIA, recomendamos os demais capítulos deste manual:

1. Etiopatogenia e fisiopatologia da doença arterial coronariana.
2. Síndrome coronariana isquêmica estável.
3. Síndrome coronariana isquêmica aguda sem supradesnível do segmento ST.
4. Síndrome coronariana isquêmica aguda com supradesnível do segmento ST.
5. Infarto agudo do miocárdio complicado.
6. Tratamento intervencionista na doença arterial coronária.

A distinção entre causas de dor torácica (cardíacas *versus* não-cardíacas) deve iniciar-se ainda no consultório ou na fase pré-hospitalar. A probabilidade relativa de SCIA deve sempre direcionar o exame clínico, os testes de auxílio diagnóstico e as decisões clínicas iniciais. Para pacientes com alta probabilidade, é obrigatório o encaminhamento para unidades especializadas.

EPIDEMIOLOGIA – ASPECTOS DEMOGRÁFICOS

Estima-se que, anualmente, cerca de 5 a 10 milhões de indivíduos são atendidos nos serviços de emergência dos Estados Unidos com quadro primário de dor torácica aguda não-traumática, o que corresponde a 10% de todos os atendimentos de emergência nesse país. Embora os distúrbios de pânico e a doença do refluxo gastroesofágico respondam pela grande maioria dos casos de dor torácica, esforços devem ser direcionados para identificar corretamente condições imediatas que ameaçam a vida (p. ex., dissecção aórtica, tromboembolismo pulmonar, SCIA).

A dor precordial é uma das queixas mais freqüentes de pacientes atendidos em serviços de urgência e emergência, compreendendo até 5% de todos os atendimentos médicos. Destes, 15% apresentam diagnóstico de SCIA com elevação enzimática. Outros 40% se apresentam com síndrome coronariana isquêmica aguda e sem elevações enzimáticas, mas com risco moderado a elevado de complicações decorrentes da instabilidade da lesão aterosclerótica coronariana.

A maioria dos casos de pacientes avaliados com dor torácica é hospitalizada com o objetivo de realizar uma propedêutica para detecção de isquemia miocárdica aguda (Quadro 24.1), gerando nos países desenvolvidos um custo por paciente/dia médio de US$ 1.000,00. Esta estratégia possibilita o diagnóstico de SCIA em cerca de 1,5 milhão de norte-americanos. Não obstante todo este esforço, até 13% dos pacientes com diagnóstico final de infarto agudo do miocárdio não são corretamente diagnosticados durante a avaliação inicial, sendo

Quadro 24.1 Diagnóstico Final de Dor Torácica em Pacientes Internados em Unidade de Diagnóstico Especializada

Diagnóstico	Percentual de Pacientes
Doença gastrointestinal	45%
Doença isquêmica miocárdica (exceto SCIA)	15%
Osteomuscular	21%
SCIA	17%
Pericardite	2%
Outras causas (pneumonia, embolia pulmonar, câncer pulmonar, aneurisma aórtico, estenose aórtica, herpes-zoster)	7%
Total excede 100% devido a > 1 diagnóstico em alguns pacientes[1].	

[1]Fruergaard P, Launbjerg J, Hesse B, Jorgensen F, Petri A, Eiken P, Aggestrup S, Elsborg L, Mellemgaard K: The diagnoses of patients admitted with acute chest pain but without myocardial infarction. *Eur Heart J.* 1996 Jul;17(7):1028-34.

equivocadamente liberados para o domicílio. Dependendo do grau de agressividade assistencial ou da eficiência da equipe médica, a falha diagnóstica pode atingir até 20% dos casos de infarto, sendo esta a principal causa de ações de erro médico nos países desenvolvidos. Desta forma, o médico emergencista convive com um desafio constante: o de avaliar e afastar corretamente a possibilidade diagnóstica de SCIA em determinado paciente com episódio de dor torácica, liberando-o para o domicílio e internando aqueles em que o diagnóstico não pode ser adequadamente afastado durante a avaliação inicial. Esta atitude ocasiona, freqüentemente, a internação de pacientes com dor torácica de etiologia não-cardíaca, gerando um elevado custo para as seguradoras, para a sociedade e para o Estado.

FATORES DETERMINANTES NA ATENÇÃO DE PACIENTES COM DOR TORÁCICA NA EMERGÊNCIA

O primeiro ponto de atenção é, sem dúvida, a demora do paciente em obter tratamento médico adequado. Um grande percentual de pacientes retarda a procura por auxílio médico, uma vez iniciados os sintomas de SCIA. Mesmo em países onde existem programas preventivos eficientes, a demora entre o início dos sintomas e o primeiro atendimento médico na emergência é, geralmente, superior a 2 horas. Evidências acumuladas na literatura sugerem que, se o tratamento do IAM começar dentro de 70 minutos após iniciados os sintomas, a lesão ventricular poderá ser substancialmente minimizada, sendo possível o abortamento do IAM, com a conseqüente redução da mortalidade para níveis tão baixos quanto 1,6%. A morbimortalidade aumenta expressivamente após esse período, uma vez que a lesão miocárdica irreversível começa a se instalar.

Outro fator determinante é o tempo decorrido entre a chegada ao centro de atenção à saúde e a efetiva implementação do tratamento definitivo (p. ex., trombólise, angioplastia primária). Problemas na organização do cuidado pré-hospitalar e no departamento de emergência podem resultar em atrasos na administração do tratamento adequado. Outros fatores que podem contribuir para atrasos no diagnóstico e no tratamento desses pacientes incluem o viés de idade e o sexo, a "sensação" do médico da emergência de que o quadro não é uma SCIA e a não disponibilidade de propedêutica mínima (p. ex., marcadores enzimáticos e ECG). O atraso na administração do trombolítico pode resultar em infartos maiores, aumento de complicações, aumento no tempo de permanência hospitalar e, em última análise, aumento da mortalidade.

Reconhecida a incapacidade de a avaliação tradicional de pacientes com dor torácica identificar adequadamente pacientes de alto e baixo risco para eventos coronarianos graves, e a necessidade crescente de adequar os centros de urgência e emergência às recomendações atuais de avaliação e tratamento de pacientes, diversos centros desenvolveram as "Unidades de Dor Torácica (UDT)": unidades especiais contendo recursos adequados de pessoal, equipamento/material, protocolos e controle de qualidade para o atendimento de indivíduos portadores de dor torácica. Entretanto, uma avaliação de 319 serviços de emergência norte-americanos evidenciou a existência de UDT em somente 9% dos mesmos. Há várias definições para essas unidades: rota de emergência para dor torácica, centro de dor torácica, unidade de avaliação de dor torácica, unidade de curta permanência de cuidados coronarianos, leito de observação monitorada, unidade de dor torácica etc.

DESENVOLVIMENTO DE UM NOVO PARADIGMA PARA A DOR TORÁCICA

O novo paradigma para o tratamento de pacientes com dor torácica inclui uma avaliação em múltiplos pontos, os quais podem ser resumidos da seguinte forma:

1. Programas de ataque, os quais minimizam a demora intra-hospitalar em prover a terapia adequada, uma vez que somente 40 a 50% dos pacientes com IAM têm evidência clara de seu infarto no ECG em sua apresentação inicial na emergência.
2. Protocolo simples e eficiente, que possa prover avaliação imediata dos pacientes com suspeita de IAM. Protocolos de observação na emergência minimizam o risco de liberação não-intencional de pacientes com SCIA para o domicílio, bem como identificam pacientes com IAM ou isquemia miocárdica aguda sem infarto, com ECG iniciais

não-diagnósticos ou normais e níveis normais de marcadores séricos miocárdicos e inflamatórios (p. ex., CPK, troponinas, mieloperoxidases).
3. Capacidade de observação ampliada, além da rotineiramente realizada em uma unidade de emergência convencional, necessitando, geralmente, de um algoritmo diagnóstico.
4. Programas comunitários e educação continuada, imprescindíveis para evitar demora na procura por atenção médica assim que instalados os sintomas de alerta, compatíveis com quadros coronarianos agudos, como sudorese, dor no peito, desconforto torácico, síncope ou dispnéia súbitas, os quais podem estar associados a IAM.

Programas de Ataque: Minimizar Atrasos na Emergência

Até 60% dos pacientes com IAM apresentam-se clinicamente com uma probabilidade moderada a elevada de IAM ou angina instável, sendo a história clínica, o exame físico e o ECG consistentes com IAM. O ensaio MITI demonstrou que intervenção imediata nesses pacientes pode resultar em mortalidade de até 1,6%, a qual é obtida basicamente evitando-se IAM por meio de tratamento adequado, o que é possível dentro dos primeiros 70 minutos após iniciados os sintomas. É imprescindível a adoção de mecanismos que visem reduzir a demora na instituição do tratamento definitivo. Fatores reconhecidamente associados a falha na obtenção do tratamento imediato e que devem merecer atenção especial são:

- Demora em realizar o ECG.
- Demora na tomada de decisões (p. ex., trombólise, cineangiocoronariografias).
- Demora no preparo da medicação.
- Interconsulta para definição do tratamento (dúvida diagnóstica).

Programas de Observação: Minimizar a Liberação de Pacientes com IAM

Muitos pacientes com SCIA têm apresentação clínica inicial que demonstra moderada a baixa probabilidade da doença.

Dados do Work from the Multicenter Chest Pain Study Group sugerem que 50 a 60% dos pacientes atendidos na emergência com quadro de dor torácica exigem observação ampla, para que não ocorra a liberação não-intencional de pacientes com IAM. Por outro lado, até 30% dos pacientes com dor torácica admitidos em internação hospitalar não apresentam doença cardiovascular. O custo financeiro de equívocos na abordagem e no tratamento nestes dois cenários é significativo. Neste cenário, as UDT são particularmente úteis, uma vez que permitem uma avaliação segura e eficiente dessa população, liberando em período variável (entre 8 e 24 horas) pacientes que habitualmente seriam mantidos em internação hospitalar por 3 a 5 dias. Estima-se que o custo dos pacientes em UDT esteja próximo de 20 a 30% do de uma avaliação hospitalar tradicional, a qual não raramente inclui a realização de propedêutica cardiovascular de alto custo e, freqüentemente, sem critério racional de utilização.

Algoritmos diagnósticos são necessários para a identificação de pacientes em risco potencial de eventos, evitando-se, assim, a sua liberação inoportuna, como também para dar segurança adicional aos pacientes liberados de que eles não têm quadro de SCIA de manifestação atípica. Um terço dos pacientes com IAM não apresenta, antes do evento, sintomas que possam sugerir modificação funcional de sua doença coronariana. Enzimas cardíacas e ECG seriados nem sempre contribuem para uma estratificação de risco confiável. A avaliação funcional faz-se necessária nesse subgrupo, antes de sua liberação. Estratégias diversas têm sido avaliadas com sucesso e incluem, habitualmente, métodos de avaliação não-invasivos (p. ex., teste ergométrico; ecocardiograma convencional e sob estresse com dobutamina, cintilografia miocárdica perfusional).

Estrutura da Unidade de Dor Torácica

A estrutura da UDT deve ser compatível com a capacidade de definir rapidamente o risco de um paciente com dor torácica. Estas unidades devem contar com os recursos propedêuticos necessários para uma avaliação imediata (ECG, enzimas cardíacas, raio-X de tórax, teste ergométrico, ecocardiograma), infra-estrutura de monitorização intensiva e de ressuscitação, visando prover adequada assistência a pacientes com evolução desfavorável, até que estes sejam transferidos para uma unidade coronariana intensiva. O coordenador médico deverá ter experiência comprovada em emergências cardiovasculares e medicina intensiva, e os médicos diaristas deverão ter, no mínimo, habilitação em cardiologia.

Unidade de Dor Torácica – Controle de Recursos

As UDT devem passar por um controle de qualidade e de utilização de recursos vigoroso e estar em harmonia com as unidades de cuidados coronarianos (UCC), como se fossem uma extensão das mesmas. Idealmente, a coordenação médica de uma UDT deverá ser exercida pelo coordenador da UCC, o que dinamiza o tratamento, uma vez que as condutas passam a ser uniformes.

Um programa de controle de melhoria de qualidade é recomendado para avaliação dos recursos oferecidos. Desta forma, problemas relacionados à assistência ao paciente, ao sistema de saúde e aos indicadores (sobrevida, resultados) podem ser definidos visando mensurar objetivamente o ganho adicional obtido com a UDT (p. ex., redução da morbimortalidade). A mensuração do sucesso do programa é o indicador mais sensível da qualidade do serviço prestado. Este controle é inerente ao funcionamento de uma UDT. Thom Mayer já havia descrito o quanto este processo é rico em opções, com serviço orientado pelos quadros apresentados pelos pacientes. A "trilogia de Juram" aplica-se particularmente às UDT: planejamento, controle e melhoria de qualidade.

ESTRATÉGIA DE ABORDAGEM DA DOR TORÁCICA NA SALA DE EMERGÊNCIA

Diagnóstico e História Clínica

Estabeleça uma história clínica detalhada e objetiva. Use estas características para distinguir a dor torácica secundária a isquemia miocárdica da dor não-cardíaca. Pacientes com SCIA usualmente descrevem seus episódios anginosos como queimação, aperto, opressão ou peso precordial, usualmente colocando o seu punho cerrado em direção ao precórdio durante a descrição da dor. Muitos pacientes preferem descrever a sensação mais como um desconforto precordial do que propriamente dor. A dor anginosa é tipicamente subesternal, com irradiação para a mandíbula, o pescoço, os braços e a região epigástrica. Numa avaliação de pacientes com SCIA, 54% relataram-na como se fosse uma opressão precordial, com um percentual que variou entre 6 e 22% relatando-a como aguda ou em pontada.

Episódios de dor precordial por mais de 15 minutos ou uma modificação significativa no padrão anginoso tendem a representar SCIA. Alívio imediato com nitratos é característico da dor de etiologia cardíaca, porém dor precordial por mais de 30 minutos costuma envolver algum grau de lesão miocárdica. Dor precordial de duração fugaz (alguns segundos) ou prolongada (algumas horas) não sugere dor anginosa. Classicamente, episódios anginosos se desenvolvem com atividade física, estresse emocional ou após uma boa refeição e são aliviados prontamente com nitrato sublingual. Dor torácica que piora à inspiração profunda ou com tosse (dor pleurítica) geralmente representa irritação pleural, mas pode ocorrer em pericardite e em síndromes torácicas osteomusculares.

Pergunte ao paciente sobre histórico de doença coronariana. História de DAC estabelecida ou de dor anginosa clássica é achado preditivo positivo de elevado valor na classificação do sintoma atual em SCIA. Estes achados em homens com mais de 60 anos com história clássica de angina pode indicar uma probabilidade pré-teste de até 90% de presença de DAC.

Questione sobre angina noturna, em repouso, e sobre o possível uso de drogas ilícitas. Considere sempre formas variantes de angina, como a noturna, que em geral desperta o paciente durante a madrugada. A angina variante clássica é definida como dor anginosa típica ocorrendo em repouso e associada a elevação transitória do segmento ST, a qual é atribuída a vasoespasmo coronariano, associado ou não a lesão coronariana subjacente. O uso de cocaína pode deflagrar vasoconstrição coronariana, aumentar o consumo de oxigênio pelo miocárdio e aumentar a agregabilidade plaquetária.

Questione sobre os fatores de risco cardiovasculares, especialmente os clássicos (hipertensão, diabetes, hipercolesterolemia, história familiar, baixo HDL).

EXAME FÍSICO

Se há suspeita clínica de infarto agudo do miocárdio, realize um exame clínico dirigido enquanto são executados o ECG e a anamnese. Siga uma estratégia de avaliação em pacientes com suspeita clínica de SCIA: Inicialmente, procure por sinais de instabilidade hemodinâmica ou que indiquem a necessidade de adoção de estratégia de reperfusão coronariana. Se o paciente é candidato a reperfusão coronariana, realize esta avaliação enquanto a estratégia é preparada (trombólise ou angioplastia primária). Obtenha uma história clínica sucinta e objetiva, incluindo a pesquisa de contra-indicação para trombólise, faça um ECG de 12 ou 16 derivações (se não houver alterações ECG em precordiais) e realize um exame clínico direcionado (p. ex., ausência de pulso indicando aneurisma aórtico). Esta estratégia deve ser executada dentro de 10 minutos após a chegada do paciente à sala de emergência. Se o ECG indicar que o paciente não é um candidato à revascularização de emergência, realize um exame clínico completo.

Note que o exame clínico é freqüentemente normal em pacientes de baixo risco, não contribuindo para a triagem de pacientes com possível diagnóstico de dor torácica de origem isquêmica. O exame físico é freqüentemente normal em pacientes com SCIA; entretanto B3, B4, desdobramento paradoxal de B2 ou sopro de regurgitação mitral, surgindo durante episódio de dor precordial, sugerem etiologia isquêmica. Em geral, a principal utilidade do exame clínico é identificar causas não-isquêmicas de dor precordial, incluindo dissecção aórtica, embolia pulmonar, pneumotórax espontâneo, colecistite ou pericardite.

Avalie a aparência geral do paciente e dados vitais. Um paciente com infarto agudo do miocárdio costuma estar estressado, ansioso e sudorético. Por outro lado, uma mulher jovem com relato de ansiedade, hiperventilando, com cãibras em extremidades e região perioral está provavelmente apresentando episódio agudo de síndrome do pânico. Dor acentuada geralmente sugere doença importante. Cianose sugere dificuldade respiratória ou baixo débito cardíaco. Taquicardia pode estar associada a ansiedade, embolia pulmonar, infarto do miocárdio, insuficiência cardíaca ou pneumotórax espontâneo. A elevação da pressão arterial pode indicar hipertensão crônica descontrolada ou uma emergência hipertensiva. Hipotensão pode evidenciar um infarto do miocárdio complicado ou embolia pulmonar. Variação significativa em níveis pressóricos ou intensidade do pulso nos braços pode sugerir dissecção aórtica. Pulso paradoxal > 15mm sugere tamponamento cardíaco. Pulsos irregulares podem estar associados a arritmias, as quais são comuns durante episódio de IAM.

Ausculte os pulmões. Crepitações bilaterais sugerem congestão pulmonar e/ou insuficiência cardíaca. Achados consistentes com consolidação ou infiltrados podem indicar pneumonia ou embolia pulmonar. Hipertimpanismo unilateral e ausência de ruídos adventícios podem ser os achados de um pneumotórax hipertensivo.

Examine a parede torácica. Examine a pele para lesões vesiculares ou herpes-zoster. Especialmente em pacientes relatando dor pleurítica, palpe a parede torácica em busca de edema local e aumento de sensibilidade. Se a palpação reproduz a dor torácica, em geral a causa é musculoesquelética. Em pacientes nos quais a dor é reproduzida pela palpação e o ECG é normal, a SCIA está afastada.

Examine o coração e o sistema cardiovascular. A presença de terceira bulha identifica pacientes com risco elevado de complicações. Numa metanálise, a observação de B3 aumentava o risco de complicações em 3,2 vezes, e de hipotensão (PAS < 81mmHg), em 3,1 vezes. Evidência de hipertrofia ventricular esquerda ao ECG pode sugerir hipertensão arterial crônica, estenose aórtica importante ou miocardiopatia hipertrófica. Fique atento, particularmente, à presença de sopros (ejetivo da estenose aórtica, regurgitativo apical da insuficiência mitral). Sinais de ateromatose sistêmica (sopros carotídeos, abdominais, pulsos periféricos diminuídos, aneurisma abdominal) são indicadores de doença coronariana.

Palpe os pulsos carotídeos e observe o pulso venoso jugular. Por questões de segurança, palpe somente uma artéria carótida por vez. As veias jugulares podem estar túrgidas devido a infarto de VD, tromboembolismo pulmonar ou insuficiência ventricular esquerda.

Avalie o abdômen. Aumento da sensibilidade à palpação no andar superior direito do abdômen ou na região epigástrica sugere doença gástrica ou hepatobiliar. Sopros abdominais são indicativos de ateromatose sistêmica. A palpação cuidadosa é de elevada sensibilidade para detecção de aneurismas abdominais aórticos de significância clínica.

Avalie as pernas, observando descoloração, edema, dor e presença de pulsos. Compare os achados com os da outra perna. Examine os membros inferiores e verifique se há edema ou redução dos pulsos pediosos. Edema simétrico pode ser secundário a ICC, porém o edema assimétrico pode ser secundário a um quadro de trombose venosa profunda. Redução de pulsos pode ser o indicativo de insuficiência arterial crônica, porém pode ser observada em até 25% dos casos de aneurisma aórtico e/ou dissecção.

AVALIAÇÃO LABORATORIAL

- *Realize imediatamente ECG de 12 derivações em pacientes com suspeita de SCIA.* Avaliação imediata, por meio do ECG, constitui o padrão de qualidade do tratamento. Ao avaliar o ECG, esteja atento aos sinais de infarto (elevação do segmento ST > 1mm em derivações periféricas e > 2mm em precordiais, novas ondas Q, bloqueio de ramo esquerdo novo), embolia pulmonar ($S_1Q_3T_3$, desvio para direita, bloqueio de ramo direito, ondas "p" hiperagudas), pneumotórax (mudança no eixo) ou pericardite (elevação ST difusa, depressão do intervalo PR). As alterações ECG descritas, associadas a dor anginosa iniciada há menos de 12 horas da avaliação, direcionam o paciente para tratamento de reperfusão coronariana imediato. ECG normal não permite excluir SCIA, podendo estar normal em até 50% dos casos de insuficiência coronária e em até 20% dos infartos do miocárdio.
- *Os marcadores bioquímicos são importantes auxiliares no diagnóstico e na estratificação prognóstica em pacientes com dor torácica.* Os marcadores bioquímicos de lesão miocárdica têm extrema importância como auxílio diagnóstico, especialmente nos pacientes com possível SCIA mas com ECG não diagnóstico. A avaliação de creatinoquinase (CK) e sua isoforma MB, além das isoformas proteínas regulatórias (p. ex., troponinas) é a mais utilizada. As troponinas representam um grande avanço no diagnóstico de pacientes com SCIA, especialmente identificando aqueles que apresentam lesão miocárdica, porém não detectada por dosagens de CK-MB. Resultado negativo de troponina 10 a 24 horas após o início dos sintomas é indicativo de baixo risco de eventos clínicos em seguimento de 12 meses.
- *Considere teste ergométrico precoce em pacientes sem alterações de ECG e marcadores bioquímicos normais.* A avaliação por meio do teste ergométrico poderá ser utilizada precocemente (entre 6 e 12 horas após o início dos sintomas), em especial nos subgrupos de pacientes com dor precordial e baixo risco de complicações. Quanto mais evidentes as alterações isquêmicas ao teste ergométrico, maior a probabilidade de doença coronariana. Critérios de doença coronariana grave incluem dor precordial desencadeada por exercícios associada a alterações isquêmicas, queda na pressão arterial durante o exercício e dispnéia em baixa carga. Em geral, o teste ergométrico é mais útil nos pacientes com probabilidade intermediária de doença coronariana (p. ex., angina atípica) e sem outras causas identificáveis de dor torácica. Pacientes sem alterações ao ECG e marcadores bioquímicos normais apresentam muito baixo risco de complicações durante o exame, com uma taxa de exames alterados de 4,8% e mortalidade de 0,04%. Estes podem ser encaminhados ao teste tão logo o mesmo esteja disponível. Pacientes com teste ergométrico normal apresentam excelente prognóstico a curto e médio prazo. O exame não está recomendado para os pacientes instáveis, para aqueles com dificuldade de caminhar (p. ex., por limitações ortopédicas ou enfisema pulmonar grave), para os pacientes com alterações ECG iniciais consistentes com infarto, para aqueles com ICC descompensada, dor precordial persistente, hipertensão descontrolada ou na presença de bloqueios de ramo ao ECG. A anatomia coronariana deverá ser avaliada em pacientes com teste ergométrico isquêmico.

MÉTODOS DE IMAGEM

- *Considerar raio-X de tórax para todos os pacientes, especialmente para aqueles com suspeita de doença pulmonar ou torácica.*
- *Considerar ecocardiograma em pacientes com ECG normal ou não-diagnóstico.* O eco é de grande utilidade especialmente nas situações em que o ECG inicial é normal ou não diagnóstico devido à presença de bloqueio de ramo ou de

marca-passo. O mesmo poderá revelar não somente alterações da contratilidade, sugerindo isquemia miocárdica, mas também diagnosticar outras causas (p. ex., pericardite, aneurisma aórtico, doença valvular).

- *Os exames de medicina nuclear ou ecocardiografia de estresse devem ser considerados em pacientes com suspeita de SCIA e com dificuldade para exercitar-se ou naqueles com teste ergométrico inconclusivo.* Ambos os métodos apresentam sensibilidade e especificidade superiores às do teste ergométrico para o diagnóstico de doença coronariana, sendo também de eleição nas situações em que o teste ergométrico não está indicado. No caso da medicina nuclear, o radiofármaco de eleição nestas situações é o ^{99}Tc-sestamibi, o qual apresenta redistribuição mínima 4 horas após sua administração, permitindo, assim, a injeção durante o episódio de dor precordial e posterior estudo, após estabilização do mesmo. Na ecocardiografia sob estresse, pode ser empregada a dobutamina, tornando possível o estudo do paciente em seu leito, sem a necessidade de transporte.

DIAGNÓSTICO DIFERENCIAL

Pacientes com aneurisma dissecante de aorta têm história de hipertensão ou de doença de Marfan e apresentam quadro de dor torácica lancinante de início súbito com irradiação para o pescoço, o tórax posterior e o dorso. Raio-X de tórax evidencia alargamento mediastinal, e a pressão arterial dos membros superiores pode estar desigual.

Pacientes com embolia pulmonar podem apresentar história de trombose venosa profunda de membros inferiores, gravidez, uso de anticoncepcionais contendo estrogênio e imobilização recente. A dor torácica é de início súbito, ventilar-dependente, associada a dispnéia. Hipoxemia associada a raio-X normal e dolorimento associado a edema à palpação de panturrilha unilateral são achados particularmente úteis no diagnóstico. Um exame clínico normal, associado a um ECG também normal, torna improvável este diagnóstico.

Pacientes com pneumotórax apresentam quadro súbito de dor torácica unilateral associado a dispnéia. O exame clínico inclui taquipnéia e expansão unilateral do tórax, hiperressonância e ruídos adventícios diminuídos. Um raio-X de qualidade e cuidadosamente avaliado é muito sensível para o diagnóstico.

Pacientes com perfuração esofágica apresentam quadro súbito de dor torácica intensa e contínua, estendendo-se do pescoço até a região epigástrica. Em geral, são pacientes com mais de 50 anos e que apresentam doença gastroesofágica pregressa. Os achados clínicos incluem febre, edema cervical e enfisema subcutâneo. O raio-X de tórax evidencia pneumotórax, pneumomediastino, derrame pleural e enfisema subcutâneo.

Pacientes com diagnóstico anterior de pericardite que apresentam dor torácica podem estar cursando com derrame pericárdico e tamponamento. Os sinais clássicos de tamponamento, como hipotensão, taquicardia, bulhas abafadas e pulso paradoxal, devem ser pesquisados. A presença de quaisquer destes sinais num paciente sudorético, ansioso e com dor torácica anterior exige uma avaliação imediata com estudo do ecodopplercardiográfico.

Em pacientes jovens sem histórico de doença cardiovascular, deve ser considerada a possibilidade de uso de drogas ilícitas, em especial a cocaína, que pode provocar espasmo coronariano. Dor precordial ocorre em até 40% dos pacientes usuários de cocaína que procuram atendimento médico, 6% dos quais podem evoluir para infarto. O insulto isquêmico é indistinguível de outras causas de SCIA. Se o consumo de cocaína é considerado uma causa provável, deve ser colhida urina para teste, o qual pode manter-se positivo por até 48 horas após a ingestão oral ou inalatória. Este diagnóstico implica a necessidade de tratamento diferente do habitual (benzodiazepínicos).

HOSPITALIZAÇÃO

Se a história clínica e o ECG sugerem que o paciente tem risco intermediário ou alto para infarto, ele deverá ser internado. Lembre que a elevação do segmento ST ≥ 1mm em duas derivações contíguas (ou bloqueio de ramo esquerdo novo e história de infarto), quando a dor precordial estiver presente por menos de 6 ou 12 horas, identifica pacientes que poderão ser beneficiados pelo tratamento invasivo de revascularização/reperfusão. Os pacientes com essas características deverão ser transferidos para uma unidade especializada de cuidados coronarianos com infra-estrutura para o tratamento de emergências coronarianas (angioplastia primária, trombólise).

MODIFICAÇÃO NO ESTILO DE VIDA

Os pacientes devem ser encorajados a modificar o estilo de vida, especialmente aqueles que apresentam documentação de ateromatose sistêmica.

TRATAMENTO MEDICAMENTOSO

Para pacientes com elevação do segmento ST ou surgimento de bloqueio de ramo esquerdo novo, deverá ser considerada a angioplastia de emergência ou trombólise coronariana. Em centros com um grande número de procedimentos, a angioplastia primária apresenta vantagens, em termos de sobrevida e morbidade, sobre a reperfusão farmacológica. Grande parte destas vantagens decorre do baixo índice de acidente vascular cerebral e de sangramento. Angioplastia primária pode também conferir vantagem de longo prazo na sobrevida e no índice menor de insuficiência cardíaca. Nos centros que realizam poucos procedimentos, não há vantagem entre a reperfusão mecânica e a reperfusão farmacológica. Solicitamos ao leitor que consulte os capítulos sobre síndrome coronariana isquêmica estável, SCIA sem supradesnível do segmento ST e SCIA com supradesnível do segmento ST.

Algoritmo básico para avaliação de pacientes com suspeita de SCIA

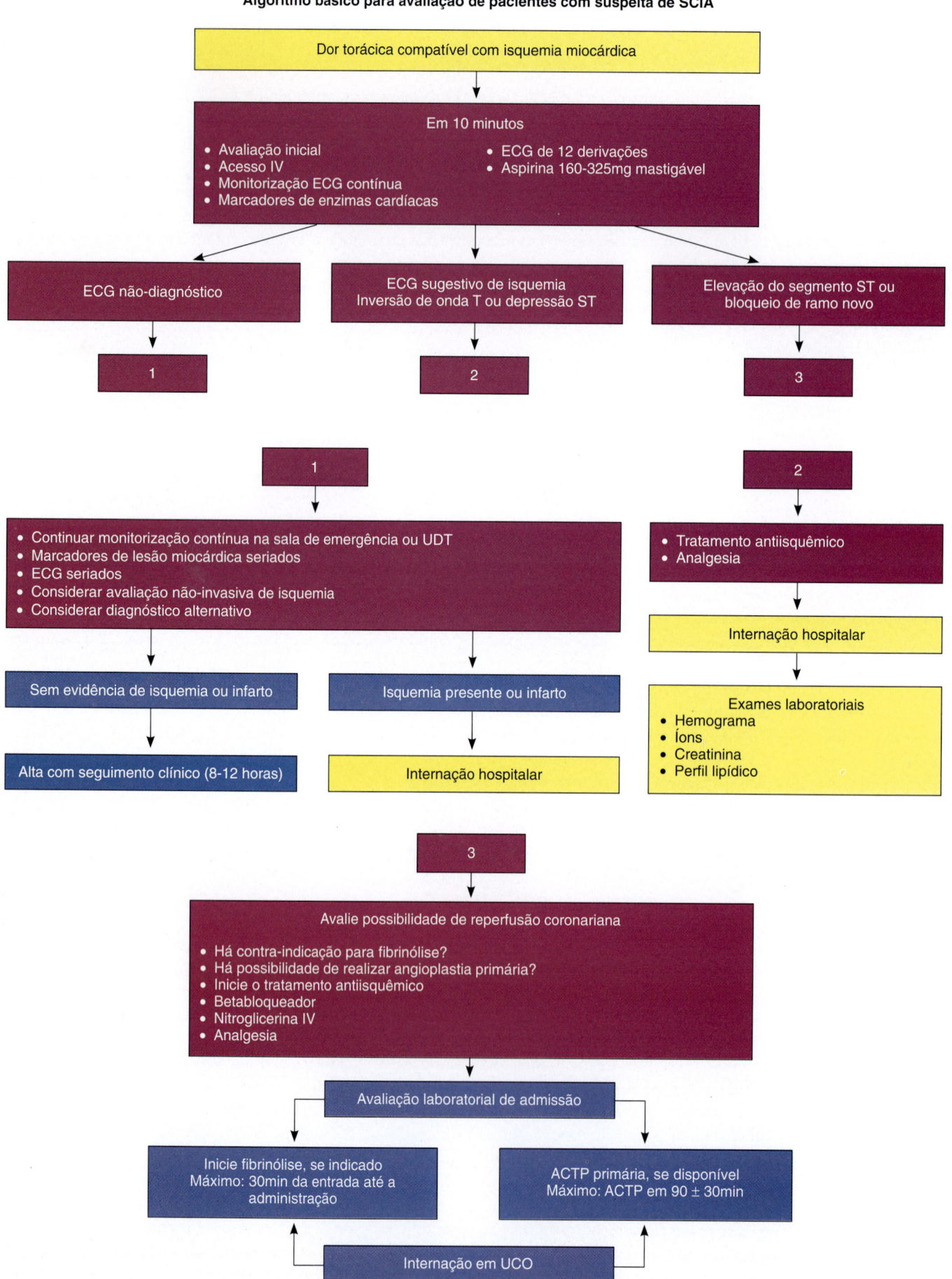

- Dor torácica compatível com isquemia miocárdica

Em 10 minutos
- Avaliação inicial
- Acesso IV
- Monitorização ECG contínua
- Marcadores de enzimas cardíacas
- ECG de 12 derivações
- Aspirina 160-325mg mastigável

- ECG não-diagnóstico → **1**
- ECG sugestivo de isquemia. Inversão de onda T ou depressão ST → **2**
- Elevação do segmento ST ou bloqueio de ramo novo → **3**

1
- Continuar monitorização contínua na sala de emergência ou UDT
- Marcadores de lesão miocárdica seriados
- ECG seriados
- Considerar avaliação não-invasiva de isquemia
- Considerar diagnóstico alternativo

- Sem evidência de isquemia ou infarto → Alta com seguimento clínico (8-12 horas)
- Isquemia presente ou infarto → Internação hospitalar

2
- Tratamento antiisquêmico
- Analgesia

Internação hospitalar

Exames laboratoriais
- Hemograma
- Íons
- Creatinina
- Perfil lipídico

3
Avalie possibilidade de reperfusão coronariana
- Há contra-indicação para fibrinólise?
- Há possibilidade de realizar angioplastia primária?
- Inicie o tratamento antiisquêmico
- Betabloqueador
- Nitroglicerina IV
- Analgesia

Avaliação laboratorial de admissão

- Inicie fibrinólise, se indicado. Máximo: 30min da entrada até a administração
- ACTP primária, se disponível. Máximo: ACTP em 90 ± 30min

Internação em UCO

COMPLICAÇÕES

Esteja atento para complicações precoces e tardias do IAM. Monitorização freqüente é necessária nas fases iniciais do insulto isquêmico, mesmo após o início do tratamento adequado. Intervenção cirúrgica emergencial é mandatória se houver ruptura cardíaca e tamponamento pericárdico. Avanços recentes na técnica cirúrgica têm permitido o reparo de aneurismas ventriculares e de perfuração do septo interventricular.

REFERÊNCIAS BIBLIOGRÁFICAS

1. ACC/AHA Task Force: ACC/AHA guidelines for the management of patients with acute myocardial infarction. *J Am Coll Cardiol* 1996; *28*:1.328-428.
2. Bahr RD. Chest pain ER – an idea whose time has come. *J of Cardiovasc Management* 1991 Sept/Oct.
3. Bassan R, Scofano M, Gamarski R *et al*. Dor torácica na sala de emergência: a importância de uma abordagem sistematizada. *Arq Bras Cardiol* 2000; *74*:13-21.
4. Birkhead JS. Time delays in provision of thrombolytic treatment in six district hospitals. *Br Med J* 1992; *305*(6851):445-8.
5. Brody SL, Slovis CM, Wrenn KD. Cocaine-related medical problems consecutive series of 233 patients. *Am J Med* 1990; *88*(4):325-31.
6. Cochrane DG, Allegra JR, Graff LG. *Epidemiology of observation services, in Observation Medicine*. Boston: Andover Medical Publishers, 1993:37.
7. Cooper RS, Simmons B, Castaner A *et al*. Survival rates and prehospital delay during myocardial infarction among black persons. *Am J Cardiol* 1986; *57*:208-11.
8. deFilippi CR, Runge MS. Evaluating the chest pain patient. *Cardiol Clin* 1999; *17*:308-25.
9. deFilippi CR, Tocchi M, Parmer RJ *et al*. Cardiac troponin T in chest pain unit patients without ischemic electrocardiographic changes: angiographic correlates and long-term outcomes. *J Am Coll Cardiol.* 2000; *35*:1.827-34.
10. DeLeon AC, Farmer CA, King G *et al*. Chest pain evaluation unit: a cost-effective approach for ruling out acute myocardial infarction. *Southern M Journal* 1989; *82*:1.083-9.
11. Dunn J. American College of Emergency Physicians Foresight: Chest pain. *ACEP Publications* 1986:1-3.
12. Ewy GA, Ornato JP. 31st Bethesda Conference. Emergency Cardiac Care (1999). *J Am Coll Cardiol* 2000; *35*:825-80.
13. Farkouh ME, Smars PA, Reeder GS *et al*. A clinical trial of a chest pain observation unit for patients with unstable angina. *N Engl J Med* 1988; *339*:1.882-8.
14. Fenster PE, Sox Jr HC, Alpert J. Ischemic heart disease: angina pectoris. Edited by Dale DC, Federman DD. New York: Healtheon/WebMD, 2000; *1*(IX):1-16.
15. Fruergaard P, Launbjerg J, Hesse B *et al*. The diagnoses of patients admitted with acute chest pain but without myocardial infarction. *Eur Heart J* 1996; *17*(7):1.028-34.
16. Gaspoz JM, Lee TH, Cook EF *et al*. Outcome of patients who were admitted to a new short-stay unit to "rule-out" myocardial infarction. *Am J Cardiol* 1991; *68*;145-9.
17. Gibler WB. Chest pain evaluation in the emergency department: beyond triage. *Am J Emerg Med* 1994; *12*:121-2.
18. Goldman L, Cook EF, Brand DA *et al*. A computer protocol to predict myocardial infarction in emergency department patients with chest pain. *N Engl J Med* 1988; *318*:797-803.
19. Gomez MA, Anderson JL, Karagounis LA, Muhlestein JB, Mooers FB. An emergency department-based protocol for rapidly ruling out myocardial ischemia reduces hospital time and expense results of a randomized study (ROMIO). *J Am Coll Cardiol* 1996; *28*(1):25-33.
20. Gonzalez ER, Ornato JP, Jones LA *et al*. Hospital delays in thrombolytic therapy: A multicenter prospective assessment of critical factors (abstract). *J Am Coll Cardiol* 1991; *17*:1.593.
21. Hollander JE, Hoffman RS, Gennis P *et al*. Prospective multicenter evaluation of cocaine-associated chest pain. *Acad Emerg Med* 1994; *1*:330-9.
22. Karcz A, Holbrook J, Burke MC *et al*. Massachusetts emergency medicine closed malpractice claims: 1988-1990. *Ann Emerg Med* 1993; *22*:553-9.
23. Kereiakes DJ, Weaver WG, Anderson JL *et al*. Time delays in the diagnosis and treatment of acute myocardial infarction: a tale of eight cities. *Am Heart J* 1990; *120*:773-80.
24. Klinkman MS, Stevens D, Gorenflo DW. Episodes of care for chest pain: a preliminary report from MIRNET. Michigan Research Network. *J Fam Pract* 1994; *38*(4):345-52.
25. Kritchevsky SB, Simmons BP. Continuous quality improvement: concepts and applications for physician care. *JAMA* 1991; *266*:1.817-23.
26. Lateef F, Gibler WB. Provocative testing for chest pain. *Am J Emerg Med* 2000; *18*(7):793-801.
27. Lee TH, Goldman L. Evaluation of the patient with acute chest pain. *N Engl J Med* 2000; *342*:1.187-95.
28. Lewis WR, Amsterdam EA, Turnipseed S, Kirk JD. Immediate exercise testing of low risk patients with known coronary artery disease presenting to the emergency department with chest pain. *J Am Coll Cardiol* 1999; *33*(7):1.843-7.
29. Marcovitz P, Armstrong W. Accuracy of dobutamine stress echocardiography: correlation with coronary lesion severity as determined by quantitative angiography. *J Am Coll Cardiol* 1992; *19*:1.197.
30. Mark DB, Shaw L, Harrell FE *et al*. Prognostic value of a treadmill exercise score in outpatients with suspected coronary artery disease. *N Engl J Med* 1991; *325*: 849-53.
31. Mayer T. Industrial models for continuous quality improvement. *Emerg Med Clin of North Am* 1992; *10*:523-47.
32. Maynard C, Althourse R, Olsufka M *et al*. Early versus late hospital arrival for acute myocardial infarction in the Western Washington thrombolytic trials. *Am J Cardiol* 1989; *63*:1.296-300.
33. McCarthy BD, Beshansky JR, D'Agostino RB *et al*. Missed diagnosis of acute myocardial infarction in the emergency department: results from a multicenter study. *Ann Emerg Med* 1993; *22*:579-82.
34. McGrath RB. Thrombolysis in acute myocardial infarction: a hospital emergency room experience. *Indiana Med* 1993; *86*(1):38-41.
35. National Heart Attack Alert Program Coordinating Committee, 60 minutes to treatment working group: Emergency department: rapid identification and treatment of patients with acute myocardial infarction. *Ann Emerg Med* 1994; *23*:311-29.
36. Nichol G, Walls R, Goldman L *et al*. A critical pathway for management of patients with acute chest pain who are at low

risk for myocardial infarction: recommendations and potential impact. *Ann Intern Med* 1997; *127*:996-1005.

37. O'Leary DS, O'Leary MR. From quality assurance to quality improvement: the Joint Commission on Accreditation of Healthcare Organizations and Emergency Care. *Emerg Med Clin North Am* 1992; *10*:477-92.
38. Olatidoye AG, Wu AH, Feng YJ, Waters D. Prognostic role of troponin T versus troponin I in unstable angina pectoris for cardiac events with meta-analysis comparing published studies. *Am J Cardiol* 1998; *81*(12):1.405-10.
39. Ornato JP. Role of the emergency department in decreasing the time to thrombolytic therapy in acute myocardial infarction. *Clin Cardiol* 1990; *13*:V48-52.
40. Panju AA, Hemmelgarn BR, Guyatt GH, Simel DL. Is this patient having a myocardial infarction. *JAMA* 1998; *280*(14):1.256-63.
41. Perry G, Wrightons WN, Hood L et al. Delays to thrombolysis in the treatment of myocardial infarction. *JR Coll Physicians Lond* 1993; *27*(1):19-23.
42. Polanczyk CA, Johnson PA, Hartley LH et al. Clinical correlates and prognostic significance of early negative exercise tolerance test in patients with acute chest pain seen in the hospital emergency department. *Am J Cardiol* 1998; *81*(3):288-92.
43. Pope JH, Aufderheide TP, Ruthazer R et al. Missed diagnosis of acute myocardial ischemia in the emergency department. *N Engl J Med* 2000; *342*:1.163-70.
44. Quinones M, Verani M, Haichin R et al. Exercise echocardiography versus TI single-photon emission computed tomography in evaluation of coronary artery disease. *Circ* 1992; *85*:1.026.
45. Rogers TT. *Risk management in emergency medicine.* Dallas, Emergency Medicine Foundation – American College Emergency Physicians, 1985.
46. Rouan GW, Hedges JR, Toltzis R et al. Chest pain clinic to improve the follow-up of patients released from an urban university teaching hospital emergency department. *Ann Emerg Med* 1987; *16*:1.145-50.
47. Rusnak RA, Stair TO, Hansen K et al. Litigation against the emergency physician: common features in cases of missed myocardial infarction. *Ann Emerg Med* 1989; *18*:1.029-34.
48. Sharkey SW, Brunette DO, Ruiz E et al. An analysis of the time delays preceeding thrombolysis for acute myocardial infarction. *JAMA* 1989; *262*:3.171-4.
49. Stussman BJ. National Hospital Ambulatory Medical Care Survey: 1995 emergency department summary. Advance data from vital and health statistics. No. 285 Hyattsville, MD: National Center for Health Statistics, 1997 (DHHS publication no. (PHS)97-1250.
50. Tierney WM, Fitzgerald J, McHenry R et al. Physicians' estimates of the probability of myocardial infarction in emergency room patients with chest pain. *Med Decis Making* 1986; *6*:12-7.
51. Tsakonis JS, Shesser R, Rosenthal R et al. Safety of immediate treadmill testing in selected emergency department patients with chest pain. *Am J Emerg Med* 1991; *9*:557-9.
52. Wears RL, Sergio L, Hernandez JD et al. How many myocardial infarctions should we rule out? *Ann Emerg Med* 1989; *18*:953-3.
53. Weaver WD, Cerquerin M, Halstrom AT et al. Prehospital initiation versus hospital initiation of thrombolysis: the Myocardial Infarction Triage and Intervention trial (MITI). *JAMA* 1993; *270*:1.211-6.
54. Weaver WD, Simes RJ, Betriu A et al. Comparison of primary coronary angioplasty and intravenous thrombolytic therapy for acute myocardial infarction. A quantitative review. *JAMA* 1997; *278*:2.093-8.
55. Wright RS, Gersh BJ. Acute myocardial infarction. Edited by Rakel RE, Bope ET. Philadelphia: WB Saunders, 2001: 339-48.
56. Zalenski RJ, McCarren M, Roberts R et al. An evaluation of a chest pain diagnostic protocol to exclude acute cardiac ischemia in the emergency department. *Arch Intern Med* 1997; *157*(10):1.085-91.
57. Zalenski RJ, Rydman RJ, McCarren M et al. Feasibility of a rapid diagnostic protocol for an emergency department chest pain unit. *Ann Emerg Med* 1997; *29*:99-108.
58. Zijlstra F, Hoorntje JC, de Boer MJ et al. Long-term benefit of primary angioplasty as compared with thrombolytic therapy for acute myocardial infarction. *N Engl J Med* 1999; *341*(19):1.413-9.

SÍNDROME CORONARIANA ISQUÊMICA AGUDA COM SUPRADESNÍVEL DO SEGMENTO ST – DIAGNÓSTICO E TRATAMENTO CLÍNICO

Francisco Rezende Silveira, Juliana de Medeiros Miguel e Elisson Furtado de Oliveira

INTRODUÇÃO

As doenças cardiovasculares constituem importante causa de mortalidade em vários países, sendo a principal nos países desenvolvidos, para homens e mulheres acima dos 30 anos, nos quais respondem por quase metade dos óbitos. Segundo dados do DATASUS/MS, no ano de 1998 a mortalidade por doenças do aparelho circulatório, em nosso país, atingiu 256.333 casos. Estes números fazem dessas doenças as de maior letalidade entre nós, responsabilizando-se por praticamente metade dos óbitos que ocorrem em indivíduos com mais de 64 anos. Dentre elas, destacam-se as doenças isquêmicas do coração e, de forma especial, o infarto agudo do miocárdio (IAM), com 57.940 óbitos.

A mortalidade por IAM na década de 1950 situava-se ao redor de 30%. Com o advento das Unidades de Terapia Intensiva (Uco), a partir da década seguinte, a mortalidade diminuiu praticamente à metade, fundamentalmente por conta de melhor controle das arritmias pós-IAM. A partir da década de 1980, basicamente com a utilização de técnicas de recanalização da artéria culpada e adequada reperfusão do miocárdio pós-IAM, com o uso de fibrinolíticos e as intervenções coronárias percutâneas, chegou-se aos atuais 4 a 6% de mortalidade intra-hospitalar.

Diversos estudos clínicos realizados a partir dos anos 1980, principalmente aqueles que utilizaram terapêutica trombolítica, deixaram clara a importância do fator tempo na morbimortalidade do IAM. Nesses estudos (ISIS-3, GUSTO I), observou-se uma redução de 40 a 50% na mortalidade de pacientes tratados na primeira hora desde o início dos sintomas, 25 a 30% nas primeiras 6 horas e até um modesto mas significante benefício para pacientes tratados entre 6 e 12 horas.

DIAGNÓSTICO

O diagnóstico, pela Organização Mundial de Saúde (OMS), de infarto do miocárdio era definido por uma combinação de pelo menos duas das seguintes características: sintomas típicos, elevação de enzimas e alterações ao eletrocardiograma (ECG) com o aparecimento de novas ondas Q. Os mais recentes avanços técnicos, incorporados à prática clínica, permitem com grande acurácia o diagnóstico de pequenos infartos, até então não diagnosticados.

A nova definição de IAM deve ser avaliada, considerando-se: fisiopatologia, marcadores bioquímicos, eletrocardiografia, exames de imagem, epidemiologia, estudos clínicos e as políticas de saúde.

O infarto agudo do miocárdio com supradesnível do segmento ST é, em meio a todas as manifestações clínicas das síndromes coronarianas agudas, o que tem o maior grau de identidade entre a fisiopatologia, o diagnóstico clínico e os exames complementares, cuja base está relacionada à isquemia aguda seguida de morte celular de uma determinada parede miocárdica. Assim, a estratégia essencial deve incluir a tentativa de reperfusão do vaso ocluído o mais precocemente possível, se possível antes de 6 a 12 horas a partir do início dos sintomas, o que naturalmente depende de um diagnóstico rápido. Isto se obtém por meio de cuidadosa avaliação da história clínica, do exame físico, do eletrocardiograma, das dosagens dos marcadores de necrose miocárdica e, também, dos exames de imagem.

Diagnóstico Clínico

Em geral, o diagnóstico de infarto do miocárdio é baseado na história de dor torácica intensa e prolongada por 20 minutos ou mais, não responsiva a nitrato sublingual, usualmente localizada na região retroesternal ou precordial, com características de opressão, aperto ou pressão e, mais raramente, de queimação ou desconforto mal definido. É importante avaliar a história prévia de coronariopatia e a irradiação da dor. A irradiação mais freqüente se faz para membros superiores, especialmente o esquerdo, pescoço, mandíbula e, menos comumente, para o epigástrio e o dorso. A dor pode não ser tão intensa, especialmente nos idosos, nas mulheres e nos diabéticos, que podem manifestar somente dispnéia ou simular quadros de redução do fluxo cerebral.

Outros sintomas, como sudorese, náusea e vômitos, sensação de fraqueza, dispnéia e sinais de baixo débito, podem estar associados. Eventualmente, a manifestação clínica principal ou isolada do IAM se dá por meio de uma insuficiência ventricular esquerda, ou mesmo de uma taquiarritmia ventricular, com ou sem dor associada.

Não há sinais físicos individuais de IAM, porém a maioria dos pacientes apresenta evidências de ativação do sistema nervoso autônomo, presença de bradi ou taquicardia, terceira e quarta bulhas cardíacas.

Diagnóstico Eletrocardiográfico

O eletrocardiograma deve ser obtido o mais rápido possível. Nem todos os pacientes com IAM demonstram alterações no ECG, que é o método amplamente utilizado para o diagnóstico dessa patologia. Sua sensibilidade varia de 50 a 60%, quando se utiliza o supradesnível do segmento ST como critério diagnóstico, porém apresenta alta especificidade – 91%. É preciso ter cautela na interpretação do ECG em pacientes com dor torácica, uma vez que, quando a dor é fortemente sugestiva, até mesmo um ECG normal não exclui o diagnóstico (valor preditivo negativo de cerca de 90 a 95%).

Quando o ECG é realizado logo nos primeiros minutos após o início da oclusão coronária, observam-se as alterações da onda T. Estas podem estar prolongadas, aumentadas de amplitude e positivas ou negativas. Essas alterações são seguidas em poucos minutos pela elevação do segmento ST nas derivações que refletem a área de injúria, com depressão recíproca nas derivações opostas. As ondas T positivas podem exibir inversão em sua porção terminal, nessa fase. Uma onda Q pode estar presente no primeiro ECG ou pode não aparecer antes de algumas horas ou até mesmo alguns dias. A amplitude do complexo QRS pode diminuir e as deflexões positivas (R) podem ser substituídas por um padrão QS ou QR. Quando o segmento ST finalmente retorna à linha de base, as ondas T em geral evoluem para um padrão simétrico invertido. A magnitude e a velocidade com que ocorrem essas alterações variam entre os pacientes.

Um segundo ECG deve sempre ser obtido e comparado com o primeiro exame. O ECG deve constar sempre de 12 derivações clássicas, acrescidas das derivações direitas V3R e V4R, para diagnóstico de infarto de ventrículo direito, e V7 e V8, para se constatar infarto de parede dorsal, sempre que o diagnóstico for de infarto de parede inferior. A monitorização eletrocardiográfica contínua deve ser iniciada assim que for possível.

Nos casos de ECG com supradesnível do segmento ST maior que 1mm no plano frontal e maior que 2mm em duas ou mais derivações contíguas ao plano horizontal ou bloqueio de ramo esquerdo novo ou supostamente novo, deve-se pensar em terapia de reperfusão coronária.

Marcadores de Necrose Miocárdica (MNM)

Atualmente, uma variedade de marcadores de necrose miocárdica é utilizada na avaliação de lesão miocárdica de pacientes com dor torácica e suspeita de infarto agudo do miocárdio ou angina instável. Entre eles, os mais estudados são a creatinofosfoquinase, suas isoformas e isoenzimas, as troponinas C, T e I, e a mioglobina. O marcador ideal ainda não foi descoberto. Este deveria apresentar alta concentração no miocárdio e baixa nos demais tecidos, ser rapidamente encontrado no sangue periférico após a injúria e permanecer por tempo necessário para ser devidamente diagnosticado.

A dosagem de creatinofosfoquinase (CPK) pode estar elevada também nos casos de doenças musculares, diabetes melito, intoxicação alcoólica, trauma muscular esquelético, exercício vigoroso, convulsões, injeções intramusculares e tromboembolismo pulmonar. A CKMB permanece como marcador de necrose mais utilizado, devendo ser avaliada seriadamente, pois pode elevar-se nos grandes traumas, nas cirurgias ou no infarto do intestino delgado e nas enfermidades, traumas ou cirurgias da língua, do diafragma, do útero ou da próstata.

A CKMB massa, técnica de imunoensaio que utiliza anticorpos monoclonais diretamente contra a CKMB, é mais precoce e mais específica que a CKMB atividade e deve fazer parte do protocolo de avaliação da dor torácica.

A mioglobina é uma proteína heme de baixo peso molecular, encontrada tanto no músculo cardíaco como no esquelético. Apresenta alta sensibilidade e baixa especificidade, se eleva mais precocemente nas primeiras 6 horas e apresenta diminuição rápida (24 horas). Devido à alta sensibilidade, um valor negativo 4 a 8 horas após um episódio de dor torácica pode excluir necrose miocárdica.

As troponinas I ou T têm altas sensibilidade e especificidade, se elevam mesmo em pequenas injúrias e não são encontradas em sangue de pessoas normais. Sendo assim, pequenas elevações fecham o diagnóstico de IAM, servindo inclusive como determinantes de pior prognóstico em pacientes com síndrome coronariana aguda. Podem ser detectadas nas síndromes coronarianas por até 10 dias após o evento agudo.

PAPEL DOS MARCADORES CARDÍACOS NA REPERFUSÃO MIOCÁRDICA

- *Curva de CK-MB (atividade/massa)*: elevação por 16 a 24 horas, com pico precoce de 4 a 6 horas (valor preditivo positivo ~ 60%).

- *Razão de medida da CK-MB antes e após a reperfusão*: sendo de 2,2 vezes para o IAM inferior e 2,5 vezes para o IAM anterior – sensibilidade de 85 a 100%.
- A mioglobina e as troponinas também podem ser usadas como critérios para reperfusão.

Técnicas de Imagem

Têm como principais objetivos:

1. Alta precoce ou confirmação de insuficiência coronariana aguda (IAM) em unidades de dor torácica.
2. Diagnóstico diferencial de dor torácica.
3. Definição de prognóstico.
4. Identificar as complicações mecânicas pós-IAM.

As técnicas de imagem disponíveis em nosso meio (ecocardiograma e cintilografia de reperfusão miocárdica) têm as suas indicações justificadas, uma vez que a presença de isquemia promove hipoperfusão regional, com disfunção miocárdica e, por fim, morte celular – com acinesia e discinesia, respectivamente. A tomografia por emissão de pósitrons (PET) tem seu papel específico na detecção do miocárdio atordoado (*stunning*), porém é de muito baixa realização prática. O valor preditivo negativo (VPN) para a cintilografia miocárdica é em torno de 95 a 98% e um pouco menor para o estudo ecocardiográfico em fase aguda, o que torna esses exames por imagem de grande ajuda nas situações em que o paciente apresenta dor torácica sem alterações específicas ao ECG e sem alterações enzimáticas confirmatórias.

A meta é que um paciente com IAM com supradesnível do segmento ST tenha o seu diagnóstico estabelecido em não mais que 10 a 15 minutos desde a hora em que chegou à sala de emergência e que não leve mais que este mesmo tempo para ter a terapêutica de reperfusão iniciada.

TRATAMENTO CLÍNICO

O tratamento inicial tem por objetivo agir sobre os processos fisiopatológicos do IAM e compreende contenção ou controle da isquemia miocárdica, recanalização coronariana com adequada reperfusão miocárdica e controle do processo aterotrombótico.

Contenção ou Controle da Isquemia Miocárdica

- *Oxigenoterapia*: oxigênio suplementar, 2 a 4L/min, a todos os pacientes com suspeita de isquemia miocárdica aguda nas primeiras 3 a 4 horas. Manter oxigenoterapia na permanência de dor precordial e/ou saturação de oxigênio menor que 90%.
- *Analgesia e sedação*: diminuem a ansiedade e, conseqüentemente, o consumo de oxigênio. Controle da dor (se não aliviada com nitrato sublingual ou endovenoso) e sedação com morfina e seus derivados endovenosos, 1 a 5mg, repetindo-se, se necessário, 5 a 30 minutos após – dose máxima de 15mg/h em 3 horas.
- *Nitratos*: metanálise de 22 estudos demonstrou redução significativa na mortalidade hospitalar, de 5,5%, com o uso de nitratos. Na unidade de urgência são indicados 5mg de nitrato de isossorbida por via sublingual, os quais podem ser repetidos 5 a 10 minutos após, se não houver alívio da dor – dose total de 15mg. A nitroglicerina pode ser administrada por infusão venosa contínua de 5 a 10 g/min, reajustando-se a dose a cada 5 a 10 minutos, até a dose máxima de 200 g/min. A infusão deve ser titulada de forma que a freqüência cardíaca não se eleve acima de 10bpm (do nível basal do paciente) e/ou a pressão arterial sistólica não sofra queda superior a 30% em hipertensos e não fique inferior a 90mmHg nos normotensos. A infusão venosa deve ser interrompida após 24 a 48 horas, para evitar tolerância, e substituída por nitratos via oral, em duas tomadas diárias, quando necessário, e em intervalos de 7 a 8 horas. São contra-indicados em casos de hipotensão, em IAM de parede inferior com suspeita de infarto de ventrículo direito e em pacientes que fizeram uso de sildenafil nas últimas 24 horas.
- *Betabloqueadores*: fazem parte da primeira linha terapêutica, agem efetivamente na redução da mortalidade do IAM. Reduzem o consumo de oxigênio e o potencial arritmogênico do miocárdio isquêmico, aumentam o limiar de fibrilação ventricular e diminuem a isquemia recorrente e a extensão da zona infartada. Atenção deve ser dada às contra-indicações (bradicardia, distúrbio de condução, hipotensão, DPOC grave, doença vascular periférica grave e reação adversa prévia). Drogas:
  - Metoprolol, 5mg endovenoso a cada 5 a 10 minutos – dose total de 15mg.
  - Propranolol, 1mg endovenoso a cada 5 minutos – dose máxima de 5mg.
  - Manutenção oral com atenolol ou metoprolol (25/50mg 12/12h) ou propranolol (10/40mg de 6/6h).
- *Bloqueadores dos canais de cálcio*: os grandes ensaios clínicos não demonstraram redução da mortalidade na abordagem inicial do IAM com o verapamil nem com o diltiazem. A nifedipina pode aumentar a mortalidade, devendo ser evitada. Os bloqueadores dos canais de cálcio podem ser uma alternativa quando houver contra-indicação ao uso de betabloqueadores ou nitratos (diltiazem ou verapamil), sendo também reservados para as situações em que houver necessidade de agente antianginoso adicional. Contra-indicações: insuficiência cardíaca congestiva e bloqueios atrioventriculares. Drogas:
  - Diltiazem, 90 a 240mg/dia em três tomadas.
  - Verapamil, 120 a 480mg/dia.
- *Inibidores da enzima de conversão da angiotensina (IECA)*: têm indicação, principalmente, nos grandes infartos, prevendo a remodelação e a dilatação do ventrículo esquerdo. Estudos clínicos (SAVE/AIRE/TRACE) mostraram redução da mortalidade pós-IAM, confirmada também pelos estudos GISSI-3 e ISIS-4. As principais indicações são:

1. Grandes infartos com disfunção de ventrículo esquerdo, mesmo assintomáticos.
2. Uso obrigatório quando a fração de ejeção do ventrículo esquerdo (FEVE) ≤ 40% ou com sinais de insuficiência ventricular esquerda, sem hipotensão.
3. Em pacientes hipertensos.

Drogas: captopril, 6,25mg três vezes ao dia.

Outros: maleato de enalapril, lisinopril, ramipril em doses recomendas pelo fabricante.

- *Estatinas*: a terapia redutora do colesterol é capaz de reduzir a deposição de trombos plaquetários, diminuindo a incidência de eventos coronários e a mortalidade pós-IAM. O perfil lipídico do paciente deve ser obtido em 24 a, no máximo, 48 horas após o evento agudo. Existem controvérsias quanto a quando se deve iniciar o tratamento com estatinas, com estudos relatando variações entre 3 e 6 meses após o evento agudo. Atualmente, questiona-se o uso das estatinas na fase aguda da doença coronariana. Alguns estudos demonstraram melhora da sobrevida em pacientes que receberam estatinas em fase aguda (LIPID – CAD, RECIFE, MIRACL). Outros estudos estão em andamento para comprovar essa tendência (PROVE-IT, A to Z, PRINCESS). As recomendações das III Diretrizes Brasileiras de Dislipidemias são: dosar o perfil lipídico do paciente nas primeiras 24 horas e manter o tratamento na fase aguda, se o paciente já tomava hipolipemiante antes do evento agudo; no paciente portador de dislipidemia prévia que não fazia tratamento, deve-se instituir o tratamento na fase aguda; pacientes que tinham perfil lipídico bom antes do evento devem ter seus valores confirmados até 24 horas após o evento agudo para a definição da necessidade de tratamento. Sinvastatina, 80mg/dia, pravastatina, 40mg/dia, atorvastatina, 80mg/dia, e fluvastatina, 80mg/dia, foram as drogas utilizadas nesses estudos.

Recanalização e Reperfusão Coronária e Controle do Processo Aterotrombótico

- *Ácido acetilsalicílico*: deve ser sempre administrado o mais precoce possível, na dose de 200mg via oral, independente do tipo de tratamento (conservador ou invasivo). Reduz a mortalidade tanto isoladamente como quando combinado com fibrinolítico. A dose de manutenção é de 100 a 200mg/dia. Tem benefício comprovado na redução da mortalidade imediata e tardia, do infarto e do reinfarto e da síndrome coronariana aguda, segundo vários estudos clínicos randomizados.
- *Tienopiridínicos*: o clopidogrel e a ticlopidina são os antiplaquetários representantes desta classe. A ticlopidina apresenta efeitos colaterais significativos (anemia aplástica, trombocitopenia, púrpura trombocitopênica trombótica e neutropenia). É utilizada via oral na dose de ataque de 500mg, seguida de manutenção de 250mg a cada 12 horas. O clopidogrel é a droga escolhida para substituir o AAS, em caso de intolerância. Junto com o AAS, o clopidogrel tem hoje sua indicação definida quando a estratégia de tratamento do IAM é a angioplastia primária. A dose de ataque é de 300mg via oral, seguida de manutenção de dose única diária de 75mg.
- *Anticoagulantes*: a utilização das heparinas de baixo peso no infarto com supradesnivelamento do segmento ST foi avaliada em alguns estudos clínicos, associada a trombolíticos. Foi demonstrada eficácia da enoxaparina em relação às heparinas não-fracionadas, sem aumento do risco de hemorragia importante. A enoxaparina é utilizada na dose de 1mg/kg subcutânea a cada 12 horas. Heparina não-fracionada é administrada como *bolus* endovenoso – 60 a 70U/kg, máximo de 5.000U –, seguida de infusão de 12 a 15U/kg/h, até o máximo de 1.000U/h, mantendo-se o PTT entre 1,5 e 2 vezes o controle. Não devem ser associadas à estreptoquinase, porém têm indicação específica quando se opta por rt-PA para a fibrinólise.
- *Fibrinolíticos*: a terapêutica fibrinolítica no infarto do miocárdio levou a uma redução na mortalidade intra-hospitalar. Quanto mais precocemente é instituída em relação ao início da dor, maiores são os benefícios relacionados à taxa de recanalização, à preservação do músculo cardíaco isquêmico e à redução da mortalidade intra-hospitalar e tardia. Pacientes tratados nos primeiros 60 minutos após o início da dor apresentam redução em torno de 60% da mortalidade hospitalar. Pacientes com mais de 12 horas de dor não costumam apresentar benefício com o uso de trombolíticos. As principais indicações para o uso de fibrinolíticos são a dor precordial típica e ECG com supradesnível do segmento ST-T > 1mm em pelo menos duas derivações que explorem a mesma parede nas derivações periféricas ou um supradesnível de ST-T > 2mm em pelo menos duas derivações contíguas no plano horizontal; ou bloqueio de ramo esquerdo novo ou supostamente novo.

Atenção deve ser dada às contra-indicações absolutas e relativas. Os critérios de reperfusão miocárdica são:

1. Alívio da dor.
2. Diminuição importante (50%) do supradesnível do segmento ST-T.
3. *Wash out* de CK-MB (pico precoce de CK-MB).
4. Normalização de bloqueios agudos.
5. Arritmias de reperfusão (principal: ritmo idioventricular acelerado).
6. Inversão precoce da onda T (menos de 24 horas).

As drogas disponíveis no Brasil são:

- *Estreptoquinase*, 1,5 milhão de unidades infundidas em solução de dextrose a 5% ou salina fisiológica a 0,9%, correndo em 1 hora.
- O *ativador do plasminogênio tecidual (rt-PA)*: 15mg administrados em *bolus*, seguidos de 0,75mg/kg em 30 minutos (máximo de 50mg) e 0,5mg/kg nos próximos 60 minutos (máximo de 35mg) em solução de glicose a 5% ou salina

Contra-indicações Absolutas
1. Acidente vascular encefálico (AVE) hemorrágico prévio e outros AVE até 1 ano antes
2. Neoplasia intracraniana conhecida
3. Sangramento interno ativo
4. Suspeita de dissecção aguda da aorta
Contra-indicações Relativas
1. Hipertensão arterial sistêmica severa não controlada à admissão (pressão arterial > 180/110mmHg)
2. História de AVE há mais de 1 ano ou outra doença intracerebral não citada nas contra-indicações
3. Uso de anticoagulante oral em dose terapêutica
4. Diátese hemorrágica ativa
5. Trauma recente (2 a 4 semanas), incluindo trauma cranioencefálico ou reanimação cardiopulmonar traumática ou prolongada (> 10 minutos)
6. Cirurgia há menos de 3 semanas
7. Punções vasculares não-compressivas
8. Sangramento interno recente (2 a 4 semanas)
9. Para estreptoquinase e anistreplase, seus usos prévios (especialmente entre 5 dias e 2 anos) ou reação alérgica prévia a essas drogas
10. Gravidez
11. Úlcera péptica ativa

fisiológica a 0,9%. Concomitantemente, deve haver heparinização plena, necessária por 48 horas.

- O *tenecteplase* (TNK – tPA) é um mutante do tPA com alta seletividade pela fibrina, utilizado em dose única de 0,5 a 0,55mg/kg (30 a 50mg) com heparina em doses reduzidas.
- **Contra-indicações ao uso de trombolíticos no IAM (ver quadro acima).**
- *Trombólise pré-hospitalar*: os fatores que retardam o tratamento trombolítico (TT) são: (a) retardo à chegada ao hospital e (b) retardo para o início do tratamento trombolítico no hospital. Uma forma de corrigir esses retardos é por meio da administração do TT no domicílio. Estudos clínicos sustentam esta forma de atuação.
- **Mortalidade de estudos randomizados de trombólise pré-hospitalar (ver quadro abaixo).**

Quanto mais precoce a trombólise (< 90 minutos), melhor será o resultado. Deve-se considerar esta forma de tratamento quando a distância casa-hospital for maior que 10km e/ou superar os 90 minutos. Uma vez se tenha optado pela trombólise domiciliar, é importante associar AAS, betabloqueador, nitratos, heparina (se rt-PA) e analgesia.

- *Angioplastia coronariana percutânea primária*: é o método de eleição para a recanalização coronariana em pacientes com infarto do miocárdio com supradesnivelamento de segmento ST, desde que realizada dentro dos primeiros 60 a 90 minutos após a chegada do paciente à sala de emergência. Requer laboratório de hemodinâmica que funcione 24 horas por dia e profissional experiente. Apresenta melhores resultados que a terapia trombolítica no que se refere ao restabelecimento de fluxo coronariano (fluxo TIMI 3 > 90%, estreptoquinase 32%, alteplase 54%), menores taxas de reoclusão tardia e risco menor de hemorragias intracranianas. Quando associada à colocação de *stent*, torna menores as taxas de reoclusão, reestenose e isquemia recorrente, além de apresentar maior índice de reperfusão com fluxo TIMI 3 superior a 90%.

Estudo	Pré-hospitalar	Nº óbitos/Nº total Hospitalar	p
McNeil	2/27	3/30	0,7
Castaigne	3/50	2/50	0,6
Barbash	1/43	3/44	0,35
Schofer	1/40	2/38	0,5
Great	11/163	17/148	0,14
McAleer	1/43	12/102	0,07
EMIP	266/2.750	303/2.719	0,08
MITI	10/175	15/185	0,4

REFERÊNCIAS BIBLIOGRÁFICAS

1. ACC/AHA Guidelines for the Management of Patients with Acute Myocardial Infarction: Executive Summary and Recommendations. A Report of the American College of Cardiology/American Heart Association Task Force on Practical Guidelines (Committee on Management on Acute Myocardial Infarction). *Circulation* 1999; *100*:1.016-30.
2. American College of Cardiology. Key Data Elements and Definitions for Measuring the Clinical Management and Outcomes of Patients with Acute Coronary Syndromes. A Report of the American College of Cardiology Task Force on Clinical Data Standards (Acute Coronary Syndromes Writing Committee). *Journal of American College of Cardiology* 2001; *38*(7).
3. Braunwald E ed. *Heart Disease: A Textbook of Cardiovascular Medicine*. 6 ed., Philadelphia: WB Saunders Company, 2001.
4. Cannon CP. Evidence-based risk stratification to target therapies in acute coronary syndromes. *Circulation* 2002; *106*:1.588-91.
5. I Diretriz de Dor Torácica na Sala de Emergência. *Arquivos Brasileiros de Cardiologia* 2002; *79*(supl II).
6. Khan MG. *Cardiac Drug Therapy*. 6 ed. Saunders, 2003:209-38.
7. Management of Acute Myocardial Infarction in Patients Presenting with ST-Segment Elevation. The Task Force on the Management of acute Myocardial Infarction of the European Society of Cardiology. *European Heart Journal* 2003; *24*:28-66.
8. Oliveira GMM de. *Abordagem da Doença Coronariana: Aspectos Epidemiológicos, Diagnósticos e Terapêuticos*. Rio de Janeiro: Ed. Edson Abdala Saad, 2003:66-79.
9. Van de Werf F, Baim DS. Reperfusion of ST segment elevation myocardial infarction. An overview of current treatment options. *Circulation* 2002; *105*:2.813-16.
10. Timerman A, Feitosa GS. *Síndromes Coronárias Agudas*. São Paulo: Atheneu, 2003.

CAPÍTULO 26

SÍNDROME CORONARIANA AGUDA IAM SEM SUPRADESNIVELAMENTO DE ST – DIAGNÓSTICO E TRATAMENTO

Anielo Itajubá Leite Greco

DEFINIÇÕES

- *Síndrome coronariana isquêmica aguda (SCIA)*: se refere a qualquer grupo de sintomas que são compatíveis com isquemia miocárdica. Envolve o infarto agudo do miocárdio (IAM), assim como a angina instável (AI).
- *Infarto agudo do miocárdio sem supradesnivelamento de ST*: suspeita clínica de infarto do miocárdio, porém sem o critério eletrocardiográfico de supradesnivelamento do segmento ST. Na grande maioria dos pacientes, o infarto sem supra de ST evolui como infarto "não-Q", enquanto alguns pacientes podem evoluir como infarto "Q". Está intimamente relacionado à angina instável, distinguindo-se desta basicamente pela presença de elevação nos marcadores séricos de necrose miocárdica.
- *Angina instável*: existem três situações nas quais esta entidade é considerada num paciente:
  - *Angina de repouso*: angina prolongada, ocorrendo em repouso, usualmente por mais de 20 minutos.
  - *Angina de início recente*: angina classificada como pelo menos classe III da Canadian Cardiovascular Society (CCS), iniciada dentro de 2 meses de admissão.
  - *Angina progressiva*: angina diagnosticada previamente, mas que está distintamente mais freqüente, mais duradoura ou com limiar mais baixo (ou seja, aumentou pelo menos uma classe da CCS dentro de 2 meses da admissão, chegando a pelo menos classe III da CCS).

CLASSIFICAÇÃO DA CANADIAN CARDIOVASCULAR SOCIETY (CCS) PARA ANGINA DE PEITO

- *Classe I*: atividades físicas comuns não causam angina, como andar e subir escadas. A angina ocorre com exercício extenuante, rápido ou prolongado.
- *Classe II*: pequena limitação das atividades comuns. A angina ocorre ao caminhar ou subir escadas rapidamente, subir morros, caminhar ou subir escadas após as refeições; ocorre também no frio ou sob estresse emocional.
- *Classe III*: grande limitação das atividades físicas comuns.
- *Classe IV*: inabilidade para realizar qualquer atividade sem desconforto. A angina pode estar presente no repouso.

CONDUTA INICIAL – RECOMENDAÇÕES

1. A história, o exame físico, o ECG de 12 derivações e os marcadores cardíacos devem ser integrados para a classificação dos pacientes em uma das quatro categorias: diagnóstico não-cardíaco, angina estável crônica, possível síndrome coronariana aguda e síndrome coronariana confirmada.
2. Pacientes com síndrome coronariana aguda possível ou confirmada, cujo ECG inicial de 12 derivações e marcadores cardíacos estejam normais, devem ser observados numa unidade com monitorização cardíaca.
3. Se o ECG de 12 derivações e os marcadores cardíacos permanecem normais, deve-se realizar um teste de estresse para provocar isquemia. Pacientes de baixo risco e com teste de estresse negativo podem receber acompanhamento ambulatorial apenas.
4. Pacientes com síndrome coronariana aguda confirmada e dor mantida, marcadores cardíacos positivos, desnivelamento de ST recente, ondas T invertidas e profundas de aparecimento recente, anormalidades hemodinâmicas ou com teste de estresse positivo devem ser internados em unidade coronária:
   - *Oxigenoterapia*: oferecer sempre oxigênio suplementar por 3 a 6 horas, visando manter Sat $O_2 \geq 96\%$. A oferta poderá não ser suspensa no Sat O_2 e/ou gasometria arterial.

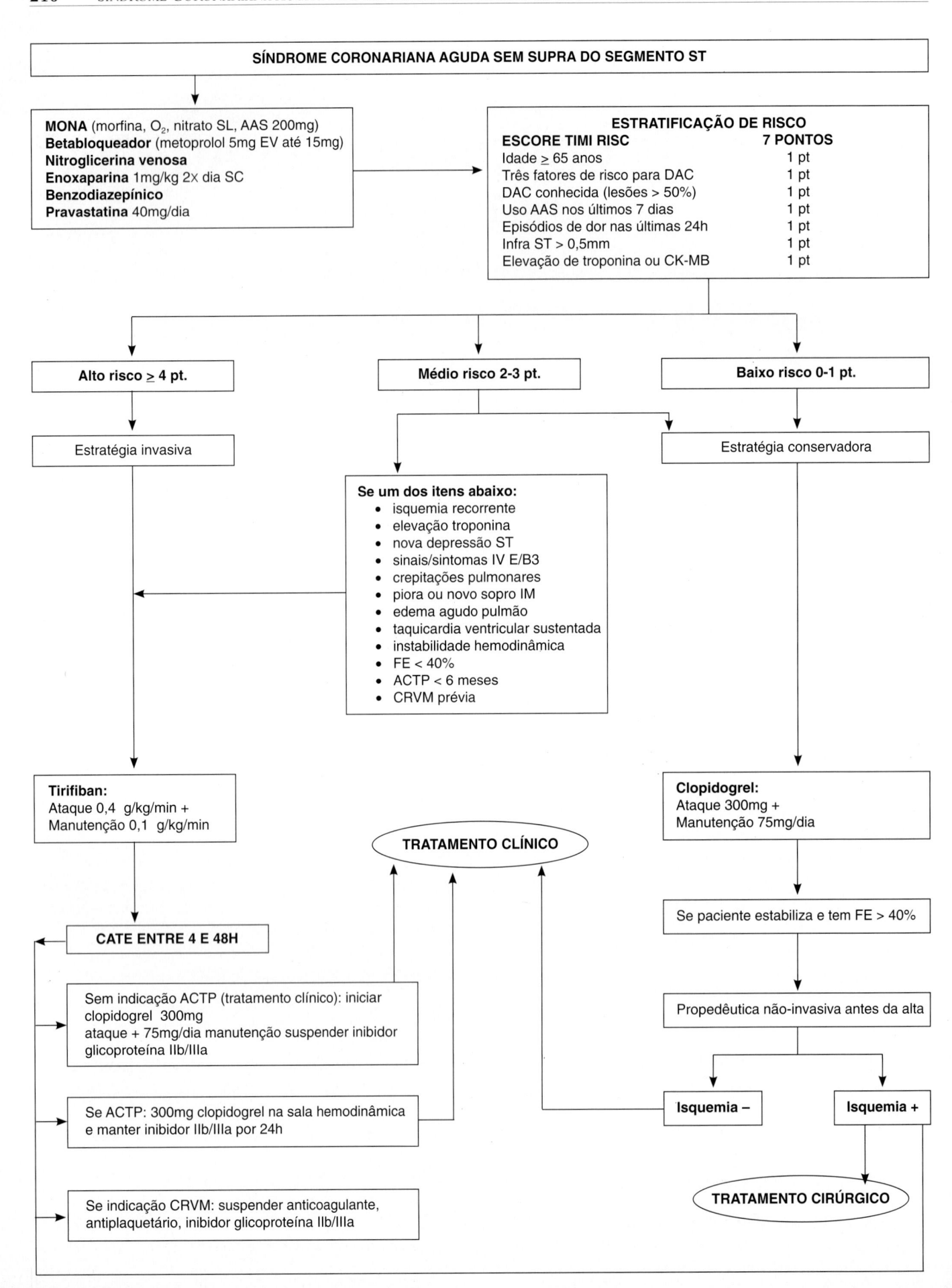

SÍNDROME CORONARIANA AGUDA SEM SUPRA DO SEGMENTO ST

MONA (morfina, O_2, nitrato SL, AAS 200mg)
Betabloqueador (metoprolol 5mg EV até 15mg)
Nitroglicerina venosa
Enoxaparina 1mg/kg 2x dia SC
Benzodiazepínico
Pravastatina 40mg/dia

ESTRATIFICAÇÃO DE RISCO
ESCORE TIMI RISC — **7 PONTOS**

Idade ≥ 65 anos	1 pt
Três fatores de risco para DAC	1 pt
DAC conhecida (lesões > 50%)	1 pt
Uso AAS nos últimos 7 dias	1 pt
Episódios de dor nas últimas 24h	1 pt
Infra ST > 0,5mm	1 pt
Elevação de troponina ou CK-MB	1 pt

Alto risco ≥ 4 pt. → Estratégia invasiva

Médio risco 2-3 pt.

Baixo risco 0-1 pt. → Estratégia conservadora

Se um dos itens abaixo:
- isquemia recorrente
- elevação troponina
- nova depressão ST
- sinais/sintomas IV E/B3
- crepitações pulmonares
- piora ou novo sopro IM
- edema agudo pulmão
- taquicardia ventricular sustentada
- instabilidade hemodinâmica
- FE < 40%
- ACTP < 6 meses
- CRVM prévia

Tirifiban:
Ataque 0,4 g/kg/min +
Manutenção 0,1 g/kg/min

Clopidogrel:
Ataque 300mg +
Manutenção 75mg/dia

TRATAMENTO CLÍNICO

Se paciente estabiliza e tem FE > 40%

Propedêutica não-invasiva antes da alta

CATE ENTRE 4 E 48H

Sem indicação ACTP (tratamento clínico): iniciar clopidogrel 300mg ataque + 75mg/dia manutenção suspender inibidor glicoproteína IIb/IIIa

Se ACTP: 300mg clopidogrel na sala hemodinâmica e manter inibidor IIb/IIIa por 24h

Se indicação CRVM: suspender anticoagulante, antiplaquetário, inibidor glicoproteína IIb/IIIa

Isquemia –   **Isquemia +**

TRATAMENTO CIRÚRGICO

- *Acesso venoso*: instalação imediata de um acesso venoso periférico com cateter calibroso (no mínimo, número 18).
- *Radiografia do tórax com AP*: imediatamente, para evidenciar conseqüências de cardiopatia isquêmica, como dilatação cardíaca, ou sinais de ICC.
- *Exames de laboratório*: na primeira amostra devem ser realizados hemograma, TTPa, atividade de protrombina, sódio, potássio, cloro, magnésio, creatinina, uréia e glicemia.
- *Marcadores de necrose miocárdica*: curva temporal de CK-total e CK-MB realizada através das dosagens de 6 em 6 horas no primeiro dia. Outros dois marcadores específicos são a troponina T (cTnT) e a troponina I (cTnI), que se mantêm alteradas por grande período de tempo (cTnT, 10 a 14 dias; cTnI, 7 a 10 dias). A mioglobina, apesar de não ser específica, é o primeiro marcador a se elevar no sangue, por isso pode ser dosada em pacientes que se apresentam ao atendimento até 6 horas antes do início dos sintomas.
- *Dieta*: suspensa até cessação da dor; a seguir, dieta líquida com progressão para dieta pobre em colesterol.
- *Emolientes fecais*: diariamente, a partir do primeiro dia.
- *Ansiolíticos*: não é necessária a prescrição de rotina. O mais importante é o apoio psicológico e o contato com a família; se necessário, qualquer um pode ser usado, preferencialmente os de vida média mais curta (clonazepam, oxazolam, bromazepam, alprazolam).

TRATAMENTO ANTIISQUÊMICO

Os pacientes com angina instável ou IAM sem supra de ST, sintomas recorrentes e/ou desvios no segmento ST ou marcadores de lesão miocárdica elevados e que estão hemodinamicamente estáveis devem ser admitidos numa unidade coronariana. Uma vez um paciente de alto risco seja admitido, a terapia com drogas deve ser iniciada. A menos que exista alguma contra-indicação, esses pacientes devem receber aspirina (AAS), um betabloqueador, terapia antitrombínica e um inibidor da glicoproteína IIb/IIIa.

Recomendações para Terapia Antiisquêmica

CLASSE I
- Repouso no leito com ECG contínuo para detecção de arritmias ou isquemia nos pacientes mantendo dor em repouso.
- Nitroglicerina sublingual, seguida de administração endovenosa, para alívio imediato da isquemia e dos sintomas.
- Oxigênio suplementar para os pacientes com cianose ou dispnéia; oximetria de pulso ou gasometria arterial devem ser feitas para confirmar saturação adequada de O_2 (SaO_2 >90%) e manter o oxigênio, se houver hipoxemia.
- Sulfato de morfina endovenoso, se os sintomas não forem imediatamente aliviados pela nitroglicerina ou quando houver congestão pulmonar e/ou agitação.
- Um betabloqueador, com a primeira dose administrada por via endovenosa, se houver dor mantida; continuar posteriormente com administração oral.
- Nos pacientes com isquemia freqüente ou recorrente, mas nos quais o uso de betabloqueador está contra-indicado, um antagonista dos canais de cálcio não-diidropiridínico (verapamil ou diltiazem) deve ser dado como terapia inicial, na ausência de disfunção severa de VE ou outras contra-indicações.
- Um IECA, para quando houver hipertensão, apesar do tratamento com nitroglicerina e betabloqueador, para pacientes com disfunção sistólica de VE ou ICC e para pacientes com diabetes.

CLASSE IIa
- Antagonista dos canais de cálcio de longa duração, por via oral, para isquemia recorrente na ausência de contra-indicações e quando os betabloqueadores e os nitratos foram usados em doses plenas.
- IECA para todos os pacientes pós-síndrome coronariana aguda.
- Balão intra-aórtico (BIA) para pacientes com isquemia severa que se mantém a despeito de intensa terapia medicamentosa, ou para pacientes com instabilidade hemodinâmica antes ou após se submeterem à angiografia coronariana.

CLASSE IIb
- Forma de liberação prolongada de antagonista dos canais de cálcio não-diidropiridínicos em vez de betabloqueador.
- Antagonista do cálcio diidropiridínico de liberação imediata junto com betabloqueador.

CLASSE III
- Nitroglicerina ou outro nitrato dentro das primeiras 24 horas de uso de sildenafil.
- Antagonista de cálcio diidropiridínico de liberação imediata na ausência de um betabloqueador.

Medicamentos Usados na Terapia Antiisquêmica

NITRATOS

Deve ser dado nitrato sublingual, inicialmente, para alívio imediato da isquemia e dos sintomas. Uma opção consiste no emprego de mononitrato ou dinitrato de isossorbida sublingual em doses crescentes de 5mg, até o máximo de 15mg.

Se esta dose for bem tolerada, mas os sintomas persistirem, deve-se instituir sempre nitroglicerina endovenosa, iniciando-se com 10 g/min, podendo elevar-se a infusão até 200 g/min. A nitroglicerina não deve ser utilizada em pacientes com PAS < 90mmHg ou bradicardia severa (FC < 50bpm). A infusão deverá ser mantida por 24 horas. Nos casos complicados, a nitroglicerina poderá ser mantida por mais 24 a 48 horas. Os pacientes que não necessitarem de nitroglicerina venosa devem receber apenas nitrato oral ou adesivo, conforme esquema mostrado anteriormente.

OPIÓIDES
A morfina ainda é o analgésico de escolha, caso haja dor persistente após nitrato e betabloqueador. A meperidina poderá ser empregada como alternativa nos pacientes com hipersensibilidade à morfina. A dose média a ser utilizada é de 4 a 8mg em *bolus* de 2mg por vez.

Muito raramente, doses elevadas (2 a 3mg/kg) poderão ser necessárias para a analgesia. Os vômitos e os tremores são bem mais freqüentes com a morfina que com a meperidina. A hipotensão arterial poderá ocorrer, principalmente se o paciente estiver recebendo medicação por via endovenosa. Isto é particularmente importante nos pacientes hipovolêmicos.

BETABLOQUEADORES
Devem ser usados de rotina, respeitadas as suas contra-indicações, iniciando-se a terapêutica de forma endovenosa. Como droga venosa, utilizaremos o metoprolol – 5mg a cada 5 minutos até 15mg – que deverá ser empregado o mais precocemente possível. Após a última dose venosa, iniciam-se 25mg VO de atenolol. O objetivo é uma FC entre 55 e 60bpm sem hipotensão arterial (PAS < 90mmHg). As contra-indicações ao uso dos betabloqueadores são: FC < 60bpm, PAS < 100mmHg, insuficiência de VE moderada a severa, Pri > 0,24s, BAV de segundo ou terceiro grau, DPOC e história de asma ou doença vascular periférica grave.

BLOQUEADORES DO CANAL DE CÁLCIO
Não existe indicação para o uso rotineiro de bloqueadores do canal de cálcio. Eles só deverão ser usados em caso de angina refratária, contra-indicação aos betabloqueadores (hiper-reatividade de vias aéreas) ou para tratamento de TPSV (na ausência de disfunção de VE ou BAV). No caso de infarto sem supra de ST, sem disfunção de VE ou BAV, diltiazem pode ser adicionado à terapêutica padrão após 24 horas e mantido por 1 ano, iniciando-se com a dose de 30mg TID e progredindo até o efeito terapêutico ou 90mg TID. O verapamil pode ser empregado na dose de 80mg BID e progredido até o efeito terapêutico ou 120mg TID. Nos casos de alto risco com necessidade de droga venosa, deve-se empregar diltiazem, na dose de 0,25mg/kg (20mg em média) em *bolus* de 2 minutos. Pode ser usada manutenção de 5 a 15mg/h, por não mais que 24 horas. Doses maiores que 15mg/h não são recomendadas. Se o controle da dor ou da freqüência cardíaca não for conseguido com a primeira dose, uma nova dose de 0,35mg/kg (25mg em média) poderá ser dada 15 minutos após a inicial.

TERAPIA ANTIPLAQUETÁRIA E ANTICOAGULANTE CLASSE I
A terapia antiplaquetária deve ser iniciada imediatamente. A aspirina é a droga de primeira escolha. Deve ser administrada logo que possível e mantida indefinidamente. Clopidogrel ou ticlopidina devem ser administrados concomitantemente a todos os pacientes e devem ser prescritos naqueles que não toleram AAS, seja por hipersensibilidade, seja por intolerância gastrointestinal. Anticoagulação parenteral com heparina não-fracionada (HNF) endovenosa ou heparina de baixo peso molecular (HBPM) subcutânea devem ser acrescentadas à terapia antiplaquetária.

Um antagonista do receptor GP IIb/IIIa deve ser associado ao tratamento nos pacientes de alto risco e naqueles que irão submeter-se à intervenção cardíaca percutânea. A combinação de AAS, HNF e antagonista de receptor GP IIb/IIIa é o tratamento mais efetivo. Recomenda-se o seguinte esquema para o uso desses produtos terapêuticos:

a. Possível síndrome coronariana aguda (SCA): uso de AAS.
b. Comprovada SCA: AAS + HBPM ou heparina EV + tienopiridina.
c. SCA comprovada com isquemia contínua ou achados de alto risco ou ação intervencionista: AAS + heparina EV + tienopiridina + antagonista receptor GP IIb/IIIa.

Doses Recomendadas
ANTIAGREGANTES PLAQUETÁRIOS
- *AAS*: dose inicial de 162 a 325mg de fórmula entérica, seguida de 75 a 160mg de fórmula entérica.
- *Clopidogrel*: 75mg MID. Uma dose de quatro comprimidos (300mg) pode ser usada quando se deseja uma ação rápida. Acompanhar contagem de plaquetas e leucócitos durante o tratamento.
- *Ticlopidina*: 250mg BID. Dose de 500mg pode ser usada quando se deseja uma ação rápida. Acompanhar contagem de plaquetas e leucócitos durante o tratamento.
- *Enoxaparina*: 1mg/kg SC BID; a primeira dose pode ser precedida de 30mg EV em *bolus*.
- *HNF*: 60 a 70UI/kg (máximo de 5.000UI) EV, seguidos de infusão de 12 a 15UI/kg/h (máximo de 1.000UI/h), mantendo um TTPa de 1,5 a 2,5 vezes o controle.

INIBIDORES DA GLICOPROTEÍNA PLAQUETÁRIA G IIb/IIIa
- *Abciximab*: 0,25mg/kg em *bolus*, seguido de infusão de 0,125mg/kg/min (máximo de 10 g/min).
- *Tirofiban*: 0,4 g/kg/min durante 30 minutos, seguido de infusão de 0,1 g/kg/min.

REFERÊNCIAS BIBLIOGRÁFICAS
1. ACC/AHA 2002 Guideline Update for the Management of Patients with Unstable Angina and Non – ST – Segment El-

evation Myocardial Infarction – Summary Article. *JACC* 2002; *40*(7):1.366-74.
2. Bassan R. *Síndromes Coronarianas Agudas nas Unidades de Dor Torácica*. Atheneu, 2000.
3. Braunwald E. *A Textbook of Cardiovascular Medicine*. 6 ed., W.B. Saunders Company.
4. Braunwald E, Antman EM, Beasley JW *et al*. ACC/AHA guideline for the management of patients with unstable angina: A report of the American College of Cardiology? American Heart Association Task Force on practice guideline. *J Am Coll Cardiol* 2000; *36*:970-1.062.
5. Diretrizes da Sociedade Brasileira de Cardiologia sobre angina instável e infarto sem supradesnível de ST. *Arquivos Brasileiros de Cardiologia* 2001; 77(supl. II):1-38.

CAPÍTULO 27

TRATAMENTO DO INFARTO AGUDO DO MIOCÁRDIO COMPLICADO

Luiz Ricardo de Ataide Castro

INTRODUÇÃO

O marco do tratamento das complicações decorrentes do IAM ocorreu a partir da década de 1960, quando foram criadas as unidades coronarianas e houve o advento da monitorização eletrocardiográfica contínua, dos desfibriladores e dos marcapassos temporários para diagnóstico e tratamento da instabilidade elétrica.

Já na década de 1970, com a introdução do uso do cateter de monitorização da artéria pulmonar (Swan-Ganz) à beira do leito, acrescentaram-se ao exame clínico dados hemodinâmicos que proporcionaram melhor orientação terapêutica. Ao mesmo tempo, com os avanços da circulação extracorpórea e cardioplegia, iniciou-se o tratamento cirúrgico das complicações mecânicas.

No início da década de 1980, o uso da terapia farmacológica de reperfusão proporcionou uma importante redução da mortalidade e da incidência de algumas complicações. Já desde o final da década de 1980 até o momento atual, a angioplastia primária tornou-se uma alternativa de tratamento, com reduzidas taxas de hemorragias e maior eficácia da reperfusão.

COMPLICAÇÕES MECÂNICAS

O infarto agudo do miocárdio tem na sua evolução a instabilidade hemodinâmica súbita e/ou progressiva com baixo débito cardíaco e/ou edema pulmonar, e a instituição rápida do diagnóstico e medidas terapêuticas devem ser consideradas. Inicialmente, o exame clínico pode demonstrar a presença de novos sopros, nos casos de ruptura do septo interventricular e insuficiência mitral, ou sinais de tamponamento cardíaco, na ruptura da parede livre do ventrículo esquerdo. O ecocardiograma transtorácico ou transesofágico tem papel importante no diagnóstico. A monitorização hemodinâmica com o cateter de artéria pulmonar pode ser útil no diagnóstico, mas é fundamental para monitorizar a terapia.

A angiografia coronariana é recomendada para todos os pacientes com o objetivo de detectar a presença de obstruções nas artérias coronárias passíveis de correção cirúrgica. A ventriculografia é realizada nos casos em que há dúvida no diagnóstico.

Ruptura da Parede Livre do Ventrículo Esquerdo

A incidência geral é estimada em 6%, sendo responsável por 2,7% dos pacientes que desenvolvem choque cardiogênico após IAM. Cerca de 15% dos casos de óbitos intra-hospitalares após IAM são atribuídos a ruptura ou tamponamento. A administração tardia de trombolíticos, infartos extensos, idade avançada e sexo feminino são considerados fatores de risco para ruptura. O quadro clínico é dramático e se caracteriza por atividade elétrica sem pulso (dissociação eletromecânica). Freqüentemente fatal, não responde às manobras de ressuscitação cardiopulmonar. Ocorre nos primeiros 5 e 14 dias em 50% e 87% dos casos, respectivamente. Quando possível, a correção cirúrgica é o tratamento de escolha, mesmo com as altas taxas de mortalidade.

Em aproximadamente 25% dos casos, a ruptura é subaguda, produzindo a deterioração hemodinâmica progressiva. Os sinais clássicos de tamponamento cardíaco ocorrem, e a pericardiocentese pode melhorar o paciente, embora a cirurgia não deva ser adiada. A taxa de sobrevida de pacientes com ruptura ou tamponamento é de 39,3%, idêntica à de pacientes com choque cardiogênico secundário à falência primária do VE.

Ruptura do Septo Interventricular

A ruptura do septo interventricular ocorria em 1 a 3% dos infartos na era que precedeu à terapia de reperfusão, sendo mais freqüente em IAM na região anterior que em outros tipos de infarto. A ruptura do septo no IAM anterior tende a ser localizada na região apical, enquanto a região inferior está associada à perfuração na região basal. Dor torácica, dispnéia e sinais de baixo débito cardíaco são as manifestações clínicas principais. O exame físico demonstra a presença de sopro holossistólico. O ecocardiograma revela a localização, o tamanho do defeito septal e a quantificação do *shunt* esquerda-direita.

A abordagem inicial do tratamento consiste na manutenção da oxigenação adequada com a administração de oxigênio através de máscara, pressão positiva contínua em vias aéreas ou mesmo a intubação com ventilação mecânica. O tratamento farmacológico com vasodilatadores, como a nitroglicerina endovenosa ou nitroprussiato de sódio, tem por objetivo diminuir a pós-carga e o *shunt* esquerda-direita, mas pode causar hipotensão. Quando há instabilidade hemodinâmica, a inserção do balão intra-aórtico está indicada e, nos casos mais graves, adicionam-se agentes inotrópicos, vasopressores e diuréticos. Entretanto, a taxa de mortalidade entre os pacientes sem o tratamento cirúrgico é de aproximadamente 24% nas primeiras 24 horas, 46% na primeira semana e de 62 a 82% em 2 meses.

Assim, o tratamento cirúrgico é indicado independente do estado clínico do paciente. Mesmo quando não há instabilidade hemodinâmica, a cirurgia não deve ser adiada, pois a ruptura do septo interventricular pode aumentar.

Se indicado, a troca ou o reparo da valva mitral deve ser concomitante e, em pacientes com doença arterial coronariana multivascular, a revascularização miocárdica também deve ser realizada.

Apenas em pacientes selecionados, o fechamento da ruptura septal por via percutânea através de cateteres pode ser uma alternativa. A taxa de mortalidade hospitalar em pacientes com choque cardiogênico devido a ruptura septal é de 87,3%. Naqueles pacientes que sobrevivem após a cirurgia, o prognóstico é bom, com taxas de mortalidade de 6% em 30 dias.

Insuficiência Mitral Aguda

A insuficiência mitral aguda complicando o IAM pode ser secundária a dilatação do anel mitral e a disfunção ou ruptura do músculo papilar. A ruptura completa do músculo papilar é praticamente incompatível com a vida, apresentando quadro clínico dramático caracterizado por insuficiência mitral maciça.

Na maioria dos casos, a ruptura é parcial e envolve o músculo papilar póstero-medial, porque seu suprimento sangüíneo é derivado somente da artéria descendente posterior, ao contrário do músculo papilar ântero-medial, que possui uma irrigação sangüínea dupla. Ocorre no infarto de parede inferior, com escassa circulação colateral, e em pequenas áreas de miocárdio.

O quadro clínico é de início súbito com edema pulmonar e instabilidade hemodinâmica, e acontece entre o segundo e sétimo dias após o IAM. Após a suspeita clínica, o ecocardiograma transtorácico ou transesofágico é muito importante para confirmar o diagnóstico.

O uso de vasodilatadores como o nitroprussiato de sódio é importante para diminuir a pós-carga e a regurgitação mitral. Em pacientes com instabilidade hemodinâmica, está indicada a assistência circulatória mecânica com o balão intra-aórtico.

O tratamento de escolha é a correção cirúrgica realizada por meio da troca valvar ou, em casos selecionados, a plastia mitral. Nos pacientes em choque cardiogênico, a taxa de mortalidade hospitalar, mesmo com a intervenção cirúrgica, é de 40%.

IAM DO VENTRÍCULO DIREITO (VD)

O IAM do VD ocorre quando há oclusão proximal da artéria coronária direita, e a sua incidência associada ao IAM inferior varia de 10 a 50%, dependendo do critério diagnóstico usado. Pacientes com infarto do VD têm taxa de mortalidade elevada (25 a 30%), sendo, portanto, considerado um subgrupo de alto risco, no qual a reperfusão precoce traz benefícios. Entretanto, a disfunção do VD hemodinamicamente significativa é pouco comum e se caracteriza pela tríade hipotensão, pressão venosa jugular aumentada e ausência de crepitações pulmonares.

O diagnóstico é confirmado por eletrocardiograma (supradesnivelamento do segmento ST na derivação V4R), ecocardiograma e/ou ventriculografia radioisotópica. A cintilografia miocárdica com pirofosfato de tecnécio tem aplicação muito limitada no diagnóstico precoce do IAM de VD. As medicações prescritas de rotina para o tratamento do IAM que acomete o ventrículo esquerdo (VE), as quais reduzem a pré-carga, podem causar hipotensão grave em pacientes com IAM de VD. A conduta inicial é realizada por meio da reposição volêmica com solução fisiológica. Em alguns pacientes, essa medida é suficiente para melhorar o débito cardíaco e a pressão arterial. A quantidade de volume administrado varia de 300 a 600 mililitros em 10 a 15 minutos ou 1 a 2 litros em 1 hora. Há casos em que a sobrecarga de volume pode resultar em dilatação do VD com um pericárdio sem complacência, tendo como conseqüência a compressão funcional do VE. Em pacientes evoluindo com choque, está indicada a monitorização hemodinâmica com cateter de artéria pulmonar, e o objetivo é tentar manter a pressão de oclusão entre 18 e 20mmHg. Entretanto, quando não há resposta à infusão de volume, o uso de um agente inotrópico como a dobutamina está indicado. Quando há comprometimento do VE associado, é indicado o uso de vasodilatadores e do balão intra-aórtico.

A fibrilação atrial pode ocorrer em mais de um terço dos pacientes com IAM de VD, e a cardioversão imediata é indicada nos casos com repercussão hemodinâmica.

A abordagem das bradiarritmias é muito importante para a manutenção de uma pré-carga adequada. O bloqueio atrioventricular avançado é comum em 50% desses pacientes, e o implante de marcapasso seqüencial melhora o débito cardíaco e o choque.

A maioria dos pacientes, mesmo aqueles com disfunção grave do VD, melhoram o quadro clínico e hemodinâmico. O prognóstico a longo prazo depende de haver comprometimento da função do VE associada e isquemia residual do VD.

ANEURISMA DO VENTRÍCULO ESQUERDO (VE)

A formação do aneurisma do VE ocorre quando a tensão intraventricular produz um estiramento da área infartada, levando a expansão do infarto.

É mais freqüente em infartos transmurais, na região anterior, com pouca circulação colateral e raramente se rompe. Tem mortalidade seis vezes maior que em pacientes sem aneurisma do VE. A presença de elevação persistente do segmento ST do eletrocardiograma pode sugerir a presença de aneurisma, mas os métodos de imagem, como ecocardiograma, ventriculografia radioisotópica e ventriculografia esquerda (através do cateterismo cardíaco), levam ao diagnóstico definitivo.

O tratamento farmacológico recomendado inclui os inibidores da enzima de conversão da angiotensina I (IECA), iniciados nas primeiras 24 horas de infarto, os quais reduzem a expansão e o remodelamento do VE em pacientes de risco. Quando o aneurisma do VE está associado a insuficiência cardíaca refratária, taquicardia ventricular ou embolização sistêmica (mesmo com anticoagulação adequada), há indicação de tratamento cirúrgico.

TROMBO NO VE

Trombo no VE ocorre em aproximadamente 10 a 60% dos infartos de parede anterior e raramente nos da parede inferior. A incidência é diminuída com a terapia trombolítica e a angioplastia primária. O risco de embolização está relacionado a trombos grandes, móveis e com alterações na forma. Estudos prospectivos sugerem que o desenvolvimento precoce de trombo mural (entre 48 e 72 horas de infarto) tem um prognóstico ruim com alta taxa de mortalidade.

A anticoagulação (heparina endovenosa seguida de warfarina durante 3 a 6 meses) é recomendada nas seguintes situações clínicas: (1) pacientes com trombo mural demonstrado; (2) ocorrência de um evento embólico, e (3) pacientes com IAM anterior extenso.

PERICARDITE

A pericardite aguda ocorre freqüentemente na evolução do IAM transmural e pode manifestar-se com atrito pericárdico, dor torácica pleurítica ou derrame pericárdico (evidenciado ao ecocardiograma), ou pode ser clinicamente silenciosa. A dor da pericardite pode ser confundida com angina pós-infarto, infarto recorrente ou ambos. A pericardite focal pode ser diagnosticada por meio do eletrocardiograma, devido à presença de ondas T persistentemente positivas ou à sua mudança de polaridade, quando inicialmente invertidas, durante a primeira semana após IAM transmural.

A inflamação pericárdica tardia (2 semanas a 3 meses após IAM), denominada *síndrome de Dressler*, é provavelmente relacionada a mecanismo auto-imune. O tratamento de escolha é o ácido acetilsalicílico em doses mais elevadas (650mg a cada 4 ou 6 horas). O uso de antiinflamatórios não-hormonais ou corticóides deve ser evitado devido à interferência na formação da cicatrização do miocárdio.

A relação risco-benefício de continuar a terapia antitrombótica com heparina em presença de pericardite é sempre um desafio. A monitorização laboratorial rigorosa da coagulação e de possíveis sinais clínicos de tamponamento é necessária.

REFERÊNCIAS BIBLIOGRÁFICAS

1. Antman EM, Braunwald E. Acute myocardial infarction. *In*: Braunwald E, Zipes DP, Libby P eds. *Heart Disease: A Textbook of Cardiovascular Medicine.* W.B. Saunders Company, 2001:1.114-219.
2. Birnbaum Y, Fishbein MC, Blanche C, Siegel RJ. Ventricular septal rupture after acute myocardial infarction. *N Engl J Med* 2002; *347*:1.426-32.
3. Brilakis ES, Reeder GS, Gersh BJ. Modern management of acute myocardial infarction. *Curr Probl Cardiol* 2003; *28*:7-127.
4. Crenshaw BS, Granger CB, Birbaum Y et al. Risk factors, angiographic patterns, and outcomes in patients with ventricular septal defect complicating acute myocardial infarction. *Circulation* 2000; *101*:27-32.
5. Gersh B, Rahimtoola SH eds. *Acute Myocardial Infarction.* Chapman & Hall, 1997.
6. Hochman JS, Sleeper LA, White HD et al. One-year survival following early revascularization for cardiogenic shock. *JAMA* 2001; *285*:190-2.
7. Menon V, Weeb JG, Hillis LD et al. Outcome and profile of ventricular septal rupture with cardiogenic shock complicating acute myocardial infarction: a report from the SHOCK trial registry. *JACC* 2000; *36*:1.110-6.
8. O'Rourke RA, Dellítalia LJ. Diagnosis and management of right ventricular myocardial infarction. *Curr Probl Cardiol* 2004; *29*:6-47.
9. Ryan TJ, Antman EM, Brooks NH et al. ACC/AHA guidelines for the management of patients with acute myocardial infarction: A report of the American College of Cardiology/American Heart Association Task Force and Practice Guidelines (Committee on Management of Acute Myocardial Infarction). *JACC* 1996; *28*:1.328-419.
10. Ryan TJ, Antman EM, Brooks NH et al. ACC/AHA guidelines for the management of patients with acute myocardial infarction: executive sumary and recomendations, a report of

the American College of Cardiology/American Heart Association Task Force and Practice Guidelines. *Circulation* 1999; *100*:1.016-30.
11. Slater J, Brown RJ, Antonelli TA *et al*. Cardiogenic shock due to cardiac free-wall rupture or tamponade after acute myocardial infarction: a report from the SHOCK trial registry. *JACC* 2000; *36*:1.117-23.
12. Thompson CR, Buller CE, Sleeper LA *et al*. Cardiogenic shock due to acute severe mitral regurgitation complicating acute myocardial infarction: a report from the SHOCK trial registry. *JACC* 2000; *36*:1.104-9.
13. Van de Werf F, Ardissino D, Betriu A *et al*. Management of acute myocardial infarction in patients presenting with ST-segment elevation. The Task Force on the Management of Acute Myocardial Infarction of the European Society of Cardiology. *Eur Heart J* 2003; *24*:28-66.

CAPÍTULO 28

TRATAMENTO INTERVENCIONISTA NA DOENÇA ARTERIAL CORONÁRIA

Carlos Augusto Formiga Arêas

INTRODUÇÃO

A intervenção coronária percutânea é um método efetivo e utilizado com freqüência como técnica de revascularização do miocárdio em pacientes portadores de doença arterial coronária.

Introduzida por Andreas Gruentzig em 1977, por meio da dilatação de estenoses coronárias por cateter-balão, a técnica apresentou várias inovações a partir da aquisição de novos dispositivos que visaram aprimorar os resultados da angioplastia por cateter-balão, reduzindo as complicações imediatas, como a oclusão aguda do vaso, o infarto do miocárdio e a necessidade de cirurgia de emergência, além das complicações tardias, como reestenose e novo procedimento de revascularização.

Concomitantemente ao avanço da técnica, novos agentes farmacológicos (antiagregantes plaquetários, inibidores da glicoproteína IIb/IIIa) foram introduzidos como terapia adjunta ao procedimento, tornando a técnica mais segura e ampliando as indicações de utilização do método.

CONSIDERAÇÕES GERAIS

A evolução do procedimento de intervenção percutânea é avaliada em termos de sucessos e complicações, os quais estão intimamente relacionados a fatores clínicos e anatômicos e à técnica utilizada.

Sucesso do Procedimento

O sucesso do procedimento pode ser definido de dois modos, angiográfico e clínico.

ANGIOGRÁFICO

Por meio da angioplastia com cateter-balão, considera-se procedimento bem-sucedido aquele em que há redução da estenose para menos que 50%, com fluxo coronário normal (TIMI-3). Com o implante de *stent*, recomenda-se a redução de estenose para abaixo de 20% na presença de fluxo coronário normal (TIMI-3).

CLÍNICO

Consiste no sucesso angiográfico, acompanhado de boa evolução clínica imediata, na ausência de complicações maiores (óbito, infarto do miocárdio e cirurgia de revascularização de emergência – CRVM). A ocorrência de CRVM de urgência e o óbito são eventos facilmente identificáveis, porém a ocorrência de infarto pós-procedimento tem gerado debates, sendo considerado infarto pós-procedimento o aparecimento de novas ondas Q no ECG e elevação enzimática (CK-MB) mais que três vezes o valor normal. Portanto, considera-se a elevação significativa de enzimas (CK-MB, três a cinco vezes o normal) na ausência de onda Q insucesso do procedimento.

Evolução Aguda

Com a evolução do método, a intervenção percutânea é empregada em pacientes cada vez mais graves, com anatomia coronária complexa e comorbidades associadas. Apesar disso, séries históricas têm revelado aumento atual nos índices de sucesso e redução nas complicações. Esta evolução metodológica, associada à farmacologia atual, proporciona índices de sucesso angiográfico de 96 a 99%, com taxas de infarto miocárdico de 1 a 3% e índices de revascularização miocárdica (CRVM) de 0,2 a 3%, com mortalidade hospitalar entre 0,5 e 1,4%.

Evolução Tardia e Reestenose

Apesar de o avanço tecnológico (*stents* e novos fármacos) ter resultado em melhor evolução aguda do procedimento, o impacto dessa inovação na evolução tardia tem sido menos dramático, já que outros fatores clínicos/angiográficos, como idade avançada, função ventricular esquerda deprimida, diabetes melito e doença coronária multivascular, apresentam influência negativa importante.

A maior determinante da sobrevida livre de eventos após a intervenção percutânea é a incidência de reestenose. Dependendo da definição, se clínica ou angiográfica, a incidência de reestenose após a intervenção coronária tem sido de 30 a 40% ou mais elevada em algumas situações clínicas/angiográficas. Reduções significativas nessas taxas são alcançadas com stents farmacológicos.

A reestenose ocorre como resposta à injúria mecânica causada ao vaso pelo balão/stent. Vários fatores estão relacionados a sua ocorrência, sendo os principais a migração e proliferação de células musculares lisas, recolhimento elástico do vaso imediatamente após o procedimento e remodelamento negativo tardio. Apesar das inúmeras definições propostas, utiliza-se mais freqüentemente a definição de reestenose como a presença de diâmetro de estenose > 50% no local previamente dilatado, em angiografia de controle.

Vários fatores estão associados à maior incidência de reestenose, como fatores clínicos (diabetes, angina instável, infarto agudo do miocárdio, reestenose prévia), fatores angiográficos (porção proximal da artéria descendente anterior, vasos de pequeno diâmetro, oclusão total, lesões longas, enxertos de safena) e fatores relacionados ao procedimento (maior lesão residual pós-procedimento, resultados subótimos).

A principal abordagem para se tentar reduzir os índices de reestenose consiste na habilidade em se diminuir o recolhimento elástico agudo e o remodelamento arterial crônico, utilizando-se os stents, e na habilidade em se reduzir a hiperplasia intimal, utilizando-se stents farmacológicos e radiações ionizantes – braquiterapia intravascular.

Preditores de Sucesso e Complicações

FATORES ANATÔMICOS

Fatores anatômicos relacionados à morfologia da lesão coronária apresentam correlação com a evolução imediata pós-procedimento. Uma classificação das lesões coronárias, levando em consideração a morfologia da lesão, é proposta pela força-tarefa americana para refletir riscos baixo, moderado ou elevado para o procedimento (Quadro 28.1).

FATORES CLÍNICOS

Diversas variáveis clínicas estão relacionadas a maior risco de insucesso e complicações do procedimento. Na maioria dos pacientes submetidos à intervenção percutânea, o óbito como resultado da intervenção ocorre em conseqüência da oclusão coronária e está mais freqüentemente associado a disfunção ventricular esquerda grave.

Variáveis clínicas associadas a eventos adversos intra-hospitalares, por meio de uma análise multivariada, estão listadas no Quadro 28.2.

Quadro 28.1 Classificação das Lesões Coronarianas de Acordo com National Cardiovascular Data Registry

Lesão de baixo risco
Focal (< 10mm): concêntrica, acesso fácil, ângulo < 45 graus, contornos lisos, calcificação discreta ou ausente, lesão não-oclusiva, não-ostial, sem ramo adjacente envolvido e sem trombo

Lesão de moderado risco
Tubular (de 10 até 20mm de extensão): excêntrica, tortuosidade moderada, ângulo > 45 graus até < 90 graus, contorno irregular, calcificação moderada, oclusão crônica (< 3 meses), lesão ostial, estenose em ramo que necessite duplo-guia e com algum grau de trombo presente

Lesão de alto risco
Difusa (> 20mm): grande tortuosidade, ângulo > 90 graus, oclusão crônica (> 3 meses) ou presença de colaterais em "medusa", incapacidade de proteger ramo adjacente com lesão presente e enxerto de veia safena degenerado

Intervenção Percutânea e Cobertura Cirúrgica

A realização de casos eletivos de intervenção coronária percutânea não é recomendada em hospitais sem serviço de cirurgia cardíaca atuante.

Exceção é feita para procedimentos de angioplastia primária no infarto agudo do miocárdio, como método de reperfusão nas primeiras horas do IAM.

Considerações Técnicas Específicas

Certos tipos de complicações estão relacionados à técnica utilizada no procedimento. A ocorrência de elevação perprocedimento de CK-MB acima de três vezes é mais freqüente em procedimentos com técnicas ablativas, como aterectomia rotacional e direcionada. A angina instável parece ser um preditor clínico de fluxo lento e de infarto enzimático perprocedimento após técnicas ablativas.

Perfuração coronária ocorre mais comumente após técnicas ablativas. Sua incidência é extremamente baixa após angioplastia por cateter-balão (0,1 a 1,14%), elevando-se para

Quadro 28.2 Variáveis Clínicas Relacionadas a Pior Prognóstico em Pacientes Submetidos à Intervenção Coronária Percutânea

Idade ≥ 75 anos; sexo feminino; fração de ejeção < 40%; angina estável (classe IV); angina instável. Insuficiência cardíaca congestiva; choque cardiogênico; procedimento de emergência (pós-ressuscitação cardíaca); doença arterial periférica importante; acidente vascular cerebral prévio; uso de balão intra-aórtico prévio; valvopatia grave (área aórtica ≤ 1,0cm² e ou regurgitação mitral > 2×); creatinina > 2,0mg/dL; diálise; lesão de alto risco; lesão no tronco da coronária esquerda (protegido ou não); procedimento para enxerto de veia de safena e lesões com trombo.

1,5% com a aterectomia rotacional e 1,3 a 2,1% com a aterectomia extracional.

Comparação com Cirurgia Cardíaca

A maior vantagem da intervenção percutânea é a sua facilidade de uso, evitando-se anestesia geral, toracotomia, circulação extracorpórea, complicações neurológicas e períodos de recuperação prolongados.

Intervenções coronárias repetidas podem ser realizadas mais facilmente que procedimentos cirúrgicos repetidos. As principais desvantagens da intervenção percutânea são a reestenose e a impossibilidade de revascularização de alguns subgrupos angiográficos de lesões coronárias, como algumas oclusões totais crônicas e vasos com doença difusa e calcificada.

A cirurgia de revascularização miocárdica apresenta as vantagens de maior durabilidade de revascularização (patência > 90% em 10 anos para enxertos arteriais) e revascularização mais completa, sem levar em consideração a morfologia da lesão aterosclerótica.

No passado, seis trabalhos multicêntricos e randomizados compararam, em pacientes com doença multiarterial, os resultados da angioplastia com balão e os da cirurgia de revascularização, demonstrando que ambos os tratamentos exibiam resultados tardios similares em termos de sobrevida e taxas de infarto do miocárdio. Pacientes submetidos a angioplastia com balão apresentaram maior incidência de novos procedimentos de revascularização, com significativo retorno de sintomas anginosos, tendo os diabéticos apresentado maior mortalidade ao final de 7 anos de evolução.

Atualmente, novos estudos comparam o implante de múltiplos *stents* e a cirurgia de revascularização. Seus resultados apresentam conclusões diferentes, porém todos são unânimes em afirmar que há maior necessidade de novo procedimento de revascularização em pacientes submetidos ao implante de *stents*; no entanto, as taxas de mortalidade são semelhantes.

Recomenda-se uma escolha criteriosa e individualizada de casos para tratamento percutâneo em múltiplos vasos. Portadores de doença coronária biarterial, com estenoses focais e função ventricular esquerda preservada, parecem ser os melhores candidatos à técnica percutânea, assim como aqueles com alto risco cirúrgico ou nos quais há impossibilidade em se utilizar anastomose de artéria mamária (classe I, nível de evidência A). Grupo especial é representado pelos pacientes diabéticos com doença multiarterial, já que em vários estudos clínicos em que foram utilizados os *stents* coronários a evolução do grupo cirúrgico foi mais favorável. Portanto, em diabéticos tratados com insulina ou hipoglicemiantes orais que podem receber pelo menos um implante de mamária, o tratamento cirúrgico deve ser considerado preferencial (Quadro 28.3).

Comparação com Tratamento Clínico

De acordo com dados limitados disponíveis de estudos clínicos randomizados, comparando tratamento clínico com intervenção percutânea, parece prudente considerar o tratamento clínico como terapia inicial para a maioria dos pacientes com angina estável classes I e II e reservar os procedimentos de revascularização percutânea e cirúrgica para os pacientes com sintomas mais graves.

Resultados do estudo ACIP indicaram que pacientes de alto risco, com isquemia assintomática e doença coronária significativa, submetidos à revascularização completa com intervenção percutânea ou cirúrgica apresentaram melhor evolução, quando comparados àqueles que receberam tratamento clínico. Ao contrário, resultados do estudo AVERT indicaram que a revascularização percutânea não promoveu benefício, quando comparada ao tratamento clínico com terapia hipolipemiante agressiva em pacientes de baixo risco.

Farmacoterapia Adjunta

A realização de angioplastia por cateter-balão e técnicas ablativas necessita apenas da administração prévia de aspirina – 200mg/dia, via oral, iniciada 2 horas antes do procedimento, no mínimo.

O implante de *stents* coronários requer a associação de aspirina (mesma dose anterior) com agentes tienopiridínicos, seja a ticlopidina (250mg, via oral, duas vezes ao dia durante 30 dias), seja o clopidogrel (300mg, como dose de ataque, via oral, e 75mg via oral por dia, durante 30 dias).

A ticlopidina exige pré-tratamento de, pelo menos, 72 horas antes da realização do procedimento. O clopidogrel, se comparado à ticlopidina, exibe menor incidência de efeitos colaterais, como alergia, *rash* cutâneo e ocorrência de leuco-

Quadro 28.3 Estudos Randomizados Comparando Implante de *Stents* com Cirurgia em Pacientes Multiarteriais

Estudo	Pacientes	Infarto		Morte		Nova Revascularização	
		Stent	Cirurgia	*Stent*	Cirurgia	*Stent*	Cirurgia
ARTS	1.205	6,2%	4,8%	2,5%	2,8%	16,8%	3,5%
ERACI-II	450	2,3%	6,6%	3,1%	7,5%	16,8%	4,8%
SOS	967	nd	nd	2,5%	0,8%	22%	5,8%

nd – não disponível.

penia. Sua dose de ataque – 300mg – deve ser administrada pelo menos 6 horas antes do procedimento. Quanto à duração do tratamento, deve-se mantê-lo até o final de 30 dias, não sendo formalmente recomendada a manutenção prolongada de tienopiridínicos, a não ser em casos de braquiterapia, emprego de *stents* farmacológicos e implante de *stents* em síndromes coronárias agudas.

A utilização sistemática de inibidores da glicoproteína IIb/IIIa é controversa. Diversos estudos demonstram a redução de eventos adversos combinados, imediatos ou tardios, em pacientes submetidos à intervenção coronária percutânea com a administração desses fármacos (EPIC, EPILOG, EPISTENT e ESPRIT). Contudo, a redução mais acentuada ocorreu nos chamados "infartos enzimáticos". Na prática, recomenda-se sua utilização em pacientes submetidos ao procedimento na vigência de síndrome coronária aguda, principalmente na ausência de pré-tratamento com tienopiridínico. Em procedimentos eletivos, independentemente da complexidade, sua indicação é ainda questionada, com a possível exceção dos pacientes diabéticos (classe IIa, nível de evidência A).

Experiência da Instituição/Operador

Dados da Sociedade Americana de Angiografia Cardíaca e Intervenção revelam uma relação inversa entre o número de angioplastias realizadas por instituição e a taxa de complicações maiores. Número significativamente menor de complicações ocorre em serviços que realizam mais de 400 procedimentos de angioplastia por ano, mesmo em se tratando de pacientes de risco mais alto.

São considerados serviços ideais aqueles que realizam mais de 400 intervenções por ano e com operador individual com mais de 75 casos por ano.

INDICAÇÕES CLÍNICAS

Pacientes com anatomia coronária favorável podem ser tratados com a intervenção coronária percutânea, independentemente da extensão da doença coronária, com baixos índices de complicações e altas taxas de sucesso.

As indicações atuais se baseiam mais em dados anatômicos das lesões a serem tratadas, englobando todo o espectro de apresentações clínicas da doença arterial coronária.

Para a análise das indicações da intervenção coronária percutânea utiliza-se a classificação das evidências de acordo com o formato proposto pelo American College of Cardiology/American Heart Association, na seguinte forma:

- *Classe I*: condições em que existem evidências e/ou concordância geral de que o procedimento ou tratamento é benéfico, útil e efetivo.
- *Classe II*: condições em que existem evidências conflitantes e/ou divergências nas opiniões sobre a utilidade e a eficácia do procedimento ou tratamento.
- *Classe IIa*: condições em que o peso das evidências e opiniões favorece a utilidade e a eficácia do procedimento ou tratamento.
- *Classe IIb*: condições em que a utilidade e a eficácia do procedimento ou tratamento não estão muito bem estabelecidas por evidências e opiniões.
- *Classe III*: condições em que existem evidências e/ou concordância geral de que o procedimento ou tratamento não é benéfico ou útil, podendo até ser deletério.
- *Nível de evidência A*: dados oriundos de múltiplos ensaios clínicos randomizados.
- *Nível de evidência B*: dados oriundos de um único ensaio clínico randomizado ou estudos não-randomizados.
- *Nível de evidência C*: opiniões consensuais de especialistas no assunto.

Indicações Clínicas Gerais

- *Classe I*: pacientes com isquemia assintomática, angina classe I a IV (Canadian Cardiovascular Society) ou instável, com expressiva área de miocárdio viável, com uma ou mais lesões significativas, em um ou mais vasos coronarianos, com anatomia favorável, alta possibilidade de sucesso e baixo risco de morbidade e mortalidade (*nível de evidência A*).
- *Classe IIa*: o mesmo espectro clínico e anatômico da classe I, exceto se o paciente for diabético ou apresentar área de miocárdio em risco viável de tamanho moderado (*nível de evidência B*).
- *Classe IIb*: pacientes com isquemia assintomática ou angina discreta e área pequena de miocárdio viável em risco (*nível de evidência B*).
- *Classe III*: pacientes com as mesmas características clínicas anteriormente citadas, porém sem evidência de isquemia miocárdica, com pequena área de miocárdio viável, sintomas atípicos que não sugiram isquemia miocárdica, fatores associados com risco aumentado de morbimortalidade, doença de tronco da coronária esquerda (não protegido) ou estenose não-significativa (≤ 50%) (*nível de evidência A*).

Indicações Clínicas Específicas
PACIENTES DIABÉTICOS

Os pacientes diabéticos representam um grupo específico com indicação de intervenção percutânea, levando em consideração, principalmente, o fato de os mesmos apresentarem doença coronária uni ou multiarterial. Os *stents* coronários exibem indicação preferencial em relação ao cateter-balão, reduzindo a necessidade de novo procedimento de revascularização.

Algumas variáveis clinicoangiográficas facilitam a escolha do melhor procedimento de revascularização no paciente diabético. São considerados melhores candidatos à intervenção coronária percutânea (*classe IIa, nível de evidência A*) os pacientes que apresentam lesão de um vaso, com diâmetro de referência ≥ 3,0mm, extensão de lesão < 25mm e ausência de microalbuminúria.

A utilização rotineira de um inibidor específico de glicoproteína IIb/IIIa, abciximab, associada ao implante de *stent*, é ainda controversa. Subanálise do estudo EPISTENT revela evidências favoráveis dessa associação em pacientes diabéticos, com redução de mortalidade e novo procedimento de revascularização (*classe IIb, nível de evidência B*).

Ao contrário, são melhores candidatos à revascularização cirúrgica os pacientes diabéticos com as seguintes características clinicoangiográficas: lesão de múltiplos vasos (duas ou mais artérias coronárias), associada ou não a lesão de tronco de coronária esquerda; lesões longas (> 25mm), vasos de diâmetro reduzido (< 3,0mm), vaso derradeiro com grande área de miocárdio em risco, disfunção ventricular esquerda grave, oclusão crônica sugerindo grande área de miocárdio viável e proteinúria associada no paciente diabético dependente de insulina.

Pacientes portadores de múltiplas lesões coronárias (dois ou mais vasos) representam uma subanálise do estudo ARTS, que comparou a revascularização cirúrgica com o implante de *stents* em múltiplas artérias. Ao final de 1 ano, a mortalidade foi maior nos pacientes diabéticos tratados com *stents* (6,3% *vs.* 3,1%; p = 0,29), e a ocorrência de acidente vascular cerebral foi maior nos pacientes diabéticos submetidos a tratamento cirúrgico (1,8% *vs.* 6,3%; p = 0,09). Necessidade de novo procedimento de revascularização foi mais freqüente nos diabéticos tratados com implante de *stents* (22,3% *vs.* 3,1%; p < 0,05).

A indicação de intervenção percutânea em pacientes diabéticos multiarteriais deve ser personalizada, levando-se em consideração características clínicas e angiográficas específicas, sendo preferencial no tratamento de pacientes portadores de lesões biarteriais, focais e em vasos de maior calibre (≥ 3,0mm) – *classe IIb, nível de evidência B*.

A introdução dos *stents* revestidos com drogas representa um dos principais avanços da cardiologia intervencionista, com impacto real no tratamento de pacientes diabéticos. No estudo SIRIUS, 279 de 1.058 pacientes (24,6%) randomizados para receber *stent* eluído com rapamicina ou *stent* convencional para lesões *de novo* eram diabéticos. A análise do subgrupo diabético revelou que a reestenose intra-*stent*, em 8 meses, ocorreu em 8,3% *vs.* 48,5% para os grupos rapamicina e *stent* convencional, respectivamente (p < 0,001). Necessidade de novo procedimento de revascularização aos 8 meses ocorreu em 6,9% *vs.* 22,3% (p < 0,001) para diabéticos tratados com *stent* eluído em rapamicina e *stent* convencional, respectivamente. *Stents* eluídos com drogas parecem ter impacto favorável na evolução de pacientes diabéticos tratados por intervenção percutânea.

SÍNDROME CORONÁRIA AGUDA

Angina Instável e IAM sem Supra de ST

Pacientes portadores de angina instável e IAM sem supra de ST devem submeter-se a processo de estratificação de risco e pacientes considerados de riscos moderado e alto devem receber tratamento clínico de "passivação" e submetidos à intervenção percutânea precoce, 12 a 48 horas após o início do processo de "passivação".

Na estratificação de risco são avaliados critérios clínicos, eletrocardiográficos e marcadores bioquímicos (Quadro 28.4).

Pacientes de médio e alto risco se beneficiam com o tratamento clínico prévio à intervenção percutânea precoce, com uso de inibidores da glicoproteína IIb/IIIa (tirofiban), tienopiridínicos (clopidogrel) e heparina de baixo peso molecular (enoxaparina) – *classe I, nível de evidência A*.

Infarto Agudo do Miocárdio

A angioplastia primária no IAM, praticada nas primeiras horas do infarto, sem uso prévio de trombolíticos, com o intuito

Quadro 28.4 Escore de Risco TIMI

História	Pontos	Risco de Eventos Cardíacos em 14 dias (%)		
		Escore de Risco	Morte ou Infarto	Morte, Infarto ou Revascularização Urgente
Idade > 65 anos	1	–	–	–
≥ 3 fatores de risco para DAC	1	0/1	3	5
DAC conhecida (estenose ≥ 50%)	1	2	3	8
Uso de AAS nos últimos 7 dias	1	3	5	13
Apresentação		4	7	20
Angina recente (≤ 24h) e severa	1	5	12	26
Elevação de marcadores cardíacos	1	6/7	19	41
Desvio do segmento ST ≥ 0,5mm	1			
Escore de risco = total de pontos	(0 a 7)			

de promover a recanalização da artéria coronária relacionada ao infarto, é prática definida, devendo ser a terapia de escolha no IAM, em hospitais que possuam serviço de hemodinâmica – *classe I, nível de evidência A*.

O implante de *stents* coronários de forma primária demonstrou resultados superiores ao balão, reduzindo a reestenose e a necessidade de novo procedimento de revascularização, tornando-se a terapêutica de eleição na intervenção primária no IAM, reduzindo índices de reestenose, de isquemia recorrente e de reoclusão do vaso tratado (*classe I, nível de evidência A*).

A utilização rotineira de inibidores da glicoproteína IIb/IIIa durante procedimento de angioplastia primária, iniciada na sala de hemodinâmica, é controversa (estudos CADILLAC e ADMIRAL). Seu uso reduziu índices de trombose subaguda do *stent* em 30 dias. Seu uso fica reservado para situações especiais, como inabilidade em restabelecer o fluxo coronário epicárdico e tecidual normal de maneira mecânica e grande quantidade de trombos (*classe IIa, nível de evidência A*).

O estudo ADMIRAL demonstrou que a administração do inibidor da glicoproteína IIb/IIIa (abciximab), previamente à admissão na sala de hemodinâmica, é promissora, elevando o sucesso do procedimento em restabelecer o fluxo tecidual adequado e melhorando a recuperação da função ventricular esquerda.

INDICAÇÕES ANGIOGRÁFICAS

Oclusão Total Crônica

As oclusões totais crônicas (> 3 meses) representam o maior desafio angiográfico para a realização de intervenções percutâneas. A angioplastia por cateter-balão não é uma opção adequada, já que cursa com índices elevados de reestenose (50%) e de reoclusão do vaso (70%). O implante de *stent* coronário faz-se necessário após conseguida a recanalização do vaso ocluído, já que vários estudos randomizados demonstraram a superioridade do *stent* em relação ao balão em reduzir índices de reestenose e reoclusão – *classe I, nível de evidência A*.

Quadro 28.5 Resultados ao Final de 1 ano do Estudo CADILLAC, Comparando *Stent* e Balão Utilizados de Forma Primária no Infarto do Miocárdio (n = 2.082)

	Balão	***Stent***
Reinfarto	2,9%	2,2%
Mortalidade	4,3%	4,4%
Nova revascularização (*)	17,6%	9%
Reoclusão (*)	11,3%	5,7%
Reestenose (*)	40,8%	22,2%

(*) p < 0,05

Lesões Reestenóticas

REESTENOSE PÓS-DILATAÇÃO POR CATETER-BALÃO

Ao se realizar intervenção percutânea para tratamento de lesão reestenótica pós-dilatação por balão, faz-se necessário o implante de *stent* coronário. O estudo REST, que comparou o implante de *stent* com a dilatação por balão em lesões reestenóticas, confirmou a superioridade do *stent* em reduzir a incidência de nova reestenose (18% *vs.* 32%; p = 0,03) – *classe I, nível de evidência B*.

REESTENOSE INTRA-*STENT*

Deve-se exclusivamente à hiperplasia miointimal excessiva que ocorre dentro da malha do *stent* e em suas bordas, como resultado da injúria vascular. Quatro padrões angiográficos de reestenose intra-*stent* são identificados: reestenose intra-*stent* focal (< 10mm de extensão), difusa (> 10mm de extensão), proliferativa (> 10mm de extensão com acometimento das bordas do *stent*) e oclusão total. A probabilidade de novo procedimento de revascularização após dilatação por balão desses tipos angiográficos de reestenose intra-*stent* é, respectivamente, de 19, 38, 50 e 83%. Portanto, a dilatação com balão de reestenose intra-*stent* do tipo focal é uma boa opção terapêutica – *classe IIa, nível de evidência B*.

Novas modalidades de tratamento, como aterectomia rotacional e *cutting-balloon*, foram analisadas para tipos mais complexos de reestenose intra-*stent*, porém sem demonstrar superioridade em relação ao cateter-balão.

A braquiterapia intracoronária, com raios gama e beta, após dilatação com balão de reestenose intra-*stent*, apresenta-se como técnica que demonstra excelentes resultados tardios, principalmente em padrões angiográficos complexos e em pacientes diabéticos, com redução significativa dos índices de reestenose – *classe I, nível de evidência A*.

Os *stents* farmacológicos representam uma boa opção para o tratamento da reestenose intra-*stent*, já que drogas antiproliferativas eliminariam a resposta de hiperplasia miointimal excessiva da reestenose intra-*stent*. Séries de centros isolados, envolvendo um número reduzido de pacientes, foram publicadas tanto com *stents* recobertos com rapamicina como com taxol, para tratamento da reestenose intra-*stent*, com resultados excelentes. Novos estudos são necessários para estabelecer conclusões definitivas.

Enxerto de Veia Safena

Isquemia miocárdica recorre em 4 a 8% dos pacientes por ano após cirurgia de revascularização miocárdica. A recorrência dos sintomas pode ser atribuída à progressão da doença em artérias coronárias nativas (5% por ano) ou por oclusão de enxertos, principalmente enxertos de safena, cuja taxa de oclusão é de aproximadamente 7% na primeira semana, 15 a 20% no primeiro ano, 1 a 2% por ano nos primeiros 5 a 6 anos e 3 a 5 % por ano nos primeiros 6 a 10 anos de pós-operatório. Com 10 anos de cirurgia, aproximadamente, metade dos enxertos de safena estão ocluídos. Portanto, pacientes com isquemia recorrente pós-cirurgia de revascularização podem necessitar de intervenções percutâneas devido a diversos problemas anatômicos.

A angioplastia coronária por cateter-balão não apresenta bons resultados no tratamento de lesões em enxertos de safena, principalmente nas estenoses de localização aortoostial e no corpo do enxerto de safena. Faz-se necessário o implante de *stent* nessas situações. O estudo SAVED randomizou 220 pacientes portadores de lesões em enxertos de safena para dilatação por balão *versus* implante de *stent*. O sucesso inicial do procedimento foi maior no grupo que recebeu *stent* (92% *vs.* 69%; p < 0,001), com redução de eventos maiores em 8 meses (óbito, IAM e novo procedimento de revascularização) – 26% *vs.* 39%; p = 0,004 –, mas sem redução significativa da reestenose angiográfica (37% *vs.* 46%; p = 0,24).

Complicação freqüentemente observada em intervenções percutâneas de enxertos de safena degenerados é a embolização para circulação distal de fragmentos aterotrombóticos provenientes da lesão tratada, ocasionando, em até 30% dos casos, a interrupção do fluxo coronário distal. Alguns dados clínicos e angiográficos podem prever esse tipo de complicação, como dilatação de enxertos venosos mais antigos (> 5 anos), com degeneração difusa (> 25mm), com imagem negativa intraluminal sugerindo trombos e presença de fluxo coronário reduzido no enxerto pré-procedimento.

Sistemas de proteção distal, como filtros e balões, foram desenvolvidos para prevenir essa complicação. Esses sistemas são posicionados distalmente à lesão a ser tratada, recolhendo todo o material embolizado após o implante do *stent*, o que impede a oclusão da circulação distal. O estudo SAFER comparou o implante de *stent* em enxertos de safena antigos com ou sem proteção distal por meio de filtros (Guardwire). Pacientes que realizaram o implante de *stent* com o auxílio do filtro obtiveram maior índice de fluxo TIMI 3 (fluxo coronário normal) pós-procedimento (98% *vs.* 95%; p = 0,04) e redução significativa da ocorrência de *no reflow* (3% *vs.* 9%; p = 0,001) e infarto miocárdico pós-procedimento (8,6% *vs.* 14,7%; p = 0,008). Portanto, recomenda-se a utilização de sistemas de proteção distal quando se implantam *stents* em enxertos de safena, principalmente em lesões de maior risco para embolização – *classe IIa, nível de evidência B*.

Artérias Coronárias de Fino Calibre

Artérias coronárias de fino calibre (≥ 2,0 e < 2,7mm) apresentam maior incidência de complicações agudas após intervenção percutânea (dissecção e oclusão aguda) e maior incidência de reestenose no seguimento tardio. A associação de vasos de fino calibre a lesões longas (> 25mm) e diabetes melito oferece resultados tardios ainda mais adversos.

O implante de *stent* convencional em vasos de fino calibre reduz a incidência de reestenose, quando comparado à dilatação por cateter-balão, porém cursa com índices elevados de reestenose intra-*stent*. A relevância clínica do vaso a ser tratado, levando-se em consideração a área de miocárdio em risco, deve ser analisada na indicação do procedimento – *classe IIb, nível de evidência A*.

Os *stents* farmacológicos apresentam resultados promissores em vasos de fino calibre. Uma análise de subgrupos do estudo SIRIUS, que comparou *stents* recobertos com rapamicina com *stent* convencional, demonstrou resultados superiores do *stent* farmacológico na redução da reestenose angiográfica para vasos com diâmetro de 2,3mm (1,7% *vs.* 32,7%; p < 0,001). Resultados semelhantes são obtidos empregando-se *stents* recobertos com taxol. Uma análise de subgrupos do estudo TAXUS II revelou a superioridade do *stent* recoberto com taxol sobre o *stent* convencional em reduzir a reestenose em vasos com diâmetro entre 2,5 e 3,0mm (2,2% *vs.* 20,7%; p < 0,001).

Com as informações disponíveis, os *stents* recobertos com drogas emergem como importante ferramenta no tratamento de vasos de fino calibre, com significante redução nas taxas de reestenose.

Lesões Longas (> 25mm)

Lesões longas representam fator prognóstico independente para ocorrência de complicações maiores imediatas durante o procedimento e para a reestenose tardia. Os *stents* coronários apresentam melhores resultados que o cateter-balão nesse subgrupo de lesões, porém com taxas de reestenose variando entre 30 e 60%. Piores resultados são obtidos quando há associação de lesões longas com vasos finos e diabetes melito. Quando possível, o implante de *stent* é superior à angioplastia por cateter-balão – *classe IIa, nível de evidência B*.

Stents recobertos com drogas representam uma boa opção de tratamento para lesões longas, nas quais *stents* farmacológicos longos ou múltiplos *stents* podem ser empregados. Estudos específicos de lesões longas, como o estudo TAXUS VI, vêm avaliando essa questão.

CUIDADOS PÓS-INTERVENÇÃO PERCUTÂNEA

Após procedimento de intervenção percutânea, cuidados intra-hospitalares são tomados para detectar isquemia miocárdica, obter hemostasia adequada no local de punção arterial e detectar e prevenir nefropatia induzida pelo contraste. Programas de prevenção secundária para progressão da doença aterosclerótica são implementados após a alta hospitalar.

Muitos pacientes podem receber alta hospitalar 24 horas após o procedimento de intervenção percutânea não-complicado, necessitando retorno ambulatorial para reavaliação subseqüente.

Complicações vasculares podem ocorrer em até 14% dos pacientes, principalmente naqueles com anticoagulação excessiva, requerendo reparo cirúrgico em aproximadamente 3,5% deles. Os principais fatores associados a complicações vasculares são representados pela anticoagulação excessiva pré- e perprocedimento (TCA > 300s), utilização de inibidores da glicoproteína IIb/IIIa, coexistência de doença arterial periférica, sexo feminino, uso prolongado de heparina com remoção tardia de introdutor arterial e pacientes idosos. Atenção especial deve ser dada à detecção de hematoma retroperitoneal, cujos sinais e sintomas podem incluir hipotensão e dor importante no dorso ou no quadrante inferior do abdome. Monitorização seriada do hematócrito deve ser feita para detectar quedas maiores que 5 a 6%. Tomografia computadorizada pode confirmar o diagnóstico, e mais de 80% dos pacientes podem ser tratados conservadoramente, com transfusão sangüínea, sem necessidade de cirurgia. Pseudo-aneurismas podem ser tratados efetivamente por meio de compressão local guiada pelo ultra-som (*duplex scan* arterial).

Após intervenção coronária percutânea, dor torácica pode ocorrer em até 50% dos pacientes, sendo o espasmo coronário a principal causa de dor isquêmica. ECG pré-procedimento, imediatamente após o procedimento e em casos de dor precordial ajuda a analisar a origem da dor e identificar pacientes com probabilidade de oclusão aguda do vaso. Monitorização subseqüente de CK-MB faz-se necessária em pacientes que apresentam dor precordial pós-procedimento. A mortalidade cardíaca após intervenção percutânea é significativamente maior em pacientes com elevação significativa de CK-MB pós-procedimento (CK-MB > três vezes o normal).

Na presença de angina de peito pós-procedimento, acompanhada por alteração de ECG e/ou enzimática, a decisão de reintervenção na sala de hemodinâmica ou sobre a necessidade de cirurgia de revascularização de urgência deve ser tomada seguindo fatores como a presença de instabilidade hemodinâmica, a quantidade de miocárdio sob risco e a probabilidade de o tratamento subseqüente ser realizado com sucesso.

Pacientes com disfunção renal e diabéticos devem ser avaliados para risco de desenvolvimento de nefropatia induzida pelo contraste, assim como os pacientes que receberam maior volume de contraste durante a intervenção. Drogas nefrotóxicas e metforminas devem ser suspensas 24 a 48 horas antes do procedimento e reiniciadas somente 48 horas após.

Os pacientes devem ser avaliados clinicamente e, se necessário, por meio de testes funcionais para detecção de reestenose pós-intervenção. Retorno dos sintomas não é marcador confiável de reestenose, já que 25% dos pacientes assintomáticos apresentam testes funcionais alterados. Testes funcionais associados com imagem (medicina nuclear e/ou ecoestresse farmacológico) são preferíveis para a avaliação de pacientes sintomáticos após intervenção coronária. Teste de esforço simples é um preditor de baixa sensibilidade para reestenose, com sensibilidade variando de 40 a 55%.

CONCLUSÕES

Desde sua introdução, em 1977, a intervenção coronária percutânea vem apresentando evolução significativa através da incorporação de novas técnicas, as quais têm expandido o espectro de suas indicações. Praticamente todo o espectro de situações clínicas coronarianas e angiográficas pode ser abordado pela técnica percutânea, com índices altos de sucesso e baixos de complicações.

Os *stents* coronários representaram o principal avanço da técnica após a introdução do cateter-balão, reduzindo as complicações imediatas, tornando o método mais seguro e reduzindo significativamente os índices de reestenose. E, finalmente, através dos *stents* farmacológicos, a cardiologia intervencionista conseguiu atingir taxas de reestenose coronária abaixo de 5%, o que representa um dos maiores avanços da comunidade médica nas últimas décadas.

REFERÊNCIAS BIBLIOGRÁFICAS

1. Diretriz de indicações e utilizações das intervenções percutâneas e *stent* intracoronário na prática clínica. *Arq Bras Cardiol* 2003; *80*(supl I).
2. Erbel R, Haude M, Hopp HW et al. Coronary-artery stenting compared with balloon angioplasty for restenosis after initial balloon angioplasty. Restenosis Stent Study Group. *N Engl J Med* 1998; *339*:1.672-8.
3. Kereiakes DJ, Anderson KM, Achenbach RE et al. Abciximab survival advantage is not explained by reduction in early major cardiac events: EPIC, EPILOG and EPISTENT 3-year analysis. *Circulation* 2001; *104*:II-87.
4. Montalescot G, Barragan P, Wittenberg O et al. Platelet glycoprotein IIb/IIIa inhibition with coronary stenting for acute myocardial infarction. *N Engl J Med* 2001; *344*:1.895-903.
5. Morice MC, Serrwis PW, Sousa JE, for the RAVEL study group. A randomized comparision of a sirolimus-eluting stent with a standard stent for coronary revascularization. *N Engl J Med* 2002; *346*:1.773-80.
6. Serruys PW, Unger F, Souza JE et al. Comparison of coronary-artery bypass surgery and stenting for the treatment of multivessel disease. *N Engl J Med* 2001; *344*:1.117-24.
7. Sirnes PA, Golf S, Myreng Y et al. Sustained benefit of stenting chronic coronary occlusion: long-term clinical follow-up of the stenting in chronic coronary occlusion (SICCO) study. *J Am Coll Cardiol* 1998; *32*:305-10.
8. Smith SC, Dove JT, Jacobs AK et al. A guidelines of percutaneous coronary interventions (revision of the 1993 PTCA guilines)-executive summary. A report of the American College of Cardiology/American Heart Association Task Force on Practice Guidelines (Committee to revise the 1993 guidelines for percutaneous transluminal coronary angioplasty). *J Am Coll Cardiol* 2001; *37*:2.215-38.
9. Stone GW, Grines CL, Cox D et al. A prospective randomized trial comparing balloon angioplasty with or without abciximab to primary stenting with or without abciximab in acute myocardial infarction. *N Engl J Med* 2002; *346*:957-66.
10. The Bypass Angioplasty Revascularization Investigation (BARI) Investigators: Seven-year outcome in the bypass angioplasty revascularization investigation (BARI) by treatment and diabetic status. *J Am Coll Cardiol* 2000; *35*:1.112-9.

CAPÍTULO 29

CIRURGIA DE REVASCULARIZAÇÃO DO MIOCÁRDIO

Renato Rocha Rabello

INTRODUÇÃO

A insuficiência coronariana (ICO) é ainda a maior causa de mortalidade nos dias de hoje. Em 1990, foi responsável pela morte de 6,3 milhões de pessoas no mundo. O problema é maior nas nações industrializadas, onde o comportamento e o estilo de vida têm favorecido o aparecimento da arteriosclerose.

Com o aumento da longevidade do ser humano, a incidência da insuficiência coronariana tende a aumentar cada vez mais, assim como as comorbidades associadas. O tratamento cirúrgico da insuficiência coronariana mudou radicalmente a história natural dessa doença. Nos últimos 30 anos a cirurgia de revascularização do miocárdio tornou-se a cirurgia mais realizada em todo o mundo e, assim como o surgimento da angioplastia coronariana, em 1980, também colaborou diretamente para a redução da mortalidade nesse grupo de pacientes.

Neste capítulo, iremos discutir aspectos históricos do desenvolvimento da cirurgia de revascularização do miocárdio (CRVM), das técnicas atualmente empregadas, dos resultados obtidos e também das novas tecnologias empregadas na especialidade, que com certeza melhorarão ainda mais nossos resultados.

HISTÓRICO

Apesar de haver relatos da existência de arteriosclerose coronariana desde a época do antigo Egito, a primeira tentativa de tratamento cirúrgico da insuficiência coronariana deu-se em 1916, quando Jonnesco realizou a primeira simpatectomia cervical bilateral para alívio da angina.

Em 1930, Claude Beck suturou um retalho pediculado do músculo peitoral maior no miocárdio, na tentativa de criar circulação colateral suficiente para irrigar o miocárdio isquêmico. Criou também a cirurgia Beck I, na qual ligava o seio coronariano para promover o desenvolvimento de neovascularização entre o miocárdio, o pericárdio e a gordura mediastinal.

Em 1946, Vineberg propôs a sutura direta da artéria torácica interna ao miocárdio. Esta cirurgia foi realizada até 1968 com resultados satisfatórios.

A introdução da angiografia coronariana, em 1959 por Mason Sones, bem como o desenvolvimento da circulação extracorpórea, por Gibbon, abriu novos horizontes e perspectivas ao desenvolvimento da CRVM.

Em 1962, Sabiston foi o primeiro a usar a veia safena autóloga para estabelecer uma ponte direta entre a aorta e a coronária direita (relato feito em 1974).

Em 1970, René Favaloro, da Cleveland Clinic, publicou os primeiros casos de sucesso na revascularização do miocárdio, utilizando a veia safena autóloga e circulação extracorpórea. A partir de então, esta passou a ser a técnica operatória mais utilizada em todo o mundo.

Floyd Loop, também da Cleveland Clinic, popularizou a utilização da artéria torácica interna em anastomose direta com o ramo descendente anterior, demonstrando que, a longo prazo, a veia safena era susceptível ao desenvolvimento de arteriosclerose e que a artéria torácica interna permanecia livre da doença por período superior a 10 anos. A partir de então, novos enxertos arteriais foram testados, dos quais os mais utilizados são: a artéria torácica interna direita, a artéria radial, a artéria gastroepiplóica direita e também a artéria epigástrica inferior. Múltiplas anastomoses seqüenciais, bem como anastomoses em T ou em Y, passaram a ser realizadas, tornando possível a revascularização miocárdica completa utilizando-se somente enxertos arteriais. Apesar disso, o emprego de uma ou das duas artérias torácicas internas, associados ao uso da veia safena, continua sendo a técnica mais utilizada nos dias de hoje.

ANATOMIA DAS ARTÉRIAS CORONÁRIAS E CINEANGIOCORONARIOGRAFIA

O estudo detalhado da anatomia e das lesões coronarianas deve ser feito por meio da coronariografia. O cirurgião deve dar atenção especial às artérias descendente anterior e seus ramos diagonais, bem como às artérias circunflexa e coronária direita. Os ramos descendente posterior e marginais esquerdos devem ser, também, cuidadosamente analisados. Cuidados com lesões em bifurcações, lesões ostiais e espasmo coronariano devem ser observados. O planejamento cirúrgico correto depende da avaliação exata da coronariografia.

TESTES DE VIABILIDADE MIOCÁRDICA

Outro exame de grande interesse para os cirurgiões cardíacos são os testes de viabilidade miocárdica. Nos casos em que houve oclusão total de um vaso e a parede afetada se apresenta acinética, é válido perguntar se a revascularização daquela área trará benefícios reais.

O ecocardiograma de estresse com dobutamina talvez seja o método mais usado, devido à maior disponibilidade. Seu resultado é satisfatório, porém existe alguma variação de interpretação operador-dependente. Já os estudos nucleares (TL-201) são mais caros e, muitas vezes, inacessíveis em vários centros, embora seus resultados sejam considerados bastante confiáveis.

INDICAÇÕES CIRÚRGICAS

Desde o início da era da cirurgia de revascularização miocárdica, começou-se a estudar seus resultados. Vários estudos (trials) clássicos das décadas de 1970 e 1980 como o VA (*Veterans Administration*), o ECSS (*European Coronary Surgery Survey*) e o CASS (*Coronary Artery Surgery Survey*), foram utilizados na tentativa de racionalizar a indicação do tratamento cirúrgico frente aos resultados obtidos somente com o tratamento clínico. Ficou demonstrado que pacientes trivasculares, com lesão de tronco de coronária esquerda ou com disfunção ventricular esquerda apresentavam maiores benefícios com o tratamento cirúrgico, havendo menor mortalidade cumulativa num período de 5 anos de observação, resultado este que piorava significativamente no período de 10 anos. O surgimento da angioplastia percutânea teve grande impacto no tratamento da insuficiência coronariana, e cada vez mais pacientes se beneficiam desta forma de revascularização. O desenvolvimento de *stents* intracoronarianos veio melhorar ainda mais os resultados obtidos pelos cardiologistas intervencionistas.

Vários estudos compararam, também, os resultados da cirurgia com os da angioplastia, sendo os mais conhecidos o RITA (*Randomized Intervention Treatment of Angina Trial*), o EAST (*Emory Angioplasty Versus Surgery Trial*) e o BARI (*By Pass Angioplasty Revascularization Investigation*). Estes estudos também foram capazes de demonstrar resultados iniciais comparáveis entre as duas formas de revascularização, porém com menor mortalidade nos pacientes trivasculares, diabéticos e com disfunção ventricular tratados por cirurgia.

Ainda hoje se discute muito sobre a melhor forma de tratamento para a ICO. Devemos sempre individualizar cada caso, baseados nos estudos já publicados e na experiência de cada grupo, optando pela melhor forma de abordagem para cada paciente. Assim sendo, as indicações cirúrgicas atuais seriam basicamente as seguintes:

- Pacientes trivasculares sem contra-indicação cirúrgica.
- Pacientes bi- e trivasculares diabéticos insulino-dependentes.
- Pacientes bi- e trivasculares com disfunção ventricular esquerda.
- Lesão de tronco de coronária esquerda.
- Lesão de origem de descendente anterior ou lesão em bifurcações de difícil abordagem percutânea.
- Lesões complexas em segmento inicial de descendente anterior.
- Reestenoses de *stents* já tratadas percutaneamente com mau resultado envolvendo a descendente anterior.
- Complicações mecânicas, como insuficiência mitral aguda ou comunicação interventricular.

Todas essas indicações, evidentemente, variam de alguma forma nos vários centros envolvidos no tratamento desse grupo de pacientes.

Atualmente, é cada vez maior o número de pacientes graves encaminhados ao centro cirúrgico. Com a média de idade crescente na população, é de se esperar que cada vez mais pacientes idosos e com várias comorbidades sejam estudados e possivelmente tratados por cirurgia, aumentando significativamente o número de possíveis complicações e a mortalidade. A cirurgia cardíaca no idoso é um capítulo à parte e tem-se destacado atualmente como um dos mais importantes da especialidade.

Muitos autores tentaram criar fórmulas diversas para o cálculo, com acertividade, do risco operatório para cada paciente, levando em conta vários fatores. Um dos mais simples é a tabela de regressão logística da Universidade de Melbourne, que quantifica o risco cirúrgico com base na idade × função ventricular × urgência × diabetes.

A presença de patologias valvares, aneurismas de aorta e doença carotídea que necessitem correção cirúrgica associada à revascularização aumenta bastante a mortalidade desses pacientes, sendo necessária, nesses casos, uma avaliação criteriosa do risco-benefício para cada caso. As reoperações também carreiam um risco cirúrgico mais elevado, às vezes chegando a ser proibitivo.

AVALIAÇÃO PRÉ-OPERATÓRIA

Atualmente, os pacientes submetidos à CRVM são, em sua maioria, mais idosos, com pior função ventricular e submetidos a maior número de procedimentos de urgência e complexidade. A maioria dos pacientes classificados de baixo risco, com lesões uni- e bivasculares, é tratada percutaneamente. A avaliação pré-operatória criteriosa é, portanto, essencial tanto para minimizar o risco operatório como para prevenir ou antecipar possíveis complicações pós-operatórias.

Doença Cerebrovascular

Complicações neurológicas são importante causa de morbidade e mortalidade no pós-operatório da CRVM. Um *duplex scan* dos vasos cerebrais deve ser realizado sempre que houver histórico de sintomas neurológicos e em todos os pacientes com idade superior a 70 anos.

A presença de lesões carotídeas importantes pode alterar radicalmente o planejamento cirúrgico ou mesmo contra-indicá-lo, em casos extremos.

Doença Vascular Periférica

Também freqüentemente associada à ICO, deverá ser pesquisada por meio de anamnese dirigida e exame físico minucioso. Oclusões ou lesões importantes no segmento aorto-ilíaco podem inviabilizar o uso do balão intra-aórtico nos casos mais graves.

Doença Pulmonar Obstrutiva Crônica

Outra condição freqüentemente presente no coronariopata, deve ser criteriosamente avaliada no pré-operatório e, se necessário, realizado um preparo específico com broncodilatadores, antibióticos e até corticosteróides, antes de se proceder à cirurgia.

Disfunção Renal

A possibilidade de disfunção renal subclínica, principalmente no paciente idoso, deve ser investigada, uma vez que a circulação extracorpórea (CEC) pode piorar uma lesão renal preexistente. A insuficiência renal aguda no pós-operatório é, sem dúvida, uma das complicações mais temidas pelo cirurgião, pois é acompanhada de altíssima mortalidade. Pacientes com insuficiência renal crônica podem ser operados com cuidados especiais, como a utilização de ultrafiltração durante a CEC.

Diabetes Melito

A presença de diabetes deve ser muito valorizada no pré-operatório, uma vez que problemas cerebrais, renais e vasculares periféricos podem coexistir nesse grupo de pacientes. Controle rigoroso da glicemia durante a cirurgia deve ser alcançado, sob pena de complicações infecciosas no pós-operatório.

Sistema Venoso

Como a veia safena ainda é o enxerto mais utilizado na CRVM, deve-se proceder à avaliação cuidadosa das condições das safenas, e o histórico de varizes e tromboflebites e safenectomias prévias deve ser pesquisado. O *duplex scan* venoso nos ajuda a escolher os melhores segmentos da safena a serem utilizados no momento da cirurgia.

Sistema Gastrointestinal

A história de úlcera péptica, refluxo gastroesofágico, colelitíase e diverticulite também deve ser pesquisada. As complicações gastrointestinais são raras, porém de alta mortalidade no pós-operatório.

Medicações em Uso

Praticamente todos os pacientes encaminhados à cirurgia fizeram ou estão fazendo uso de algum antiplaquetário, principalmente a aspirina. Em condições ideais, esta medicação deve ser interrompida pelo menos 7 dias antes da cirurgia, devido à possibilidade de sangramento aumentado. Outros agentes, como ticlopidina ou abciximab, também devem ter seu uso interrompido o quanto antes.

Os inibidores da ECA têm sido implicados na incidência da síndrome vasoplégica pós-operatória e, preferencialmente, devem ser suspensos 48 horas antes da cirurgia. Já os betabloqueadores têm um efeito protetor para o miocárdio isquêmico durante a cirurgia e devem ser mantidos no pré-operatório.

MEDICAÇÃO PRÉ-ANESTÉSICA

Ansiolíticos na noite anterior e hipnóticos na manhã da cirurgia asseguram diminuição da ansiedade e amnésia ao paciente, sendo de uso rotineiro em todos os centros.

MONITORIZAÇÃO

A monitorização é um dos aspectos mais importantes da cirurgia cardíaca. Ela nos fornece continuamente dados do estado hemodinâmico do paciente e nos permite fazer as correções necessárias imediatamente.

Numa CRVM normal, é suficiente a monitorização eletrocardiográfica contínua, da pressão intra-arterial, da pressão venosa central e do volume urinário.

Em pacientes de risco aumentado, com disfunção ventricular, a utilização do cateter de Swan-Ganz é indicada para acompanhamento das pressões de capilar pulmonar e débito cardíaco. Nos grandes centros, a monitorização contínua da contratilidade miocárdica através do ecocardiograma transesofágico transoperatório tem sido usada de rotina.

ANESTESIA

Muito se tem discutido quanto às vantagens de uma técnica anestésica sobre outra, porém nada foi provado. Para todos os pacientes submetidos à CRVM, a meta é o balanço correto entre oferta e demanda de oxigênio para o miocárdio.

Na maioria dos centros se utiliza atualmente uma combinação de agentes anestésicos inalatórios, como o isoflurane, associados a agentes venosos hipnóticos e opióides, como o propofol e o alfentanil. Esta combinação tem possibilitado uma condição hemodinâmica estável com grau de profundidade anestésica ideal. Com o objetivo de extubar o paciente o mais rápido possível, os anestesiologistas têm procurado realizar uma anestesia profunda, porém rápida, nesse grupo de pacientes. Entre as vantagens da extubação precoce do paciente podemos citar:

- Melhora do conforto para o paciente.
- Menor necessidade de sedação.
- Mobilização precoce.
- Tosse e mecanismos de defesa respiratórios normais.
- Menor risco de infecções hospitalares.
- Diminuição de permanência na UTI.

CIRURGIA

Ao iniciar o procedimento cirúrgico, o cirurgião deve ter em mente exatamente o que vai ser realizado e a tática a ser adotada em cada caso.

Inicialmente, preparam-se os enxertos a serem utilizados, já previamente selecionados, sendo então dissecadas a(s) artéria(s) mamária(s), a artéria radial e a veia safena.

O cuidado no preparo e na manipulação dos enxertos deve ser sempre observado, pois qualquer manobra exagerada poderá colocar em risco a patência do enxerto.

A circulação extracorpórea continua a ser rotineira na CRVM, apesar de haver grupos, principalmente no Brasil, que defendem a realização da cirurgia sem CEC para todos os pacientes. Em publicação recente, em revista internacional, foram analisados os resultados da CRVM com CEC e sem CEC, chegando-se à conclusão de que a cirurgia sem CEC tem pior resultado à longo prazo.

A CEC realizada em CVRM é a usual, com canulação de aorta e cavas, com hipotermia de 32 a 34°C e hemodiluição parcial (HTC 25%).

Deve-se dar atenção especial à manipulação da aorta (canulação e anastomoses proximais) devido à ateromatose da aorta, que geralmente está presente no paciente coronariopata e é fator de risco para complicações neurológicas.

A proteção miocárdica utilizada na CRVM é de extrema importância. A maior parte dos cirurgiões prefere o uso da solução cardioplégica gelada, que pode ser infundida anterogradamente, através da raiz da aorta, ou retrogradamente, através da canulação do seio coronariano. Variações quanto ao tipo de solução empregada e à temperatura utilizada são comuns. Outra técnica de proteção miocárdica é o clampeamento intermitente da aorta, com anóxia temporária (6 a 10 minutos), seguido de período de perfusão normal (5 minutos). Esta técnica se tem mostrado segura e eficaz, além de ser extremamente simples. Os cuidados devem ser redobrados nos pacientes com aorta ascendente calcificada.

Para o resultado da cirurgia, é muito importante que a CEC seja a mais curta possível e que se realize a revascularização completa do miocárdio.

O cirurgião deve ser rápido e preciso em seus movimentos, procurando anastomosar os enxertos em locais sadios das artérias coronárias.

Atualmente, têm-se empregado rotineiramente os enxertos arteriais em maior número. A artéria torácica interna esquerda deve ser sempre reservada para revascularizar o ramo descendente anterior, e a artéria mamária direita poderá ser utilizada para ramos marginais da artéria circunflexa (seio transverso) ou para coronária direita. O uso da artéria radial aumentou muito nos últimos anos, sendo utilizada de diversas maneiras, como enxerto livre anastomosada na aorta ou em anastomoses seqüenciais em T ou em Y com artéria torácica interna esquerda. Outras opções de enxertos arteriais, porém menos utilizados, são a artéria gastroepiplóica direita e a artéria epigástrica inferior.

Completadas todas as anastomoses, o paciente é reaquecido a 37°C e a CEC é interrompida. Este é um momento delicado, em que o cirurgião e o anestesiologista devem estar atentos a todos os dados vitais do paciente. Isquemias residuais e infartos transoperatórios se manifestam nesse momento e devem ser corrigidos.

Deve-se ter cuidado no fechamento do tórax, evitando-se sangramento aumentado no pós-operatório.

RESULTADOS

Os resultados obtidos com a CRVM são, em geral, muito bons, com baixa taxa de mortalidade estatística (1 a 2%). Com o aumento do número de procedimentos em pacientes cada vez mais idosos e com varias comorbidades, o resultado esperado para cada paciente deve ser analisado individualmente.

A maior causa de óbito no período pós-operatório imediato é o baixo débito cardíaco, que pode resultar de infarto transoperatóio (5 a 10%) ou revascularização incompleta, em pacientes com disfunção ventricular acentuada. O uso do balão intra-aórtico (BIA) como suporte mecânico ao ventrículo esquerdo tem aumentado muito, e é cada vez maior sua indicação profilática em pacientes de alto risco. Complicações decorrentes do uso de BIA são em geral pouco freqüentes (plaquetopenia e isquemia do membro inferior).

Outras complicações graves que podem levar ao óbito são os acidentes vasculares cerebrais (1 a 5%), infecções respiratórias (1 a 5%), insuficiência renal (1 a 5%) e a síndrome inflamatória sistêmica, também chamada síndrome vasoplégica, cada vez mais reconhecida nas unidades de terapia intensiva.

A estratégia cirúrgica empregada em cada caso talvez seja o fator que mais pode influenciar o resultado cirúrgico. Neste aspecto, são muito importantes a experiência, a habilidade e o conhecimento do cirurgião em optar por táticas e técnicas distintas para cada paciente, visando minimizar os fatores de risco identificados em cada caso. A utilização ou não de enxertos arteriais, a escolha dos vasos a serem revascularizados, o uso ou não da CEC, os tempos de clampeamento aórtico e de CEC e a proteção miocárdica utilizada são fatores que podem influenciar diretamente o resultado.

Quanto aos resultados de longo prazo, sabemos que a falência do enxerto de veia safena continua a ser o maior fator de recorrência de eventos nesse grupo de pacientes. Apesar de ter sido demonstrado que a utilização da artéria torácica interna para ramo descendente anterior melhora a sobrevida dos pacientes submetidos à CRVM, ainda não existem dados suficientes para comprovar que a utilização de múltiplos enxertos arteriais influencie os resultados a longo prazo. Porém, certamente existe uma lógica na teoria de que o uso mais extensivo de enxertos arteriais deverá diminuir a incidência de perda tardia de enxertos. Por outro lado, sabemos também que esses resultados estão diretamente relacionados à combinação de alguns fatores:

- Extensão da doença cardíaca na época da cirurgia.
- Efetividade da operação.
- Velocidade da progressão da arterosclerose.
- Outras doenças associadas (p. ex., diabetes melito)

CIRURGIA EM SITUAÇÕES ESPECIAIS

O aneurisma de ventrículo esquerdo pode estar presente em pacientes com infarto prévio (principalmente anterior) e deve ser avaliado cuidadosamente quanto ao grau de disfunção ventricular que está acarretando (movimentos paradoxais). Caso se opte pela correção do aneurisma, esta deverá ser realizada ao mesmo tempo que a revascularização miocárdica. Muitas foram as contribuições de cirurgiões brasileiros na prática da cirurgia cardíaca moderna e nas correções de aneurismas ventriculares. Jatene propôs a reconstrução geométrica do ventrículo esquerdo, na qual se resseca a parede fibrosada do ventrículo esquerdo (VE) e se cria, por meio de sutura interna, um novo colo para o aneurisma, proporcional às dimensões ventriculares de cada paciente, redimensionando e reformatando, assim, a cavidade ventricular, o que proporciona uma contração mais efetiva. Também utilizamos com freqüência a técnica de Dor, na qual suturamos um retalho de pericárdio bovino ou de dacron no novo colo criado para o aneurisma. Os resultados das correções geométricas dos aneurismas de VE são, em geral, muito bons, e tais correções devem ser sempre realizadas com o coração batendo, para que possamos definir com exatidão as margens entre o músculo contrátil e a fibrose.

A ocorrência de complicações mecânicas do IAM, como insuficiência mitral aguda e comunicação interventricular (CIV), constitui-se em emergência cirúrgica devido ao estado crítico desses pacientes. Nesses casos, ocorre uma sobrecarga aguda de volume nos pulmões, levando o paciente a um quadro de insuficiência respiratória grave que, se não tratada de imediato, poderá evoluir rapidamente para o óbito. Nessas situações, o paciente deverá ser encaminhado à UTI, onde será monitorizado com cateter de Swan-Ganz, tratado com medidas anticongestivas e onde será implantado o balão intra-aórtico, que é de extrema importância nesses casos. Assim que as condições hemodinâmicas do paciente estiverem estabilizadas, deveremos proceder à avaliação cuidadosa dos detalhes de cada caso. É importante, neste momento, decidir se o paciente deverá ser submetido a estudo coronariográfico ou não, dependendo da gravidade do caso. Se não for realizado o cateterismo, a correção cirúrgica deverá ser somente relacionada à complicação mecânica no caso (CIV ou IM) e posteriormente, com a melhora do paciente, realiza-se a coronariografia e a angioplastia, se necessária. A cirurgia de correção da insuficiência mitral isquêmica é bastante desafiadora, pois podem ser encontradas desde disfunção até ruptura de músculo papilar ou de cordoalhas. Nos casos de ruptura de cordoalha do folheto posterior, a plastia valvar, com ressecção quadrangular da parte afetada do folheto e colocação de anel flexível, proporciona bons resultados. Já nas rupturas e disfunções de músculo papilar, a realização de plastia torna-se muitas das vezes complexa e demorada num paciente extremamente grave; nestes casos, pode ser preferível optar-se pela troca valvar.

A correção da CIV pós-infarto é das cirurgias mais difíceis relacionadas à insuficiência coronariana devido à friabilidade do músculo cardíaco logo após o evento agudo. Se possível, devemos aguardar 3 a 4 semanas para tentarmos a correção cirúrgica, quando já teremos uma fibrose nas bordas da CIV, o que ancoraria os pontos com mais firmeza. Porém, na maioria das vezes, o paciente encontra-se em estado muito grave e não tolera esperar tanto tempo, devendo a cirurgia ser realizada em caráter de urgência, carreando alta mortalidade devido ao alto índice de recidiva da CIV e choque intratável (40 a 50%). Outra situação de urgência é representada pelos casos de falhas nos procedimentos de angioplastia, que poderiam causar oclusão aguda de vaso importante ou dissecções de tronco de coronária esquerda. Também estes pacientes terão risco cirúrgico mais elevado, dependendo do estado clínico em que se encontram.

NOVAS TENDÊNCIAS

A utilização de miniincisões para abordagem de artéria descendente anterior ou coronária direita é conhecida como cirurgia minimamente invasiva e é realizada sem CEC, com bons resultados.

A revascularização transmiocárdica a *laser* tem sido realizada, em alguns centros, com resultados promissores num grupo seleto de pacientes que não apresentam artérias coronárias passíveis de realização de anastomoses convencionais. Nessa técnica, múltiplas perfurações são realizadas com raio *laser* no miocárdio, na tentativa de promover uma neovascularização do músculo cardíaco nessas regiões. Em estudos de seguimento desses pacientes, não foi possível demonstrar a patência desses novos canais, porém foi observada uma melhoria de classe funcional significativa.

A robótica também tem sido empregada na tentativa de se realizar anastomoses entre a artéria torácica interna e o ramo descendente anterior por toracoscopia. Todos esses avanços necessitam mais estudos para sua difusão entre todos os cirurgiões.

REFERÊNCIAS BIBLIOGRÁFICAS

1. Brian G, Barratt B. *Cardiac Surgery John Wkirklin*. Second Edition. Churchill Livingstone, 1993.
2. Buxton B. *Ischemic Heart Disease Surgical Management*. Frazier Sterhen Westataby, Mosby International, 1999.
3. Favaloro RG. Saphenous vein autograft replacement of severe segmental coronary occlusion: operative technique. *Ann Thorac Surg* 1968; *5*:334-339.
4. Kirklin JW, Naftel CD, Blackstone EH, Pohst GM. Summary of a consensus concernig death and ischemic events after coronary artery bypass grafing. *Circulation* 1989; *79*(6 pt 2):181-91.
5. Loop FD, Spampinato N. Cheanvechai C, Effler DB. The free internal mammary Arty bypass graft. Use of the aorta-coronary artery position. *Ann Thorac Surg* 1973; *15*:50-55.
6. Loop FD, Lytle BW, Cosgrove DM *et al*. Influence of the internal mammary graft on-year survival aferother cardic event. *N Engl J Med* 1986; *314*:1.
7. Loop FD, Lytle BW, Cosgrove DM, Golding LA, Taylor PC, Stewart RW. Free (aorta-coronary) internal mammary artery grafit. Late results. *Thorac Cardiovasc Surg* 1986; *95*(5):827-31.
8. Natasha EK, MRCS, De Souza A, FRCS, Rebecca M. A Randomized Comparison of Off-Pump and Multivessel Coronary-Artery Bypass Sugery. *N Engl J Med* 2004; *350*:9.
9. Smith LR, Harrell FE Jr, Rankin JS *et al*. Determinants of early versus late cardiac death in patients undergoing coronary artery graft surgery. *Circulation* 1991; *84*(5):III245-253.
10. Vineberg AM. Devopment of an anastomosis the coronary vessels and a transplanted internal mammary artery. *Can Med Assoc J*. 1946; *35*:117.

V

Insuficiência Cardíaca Congestiva

CAPÍTULO 30

INSUFICIÊNCIA CARDÍACA – EPIDEMIOLOGIA, CLASSIFICAÇÃO E DIAGNÓSTICO

Eduardo Dias Chula

EPIDEMIOLOGIA

A insuficiência cardíaca (IC) é considerada, hoje, um dos maiores problemas de saúde pública no mundo, tanto nos países desenvolvidos como naqueles em desenvolvimento. A Organização Mundial de Saúde (OMS) estima que a doença será a principal causa de morte no mundo em 2025.

Nos Estados Unidos, 2 a 3% da população adulta apresenta insuficiência cardíaca (aproximadamente 5 milhões de americanos) e cerca de 550.000 novos casos são diagnosticados a cada ano. A IC é responsável por aproximadamente 280.000 mortes/ano.

No Brasil, de acordo com o DATASUS (Departamento de Informática do Ministério da Saúde), existem cerca de dois milhões de pacientes com insuficiência cardíaca e 240.000 casos novos por ano, sendo, pois, um problema de saúde pública com elevado custo socioeconômico.

O Sistema Único de Saúde (SUS) é responsável por aproximadamente 75% do total de internações no país, sendo por isso a principal fonte de dados de doenças. De acordo com seus dados, no ano de 2002, as doenças do aparelho circulatório foram responsáveis por 1.216.771 internações no Brasil, sendo superadas apenas pelas doenças do aparelho respiratório. A IC foi a principal causa de hospitalização entre as doenças do aparelho circulatório, seguida das doenças hipertensivas e das cerebrovasculares. Os gastos do governo com o tratamento hospitalar da IC superaram os 190 milhões de reais no ano de 2002, equivalente a 3,96% do total de despesas com hospitalizações.

A IC é particularmente mais comum na população idosa (acima de 60 anos). A prevalência nesta faixa etária é de 6 a 10%, sendo a idade um importante fator para o desenvolvimento da doença. Sua incidência dobra a cada década de vida após os 45 anos de idade. A IC foi a principal causa de internação da população idosa no ano de 2002, responsabilizando-se por 20% das internações nessa faixa etária.

Os dados do SUS mostram que os pacientes hospitalizados ficaram internados, em média, 5,9 dias (para homens) e 5,8 dias (para mulheres) e que a mortalidade hospitalar foi de 6,97% (2002), variando de acordo com a faixa etária, sendo de 9,89% nos pacientes acima de 60 anos e podendo atingir 16,3% nos acima de 80 anos.

Os pacientes portadores de IC têm uma mortalidade anual de 10 a 20%, dependendo da gravidade da doença.

A expectativa de vida do brasileiro ao nascer tem aumentado gradativamente. De acordo com o Instituto Brasileiro de Geografia e Estatística (IBGE), dados do censo realizado em 2000, a expectativa de vida passou de 64 anos, em 1985, para 69 anos, em 2000. No ano de 2025, aproximadamente 15% da população brasileira terá idade superior a 60 anos. Sendo a prevalência da IC maior nessa população, conclui-se que o número de casos de IC no Brasil aumentará consideravelmente nos próximos anos, assim como os gastos para o tratamento da doença, tanto no setor público como no privado.

A alta prevalência da IC na população idosa pode ser explicada pelos inúmeros fatores de risco presentes nesta população, tais como hipertensão arterial sistêmica, diabetes, coronariopatia, hiperlipidemia, estenose aórtica, fibrilação atrial e uso abusivo de antiinflamatórios, entre outros.

CLASSIFICAÇÃO

Didaticamente, a IC pode ser dividida em duas categorias: insuficiência cardíaca com fração de ejeção preservada (ICFEP), também denominada insuficiência cardíaca diastólica, ou insuficiência cardíaca com função sistólica preservada e insuficiência cardíaca sistólica (ICS).

A literatura científica ainda não é unânime na escolha da terminologia mais adequada para descrever esse tipo de insuficiência cardíaca. Apesar de alguns autores preferirem usar insuficiência cardíaca diastólica (ICD), advogando que seria uma expressão mais didática e teria maiores implicações fisiopatológicas, o termo ICFEP vem, ultimamente, conquistando mais terreno, tendo sido utilizado pelos principais artigos publicados em 2003 a respeito do assunto. Insuficiência cardíaca com função sistólica preservada seria também outra denominação utilizada na literatura médica. Foi empregada pela primeira vez por Dougherty (1984). Desde então, vários outros autores vêm utilizando-a, mas algumas críticas têm sido feitas a essa terminologia. Sendo assim, parece que a designação que se consolidará será insuficiência cardíaca com fração de ejeção preservada (ICFEP).

A ICFEP pode ser definida quando estamos diante de sinais e sintomas de insuficiência cardíaca e a fração de ejeção do ventrículo esquerdo (FEVE) encontra-se normal ou discretamente diminuída, detectando-se também anormalidades na função diastólica.

Segundo alguns autores, o diagnóstico de ICFEP poderia ser estabelecido baseando-se apenas nos dois primeiros critérios: sinais e sintomas de insuficiência cardíaca e FEVE normal ou discretamente diminuída. Não seria mandatória a análise da função diastólica, devendo esta subsidiar o diagnóstico. Porém, o ideal seria a caracterização adequada da disfunção diastólica, preferencialmente por métodos não-invasivos.

A literatura ainda é controversa sobre qual FEVE deveria ser adotada como ponto de corte entre fração de ejeção preservada e disfunção sistólica. O grupo europeu (1998) estabeleceu a fração de ejeção igual ou superior a 45%, sendo este o valor mais utilizado. Alguns autores sugerem que seja adotada FEVE igual ou superior a 50%. Outros estudos consideraram fração de ejeção maior ou igual a 40%. Qual seria o valor ideal? O fato é que o ponto de corte da fração de ejeção ainda não é consensual; no entanto, analisando-se alguns estudos, o número de pacientes que se encaixam nessa faixa (40 a 50%) é pequeno (5 a 10%), não chegando a influenciar significativamente os resultados finais.

Uma outra classificação para os pacientes de IC foi proposta por Stevenson e Braunwald (1998) e baseia-se no perfil hemodinâmico, separando-os em quatro categorias:

- Pacientes com congestão pulmonar e débito cardíaco adequado.
- Pacientes com congestão pulmonar e débito cardíaco inadequado.
- Pacientes sem congestão pulmonar e débito cardíaco adequado.
- Pacientes sem congestão pulmonar e débito cardíaco inadequado.

Clinicamente, débito cardíaco inadequado pode ser diagnosticado quando ocorrem: presença de hipotensão arterial, má perfusão periférica (palidez cutânea, cianose, sudorese fria), manifestações de hipoperfusão cerebral (alteração do nível de consciência, cefaléia, insônia, alterações da memória) e diminuição acentuada da amplitude do pulso. Pode-se também suspeitar de débito cardíaco inapropriado quando ocorre piora progressiva da função renal.

A Associação Americana de Cardiologia propõe que os pacientes sejam separados em quatro grupos ou estágios (A, B, C, D), de acordo com o Quadro 30.1.

Outra classificação amplamente utilizada é a da NYHA (New York Heart Association), baseada no grau de limitação funcional dos pacientes:

- Classe I: ausência de sintomas durante atividades habituais.
- Classe II: sintomas durante atividades habituais.

Quadro 30.1 Classificação dos Pacientes com Insuficiência Cardíaca

Estágio A	Estágio B	Estágio C	Estágio D
Pacientes que têm alto risco de desenvolver IC devido à presença de fatores fortemente associados à doença, tais como hipertensão arterial grave, coronariopatia, diabetes, uso abusivo de bebidas alcoólicas, história familiar de cardiomiopatia. Tais pacientes não apresentam anormalidades estruturais do coração.	Pacientes que têm alguma alteração estrutural do coração fortemente correlacionada com IC, mas nunca mostraram sinais ou sintomas de IC. Exemplos: hipertrofia ventricular esquerda, dilatação ventricular esquerda ou hipocontratilidade, doença valvular assintomática, infarto do miocárdio prévio.	Pacientes que têm ou tiveram sintomas ou sinais de IC e têm alterações estruturais do coração. Exemplos: dispnéia devido à disfunção sistólica do VE, pacientes assintomáticos em uso de medicamentos para IC.	Pacientes com alterações estruturais graves do coração e sintomáticos, apesar do uso otimizado da medicação. Exemplos: pacientes com hospitalizações freqüentes, que não conseguem controle ambulatorial, pacientes aguardando transplante cardíaco, pacientes recebendo medicação endovenosa para controle dos sintomas, pacientes em uso de circulação mecânica assistida.

Adaptado da ACC/AHA Guidelines for the Evaluation and Management of Chronic Heart Failure in the Adult (2001).

- Classe III: sintomas durante atividades físicas menores que as habituais.
- Classe IV: sintomas em repouso.

Os pacientes com IC podem também ser classificados levando-se em consideração a avaliação de sua capacidade funcional por meio da ergoespirometria ou do teste de caminhada de 6 minutos. Pacientes com $\dot{V}O_2$ pico < 14mL/kg-1min-1, apresentam prognóstico ruim, podendo ser aceitos em listas de transplante. No teste da caminhada, pacientes que não conseguem percorrer a distância de 300m em 6 minutos apresentam pior prognóstico.

DIAGNÓSTICO

O diagnóstico da IC deve fundamentar-se numa história clínica minuciosa com análise dos sintomas clássicos, exame físico detalhado e complementação por meio da realização de exames, visando principalmente à definição da fração de ejeção do VE e à etiologia da doença. Deve-se também determinar sua gravidade, doenças associadas, sua etiologia e fatores que possam estar precipitando uma descompensação clínica.

A maioria dos trabalhos científicos emprega os Critérios de Framingham, publicados em 1971, para estabelecer o diagnóstico clínico de IC, sendo necessária a presença de dois critérios maiores ou um critério maior e dois menores para concluir o diagnóstico (Quadro 30.2).

Muitos pacientes com IC não são adequadamente diagnosticados e têm seus sintomas atribuídos a doença pulmonar, obesidade ou outras doenças, sendo tratados de maneira indevida. O contrário também acontece, ou seja, como os sintomas e sinais da IC são inespecíficos, podendo estar presentes em várias outras doenças, o diagnóstico diferencial sempre deve fazer parte do raciocínio clínico.

O Quadro 30.3 resume os principais diagnósticos diferenciais.

Atualmente, as novas diretrizes, inclusive a brasileira, incorporaram ao diagnóstico clínico da IC novas estratégias, como a análise da FEVE por meio de métodos não-invasivos,

Quadro 30.2 Critérios Diagnósticos para a Insuficiência Cardíaca

Critérios Maiores	Critérios Menores
Dispnéia paroxística noturna ou ortopnéia	Edema de tornozelo
Ingurgitamento jugular	Dispnéia aos esforços
Edema agudo pulmonar	Hepatomegalia
Cardiomegalia	Derrame pleural
Presença de B3	Taquicardia persistente (> 120bpm)
Refluxo hepatojugular	Tosse noturna
Pressão venosa central > 16cm H_2O	
Perda de > 4,5kg em 5 dias de tratamento para IC	
Estertores pulmonares	

Adaptado de *NEJM* 1971; *285*:1.441-6.

sendo esta comumente avaliada pela ecodopplercardiografia. Isto porque os sinais e sintomas apresentados pelos pacientes com ICS e ICFEP não diferem entre si, sendo necessária a análise da FEVE para a individualização dos dois grupos. O diagnóstico não pode ser realizado à beira do leito.

A dosagem laboratorial do peptídeo natriurético tipo B (BNP) ou o seu precursor (pró-BNP) tem sido utilizada com freqüência, sendo também preconizada pelas diretrizes. Essa dosagem auxilia o diagnóstico diferencial da IC com outras doenças, principalmente nas situações em que o diagnóstico pode apresentar maiores dificuldades, como, por exemplo, em pacientes portadores de doença pulmonar obstrutiva crônica (DPOC), pacientes idosos ou obesos. O BNP é um polipeptídeo formado por 32 aminoácidos. Sua produção é feita preferencialmente pelos ventrículos e estimulada na

Quadro 30.3 Diagnóstico Diferencial da Insuficiência Cardíaca

Dispnéia	Edema	Estase Jugular
• Descondicionamento físico • Disfunção da tireóide • Insuficiência venosa • Dispnéia psicogênica • Embolia pulmonar • Doença pulmonar obstrutiva crônica (DPOC)	• Posicionamento inadequado dos membros inferiores por tempo prolongado • Hepatopatias • Nefropatias • Obstrução da veia cava inferior • Neoplasias • Hipoalbuminemia • Doença oclusiva venosa pélvica • Insuficiência venosa	• Bócio mergulhante • Pericardite constritiva • Aneurisma da aorta • Pneumonias

Adaptado de Braunwald E. Pathophysiology of heart failure. *In*: Braunwald E, ed. *Heart Disease*. 6 ed., Philadelphia: Saunders, 2001.

presença de expansão volumétrica ventricular ou sobrecarga pressórica. Ele estimula a diurese e promove vasodilatação. Valores acima de 100pg/mL são considerados anormais. O BNP apresenta alto valor preditivo negativo, ou seja, pacientes com dispnéia e edema, mostrando valores do polipeptídeo dentro dos limites da normalidade, mostram baixa probabilidade de ter IC. Os valores do BNP são proporcionais à classe funcional dos pacientes, estando mais elevados nas classes funcionais III e IV. A dosagem do BNP vem sendo muito utilizada nas salas de emergências, auxiliando o diagnóstico correto da IC e o acompanhamento terapêutico dos pacientes portadores de IC.

Alguns exames complementares são utilizados rotineiramente na avaliação do paciente com IC, sendo fundamentais para a detecção de outras doenças comumente associadas, como anemia, insuficiência renal, diabetes e hipo- ou hipertireoidismo. Sendo assim, a realização de algumas dosagens laboratoriais é recomendada: hemograma, glicemia de jejum, creatinina sérica, sódio e potássio plasmáticos, TSH e exame de urina rotina. Em pacientes coronariopatas, deve-se realizar o perfil lipídico.

A radiografia torácica auxilia a investigação diagnóstica. A presença de cardiomegalia é comum na IC, mas o achado de área cardíaca normal não exclui o diagnóstico, principalmente nos casos de ICFEP. A situação de edema agudo pulmonar e área cardíaca normal pode acontecer. Congestão pulmonar, calcificações pericárdicas, derrame pleural e doença pulmonar são outros achados relevantes.

O eletrocardiograma pode fornecer informações importantes. Taqui ou bradiarritmias podem ser a causa da IC ou fatores agravantes. A fibrilação atrial é um achado freqüente, principalmente na ICS. A presença de bloqueios intraventriculares, principalmente bloqueio de ramo esquerdo, pode indicar comprometimento miocárdico grave. A doença coronária deve sempre ser investigada na presença de áreas eletricamente inativas, ondas Q patológicas e isquemia subepicárdica ou subendocárdica. Na cardiopatia chagásica, é comum o achado de bloqueio de ramo direito associado ao bloqueio da divisão ântero-superior do ramo esquerdo.

A ecodopplercardiografia permite a identificação de possíveis causas da IC, tais como doença isquêmica, hipertrofia ventricular esquerda, valvulopatias e doenças infiltrativas (amiloidose, sarcoidose etc.). Além de ser um método não-invasivo, pode ser realizado à beira do leito e é mais barato e acessível, se comparado à medicina nuclear e à ressonância nuclear magnética. Por todos esses motivos, a ecodopplercardiografia tem-se tornado método não-invasivo de eleição para análise da função sistólica e diastólica nos pacientes com suspeita clínica de IC. A determinação da FEVE e a análise da função diastólica devem ser realizadas. Quatro padrões de disfunção diastólica são definidos por meio da ecodopplercardiografia: relaxamento diastólico anormal (grau I), padrão pseudonormal (grau II), padrão restritivo reversível (grau III) e padrão restritivo irreversível (grau IV). Pacientes que apresentam graus III e IV têm pior prognóstico. Novas técnicas para análise da função diastólica têm sido empregadas, como o Doppler tecidual e modo-M colorido (MMC). A viabilidade miocárdica e a detecção de isquemia podem ser avaliadas por meio da ecocardiografia sob estresse.

Quando disponível, a medicina nuclear pode ser útil na avaliação do paciente com IC. Várias técnicas são utilizadas, tais como a ventriculografia radioisotópica esquerda e direita, para detecção de fração de ejeção, a pesquisa de viabilidade miocárdica com o tálio ou Sestamib, a detecção de atividade inflamatória miocárdica utilizando-se o gálio 67 e a detecção de isquemia miocárdica pela cintilografia perfusional miocárdica de repouso e esforço.

Diante de qualquer suspeita de doença arterial coronária, deve-se realizar a cinecoronariografia, pois a principal causa de IC é a cardiopatia isquêmica.

Em resumo, a IC é uma síndrome clínica com alta prevalência, sendo fundamental que o seu diagnóstico seja efetuado de maneira precoce e correta, para que o tratamento otimizado seja rapidamente instituído.

REFERÊNCIAS BIBLIOGRÁFICAS

1. ACC/AHA. Guidelines for the evaluation and management of chronic heart failure in the adult. *J Am Coll Cardiol* 2001; *11*:1-56.
2. Braunwauld E. Pathophysiology of heart failure. *In:* Braunwald E ed. *Heart Disease*. 6 ed., Philadelphia: Saunders, 2001:534-61.
3. Diretrizes da Sociedade Brasileira de Cardiologia para o diagnóstico e tratamento da insuficiência cardíaca. *Arq Bras Cardiol* 2002; *79*(supl. IV).
4. Dougherty AH, Naccarelli GV, Hicks CH, Goldstein RA. Congestive heart failure with normal systolic function. *Am J Cardiol* 1984; *54*:778-82.
5. European Study Group on Diastolic Heart Failure – How to diagnose diastolic heart failure. *Eur Heart J* 1998; *19*:990-1.003.
6. Garcia MJ, Thomas JD, Klein AL. New Doppler echocardiographic applications for the study of diastolic function. *JACC* 1998; *32*:865-75.
7. Guidelines for diagnosis and treatment of chronic heart failure. *Eur Heart J* 2001; *22*:1.527-60.
8. IBGE – Instituto Brasileiro de Geografia e Estatística. Disponível em: http://www.ibge.gov.br. Acessado em 28 de janeiro de 2004.
9. Maisel AS, Koon J, Krishnaswamy P *et al*. Utility of B-natriuretic peptide as a rapid, point-of-care test for screening patients undergoing echocardiography to determine left ventricular dysfunction. *Am Heart J* 2001; *141*:367-74.
10. Maisel AS, Krishnaswamy P, Nowak RM *et al*. Rapid measurement of B-type natriuretic peptide in the emergency diagnosis of heart failure. *NEJM* 2002; *347*:161-7.
11. McKee PA, Castelli WP, McNamara PM, Kannel WB. The natural history of congestive heart failure: the Framingham Study. *NEJM* 1971; *285*:1.441-6.

12. SIH/SUS. Movimento de autorização de internações. Disponível em: http://www.datasus.gov.br. Acessado em 28 de janeiro de 2004.
13. Stevenson LW, Braunwald E. Recognition and management of patients with heart failure. *In*: Goldman L, Braunwald E eds. *Primary Cardiology*. Philadelphia: W.B. Saunders Company, 1998:310-29.
14. Thomas JT *et al*. Utility of history, physical examination, electrocardiogram, and chest radiograph for differenciating normal from decreased systolic function in patients with heart failure. *Am J Med* 2002; *112*:437-45.
15. World Health Organization – Cardiovascular Diseases. Available from:http://www.who.int/health_topics/cardiovascular_diseases/en/ Cited: 26 Jan. 2004.
16. Zile M. Heart failure with preserved ejection fraction: is this diastolic heart failure? *JACC* 2003; *41*:1.519-22.

CAPÍTULO 31

FISIOPATOLOGIA DA INSUFICIÊNCIA CARDÍACA

Ricardo Simões

INTRODUÇÃO

Insuficiência cardíaca (IC) é um paradigma em constante mutação, mas de imutável final letal. O modelo hemodinâmico, que nos serviu desde o início dos anos 1950 até início dos anos 1980, tem sido utilizado apenas no tratamento dos pacientes descompensados e em regime de hospitalização. Em seguida, desenvolveu-se o conceito neuro-hormonal, cursando com grandes intervenções terapêuticas e melhora da morbimortalidade por IC. A seqüência de estudos mostrou que a fisiopatologia da IC é extremamente complexa, envolvendo alterações estruturais, tais como a perda de miofilamentos, apoptose e desorganização do citoesqueleto, bem como distúrbios na homeostase do íon cálcio (Ca^{++}), alterações no estímulo e na densidade de receptores, sinal de transdução e síntese do colágeno. A hipótese mais atual é de que a IC é uma alteração do remodelamento cardíaco, usualmente resultado de um evento prévio, que culmina numa síndrome clínica caracterizada por perda da função cardíaca e circulatória. O entendimento da ativação neuro-hormonal e dos processos inflamatórios em estudos experimentais forneceu a base para estudos clínicos que resultaram em tratamentos com melhora na morbimortalidade por esta síndrome. O moderno tratamento clínico da IC crônica é agora largamente baseado na hipótese neuro-hormonal, a qual se mostra importante na sua progressão e cuja inibição mostrou benefícios a longo prazo.

FISIOPATOLOGIA DA INSUFICIÊNCIA CARDÍACA

A fisiopatologia da IC pode ser conceituada como a incapacidade de o coração bombear o volume de sangue necessário às exigências metabólicas teciduais, ou conseguindo fazê-lo apenas sob regime de alta pressão de enchimento ventricular. Como acréscimo de conhecimentos sobre os distúrbios neuro-hormonais e a necessidade de caracterizar os aspectos clínicos, juntamente com a sua gravidade evolutiva, Milton Packer assim conceituou a síndrome, em 1988: "a IC representa uma complexa síndrome clínica, caracterizada por disfunção ventricular esquerda (VE) e mecanismos regulatórios neuro-hormonais, os quais são acompanhados por intolerância ao esforço físico, retenção de líquido e redução na expectativa de vida."

Algumas vezes, o termo IC é confundido com insuficiência miocárdica ou insuficiência circulatória, o que não é verdadeiro. Nem sempre a IC apresenta falência contrátil miocárdica, configurando a IC com função sistólica preservada. Por sua vez, a falência circulatória pode ser reflexo de síndromes inflamatórias sem, contudo, apresentar alterações na função cardíaca.

Em resumo, a síndrome de IC caracteriza-se por: (1) sinais e sintomas de sobrecarga hídrica intravascular e intersticial, acompanhados da apresentação clínica de cansaço, dispnéia, estertores pulmonares e edema; (2) em associação, apresenta sinais de alteração da perfusão tecidual e conseqüentes alterações neuro-hormonais, metabólicas e eletrolíticas.

A IC foi descrita ao longo do tempo de diferentes maneiras, segundo a cronologia e os conhecimentos fisiopatológicos:

- IC aguda/crônica.
- IC anterógrada/retrógrada.
- IC do ventrículo direito/ventrículo esquerdo.
- IC de alto débito/baixo débito.
- IC sistólica/diastólica.
- IC úmida/seca.

Atualmente, as conceituações se referem mais às apresentações: IC com fração de ejeção preservada (diastólica), IC com função contrátil comprometida ou fração de ejeção reduzida (sistólica), podendo ser acrescidos os termos cronológicos de sua apresentação.

ETIOLOGIA DA INSUFICIÊNCIA CARDÍACA

As causas desencadeadoras da descompensação cardíaca são diversas, mas a evolução tem extrema semelhança, culminando com o final trágico comum (Quadro 31.1).

Mecanismos Adaptativos à Disfunção Cardíaca

Inicialmente, a ativação neuro-hormonal na IC é uma resposta à agressão cardíaca e é uma adaptação benéfica. Entretanto, na persistência do agente agressor, ou em caso de não-adaptação aos estímulos desenvolvidos, uma excessiva produção de neuro-hormônios desencadeia um estágio progressivo da IC por meio de inúmeros mecanismos intrinsecamente desenvolvidos, incluindo necrose e apoptose, com fibrose e contínua remodelação ventricular. Existem consideráveis evidências que dão suporte a esta hipótese. Isto é visto com o uso de atenuadores dessas ações, como os inibidores da enzima conversora de angiotensina (IECA), os betabloqueadores ou inibidores dos receptores da aldosterona, mostrando retardar a progressão da IC e reduzir sua morbimortalidade.

Adaptação Hemodinâmica

O ventrículo insuficiente, com a contração alterada, não tem a capacidade adaptativa segundo a lei de Frank-Starling, o que leva ao deslocamento da curva para a direita e para baixo, (Fig. 31.2).

Como pode ser visto na Fig. 31.2, o coração insuficiente trabalha com alta pré-carga e, conseqüentemente, sob regime de alto consumo energético.

Os principais determinantes do desempenho cardíaco são:

- Função sistólica ventricular.
- Função diastólica ventricular.
  - Relaxamento
  - Rigidez (complacência)
- Pré-carga ventricular.
- Pós-carga ventricular.
- Freqüência e condução cardíaca.
- Fluxo sangüíneo do miocárdio.

Remodelamento Miocárdico

A hipertrofia miocárdica constitui-se em um dos mais importantes mecanismos compensatórios para a sobrecarga de pressão ou de volume. Em corações com falência contrátil, estes estímulos resultarão em fenótipos celulares distintos e com diferentes formas de ativação genética por diversos peptídeos, relacionados aos fatores de crescimento. As alterações

Quadro 31.1 Patogenia da Insuficiência Cardíaca

I. Função sistólica (contrátil) comprometida
   A. Lesão ou disfunção isquêmica
      1. Infarto do miocárdio
      2. Isquemia miocárdica intermitente ou persistente
      3. Hipoperfusão (choque)
   B. Sobrecarga crônica de pressão
      1. Hipertensão arterial
      2. Valvulopatia obstrutiva
   C. Sobrecarga crônica de volume
      1. Valvulopatia regurgitante
      2. Derivação intracardíaca da esquerda para a direita
      3. Derivação extracardíaca
   D. Miocardiopatia dilatada não-isquêmica
      1. Distúrbio familiar/genético
      2. Lesão induzida por agentes tóxicos ou medicamentosos
      3. Necrose imunomediada
      4. Agentes infecciosos
      5. Distúrbios metabólicos
      6. Processos infiltrativos
      7. Distúrbios idiopáticos
II. Disfunção diastólica (enchimento restringido, rigidez aumentada)
   A. Valvulopatia miocárdica patológica
      1. Valvulopatia (miocardiopatias hipertróficas)
      2. Secundária (hipertensão)
   B. Envelhecimento
   C. Fibrose isquêmica
   D. Miocardiopatia restritiva
      1. Distúrbios infiltrativos (amiloidose, sarcoidose)
      2. Doença do armazenamento (hemocromatose, anormalidades genéticas)
   E. Distúrbios endomiocárdicos
III. Anormalidades mecânicas
   A. Intracardíacas
      1. Valvulopatia obstrutiva
      2. Valvulopatia regurgitante
      3. Derivações intracardíacas
      4. Outras anormalidades congênitas
   B. Extracardíacas
      1. Obstrutivas (coarctação, estenose aórtica supravalvular)
      2. Derivação da esquerda para a direita (persistência do canal arterial)
IV. Distúrbios da freqüência e do ritmo
   A. Bradiarritmias (disfunção do nódulo sinoatrial, anormalidades da condução)
   B. Taquiarritmias (ritmos inefetivos, taquicardia crônica)
V. Cardiopatia pulmonar
   A. *Cor pulmonale*
   B. Distúrbios vasculares pulmonares
VI. Estados de alto débito
   A. Distúrbios metabólicos
      1. Tireotoxicose
      2. Distúrbios nutricionais (beribéri)
   B. Necessidades excessivas de fluxo sangüíneo
      1. Anemia crônica
      2. Derivação arteriovenosa sistêmica

Fisiopatologia da Insuficiência Cardíaca

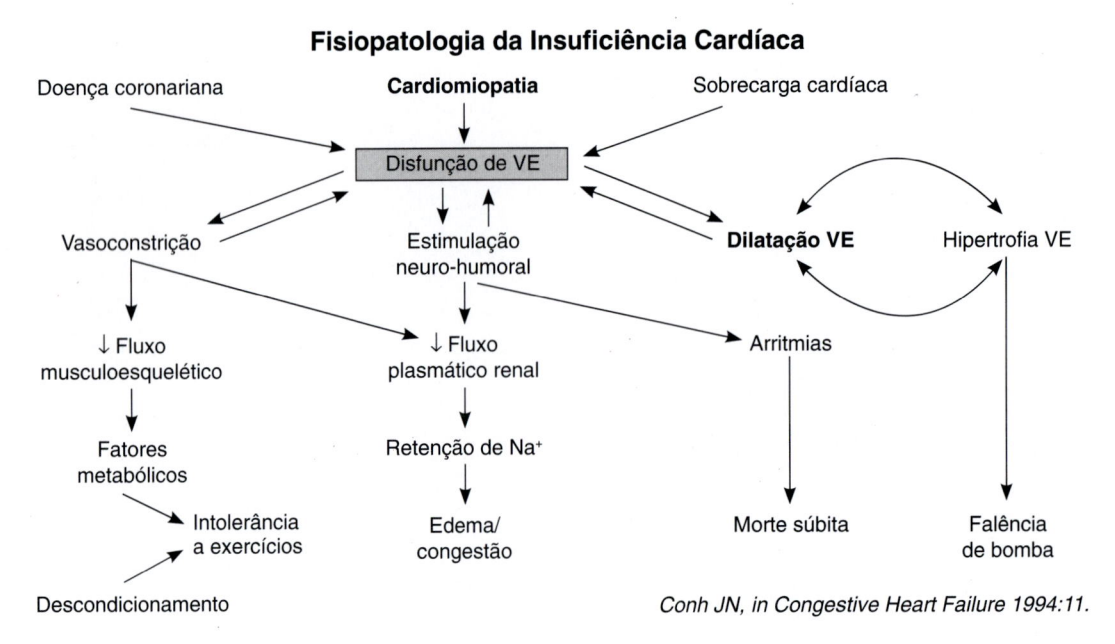

Fig. 31.1 As diferentes agressões cardíacas levam a disfunção ventricular esquerda, desencadeando os vários mecanismos compensatórios, primeiramente benéficos, sob os pontos de vista hemodinâmico e sintomático.

celulares se iniciam com o aumento no número das mitocôndrias, talvez relacionado ao aumento energético necessário. A seguir, ocorre aumento miofibrilar, causando a hipertrofia dos miócitos. Após o período neonatal, não existe acréscimo no número de miócitos, mas há aumento de seu diâmetro.

Dependente do estímulo e da cronologia de sua ocorrência, a agressão miocárdica ocasionará aumento do miócito em seu comprimento ou diâmetro. Sob este regime, se desenvolverão as formas distintas de apresentação da remodelação ventricular (Fig. 31.3).

Quando a sobrecarga hemodinâmica é grave, a contração miocárdica torna-se deprimida; análises mostram queda na velocidade de encurtamento miocárdico (Vmáx.) e na força de contração isométrica. Até determinado momento, a compensação circulatória pode ser mantida por meio da dilatação cardíaca e por aumento na massa muscular. Desta maneira,

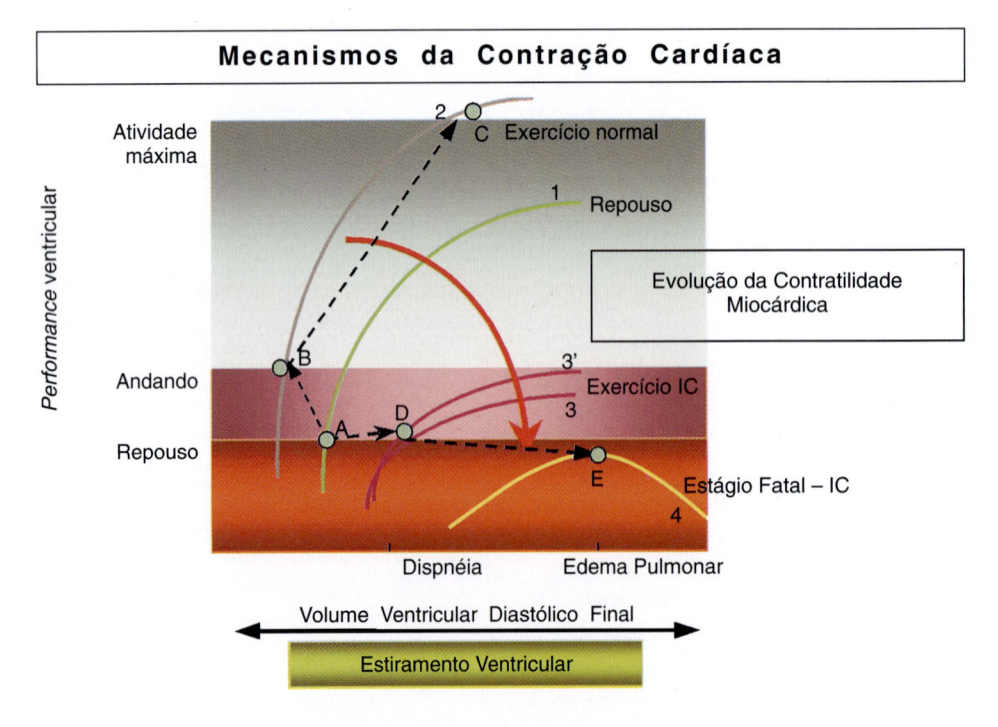

Fig. 31.2 Diagrama mostrando as inter-relações das influências sobre o volume diastólico final diretamente ligado ao estiramento miocárdico e sua contratilidade. (Braunwald E. *Heart Disease*, 6 ed., 2001:504.)

Fig. 31.3 A resposta morfológica à sobrecarga hemodinâmica depende da natureza do estímulo. (Braunwald E. *Heart Disease*. 6 ed., 2001:507.)

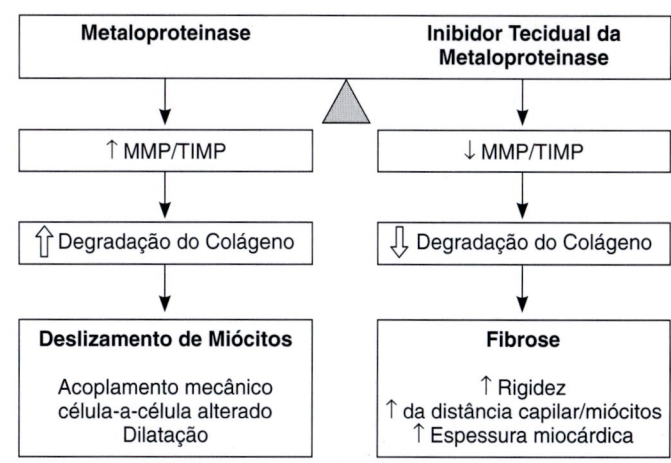

Fig. 31.4 A regulação da degradação da matriz extracelular é determinada pelo balanço entre a atividade da metaloproteinase (MMP) e seu inibidor tecidual (TIMP). (Braunwald E. *Heart Disease*. 6 ed., 2001:515.)

o débito cardíaco (DC) e o volume de ejeção mantêm-se normais quando em repouso, mostrando queda em situações de sobrecarga. Além deste ponto, a depressão contrátil ocasionará o quadro clínico declarado de insuficiência cardíaca congestiva.

Matriz Colágena

Em associação às alterações dos miócitos, a matriz colágena, que forma o citoesqueleto, também é afetada, ocorrendo o seu aumento, mudança estrutural e desarranjo arquitetural. A matriz colágena é formada por tecido conjuntivo, responsável pela sustentação e pelo arranjo da estrutura ventricular, em que os miócitos se alinham, sendo rica em colágeno tipos I e III. A degradação e a síntese protéica das fibras colágenas são determinadas pela ação das enzimas metaloproteinases (MMP), e a inibição tissular de sua ação se dá por meio do inibidor das metaloproteinases (TIMP). O balanço entre MMP e TIMP determinará hipertrofia celular, alterações no tipo de fibras colágenas, mais rígidas, ou dilatação da cavidade cardíaca (Fig. 31.4).

A quantidade e o tipo de matriz extracelular podem, também, ter efeito profundo sobre a propriedade diastólica do miocárdio, alterando sua elasticidade e conformação anatômica.

A remodelação cardíaca observada na IC é o resultado de estímulos variados, em diferentes níveis, cursando com hipertrofia ou perda celular através de necrose ou apoptose, alterações na contração-excitação, utilização e conservação energética inadequadas e respostas metabólicas e neuro-hormonais desbalanceadas, todas resultando na falência cardíaca (Fig. 31.5).

Ativação Neuro-hormonal

A queda do DC é o estímulo inicial ao desencadeamento de todo um processo na tentativa de manter a perfusão tecidual, como objetivo primário para os órgãos nobres, como o coração, o cérebro e os rins. Isto ocorre por meio do aumento na atividade do sistema nervoso autônomo-sistema nervoso simpático (SNS), ocasionando vasoconstrição periférica, aumento na freqüência cardíaca (FC) e estimulação do sistema renina-angiotensina-aldosterona (SRAA). Concomitantemente, ocorre a liberação de vasopressina, endotelina e

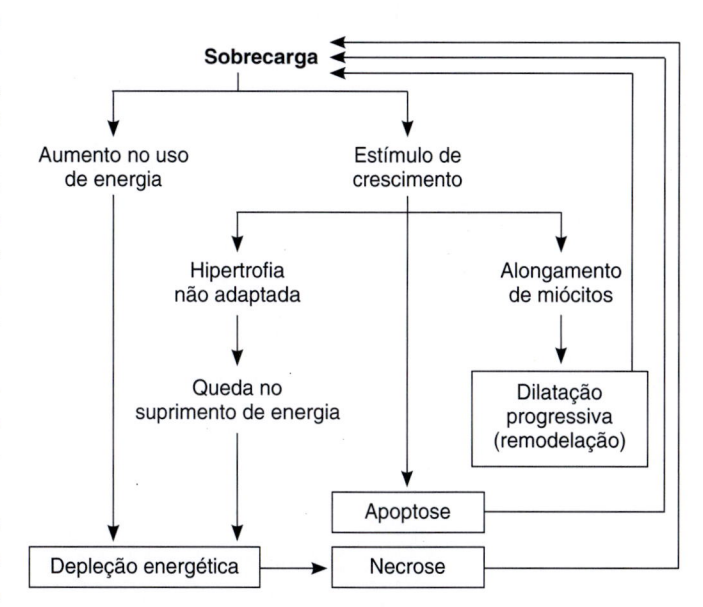

Fig. 31.5 Alguns dos ciclos viciosos que atuam no coração sobrecarregado. (Braunwald E. *Heart Disease*. 6 ed., 2001:516.)

citocinas, que agrava, num mecanismo de retroalimentação positiva, o estado de falência cardíaca.

Em contrapartida, "sistemas protetores" (peptídeos natriuréticos, interleucina-10 e bradicininas) são ativados na tentativa de desativar ou neutralizar os estímulos citados anteriormente.

O sistema hormonal caracteriza-se por ações que se podem desenvolver por circulação plasmática (endócrina), na própria célula de produção (autócrina) ou em células próximas à produção hormonal (parácrinas).

Sistema Nervoso Simpático (Fig. 31.6)

Inicialmente, a ativação do SNS provavelmente resulta do estímulo dos barorreceptores arteriais e da hipoperfusão renal, devido à redução na contratilidade miocárdica e no DC. Evidências são dadas pela elevação plasmática dos níveis de norepinefrina (NE) e registros diretos da ativação neural, assim como da liberação local de diversos órgãos (coração, supra-renal etc.).

A hiperestimulação adrenérgica tem a função de aumentar a FC, a contratilidade miocárdica e a vasoconstrição, devido à falência cardiocirculatória. Esta ação agrava ainda mais um coração com depleção energética, levando ao aumento do consumo de O_2.

Existem evidências de ação adversa direta da NE sobre o miócito, causando apoptose e necrose celular.

Outros efeitos "compensatórios" que cursam com o agravamento do quadro de IC incluem o aumento da pós-carga e a ação estimulante de proto-oncogenes na hipertrofia dos miócitos e dos fibroblastos, estes últimos também modificando a estrutura das fibras colágenas predominantes. Estimulam a ativação do SRAA e a liberação de vasopressina e endotelina.

Os subtipos predominantes de receptores no miocárdio são os receptores $\beta1$ e $\beta2$, o primeiro em maior número. Eles diferem entre si porque os receptores $\beta1$ têm sensibilidade 30 a 50 vezes maior à NE, enquanto os $\beta2$ têm afinidade maior em quatro a cinco vezes de acoplamento à adenilciclase, (Fig. 31.7).

Devido à hiperestimulação simpática, ocorrem dessensibilização dos receptores β e diminuição de sua população. Isto se deve à queda no RNA mensageiro (RNAm), no aumento da degradação intracitoplasmática e na inibição enzimática (Fig. 31.8).

Ao contrário dos elevados níveis de NE circulantes, o miocárdio mostra-se depletado, o que se explica, talvez, por "exaustão" local devida à prolongada ativação adrenérgica.

Apesar de as descrições de ativação/ação do SNS mostrarem-se comuns à maioria dos portadores de IC, evidências de distinções raciais podem explicar as diferenças evolutivas, prognósticas e quanto à resposta terapêutica. Em 2002, Feldmann descreveu diferenças na transcrição gênica na raça negra, em que alterações de receptores da fenda sináptica, responsáveis pela recaptação de NE, têm mutação local (alfa-2C-Del322-325). Outra alteração descrita ocorreu no receptor $\beta1$, no aminoácido arginina 389 (Arg-389), que apresentaria maior sensibilidade e maior resposta ao estímulo noradrenérgico. A presença de uma alteração levaria à forma mais agressiva da IC, e as duas seriam as de pior prognóstico.

Finalmente, existem evidências de que a hiperestimulação β-adrenérgica induz a expressão de citocinas pró-inflamatórias e interleucinas, agravando a depressão contrátil do miocárdio.

Sistema Renina-Angiotensina-Aldosterona

O SRAA é ativado precocemente na IC. Os supostos mecanismos são a hipoperfusão renal, a estimulação adrenérgica e a hiponatremia. Existem evidências da inter-relação do SRAA com o SNS, tanto no que se refere à estimulação quanto à recaptação de terminações nervosas. Poderiam ser considerados como se fossem "irmãos siameses", um estimulando o outro.

A angiotensina II (ANG II) é produzida a partir de degradação progressiva do angiotensinogênio e tem potente ação

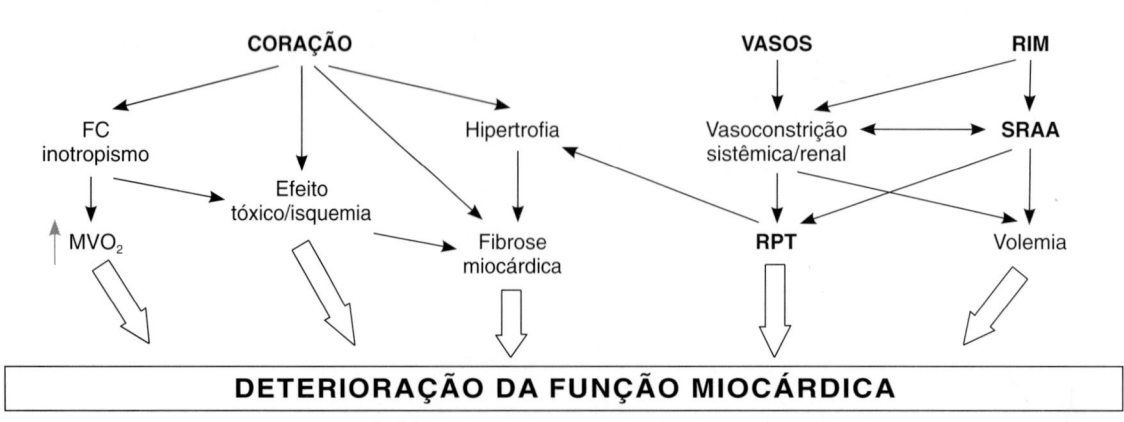

Fig. 31.6 Hiperatividade simpática e sua influência sobre o coração, os vasos e os rins, levando ao agravamento da síndrome de insuficiência cardíaca.

Ativação Beta-adrenérgica

- β1 = β2 acoplamento com proteína Gs
- β2 é quatro a cinco vezes maior que β1 no estímulo adenilciclase

Fig. 31.7 Ativação adrenérgica e seu acoplamento aos mediadores intracelulares.

vasoconstritora, além de mitogênica, sendo produzida nas células endoteliais, no coração, nos rins e no pulmão, assim como na circulação sistêmica (ações autócrina, parácrina e endócrina). A liberação renal de renina é parcialmente mediada pela estimulação simpática dos adrenorreceptores. A ANG II, por sua vez, atua sobre o cérebro, aumentando o tono simpático e, perifericamente, facilitando a liberação de NE nas terminações nervosas. A ANG II e a NE promovem hipertrofia das células musculares lisas no coração e nos vasos sanguíneos, isto que favorece o desenvolvimento da hipertrofia miocárdica, um poderoso preditor de mortalidade. Da mesma maneira, ocorre hipertrofia das paredes vasculares, o que agrava a nutrição através das coronárias, levando a isquemia miocárdica e deterioração da função cardíaca. Além

DESSENSIBILIZAÇÃO DOS BETA-RECEPTORES

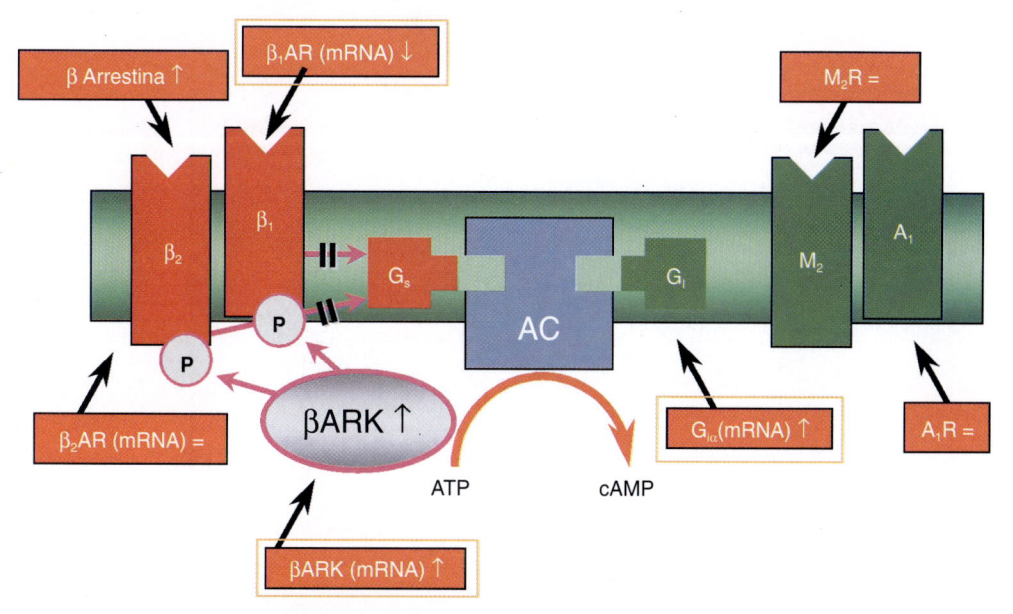

Fig. 31.8 Mecanismos de dessensibilização dos receptores β-adrenérgicos cardíacos. β1: receptor β1; β2: receptor β2; M2: muscarínico receptor; A1: receptor AT$_1$ da angiotensina; Gs: proteína G sintetase; Gi: proteína G inibidora; AC: adenilciclase; βARK: β adrenoreceptor-quinase.

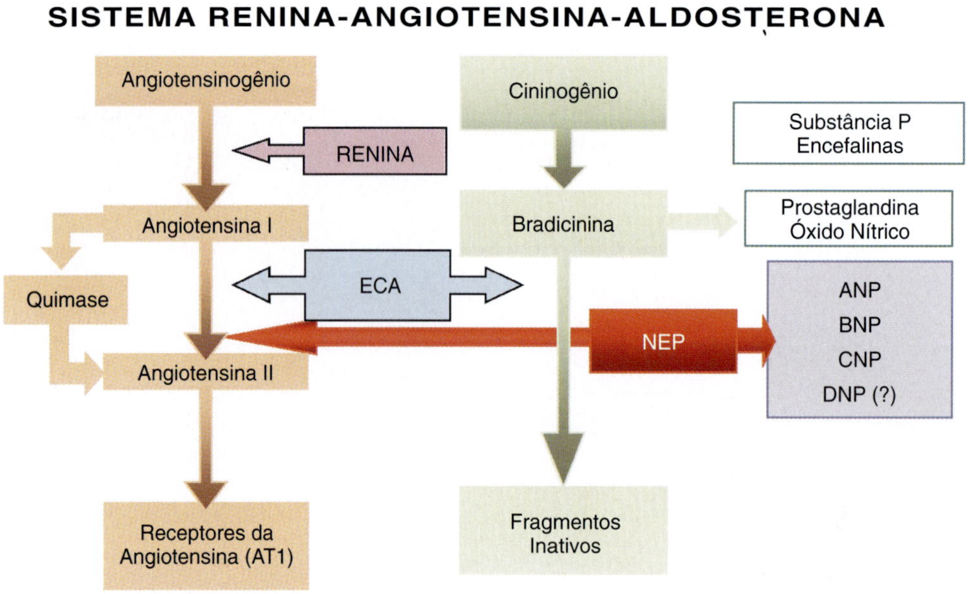

SISTEMA RENINA-ANGIOTENSINA-ALDOSTERONA

Fig. 31.9 Sistema de conversão do angiotensinogênio em angiotensina II, vias alternativas e sua inter-relação com os sistemas das bradicininas, peptídeos natriuréticos e endopeptídeo neutro.

disso, ambas têm propriedades pró-coagulantes: a ativação do SNS aumenta a atividade das plaquetas e o hematócrito, assim como estimula a inibição da fibrinólise (Fig. 31.9).

Níveis plasmáticos elevados de ANG II, observados em portadores de IC grave, promovem vasoconstrição periférica, ativação simpática, ação mitogênica de miócitos e fibroblastos cardíacos e vasculares, apoptose e secreção de aldosterona, produzindo o remodelamento cardiovascular. O mecanismo de ação da ANG II se faz através de receptores específicos cuja população no coração é predominante de receptores AT2 de angiotensina e receptores 1 de angiotensina (AT1), na proporção de 2:1. No sistema vascular, predominam os AT1 (Fig. 31.10).

Portadores de IC grave, em estágio avançado, apresentam queda na população desses receptores. Diminuição na sensibilidade dos receptores AT1 é vista nos quadros de IC isquêmica e cardiomiopatia dilatada, associadas a queda nos níveis de RNAm para esses receptores.

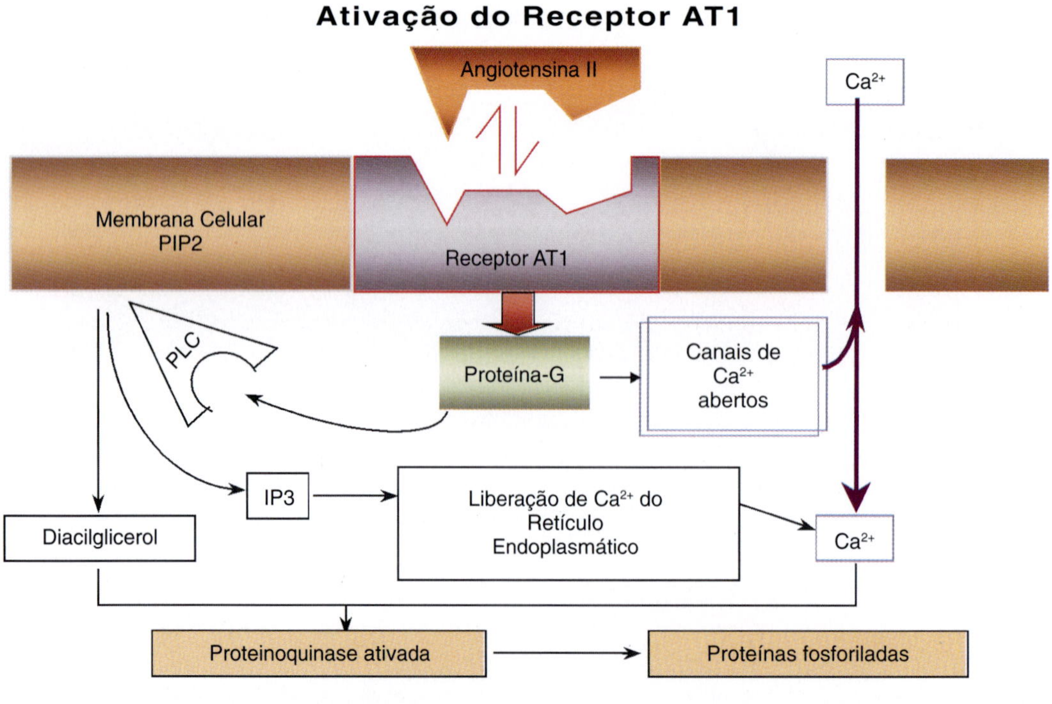

Ativação do Receptor AT1

Fig. 31.10 Mecanismo de ativação dos receptores da angiotensina.

INTERAÇÃO DA AT₂ COM O MIOCÁRDIO

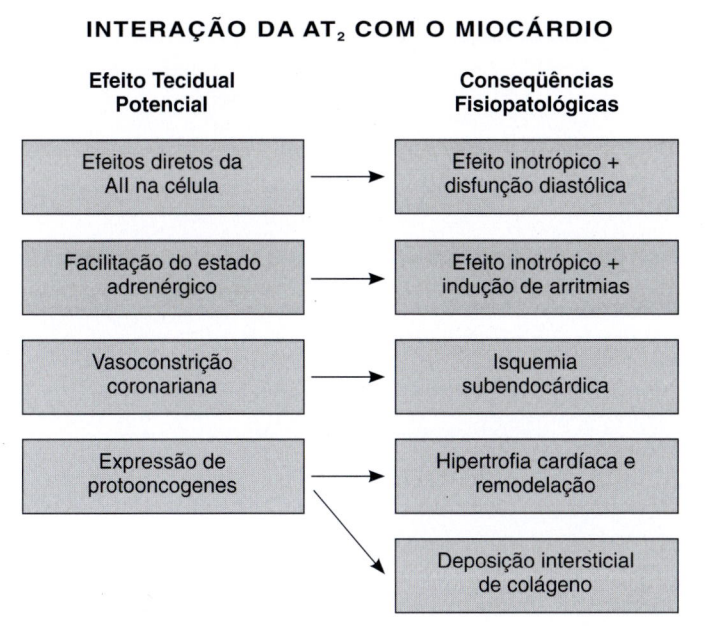

Efeito Tecidual Potencial	Consequências Fisiopatológicas
Efeitos diretos da AII na célula	Efeito inotrópico + disfunção diastólica
Facilitação do estado adrenérgico	Efeito inotrópico + indução de arritmias
Vasoconstrição coronariana	Isquemia subendocárdica
Expressão de protooncogenes	Hipertrofia cardíaca e remodelação
	Deposição intersticial de colágeno

Fig. 31.11 Efeito tecidual da angiotensina 2 e resposta fisiopatológica.

A estimulação na liberação de aldosterona pela ANG II desempenha um papel importante na proliferação de fibroblastos e na deposição de colágeno, levando à diminuição da complacência ventricular (Fig. 31.11).

OUTROS "SISTEMAS COMPENSATÓRIOS" VASOCONSTRITORES E RETENTORES DE ÁGUA

Arginina-Vasopressina (AVP)

Hormônio sintetizado no hipotálamo e estocado e liberado desde a neuro-hipófise, regula a eliminação de água e a osmolaridade plasmática. Sua liberação ocorre por estímulos osmolares e concentrações elevadas de NE e ANG II, contribuindo para vasoconstrição, retenção de água e hiponatremia dilucional.

Endotelina e Outros Peptídeos

A endotelina (ET) é o mais potente peptídeo vasoconstritor humano, produzido pelas células endoteliais. Os seus três subtipos (ET1, ET2 e ET3) agem da mesma maneira sobre os receptores ET_A e ET_B no desenvolvimento de suas ações: estudos demonstraram aumento maior de ET1 em portadores de IC grave. Promovem vasoconstrição prolongada, redução na filtração glomerular, hipertrofia mesangial, broncoconstrição, constrição arteriolar pulmonar e ativação de genes fetais, desencadeando fibrose intersticial. Existem evidências da inter-relação com o SNS e o SRAA, potencializando suas ações comuns.

Muitos outros peptídeos, como o fator ácido do crescimento do fibroblasto, o fator básico do crescimento do fibroblasto, o fator de crescimento tecidual β1 (TGF-β1) e o fator do crescimento derivado das plaquetas (PGF), têm mostrado afetar o crescimento e o fenótipo dos miócitos ou fibroblastos *in vitro*. O aumento destes peptídeos, assim como de outros, tem sido demonstrado em corações em falência, necessitando maiores esclarecimentos quanto ao seu real papel na síndrome da IC.

Citocinas Inflamatórias

A liberação miocárdica local de citocinas inflamatórias, incluindo o fator de necrose tumoral alfa (TNF-α) e a interleucina-1β (IL-1β), pode ter importante papel na progressão da IC, como a hipertrofia e a reexpressão de genes fetais, e na apoptose.

O TNF-α mostra-se levado em sobrecargas de volume, produzindo resposta inflamatória local miocárdica e sistêmica, sendo um marcador de piora prognóstica, da mesma maneira que a interleucina-6 (IL-6).

Em resposta à liberação de citocinas inflamatórias há a expressão *de novo* da óxido nitrossintetase (NOs), tendo maior importância a do subtipo 2. Esta condição aumenta os níveis de óxido nítrico (NO) plasmático, levando a depressão miocárdica e agravando a IC.

"CONTRA-AÇÃO" PROTETORA

No organismo, a cada mecanismo que expresse algum estímulo, há outro que age de maneira oposta, contrapondo os efeitos desenvolvidos.

Na IC, temos a liberação de peptídeos natriuréticos (NP), de interleucina-10 (IL-10) e de bradicininas, revelando um caráter de proteção contra as ações deletérias vasoconstritoras, retentoras de volume e sal e hipertrofias desenvolvidas pelo SNA e pelo SRAA.

Dentre as substâncias citadas, os NP são os mais estudados, no momento, com os objetivos diagnóstico e terapêutico. Foram descritos quatro subtipos de NP: peptídeo natriurético atrial (ANP), peptídeo natriurético cerebral (BNP), peptídeo natriurético celular (CNP) e vasodilatina (DNP). Dois aspectos são distintos nos NP: seu efeito benéfico na IC e sua produção e secreção pelo coração. Dos quatro peptídeos conhecidos, os dois primeiros são os que possuem "ação de contracorrente" em relação às exercidas pelo SNS e pelo SRAA. O ANP é produzido e estocado, principalmente, no átrio direito e sua liberação ocorre devido à sobrecarga pressórica e ao estiramento de suas fibras. O BNP é produzido e estocado pelos átrios e ventrículos e liberado predominantemente pelos ventrículos sob pressão de enchimento elevada. Ambos agem de forma similar e através dos mesmos receptores (receptores dos peptídeos natriuréticos A e B), promovendo: (1) vasodilatação arteriolar e venosa, (2) aumento do fluxo renal, o que leva a natriurese e diurese, (3) diminuição da liberação de renina, da ativação do SRAA e do SNS e da liberação de AVP, ET e aldosterona, levando a uma ação

Quadro 31.2 Diagnóstico Diferencial entre Miocardiopatia Dilatada e Miocardiopatia Hipertófica Hipertensiva

Miocardiopatia Dilatada Isquêmica	Miocardiopatia Hipertensiva
Aumento da massa do ventrículo esquerdo	Aumento da massa do ventrículo esquerdo
Hipertrofia do miócito	Hipertrofia do miócito
Fibrose intersticial	Fibrose intersticial
Anormalidade do transporte de cálcio	Anormalidade do transporte de cálcio
Contratilidade reduzida	Contratilidade reduzida
Redução do relaxamento	Redução do relaxamento
Diminuição da reserva de pré-carga	Diminuição da reserva de pré-carga
Aumento no volume das câmaras	Diminuição no volume das câmaras

antimitogênica. Como resultado clínico, teremos redução na resistência vascular periférica e pulmonar e aumento do DC.

O BNP tem demonstrado melhor correlação com alterações momentâneas da pressão de enchimento ventricular, refletindo o estado de descompensação cardíaca devido ao seu rápido metabolismo. Sua dosagem plasmática tem sido usada no diagnóstico diferencial de IC, nas apresentações agudas e em portadores de patologias que mimetizem a IC descompensada.

Estudos recentes têm demonstrado elevação do BNP em outras condições que não a IC: no infarto agudo do miocárdio, podendo correlacionar-se com a extensão da lesão; em atletas após maratonas extensas (100km); e na insuficiência renal, devido à diminuição na sua excreção. A eliminação plasmática dos NP é feita através de sua clivagem pela endopeptidase neutra (NEP) ou por endocitose receptor-mediada (receptor C) e excreção renal.

INSUFICIÊNCIA CARDÍACA COM FUNÇÃO SISTÓLICA PRESERVADA

Desde os anos 1980 existem descrições de pacientes com sinais e sintomas de falência cardíaca, mas que não apresentam disfunção sistólica, levando à caracterização de uma condição clínica: IC com função sistólica preservada ou normal.

Compreende uma população de cerca de um terço das formas de IC, podendo atingir até cerca de 71% dos casos, dependendo da metodologia usada pelo investigador.

Por isso, é definida como a condição cardíaca que se apresenta com elevada resistência ao enchimento das câmaras ventriculares, decorrente de alterações extracardíacas (pericardite constritiva), intramiocárdicas (amiloidose, endomiocardiofibrose) ou anormalidades funcionais com redução no relaxamento miocárdico (isquemia). Por ocorrer no período diastólico, do fechamento valvular aórtico ao fechamento valvular mitral, também foi conhecida como IC diastólica.

Sua caracterização ainda tem sido difícil devido à não padronização de pontos de corte na fração de ejeção de ventrículo esquerdo (FEVE), do uso apenas da FEVE como definição da função cardíaca, do momento de levantamentos de dados e exame clínico dos portadores da condição de IC. Assim, o diagnóstico de IC com função sistólica preservada é um desafio quando utilizamos apenas o parâmetro FEVE.

A partir de dados comparativos de pacientes com miocardiopatia dilatada isquêmica e portadores de miocardiopatia hipertensiva, apresentando a forma hipertrófica concêntrica, podemos ver que o que distingue ambas é o volume das cavidades (Quadro 31.2).

Por esses critérios, constatamos que temos avaliado mal a função diastólica dos pacientes e, mais ainda, a contração cardíaca ou função sistólica, quando usamos apenas a FEVE. Desta maneira, o diagnóstico da IC com função sistólica preservada é um desafio devido à inadequação de metodologia laboratorial e sua condição dinâmica.

O acréscimo da dosagem do BNP plasmático talvez possibilite a melhora do diagnóstico.

REFERÊNCIAS BIBLIOGRÁFICAS

1. Barreto AC, Bocchi EA. *Insuficiência Cardíaca*. São Paulo: Editora Segmento, 2003.
2. Braunwald E, Zipes DP, Libby P. *Heart disease: a textbook of cardiovascular medicine:* 6 ed., Philadelphia, WB Saunders Company, 2001.
3. Eichhorn EJ. New insights into dilated cardiomyopathy. *In: Cardiology Clinics.* Volume 16. Philadelphia; WB Saunders Company; 1998.
4. Goldman L, Bennett JC. *Tratado de Medicina Interna.* 21 ed., volume 1. Rio de Janeiro: Editora Guanabara Koogan S.A., 2001.
5. Kovács SJ. Diastolic function and dysfunction. *In: Cardiology Clinics.* Volume 18. Philadelphia: WB Saunders Company, 2000.
6. Hurst JW, Schlant RC. *The Heart Arteries and Veins.* 7 ed., Mc Graw-Hill Information Services Company, 1999.

CAPÍTULO 32

TRATAMENTO DA INSUFICIÊNCIA CARDÍACA

Wagner C. Pádua Filho

INTRODUÇÃO

Inúmeras estratégias para o tratamento da insuficiência cardíaca congestiva (ICC) estão hoje à disposição da classe médica, objetivando o controle dos sintomas, com melhora da qualidade de vida e da capacidade de esforço, aumentando a sobrevida dos pacientes. Conhecer a história natural da síndrome do coração insuficiente nas suas mais diversas etiologias é de vital importância. Mais do que isso, a busca incessante pelo diagnóstico etiológico pode, muitas vezes, atenuar a evolução da doença, ou mesmo possibilitar a cura (Quadro 32.1).

TRATAMENTO NÃO-FARMACOLÓGICO

As medidas não-farmacológicas visam, associadas à terapêutica medicamentosa, minimizar os sintomas e melhorar a qualidade de vida.

O exercício físico, ao contrário do que muitos pensam, é extremamente benéfico nos pacientes com ICC. Exercícios aeróbicos, como caminhada, natação (incluindo hidroginástica), ciclismo e corrida, promovem adaptações na musculatura periférica, possibilitando maior tolerância ao esforço, sem provocar alterações hemodinâmicas importantes. A atividade física deve ser rotineira, ou seja, pelo menos três a quatro vezes por semana e, principalmente nos casos de ICC moderada e grave, supervisionada por profissional especializado, que irá auxiliar a prescrição de um programa correto de reabilitação cardíaca.

O indivíduo com ICC deve ser estimulado a controlar o peso corporal e os distúrbios metabólicos que possam estar associados, diminuindo o consumo de alimentos ricos em açúcares e gorduras. A restrição de líquidos tem sido recomendada em casos mais graves, bem como o controle do sal (3 a 4g/dia), objetivando o equilíbrio hídrico.

O fumo e o álcool devem, obviamente, ser desestimulados, o primeiro por estar associado a pneumopatias e ao déficit no transporte de oxigênio e o segundo, por ser agressor direto do miocárdio e predispor a arritmias.

A atividade sexual equivale a um gasto energético de, aproximadamente, 5MET. Pacientes que toleram essa carga de esforço (esses dados podem ser fornecidos após exame ergométrico) podem ser liberados para a atividade sexual. O uso do sildenafil tem-se mostrado seguro em pacientes em classe funcional I e II (NYHA) que não estejam utilizando nitratos.

Quadro 32.1 Principais Fatores Etiológicos Relacionados à Insuficiência Cardíaca

- Hipertensão arterial
- Doença arterial coronária
- Valvulopatias
- Miocardiopatias – chagásica, alcoólica, viral, reumática, hipertrófica, restritiva, dilatada etc.
- Doenças congênitas
- Arritmias
- Pneumopatias – TEP, hipertensão pulmonar, *cor pulmonale*

TRATAMENTO FARMACOLÓGICO

Diuréticos

Na ICC, o sódio é retido pelos rins, apesar do aumento do volume extracelular. A diminuição do fluxo sangüíneo nas artérias renais ativa a secreção de renina. Em última análise, há maior produção de angiotensina II (AII), causando vasoconstrição e secreção de aldosterona, o que resulta no aumento da reabsorção tubular de sódio e água. O aumento do volume extracelular é responsável pelo aparecimento de edema periférico, hepatomegalia com ascite, congestão pulmonar e aumento das pressões de enchimento ventricular. Apesar de o diurético não ter efeito direto nas alterações estruturais ou neuro-humorais presentes na ICC, ele aumenta a natriurese e a diurese, reduz o volume intravascular, o volume intraventricular, a pré-carga e alivia os sintomas congestivos e a dispnéia. Além disso, promove vasodilatação indireta e redução da pós-carga, por reduzir as concentrações de sódio na parede vascular, diminuindo a reação do vaso às catecolaminas. Apesar de amplamente utilizados na prática clínica, ainda não existe nenhuma evidência científica do efeito dos diuréticos na redução da mortalidade.

Três grupos de diuréticos são empregados no tratamento da ICC: alça, tiazídicos e poupadores de potássio (Quadro 32.2).

Nos casos de ICC com leve congestão, o uso de diuréticos de alça em baixas doses ou mesmo somente dos tiazídicos (principalmente se o paciente for também hipertenso) é suficiente na maioria dos casos. Contudo, nos casos mais avançados, o diurético de escolha é o de alça, graças a sua rapidez de ação e potência diurética. Em pacientes crônicos e graves ou em descompensação clínica, o emprego de doses elevadas, em uma ou mais tomadas diárias, muitas vezes é necessário, podendo-se optar por administração endovenosa, valendo salientar que a diminuição da função renal e a má-absorção gastrointestinal comumente estão presentes. A combinação de diuréticos (alça e tiazídicos) pode ainda ser uma estratégia terapêutica, objetivando a potencialização do efeito clínico.

Os principais efeitos adversos da terapia com diuréticos são as alterações metabólicas glicídicas, lipídicas, úricas e as alterações iônicas, principalmente potássio, magnésio e cálcio. Estes efeitos são normalmente minimizados quando doses baixas são utilizadas.

Os poupadores de potássio são, na prática, pouco utilizados porque têm início de ação lento e baixa potência diurética, sendo normalmente associados aos diuréticos de alça. A exceção é feita à espironolactona, empregada muito mais devido aos seus efeitos sobre a remodelação miocárdica do que à sua ação diurética. Essa droga será discutida separadamente, a seguir.

Antagonistas dos Receptores da Aldosterona

Na presença de ativação neuro-humoral, a AII causa aumento na produção de aldosterona pelo córtex adrenal. A aldosterona age induzindo fibrose perivascular e no interstício cardíaco; a síntese e depósito de colágeno no miocárdio, reduzindo a função sistólica e diastólica; promove defeitos na condução intramiocárdica, predispondo a arritmias. Além disso, inibe a recaptação de noradrenalina cardíaca, aumenta a atividade simpática e promove disfunção de barorreceptores e depleção de potássio e magnésio.

A espironolactona, um bloqueador não-seletivo dos receptores da aldosterona, tem sido empregada com o objetivo de atenuar os efeitos deletérios da aldosterona no miocárdio insuficiente. Seus efeitos benéficos foram demonstrados pelo estudo RALES, que investigou a espironolactona, na dose de 25mg, em pacientes portadores de disfunção ventricular, fração de ejeção de VE ≤ 35%, em classes funcionais (NYHA) III e IV e demonstrou redução significativa de 30% na mortalidade destes pacientes.

Por não ser seletiva e bloquear também receptores de andrógeno e progesterona, a espironolactona pode provocar ginecomastia em até 10% dos casos.

Recentemente, um novo antagonista de receptores de aldosterona, o eplerenone, com características cardiosseletivas, tem sido estudado em pacientes com ICC e demonstrado resultados satisfatórios. O estudo EPHESUS avaliou o eplerenone, 25 a 50mg, em pacientes com disfunção ventricular pós-IAM, fração de ejeção de VE < 40%, e demonstrou redução de 15% na mortalidade, com baixa incidência de ginecomastia (Quadro 32.3).

Quadro 32.2 Classificação dos Principais Diuréticos

	Dose Diária (mg)
Alça	
Furosemida (VO e EV)	20-160
Bumetamida (VO e EV)	0,5-2,0
Tiazídicos	
Hidroclorotiazida (VO)	25-50
Clortalidona (VO)	12,5-50
Indapamida (VO)	2,5-5,0
Poupadores de potássio	
Espironolactona (VO)	25-100
Triantereno (VO)	100-300
Amilorida (VO)	5-20

Quadro 32.3 Recomendações Práticas para o Uso de Antagonistas dos Receptores de Aldosterona na ICC

Espironolactona
- Deve ser usada em todos os pacientes com ICC de CF III e IV e FE de VE ≤ 35%
- Dose: 25mg/dia
- Reduz a mortalidade
- Novos estudos são necessários para comprovar redução de mortalidade em CF I e II

Eplerenone
- Reduz mortalidade pós-IAM
- Dose: 25 a 50mg/dia
- Novos estudos são necessários para comprovar redução de mortalidade em ICC não-isquêmica

Digital

Os digitálicos vêm sendo utilizados no tratamento da ICC há mais de 200 anos. Eles agem aumentando a contratilidade cardíaca por inibirem a sódio/potássio ATPase, permitindo a saída do sódio da célula miocárdica. O cálcio entra na célula na troca pelo sódio e, adicionalmente ao cálcio liberado por outros sítios intracelulares, ativa as proteínas contráteis, aumentando a velocidade e a extensão da contração das fibras musculares. Atuam ainda na modulação da função dos barorreceptores, na redução das concentrações de noradrenalina sérica e apresenta complexa ação eletrofisiológica, diminuindo a automaticidade e aumentando o potencial de membrana de células nodais atriais e do nó AV.

Até a década de 1990, somente pequenos estudos clínicos foram realizados com a digoxina (Quadro 32.4), demonstrando sua eficácia na ICC. Na verdade, nessa época, estudos como o PROVED e o RADIANCE, analisando os efeitos da suspensão da digoxina durante o tratamento da ICC, demonstraram que os pacientes com disfunção ventricular que interromperam o uso da digoxina tiveram piora do quadro clínico, com aqueles com comprometimento cardíaco mais severo (depressão grave da função ventricular, grandes áreas cardíacas e sintomas congestivos) apresentando risco maior. Dessa forma, acreditavam, até aquele momento, que a utilização dos digitálicos na ICC era benéfica. Contudo, como maiores evidências eram necessárias, em 1997 foi publicado o estudo DIG, com o objetivo de avaliar o efeito do digital na mortalidade e nas hospitalizações por ICC em pacientes com disfunção ventricular e fração de ejeção ≤ 45% em ritmo sinusal. A digoxina não teve efeito sobre a sobrevida, mas diminuiu significativamente as internações hospitalares por piora da ICC.

Recentemente, evidências provenientes de subanálise do estudo DIG mostraram que a mortalidade por todas as causas foi diferente quando se analisou a utilização de diferentes doses de digoxina. Assim, quando doses inferiores a 0,8ng/mL foram utilizadas, houve redução de 20% na mortalidade, em oposição a doses maiores que 1,2ng/mL, que aumentaram a mortalidade em 16%. Apesar de ser um dado de avaliação de subanálise, podemos concluir que doses menores que 0,25mg/dia de digoxina parecem trazer maiores benefícios. Em outra avaliação do DIG, as mulheres tiveram pior evolução, quando comparadas aos homens; no entanto, esses resultados carecem de maiores evidências.

Quadro 32.4 Efeitos Hemodinâmicos da Digoxina na ICC

- Aumenta o débito cardíaco
- Aumenta a fração de ejeção do VE
- Aumenta a tolerância ao exercício
- Aumenta o tono vagal
- Diminui a ativação neuro-humoral (NE plasmática, atividade do sistema renina-angiotensina)
- Normaliza a função dos barorreceptores arteriais

Quadro 32.5 Recomendações Práticas para Uso do Digital na ICC

- Deve ser usado em pacientes assintomáticos com fibrilação atrial
- Em pacientes assintomáticos em ritmo sinusal, o uso é controverso
- Cautela em portadores de cardiopatia isquêmica, bloqueios, bradiarritmias
- Redução de mortalidade não comprovada
- Doses elevadas (>1,2ng/mL) podem ser prejudiciais e aumentar a mortalidade
- Cuidado redobrado com intoxicação digitálica e associações com outros fármacos
- Individualizar o uso em mulheres, pois pode aumentar mortalidade

A digoxina, por via oral, deve ser empregada em doses que variam de 0,125 a 0,25mg/dia. Doses superiores, além de possivelmente aumentarem a mortalidade, podem predispor a intoxicação digitálica. Inúmeros fármacos podem interagir com a digoxina, alterando seus níveis séricos. Assim, deve-se avaliar a possibilidade de diminuição da dose quando utilizada conjuntamente com amiodarona, verapamil, nifedipina, diltiazem e quinidina, dentre outras substâncias (Quadro 32.5).

Inibidores da Enzima Conversora da Angiotensina (IECA)

As recentes diretrizes e consensos das mais diversas sociedades médicas, particularmente da Sociedade Brasileira de Cardiologia, da American Heart Association e da European Society of Cardiology, recomendam e estimulam o uso dos IECA para todos os pacientes com insuficiência cardíaca congestiva (ICC), baseados nas fortes evidências de seus benefícios na morbimortalidade, alterando sobremaneira a história natural da doença.

O conhecido mecanismo de ação dos IECA se dá através da inibição da enzima conversora de angiotensina, enzima que transforma a angiotensina I em angiotensina II. Em última análise, os IECA inibem todas as ações da angiotensina II nos diversos tecidos onde esta é produzida, ou seja, células epiteliais, células musculares lisas e miócitos, dentre outros. Assim, diminuem a vasoconstrição, a resistência vascular periférica, a atividade simpática e a produção de aldosterona, vasopressina e endotelina. Clinicamente, esses efeitos promovem redução da pré- e pós-carga e da pressão arterial. Têm importante papel na redução do remodelamento ventricular e vascular. Além disso, agem promovendo a liberação do óxido nítrico. Por terem estrutura análoga à da cininase II, atuam também no sistema calicreína-cinina, inibindo a degradação de bradicinina, uma substância vasodilatadora. Postula-se que os efeitos dos IECA sobre o sistema das cininas sejam tão importantes quanto suas ações no sistema renina-angiotensina.

Os IECA têm sido amplamente estudados em dezenas de estudos clínicos, os quais já avaliaram milhares de pacientes com insuficiência cardíaca sistólica, nos mais diversos níveis de comprometimento da função ventricular, em etiologias isquêmica e não-isquêmica, diferentes faixas etárias e grupos populacionais (incluindo mulheres e idosos). A análise desses estudos tem mostrado que os IECA aumentam a capacidade e o tempo de exercício físico, melhoram a classe funcional (NYHA), atenuam sintomas e aumentam a sobrevida de pacientes com ICC, nas diversas etapas de sua evolução clínica. Além disso, reduzem o risco de hospitalizações e de morte por causa cardíaca e não-cardíaca. Recentemente, evidências do estudo HOPE indicam que os IECA, no caso o ramipril, podem prevenir o aparecimento de ICC em pacientes de alto risco.

Os IECA devem ser prescritos para todos os pacientes com ICC, independente do fator etiológico, idade ou grau de disfunção ventricular, tão logo seja feito o diagnóstico, a menos que coexista insuficiência renal grave ou contra-indicação ao uso dos mesmos. Recomenda-se iniciar com doses baixas, principalmente em idosos, elevando-as gradualmente, até a dose máxima suportável pelo paciente. Infelizmente, na prática clínica, os IECA têm sido subutilizados e a otimização da terapêutica, negligenciada. Estudos têm comprovado que os benefícios dos IECA estão diretamente relacionados a doses mais elevadas e ao tempo prolongado de uso, devendo, portanto, ser este um objetivo constante do médico assistente. Recentemente, foi publicado resultado do estudo X-SOLVD, demonstrando que, após 12 anos de acompanhamento, os benefícios da utilização de enalapril em pacientes com ICC são mantidos.

A monitorização do potássio sérico, devido ao risco de hiperpotassemia, e da função renal deve ser feita 2 semanas após o início da terapia, principalmente em pacientes com diabetes, hipertensão arterial, história prévia de disfunção renal ou em uso de suplementação de potássio. A deterioração da função renal pode ocorrer em 5 a 15% dos casos de disfunção moderada, podendo chegar a 30%, em casos mais graves. Isto se explica porque, nas situações em que a perfusão renal está diminuída (como na ICC), a filtração glomerular é dependente da vasoconstrição da artéria eferente, que é mediada pela angiotensina II. Com a redução da dose do IECA e o uso concomitante de diuréticos, a função renal costuma melhorar. Outro efeito adverso relativamente comum é a hipotensão arterial, tornando muitas vezes necessária a redução temporária da dose, com nova tentativa de elevação tão logo o quadro clínico se estabilize. Uma boa estratégia nesses casos é a diminuição da dose do diurético, caso o paciente não apresente muita congestão. Somente em raros casos se deve suspender o IECA.

O uso dos IECA deve ser evitado naqueles pacientes que já tiveram qualquer reação adversa, incluindo angioedema e, principalmente, em pacientes grávidas, pois seus efeitos teratogênicos são bem conhecidos. Deve ainda ser evitado em pacientes com importante comprometimento da função renal (creatinina sérica > 3,0mg/dL), hipotensão arterial, risco de choque cardiogênico, estenose bilateral de artéria renal e hiperpotassemia (potássio sérico > 5,5mg/dL).

A tosse é o efeito adverso mais freqüentemente encontrado na clínica diária, sendo sua incidência variável em diversos estudos clínicos (entre 5 e 30% dos casos). Ocorre devido à elevação dos níveis circulantes de bradicinina, apesar de o mecanismo fisiopatológico não ser totalmente conhecido. Quando a tosse é relativamente bem tolerada, deve ser estimulada a continuação da terapia. Caso contrário, a substituição do IECA pelo antagonista dos receptores AT1 da AII freqüentemente abole a tosse, mantendo a efetividade de ação sobre o sistema renina-angiotensina e, conseqüentemente, levando a resultados clínicos satisfatórios sobre desfechos de morbimortalidade, conforme comprovado em inúmeros estudos de grande porte. O angioedema é raro, acometendo menos de 1% dos pacientes, principalmente da raça negra.

Apesar dos diferentes efeitos na inibição da ECA tissular, aparentemente não há diferença, entre todos os IECA disponíveis, em relação aos seus efeitos na redução dos sintomas e da mortalidade. Os fármacos disponíveis no mercado brasileiro e suas respectivas posologias estão descritos no Quadro 32.6.

Os IECA podem ainda ser prescritos em combinação com diversos outros fármacos utilizados no tratamento da ICC, como diuréticos, digitálicos e betabloqueadores. Com relação ao manejo da associação com betabloqueadores, é importante ressaltar que, como ambos devem objetivar as maiores doses toleradas pelo paciente, o incremento de doses deve ser feito com cautela e prudência. O uso concomitante do ácido acetilsalicílico (AAS) tem sido recentemente foco de controvérsias, com análises retrospectivas de vários grandes ensaios clínicos sugerindo que ele possa atenuar parcialmente os efeitos benéficos dos inibidores da ECA na sobrevida e na morbidade cardiovascular. Contudo, o conhecido benefício do AAS em pacientes com insuficiência coronária é suficientemente grande para que este seja utilizado em pacientes com insuficiência cardíaca causada por cardiopatia isquêmica.

Antagonistas dos Receptores da Angiotensina II

Recentemente, evidências clínicas têm suportado o uso dos bloqueadores dos receptores AT1 da AII (BRA) no tratamento da ICC.

Quadro 32.6 Inibidores da Enzima Conversora de Angiotensina

Captopril	6,25mg/2× dia	50mg/3× dia
Enalapril	2,5mg/2× dia	20mg/2× dia
Ramipril	1,25mg/dia	10mg/dia
Lisinopril	2,5mg/dia	10mg/dia
Tandrolapril	1mg/dia	2mg/dia
Benazepril	2,5mg/dia	10mg/dia
Fosinopril	5mg/dia	20mg/dia
Perindropril	2mg/dia	8mg/dia

II Diretrizes para Diagnóstico e Tratamento da Insuficiência Cardíaca. SBC, 2002.

Por atuarem diretamente no receptor AT1 da AII, apresentam efeitos clínicos e hemodinâmicos semelhantes aos do IECA, diferindo por não agirem diretamente no sistema calicreína-cinina. Dessa forma, não elevam os níveis circulantes de bradicinina e, conseqüentemente, não provocam tosse. Os BRA, por serem vasodilatadores, atuam na redução da resistência vascular e da pós-carga, modulam a ativação neuro-humoral e têm efeito benéfico na remodelação ventricular. Estudos clínicos realizados com o objetivo de comparar os efeitos dos IECA com o losartan (ELITE I e II) e o valsartan (VAL-HeFT) não conseguiram demonstrar que os BRA tenham efeitos clínicos superiores aos demonstrados pelos IECA, apesar de, em comparação com placebo, estas drogas serem benéficas. Na verdade, os resultados dessa comparação, quando avaliado o efeito na morbimortalidade de pacientes com disfunção ventricular, foram semelhantes. Portanto, os BRA podem ser utilizados em pacientes com ICC com resultados satisfatórios e com baixa incidência de efeitos adversos.

A possibilidade do uso combinado de BRA e IECA vem sendo discutida na comunidade científica. Esta hipótese foi testada, sem sucesso, com o valsartan no estudo VAL-HeFT, por outro lado, houve ainda aumento da mortalidade naqueles pacientes que utilizavam, concomitantemente, betabloqueador. No estudo VALIANT, a combinação de valsartan e captopril para pacientes pós-IAM aumentou a incidência de efeitos adversos, sem aumentar a sobrevida. Contudo, no estudo CHARM, com o candesartan, o grupo que utilizou a combinação desses dois fármacos apresentou redução significativa no risco de morte cardiovascular e hospitalizações por ICC, mesmo naqueles em uso de betabloqueador. Adicionalmente, o grupo que não tolerava IECA e usou candesartan também apresentou resultados benéficos. Devido aos resultados ainda controversos, essa combinação deve ser considerada somente em casos especiais, necessitando maiores evidências para o seu uso rotineiro.

O manuseio clínico desses fármacos segue as mesmas recomendações dos IECA, ou seja, iniciar com doses menores, aumentando-as gradativamente até as maiores doses preconizadas. As preocupações concernentes ao potássio sérico, à função renal e à gravidez são também importantes.

Como a utilização dos BRA em ICC ainda é recente, não se pode dizer que os efeitos clínicos demonstrados são equivalentes para todos os fármacos da classe. Dessa forma, somente o losartan, o valsartan e o candesartan devem ser considerados, até o presente momento, para o tratamento de pacientes com ICC. Estudos são necessários para a avaliação do telmisartan, do irbesartan e do olmesartan na ICC (Quadro 32.7).

As principais diretrizes e consensos recomendam, na prática clínica, que os BRA devam ser prescritos como alternativa para aqueles pacientes que não toleram os IECA.

Betabloqueadores

Apesar de, inicialmente, o estímulo simpático ser um importante mecanismo compensatório utilizado pelo coração para tentar compensar uma sobrecarga de pressão ou volume, a ativação crônica do sistema nervoso simpático causa efeitos deletérios mediados por receptores adrenérgicos alfa e beta 1 e 2. Os níveis plasmáticos elevados de noradrenalina causam: vasoconstrição periférica, podendo aumentar o volume e a pressão no coração e diminuir a excreção de sódio pelos rins; indução de hipertrofia miocárdica, restringindo o suporte de sangue para o miocárdio; predisposição a arritmias, por aumentar a automaticidade das células do sistema de condução; aumento da freqüência cardíaca; potencialização da atividade e da ação de outros sistemas neuro-humorais; e indução de apoptose, por aumentar o estresse oxidativo e estimular o crescimento celular. Outro fenômeno compensatório importante seria a diminuição do número de receptores beta 1 no coração, conhecido como *down-regulation*.

O racional do uso de betabloqueadores na ICC é a tentativa de bloquear e reverter todos os efeitos indesejáveis que a hiperestimulação simpática promove no coração insuficiente.

Inúmeros estudos clínicos com diversos betabloqueadores, principalmente carvedilol, metoprolol e bisoprolol, têm demonstrado que o uso crônico de betabloqueadores em pacientes com disfunção ventricular é capaz de reduzir o risco de mortalidade e de internações hospitalares por ICC e melhorar os sintomas, a função ventricular, a fração de ejeção e a capacidade de exercício, quando adicionados à terapia padrão (IECA, diuréticos e digital). Diversos grupos populacionais já foram estudados em subanálises de grandes investigações clínicas, incluindo idosos, mulheres, indivíduos de diferentes raças e mesmo crianças (particularmente com carvedilol). Alguns autores têm relatado melhora dos sintomas e da fração de ejeção do VE em crianças submetidas a tratamento com carvedilol, chegando a ser excluídas da lista de transplante cardíaco.

O benefício do tratamento é extenso e abrange todas as etiologias da ICC, isquêmicas e não-isquêmicas. O estudo CAPRICORN, particularmente, investigou o uso do carvedilol 21 dias após o episódio de infarto do miocárdio e comprovou redução significativa de 23% na mortalidade por todas as causas.

Os efeitos clínicos sobre a mortalidade e as hospitalizações por ICC estão diretamente relacionados ao grau de comprometimento da função ventricular. No estudo COPERNICUS, com o carvedilol, e no MERIT-HF, com o metoprolol, pacientes nas classes funcionais III e IV da NYHA apresenta-

Quadro 32.7 Antagonistas dos Receptores AT1 da Angiotensina II

Droga	Dose Diária (mg)
Losartan	50-100mg
Valsartan	40-320mg
Candesartan	8-32mg
Telmisartan	40-80mg
Irbesartan	150-300mg
Olmesartan	20-40mg

Quadro 32.8 Principais Estudos Clínicos com Betabloqueadores

Estudo	Droga	Número de Pacientes	CF (NYHA)	% Redução da Mortalidade	Dose
MDC	Metoprolol	383	II – III	34%	5-50-75mg BID
CIBIS I	Bisoprolol	641	III – IV	20%	1,25-5mg MID
ANZ	Carvedilol	415	II – III	26%	3,125-25mg BID
US	Carvedilol	1.094	II – IV	65%	3,125-25/50mg BID
CIBIS II	Bisoprolol	2.647	III – IV	34%	1,25-10mg MID
MERIT-HF	Metoprolol	3.991	II – IV	34%	12,5/25-200mg MID
COPERNICUS	Carvedilol	2.289	III – IV	24%	3,125-25mg BID

ram melhores resultados, em comparação aos pacientes em classe funcional II (Quadro 32.8).

Os betabloqueadores devem ser prescritos para todos os pacientes com disfunção ventricular, exceto para aqueles que apresentem contra-indicação absoluta ou intolerância. Algumas situações clínicas, como doença arterial obstrutiva periférica, asma brônquica e DPOC, ou mesmo arritmias cardíacas, devem ser avaliadas com cautela, mas não são contra-indicação absoluta ao uso de betabloqueadores. Nesses casos, o enorme benefício, já amplamente comprovado, na redução da mortalidade, em detrimento do risco, justifica seu emprego.

Baixas doses devem ser iniciadas tão logo seja feito o diagnóstico e gradativamente aumentadas, a cada 2 semanas, até que se alcance a máxima dose preconizada para cada fármaco ou tolerada pelo paciente. Assim como ocorre com os IECA, a maioria dos estudos clínicos estabelece relação direta entre o benefício e a dose utilizada. Sendo assim, doses elevadas devem ser perseguidas rotineiramente pelo médico. Sinais de hipotensão, congestão e bradicardia podem ocorrer durante o tratamento, exigindo cuidadoso e criterioso manuseio clínico. Algumas estratégias práticas podem ser adotadas nesses casos:

- *Hipotensão arterial*: interromper ou diminuir a dose do diurético e da espironolactona; diminuir a dose do IECA; reduzir a dose do betabloqueador.
- *Congestão (edema)*: aumentar a dose de diurético; restrição hídrica; aumentar a dose de IECA.
- *Bradicardia*: suspender digital e amiodarona; implantar marcapasso cardíaco, se necessário; avaliar sintomas de bradicardia (muitos pacientes toleram bem freqüência cardíaca entre 50 e 60bpm); baixar a dose de betabloqueador.

Vale ressaltar que em todos esses casos não foi considerada a suspensão do betabloqueador, mas a diminuição da dose. A interrupção do tratamento deve ser conduta utilizada somente em casos graves e selecionados. O estudo OPTIME-CHF avaliou a possibilidade de suspensão do betabloqueador naqueles pacientes que sofrem piora dos sintomas e são hospitalizados e concluiu que, nos pacientes nos quais o betabloqueador foi descontinuado, houve pior evolução clínica. A continuação da terapia não implica aumento de risco de piora da ICC. O emprego de betabloqueador em pacientes já hospitalizados com ICC grave está sendo investigado em estudos ainda em andamento.

Há algum betabloqueador melhor que o outro? Do ponto de vista teórico, os betabloqueadores diferem quanto à cardiosseletividade e à ação em diferentes receptores. Assim, enquanto o metoprolol e o bisoprolol têm ação específica em receptores beta 1 no coração, o carvedilol atua em receptores beta 1, 2 e alfa 1, o que lhe confere propriedade vasodilatadora periférica. Além disso, postula-se que o carvedilol tenha efeito antioxidante. Do ponto de vista prático, os três fármacos habitualmente empregados demonstraram, em diversas investigações clínicas, resultados clínicos relevantes. Recentemente, o estudo COMET, após comparar o carvedilol e o metoprolol, concluiu que o carvedilol apresentou melhores resultados que o metoprolol. Contudo, algumas particularidades desse estudo merecem ser comentadas, como a dose média utilizada de cada fármaco (maior no grupo carvedilol); a freqüência cardíaca média (menor no grupo carvedilol, significando maior bloqueio simpático); o uso do tartarato de metoprolol (de ação curta) em detrimento do succinato de metoprolol (de ação longa – utilizado no estudo MERIT-HF). Estes argumentos podem explicar por que os resultados desse estudo foram melhores com o carve-

Quadro 32.9 Como Utilizar Betabloqueador na Prática Clínica

Para quem?	Para todos os pacientes com ICC classe funcional II a IV (NYHA)
Quando?	O mais breve possível, tão logo seja feito o diagnóstico
Qual?	Carvedilol – 3,125 a 25mg BID Metoprolol XL – 12,5 a 200mg em dose única Bisoprolol – 1,25 a 10mg em dose única
Como usar?	Iniciar com baixas doses Dobrar a dose a cada 2 semanas Objetivar as maiores doses toleradas Monitorizar FC, PA, sintomas clínicos de congestão Parar de elevar a dose ou diminuir se necessário

dilol. No entanto, ainda não há evidências concretas sobre a superioridade de um fármaco sobre o outro, sendo necessário maior número de estudos clínicos para comprovar tal hipótese (Quadro 32.9).

Antiarrítmicos

As arritmias cardíacas são freqüentemente encontradas nos pacientes com ICC, principalmente extra-sistolias, taquicardia ventricular não-sustentada e fibrilação atrial (FA). Dentre os fatores predisponentes estão o grau de lesão e disfunção ventricular, hiperatividade simpática, isquemia miocárdica e distúrbios hidroeletrolíticos.

Na abordagem terapêutica das arritmias, é de fundamental importância a otimização do tratamento específico da ICC, utilizando-se os medicamentos recomendados com as dosagens corretas, bem como, se possível, corrigindo fatores predisponentes associados.

O uso de antiarrítmicos na ICC ainda é motivo de controvérsia, não só pela baixa efetividade, mas também pelas conhecidas propriedades cardiodepressoras e arritmogênicas da maioria deles. Contudo, devido à elevada incidência de arritmias, essas drogas têm sido consideradas. A amiodarona é o fármaco mais empregado, baseando-se nos resultados satisfatórios de alguns estudos clínicos, como o GESICA, o CHF-STAF, o CAMIAT e o EMIAT, que demonstraram redução da mortalidade em pacientes sintomáticos com arritmias complexas. Por outro lado, não existe indicação para o uso rotineiro de amiodarona profilática em pacientes com disfunção sistólica assintomáticos. Além disso, a possibilidade de efeitos adversos, como disfunção tireoideana, microdepósitos corneanos e fibrose pulmonar, e as interações medicamentosas (principalmente com digoxina) devem ser consideradas.

A fibrilação atrial deve ser corretamente abordada, jamais negligenciada. A FA compromete o débito cardíaco e predispõe à formação de trombos e êmbolos. Quando possível, deve-se tentar revertê-la, seja por ação química, seja por cardioversão elétrica. Caso contrário, o controle da resposta ventricular é importante, objetivando freqüência cardíaca próxima dos níveis inferiores da normalidade. Alguns fármacos de uso freqüente no tratamento da ICC podem também atuar nesse controle, como a digoxina e os betabloqueadores. Em casos selecionados, pode-se utilizar a amiodarona, ressaltando os cuidados com as interações farmacológicas com o digital e o betabloqueador.

Anticoagulantes

O uso de anticoagulantes orais está indicado em alguns casos de ICC, devido à maior predisposição à formação de trombos, seja pela própria alteração geométrica das câmaras cardíacas insuficientes, seja pelos fatores associados, como arritmias e valvulopatias. Seu uso deve ser considerado nas seguintes situações:

- Presença de FA.
- Presença de trombo intraventricular visível à ecocardiografia.
- Antecedentes de tromboembolismo.
- Grandes áreas acinéticas.

É importante destacar o grande espectro de interações medicamentosas que caracteriza os anticoagulantes orais, bem como aspectos socioeconômicos e culturais.

MANUSEIO DO PACIENTE COM ICC TERMINAL

Existem diversas modalidades de tratamento dos pacientes com ICC grave, como os inotrópicos, os sensibilizadores do cálcio, o ressincronismo cardíaco, o implante de cardiodesfibrilador, dentre outras.

REFERÊNCIAS BIBLIOGRÁFICAS

1. ACC/AHA Guidelines for the Evaluation and Management of Chronic Heart Failure in the Adult – 2001. http://www.americanheart.org/presenter.jhtml?identifier=11841 ou www.acc.org
2. Braunwald E, Zipes DP, Libby P. *Heart Disease: A Textbook of Cardiovascular Medicine*. 6 ed., W.B. Saunders Company, 2001.
3. Chronic Heart Failure – Task Force of the European Society of Cardiology. *Eur Heart J* 2001; *22*:1.527-60.
4. Revisão das II Diretrizes da Sociedade Brasileira de Cardiologia para o Diagnóstico e Tratamento da Insuficiência Cardíaca. *Arq Bras Cardiol* 2002; *79*(supl III).
5. Schlant RC, Alexander RW. *Hurst's the Heart*. 8 ed., McGraw-Hill, 2000.

CAPÍTULO 33

MANEJO DA INSUFICIÊNCIA CARDÍACA AVANÇADA

Maria da Consolação V. Moreira e Manoel Domingos de Carvalho Oliveira

INTRODUÇÃO

Cerca de 10% das pessoas com insuficiência cardíaca (IC) têm a forma avançada da doença. A terminologia da IC crônica nos seus estágios avançados não é muito precisa, sendo os termos "avançada", "grave", "refratária" e "terminal" utilizados indiscriminadamente como sinônimos. A designação de IC terminal surgiu na década passada e reflete mau prognóstico. Não existe uma definição simples para a complexa síndrome da IC avançada. Na verdade, a classificação funcional da IC (NYHA) comumente usada para descrever o *status* clínico do paciente é também imprecisa. Um paciente na classe IV, por definição, é sintomático em repouso. Entretanto, após tratamento intensivo ele pode migrar para a classe III, mas, provavelmente, persiste como portador de IC avançada. O Quadro 33.1 descreve os critérios propostos para definição dessa síndrome complexa, que engloba sinais e sintomas, capacidade funcional, duração dos sintomas, fração de ejeção do ventrículo esquerdo (FEVE) e outros critérios, como catecolaminas e hiponatremia.

Os pacientes que preenchem esses critérios sofrem forte impacto negativo na sobrevida. Mesmo esse esquema de classificação não é aplicável para todos os pacientes. Alguns podem ter disfunção ventricular reversível, enquanto outros podem melhorar muito com o tratamento clínico otimizado. Sendo assim, uma definição para essa complexa síndrome incluiria os pacientes que, a despeito do tratamento clínico otimizado, persistem muito sintomáticos, com evidências de progressão da doença e cursam com alta mortalidade em 1 ano. Se uma condição reversível não está presente ou se o transplante cardíaco não constitui opção factível, por definição esta se torna uma doença terminal. Obviamente, o tratamento com IECA, betabloqueadores e espironolactona pode reduzir a morbidade e a mortalidade, mesmo nesse gru-

Quadro 33.1 Critérios Diagnósticos de IC Avançada

> **A. Critérios maiores (todos são necessários)**
> 1. FEVE em repouso < 30%
> 2. Classe funcional III ou IV, ou VO$_2$máx < 14mL/kg/min
>
> **B. Critérios menores que contribuem para o diagnóstico**
> 1. Terapia padrão (IECA, diuréticos, digoxina) há 3 meses
> 2. Noradrenalina plasmática > 900pg/mL
> 3. Hipertensão pulmonar (velocidade de regurgitação tricúspide > 2,5m/s, ao Doppler)
> 4. Sódio sérico < 130mmol/L na ausência de uso de IECA

IC – insuficiência cardíaca; FEVE – fração de ejeção do ventrículo esquerdo; VO$_2$máx – consumo de O$_2$ de pico; IECA – inibidor de enzima conversora da angiotensina.

po de pacientes. No entanto, infelizmente, mesmo com o tratamento ótimo, alguns pacientes com IC grave continuam a deteriorar o seu quadro clínico e evoluem extremamente sintomáticos. Na atualidade, poucas opções são disponíveis para esse número crescente de pacientes com IC terminal refratários ao tratamento clínico. Embora os pacientes com a forma mais grave da doença representem uma proporção menor, eles respondem pelo maior número de hospitalizações e, conseqüentemente, por uma grande sobrecarga econômica.

DEFINIÇÃO DE INSUFICIÊNCIA CARDÍACA DESCOMPENSADA

A insuficiência cardíaca (IC) é uma síndrome endêmica em todo o mundo a qual, caracteristicamente, cursa com períodos de compensação e descompensação. A forma descompensada tem apresentação heterogênea e inclui a IC de início recente (aguda), sem diagnóstico prévio de IC, ou uma instabilização (descompensação) de um quadro crônico ou a forma refratária da doença, com persistência dos sintomas, apesar do tratamento otimizado. A IC descompensada tem altas morbidade e mortalidade, constituindo-se na principal causa de internação nos países industrializados. É a terceira causa no Brasil e a primeira causa de internação dentre as doenças cardiovasculares, em nosso país. Estes dados podem ser ainda mais expressivos, quando se consideram internações por outras causas que determinam IC aguda, como infarto agudo do miocárdio. O mecanismo de morte na IC é complexo, podendo ocorrer por progressão da doença, morte súbita ou devido a outras causas não cardíacas. A descompensação da IC geralmente antecede à morte por IC progressiva. Assim, o grande desafio no tratamento da IC consiste na prevenção da morte e na melhora da qualidade de vida.

Insuficiência Cardíaca Aguda

Consiste numa síndrome clínica manifesta de IC em pacientes sem sinais e sintomas prévios de IC e sem diagnóstico prévio de IC. As situações clínicas que exemplificam esse quadro incluem: infarto agudo do miocárdio, com ou sem complicações mecânicas, e miocardite aguda. Esta situação corresponde à minoria dos casos de internação por IC descompensada.

Insuficiência Cardíaca Crônica Descompensada

Corresponde à situação clínica na qual ocorre exacerbação aguda ou gradual de sinais e sintomas de IC em repouso, em pacientes com diagnóstico prévio de IC, requerendo intervenção terapêutica adicional e imediata. A imensa maioria dos pacientes apresenta sinais ou sintomas de congestão, com concomitante limitação para realizar as atividades físicas. Esta apresentação clínica representa, de longe, a causa mais freqüente de hospitalização por IC descompensada.

Insuficiência Cardíaca Crônica Refratária (Baixo Débito Crônico Associado ou Não a Diversos Graus de Congestão ou Sem Evidência de Congestão)

Corresponde à situação clínica na qual pacientes com diagnóstico prévio de IC se apresentam com quadros de baixo débito e/ou congestão sistêmica e/ou limitação funcional persistentes, refratários ao melhor tratamento clínico possível.

Edema Agudo de Pulmão

Situação em que ocorre aumento abrupto de pressão capilar pulmonar, levando a aumento de líquido no espaço intersticial e alveolar pulmonar, causando dispnéia súbita e intensa em repouso. Contrariamente ao observado nas exacerbações da IC crônica, esta situação ocorre mais comumente em pacientes com função sistólica preservada ou levemente deprimida, ou seja, fração de ejeção do ventrículo esquerdo (FEVE) ≥ 45%. É mais freqüente em pacientes idosos, hipertensos e diabéticos.

PERFIL CLÍNICO DOS PACIENTES COM IC AVANÇADA

Na medicina, existem poucos desafios maiores que cuidar de um paciente com IC avançada e progressiva. Apesar de tantos avanços, a situação é extremamente complexa. A causa da descompensação aguda deve ser sempre investigada. Após a história médica completa e o exame físico, o médico deve ter uma idéia do perfil clínico do paciente, embora o exame físico possa ser enganador. Os sinais cardinais da IC são constituídos por terceira bulha, estertores pulmonares, elevação do pulso venoso jugular e edema periférico. Entretanto, a IC crônica é caracterizada pela ativação dos mecanismos compensatórios, os quais podem reduzir a acurácia dos achados físicos. Estertores, edema e elevação do pulso venoso jugular podem estar ausentes em 40% dos pacientes com pressão capilar pulmonar (PCP) elevada, acima de 22mmHg. Todavia, uma pressão de pulso estreita correlaciona-se diretamente com baixo índice cardíaco. Estertores pulmonares podem não estar presentes na IC crônica, mesmo com PCP > 35mmHg. A ausência de ingurgitamento jugular, terceira bulha, edema e estertores pulmonares não exclui elevação grave da PCP porque estes sinais, embora específicos, são pouco sensíveis. Todos os pacientes internados no hospital devem ser submetidos a um ecocardiograma.

Na verdade, com o passar dos anos, estamos notando uma mudança no perfil do paciente com IC avançada. Analisando os pacientes na fila de espera pelo transplante, deparamos com dois grupos de pacientes: um perfil congestivo clássico, refratário ao tratamento clínico, ou seja, um grupo muito fácil de ser identificado, e o segundo grupo, mais difícil de se identificar, sem evidência de congestão, mas com limitações muito graves das atividades diárias, devido à total ausência de reserva cardiovascular, como pode ser visto no Quadro 33.2. A maioria desses pacientes tem um débito cardíaco adequado no repouso, mas inadequado para sustentar qualquer atividade física. Nesse grupo, é necessária a realização de algum teste de exercício para definição da limitação. As opções de tratamento são diferentes para as duas populações.

AVALIAÇÃO DO PACIENTE

O paciente só deve ser considerado portador de IC avançada ou refratária quando tiver sido avaliado e tratado por um especialista em IC, estiver em uso de IECA/bloqueador de receptores de angiotensina II (ARA II), diuréticos, digital, espironolactona e betabloqueadores, se tolerados, e houver confirmação de aderência ao tratamento. Ademais,

Quadro 33.2 Perfil da IC Avançada após Otimização da Terapia

	Congestivo	Baixo Débito Apenas
1. Freqüência	Menos comum	Subdiagnosticada
2. Classe funcional	IIII-IV	Usualmente III
3. Diagnóstico objetivo	Exame físico	VO_2máx, manometria
4. Terapia adicional	Inotrópicos venosos Vasodilatadores Ultrafiltração	Betabloqueadores Inotrópicos venosos Vasodilatadores Exercício
5. Transplante	Se indicado	Se indicado
6. Terapias experimentais	Dispositivos Risco elevado para cirurgias alternativas	Dispositivos Plastia mitral

VO_2máx – consumo de O_2 de pico.

deve apresentar história de hospitalizações no último ano e/ou de visitas ao serviço de emergência. Muitos pacientes que são encaminhados para os centros IC como refratários apresentam, na verdade, manuseio inadequado de medicamentos e/ou falta de aderência ao tratamento.

AVALIAÇÃO DO PROGNÓSTICO

A estimativa de prognóstico de pacientes com IC avançada difere da estimativa de outras populações com IC. Numa população com IC leve a moderada, a mudança no padrão evolutivo pode ser lenta e a taxa de eventos adversos, baixa. Na IC avançada, a melhora, a deterioração e a morte freqüentemente ocorrem num curto intervalo de tempo após o encaminhamento. Portanto, a estimativa subseqüente do prognóstico deve ser bastante refinada. Uma outra diferença é a aplicação do prognóstico: nas formas leves de IC, as informações são utilizadas para esclarecimento do paciente e seus familiares, bem como para dar suporte à decisão terapêutica. Na IC avançada, a estimativa de sobrevida é freqüentemente utilizada na decisão de uma terapêutica específica, para um paciente individual. A população com IC avançada pode ter uma taxa de mortalidade de 50% em 1 ano, mas para um paciente individual a taxa será ou 100% vivo ou 100% morto. O maior desafio consiste em selecionar, dentre os pacientes ambulatoriais, aqueles que permanecem com alto risco de morte em 1 ano, apesar da suspensão do inotrópico venoso, da alta hospitalar e da otimização do tratamento. Entretanto, já está sobejamente demonstrado que muitos pacientes melhoram após o seu encaminhamento para os centros de IC. Pacientes encaminhados, "dependentes" de inotrópicos venosos, podem ser estabilizados, e 80% podem receber alta hospitalar e permanecer estáveis no domicílio por mais de 1 ano.

O que diferencia a classe IV da III é a presença de sintomas congestivos, os quais se correlacionam com pressões de enchimento intracardíacas elevadas. Portanto, persistência da classe IV e pressões de enchimento elevadas constituem preditores de mortalidade. O valor preditivo dos peptídeos natriuréticos reflete as pressões de enchimento elevadas. A preservação da função do ventrículo direito (VD) confere um melhor prognóstico, o qual, por sua vez, reflete a intensidade e a duração da hipertensão pulmonar (HP), que também é secundária à elevação das pressões de enchimento ventricular.

A FEVE é fator prognóstico valioso numa variedade de situações, incluindo a disfunção ventricular após IAM. Entretanto, tem menos utilidade na IC avançada, classe IV ou III. Nesta população, uma FEVE > 30% confere melhor prognóstico, mas uma vez que a FEVE é < 30%, não é possível a discriminação entre os de maior e menor risco. Algumas séries têm demonstrado que FEVE < 10% está associada com prognóstico muito ruim. O grau de dilatação ventricular com índice de dimensão diastólica do VE > 4,0cm/m² está associado com o dobro da mortalidade. A contribuição é ainda mais importante quando a dilatação ocorre em coronarianos, quando comparados com os portadores de cardiomiopatia dilatada.

Baixos níveis de sódio (< 130mEq/L) são um preditor de mortalidade. Pacientes com hiponatremia toleram mal os IECA; estes, no entanto, quando tolerados, são particularmente benéficos. Quanto às medidas hemodinâmicas, aqueles pacientes que, após otimização da terapêutica, atingem PCP ≤ 16mmHg têm melhor prognóstico, com sobrevida de 83% em 1 ano. O pico de consumo de oxigênio durante o exercício fornece informações valiosas sobre o prognóstico em todas as classes funcionais e é ainda mais valioso na IC avançada. Ele fornece uma medida direta da capacidade funcional e nos auxilia na indicação do transplante cardíaco. O limiar de pico de consumo < 10mL/kg/min está relacionado com mortalidade > 50% em 1 ano, e o paciente deve ser considerado para transplante cardíaco, a menos que haja contra-indicação. O pior prognóstico, entretanto, é quando os pacientes são incapazes de realizar o teste de exercício durante a avaliação. Este teste é extremamente útil na identificação de pacientes de alto e baixo risco dentre a população ambulatorial, mas não está indicado para confirmação de gravidade da doença em pacientes restritos ao leito, limitados por sintomas de repouso.

OTIMIZAÇÃO DO TRATAMENTO CLÍNICO

Nos últimos 15 anos, grandes avanços ocorreram na compreensão e na terapia da IC. Ensaios clínicos bem delineados estabeleceram os benefícios dos IECA, da associação nitrato-hidralazina, do digital, dos betabloqueadores e da espironolactona. Todavia, não existe um paradigma claro para o tratamento de pacientes com IC avançada nem para a sua descompensação aguda. Nenhuma das diretrizes nacionais e internacionais, até 2003, especificava o tratamento dos pacientes com IC avançada ou manejo da descompensação aguda desses pacientes extremamente críticos. Na ausência de diretrizes baseadas nas evidências dos ensaios, pacientes com IC avançada, descompensados, não são agressivamente monitorizados ou tratados quando hospitalizados nem, subseqüentemente, em regime ambulatorial. Como resultado disso, o primeiro passo na abordagem de pacientes com IC aparentemente refratária deve ser a reavaliação de seu tratamento prévio.

IDENTIFICAÇÃO DE FATORES REVERSÍVEIS OU EXACERBANTES

Embora a IC não seja, habitualmente, uma doença curável, um grande número de fatores, potencialmente reversíveis, pode contribuir para a sua gravidade, progressão e descompensação, os principais estão listados no Quadro 33.3.

Quando um paciente é encaminhado para os centros de IC e transplante, obviamente com diagnóstico de IC avançada/refratária, a identificação da etiologia da síndrome, bem como a correção de componentes reversíveis, como fibrilação atrial (FA), tromboembolismo pulmonar, abuso de álcool, miocardite, obesidade, HAS descontrolada, isquemia miocárdica, valvulopatias e outras afecções com possibilidade de correção cirúrgica, são muito importantes.

Finalmente, após identificação e correção de todas as causas reversíveis de IC e a verificação da aderência ao tratamento, o próximo passo consiste na otimização do tratamento clínico.

OTIMIZAÇÃO DO TRATAMENTO FARMACOLÓGICO

Quando se avalia o perfil dos pacientes, ele é variado, mas usualmente se encontram dispnéia a mínimos esforços, desconforto abdominal, edema e, com freqüência, hipotensão. Para manusear esse tipo de paciente é necessário não só tratar o estado congestivo e aliviar os sintomas, mas também redu-

Quadro 33.3 Fatores Reversíveis e/ou Exacerbantes na IC

Isquemia miocárdica
HAS descontrolada
Obesidade
Fibrilação atrial ou outras arritmias
Agentes inotrópicos negativos (bloqueadores de cálcio, bloqueadores adrenérgicos, tricíclicos etc.)
Antiinflamatórios
Abuso de álcool
Anormalidades endócrinas (diabetes, hipertireoidismo, hipotireoidismo)
Transgressão de dieta
Suspensão de medicamentos
Infecções concomitantes

HAS – hipertensão arterial sistêmica.

Quadro 33.4 Intervenções para o Tratamento da IC Avançada

Uso Rotineiro	Uso Selecionado	Em Estudo
IECA	Betabloqueadores	Levosimendam
Diuréticos	Amiodarona	Cirurgia da mitral
Digoxina	Anticoagulação	CRM de alto risco
Espironolactona	ARA II	Ressincronização
Nitratos	Hidralazina	Reconstrução geométrica do VE
Equipe multidisciplinar	Dobutamina	Transplante celular
Reabilitação	Milrinona	CPAP
Doença coronária	Dopamina	Xenotransplante
• AAS	CDI	L-carnitina
• Hipolipemiantes	Dispositivos de assistência ventricular	
• Betabloqueadores	Oxigenoterapia noturna	
	Transplante cardíaco	

IECA – inibidores da enzima conversora da angiotensina; CRM – cirurgia de revascularização miocárdica; ARA II – antagonistas dos receptores da angiotensina II; CPAP – pressão aérea positiva contínua; CDI – cardioversor/desfibrilador implantável; AAS – ácido acetilsalicílico.

zir a progressão e a mortalidade da doença. O estado atual das intervenções médicas específicas para a IC avançada encontra-se resumido no Quadro 33.4.

O tratamento clássico da IC inclui diuréticos, IECA, betabloqueadores e digoxina. Esta combinação é prescrita em cerca de 75% dos pacientes encaminhados com diagnóstico de IC refratária, mas eles melhoram muito após a combinação das drogas e os ajustes das doses. A eficácia das drogas e a resposta às doses variam nessa população. Alguns se beneficiam de altas doses de IECA ou ARA II, outros toleram, somente, pequenas doses e requerem suplementação com nitratos ou hidralazina para se obter vasodilatação. Um grupo de pacientes necessita apenas de pequenas doses de diurético para manter o balanço hídrico, enquanto outros requerem doses altas, como 400mg/dia de furosemida associada a um tiazídico ou similar. Este tipo de estratégia é considerado "ótimo" em vez de "máximo".

Considerando que os IECA são bem tolerados por mais de 90% dos pacientes e têm efeitos benéficos inequívocos, todos os pacientes com disfunção sistólica devem receber estes medicamentos, a menos que haja contra-indicação. As contra-indicações usuais incluem: intolerância ou reações adversas (angioedema da orofaringe constitui contra-indicação absoluta), potássio ≥ 5,5mEq/L e hipotensão sintomática. Os IECA devem ser administrados com cautela. Naqueles pacientes que não toleram IECA, pode-se usar ARA II ou a associação de hidralazina e isossorbida. Se o paciente persistir sintomático, acrescenta-se digital. O digital constitui tratamento inicial, junto com os IECA, nos casos de FA associada. Quando utilizados, seus níveis devem ser monitorizados, principalmente à medida que a IC se agrava, com conseqüente piora da função renal. Naqueles pacientes que persistirem sintomáticos mesmo com o uso de IECA, diurético e digital, deve-se adicionar um segundo vasodilatador, como nitrato ou hidralazina, principalmente nos casos de resistência vascular sistêmica alta.

O diurético está indicado em todos os casos de congestão pulmonar e/ou sistêmica, não havendo uma dose padrão. É aconselhável iniciar com um diurético de alça, como a furosemida, em dose única diária. Uma melhor resposta pode ser obtida dobrando-se a dose, em vez da mesma dose duas vezes ao dia. Em pacientes em uso de altas doses, as mesmas podem, evidentemente, ser administradas duas ou mais vezes, ou um segundo diurético poderá ser adicionado. Em algum momento da evolução da doença, com freqüência, os pacientes se tornam refratários ao diurético. Nesta fase, eles podem necessitar altas doses orais a intervalos freqüentes. Entretanto, doses maiores que 400mg/dia geralmente revelam a necessidade de intervenções adicionais para aumentar a diurese, como diuréticos venosos administrados de forma intermitente ou contínua, ou a associação de um diurético tiazídico, espironolactona, inotrópicos venosos ou ultrafiltração. A espironolactona deve ser associada ao tratamento dos pacientes com IC EV, na dose média de 25mg, se não houver contra-indicações. Esta dose não tem efeito hemodinâmico, mas tem o objetivo de reduzir a mortalidade e as hospitalizações.

Os pacientes que persistem sintomáticos apesar do uso de IECA, diuréticos e digoxina em geral precisam ser hospitalizados.

O paciente que necessita hospitalização requer medicação venosa, principalmente diurético. A utilização de infusão venosa de inotrópicos pode ser útil, podendo compensar pacientes com sinais de hipoperfusão tecidual. As indicações de inotrópicos permanecem controversas; contudo, seu emprego tem sido aceito como *ponte* para transplante cardíaco. Basicamente, dois tipos de inotrópicos venosos são disponíveis para o tratamento da IC: as catecolaminas e os inibidores da fosfodiesterase. As catecolaminas (dopamina e dobutamina) agem por meio da estimulação dos receptores beta 1 e beta 2 no miocárdio, aumentando a síntese de AMP cíclico. Os inibidores da fosfodiesterase bloqueiam a quebra do AMP cíclico. O efeito final de ambos é o aumento da contratilidade miocárdica. A dopamina pode ser utilizada como agente inotrópico, sendo aconselhável a administração concomitante de nitroprussiato de sódio, para contrabalançar a vasoconstrição observada com a administração de doses acima de 5μg/kg/min. Doses mais baixas (≤ 3μg/kg/min) geralmente melhoram o fluxo sangüíneo renal e causam modesta vasodilatação periférica, através da estimulação dos receptores dopaminérgicos. A dobutamina é um estimulante beta, sintético, constituindo-se no agente inotrópico primariamente usado no tratamento da IC avançada. Doses baixas, habitualmente 5μg/kg/min, são suficientes para dobrar o índice cardíaco em 4 a 8 horas. Na evolução da IC grave, pode haver depleção dos níveis de AMP cíclico intracelulares. Assim, os pacientes podem beneficiar-se dos inibidores da fosfodiesterase, dentre os quais o mais utilizado tem sido a milrinona. Os pacientes que permanecem dependentes da infusão venosa contínua de inotrópicos são potenciais candidatos ao transplante, cujos critérios de seleção são abordados em outro capítulo deste livro. Nesses casos, as complicações, como arritmias, trombocitopenia, tolerância, infecção e aumento da mortalidade, passam a ter papel importante. Embora o tratamento de curto prazo com esses agentes inotrópicos apresente benefício temporário, com efeitos hemodinâmicos dramáticos, os resultados a longo prazo não se mostraram benéficos. Pelo contrário, levaram à deterioração da doença e à elevação da taxa de mortalidade. Um agente inotrópico novo, utilizado por via venosa, o levosimendam, surgiu nos últimos anos como uma opção terapêutica no tratamento da IC avançada. Seus mecanismos de ação ainda não estão completamente estabelecidos, mas sabe-se que eles agem como sensibilizadores do cálcio.

As evidências sugerem que os betabloqueadores podem ser utilizados, com cautela, nos pacientes portadores das formas avançadas de IC. Estão contra-indicados nos períodos de descompensação e nos pacientes extremamente críticos, principalmente nos dependentes de inotrópicos. Com a indicação cada vez mais abrangente desses fármacos, uma questão clínica importante está emergindo: como tratar os pacientes que estavam em uso prévio de betabloqueadores e que se tornam descompensados, necessitando de inotrópicos venosos? Nestes pacientes, os receptores adrenérgicos estão ocupados pelos betabloqueadores. As catecolaminas são agonistas dos receptores beta e têm seu mecanismo de ação ligando-se a esses receptores. Esses pacientes se tornam resistentes aos inotrópicos do tipo catecolaminas. Portanto, uma abordagem alternativa é necessária. A resposta à milrinona tem se mostrado melhor nesses casos, com melhora do débito cardíaco e queda da PCP. Todavia, esse conceito necessita ser revalidado por outros estudos.

Os pacientes com IC descompensada podem necessitar de drogas vasodilatadoras para melhorar a *performance* cardíaca, reduzir as pressões de enchimento, diminuir a resistência vascular sistêmica e pulmonar, facilitar a diurese e promover a estabilidade clínica. As drogas vasodilatadoras para uso endovenoso disponíveis são o nitroprussiato de sódio, a nitroglicerina e a prostaciclina. O nesiritide ainda não é comercializado no Brasil. Estas drogas têm utilização preferencial nas situações de pressões de enchimento ventricular elevadas, nos aumentos significativos na resistência vascular pulmonar ou sistêmica, e também nas situações de sobrecarga aguda de volume secundária a lesões valvares regurgitantes (insuficiência mitral e aórtica). Podem aumentar o débito cardíaco e a diurese em conseqüência de seu efeito vasodilatador. Para serem utilizadas isoladamente é necessário que a pressão arterial sistêmica esteja adequada.

A PA baixa é, em geral, bem tolerada nessa população de pacientes, com exceção dos idosos (> 65 anos) e dos portadores de angina. O uso do nitroprussiato venoso possibilita uma rápida definição do estado hemodinâmico ótimo para cada paciente, após o qual o mesmo vai sendo reduzido lentamente, enquanto é substituído por IECA/ARA II e/ou associação de hidralazina e isossorbida, dependendo da tolerância e da resposta. A manutenção desses benefícios requer uma rigorosa adesão ao tratamento, não só no tocante aos vasodilatadores e à restrição de sódio e água, como também a um regime flexível de diuréticos, baseado no peso diário. O paciente receberá alta hospitalar após o preenchimento dos critérios de estabilidade, a qual é definida como ausência de sinais congestivos, PA e função renal estáveis. O tratamento otimizado dos pacientes encaminhados com IC avançada permite a identificação de três grupos: pacientes que permanecem críticos, sem condições de alta hospitalar; aqueles que recebem alta hospitalar, mas estão instáveis em casa; e, finalmente, os que permanecem estáveis pelo menos 6 meses.

As indicações de transplante devem ser consideradas separadamente para cada um desses três grupos.

Mesmo em pacientes transferidos de outros hospitais para um transplante de urgência, o tratamento otimizado possibilita a alta em 80% dos casos. No entanto, talvez seja mais importante, principalmente dentro de nossas limitações econômicas, a demonstração da redução das internações, em média duas, para 0,3 nos 6 meses subseqüentes. Entre os pacientes que recebem alta hospitalar, aproximadamente um terço terá problemas com retenção de fluidos, disfunção renal, angina ou arritmia recorrente e necessitará ser readmitido.

CONCLUSÃO

A despeito da gravidade e da complexidade da IC avançada, muitos desses pacientes podem ser tratados clinicamente. Entretanto, se o tratamento clínico não é mais suficiente, o paciente deve ser considerado para tratamento cirúrgico. Não existe um algoritmo simples que se aplique a todos os pacientes. O tratamento clínico está constantemente mudando e sendo reavaliado. Novas técnicas cirúrgicas e estratégias de transplante estão emergindo. Portanto, a avaliação e o tratamento da IC avançada devem ser feitos por uma equipe multidisciplinar com experiência no manuseio da IC, em intervenções cirúrgicas de alto risco e em transplante cardíaco. Novos tratamentos da IC são promissores, entretanto, os pacientes que mais se beneficiarão serão aqueles encaminhados para os centros especializados.

REFERÊNCIAS BIBLIOGRÁFICAS

1. ACC/AHA Guidelines for the evaluation and management of chronic heart failure in the adult. *J Am Coll Cardiol* 2001; 38(7): 2.101-13.
2. Guidelines for the diagnosis and treatment of chronic heart failure. *European Heart Journal* 2001; 22:1.527-60.
3. II Diretrizes da Sociedade Brasileira de Cardiologia para o diagnóstico e tratamento da insuficiência cardíaca. *Arq Bras Cardiol* 2002; 79(supl IV):1-30.
4. Moreira MCV, Figueroa CCS. Transplante cardíaco. *In*: Pereira AW. *Transplantes de Órgãos e Tecidos*. 2 ed., Rio de Janeiro: Medsi. 2000:275-96.
5. Moreira MCV. Manejo clínico da insuficiência cardíaca avançada. *In*: Moreira MCV. *Manejo da Insuficiência Cardíaca*. Rio de Janeiro: Medsi, 2002:341-53.
6. Stevenson LW, Massie BM, Francis GS. Optimizing therapy for complex or refractory heart failure: a management algorithm. *Am Heart J* 1998; 135(6):S293-309.

CAPÍTULO 34

TRATAMENTO CIRÚRGICO DA INSUFICIÊNCIA CARDÍACA

Fernando Antônio Fantini

INTRODUÇÃO

A insuficiência cardíaca (IC) pode ser definida como uma síndrome clínica complexa que pode resultar de qualquer alteração estrutural ou funcional cardíaca que comprometa a habilidade do coração se encher ou ejetar sangue, e assim suprir as necessidades energéticas dos tecidos. É, sem sombra de dúvida, o maior desafio clínico na área de saúde pública no mundo ocidental. Com base nos números do DATASUS, para uma população estimada de 140 milhões de pessoas assistidas pelo Sistema Único de Saúde, foram necessárias, no ano de 2001, cerca de 370.000 internações (3,3% do total) para tratamento da IC, com uma mortalidade de 6,6% (25.000 óbitos). São atualmente dois milhões de pacientes com IC no país, com o aparecimento de 240.000 novos casos anualmente. Com o envelhecimento da população, preve-se que, em futuro próximo, a IC será o maior custo individual dos planos de saúde.

Apesar das altas prevalência e morbidade da doença, o tratamento cirúrgico da IC esteve restrito a poucas opções até bem pouco tempo atrás. Porém, os recentes avanços tecnológicos têm introduzido um novo leque de opções, com perspectivas bastante promissoras. O objetivo deste capítulo é discutir as técnicas de tratamento cirúrgico da IC de uso corrente.

TRATAMENTO CIRÚRGICO

O melhor conhecimento da fisiopatologia da IC e dos mecanismos que participam da progressão da síndrome acumulados, principalmente na última década, trouxe importantes avanços no seu tratamento. Muito mais que apenas aliviar os sintomas e melhorar a capacidade funcional e a qualidade de vida do paciente, o tratamento também visa prevenir o desenvolvimento e a progressão da IC, atenuar o remodelamento ventricular e reduzir a mortalidade. As diretrizes da Sociedade Brasileira de Cardiologia para o tratamento de IC, publicadas em 1999, baseiam-se em três aspectos básicos: remoção da causa básica, remoção das causas precipitantes e controle da insuficiência cardíaca congestiva. Esta abordagem terapêutica inclui o uso de vários tipos de medicamentos, modificações nos hábitos de vida e uma variedade de técnicas cirúrgicas e implante de dispositivos mecânicos e/ou eletrônicos (Quadro 34.1).

Procedimentos Cirúrgicos

AUXÍLIO EXTRÍNSECO À CONTRAÇÃO MIOCÁRDICA/ PREVENÇÃO DA DILATAÇÃO VENTRICULAR – CARDIOMIOPLASTIA

A cardiomioplastia é um procedimento cirúrgico que utiliza um enxerto muscular esquelético pediculado, em geral o músculo grande dorsal esquerdo, que é introduzido no tórax e colocado envolvendo o coração. Estimulado eletricamente a contrair em sincronia com o coração através de um cardiomioestimulador, tem a finalidade de substituir parcialmente ou reforçar o músculo cardíaco, incrementando a contração miocárdica e o bombeamento de sangue.

Vários mecanismos são responsáveis pela melhora da função ventricular observada após a cardiomioplastia. Além da influência direta da contração sincronizada do enxerto muscular, parece que o músculo que envolve o ventrículo esquerdo funciona como um mecanismo de suporte ativo.

No entretanto, apesar da melhora clínica apresentada pelos pacientes, esse procedimento não demonstrou melhora nos índices de sobrevida a médio e longo prazo, quando comparado à terapia medicamentosa isolada. Por isso, a utilização da cardiomioplastia como técnica cirúrgica isolada no

Quadro 34.1 Esquema Geral do Tratamento da Insuficiência Cardíaca por Disfunção Ventricular Sistólica

- Determinar a etiologia e retirar a causa
- Identificar o mecanismo fisiopatológico
- Medidas não-farmacológicas e modificações dos hábitos de vida
  - restrição do consumo de sal
  - adequação da dieta
  - diminuição do consumo de álcool
  - condicionamento físico
- Inibidores da enzima conversora
- Digital
- Diuréticos
- Betabloqueadores
- Vasodilatadores (venosos, arteriais, mistos)
- Antiarrítmicos
- Anticoagulantes
- Agentes inotrópicos (dopamina, dobutamina, amrinona)
- Procedimentos cirúrgicos
  - Auxílio extrínseco à contração miocárdica/prevenção da dilatação ventricular
    - Cardiomioplastia
    - Assistência ventricular mecânica direta
  - Recuperação da capacidade contrátil do miocárdio
    - Transplante de células
  - Correção dos efeitos do remodelamento ventricular esquerdo (VE)
    - Aneurismectomia do VE
    - Cirurgias de redução volumétrica do VE
    - Correção da insuficiência mitral
  - Correção da dissincronia da contração ventricular
    - Ressincronização ventricular
  - Prevenção da morte súbita
    - Implante de cardiodesfibrilador
  - Mecanismos de assistência circulatória
    - Ventrículo artificial
    - Transplante cardíaco heterotópico
  - Substituição do coração
    - Transplante cardíaco ortotópico
    - Coração artificial total

tratamento da IC não tem tido livre aplicabilidade clínica e está na dependência de novos estudos.

ASSISTÊNCIA VENTRICULAR MECÂNICA DIRETA

Conhecidos genericamente como DMVA (*direct mechanical ventricular assistance*), esses dispositivos são bolsas de acionamento pneumático sincronizadas aos batimentos cardíacos, algumas multicâmaras que, posicionadas ao redor do coração, provocam compressão extrínseca biventricular controlada, transmitindo força sistólica e diastólica ao miocárdio. Por serem externas, não apresentam os inconvenientes da interface entre os materiais exógenos e o sangue comum aos ventrículos artificiais. Os resultados dos estudos experimentais mostram que esses dispositivos proporcionam assistência parcial sincronizada ao miocárdio, resultando em diminuição do trabalho cardíaco e melhora hemodinâmica em modelos animais com IC.

RECUPERAÇÃO DA CAPACIDADE CONTRÁTIL DO MIOCÁRDIO – TRANSPLANTE DE CÉLULAS

Avanços em biologia molecular e técnicas de transferência genética têm pavimentado o caminho para o desenvolvimento de um novo campo em engenharia de tecidos. O objetivo da terapia de implante de células para o tratamento da IC é repor cardiomiócitos no miocárdio doente ou em tecido cicatricial e assim restaurar a forma e a função do coração.

Várias fontes de células doadoras têm sido utilizadas, destacando-se os cardiomiócitos fetais, os mioblastos esqueléticos autólogos (células-satélite) e as células-tronco embrionárias e adultas. Outros tipos de células, como os fibroblastos, células mesenquimais e mesmo células cardíacas adultas autólogas cultivadas, têm sido utilizados experimentalmente.

Os efeitos hemodinâmicos do transplante de células podem não ser devidos diretamente à contração do miócito *per se*. Em vez disso, a melhora da função ventricular pode resultar de um remodelamento mais eficaz do ventrículo esquerdo.

O transplante de células é uma excitante opção de reparo miocárdico. Evidências experimentais de benefícios hemodinâmicos diretos são irrefutáveis. A fonte ideal de células, entretanto, está ainda para ser definida. A mais prática e mais ética fonte é, sem dúvida, o uso de células do próprio paciente. No entanto, não se descarta a possibilidade de uso de células exógenas, como as células-tronco que se podem diferenciar em cardiomiócitos.

CORREÇÃO DOS EFEITOS DO REMODELAMENTO VENTRICULAR ESQUERDO – ANEURISMECTOMIA DO VE

A doença arterial coronária é, sem dúvida, a maior causa etiológica da IC. Assim, o tratamento do aneurisma ventricular esquerdo (AVE) tem importância fundamental no tratamento da IC. É tendência atual aceitar como definição de AVE a área do ventrículo esquerdo com contorno diastólico anormal que, na sístole, se apresenta discinética.

Após a formação de um AVE, o paciente pode permanecer assintomático ou desenvolver sintomas de angina, tromboembolismo, arritmias ventriculares ou IC, que são indicações para a correção. Nos pacientes com indicação para revascularização miocárdica, a aneurismectomia está indicada, mesmo que assintomática.

CIRURGIAS DE REDUÇÃO VOLUMÉTRICA DO VE

O estresse da parede ventricular é um importante determinante do consumo de oxigênio pelo miocárdio. A lei de Laplace, que pode ser usada para estimar o estresse da parede do VE (σ), tem sido reconhecida como um princípio básico fundamental no entendimento da função cardíaca normal e patológica:

$$\sigma = LPV \times R/h$$

onde LVP = pressão intraventricular; R = raio da cavidade ventricular; h = espessura da parede.

Baseado nessa lei, o aumento do raio do ventrículo esquerdo observado na IC crônica, que corresponde em última análise a um aumento volumétrico dessa câmara, expõe os miócitos a um estresse de parede aumentado. Isto leva a hipertrofia da câmara ventricular, que funciona como um processo adaptativo de normalização do estresse de parede. Como a câmara ventricular continua a se dilatar com o tempo, os limites da hipertrofia aparentemente são alcançados, o que finalmente gera mais estresse de parede. Este aumento adicional da pós-carga atua sobre um miócito já enfraquecido, piorando a contração ventricular. Globalmente conhecido como remodelamento ventricular, esse processo é parcialmente prevenível e reversível com o uso de drogas como os inibidores da enzima de conversão da angiotensina, os betabloqueadores e durante o esvaziamento hemodinâmico prolongado proporcionado pelos dispositivos de assistência ventricular.

Baseadas nesses princípios, várias técnicas cirúrgicas têm sido propostas com o objetivo de reduzir o volume do ventrículo esquerdo. A ventriculectomia parcial esquerda, técnica cirúrgica proposta por Batista e cols. na qual a redução do VE é obtida por meio da ressecção da parede lateral do VE, é a precursora delas. Este procedimento causou inicialmente grande impacto no tratamento da IC, já que os pacientes sobreviventes experimentam melhora clínica significativa, com elevação da fração de ejeção e diminuição do diâmetro e do volume ventricular esquerdo.

No entanto, a melhora não ocorre em todos os pacientes submetidos à operação, já que o efeito da técnica se baseia num rearranjo geométrico que pode não representar uma melhora no volume sistólico ou ainda um aumento de contratilidade miocárdica. Além disso, os efeitos da ressecção miocárdica nas propriedades diastólicas do VE têm sido subestimados. Isto tem contribuído para mortalidades imediata e a médio prazo elevadas, que ocorrem principalmente por progressão da IC ou por eventos relacionados a arritmias ventriculares. Estes eventos parecem estar relacionados ao grau de comprometimento das células miocárdicas, já que uma relação significativa entre o diâmetro das fibras miocárdicas e os resultados da ventriculectomia foi observada na experiência do INCOR-SP. Este estudo traz, ainda, um dado interessante. Após o primeiro ano de seguimento, não tem sido observada mortalidade importante, caracterizando uma estabilização da doença de base por mais de 2 anos de seguimento.

Assim, o posicionamento da ventriculectomia parcial esquerda como uma alternativa real de tratamento da IC continua merecendo maiores estudos, principalmente no sentido de se identificarem aqueles pacientes que podem efetivamente se beneficiar do procedimento.

Outras técnicas de redução volumétrica do VE estão em estudos ou em uso clínico inicial como ressecção de cicatrizes acinéticas ou discinéticas no miocárdio, o realinhamento dos músculos papilares, a ventriculoplastia endoventricular circular e o implante de escoras, colocadas através do ventrículo, dividindo o VE em dois lobos com raio menor que o do coração original.

CORREÇÃO DA INSUFICIÊNCIA MITRAL

Outra técnica de correção do remodelamento do VE consiste na correção da insuficiência mitral (IM), que é uma importante alteração nos estágios finais da IC. A principal causa da IM é a dilatação do anel atrioventricular, que compromete tanto a porção muscular como a porção fibrosa do anel valvar, levando a afastamento das cúspides com conseqüente falha de coaptação central. Outra causa de IM, principalmente na cardiopatia isquêmica, é a disfunção de músculo papilar.

A IM tem como conseqüência fisiopatológica uma progressiva sobrecarga volumétrica do VE, que aumenta o anel valvar, criando um círculo vicioso que sinaliza um prognóstico reservado para esse grupo de pacientes. A correção da IM poderia interromper essa perspectiva, impedindo a progressão da dilatação ventricular.

Como em geral as cúspides valvares estão preservadas, a realização da anuloplastia é perfeitamente factível e preferível, por preservar intacta a continuidade anulo-corda-papilar, importante para não desarranjar ainda mais a geometria ventricular. No entanto, alguns autores têm preconizado o implante de próteses valvares com preservação e ressuspensão do aparelho subvalvar.

CORREÇÃO DA DISSINCRONIA DA CONTRAÇÃO VENTRICULAR – RESSINCRONIZAÇÃO VENTRICULAR

Alterações na condução elétrica intracardíaca são freqüentemente observadas em pacientes com IC. Na presença de anormalidade na condução infranodal caracterizada pelo bloqueio de ramo, principalmente o esquerdo, ocorrem ativação ventricular direita precoce e ativação contrátil do ventrículo esquerdo a partir das regiões septal e inferior, seguida de uma contração em onda do ventrículo. As paredes lateral e posterior apenas se contraem na fase final da sístole, estando relaxadas na fase inicial da contração. Esta dissincronia, que pode ser observada no ECG como um intervalo QRS maior que 120ms, cursa com redução no débito cardíaco (ejeção ventricular inefetiva), aumento nas pressões ventriculares esquerdas e prolongamento do relaxamento cardíaco, agravando a regurgitação mitral.

A terapia medicamentosa não tem nenhum efeito sobre a normalização do intervalo atrioventricular ou mesmo no retardo da condução intraventricular. Assim, na década de 1990, foi proposto o conceito de estimulação biventricular como coadjuvante no tratamento da IC. Foi desenvolvida então a estimulação multissítio, sendo o método mais utilizado na atualidade o implante de eletrodos atrial e ventricular direito convencionais, e eletrodo ventricular esquerdo, com posicionamento de eletrodo especial em veia coronária lateral através do seio coronário ou na parede lateral do VE por toracotomia esquerda. Em recente publicação dos resultados do estudo MIRACLE, a ressincronização cardíaca resultou em significativa melhora clínica em pacientes com moderada a severa IC e condução intraventricular retardada. No entanto, algumas questões ainda aguardam resposta, como o impacto dessa modalidade de tratamento sobre a sobrevida dos pacientes, sobre a progressão da doença e sobre o custo-benefício do tratamento, já que são utilizados dispositivos extremamente dispendiosos.

PREVENÇÃO DA MORTE SÚBITA – IMPLANTE DE CARDIODESFIBRILADOR

A morte súbita é responsável por 50% dos óbitos em pacientes portadores de IC, e grande parte delas se deve à taquicardia ventricular. Dessa forma, pode-se inferir que boa parte dos portadores de IC se beneficiaria do implante de cardiodesfibriladores implantáveis. No entanto, a indicação indiscriminada desses dispositivos na IC permanece uma questão em aberto.

Os cardiodesfibriladores são dispositivos totalmente implantáveis que permitem reverter automaticamente taquiarritmias ventriculares por estímulo elétrico aplicado diretamente na superfície endocárdica do coração.

As evidências têm mostrado que os maiores beneficiários desse tipo de tratamento são os pacientes isquêmicos, com função ventricular muito deprimida. O estudo COMPANION (*The Comparison of Medical Therapy, Pacing and Defibrillaton in Chronic Heart Failure*) randomizou 1.600 pacientes e demonstrou aumento de sobrevida com redução de 40% na mortalidade do grupo ressincronizador + cardiodesfibrilador, associada a redução de 20% nas hospitalizações por todas as causas. Entretanto, novos estudos são necessários, já que algumas formas mais baratas de tratamento não foram devidamente testadas, como, por exemplo, o uso de amiodarona.

MECANISMOS DE ASSISTÊNCIA CIRCULATÓRIA – VENTRÍCULO ARTIFICIAL

Uma das modalidades que mais se têm desenvolvido para o tratamento da IC consiste no uso de diversos tipos de dispositivos que, implantados paralelamente ao coração, auxiliam mecanicamente o órgão doente, retirando sangue de suas cavidades e o impulsionando na circulação arterial. Os dispositivos de assistência circulatória mecânica, ou ventrículos artificiais, são aparelhos de avançada concepção tecnológica que podem ser empregados como ponte para transplante em pacientes terminais e com dificuldade de obtenção de enxerto apropriado, como ponte para recuperação do miocárdio atordoado, por exemplo, em infartos extensos, nas miocardites e após cirurgia cardíaca, ou ainda como suporte permanente em pacientes não-elegíveis para transplante cardíaco, como os pacientes com mais de 60 anos ou que tenham algum tipo de contra-indicação ao transplante.

Como suporte provisório ou definitivo, esses aparelhos promovem melhora clínica acentuada, além de estabilizarem as alterações neuro-hormonais, recuperarem o volume plasmático e aumentarem a tolerância às arritmias do coração nativo. Observam-se ainda redução das dimensões das câmaras cardíacas, redução do grau de remodelação, recuperação histológica do miocárdio e melhora da função contrátil do ventrículo esquerdo. Estes efeitos positivos tiveram importante impacto na sobrevida e na recuperação dos pacientes posteriormente submetidos ao transplante cardíaco.

Contudo, o implante desses dispositivos está sujeito a complicações precoces (hemorragia, embolia aérea e insuficiência ventricular direita) e tardias (infecções, tromboembolismo e falha mecânica).

TRANSPLANTE CARDÍACO HETEROTÓPICO

O transplante cardíaco heterotópico é uma técnica cirúrgica na qual o coração do doador é implantado paralelamente ao coração do receptor. O coração nativo permanece funcionando, e o novo órgão suplementa sua função de bomba na manutenção do débito e dos fluxos sistêmico e pulmonar.

Atualmente, as indicações para o transplante heterotópico são bastante reduzidas, limitando-se aos pacientes com resistência vascular pulmonar elevada e fixa, aos pacientes que não podem esperar por um enxerto adequado na posição ortotópica e acabam recebendo um coração pequeno na posição heterotópica, ao coração do doador que sofreu tempo de isquemia prolongado, cuja aplicação ortotópica poderia redundar em falência aguda por insuficiência do ventrículo direito, e aos pacientes que apresentem tipo reversível de IC.

Os cuidados pós-operatórios, assim como o regime de imunossupressão, são idênticos aos do transplante ortotópico. As complicações geralmente encontradas no seguimento incluem a dificuldade na interpretação do ECG e na obtenção das biópsias endocárdicas necessárias ao controle dos episódios de rejeição, a persistência de alterações pré-operatórias, como angina e arritmias, e a possibilidade de trombose intracavitária no coração nativo.

Substituição do Coração

TRANSPLANTE CARDÍACO ORTOTÓPICO

O transplante cardíaco (TC) é o tratamento de escolha para pacientes com prognóstico reservado ou com qualidade de vida inaceitável. Prognóstico reservado é aquele em que a mortalidade prevista para o primeiro ano de evolução natural com a máxima terapêutica tolerada é superior a 30 a 40%. No entanto, o estabelecimento desses critérios de mau prognóstico continua a ser o maior desafio de cardiologistas e cirurgiões na decisão de incluir o paciente na lista de transplante, e quando fazê-lo. Como não existem métodos que determinem com exatidão o prognóstico de cada paciente com IC terminal e com o intuito de se reduzir possíveis erros nas decisões, procura-se utilizar parâmetros objetivos de gravidade que envolvam diferentes aspectos da fisiopatologia da cardiopatia e do quadro clínico do paciente, como:

- *Etiologia da insuficiência cardíaca*: a cardiopatia isquêmica está relacionada a uma maior possibilidade de mortalidade que as de etiologia não-isquêmica. Na doença valvar, a caracterização de disfunção ventricular irreversível é de difícil definição.

- *Fatores hemodinâmicos*: a fração de ejeção (FE) não é um bom método, isoladamente, para identificar os potenciais candidatos ao TC, por não ser um preditor de sobrevida para pacientes em classe funcional III ou IV, pois a capacidade funcional pode variar entre pacientes com a mesma FE. Outros parâmetros hemodinâmicos que podem estar associados a um potencial risco de mortalidade são: aumento da pressão diastólica do ventrículo esquerdo e do capilar pulmonar, baixo débito cardíaco, hipertensão pulmonar e aumento da resistência vascular periférica.
- *Arritmias*: é a principal causa de mortalidade nos pacientes com IC. Não se relaciona com o quadro hemodinâmico, e a terapia com antiarrítmicos pode não diminuir a sua incidência. A maior parte dos pacientes com IC apresenta arritmias ventriculares assintomáticas e não sustentadas ao Holter.
- *Capacidade funcional*: o estudo do consumo de O_2 ao exercício máximo ($\dot{V}O_2$máx) tem sido considerado um excelente teste para a determinação do prognóstico da IC. Além de determinar com precisão a capacidade funcional do paciente, tem sido usado para avaliar e priorizar os potenciais candidatos ao TC. O consumo máximo de O_2 menor que 10mL/kg/min é marcador de mau prognóstico, sendo indicação de prioridade no TC. Por outro lado, pacientes com VO_2máx maior que 14mL/kg têm sobrevida de até 95% em 1 ano, melhor que aqueles submetidos ao TC.
- *Resistência vascular pulmonar*: deve ser avaliada, por medida direta, em todo paciente candidato ao TC, já que, quando severa e fixa, pode causar grandes transtornos no pós-operatório por provocar disfunção ventricular direita, que é uma importante causa de mortalidade perioperatória. Resistência vascular acima de 6 unidades Wood é contra-indicação ao TC.
- *Idade*: não existe idade limite para a inclusão do paciente no programa de transplante. Isto depende muito mais da condição clínica e da disposição do paciente em recuperar a saúde e viver mais.

Outras contra-indicações absolutas e relativas ao TC encontram-se relacionadas no Quadro 34.2.

Doador

O coração para o TC, assim como outros órgãos, é obtido de doadores com morte encefálica. Não existe limite de idade para a doação; no entanto, após os 40 anos é necessária a realização de cinecoronariografia, para exclusão de doença arterial coronária. A presença de cardiopatia, lesão cardíaca e infecções sistêmicas, como AIDS e hepatite, contra-indica a doação. Neoplasias, com exceção das cerebrais, também são um impedimento para a doação. A compatibilidade do sistema ABO é necessária em todos os casos, e o peso do doador não deve ser inferior a 10% do peso do receptor, especialmente quando este último é portador de hipertensão pulmonar.

Quadro 34.2 Tratamento Cirúrgico da Insuficiência Cardíaca – Contra-indicações Relativas e Absolutas para o Transplante Cardíaco

- Absolutas
  - Infecção ativa
  - Sorologia positiva para AIDS
  - Neoplasia recente
  - Resistência pulmonar > 8 unidades Wood
  - Gradiente transpulmonar > 15mmHg
  - Úlcera péptica em atividade
  - Não aderência à terapêutica
  - Dependência de drogas, alcoolismo
  - Doença sistêmica que compromete a aderência
  - Infarto pulmonar
  - Lesão pulmonar não diagnosticada
  - Instabilidade psicológica e emocional
  - Dificuldades para permanecer próximo ao centro de transplante
  - Amiloidose

- Relativas
  - Idade > 60 anos
  - Recente embolia pulmonar ou infecção
  - Resistência vascular pulmonar entre 5 e 8 unidades Wood
  - Diabetes melito
  - Diverticulite
  - Doença vascular cerebral ou periférica
  - Disfunção significativa renal, hepática ou pulmonar
  - Ausência de suporte social apropriado
  - Epilepsia
  - Severa hipertensão arterial sistêmica prévia

Rejeição

Sem dúvida, é a principal complicação dos transplantes cardíacos e a maior limitação do resultado a longo prazo. A rejeição pode ocorrer de quatro formas: hiperaguda, celular aguda, humoral e rejeição vascular crônica. As rejeições agudas são muito raras, mas inevitavelmente levam à destruição do enxerto. A rejeição humoral afeta praticamente a metade dos órgãos transplantados em até 5 anos, sendo a complicação mais importante a médio e longo prazo. A rejeição vascular crônica consiste na proliferação da camada íntima das coronárias, levando a vasculopatia difusa do enxerto. É umas das causas mais importantes de falência a longo prazo do coração transplantado. Suas manifestações clínicas são de difícil caracterização, já que, como o coração está denervado, não ocorre dor anginosa. No entanto, sinais de insuficiência cardíaca podem estar presentes.

O diagnóstico da rejeição humoral é feito com base na biópsia endocárdica periódica. A cintilografia com gálio tem sido empregada e ajuda a reduzir a necessidade de biópsias. Outros exames, como o ecocardiograma, a monitorização citoimunológica, o eletrograma intracavitário, a ressonância nuclear magnética e os anticorpos monoclonais antimiosina e

Quadro 34.3 Esquema de Imunossupressão Profilática Utilizado no Hospital Biocor

Pré-operatório	a. 500mg de metilprednisolona b. 4-6mg/kg VO de ciclosporina c. 2-4mg/kg VO de azatioprina
Peroperatório	a. 500mg de metilprednisolona antes de desclampar aorta
Pós-operatório imediato (POI)	a. 500mg de metilprednisolona 12/12h b. 1/3 da dose oral de ciclosporina em infusão EV contínua por 24 horas *ou 0,5mg/kg EV em 6 horas*
1.º DPO	a. 250mg EV de metilprednisolona 12/12h b. 2mg/kg VO de azatioprina *ou 500 a 1g de 12/12h de MMF* c. 6mg/kg VO/BID de ciclosporina (se não extubado, manter CSA EV)
2.º DPO e a seguir	a. 1-2mg/kg/dia de prednisona, reduzindo-se posteriormente 0,1mg/kg/semana ou 2,5 a 5mg, se não houver evidências de rejeição b. 2mg/kg/dia de azatioprina *ou 500 a 1g de 12/12h de MMF* c. 6mg/kg VO/BID de ciclosporina, ajustando-se pela dosagem sérica

VO – via oral; EV – endovenosa; MMF – micofenolato de mofetil.

a bioimpedância elétrica do tórax, também têm sido empregados como subsídios ao diagnóstico da rejeição. A rejeição vascular crônica é diagnosticada a partir da realização de cinecoronariografia.

No tratamento, profilático ou de rejeição estabelecida, são utilizadas diversas drogas, isoladamente ou em esquemas terapêuticos diversos, como pode ser visto no Quadro 34.3, que resume o esquema adotado no nosso serviço.

Outras Complicações

A infecção é uma importante causa de mortalidade após o TC, estando em torno de 17% no primeiro ano. A nefropatia desencadeada pelo uso crônico da ciclosporina também é freqüentemente vista no acompanhamento do transplantado e deve ser rotineiramente investigada. Outra alteração devida à ciclosporina é a hipertensão arterial, que ocorre em decorrência da estimulação do sistema renina-angiotensina. Deve ser tratada convencionalmente como qualquer outro quadro hipertensivo. O desenvolvimento de neoplasias tem sido relacionado a imunossupressão, infecção pelo vírus de Epstein-Barr e estímulo prolongado do sistema reticuloendotelial pelo órgão transplantado. Os tumores mais comuns são os linfoproliferativos, o sarcoma de Kaposi e os tumores de pele.

Resultados

Pelos registros da International Society for Heart and Lung Transplantation (ISHLT) foram realizados, de janeiro de 1982 até junho de 2002, 62.851 transplantes cardíacos em cerca de 330 centros cadastrados em todo o mundo. Em 19 anos, o índice de sobrevida foi de 17%, sendo a sobrevida média de 9,3 anos.

SUBSTITUIÇÃO MECÂNICA TOTAL

Embora os resultados favoráveis obtidos com os dispositivos de assistência circulatória tenham solucionado em parte o problema, os esforços para o desenvolvimento de um coração artificial total continuam. Atualmente, encontra-se em uso clínico a prótese Cardiowest (Tucson, EUA), que é um dispositivo biventricular pneumático implantado em posição ortotópica e gerido por um console externo computadorizado. Recentemente foi autorizado para uso clínico nos Estados Unidos um dispositivo da Abiomed gerido a eletricidade, totalmente interno e sem cabos exteriorizados na pele.

REFERÊNCIAS BIBLIOGRÁFICAS

1. Abraham WT, Hayes DL. Cardiac resynchronization therapy for heart failure. *Circulation* 2003; *108*:2.596-603.
2. Batista RJV, Santos JLV, Takeshita N *et al*. Partial left ventriculectomy to improve left ventricular function in end-stage heart diseases. *J Card Surg* 1996; *11*:96-7.
3. Bristow MR, Feldman AM, Saxon LA for the Companion Steering Committee and Companion Clinical Investigators. Heart failure management using implantable devices for ventricular resynchronization: comparison of medical therapy, pacing and defibrillation chronic heart failure (Companion) trial. *Int J Cardiol* 2003; *87*:119-20.
4. Buffolo E, Paula IM, Branco JNR, Palma JH. Tratamento da insuficiência cardíaca terminal através da correção da insuficiência mitral secundária e remodelação ventricular. *Rev Bras Cir Cardiovasc* 2001; *16*:203-11.
5. Burkoff D. New heart failure therapy: the shape of things to come? *J Thorac Cardiovasc Surg* 2001; *122*:421-3.
6. Dinkhuysen JJ ed. *Tratamento Cirúrgico de Insuficiência Cardíaca*. Rio de Janeiro: Revinter, 2000:43.

7. II Diretrizes da Sociedade Brasileira de Cardiologia para o Diagnóstico e Tratamento da Insuficiência Cardíaca. *Arq Bras Cardiol* 1999; *72*(Supl. I).
8. El Okley RM, Cheong O, Bongso A, Yacoub MH. Myocyte transplantation for myocardial repair: a few good cells can mend a broken heart. *Ann Thorac Surg* 2001; *71*:1.724-33.
9. Hotei H, Koura Y, Orihashi K *et al*. Development of a direct mechanical left ventricular assist device for left ventricular failure. *Artif Organs* 1997; *21*:1.026-34.
10. Kaczmarek I, Feindt P, Boeken U, Guerler S, Gams E. Effects of direct mechanical ventricular assistance on regional myocardial function in an animal model of acute heart failure. *Artif Organs* 2003; *27*:261-6.
11. Lattuca JJ, Cohen TJ, Mower MM. Bi-ventricular pacing to improve cardiac hemodynamics (abstract). *Clin Res* 1990; *38*:982A.
12. Mavroudis D, Sun BC, Pae WE. Bridge to transplantation: the Penn State experience. *Ann Thorac Surg* 1999; *68*:684-7.
13. McCarthy PM, Fukamachi K, Takagaki M *et al*. Device-based change in left ventricular shape: a new concept for the treatment of dilated cardiomyopathy. *J Thorac Cardiovasc Surg* 2001; *122*:482-90.
14. Moreira LFP, Stolf NAG. Dynamic cardiomyoplasty as a therapeutic alternative: current status. *Heart Fail Rev* 2001; *6*:201-12.
15. Stolf NAG, Moreira LFP, Bocchi EA *et al*. Determinants of midterm outcome of partial left ventriculectomy I dilated cardiomyopathy. *Ann Thorac Surg* 1998; *66*:1.585-91.

VI

MIOCARDIOPATIAS

CAPÍTULO 35

CARDIOMIOPATIA DILATADA

José Dondici Filho

INTRODUÇÃO

As cardiomiopatias (CMP) representam um grupo de moléstias caracterizado por comprometimento primário do músculo cardíaco, quando se descarta envolvimento coronariano, valvular, congênito, hipertensivo ou pericárdico.

Dentre as formas propostas para classificar as CMP, a mais aceita é a da Organização Mundial de Saúde, que as classifica, de acordo com as características fisiopatológicas predominantes, em dilatadas, hipertróficas e restritivas. Outras moléstias que afetam o miocárdio, associadas a cardiopatias ou doenças sistêmicas, são denominadas cardiomiopatias específicas (Quadro 35.1).

Serão discutidas as cardiomiopatias dilatadas idiopáticas (CMDI), doenças primárias do músculo cardíaco, de causas desconhecidas, caracterizadas por dilatação de um ou ambos os ventrículos, com prejuízo em graus variados da contratilidade.

Dependendo dos critérios adotados, a incidência anual varia de cinco a oito casos por 100.000 habitantes. Todavia, este valor pode estar subestimado, tendo em vista a alta taxa de formas assintomáticas. Cerca de 10.000 mortes ao ano podem ser atribuídas às CMDI.

O sexo masculino e a raça negra têm chances duas a cinco vezes maiores de serem acometidos, o que pode ser explicado, dentre outras variáveis, pela maior ingestão de álcool e por fatores socioeconômicos.

Visto que a dilatação e a disfunção cardíacas podem resultar de grande variedade de condições adquiridas ou hereditárias, a diferenciação entre formas idiopáticas e secundárias, potencialmente reversíveis, tem importante implicação diagnóstica e terapêutica (Quadro 35.1).

PATOLOGIA

A principal característica morfológica da CMDI é a dilatação de ambos os ventrículos. Trombos podem estar presentes nos ventrículos e nos átrios, os quais habitualmente também se encontram dilatados, embora menos do que os primeiros. O peso do coração aumentado resulta da dilatação, uma vez que as paredes apresentam espessura normal. A hipertrofia parietal parece ter efeito protetor benéfico, reduzindo o estresse sistólico e dificultando o crescimento cavitário. Dilatação do anel das válvulas mitral e tricúspide, fibrose de músculos papilares e cicatrizes valvulares podem estar presentes, resultando em graus variáveis de regurgitação mitral e/ou tricúspide, que passam a influenciar o prognóstico. As artérias coronárias são normais.

À microscopia, notam-se substancial hipertrofia e degeneração dos miócitos, fibrose intersticial e perivascular, com áreas de necrose e aglomerações de linfócitos. Habitualmente, vírus ou outros agentes etiológicos não são identificados. Particularmente frustrantes são as tentativas de estabelecer a etiologia da CMDI pelo estudo histológico.

QUADRO CLÍNICO, HISTÓRIA NATURAL E PROGNÓSTICO

Quadro Clínico

Os sintomas se desenvolvem gradualmente e aparecem com mais freqüência entre os 20 e os 50 anos, embora crianças e idosos também possam ser afetados. A manifestação inicial mais comum é a insuficiência cardíaca (75-85%). Os sintomas de falência esquerda predominam com dispnéia, ortopnéia e dispnéia paroxística noturna. Palpitação (30%), edema peri-

Quadro 35.1 Classificação das Cardiomiopatias

Doença	Descrição
Cardiomiopatia dilatada	Dilatação e hipocontratilidade de um ou de ambos os ventrículos, causadas por fatores genéticos/familiares, virais/imunes, alcoólicos/tóxicos ou desconhecidos
Cardiomiopatia hipertrófica	Hipertrofia ventricular, usualmente assimétrica, envolvendo o septo interventricular
Cardiomiopatia restritiva	Restrição do enchimento e/ou redução do intervalo diastólico, com função sistólica normal. Pode ser idiopática ou não (amiloidose, doenças do endocárdio)
Cardiomiopatia arritmogênica do ventrículo direito	Progressiva substituição do miocárdio do ventrículo direito por tecido fibrogorduroso. Habitualmente é familiar
Cardiomiopatias não classificadas	Disfunção sistólica com mínima dilatação, doenças mitocondriais, fibroelastose
Cardiomiopatias Específicas	
Cardiomiopatia isquêmica	Presença de cardiomiopatia dilatada desproporcional ao grau de lesão coronariana e sem dano isquêmico significativo
Cardiomiopatia valvular	Presença de cardiomiopatia dilatada desproporcional ao grau de lesão valvular
Cardiomiopatia hipertensiva	Presença de hipertrofia ventricular com sinais de insuficiência cardíaca
Cardiomiopatia inflamatória	Disfunção ventricular secundária a miocardite
Cardiomiopatia metabólica	Inclui anormalidades endócrinas (tireóide, diabetes, feocromocitoma), depósitos de glicogênio, deficiências (p. ex., potássio, cálcio, carnitina) ou doenças nutricionais
Doenças sistêmicas	Doenças do tecido conjuntivo e infiltrativas (sarcoidose, leucemia)
Distrofias musculares	Duchenne, Becker, distrofias miotônicas
Doenças neuromusculares	Ataxia de Friedreich, síndrome de Noonan e lentiginose
Reações tóxicas ou de hipersensibilidade	Reação ao álcool, catecolaminas, antraciclinas, irradiação, anti-retrovirais, fenotiazinas, cocaína e outros
Cardiomiopatia periparto	.

Richardson P, McKenna W, Bristow M et al. Report of the 1995 World Health Organization/International Society and Federation of Cardiology Task Force on the Definition and Classification of Cardiomyopathies. *Circulation* 1996; *93*:841. Copyright 1996, American Heart Association.

férico (29%) e cardiomegalia assintomática (4-13%) também se podem constituir nas anormalidades inicialmente detectadas. Sintomas de falência direita, como hiporexia, náuseas e dor no hipocôndrio direito, simulando quadros digestivos, aparecem em fases avançadas, conferindo pior prognóstico.

Dor precordial semelhante à angina pode ser o sintoma inicial num percentual que varia de 8 a 20%, e estes pacientes apresentam menor reserva de fluxo coronariano. Embolia sistêmica ou pulmonar é a manifestação inicial em 1,5 a 4% dos pacientes. Arritmias como fibrilação atrial (25%), extra-sístoles e taquicardia ventricular também são comuns, porém síncope e morte súbita raramente constituem a manifestação inicial.

História Natural

De certo modo, a história natural da CMDI é um espelho daquela da insuficiência cardíaca (IC). É difícil determinar a evolução, pois cardiomegalia assintomática pode estar presente por meses ou anos. A velocidade de progressão das formas assintomáticas até o aparecimento de sinais de disfunção ventricular é desconhecida, porém pacientes sintomáticos têm pior prognóstico. Dados obtidos em centros de atenção terciária permitem demonstrar mortalidade de 25 a 30% ao ano e de aproximadamente 50% ao final de 5 anos (35-62%). Na verdade, o curso clínico é imprevisível, não se conseguindo antever a evolução com base na manifestação inicial. Observações mais recentes sugerem importante melhora da sobrevida, com mortalidade em 5 anos de 20%, refletindo o diagnóstico mais precoce, melhor qualidade nos estudos (prospectivos e não abrangendo apenas centros terciários) e tratamento mais eficaz.

Uma minoria dos pacientes apresenta períodos prolongados de estabilidade clínica. Cerca de 25% dos portadores com CMDI de início recente melhoram espontaneamente, mesmo aqueles casos considerados inicialmente muito graves, com indicação de transplante. Normalmente, este fenômeno ocorre nos primeiros 6 meses de evolução. Raramente, melhora clínica e funcional pode ocorrer anos após o diagnóstico inicial.

Prognóstico

Embora algumas variáveis possam ser úteis para determinar o prognóstico em grupos populacionais, para casos isolados trata-se de tarefa nem sempre bem-sucedida. Apesar do risco de fenômenos embólicos e arritmias, de modo geral o prognóstico é determinado pelo grau de disfunção ventricular. Mesmo sem uma relação definitivamente linear, os maiores ventrículos (determinados pelo estudo radiológico ou ecocardiográfico) e com função mais comprometida tendem a acompanhar pior prognóstico. A fração de ejeção é um poderoso preditor independente, assim como uma maior dilatação do ventrículo direito.

As variáveis clínicas relacionadas ao melhor prognóstico são: classe funcional I ou II, jovens e sexo feminino. Síncope, galope persistente e bloqueios de ramo ou atrioventriculares são marcadores de mau prognóstico. Por outro modo, hiponatremia, altas concentrações de noradrenalina, fator natriurético cerebral, troponina e renina são marcadores de prognóstico ruim.

A avaliação da capacidade funcional pelo teste cardiopulmonar, com captação máxima de oxigênio abaixo de 10mL/kg/min, é capaz de prever uma mortalidade anual acima de 50% e é freqüentemente usado para identificar os pacientes que necessitam de transplante.

Os parâmetros hemodinâmicos relacionados a um prognóstico ruim incluem pressão capilar pulmonar acima de 20mmHg, índice cardíaco abaixo de $2,5L/min/m^2$ de superfície corporal, hipotensão sistêmica, hipertensão arterial pulmonar e elevada pressão venosa pulmonar.

Embora morte súbita ocorra em cerca de 28% dos casos com CMDI, a importância das arritmias ventriculares no prognóstico não está tão clara, mesmo se reconhecendo que existe uma correlação inversa entre a gravidade da arritmia e a fração de ejeção do ventrículo esquerdo. A síncope é forte preditor de morte súbita. A despeito do uso de betabloqueadores, amiodarona e vasodilatadores, não se tem obtido, redução significativa dessa modalidade de morte, o que pode ser revertido em futuro próximo com a melhor padronização do uso de cardiodesfibriladores implantáveis.

Patogênese

Cerca de um quarto dos casos de insuficiência cardíaca nos Estados Unidos se deve à CMDI. A maioria dos casos restantes é de coronariopatia e/ou hipertensão arterial. É possível que as CMDI representem uma expressão comum de dano miocárdico, produzido por ampla variedade de insultos mal identificados. Embora as causas permaneçam incertas, alguns mecanismos básicos de lesão têm sido mais estudados.

Fatores Genéticos e Familiares

A forma familiar da doença pode ser mais freqüente do que se reconhece. Vinte por cento dos pacientes com CMDI têm pelo menos um parente de primeiro grau com redução da fração de ejeção e cardiomegalia. Exceto pela história, não existe qualquer característica clínica ou histopatológica capaz de separar as formas familiares das não-familiares. A forma de herança na maioria das famílias parece ser do tipo autossômica e dominante, mas a doença é geneticamente heterogênea, havendo relatos de formas autossômicas recessivas, recessivas ligadas ao cromossomo X e ligadas a anomalias mitocondriais. Existe aumento da freqüência de CMDI em pacientes com genótipo DD da enzima conversora da angiotensina e mutações específicas do *locus* Xp21 nas formas ligadas ao cromossomo X.

A resposta imune é regulada em nível molecular e celular por produtos derivados de genes localizados no cromossomo 6. Foi demonstrada uma associação entre CMDI e HLA classe II (DR ou DQ). DR4, DQw4 ou ambos os antígenos estão presentes em 63% dos pacientes com CMDI, comparados a 26% dos controles.

Miocardite Viral e Lesões Citotóxicas

Acredita-se que a CMDI possa ser seqüela de miocardite em alguns pacientes. Embora o mecanismo responsável pela injúria miocárdica relacionada a vírus seja desconhecido, uma resposta auto-imune desencadeada por aberrações na indução da expressão antigênica contra merosina de cadeia pesada poderia ser responsável tanto pela agressão inicial como pela progressão da doença. O diagnóstico histológico de miocardite é definido pela presença de infiltrados de células inflamatórias e necrose ou degeneração miocárdica. A incidência de miocardite comprovada por biópsia em pacientes com CMDI varia de 1 a 67%, sendo mais elevada nos casos em que o intervalo entre o início dos sintomas e a biópsia é mais estreito. Por meio da utilização de critérios rigorosos, somente 10% (ou menos) dos pacientes com CMDI têm evidências de miocardite na biópsia.

Títulos elevados de anticorpos contra o vírus coxsáckie B3 estão presentes em percentual considerável, e especula-se que a CMDI seria uma seqüela tardia de miocardites causadas por este vírus. Todavia, as técnicas virológicas convencionais têm falhado em demonstrar a presença do vírus no miocárdio. De outro modo, embora estudos de hibridização molecular tenham demonstrado a presença de ácidos nucléicos enterovirais no miocárdio de pacientes com CMDI, eles também têm sido detectados em indivíduos-controle, e a técnica de reação de canais de polimerase, mais sensível e específica, geralmente falha em detectar seqüências genômicas virais, o que coloca em questão a real freqüência de CMDI resultante de miocardite.

Assim, embora atraente, esta hipótese não tem sido convincentemente confirmada. Sem dúvida, a incidência de miocardite depende do tipo de seleção dos pacientes.

Anormalidades Imunológicas

Anormalidades da imunomodulação humoral e celular têm sido reconhecidas tanto na miocardite como na CMDI; entretanto, se é causa ou conseqüência da doença ou se tem um papel patológico específico, permanece incerto. Redução da atividade de linfócitos *killer* (um mecanismo de defesa antiviral) e linfócitos supressores têm sido identificados. A hipótese de a CMDI ser uma doença imunológica pode ser suportada pela associação com antígenos específicos HLA classe II (particularmente DR4). Ativação de células T pode resultar da interação com antígenos externos (vírus) ou da alteração da expressão de antígenos HLA nos miócitos. Este processo pode levar à produção de células T ativadas, assim como de anticorpos específicos contra o músculo cardíaco, capazes de alterar ou destruir miócitos. Anticorpos circulantes contra uma variedade de antígenos cardíacos têm sido identificados, incluindo aqueles contra receptores beta-1, mitocôndrias e merosina pesada. Não se sabe se estes anticorpos são mesmo patogênicos ou se são reflexo de injúria miocárdica de longo prazo.

Papel do Sistema Nervoso Simpático

Mais do que responsáveis pelo início do processo, parece que as anormalidades metabólicas, energéticas e contráteis refletem a progressão da doença. *Down-regulation* e falta de acoplamento dos receptores beta, anormalidades de fosfatos de alta energia, interação actina-miosina inadequada e alterações do retículo sarcoplasmático têm sido identificadas.

Embora a secreção de noradrenalina esteja aumentada na maioria dos pacientes com baixo débito crônico por IC, ativação adrenérgica parece ser mais evidente na CMDI do que na cardiopatia isquêmica. Pacientes com CMDI têm maior redução da densidade de receptores beta-1, ou por superestimulação crônica ou por anticorpos anti-receptores beta. Estas diferenças refletem o processo básico causador da doença e criam causas potenciais de resposta heterogênea às diferentes intervenções farmacológicas.

Citocinas Pró-inflamatórias e Outras Causas

As citocinas constituem um grupo de moléculas protéicas de baixo peso molecular que são secretadas por células em resposta a uma variedade de estímulos indutores que influem no comportamento biológico das células-alvo. Exercem seus efeitos pela união a receptores específicos da superfície celular.

Uma variedade de proteínas pró-inflamatórias, como o fator de necrose tumoral alfa e a interleucina-6, têm expressão aumentada na CMDI e podem participar na produção de disfunção ventricular.

Anormalidades endócrinas, efeito de substâncias químicas e toxinas têm sido apontados como possíveis fatores etiológicos.

Hiper-reatividade (espasmo) microvascular, levando a necrose celular e áreas cicatriciais, também tem sido especulada.

O mecanismo fundamental que explica a natureza progressiva da disfunção miocárdica é denominado remodelação. Este processo consiste em complexos eventos moleculares e celulares que levam a importantes alterações na estrutura, na função e no fenótipo do miocárdio. Estas alterações incluem hipertrofia e apoptose de miócitos, regressão a um fenótipo molecular caracterizado por expressão de proteínas de genes fetais e alterações na quantidade e na composição da matriz extracelular. O estresse mecânico e a ativação neuro-humoral participam deste processo. É importante salientar que os agentes terapêuticos que aliviam o estresse da parede miocárdica e bloqueiam a ação da angiotensina e noradrenalina (inibidores da enzima conversora da angiotensina e betabloqueadores) podem retardar a evolução da disfunção miocárdica, aliviar os sintomas e diminuir a morbidade e a mortalidade. Outros fatores, como endotelinas, citocinas inflamatórias, óxido nítrico e radicais livres, também contribuem para esta remodelação.

A perda de miócitos é um importante mecanismo no desenvolvimento e na progressão da IC e da CMDI, embora sua explicação seja obscura. Pode decorrer da morte celular acelerada produzida por necrose ou apoptose. Recentemente, têm surgido evidências que sugerem que a apoptose seria responsável, pelo menos em parte, pela perda constante de massa e função ventricular esquerda na CMDI. É possível que a apoptose seja induzida pelos mesmos agentes que produzem necrose; o tipo de morte celular dependeria mais da gravidade da agressão do que da qualidade da mesma.

AVALIAÇÃO DIAGNÓSTICA

Diagnóstico Etiológico

A abordagem diagnóstica inicial deve ser dirigida no sentido de excluir todas as causas potencialmente reversíveis de IC. Consumo excessivo de álcool tem sido relatado em 40% dos pacientes com CMDI; a suspensão do hábito pode resultar em melhora significativa da fração de ejeção. Abuso de cocaína, infecções pelo HIV, anormalidades metabólicas e uso de antineoplásicos cardiotóxicos, especialmente a doxorrubicina, devem ser pesquisados. Doença viral recente, particularmente se acompanhada de pericardite, pode sugerir o diagnóstico de miocardite. Doença isquêmica deve ser aventada na presença de fatores de risco ou precordialgia aos esforços. História familiar completa deve ser obtida, a fim de excluir CMD de origem familiar, embora somente o ecocardiograma possa excluir definitivamente anormalidades assintomáticas em familiares.

Exame Físico

Os achados do exame físico vão refletir a gravidade da disfunção ventricular, variando de inespecíficos (arritmia, cardiomegalia assintomática) até franca IC. A pressão arterial sistólica habitualmente é normal ou baixa e, se convergente, reflete diminuição do volume sistólico e resistência periférica elevada. Pulso alternante pode aparecer quando existe falência cardíaca. A turgência venosa jugular encontra-se aumentada e o pulso venoso pode exibir onda V proeminente e colapso Y rápido, indicativos de regurgitação tricúspide. Sinais de falência direita estão presentes em menos de 50% dos casos.

A palpação precordial pode variar de normal, nas fases iniciais, até nítida dilatação ventricular, denunciada por icto difuso, deslocado lateral e inferiormente.

A primeira bulha pode ser de intensidade normal ou diminuída. A segunda bulha irá refletir a resistência pulmonar, sendo hiperfonética na presença de hipertensão. Apresenta desdobramento normal ou paradoxal quando há bloqueio de ramo esquerdo. Quarta bulha pode ser audível em pacientes com ritmo sinusal. A terceira bulha é audível nas formas mais avançadas ou em períodos de descompensação. Sopros sistólicos de regurgitação mitral e tricúspide, geralmente de pequena intensidade, são secundários à dilatação ventricular.

Laboratório

Para identificar causas reversíveis de CMD, exames bioquímicos de rotina devem ser solicitados, incluindo dosagem de fósforo, potássio, cálcio, uréia, creatinina, hormônios tireóideos e metabolismo do ferro (hemossiderose). O teste de HIV deve ser realizado nos casos suspeitos. As dosagens de fator natriurético cerebral e troponina são úteis no diagnóstico e no acompanhamento da IC que acompanha a CMDI.

Estudo Radiológico e Eletrocardiograma

Cardiomegalia e redistribuição vascular são achados comuns, enquanto edemas intersticial e alveolar raramente são observados. Pode haver derrame pleural e dilatação das veias ázigo e cava superior, em casos de falência direita.

O eletrocardiograma raramente é normal, embora inicialmente possa demonstrar apenas alterações inespecíficas da repolarização. Detectam-se graus variados de crescimentos cavitários.

Anormalidades da condução ocorrem em mais de 80% dos casos e incluem bloqueio atrioventricular de primeiro grau, bloqueio de ramo esquerdo, hemibloqueio anterior e atrasos inespecíficos da condução intraventricular do estímulo elétrico. Bloqueio de ramo direito é menos comum. Anormalidades da condução são mais comuns nas doenças mais avançadas, progridem com o tempo e refletem fibrose intersticial e hipertrofia miocítica.

Fibrilação atrial, habitualmente mal tolerada, se desenvolve em 20% dos pacientes, e nem sempre se associa a pior prognóstico. Arritmias ventriculares são comuns e provavelmente refletem o grau de dano miocárdico.

Ecocardiograma

A ecocardiografia fornece avaliação da anatomia e da função cardíaca de maneira rápida, não-invasiva, segura e com baixo custo. Os índices de funções sistólica e diastólica ventriculares são rotineiramente empregados no diagnóstico, na avaliação da fase evolutiva, no manuseio farmacológico e nas decisões terapêuticas de pacientes com CMDI. A ecocardiografia é o procedimento inicial mais útil, permitindo a exclusão de outras causas de disfunção ventricular, como valvulopatias ou pericardiopatias. Notam-se dilatação do ventrículo esquerdo e hipocinesia generalizada em graus variados. Podem ser encontradas anormalidades difusas (mais comumente) ou segmentares da contratilidade. Fração de ejeção abaixo de 45% é necessária para o diagnóstico. Crescimento atrial também é freqüente, embora menos pronunciado do que o ventricular. Trombos intracavitários podem ocorrer, sendo mais comuns no ápice do ventrículo esquerdo. Embora a CMDI seja um processo difuso, em 15% dos casos apenas o VE é acometido. O Doppler evidencia e quantifica regurgitação mitral e tricúspide e avalia a pressão arterial pulmonar. O estudo da função diastólica é útil e de importância prognóstica: pacientes com padrão de enchimento do tipo restritivo evoluem pior, e a reversão para o pseudonormal, após procedimento terapêutico, pode ser considerada indicativa de melhora.

Os significados clínico e prognóstico de alguns parâmetros ecocardiográficos na CMD foram apresentados pelo Estudo Multicêntrico Italiano de Miocardiopatia (SPIC). Um grupo de 225 pacientes, de um total de 441, foi seguido por cerca de 8 anos. As variáveis diâmetro sistólico final dos ventrículos, diâmetro do átrio esquerdo, porcentagem de encurtamento sistólico, fração de ejeção do ventrículo esquerdo e relação raio/espessura da parede do ventrículo esquerdo estavam mais comprometidas nos pacientes mais sintomáticos. A mortalidade cardíaca foi de 11,1%, e 7,1% dos pacientes foram submetidos a transplante cardíaco. Os preditores de mortalidade foram o diâmetro sistólico dos ventrículos ($p < 0,005$), o diâmetro do átrio esquerdo ($p < 0,001$), o diâmetro diastólico do ventrículo direito ($p < 0,01$) e a fração de ejeção ($p < 0,05$).

Medicina Nuclear

A ventriculografia radioisotópica revela aumento do volume de um ou de ambos os ventrículos, fração de ejeção reduzida e anormalidades da contratilidade, global ou segmentar.

O uso de tálio ou isonitrila, com esforço ou sob estresse farmacológico, é útil em excluir coronariopatia e na avaliação prognóstica. Estudos com gálio-67, um marcador de inflamação, ou iodo-11 marcado com anticorpos antimiosina, que revela necrose de miócito, são úteis para a identificação de pacientes com miocardite em pequenas séries.

Estudos Invasivos

ESTUDO HEMODINÂMICO

Deve ser reservado aos pacientes com dor precordial aos esforços, sinais de disfunção ventricular isquêmica, infarto no

Quadro 35.2 Indicações de biópsia endomiocárdica

Definitivas
  Monitorização de rejeição em transplantes
  Monitorização de cardiotoxicidade por antracíclicos
Possíveis
  Detecção e monitorização de miocardite
  Diagnóstico de cardiomiopatias secundárias
  Diferenciação entre cardiopatia restritiva e constritiva
Incertas
  Taquicardia ventricular inexplicada e com risco de vida
  Síndrome de imunodeficiência adquirida
  Determinação do prognóstico nas CMP

Mason JW, O'Connell JB. Clinical merit of endomyocardial biopsy. *Circulation* 1989; 79:971.

eletrocardiograma e suspeita de coronariopatia ao ecocardiograma ou à cintilografia, visto que a revascularização pode melhorar os sintomas e o prognóstico.

BIÓPSIA ENDOMIOCÁRDICA

As principais indicações de biópsia estão listadas no Quadro 35.2.

TRATAMENTO

Terapia de Suporte

Em virtude de a causa da CMDI, por definição, ser desconhecida, nenhum tratamento específico é possível. O tratamento é o da IC. Exercício físico regular (se tolerado) aumenta a capacidade física, pois melhora a função endotelial e aumenta o fluxo para músculos esqueléticos, embora competições devam ser evitadas. Perda de peso, abstinência do fumo, moderação no consumo de álcool, vacinação e redução da atividade física nos períodos de descompensação são recomendadas. A ingestão de sódio deve ser limitada a 4g/dia e, em pacientes com sintomas de congestão, a restrição hídrica deve ser recomendada naqueles com sódio abaixo de 130mmol/L.

Diuréticos

Os diuréticos têm importante papel no controle dos sintomas congestivos (talvez os mais eficazes) e devem ser evitados pelos pacientes com cardiomegalia, porém assintomáticos.

Recentemente foi demonstrado que o uso de espironolactona em pacientes nas classes III e IV aumenta a sobrevida, passando a fazer parte do arsenal terapêutico nestes casos. O uso de eplerenone em pacientes pós-infarto reduziu o aparecimento de sintomas e a evolução da IC, sendo hoje recomendado neste grupo. Estes dados, se extrapolados para CMDI, aumentariam a indicação do uso de inibidores da aldosterona para as classes I e II.

Vasodilatadores

O uso dos inibidores da enzima conversora da angiotensina (IECA) é hoje o tratamento padrão para pacientes com disfunção ventricular, sintomática ou não. Estudos prospectivos, randomizados e placebo-controlados têm demonstrado melhora da classe funcional, redução da hospitalização e aumento da sobrevida. Embora apenas 9,5 a 32% dos pacientes randomizados apresentassem CMDI, os efeitos benéficos parecem não depender da etiologia.

Na impossibilidade do uso desses medicamentos, recomendam-se os antagonistas do receptor 1 da angiotensina II, que têm apresentado benefícios semelhantes aos dos IECA.

Às vezes, principalmente em casos de congestão pulmonar ou dor precordial persistentes, os nitratos podem ser usados.

Anticoagulantes

Em pacientes com CMDI há risco maior de embolia sistêmica e pulmonar em virtude da estase sangüínea e da baixa velocidade de circulação em ventrículos hipocontráteis, levando a uma ativação do processo de coagulação. Em estudos retrospectivos, não-controlados, existe grande variação na incidência anual de embolização clinicamente evidente, variando de 1 a 12%. O risco é maior em pacientes com disfunção ventricular grave (fração de ejeção inferior a 25%), fibrilação atrial, história de tromboembolismo e identificação de trombos pelo ecocardiograma. Nestes casos, recomenda-se o uso de warfarina, mantendo-se o RNI entre 2 e 3.

Antiarrítmicos

Embora taquicardia ventricular não-sustentada seja comum em pacientes com CMDI submetidos à monitorização eletrocardiográfica ambulatorial, a supressão da arritmia não aumenta a sobrevida. Na verdade, estudos não-controlados têm falhado em mostrar redução do risco com a administração de agentes antiarrítmicos da classe I e, ao contrário, estes têm o potencial de induzir arritmia. Muitos episódios de morte súbita podem decorrer de bradicardia e dissociação eletromecânica, inatingíveis por estes medicamentos que, por sua vez, apresentam inúmeros efeitos adversos. Em virtude da baixa eficácia na presença de disfunção ventricular grave, do aumento da cardiotoxicidade por alterações da farmacocinética, dos efeitos inotrópicos negativos e do efeito pró-arrítmico, não é recomendado seu uso em pacientes assintomáticos. Estudos com baixas doses de amiodarona (200mg/dia) têm demonstrado redução de arritmias e aumento da capacidade de exercício, sem efeito desfavorável na evolução dos pacientes. Diante da necessidade de prescrição, a preferência recai sobre este fármaco.

Estudos eletrofisiológicos se têm mostrado úteis pós-ressuscitação cardíaca. Embora a seleção de antiarrítmicos com base no resultado deste teste possa melhorar o prognóstico daqueles pacientes com taquicardia ventricular sustentada e síncope, esta estratégia tem produzido resultados conflitantes e desapontadores nos assintomáticos.

Desfibriladores implantáveis podem reduzir o risco nos pacientes com IC moderada a grave que sobrevivem à parada cardíaca ou naqueles com taquicardias ventriculares sintomáticas. É possível que na síncope inexplicada, mesmo sem taquiarritmia demonstrada, também sejam úteis. Embora evitem a morte elétrica, não impedem piora progressiva da disfunção ventricular.

Agentes Inotrópicos Positivos

Estudos clínicos controlados têm demonstrado que os digitálicos são efetivos no controle sintomático de pacientes com IC e ritmo sinusal, melhorando a fração de ejeção e a capacidade de exercício. Este grupo de medicamentos apresenta efeitos inotrópicos e neuroendócrinos independentes e modula a excessiva estimulação neuro-humoral, seja diretamente, seja por restauração da função dos barorreflexores. Não têm qualquer efeito na sobrevida dos pacientes, ao contrário dos IECA, dos betabloqueadores e da espironolactona.

Diferentes dos digitálicos, outros inotrópicos que interferem na concentração do AMP cíclico, seja promovendo sua síntese (agonistas beta-adrenérgicos), seja retardando a degradação (inibidores da fosfodiesterase), não têm mostrado benefícios de longo prazo no tratamento da IC. Quando usados por via venosa, parecem aumentar a mortalidade, e seu uso deve ser restrito a casos de IC aguda, transitória, ou àqueles casos com sintomas refratários e para os quais os demais recursos não trouxeram benefícios.

Agentes Betabloqueadores

O conhecimento de que a ativação simpática excessiva é deletéria a longo prazo (embora seja inicialmente um mecanismo de compensação), combinada à redução da mortalidade dos pacientes com IC que recebem betabloqueadores, promoveu importante avanço no tratamento da CMDI.

O uso de betabloqueadores promove alívio sintomático, melhora da capacidade ao exercício, melhora da função ventricular e curso clínico mais estável, com maior sobrevida. O metoprolol, o carvedilol e o bucindolol têm sido os mais estudados para este fim. O mecanismo de ação é ainda controverso, porém parece estar relacionado à: (1) efeito inotrópico negativo, reduzindo o consumo de oxigênio; (2) redução do dano miocárdico por catecolaminas; (3) melhora da função diastólica (melhorando as propriedades passivas e ativas); (4) inibição da vasoconstrição mediada pelo simpático; (5) aumento da densidade e da sensibilidade (*up-regulation*) dos receptores β; (6) maior liberação de cálcio em ritmos mais lentos; (7) modulação de proteínas G inibitórias pós-receptor ou efeito direto no crescimento do miócito e do interstício com inibição do processo de remodelação (remodelamento reverso).

Imunossupressores e Outras Formas de Tratamento

A despeito da hipótese de que a lesão miocárdica na CMDI poderia ser mediada por um processo auto-imune, o tratamento com medicamentos imunossupressores tem sido desapontador e não é recomendado.

A modulação do processo de remodelação tem justificado o emprego de hormônio do crescimento em pequenas séries de pacientes com CMDI.

Em virtude da possível presença de anormalidades microvasculares na CMDI, os antagonistas do cálcio pareciam poder desempenhar algum papel benéfico. No entanto, o uso destes medicamentos não tem evidenciado benefícios para o tratamento da CMDI; em alguns estudos, inclusive, houve piora da evolução clínica.

Terapia de Ressincronização Ventricular

Melhora sintomática tem sido descrita em 70% dos casos, coincidindo com aqueles nos quais existem maiores dilatação e dissincronia ventricular. Tem sido empregada em pacientes com IC moderada e grave (classes funcionais III e IV), fração de ejeção abaixo de 35% e duração do QRS acima de 130ms. Nestes casos, pode-se obter melhora da capacidade e da classe funcional, da qualidade de vida e da fração de ejeção. O método apresenta algum risco e custo muito elevado, e seu real valor na história natural da IC ainda está por ser determinado.

Tratamento Cirúrgico

As CMD constituem a principal indicação para transplante em crianças e adultos. Dados recentes sugerem melhora da qualidade de vida e da sobrevida em 79% dos pacientes ao final de 1 ano, em 74% em 5 anos e em 72% após 10 anos. Infelizmente, o transplante é viável apenas em um número muito reduzido de casos, em virtude da falta de doadores.

Os pacientes que mais se beneficiam são aqueles com menos de 60 anos, sem doença sistêmica grave ou hipertensão arterial pulmonar severa e sintomas intratáveis de IC, apesar da terapia plena e otimizada. O teste cardiopulmonar é útil em determinar o melhor momento para o transplante, estando indicado nos pacientes com captação de oxigênio abaixo de 10mL/kg/min. Na CMDI, deve-se aguardar por até 6 meses após o início dos sintomas, visto haver melhora espontânea neste período.

Tanto a anuloplastia como a troca mitral têm sido preconizadas quando há regurgitação mitral severa. O resultado final destes procedimentos é menos do que satisfatório, graças ao grau de disfunção ventricular preexistente.

REFERÊNCIAS BIBLIOGRÁFICAS

1. Anderson JL, Carlquist JF, Hammond EH. Deficient natural killer cell activity in patients with idiopathic dilated cardiomyopathy. *Lancet* 1982; 2:1.124-7.
2. Carlquist JF, Menlove RL, Murray MB, O'Connell JB, Anderson JL. HLA class II (DR and DQ) antigen associations in idiopathic dilated cardiomyopathy: validation study and meta-analysis of published HLA association studies. *Circulation* 1992; 83:515-22.

3. CIBIS-II Investigators and Committees. The cardiac insufficiency bisoprolol study II (CIBIS-II): a randomised trial. *Lancet* 1999; *353*:9-13.
4. Cleland JGF, Clark A. Has the survival of the heart failure population changed? Lessons from trials. *Am J Cardiol* 1999; *83*:112D-119D.
5. Crozier I, Ikram H, Awan N et al. Losartan Hemodynamic Study Group. Losartan in heart failure: hemodynamic effects and tolerability. *Circulation* 1995; *91*:691-7.
6. Dec GW, Fuster V. Idiopathic dilated cardiomyopathy. *N Engl J Med* 1994; *331*:1.564-75.
7. Doval HC, Nul DR, Grancelli HO et al. Randomised trial of low-dose amiodarone in severe congestive heart failure. *Lancet* 1994; *344*:493-8.
8. Fuster V, Gersh BJ, Giuliani ER et al. The natural history of idiopathic dilated cardiomyopathy. *Am J Cardiol* 1981; *47(3)*: 525-31.
9. Garg R, Gorlin R, Smith T, Yusuf S. The Digitalis Investigation Group. The effect of digoxin on mortality and morbidity in patients with heart failure. *N Engl J Med* 1997; *336*:525-33.
10. Gradman A, Deedwania P, Cody R et al. Predictors of total mortality and sudden death in mild to moderate heart failure. *J Am Coll Cardiol* 1989; *14*:564-70.
11. Hochleitner M, Hortnagl H, Hortnagl H, Fridrich L, Gschnitzer F. Long-term efficacy of physiologic dual-chamber pacing in the treatment of end-stage idiopathic dilated cardiomyopathy. *Am J Cardiol* 1992; *70*:1.320-5.
12. Kawai C. From myocarditis to cardiomyopathy: mechanisms of inflammation and cell death. Learning from the past for the future. *Circulation* 1999; *99*:1.091-100.
13. Leiden JL. The genetics of dilated cardiomyopathy-emerging clues to the puzzle. *N Engl J Med* 1997; *337*:1.080-1.
14. MERIT-HF Study Group. Effect of metoprolol CR/XL in chronic heart failure: Metoprolol CR/XL randomised intervention trial in congestive heart failure (MERIT-HF). *Lancet* 1999; *353*:2001-7.
15. Mestroni L, Rocco C, Gregori D et al. Familial dilated cardiomyopathy: evidence for genetic and phenotypic heterogeneity. *J Am Coll Cardiol* 1999; *34*:181-90.
16. Olivetti G, Abbi R, Quaini F et al. Apoptosis in the failing human heart. *N Engl J Med* 1997; *336*:1.131-41.
17. Packer M, Bristow MR, Cohn JN et al. The effect of carvedilol on morbidity and mortality in patients with chronic heart failure. *N Engl J Med* 1996; *334*:1.349-55.
18. Pinamonti B, Zecchin M, Di Lenarda A et al. Persistence of restrictive left ventricular filling pattern in dilated cardiomyopathy: an ominous prognostic sign. *J Am Coll Cardiol* 1997; *29*:604-12.
19. Pitt B, Zannad F, Remme WJ et al. The effect of spironolactone on morbidity and mortality in patients with severe heart failure. *N Engl J Med* 1999; *341*:709-17.
20. Richardson P, McKenna W, Bristow M et al. Report of the 1995 World Health Organization/International Society and Federation of Cardiology Task Force on the definition and classification of cardiomyopathies. *Circulation* 1996; *93*:841-2.
21. Shah P. Echocardiography in congestive or dilated cardiomyopathy. *J Am Soc Echocardiogr* 1988; *1*:20-30.
22. The antiarrhytmics versus implantable defibrillators (AVID) investigators. A comparison of antiarrhytmic-drug therapy with implantable defibrillators in patients resuscitated from near-fatal ventricular arrhytmias. *N Engl J Med* 1997; *337*:1.576-83.
23. The Captopril-Digoxin Multicenter Research Group. Comparative effects of therapy with captopril and digoxin in patients with mild to moderate heart failure. *JAMA* 1988; *259*:539-44.

CAPÍTULO 36

CARDIOPATIA CHAGÁSICA

Maria do Carmo Pereira Nunes

INTRODUÇÃO

A cardiopatia chagásica crônica é definida como uma miocardiopatia dilatada inflamatória infecciosa, causada pelo protozoário *Trypanosoma cruzi*. Constitui a principal causa de miocardiopatia no continente americano, considerada a forma de miocardiopatia específica mais freqüente do mundo. Predomina no sexo masculino, sendo mais freqüente entre as terceira e quinta décadas de vida.

A maioria dos chagásicos que desenvolvem a cardiopatia o faz a partir da forma indeterminada, geralmente 10 a 30 anos após a infecção inicial. Menos freqüentemente, alguns indivíduos jovens podem evoluir da fase aguda para uma forma de cardiopatia crônica, levando à morte precoce.

As manifestações da cardiopatia chagásica crônica resultam da inflamação, das lesões celulares e da fibrose que o *T. cruzi* provoca direta ou indiretamente no miocárdio, no tecido especializado de condução e no sistema nervoso autônomo intracardíaco. A diminuição progressiva da massa muscular miocárdica e a formação de extensas áreas de fibrose contribuem para o aparecimento da insuficiência cardíaca.

A presença de focos inflamatórios no sistema de condução produz alterações eletrofisiológicas e favorece o aparecimento de reentrada, principal mecanismo eletrofisiológico das taquiarritmias ventriculares presentes nessa cardiopatia.

PATOGENIA

A cardiopatia chagásica crônica tem como substrato anatômico miocardite crônica, difusa, progressiva e fibrosante que, paulatinamente, destrói as fibras miocárdicas, ocasionando a insuficiência cardíaca. Vários mecanismos têm sido propostos para sua patogênese, dois dos quais parecem constituir a base deste processo: participação direta do parasita e a autoimunidade. Também têm sido implicadas na gênese da miocardite chagásica a desnervação autonômica e a disfunção microvascular.

MANIFESTAÇÕES CLÍNICAS

A cardiopatia chagásica crônica apresenta algumas diferenças em sua forma de apresentação, em função da procedência do paciente. Os sintomas e sinais presentes se expressam pelo aparecimento de três síndromes, que podem apresentar-se isolada ou mais freqüentemente pela combinação sindrômica de insuficiência cardíaca, arritmias e tromboembolismo.

A insuficiência cardíaca constitui uma das principais manifestações, predominando no sexo masculino, com mais freqüência entre os 30 e os 40 anos, podendo, no entanto, manifestar-se em qualquer momento de seu período evolutivo. A disfunção básica é a hipocontratilidade difusa com comprometimento da função sistólica, comportando-se hemodinamicamente como miocardiopatia dilatada.

A insuficiência cardíaca de etiologia chagásica é geralmente de padrão biventricular, embora alguns autores destaquem certas peculiaridades em sua apresentação clínica. A principal é a escassez de manifestações de insuficiência ventricular esquerda, dependentes de congestão pulmonar, precedendo a descompensação ventricular direita. O predomínio da congestão sistêmica pode ser conseqüente à precoce, freqüente e muitas vezes intensa depressão da função ventricular direita, detectada em estudos dirigidos para exploração da função biventricular.

A miocardiopatia chagásica tem pior prognóstico do que a miocardiopatia dilatada idiopática. A mortalidade entre os chagásicos é maior, em comparação com pacientes portadores de miocardiopatia dilatada idiopática que apresentam condições clínicas, hemodinâmicas e de arritmias ventriculares complexas similares. A razão para este comportamento é obscura.

As arritmias cardíacas são extremamente freqüentes e de tipos os mais variados, sendo a extra-sistolia ventricular a arritmia mais encontrada. A sua complexidade tende a se correlacionar com a intensidade da disfunção ventricular. A arritmia e a disfunção ventricular, analisadas isolada ou associadamente na evolução da doença de Chagas, são importantes marcadores de sobrevida. A associação entre arritmia e disfunção ventricular é tão intensa que se podem considerar a arritmia ventricular e sua maior malignidade marcadores de disfunção ventricular.

A morte súbita constitui um dos fenômenos mais expressivos da história natural da cardiopatia chagásica crônica, acometendo indivíduos nas etapas mais produtivas de suas vidas. A freqüência de morte súbita na literatura é variável, sendo influenciada pelas características da população estudada, pelo estágio evolutivo da doença, pelo grau de disfunção ventricular dos pacientes incluídos no estudo e pelo tempo de acompanhamento. De modo geral, levando-se em conta todos os estágios evolutivos da doença, pode-se dizer que a morte súbita constitui a principal causa de óbito nesta enfermidade, sendo responsável por cerca de 55 a 65% dos óbitos na doença de Chagas.

O aneurisma apical é lesão peculiar da cardiopatia chagásica crônica com incidência variável, mas freqüente, entre pacientes sintomáticos (Fig. 36.1).

Outra característica da cardiopatia chagásica são as anormalidades segmentares da contratilidade ventricular esquerda, principalmente das paredes póstero-inferior e apical com preservação da contratilidade septal, descritas até nos pacientes assintomáticos.

As complicações tromboembólicas são classicamente associadas à insuficiência cardíaca de etiologia chagásica. Sua incidência, no entanto, é subestimada pelo diagnóstico clínico, sendo sua real extensão mais bem revelada por estudos de necropsia. A grande incidência de trombose mural na cardiopatia chagásica crônica tem sido relacionada à dilatação das cavidades cardíacas e à disfunção miocárdica, estase sangüínea conseqüente que, associada ao processo inflamatório do miocárdio e do endocárdio, favoreceria a trombose. É descrita uma relação de causa e efeito entre o aneurisma de ponta e a trombose mural. Também, em estudo com Doppler ecocardiograma, verificou-se associação entre lesão apical do ventrículo esquerdo e a presença de trombo apical e evento embólico cerebral.

DIAGNÓSTICO

O diagnóstico da cardiopatia chagásica crônica fundamenta-se em dados epidemiológicos, nos resultados de provas sorológicas e nas manifestações clínicas da doença.

O diagnóstico de certeza é feito a partir da demonstração da existência do *T. cruzi* no indivíduo infectado. Esta é feita pela identificação do parasita em exame microscópico ou pela detecção de suas frações pela biologia molecular, identificando enzimas específicas, ou pelo DNA, pela reação em cadeia da polimerase (PCR). Indiretamente, pode-se diagnosticar a doença por meio da titulação da reatividade do soro contra antígenos do *T. cruzi* (testes sorológicos), o que é de fácil execução, baixo custo e boa confiabilidade, tendo grande valor para uso clínico, na seleção de doadores de sangue e em estudos epidemiológicos.

Diante da suspeita de comprometimento cardíaco, além da confirmação do diagnóstico etiológico, deve-se identificar a gravidade das alterações cardíacas, para definição do prognóstico e para que se estabeleçam as medidas terapêuticas.

EXAMES SOROLÓGICOS

Métodos capazes de detectar anticorpos dirigidos a antígenos parasitários específicos permitem o diagnóstico etiológico. A realização de dois testes sorológicos de princípios diferentes é fundamental para o diagnóstico correto.

Atualmente, os testes sorológicos mais utilizados são a imunofluorescência indireta (IFI) e o teste imunoenzimático ou ELISA, podendo-se também utilizar a reação de hemaglutinação indireta (HAI), os quais, rigorosamente padronizados, alcançam sensibilidade e especificidade superiores a 90%. Na prática, duas reações negativas afastam o diagnóstico de doença de Chagas. A histórica reação de fixação do complemento (reação de Machado e Guerreiro) encontra-se em desuso por causa de sua complexidade.

INVESTIGAÇÃO COMPLEMENTAR

Apesar da importância da história clínica e dos exames físico e sorológico para o diagnóstico da cardiopatia chagásica crônica, o comprometimento miocárdico deve ser avaliado utilizando-se técnicas não-invasivas, dentre as quais se destacam

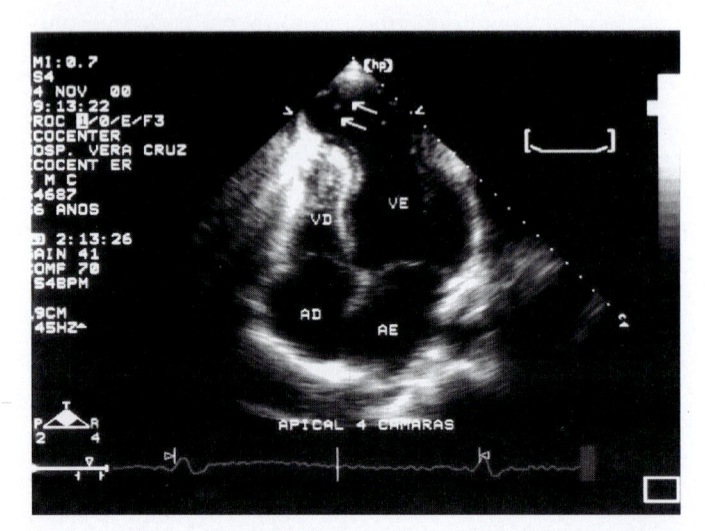

Fig. 36.1 Ecocardiograma bidimensional, corte apical de quatro câmaras, mostrando um aneurisma da região apical do ventrículo esquerdo.

o eletrocardiograma, a radiografia do tórax e a ecocardiografia. O teste ergométrico e a eletrocardiografia dinâmica (Holter) são freqüentemente utilizados para avaliação das arritmias. Outros exames, com indicações específicas no estudo da cardiopatia chagásica, incluem a cintilografia miocárdica de perfusão, a avaliação autonômica, o estudo eletrofisiológico e a eletrocardiografia de alta resolução.

CLASSIFICAÇÃO DA CARDIOPATIA CHAGÁSICA CRÔNICA

A cardiopatia chagásica crônica pode manifestar-se de várias maneiras, dependendo basicamente da gravidade do comprometimento miocárdico, da complexidade das arritmias e da presença de insuficiência cardíaca. Esta variedade de possibilidades de apresentação clínica da cardiopatia chagásica explica a diversidade de propostas de classificação da mesma por diferentes autores. A classificação descrita a seguir parece justificável pela fisiopatogenia e pelo valor prognóstico e também para a aplicação de medidas terapêuticas, considerando-se os aspectos clínicos, radiológicos, eletrocardiográficos e de capacidade laborativa apresentados pelo paciente:

- *Estágio I* – Paciente assintomático (classe I da NYHA) com eletrocardiograma e radiografia torácica normais, notando-se evidências de alterações com o emprego de técnicas mais sensíveis de investigação da condição morfofuncional cardíaca, como a Doppler ecocardiografia, a eletrocardiografia dinâmica (Holter), o teste ergométrico e testes de análise eletrofisiológica.
- *Estágio II* – Paciente ainda assintomático ou oligossintomático (classes I e II da NYHA) com silhueta cardíaca normal, apresentando, porém, alterações eletrocardiográficas incaracterísticas e "mínimas", ainda não completamente avaliadas quanto ao seu significado médico-trabalhista.
- *Estágio III* – Paciente apresenta sintomatologia ao executar esforços físicos além dos habituais. A silhueta cardíaca ainda está dentro dos limites normais ou configura tamanho e forma limítrofes à normalidade, ou apresenta aumento discreto. O traçado eletrocardiográfico mostra alterações mais avançadas, como o bloqueio completo de ramo direito, que, pelos critérios médico-periciais vigentes, caracterizam incapacidade laborativa para atividades que requeiram esforço físico ou para funções de alto risco para a vida do segurado ou para outrem.
- *Estágio IV* – Paciente pode ainda estar assintomático e com silhueta cardíaca nos limites da normalidade. Usualmente, porém, apresenta sintomatologia clínica, como dispnéia aos esforços, palpitações, dor precordial incaracterística e tonteira. Com freqüência, observam-se silhuetas cardíacas limítrofes, ligeiramente aumentadas ou com aumento nítido. O eletrocardiograma mostra alterações mais avançadas e graves, como associação de bloqueio de ramo direito com hemibloqueio anterior esquerdo, bloqueio completo de ramo esquerdo, extra-sistolia ventricular freqüente, bigeminismo, bloqueio atrioventricular do segundo grau (Mobitz tipo II), que caracterizam situação de invalidez quanto à Previdência Social.
- *Estágio V* – Sintomas de insuficiência cardíaca (classes III e IV da NYHA). A silhueta cardíaca encontra-se muito aumentada, marcando ou não sinais radiológicos de congestão e hipertensão venosa pulmonar e de derrame pleural. No eletrocardiograma, podem-se encontrar todos os achados anteriores mais extra-sistolia freqüente associada a bloqueio de ramo, bloqueio atrioventricular total, fibrilação e *flutter* atriais.

TRATAMENTO DA CARDIOPATIA CHAGÁSICA CRÔNICA

Tratamento Etiológico

Como em toda doença infecciosa, presume-se que o tratamento e a erradicação do agente etiológico detenham ou atenuem a evolução da doença. O tratamento antiparasitário está indicado na fase aguda da infecção chagásica, na fase crônica recente, especialmente nas crianças e jovens, e em pacientes chagásicos imunodeprimidos. Entretanto, nos portadores da forma crônica com insuficiência cardíaca, existe um dano miocárdico extenso, com a fibrose se destacando entre os componentes do processo que resultou na desorganização funcional e estrutural cardíaca, evidenciada pela falência do órgão.

Nesta fase, o parasitismo das fibras cardíacas é de pequena intensidade, levando a supor que as lesões do miocárdio, decorrentes da presença do parasita, sejam modestas. O papel do parasita consistiria no estímulo antigênico persistente, causando focos de miocardite. Isto explicaria os títulos persistentemente elevados de anticorpos, causando a lesão miocárdica por mecanismo auto-imune. Baseando-se na hipótese da importância da persistência do parasitismo na fase crônica da doença de Chagas, com implicações na sua progressão, alguns estudos com drogas tripanossomicidas foram realizados. No entanto, ainda faltam estudos controlados, prospectivos, envolvendo um grande número de pacientes, acompanhados por tempo prolongado, para se estabelecer o benefício do tratamento tripanossomicida na evolução clínica do paciente chagásico com disfunção ventricular.

Dois fármacos, o benzonidazol e o nifurtimox, estão disponíveis para uso clínico e apresentam atividade sobre as formas sangüínea e tissular do *T. cruzi*. O benzonidazol deve ser usado nas doses de 5mg/kg/dia em adultos e de 5 a 10mg/kg/dia em crianças, de 8 em 8 ou de 12 em 12 horas, durante 60 dias. O nifurtimox é empregado nas doses de 8 a 10mg/kg/dia em adultos e de 15mg/kg/dia em crianças, de 8 em 8 horas, durante 60 a 90 dias.

O benzonidazol é o medicamento de escolha, sendo, atualmente, a única droga disponível em nosso meio. Concluído o tratamento, o paciente deverá submeter-se a controle periódico, semestral ou anual, com realização de eletrocardiograma convencional e provas sorológicas para avaliação de eficácia terapêutica. É importante salientar que as provas sorológicas podem levar de 10 a 15 anos para se negativarem.

Tratamento da Insuficiência Cardíaca

O tratamento da insuficiência cardíaca na doença de Chagas tem características essencialmente empíricas, extrapolando-se conceitos oriundos dos grandes estudos multicêntricos de insuficiência cardíaca, mesmo que estes não tenham abrangido pacientes chagásicos. A similaridade fisiopatológica com outras miocardiopatias dilatadas não-isquêmicas constitui a base racional da extrapolação do uso de agentes terapêuticos consagrados no contexto da insuficiência cardíaca para a cardiopatia chagásica. Intervenções terapêuticas clássicas, como restrição salina, diuréticos, digitálicos e vasodilatadores, têm sido empregadas para alívio sintomático em cardiopatas chagásicos, com resultados satisfatórios.

No que concerne à sobrevida, não existem estudos de grande porte adequadamente conduzidos que evidenciem benefício com estes ou com quaisquer outros princípios terapêuticos. Também quanto aos inibidores da enzima conversora da angiotensina, empregados rotineiramente em pacientes chagásicos com insuficiência cardíaca, há carência de resultados definitivos sobre desfechos clinicamente mais relevantes, embora estudos preliminares demonstrem efeitos promissores sobre eventos substitutivos importantes. Com relação ao uso de betabloqueadores, apesar dos evidentes benefícios na redução da morbimortalidade na insuficiência cardíaca de etiologia isquêmica e não-isquêmica, ainda não há dados disponíveis para fundamentar sua indicação na insuficiência cardíaca de etiologia chagásica.

Além dos diuréticos de alça, de utilização frequente no tratamento da insuficiência cardíaca, diuréticos poupadores de potássio também são empregados. O estudo RALES, que testou a hipótese de aumento da sobrevida com a espironolactona, incluiu pacientes chagásicos, porém resultados específicos neste grupo de pacientes ainda não se encontram disponíveis. Esta classe de diuréticos deve ser empregada em pacientes com classes funcionais III e IV da NYHA, independentemente da etiologia.

Tratamento dos Distúrbios de Ritmo

O aparecimento das arritmias cardíacas na doença de Chagas parece estar relacionado ao comprometimento do miocárdio e do sistema excitocondutor, com participação das zonas discinéticas e das disautonomias na gênese das alterações do ritmo cardíaco. As altas incidência e complexidade dos ritmos ectópicos e a grande frequência dos distúrbios de condução do estímulo elétrico se associam à relativa refratariedade ao tratamento farmacológico com antiarrítmicos convencionais.

Apesar dos inúmeros ensaios clínicos envolvendo drogas antiarrítmicas, a mortalidade dos cardiopatas crônicos chagásicos continua elevada, dependendo também do grau de acometimento miocárdico. Parece que os fármacos antiarrítmicos atuam melhorando a qualidade de vida desses pacientes, ao atenuarem os sintomas clínicos decorrentes das alterações do ritmo cardíaco. Entretanto, sua interferência definitiva e isolada na sobrevida desses doentes ainda aguarda definição.

Pacientes apresentando arritmias benignas, desprovidas de repercussões hemodinâmicas e que, durante a eletrocardiografia dinâmica, mostram-se apenas com extra-sístoles isoladas, monomórficas, não apresentam risco elevado de morte súbita e, em geral, são assintomáticos ou oligossintomáticos.

As arritmias potencialmente malignas são extra-sístoles frequentes (acima de 30 por hora), polimórficas, de formas repetitivas, inclusive com períodos de taquicardia ventricular não-sustentada. Nestes casos, existem evidências de dano miocárdico, com redução variável da fração de ejeção do ventrículo esquerdo. A presença desse tipo de arritmia em pacientes chagásicos parece ser prenúncio forte e independente de risco aumentado para morte súbita.

A opção de tratar esses pacientes deverá ser feita de forma individualizada, comparando-se os benefícios e os potenciais efeitos colaterais cardíacos e extracardíacos do uso prolongado de drogas antiarrítmicas.

Como regra geral, os pacientes assintomáticos ou oligossintomáticos poderão, a princípio, ser submetidos a controle clínico regular, podendo ser protelada a introdução de antiarrítmicos. Episódios mais prolongados de taquicardia ventricular não-sustentada (acima de cinco batimentos consecutivos) e os casos que apresentam pior função ventricular poderão beneficiar-se com drogas antiarrítmicas.

Na cardiopatia chagásica crônica, os antiarrítmicos mais frequentemente utilizados são a amiodarona, a propafenona e a mexiletina, nas doses usuais, com os melhores resultados tendo sido obtidos com a amiodarona. Entretanto, apesar da extrema relevância da cardiopatia chagásica em nosso meio, existe escassez de estudos clínicos controlados que permitam indicar com segurança científica a escolha das drogas mais eficazes nesta doença.

Outras opções para tratamento das arritmias seriam a ablação elétrica ou, ainda, o implante do cardioversor-desfibrilador automático.

As bradiarritmias revestem-se de importância considerável no estudo da cardiopatia chagásica devido à sua alta prevalência e gravidade. Basicamente, sob esta denominação incluem-se as disfunções do nó sinusal e os bloqueios atrioventriculares. A principal decisão terapêutica na abordagem dos pacientes chagásicos com bloqueios AV envolve a indicação do implante de marca-passo, indicação esta relacionada, principalmente, à presença ou ausência de sintomas decorrentes da bradicardia e à localização anatômica do bloqueio. Em geral, indica-se o implante de marca-passo nos pacientes com cardiopatia chagásica nos quais existem sintomas associados, de forma consistente, à bradiarritmia e nos casos em que o distúrbio da condução do estímulo é avançado, com escape instável e de baixa freqüência.

REFERÊNCIAS BIBLIOGRÁFICAS

1. Acquatella H, Schiller NB, Puigbó JJ et al. M-mode and two-dimensional echocardiography in chronic Chagas' heart disease. A clinical and pathologic study. *Circulation* 1980; *62*:787-99.
2. Albanesi Filho FM, Gomes Filho JBM. A lesão apical do ventrículo esquerdo na evolução clínica da cardiopatia chagásica crônica. *Arq Bras Cardiol* 1991; *56*:457-63.
3. Añez N, Carrasco H, Parada H et al. Myocardial parasite persistence in chronic chagasic patients. *Am J Trop Med Hyg* 1999; *60*:726-32.
4. Bestetti RB, Dalbo CM, Arruda CA et al. Predictors of sudden cardiac death for patients with Chagas' disease: a hospital-derived cohort study. *Cardiology* 1996; *87*:481-7.
5. Câmara EJN. Alterações segmentares da contratilidade do ventrículo esquerdo na cardiopatia chagásica crônica com e sem dilatação ventricular. *Arq Bras Cardiol* 1993; *60*:151-5.
6. Carrasco HA, Guerrero L, Parada H et al. Ventricular arrhythmias and left ventricular myocardial function in chronic chagasic patients. *Int J Cardiol* 1990; *28*:35-41.
7. D'Ávila DF, Inglessis G, Dávila CAM. Chagas' heart disease and the autonomic nervous system. *Int J Cardiol* 1998; *66*:123-7.
8. Herrera RN, Díaz E, Pérez R et al. Estado protrombótico en estadios tempranos de la enfermedad de Chagas crónica. *Rev Esp Cardiol* 2003; *56*:377-82.
9. Higuchi ML. Human chronic chagasic cardiopathy: participation of parasite antigens, subsets of lymphocytes, cytokines and microvascular abnormalities. *Mem Inst Oswaldo Cruz* 1999; *94*(suppl. I).
10. Lopes ER, Chapadeiro E. Morte súbita em área endêmica da doença de Chagas. *Rev Soc Bras Trop* 1983; *16*:79-84.
11. Mady C, Cardoso RHA, Barreto ACP et al. Survival and predictors of survival in patients with congestive heart failure due Chagas' cardiomyopathy. *Circulation* 1994; *90*:3.098-102.
12. Marin-Neto JA, Bromberg-Marin G, Pazin-Filho A, Simões MV, Maciel BC. Cardiac autonomic impairment and early myocardial damage involving the right ventricle are independent phenomena in Chagas' disease. *Int J Cardiol* 1998; *65*:261-9.
13. Nunes MCP. Análise morfofuncional da miocardiopatia dilatada de etiologia chagásica através dos estudos ecocardiográficos transtorácico e transesofágico. Belo Horizonte: Faculdade de Medicina da UFMG, 2001. 137p. (Dissertação, Mestrado em Medicina Tropical).
14. Oliveira JSM, Araujo RRC, Navarro MA et al. Cardiac thrombosis and thromboembolism in chronic Chagas' heart disease. *Am J Cardiol* 1983; *52*:147-51.
15. Parada H, Guerra HC, Guerrero L et al. Diferencias clinicas y paraclinicas entre la miocardiopatia chagasica cronica y las miocardiopatias dilatadas primarias. *Arq Bras Cardiol* 1989; *53*:99-104.
16. Ramos SG, Rossi MA. Microcirculation and Chagas' disease: hypothesis and recent results. *Rev Inst Med Trop* 1999; *41*:123-9.
17. Rassi Jr A, Rassi A, Rassi SG et al. Arritmias ventriculares na doença de Chagas. Particularidades diagnósticas, prognósticas e terapêuticas. *Arq Bras Cardiol* 1995; *65*:377-87.
18. Rassi Jr A, Rassi SG, Rassi A. Morte súbita na doença de Chagas. *Arq Bras Cardiol* 2001; *76*:75-85.
19. Rocha MOC, Moura VTL. Doença de Chagas. *In*: Rocha MOC, Pedroso ERP, Marques JG, Silva OA, eds. *Terapêutica clínica*. Rio de Janeiro: Guanabara Koogan, 1998:936-51.
20. Rossi MA. Microvascular changes as a cause of chronic cardiomyopathy in Chagas' disease. *Am Heart J* 1990; *120*:233-6.
21. Salomone OA. Miocardiopatía chagásica y trombosis: el principio y el final de una relación peligrosa. *Rev Esp Cardiol* 2003; *56*:333-4.
22. WHO/ISFC – Report of the 1995 WHO/ISFC Task Force on the definition and classification of cardiomyopathies. *Circulation* 1996; *93*:841-42.

CAPÍTULO 37

MIOCARDIOPATIA ALCOÓLICA (MCA)

Fernando Emidio Vargas e Henderson Barbosa Pimenta

INTRODUÇÃO

A miocardiopatia dilatada alcoólica (MCA) é uma doença primária do músculo cardíaco em pacientes que ingerem grande quantidade de bebida alcoólica, nos quais não se encontra outra causa de miocardiopatia dilatada. Pode evoluir em duas fases, uma assintomática e outra sintomática. Na primeira, há disfunção ventricular diastólica e, na segunda, uma disfunção sistólica. Seu mecanismo ainda não é bem esclarecido, porém vários estudos têm jogado alguma luz sobre o conhecimento de sua fisiopatologia. Trabalhos de inúmeros autores correlacionam a toxicidade do álcool ao miocárdio com a quantidade ingerida e com o tempo de exposição. O êxito no tratamento está diretamente ligado à abstinência alcoólica e deve seguir as orientações da Sociedade Brasileira de Cardiologia para os casos de insuficiência cardíaca.

EPIDEMIOLOGIA

A MCA representa, nos Estados Unidos, 3,8% das miocardiopatias, sendo a principal causa de miocardiopatia dilatada não-isquêmica. A prevalência é variável de 23 a 40%. Os homens representam a maior porcentagem, enquanto as mulheres representam em torno de 14%. Em todas as raças, a mortalidade é maior em homens do que em mulheres, sendo ainda maior em afroamericanos do que em brancos.

No Brasil, não há dados suficientes para determinar a magnitude da doença. Nos Estados Unidos, é considerado grande usuário de bebida alcoólica aquele que consome oito ou mais doses ao dia (12g por dose) por mais de 5 anos.

A MCA é ao mesmo tempo considerada dilatada e específica, usualmente discutida na categoria de agentes tóxicos ao miocárdio. É a maior causa de miocardiopatia dilatada, secundária, não-isquêmica, em alguns países. Seu diagnóstico é presuntivo e de exclusão.

Poucos são os estudos em mulheres com MCA, e não há nenhum estudo que tenha considerado os efeitos do estrogênio. A faixa etária da mulher acometida gira em torno de 45 a 50 anos de idade. Fernandez Sola e cols. examinaram as características clínicas de mulheres alcoolistas com MCA (n = 10) e com sinais de insuficiência cardíaca. Por comparação, sujeitos alcoolistas (n = 26) foram também estudados. Os índices cardiotorácicos foram similares entre homens e mulheres alcoolistas (0,58 ± 0,11 mulheres; 0,58 ± 0,04 homens). Mulheres com MCA experimentaram sinais de insuficiência cardíaca similares, quando comparadas aos homens. Curiosamente, 50% das mulheres estavam na classe funcional II da NYHA, ao passo que a maioria dos homens, nesta amostra, teve insuficiência cardíaca classe III ou IV da NYHA, levando à conclusão de que as mulheres tinham capacidade funcional maior. As mulheres parecem conseguir uma forma pré-clínica e assintomática desta doença com menos exposição ao álcool durante toda a vida, sugerindo que o sexo feminino possa ser um fator de risco para o desenvolvimento de MCA.

FISIOPATOLOGIA DA MIOCARDIOPATIA DILATADA ALCOÓLICA

A insuficiência cardíaca ocorre por lesão causada ao cardiomiócito pelo etanol. O efeito tóxico é dose-dependente mesmo na ausência de desnutrição, deficiência de tiamina ou distúrbio eletrolítico. Em humanos, o álcool é degradado no estômago pela desidrogenase alcoólica, sendo a maior parte do etanol metabolizada pelo fígado em acetaldeído.

Os dados de análise patológica são inespecíficos e similares aos observados na miocardiopatia dilatada idiopática, com fibrose intersticial, mitólise, doença em pequenos vasos coronarianos e hipertrofia do miócito.

Não há uma relação linear entre concentração (consumo) de álcool e injúria ao miocárdio. Em geral, os autores têm relatado que duração e quantidade de álcool consumido em assintomáticos não se correlacionam com alterações na estrutura e na função do miocárdio. Ao contrário desses estudos, são os dados de Urbano-Márquez e cols. que encontraram uma correlação entre o tempo de consumo de bebida alcoólica e um aumento na massa do ventrículo esquerdo e uma diminuição na fração de ejeção. Mathews e cols. relataram que pacientes que desenvolviam insuficiência cardíaca – usando a mesma quantidade de bebida alcoólica – levavam 10 anos para se tornar sintomáticos, enquanto outro grupo permanecia assintomático em 6 anos de exposição.

Os mecanismos básicos pelos quais o álcool leva dano ao miocárdio são: efeito tóxico direto ou metabólitos; efeito nutricional, mais comumente em associação com deficiência de tiamina, que pode levar ao beribéri; e, raramente, efeito tóxico devido à adição de cobalto à bebida alcoólica. Modelos animais de MCA têm demonstrado que o consumo prolongado de grande quantidade de bebida alcoólica leva a inúmeras alterações celulares e histológicas: perda de miócito, disfunção intracelular da organela, proteínas contráteis e homeostase do cálcio. Estas alterações podem levar a disfunção do miócito e representar a injúria primária causada pelo álcool, culminando na redução da função miocárdica e MCA. Entretanto, é possível que outros tipos de células ou sistemas sejam ativados, como sistema nervoso simpático, renina-angiotensina, citocinas e peptídeo natriurético. O etanol e seus metabólitos exercem efeito inotrópico negativo, arritmogênico e alterações histológicas sobre o miocárdio, bem como evidência de inibição da associação da actina-miosina.

O consumo excessivo, crônico, de bebida alcoólica pode estar associado a insuficiência cardíaca, hipertensão arterial, acidentes cerebrovasculares, arritmias e morte súbita. Uma vez interrompido o consumo da bebida alcoólica, a reversão da disfunção ventricular pode ser percebida. O mecanismo de transição de um efeito agudo reversível para um dano permanente ao miocárdio é incerto.

Piano e cols. demonstraram que um curto período de exposição ao etanol diminui a sensibilidade dos miofilamentos aos níveis fisiológicos de cálcio.

Não só as alterações do metabolismo intracelular contribuem para a fisiopatogênese da MCA, mas há evidências de importante atuação do sistema nervoso simpático, do sistema renina-angiotensina e dos peptídeos natriuréticos, que são modificados e ativados pela ação do etanol. Bristow descreveu que altos níveis de noradrenalina sobre o miocárdio levam a hipertrofia, toxicidade e apoptose. Níveis aumentados de noradrenalina urinária foram encontrados por Adams e Hirst em ratos intoxicados por etanol. Ratos submetidos à administração crônica de etanol foram avaliados por ecocardiografia em 8 e 12 meses por Kim e cols., os quais encontraram aumento dos diâmetros diastólico e sistólico finais e da massa ventricular. Foi também avaliada a atividade do sistema renina-angiotensina-aldosterona pela atividade da enzima conversora da angiotensina no plasma e em amostras do ventrículo esquerdo, estando a atividade tissular significativamente aumentada. Peptídeos natriuréticos tiveram suas concentrações tissulares miocárdicas aumentadas, conforme demonstraram Ogawa e cols. A fisiopatologia da miocardiopatia dilatada alcoólica assemelha-se à de outras miocardiopatias dilatadas: hipertrofia de miócitos remanescentes, fibrose intersticial com deposição de colágeno, remodelamento ventricular e alteração na disposição dos cardiomiócitos. Novos conhecimentos no processo de remodelamento têm surgido e refletirão sobre os aspectos clínicos, terapêuticos e prognóstico da MCA

A seguir, serão revistas as alterações induzidas pelo álcool, com ênfase nos dados mais recentes.

PERDA DO MIÓCITO

A morte celular pode resultar de necrose ou apoptose (morte programada da célula). Tem sido demonstrado que a apoptose do cardiomiócito induzida pelo etanol é provavelmente o mecanismo crítico da desordem pelo etanol, como na síndrome alcoólica fetal. Há vários relatos em humanos com MCA e modelos animais de cardiomiopatia que sustentam o papel da perda do miócito como um mecanismo de disfunção cardíaca pelo álcool. Hibbs e cols., em exames histopatológicos de corações de pacientes com diagnóstico de MCA, relataram que os miócitos perdem sua aparência estriada e apresentam um núcleo picnótico, sendo esta redução de tamanho do núcleo uma característica da apoptose.

Chen e cols. demonstraram a apoptose em cultura de cardiomiócitos de neonatos submetidos a concentrações elevadas de etanol, havendo aumento de proteínas pró-apoptose Bax, bem como aumento da atividade da enzima caspase-3 (esta é membro de uma família de proteases intracelular ativada em apoptose).

DISFUNÇÃO DAS ORGANELAS INTRACELULARES

Proteínas Contráteis

Alterações na estrutura e/ou na função das proteínas contráteis podem afetar a contratilidade cardíaca. Como um mecanismo potencial de lesão cardíaca álcool-induzida, Preedy e cols. examinaram profundamente mudanças na síntese de proteína contrátil cardíaca. O trabalho inicial desse laboratório demonstrou que o consumo de álcool por 6 semanas estava associado a uma diminuição das proteínas cardíacas miofibrilares. Um trabalho mais recente do mesmo laboratório descobriu que não havia quaisquer mudanças na actina, na vimentina, na tropomiosina ou nas cadeias leves de miosina I e II. Mudanças na expressão relativa das proteínas contráteis beta-miosina de cadeia pesada para alfa-miosina de cadeia pesada têm sido relatadas em modelos animais com sobrecarga de pressão, deficiência tireoidiana e insuficiência cardíaca. O autor e seus colaboradores têm demonstrado que um curto período de consumo de álcool está associado a uma mudança na isoforma miosina. Seguindo 2 meses de consumo de álcool, Meehan e cols. descobriram uma mudança na taxa de isoforma de β-MHC para α-MHC em miocárdio de ratos (isto é, houve um aumento na proporção relativa da proteína β-MHC e um aumento nos níveis de mensageiros β-MHC e RNA). Isto foi acompanhado por uma diminuição das atividades miofibrilares e da adenosina trifosfatase. Tem sido postulado que esta mudança nas isoformas miosina permite ao coração reduzir a força de contração, bem como reduzir o nível de consumo de trifosfato de adenosina, possibilitando permanecer em um estado de energia mais eficiente.

Alterações na Homeostase do Cálcio

Nos estágios finais da MCA, a função contrátil fica deprimida e, como em outras doenças cardiovasculares, anormalidade na homeostase do cálcio tem sido implicada no mecanismo celular. A homeostase do cálcio é essencial na função celular normal e, como em outros tipos celulares, o miócito regula firmemente o movimento intracelular do cálcio. A contração e o relaxamento das células miocárdicas são regulados pelas concentrações intracelulares do cálcio, que são controladas pela liberação e recaptura do cálcio pelo retículo sarcoplasmático, e sua ação é inibida pela interação com uma proteína reguladora, fosfolambam.

A regulação normal do cálcio é complexa e depende de vários fatores. Alterações em qualquer um desses fatores moduladores podem alterar a homeostase do cálcio. Wu e cols. administraram álcool por 6 meses a hamsters e encontraram diminuição significativa da força e níveis menores de trifosfato de adenosina intracelular. A administração do bloqueador de cálcio verapamil preveniu o desenvolvimento dessa disfunção metabólica. Estudos demonstram que o efeito inotrópico negativo do álcool agudamente é devido à diminuição da sensibilidade do miofilamento ao cálcio.

SISTEMA NEURO-HORMONAL

A disfunção do miócito pode ativar o sistema nervoso simpático, o sistema renina-angiotensina e o peptídeo natriurético atrial. Níveis elevados de noradrenalina levam a hipertrofia do miócito, toxicidade e apoptose, os quais levam ao remodelamento do ventrículo esquerdo.

Adams e Hirst demonstraram, em ratos Sprague-Dawley, que intoxicação alcoólica severa por 2 a 4 dias levou a aumento significativo na noradrenalina urinária e nos níveis de adrenalina, e estes aumentos foram correlacionados com o aumento no peso cardíaco em relação ao peso corpóreo.

Modelos de MCA em ratos mostraram que alterações na estrutura cardíaca correspondiam a ativação do sistema renina-angiotensina e do peptídeo natriurético.

A fisiopatologia e a progressão da MCA são complexas e envolvem alterações em muitos aspectos da função do miócito. O ponto no qual as alterações na mitocôndria, no retículo sarcoplasmático, nas proteínas contráteis e na homeostase do cálcio culminam em disfunção celular intrínseca ainda não é completamente entendido.

MANIFESTAÇÕES CLÍNICAS

A MCA é mais comum em homens entre os 30 e os 55 anos de idade e que tenham sido consumidores de bebida alcoólica por mais de 5 anos, embora alguns estudos indiquem entre 10 e 15 anos. Nas mulheres, o tempo cumulativo é menor. A MCA deve ser suspeitada em pessoas malnutridas, "sem-teto", ou mesmo em pessoas de nível socioeconômico superior e bem-nutridas que se apresentam com doença hepática ou neuropatia periférica, ou em pessoas com miocardiopatia dilatada ou cardiomegalia inexplicada. Em alcoolistas crônicos, a disfunção cardíaca leve pode ser demonstrada mesmo antes de tornar-se clinicamente manifesta. Anormalidades tanto da função sistólica como da diastólica têm sido demonstradas por técnicas invasivas e não-invasivas em pacientes assintomáticos. Habitualmente, o envolvimento cardíaco e hepático não ocorre junto. Os sintomas podem ser insidiosos ou se manifestar agudamente como um quadro de insuficiência cardíaca esquerda. A fibrilação atrial paroxística pode ser o modo inicial de apresentação. Os casos mais avançados apresentam-se como insuficiência biventricular, com predomínio esquerdo. Dispnéia, ortopnéia, dispnéia paroxística noturna e palpitações (por taquiarritmia supraventricular) são freqüentemente observadas. Síncope e dor torácica atípica podem ocorrer; no entanto, angina de peito ocorre somente se houver doença arterial coronariana concomitante ou estenose aórtica.

O diagnóstico diferencial entre miocardiopatia alcoólica e disfunção cardíaca por deficiência de tiamina é fundamental. Enquanto a primeira ocorre por citotoxicidade ao cardiomiócito pelo etanol, levando a um quadro de baixo débito, a segunda é verificada em etilistas com desnutrição e disfunção hepática, levando a vasodilatação periférica e retenção de água e sódio, ocasionando insuficiência cardíaca de alto débito com função ventricular preservada.

EXAME FÍSICO

Os dados cardíacos lembram aqueles de outras miocardiopatias dilatadas: pulsos finos secundários a vasoconstrição periférica, galope protodiastólico (B3) e pré-sistólico (B4) e sopro sistólico de regurgitação mitral. A gravidade da insuficiência cardíaca direita é variável, mas distensão venosa jugular e edema periférico são comuns. Miopatia musculoesquelética concomitante é comum, envolvendo ombros, pelve e fraqueza muscular.

EXAMES LABORATORIAIS

Em casos avançados, a radiografia de tórax mostra aumento cardíaco significativo, congestão pulmonar, hipertensão venosa pulmonar e derrame pleural. As arritmias podem ser as manifestações mais precoces da fase pré-clínica, sendo a fibrilação atrial a mais freqüente, seguida por *flutter* atrial e extra-sístoles ventriculares. Estas arritmias podem surgir mesmo com o uso esporádico de bebida alcoólica. A hipopotassemia desempenha papel importante na gênese dessas arritmias. Morte súbita por fibrilação ventricular não é incomun em jovens alcoólicos. Outros achados eletrocardiográficos comuns são os distúrbios de condução atrioventricular: BAV de primeiro grau (achado mais comum), bloqueio de ramo, hipertrofia ventricular, alteração da repolarização e QT prolongado. As alterações de ST-T freqüentemente retornam ao normal dias após a interrupção do consumo de álcool.

As alterações hemodinâmicas encontradas no cateterismo cardíaco e o cálculo da função ventricular por ecocardiograma e angiografia isotópica lembram aquelas da miocardiopatia dilatada. Em alcoolistas do sexo masculino assintomáticos, os dados mais precoces e proeminentes são a dilatação e o aumento da massa do ventrículo esquerdo. A disfunção diastólica parece ser um dado precoce, mas ambas as disfunções, sistólica e diastólica, podem ocorrer.

O eletrocardiograma de alta resolução mostra potenciais ventriculares tardios em alcoolistas crônicos sem doença cardíaca prévia associada a esteatose severa, sugerindo que este método possa detectar alterações precoces no miocárdio.

CONSUMO DE ÁLCOOL E DOENÇA ARTERIAL CORONARIANA

Estudos de Cooper e cols. mostraram que pequenas quantidades de álcool não estiveram associadas ao aumento do risco de insuficiência cardíaca em portadores de doença ventricular esquerda isquêmica, mas foram associadas a uma tendência maior ao aumento de hospitalização por insuficiência cardíaca em pacientes com disfunção ventricular esquerda sistólica não-isquêmica. O consumo moderado de álcool aumenta os níveis séricos de colesterol HDL, o que pode explicar parte de seu efeito protetor na doença coronariana.

TRATAMENTO

A história natural da MCA depende da quantidade de álcool ingerida. Nos estágios iniciais da doença, a abstinência total pode resultar no retorno do tamanho cardíaco, bem como na regressão dos sintomas de congestão. O mesmo não se pode dizer dos casos mais avançados. O consumo permanente de bebida alcoólica resultará em fibrose do miocárdio com insuficiência cardíaca refratária. A morte pode ser por arritmia cardíaca, bloqueio, embolia pulmonar ou sistêmica, além de insuficiência cardíaca.

A chave do tratamento é a abstinência total e precoce no curso da doença. O anticorpo antimiosina monoclonal mostra a reversão da depressão miocárdica quando o uso da bebida alcoólica é interrompido. Para os que continuam a consumir bebidas alcoólicas o prognóstico é ruim, particularmente para os sintomáticos. O tratamento da insuficiência cardíaca congestiva alcoólica é semelhante ao da miocardiopatia dilatada. O arsenal terapêutico inclui diuréticos, digitálicos, inibidores da enzima conversora da angiotensina, espironolactona e betabloqueadores. Inibidores da enzima conversora, associados a antagonistas da angiotensina, podem ser usados por aqueles que não toleram betabloqueadores. Os vasodilatadores, como a hidralazina e o dinitrato de isossorbida, seriam uma alternativa nos casos de contra-indicação aos inibidores da enzima conversora da angiotensina. Os anticoagulantes devem seguir as indicações apropriadas.

A terapia farmacológica padrão melhora a função ventricular naqueles que se abstêm ou não; entretanto, não há benefício em termos de mortalidade para aqueles que não se abstêm.

CONCLUSÃO

O consumo de bebida alcoólica por longo tempo e em grande quantidade é uma causa importante de miocardiopatia dilatada. A quantidade e a duração do consumo não são completamente estabelecidas, porém mais de 90g ou oito doses por dia, por mais de 5 anos, já seriam suficientes para desenvolver a doença. As mulheres necessitam menos tempo de consumo do que os homens, e a prevalência da MCA na mulher é menor. Até o momento, não se conhece a influência do estrogênio sobre a fisiopatologia da MCA.

A fase assintomática da MCA caracteriza-se por dilatação do ventrículo esquerdo, aumento da massa do ventrículo esquerdo e disfunção diastólica. Na fase sintomática, há acentuada dilatação do VE, aumento da massa, espaçamento da parede, disfunção sistólica e sinais e sintomas de insuficiência cardíaca. Em ambos os grupos a abstinência é fator crucial no tratamento.

Variações individuais na sensibilidade do miocárdio ao álcool sugerem que a doença pode ser multifatorial e sofrer influências genéticas. Estudos posteriores se fazem necessários para identificar pacientes vulneráveis.

Qual a Quantidade de Álcool Considerada Excessiva?

A dose padrão nos Estados Unidos é considerada, aproximadamente, 12g de álcool. Em termos de diferentes tipos de bebida, isto significa: 340mL de cerveja, 142mL de vinho, 42mL de licor/*spirits* (*spirits* é bebida alcoólica forte).

Até o presente momento não há dados que possibilitem uma recomendação precisa da quantidade de bebida alcoólica que possa ser ingerida sem riscos maiores para a saúde. Todavia, o Instituto Nacional de Alcoolismo e Abuso do

Álcool, dos Estados Unidos, recomenda que os homens não bebam mais do que quatro doses em qualquer ocasião específica ou 14 doses na semana e que as mulheres não bebam mais do que três doses em qualquer ocasião ou mais do que sete doses na semana. Estes níveis são considerados elevados. Níveis moderados seriam uma dose padrão por dia para as mulheres e duas doses padrões por dia para os homens, ou qualquer quantidade inferior a esta.

REFERÊNCIAS BIBLIOGRÁFICAS

1. Barreto ACP, Bocchi EA. *Insuficiência cardíaca*. São Paulo: Segmento, 2003.
2. Braunwald E, Zipes DP, Libby P. *In*: *Heart disease: a textbook of cardiovascular medicine*. 6 ed., 2001.
3. Feldman AM, McNamara D. Myocarditis. *New Engl J Med* 2000; *19*:1.388-98.
4. Herskowitz A, Campbell S, Deckers J *et al*. Demographic features and prevalence of idiopathic myocarditis in patients undergoing endomyocardial biopsy. *Am J Cardiol* 1993; *71*:982.
5. Hufnagel G, Pankuweit S, Richeter A, Shoman V, Maisch B. The European Study of Epidemiology and Treatment of Cardiac Inflammatory Disease (ESETCID). First Epidemiological Results. *Herz* 2000; *25*(3):279-85.
6. Mahrholdt H, Goedecke C, Wagner A *et al*. Cardiovascular magnetic resonance assessment of human myocarditis: a comparison of histology and molecular pathology. *Circulation* 2004; *109*(10):1.250-8.
7. Piano MR. Alcoholic cardiomyopathy: incidence, clinical characteristics, and pathophysiology. *Chest* 2002; *121*:1.638-50.

CAPÍTULO 38

MIOCARDITES E PERICARDITES

Guilherme Gustavo do Valle

MIOCARDITE

Definição e Etiopatogenia

Miocardite é um processo inflamatório, geralmente causado por um agente infeccioso, no qual a inflamação pode envolver os miócitos, o interstício, as estruturas vasculares e o pericárdio.

Em tese, qualquer agente infeccioso pode produzir inflamação no tecido cardíaco, já tendo sido descritos casos de miocardite por vários agentes infecciosos, como vírus, rickéttsias, bactérias em geral, protozoários e metazoários.

Os mecanismos pelos quais os agentes infecciosos causam dano ao coração podem agir por meio de invasão do miocárdio, de produção de toxinas, como na difteria, ou mediados por processo imunológico. Na miocardite viral, o principal mecanismo envolvido parece ser uma reação imunológica às modificações ocorridas na superfície das células, reação imunológica esta mediada por célula, ou a novos antígenos relacionados ao vírus, e não apenas o dano celular causado pela replicação viral. Miócitos de pacientes com miocardite em evolução expressam molécula de adesão intercelular 1 (ICAM-1, na sigla em inglês), o que não ocorre com os pacientes na fase de resolução da miocardite, sugerindo um papel da ICAM-1 na inflamação miocárdica.

Embora na maior parte das vezes a miocardite refira-se a um processo inflamatório do miocárdio determinado por um agente infeccioso, ela pode ocorrer como conseqüência de processos alérgicos, devido a agentes farmacológicos, assim como no decorrer de doenças sistêmicas.

Nos Estados Unidos, a etiologia mais freqüente de miocardite é a viral, enquanto em áreas endêmicas do Brasil prevalece a miocardite induzida pelo *Trypanosoma cruzi*.

Manifestações Clínicas

Os sinais e sintomas cardiovasculares são inespecíficos em relação ao agente etiológico, sendo a etiologia estabelecida a partir dos achados não-cardíacos. Entretanto, os achados histológicos dependem do estágio da doença, do agente etiológico e do mecanismo que está mediando o dano miocárdico. A extensão do envolvimento miocárdico, ou seja, se em alguns focos isolados ou difuso, é que vai determinar as conseqüências clínicas, podendo haver comprometimento do sistema de condução, caso este esteja envolvido no processo.

A apresentação clínica da miocardite pode variar desde ausência de sintomas, nos casos de mínimo envolvimento do miocárdio, até insuficiência cardíaca fulminante, com acometimento de grande área do músculo cardíaco. Arritmias ventriculares sem causa aparente podem traduzir quadro de miocardite silenciosa, com eventual evolução para miocardiopatia dilatada. Foi possível demonstrar que as alterações estruturais e funcionais em animais de experimentação, induzidas na fase aguda da miocardite viral, mantinham-se após a fase de replicação viral e o processo inflamatório miocárdico, assemelhando-se às alterações encontradas na miocardiopatia dilatada.

As conseqüências da miocardite são muito variáveis e, talvez, relacionadas à susceptibilidade genética de cada indivíduo. Na maioria dos pacientes, o evento tem evolução benigna, sendo autolimitado e sem quaisquer seqüelas; entretanto, alguns indivíduos evoluem para miocardiopatia dilatada após o quadro agudo de miocardite viral.

Infecções sistêmicas de variadas etiologias cursam com alterações eletrocardiográficas, sugestivas de acometimento miocárdico, apesar de não existirem outras manifestações clínicas de acometimento cardiovascular. A identificação de acometimento miocárdico, por meio das alterações eletrocardiográficas, baseia-se na demonstração em autópsia de que 1% dos casos de infecções sistêmicas cursam com miocardite não suspeitada clinicamente.

Como o envolvimento miocárdico é subclínico na maioria das vezes nos quadros de infecção sistêmica, não havendo queixas específicas relacionadas ao sistema cardiovascular, este envolvimento é inferido a partir das alterações do segmento ST e da onda T ao eletrocardiograma. Quando ocorrem sintomas, estes são vagos, como náusea, fadiga, palpitações e desconforto precordial. Quando ocorre dor precordial, habitualmente existe pericardite associada, podendo haver desconforto precordial relacionado à isquemia miocárdica, induzida pelo processo inflamatório miocárdico, inclusive com elevação plasmática das enzimas cardíacas e alterações da contratilidade segmentar do ventrículo esquerdo, podendo simular um quadro de infarto agudo do miocárdio.

Exame Físico

A taquicardia é um achado habitual e, em muitas situações, desproporcional ao grau da elevação da temperatura. A primeira bulha geralmente está abafada, e pode ocorrer um galope protodiastólico, assim como sopro sistólico apical transitório, sendo rara a presença de sopro diastólico. Os achados clássicos de insuficiência cardíaca franca só ocorrem nos casos com acometimento extenso do miocárdio, o que é mais incomum. Nos casos de maior envolvimento do miocárdio encontram-se sinais clínicos de dilatação ventricular esquerda.

Achados Laboratoriais

As alterações eletrocardiográficas, geralmente transitórias, são muito mais freqüentes do que as manifestações clínicas. As alterações eletrocardiográficas mais comuns são modificações do segmento ST e da onda T, embora batimentos ectópicos atriais, mais freqüentemente arritmias ventriculares, distúrbios da condução atrioventricular e intraventricular e, mais raramente, até o surgimento de onda Q patológica possam ocorrer. BAV total é raro e habitualmente transitório, resolvendo-se espontaneamente, apesar de registros de raros casos de morte súbita secundária a BAV total em pacientes com miocardite. As alterações da condução intraventricular costumam traduzir acometimento mais extenso do miocárdio e, conseqüentemente, pior prognóstico.

Ao exame radiológico do tórax, podem-se identificar aumento da área cardíaca e congestão venocapilar pulmonar, nos casos mais graves, e ausência de alterações, nos mais leves.

As enzimas cardíacas podem estar normais ou elevadas, dependendo do grau de acometimento miocárdico, podendo haver necrose miocárdica, com aumento significativo destas enzimas. Atualmente, a troponina T é uma enzima muito mais sensível e específica para este fim.

O ecocardiograma dos pacientes com miocardite pode demonstrar comprometimento da contratilidade ventricular esquerda, inclusive comprometimentos regionais, relacionados aos focos de inflamação do miocárdio, além de trombos intracardíacos, sobretudo ventriculares. Comprometimento da função diastólica do ventrículo esquerdo, mesmo quando a função sistólica encontra-se preservada, também é um achado freqüente.

Técnicas da medicina nuclear utilizando o gálio-67, o anticorpo antimiosina índio-111 e o pirofosfato de tecnécio-99m, assim como a ressonância magnética, podem definir alterações características da miocardite.

Diagnóstico

O diagnóstico é geralmente suspeitado pela identificação da doença sistêmica associada e seus achados clínicos característicos, associados às informações fornecidas pelo eletrocardiograma e pelo ecocardiograma. O diagnóstico de miocardite viral baseia-se na identificação do vírus nas fezes, no sangue, no miocárdio, no líquido pericárdico, em lavados da garganta, ou por títulos aumentados de anticorpos, embora culturas sejam geralmente negativas e os testes sorológicos não costumem ser diagnósticos. Mesmo em casos fatais, não é habitual o isolamento do vírus no miocárdio quando da necropsia. A biópsia endomiocárdica pode fornecer o diagnóstico de miocardite, pelos aspectos histológicos fornecidos, embora uma biópsia negativa não afaste o diagnóstico, devendo ser repetida, se os dados clínicos sugerirem o diagnóstico.

Tratamento

O tratamento é de suporte, orientado de acordo com as manifestações clínicas, devendo-se estar atento para os possíveis distúrbios da condução atrioventricular que possam requerer intervenção. O repouso no leito é recomendado devido aos relatos de piora significativa do quadro de miocardite em animais de experimentação, quando submetidos a exercícios físicos. Recomenda-se abstenção de atividades esportivas por 6 meses e até o tamanho do coração e a sua função retornarem ao normal, em atletas acometidos pela doença. Pacientes com quadro de insuficiência cardíaca respondem bem ao tratamento clássico com digital e diurético. Alguns estudos têm mostrado melhora dos pacientes com o uso do captopril na fase aguda da miocardite. Arritmias cardíacas sintomáticas devem ser tratadas com antiarrítmicos, devendo-se evitar o uso de α-bloqueadores nestes pacientes por ainda não existirem dados suficientes que autorizem o seu uso nesta patologia.

O uso de corticosteróide, assim como de imunossupressores, é controverso, não havendo dados na atualidade que justifiquem o uso dos mesmos, sobretudo após a publicação do estudo clínico de imunossupressão para miocardite linfocítica utilizando ciclosporina ou azatioprina mais prednisona não ter mostrado melhora na mortalidade com o uso destas drogas. Os antiinflamatórios não-hormonais, assim como a ciclosporina, devem ser proscritos na fase aguda, pois já se demonstrou aumento do dano miocárdico, nesta fase, quando estas substâncias foram usadas em modelos animais. Entretanto, após a fase aguda, os antiinflamatórios não-hormonais podem trazer algum benefício. Gamaglobulina intravenosa em altas doses tem demonstrado melhora mais rápida da disfunção ventricular esquerda e provável melhora na sobrevida em crianças e num pequeno número de adultos tratados (dados preliminares).

PERICARDITE AGUDA

Conceito e Etiologia

A pericardite aguda é um processo inflamatório do pericárdio que pode ser acompanhado de aumento do líquido pericárdico, entre os pericárdios visceral e parietal, ou não haver aumento significativo deste líquido pericárdico, sendo então denominada "pericardite seca".

A pericardite aguda pode ter várias etiologias, como pericardite idiopática, pericardite secundária a agentes infecciosos (vírus, bactérias, fungos, rickéttsias etc.), pericardite que acompanha quadros de vasculite em doenças do tecido conjuntivo (lúpus eritematoso sistêmico, artrite reumatóide etc.), pericardite secundária a inflamação em estruturas vizinhas (pós-IAM, síndrome pós-pericardiotomia, aneurisma dissecante da aorta etc.), pericardite associada a distúrbios metabólicos, como na uremia e no mixedema, pericardite neoplásica e pericardites associadas a outras patologias, de patogênese ainda mal definida, como na necrose gordurosa do pericárdio, doença inflamatória intestinal e pancreatite.

Quadro Clínico e Exames Complementares

O quadro clínico pode iniciar-se de forma abrupta ou insidiosa, dependendo da etiologia – por exemplo, na pericardite viral ou bacteriana, inicia-se abruptamente; já nos casos de pericardite tuberculosa ou de origem urêmica, o quadro clínico é mais arrastado, habitualmente apresentando-se como febre de origem obscura.

A dor precordial está geralmente presente na pericardite de origem infecciosa, seja ela viral ou bacteriana, sendo referida como em pontada, aguda, com opressão precordial, que piora com a tosse, com a inspiração profunda e com o decúbito. Caracteristicamente, a dor melhora quando o indivíduo se senta e se curva ligeiramente para a frente, pois estas manobras aliviam a tensão do tecido pericárdico. A dor pode irradiar-se para a mandíbula e para os ombros, dificultando o diagnóstico diferencial com doença isquêmica.

Tosse não produtiva é um sintoma comum, e pode anteceder os sintomas torácicos. Febre, habitualmente inferior a 39ºC, é um sintoma comum, embora os pacientes imunodeprimidos possam não apresentar febre e aqueles com insuficiência renal e pericardite urêmica possam até mesmo apresentar-se hipotérmicos.

O sinal mais característico da pericardite é o atrito pericárdico, que se constitui em três ou mais sons distintos por ciclo cardíaco. O atrito pericárdico pode ser transitório ou intermitente, mas em geral dura de horas a dias. O atrito pericárdico persistente não é usual e, quando presente, pode indicar tendência à cronicidade. O atrito pode existir mesmo na presença de derrames pericárdicos maiores.

O ecocardiograma dos pacientes com "pericardite seca" pode mostrar fibrina e espessamento pericárdico, com pequeno ou mesmo ausência de derrame pericárdico.

O ECG pode revelar desde ausência de alterações até desvios do segmento ST (habitualmente supradesnível difuso com aspecto côncavo), em geral associados a depressão do segmento PR. Estas alterações eletrocardiográficas são muito sugestivas de pericardite, devendo-se fazer o diagnóstico diferencial sobretudo com as síndromes isquêmicas, em que a morfologia do segmento ST é diferente e habitualmente restringe-se a determinadas derivações, diferente do aspecto difuso na pericardite.

Didaticamente, podemos dividir as alterações eletrocardiográficas na pericardite em quatro estágios: estágio I – supradesnível do segmento ST em DI, DII, aVL, aVF e precordiais, sobretudo de V3 a V6, além de desvio do segmento PR em posição oposta à polaridade da onda P; estágio II – retorno do segmento ST em direção à linha de base, discretos desvios do intervalo PR, se estes não ocorreram no estágio I, sem alterações significativas na onda T; estágio III – inversão da onda T em praticamente todas as derivações; e estágio IV – retorno do ECG aos padrões antes de o paciente ter pericardite. Estes estágios são na verdade um contínuo, dependendo da fase da pericardite em que o diagnóstico é feito.

A velocidade de hemossedimentação e a proteína C reativa podem estar elevadas em grau de discreto a importante, dependendo, geralmente, da presença do grau de miocardite associada. A elevação das enzimas CK-MB, DLH e troponina vai depender do grau de acometimento miocárdico associado (miocardite associada).

Tratamento

De uma forma geral, o tratamento consiste em aliviar os sintomas e eliminar o agente etiológico. Os antiinflamatórios não-hormonais (AINH) constituem a base do tratamento da pericardite, pois estas drogas inibem a síntese de prostaglandina I2. Em tese, qualquer antiinflamatório não-hormonal pode ser usado; entretanto, deve-se evitar o uso da indometacina em indivíduos adultos, devido ao fato de esta substância reduzir o fluxo coronariano e ter mais efeitos colaterais do que as demais drogas desta classe. O ibuprofeno tem sido a droga mais utilizada, por ter boa tolerabilidade e melhorar o fluxo coronariano, além de permitir doses mais elevadas, com relativa tolerância. Habitualmente, usam-se de 400 a 800mg de ibuprofeno de 6 em 6 horas ou de 8 em 8 horas, por 4 a 5 dias.

Existem dados preliminares mostrando melhora da resposta terapêutica quando se associa colchicina ao AINH, ou até mesmo quando se usa a colchicina como monoterapia, na dose de 0,6mg de 12 em 12 horas, embora não exista, até o momento, um estudo bem documentado comprovando estes dados iniciais.

O uso de corticosteróides deve ser evitado, a menos que o paciente tenha uma doença sistêmica que o exija, assim como quando o uso dos AINH não é suficiente para a melhora clínica. Se necessário, deve-se usar a menor dose eficaz do corticosteróide e, assim que possível, iniciar a retirada progressiva. Para a retirada progressiva recomenda-se associar o ibuprofeno, retirando-se progressivamente o corticosteróide e, na seqüência, fazendo a diminuição progressiva até a suspensão do ibuprofeno.

PERICARDITE CONSTRITIVA

Conceito e Etiopatogenia

Infelizmente, não dispomos de dados estatísticos sobre causas de pericardite constritiva no nosso país, embora os casos de pericardite constritiva secundária a tuberculose sejam uma realidade na nossa prática clínica e, por isso, uma etiologia sempre a ser investigada diante deste diagnóstico. Entretanto, em países desenvolvidos, cirurgia cardíaca e radioterapia têm sido as principais causas de pericardite constritiva, havendo uma diminuição progressiva da tuberculose como causa desta entidade.

A evolução dos métodos diagnósticos em cardiologia tem mudado o perfil do diagnóstico da pericardite constritiva – por exemplo, em estudo publicado em 1959, identificou-se calcificação pericárdica em 90% dos casos de pericardite constritiva, enquanto em uma série recente apenas 27% dos casos de pericardite haviam calcificado. Estes dados traduzem a importância da Doppler ecocardiografia, além da tomografia computadorizada e da ressonância magnética nos dias atuais para o diagnóstico desta entidade, mesmo em fases menos adiantadas da doença, ainda sem calcificação significativa.

Sinais e Sintomas

Todo paciente com quadro clínico de insuficiência cardíaca direita de causa não conhecida deve levantar a suspeita clínica de pericardite constritiva, sobretudo se houver colapso diastólico no pulso jugular associado à terceira bulha do VD. Nestas situações, quando se consegue documentar calcificação pericárdica, o diagnóstico clínico de pericardite constritiva pode ser inferido. Quando não existe calcificação pericárdica, torna-se necessário um método que investigue provável fisiologia restritiva, como Doppler ecocardiografia.

Exames Complementares e Diagnóstico Diferencial

A radiografia de tórax mostra área cardíaca habitualmente normal, com dilatação da veia cava superior e veia ázigos. Derrame pleural associado é relativamente comum. Em alguns casos, identifica-se dilatação do átrio esquerdo, quando existe calcificação significativa no sulco atrioventricular ou no ventrículo esquerdo. Podem existir linhas B de Kerley, mas não são comuns sinais de edema alveolar. A identificação de calcificação pericárdica através da radiografia de tórax, somada aos demais dados clínicos, é de grande importância, pois pode fechar o diagnóstico clínico de pericardite, embora a Doppler ecocardiografia possa tornar este diagnóstico mais preciso.

Os sinais ecocardiográficos mais comuns da pericardite constritiva são: espessamento e imobilidade do pericárdio, diminuição nas dimensões dos ventrículos, com aumento dos átrios, dilatação das veias cavas e veias supra-hepáticas e desvio do septo interventricular para a esquerda, durante a inspiração. Ao estudo com Doppler encontram-se: aumento significativo da onda E em relação à onda A na análise do fluxo mitral, além de diminuição do enchimento ventricular esquerdo durante a inspiração e fluxo venoso com morfologia em W.

A tomografia computadorizada e a ressonância magnética, assim como a ecocardiografia transesofágica, são as técnicas mais úteis para identificação e quantificação do espessamento pericárdico, sendo a ecocardiografia transtorácica limitada nos casos em que a janela ecocardiográfica não seja satisfatória para esta avaliação.

O cateterismo cardíaco mostra uma curva de pressão com aspecto em "raiz quadrada", com uma queda curta e brusca em direção a zero da pressão no VD no início da diástole, elevando-se discretamente e mantendo-se em platô no restante da diástole, contida pelo pericárdio. Estes dados dificultam o diagnóstico diferencial com cardiomiopatia restritiva, por ser esta fisiologia também encontrada nesta entidade clínica.

O principal diagnóstico diferencial, que nem sempre é fácil de ser estabelecido, é com a cardiomiopatia restritiva, pois o problema básico é diferenciar se a fisiologia restritiva se deve ao enrijecimento do músculo cardíaco ou ao pericárdio em torno do mesmo. Entretanto, vários dados, como as alterações de enchimento ventricular direito e esquerdo com a respiração, presentes na pericardite constritiva e geralmente ausentes na cardiomiopatia restritiva, auxiliam esta diferenciação, assim como os métodos de imagem que permitem identificar e quantificar o espessamento pericárdico.

Tratamento

O tratamento é cirúrgico, com a retirada mais extensa possível do pericárdio, habitualmente com boa resposta clínica e boa resposta diurética já no pós-operatório imediato. A boa resposta cirúrgica correlaciona-se com o diagnóstico precoce, tendo o paciente menor grau de fibrose e calcificação pericárdica, assim como congestão hepática e sistêmica.

TAMPONAMENTO CARDÍACO

Conceito e Etiopatogenia

Para que haja tamponamento pericárdico é preciso que se ultrapasse o volume de reserva pericárdico numa velocidade superior à capacidade de distensão do pericárdio parietal e numa velocidade superior à capacidade de expansão do volume de sangue venoso necessário para o esvaziamento do mesmo no coração, que habitualmente ocorre com pequeno gradiente pressórico.

O tamponamento pericárdico, anteriormente visto como "tudo ou nada", pode ter graus variáveis. Hoje sabemos que podemos ter quadros de tamponamento pericárdico com comprometimento hemodinâmico discreto, assim como quadros de choque cardiogênico, os quais são quadros dinâmicos e eventualmente progressivos, dependendo da causa e do tempo de evolução.

Sinais e Sintomas

Taquicardia, taquipnéia e tosse são sintomas comuns devidos à congestão intersticial pulmonar (em geral, não há edema alveolar). Ao exame físico, notam-se abafamento das bulhas cardíacas, não se conseguindo palpar o ápex cardíaco, hipotensão arterial sistêmica absoluta ou relativa (pacientes previamente hipertensos), extremidades frias, febre, dependendo da etiologia, turgor jugular patológico e congestão venosa sistêmica.

A maior parte dos pacientes apresenta pulso paradoxal, que consiste na queda da pressão arterial em 10mmHg ou mais durante a inspiração normal. Em situações avançadas, pode-se não detectar som de Korotkoff durante a inspiração.

Tamponamento em graus avançados leva a oligúria, devido à sinalização ao sistema renal com baixo fluxo, com ativação do sistema renina-angiotensina-aldosterona e retenção de sódio e água.

Exames Complementares

O ECG pode ser normal, mas habitualmente evidencia alterações inespecíficas do segmento ST e da onda T, podendo mostrar alterações em estágios I, II ou III de pericardite (descritos no tópico sobre pericardite aguda). A alternância elétrica associada ao quadro clínico sugestivo praticamente estabelece o diagnóstico de tamponamento. Baixa voltagem elétrica difusa é a regra.

A radiografia de tórax classicamente mostra aumento significativo da área cardíaca, sem edema alveolar pulmonar.

O ecocardiograma transtorácico ou transesofágico, em alguns casos nos quais o transtorácico não foi satisfatório, pode responder todas as perguntas necessárias, dispensando outros exames invasivos.

Os sinais ecocardiográficos de tamponamento pericárdico mais comumente encontrados são diminuição significativa dos fluxos aórtico e mitral e aumento do fluxo tricúspide durante a inspiração, colapso do átrio direito e do ventrículo direito, associado a derrame pericárdico importante e dilatação significativa da veia cava inferior.

O diagnóstico de tamponamento pericárdico deve ser suspeitado sempre em pacientes com hipotensão arterial sistêmica, associada a aumento da pressão venosa sistêmica, taquicardia e taquipnéia, pulso paradoxal, pulmões limpos, ferida torácica ou abdominal recente, história de pericardite recente ou aumento da área cardíaca na radiografia de tórax.

Tratamento

O tratamento definitivo consiste na drenagem imediata do líquido pericárdico. Dependendo da urgência, a pericardiocentese por agulha pode ser feita, guiada por ecocardiografia, ou realizada a drenagem cirúrgica. As particularidades quanto à forma de drenagem e à urgência da mesma serão ditadas de acordo com a velocidade de instalação do quadro e da provável etiologia.

REFERÊNCIAS BIBLIOGRÁFICAS

1. Adler Y, Finkelstein Y, Guindo J. et al. Colchicine treatment for recurrent pericarditis. A decade of experience. *Circulation* 1998; Jun 2; *97*:2.183-5.
2. Aikat S, Ghaffaria S. A review of pericardial diseases: clinical, ECG and hemodynamic features and management. *Cleve Clin J Med* 2000; *67*:903-14.
3. Angel J, Nivarro I, Domingo E, Soler-Soler J. Cardiac tamponade: risk and benefit of fluid challenge while waiting for pericardiocentesis. *Circulation* 1997; *96*:130.
4. Aretz HT, Billingham ME, Edwards WD et al. Myocarditis. A histopathologic definition an classification. *Am J Cardiovasc Pathol* 1987; *1*:3-14.
5. Hagar JM, Rahimtoola SH. Chagas' heart disease. *Curr Probl Cardiol* 1995; *20*:825-924.
6. Hoit BD. Management of effusive and constrictive pericardial heart disease. *Circulation* 2002; *105*:2.939-42.
7. Kasper EK, Agema WR, Hutchins GM et al. The causes of dilated cardiomyopathy: a clinicopathologic review of 673 consecutive patients. *J Am Coll Cardiol* 1994; *23*:586-90.
8. Ling LH, Oh JK, Schaff HV et al. Constrictive pericarditis in then modern era: evolving clinical spectrum and impact on outcome after pericardiectomy. *Circulation* 1999; *100*:1.380-6.
9. Mason JW, O'Connell JB, Herskowitz A et al. A clinical trial of immunosuppressive therapy for myocarditis. *N Engl J Med* 1995; *333*:269-75.
10. Mccarthy RE, Boehmer JP, Hruban RH et al. Long-term outcome of fulminant myocarditis as compared with acute (nonfulminant) myocarditis. *N Engl J Med* 2000; *342*:690-5.
11. Mcnamara DM, Rosenblum WD, Janosko KM et al. Intravenous immune globulin in the therapy of myocarditis and acute cardiomyopathy. *Circulation* 1997; *95*:2.476-8.
12. Myres RBH, Spodick DH. Constrictive pericarditis: clinical and pathophysiologic characteristics. *Am Heart J* 1999; *138*:219-32.
13. Olinde KD, O'Connel JB. Inflammatory heart disease: pathogenesis, clinical manifestations, and treatment of myocarditis. *Annu Rev Med* 1994; *45*:481-90.
14. Sauleda JS. Diagnosis and therapeutic management of patients with cardiac tamponade and constrictive pericarditis. *Rev Esp Cardiol* 2003; *56*:195-205.

15. Schifferdecker B, Spodick DH. Nonsteroidal anti-inflammatory drugs in the treatment of pericarditis. *Cardiol Rev* 2003; *11*:211-7.
16. Smith SC, Ladenson JH, Mason JW, Jaffe AS. Elevations of cardiac troponin I associated with myocarditis: experimental and clinical correlates. *Circulation* 1997; *95*:163-8.
17. Spodick DH. Acute clinically noneffusive ("dry") pericarditis. *In*: Spodick DH. *The pericardium: a comprehensive textbook*. New York: Marcel Decker, 1997:94-113.
18. Spodick DH. Pathophysiology of cardiac tamponade. *Chest* 1998; *113*:1.372-8.
19. Spodick DH. Cardiac tamponade: clinical characteristics, diagnosis, and management. *In*: Spodick DH. *The pericardium: a comprehensive textbook*. New York: Marcel Decker, 1997:153-79.
20. Tsang TSM, Barnes ME, Hayes SN *et al*. Clinical and echocardiographic characteristics of significant pericardial effusions following cardiothoracic surgery and outcomes of echo-guided pericardiocentesis for management: Mayo Clinic experience, 1979-1998. *Chest* 1999; *116*:322-31.

CAPÍTULO 30

CARDIOMIOPATIA HIPERTRÓFICA E RESTRITIVA

Elmiro Santos Resende

INTRODUÇÃO

As cardiomiopatias acometem o coração independentemente da coexistência de patologias valvares, pericárdicas, isquêmicas ou hipertensivas. São classificadas, conforme sua apresentação clínica, em três formas distintas: dilatada (mais comum), hipertrófica e restritiva.

CARDIOMIOPATIA HIPERTRÓFICA

A cardiomiopatia hipertrófica (CMH), descrita há mais de um século, ainda permanece pouco compreendida em muitos de seus aspectos. Apresenta prevalência baixa, acometendo um em cada 500 indivíduos. Mesmo assim, representa a cardiopatia mais comum dentre aquelas geneticamente transmitidas.

Estudos mais detalhados, que só começaram a ser realizados a partir da década de 1950, indicaram tratar-se de uma entidade clínica caracterizada por hipertrofia ventricular esquerda e, às vezes, direita, sem causa aparente.

A CMH acomete, principalmente, o septo interventricular que apresenta, além da hipertrofia, movimentação hiperdinâmica. Em decorrência desta alteração e de modificações cinéticas da valva mitral, um gradiente sistólico pode ser encontrado na via de saída do ventrículo esquerdo em 25% dos pacientes. Este achado não implica disfunção sistólica e a presença de rigidez da parede ventricular determina dificuldades de enchimento diastólico, alteração que se revela como característica predominante nesta patologia.

História Natural

A morte súbita é uma característica da CMH. Estima-se uma mortalidade anual em torno de 1%, mas ela pode ser superior a 3%, quando se trata de adultos, e atingir 6%, em crianças. Apresenta evolução variável com deterioração lenta da função ventricular. A progressão para formas dilatadas de cardiopatia ocorre em 10 a 15% dos casos.

Pacientes com registros ecocardiográficos previamente normais podem desenvolver, algum tempo depois, a CMH, algo que parece estar relacionado a mutações adquiridas ao longo da vida. O ecocardiograma normal não exclui a possibilidade de que desarranjos na arquitetura microscópica do miocárdio já estivessem presentes em fase precoce, constituindo substrato para eventuais arritmias de risco para o paciente.

A magnitude do gradiente sistólico não está diretamente vinculada aos sintomas da doença nem ao seu eventual prognóstico desfavorável. Apontam-se como marcadores de risco mais importantes do que a obstrução a existência de história familiar de morte súbita, resposta pressórica anormal aos esforços físicos e quando o diagnóstico inicial é feito em jovens (abaixo de 30 anos). A presença ao Holter de episódios de taquicardia ventricular não sustentada, em adultos, relaciona-se a 25% de risco de morte súbita.

Os episódios de síncope podem representar ameaça em crianças, fato não confirmado em adultos.

A CMH é o achado mais comum em necropsias de atletas jovens que tiveram morte súbita.

Etiologia

A etiologia da CMH vem sendo progressivamente elucidada, e é possível que tenhamos grandes avanços com os estudos genéticos hoje em curso. Descrevem-se, atualmente, dois grandes grupos de CMH, distintos quanto aos seus aspectos etiológicos. Um deles é a forma familiar com um padrão de herança do tipo autossômica dominante em pelo menos

50% dos casos. O outro corresponde a formas esporádicas, atribuídas às mutações espontâneas, das quais já foram identificados mais de 125 tipos, envolvendo, no mínimo, oito genes que estão ligados à codificação de diversas proteínas do sarcômero.

A expressão fenotípica de tais mutações é muito variada, determinando apresentações clínicas diversas. Algumas formas de mutação parecem implicar pior prognóstico de forma desvinculada à gravidade da hipertrofia; outras, ao contrário, determinam melhor evolução clínica. São exemplos do primeiro grupo as mutações ligadas ao gene que codifica a troponina T, que indicam, na maioria das vezes, um risco elevado de morte súbita.

Apesar da complexidade dessas mutações e suas correspondentes expressões fenotípicas, existem expectativas de que a evolução do conhecimento, tanto na área da genômica como da proteômica, possa ajudar a identificação de subgrupos de pacientes que devem receber tipos diferentes de abordagens e tratamento com drogas especialmente desenhadas para uma determinada finalidade terapêutica. Também o aconselhamento genético e testes preliminares intra-útero poderão auxiliar o tratamento individualizado a ser dispensado a esses pacientes.

Fisiopatologia

A fisiopatologia da CMH é complexa e ainda não totalmente conhecida. São descritas alterações tanto na sístole como na diástole ventriculares.

As modificações na sístole são as mais conhecidas e envolvem o chamado gradiente sistólico, fenômeno que cria, no interior da cavidade ventricular, duas câmaras com regimes pressóricos diferentes, configurando uma curva característica nos estudos hemodinâmicos. A origem deste gradiente tem sido motivo de discussões, e várias hipóteses foram aventadas. Embora existam controvérsias, parece que ele se deve não apenas ao grau de estreitamento na via de saída do ventrículo, mas também a anomalias na lacínia anterior da valva mitral que a tornam mais alongada. Esta alteração permite maior excursão sistólica anterior da válvula, fato que estreita ainda mais a via de saída.

O gradiente pode variar de conformidade com o estado contrátil do ventrículo, o seu enchimento diastólico e a resistência imposta ao esvaziamento desta câmara. Quando a hipercontratilidade está presente e, concomitantemente, existe baixa resistência periférica, o efeito Venturi resultante aumenta o deslocamento e o contato da válvula com o septo, determinando momentos de maior diferença pressórica.

Além da alteração sistólica, a maioria dos pacientes também exibe comprometimento na diástole ventricular. De maneira similar ao que ocorre na sístole, a presença e a intensidade destas alterações não estão vinculadas à intensidade dos sintomas apresentados pelos pacientes e nem sequer dependem do grau de hipertrofia ventricular presente. Estas modificações diastólicas parecem estar ligadas à redução do relaxamento e da distensibilidade da câmara ventricular, talvez decorrente de perturbações na cinética do cálcio. Também a modificação da geometria ventricular e a existência de áreas de isquemia transitória típicas desta patologia e de regiões de fibrose estão ligadas à gênese da insuficiência diastólica encontrada.

O entendimento da fisiopatologia tem enorme importância para a compreensão dos sinais e sintomas decorrentes da CMH e deve orientar a escolha terapêutica que será utilizada nos diversos casos clínicos.

Quadro Clínico

Em função da variedade de apresentações da doença, a manifestação clínica é diversa. A maioria dos portadores de CMH mantém-se assintomática ou pouco sintomática por longo tempo e acaba sendo identificada em exames de rotina. Outros permanecem sem diagnóstico, e a morte súbita poderá ser a primeira manifestação. Os casos são mais identificados entre os 30 e os 40 anos, talvez em função das primeiras avaliações clínicas realizadas. A prevalência é maior nos homens do que nas mulheres, apesar de a doença ser, em geral, mais grave no sexo feminino.

Como já mencionado, os sintomas nem sempre acompanham, em intensidade, o grau de hipertrofia ventricular. Quando presentes, o quadro é dominado pela dispnéia, que acomete 90% dos pacientes. A angina aparece em segundo lugar e é referida por 75% dos indivíduos; parece estar relacionada à disfunção endotelial, que provoca áreas de isquemia sem a presença de placas ateroscleróticas. Algumas vezes ocorre a evolução para infartos transmurais.

Podem ocorrer episódios de palpitações, tonturas e síncopes, sintomas que têm implicações prognósticas em crianças e jovens.

O exame físico pode ser normal, tendo em conta que formas incompletas da doença podem estar presentes. A insuficiência cardíaca franca pode surgir em fases mais avançadas, quando já ocorreram dilatação ventricular e disfunção sistólica. Nestas circunstâncias, o gradiente sistólico intraventricular pode sofrer atenuação acentuada em decorrência da dilatação ventricular e redução da contratilidade do ventrículo esquerdo.

No exame físico, são comuns a impulsão pré-sistólica, o frêmito paraesternal e uma onda "a" proeminente no pulso venoso; o desvio lateral do icto é encontrado associado ao gradiente sistólico; além disso, pode ser percebida dupla onda no pulso arterial.

À ausculta, identifica-se quarta bulha bastante intensa, com desdobramento paradoxal da segunda bulha, particularmente se existir gradiente severo. Pode ser ouvido sopro sistólico intenso na região paraesternal esquerda, em crescendo e decrescendo, sem irradiação para o pescoço. Em 25% dos pacientes detecta-se insuficiência aórtica ao Doppler; o sopro diastólico originado desta disfunção pode ser ouvido em 10% dos casos. Também um sopro sistólico mitral pode estar presente, em decorrência da alteração anatômica da valva e de eventuais modificações geométricas da cavidade ventricular, que podem produzir refluxo.

Exames Complementares

ELETROCARDIOGRAMA

Apenas 10% dos pacientes portadores de CMH apresentam eletrocardiograma (ECG) normal; o método apresenta validade nas avaliações inicial e seqüencial desta patologia. O ECG normal pode estar presente em formas localizadas de hipertrofia mas, quando existe grande gradiente sistólico, as alterações eletrocardiográficas estão geralmente presentes.

As modificações mais encontradas são aquelas relacionadas às sobrecargas atrial e ventricular esquerdas. A característica redução da capacidade diastólica ventricular é responsável, na maioria das vezes, pelo crescimento da câmara atrial esquerda com as alterações clássicas da onda P, quais sejam: o desvio do eixo elétrico para a esquerda, a presença de fase lenta em V1 e o aumento da duração da onda que lhe confere o aspecto bimodal. Alguns pacientes podem apresentar aumento de voltagem da onda P, caracterizando a sobrecarga atrial direita; este fato pode indicar a extensão da hipertrofia ao ventrículo direito. Alguns pacientes apresentam intervalo PR curto e síndrome de Wolff-Parkinson-White.

As alterações do segmento ST e da onda T são as mais comumente encontradas e estão geralmente relacionadas à sobrecarga ventricular esquerda, presente em mais de 70% dos casos de CMH. Uma forma mais rara de hipertrofia, que acomete o ápice ventricular e tem evolução benigna, pode determinar o aparecimento de ondas T amplas e invertidas nas derivações precordiais. A indução de isquemia por drogas como o dipiridamol parece relacionar-se a pior prognóstico.

Os sinais clássicos da sobrecarga ventricular esquerda na CMH incluem, além do desvio do eixo elétrico do QRS para a esquerda, a presença de complexos QRS amplos em derivações esquerdas e alterações secundárias da repolarização ventricular, como o registro de complexos de alta voltagem em V3 e V4. São também características as ondas Q, encontradas em 20 a 50% dos pacientes nas derivações D2, D3 e aVF, V4 a V6 e D1 e aVL. Apesar de serem geralmente atribuídas à hipertrofia septal, esta correlação parece não existir e estão, provavelmente, ligadas a frentes anormais de despolarização ventricular decorrentes de alterações das propriedades eletrofisiológicas da região septal. Elas devem ser distinguidas das ondas Q decorrentes de áreas de necrose. Alguns casos, em crianças e recém-nascidos, podem mostrar sinais de sobrecarga ventricular direita.

As alterações da condução intraventricular não são muito freqüentes, tendo sido mencionados o bloqueio da divisão ântero-superior esquerda e o atraso da condução no ramo esquerdo do feixe de His. O bloqueio completo do ramo esquerdo é raro.

As arritmias são comuns e mal toleradas na CMH. A taquicardia paroxística supraventricular aparece em 25 a 50% dos pacientes nas gravações ambulatoriais de Holter. A fibrilação atrial, que determina piora clínica, está presente em 10% dos casos. A arritmia ventricular é encontrada em 75% dos pacientes submetidos ao Holter. Surtos de taquicardia ventricular não-sustentada ocorrem em 25% dos casos; as taquicardias ventriculares monomórficas sustentadas são raras.

Estudos sobre a variabilidade RR mostraram que, ao contrário do que ocorre no infarto agudo do miocárdio, este indicador é pouco útil na determinação do prognóstico dos pacientes.

A contribuição dos estudos eletrofisiológicos na avaliação de pacientes em risco de morte súbita ou na análise dos resultados terapêuticos com diversas drogas tem sido limitada na CMH.

RADIOLOGIA TORÁCICA

Os aspectos radiológicos na CMH são variáveis, podendo revelar área cardíaca normal ou aumento do ventrículo esquerdo, sem alterações aórticas concomitantes, a não ser que coexista hipertensão arterial ou degeneração aterosclerótica deste vaso. O crescimento do átrio esquerdo pode ser observado especialmente se houver insuficiência mitral associada. Quando a hipertrofia se estende ao ventrículo direito, os sinais de crescimento desta câmara podem estar presentes e dificultar o diagnóstico da CMH.

ECOCARDIOGRAMA

O diagnóstico da cardiomiopatia hipertrófica é feito, em geral, pela ecocardiografia que é utilizada para rastreamento familiar da patologia. O exame demonstra hipertrofia no septo ou na parede ventricular, alteração anatômica e deslocamento anterior da lacínia valvar mitral e, com o emprego do Doppler, quantifica o gradiente que pode existir na via de saída do ventrículo esquerdo.

A característica dominante na CMH é a localização da hipertrofia no septo ou na parede ântero-lateral do ventrículo esquerdo; outras localizações podem ser identificadas, mas são raras. A relação septo/parede posterior do ventrículo esquerdo apresenta grandes variações. Em hipertrofias acentuadas, as medidas da espessura septal podem atingir até 50mm.

Em formas atípicas, a diferenciação com a hipertrofia ventricular secundária pode ser dificultada; análise da textura do tecido ao ultra-som revela o aspecto de vidro jateado encontrado na CMH.

Além dessas modificações, o ecocardiograma identifica a redução da cavidade ventricular esquerda com movimentação reduzida do septo relacionada a áreas de isquemia e necrose. Também pode ocorrer prolapso da valva mitral, com movimentação aumentada da parede posterior do ventrículo. Às vezes, o refluxo mitral está presente em decorrência, em geral, de mudanças na geometria do ventrículo.

A redução da diástole ventricular está presente em 80% dos pacientes.

MEDICINA NUCLEAR

Os estudos com tálio-201 possibilitam a identificação direta da hipertrofia localizada no septo e na parede livre do ventrículo. Podem substituir ou complementar a ecocardiografia, particularmente quando a janela para este exame não é adequada. Áreas de hipocaptação reversíveis podem indicar locais de isquemia não relacionadas à aterosclerose coronariana e muito comuns na CMH. Tais defeitos de perfusão estão correlacionados com pior evolução e morte súbita, quando presentes em pacientes jovens. A ventriculografia radioisotópica pode revelar alterações, tanto sistólicas como diastólicas, do ventrículo esquerdo.

HEMODINÂMICA E ANGIOGRAFIA

São utilizadas quando há suspeita de coronariopatia associada à CMH e no preparo para eventual cirurgia ou implante de marca-passo. A curva pressórica obtida da cavidade ventricular é típica quando há obstrução, mostrando gradiente sistólico entre o ápex e a câmara de saída que, por sua vez, mantém a mesma pressão sistólica da aorta; o gradiente é lábil, e algumas estratégias podem ser utilizadas para acentuá-lo. São descritas as manobras de Valsalva e medidas capazes de aumentar a contratilidade e reduzir a pré e a pós-carga. Um aspecto a ser observado é a potenciação pós-extra-sistólica que, em decorrência da maior contratilidade gerada, aumenta o gradiente por provocar piora da obstrução e queda da pressão arterial sistêmica (fenômeno de Brockenbrough). Este achado pode estar também presente em outras situações de obliteração da cavidade ventricular. Gradientes leves são detectados no ventrículo direito, em aproximadamente 25% dos casos, sem relação com aqueles do ventrículo esquerdo.

Apesar de o gradiente representar a principal marca da CMH, a anormalidade hemodinâmica mais comum nesta patologia consiste no aparecimento de elevada resistência ao enchimento do ventrículo esquerdo atribuído a vários fatores. Em conseqüência, a pressão diastólica final do ventrículo é elevada em aproximadamente 80% dos casos e correlaciona-se mais com o prognóstico desfavorável do que com o grau de obstrução.

O ventrículo esquerdo de pacientes com CMH apresenta um padrão de contração bastante característico, com encurtamento circunferencial excessivo e longitudinal reduzido. Os volumes ventriculares são menores e a fração de ejeção é elevada, particularmente em casos de obstrução e insuficiência mitral. Uma forma rara apresenta hipertrofia situada apenas na região apical com ventriculografia revelando aspecto "em espada".

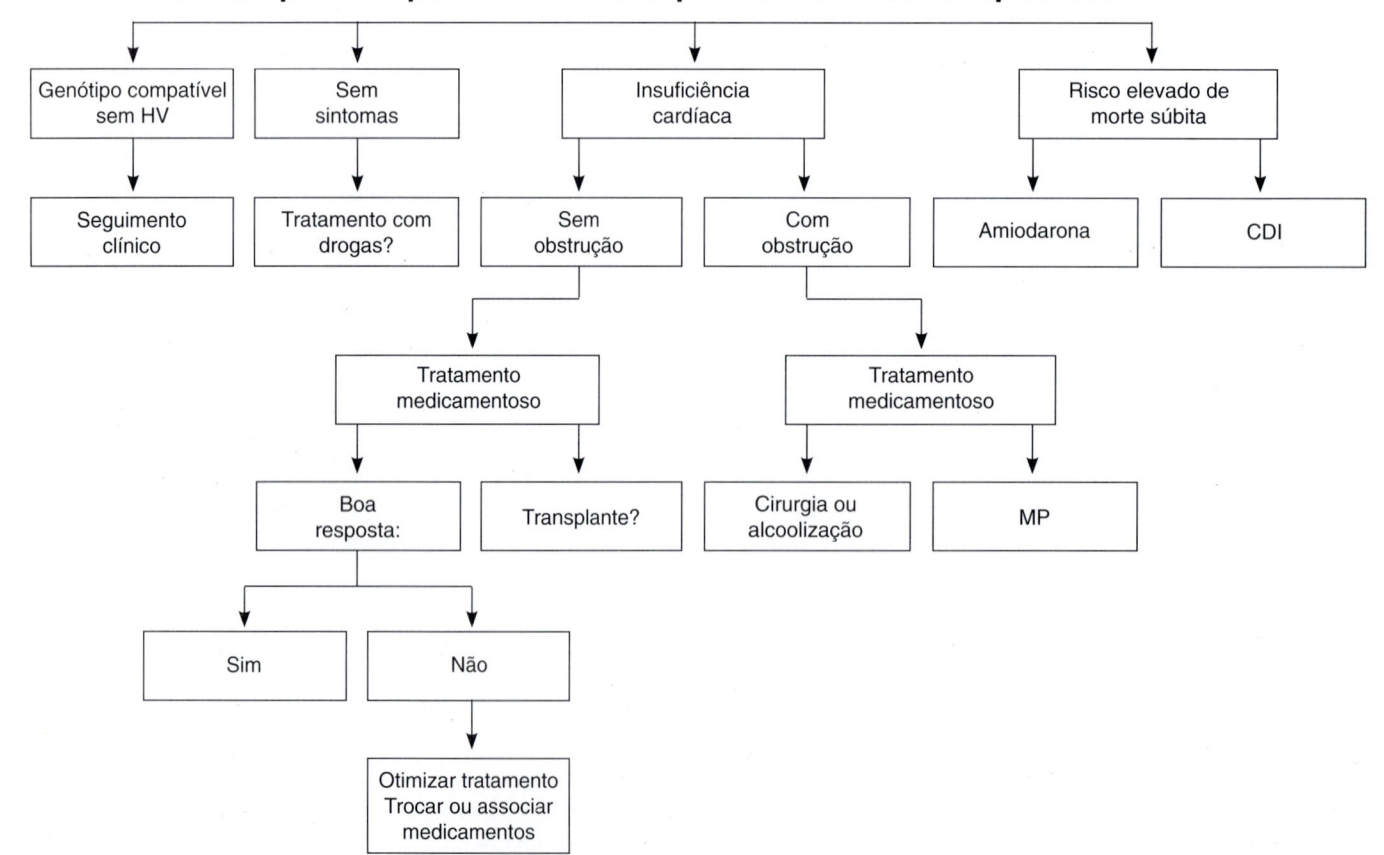

Fig. 39.1 As apresentações clínicas principais da CMH com suas opções terapêuticas principais. (*HV* – hipertrofia ventricular; *CDI* – cardioversor/desfibrilador implantável; *MP* – marca-passo.) (Adaptada de Wynne J, Braunwald E. The cardiomyopathies and myocarditis. *In*: Braunwald E, Zipes DP, Libby P. *Heart disease: a textbook of cardiovascular medicine*. 6 ed. New York: WB Saunders, 2001:1.751-806.)

Tratamento

O tratamento da CMH visa à melhora dos sintomas, à prevenção das complicações e à redução do risco de morte súbita. Pouco se sabe quanto aos resultados terapêuticos em pacientes assintomáticos. A Fig. 39.1 apresenta um guia para a decisão terapêutica nas diversas situações encontradas na clínica.

Diversas drogas têm sido testadas no tratamento desta cardiopatia. As principais serão descritas a seguir.

DIURÉTICOS

Devem ser usados no tratamento dos sintomas congestivos, mas seu emprego exige cautela em virtude de potencial efeito deletério decorrente da expoliação excessiva de líquidos e conseqüente hipovolemia, situação esta que pode agravar a obstrução e determinar queda da pressão arterial. Isto se torna ainda mais importante quando há associação com bloqueadores de cálcio ou bloqueadores beta-adrenérgicos.

BLOQUEADORES DOS CANAIS DE CÁLCIO

Este grupo de drogas apresenta aspectos farmacológicos distintos, e apenas algumas delas são utilizadas na CMH.

A maior experiência acumulada é com o verapamil, utilizado, em geral, como alternativa aos bloqueadores beta-adrenérgicos, na dose de 80 a 480mg/dia. Existem evidências de que esta droga aumenta a capacidade física quando substitui os agentes antiadrenérgicos, acentua a contratilidade miocárdica e facilita a diástole ventricular. Estas modificações hemodinâmicas reduzem o grau de obstrução ao esvaziamento ventricular. O fluxo sangüíneo miocárdico é também melhorado com o uso do verapamil.

A nifedipina pode ser utilizada com efeitos favoráveis na angina, apresentando menores efeitos depressores sobre o miocárdio do que o verapamil. No entanto, sua ação vasodilatadora pode precipitar episódios de síncope devido à hipotensão e à piora da obstrução ventricular. Sua associação com os bloqueadores beta-adrenérgicos é favorecida pela inexistência de efeitos da nifedipina sobre a condução elétrica atrioventricular.

Cuidados especiais devem ser tomados com o uso dessas drogas, quando há insuficiência sistólica do ventrículo esquerdo, particularmente com sinais de congestão pulmonar.

BLOQUEADORES BETA-ADRENÉRGICOS

Utilizados desde a década de 1960, ainda representam o principal recurso terapêutico disponível. A droga mais usada é o propranolol, em doses que variam de 80 a 480mg/dia. Os efeitos sobre a pressão arterial e a freqüência cardíaca devem ser acompanhados, evitando-se superdosagens. Reduzem a angina, a dispnéia e os episódios de síncope, embora os efeitos sobre a morte súbita não sejam totalmente conhecidos. A melhora clínica ocorre em 50 a 75% dos casos. Com a redução do inotropismo e do cronotropismo, há redução do consumo de oxigênio miocárdico e melhora do enchimento ventricular. Pode surgir efeito de rebote com a suspensão súbita da medicação.

Pequenos estudos que compararam os bloqueadores beta-adrenérgicos com os bloqueadores de cálcio mostraram superioridade dos primeiros no controle da sintomatologia, mas não na melhora da capacidade física.

A associação dos bloqueadores beta-adrenérgicos com os bloqueadores de cálcio pode ser útil em casos refratários ao tratamento com o uso de uma droga isolada.

DISOPIRAMIDA

Os efeitos benéficos desta droga na CMH parecem estar ligados às alterações que elas provocam na cinética do cálcio. Produz melhora clínica, com acentuada queda no gradiente pressórico intraventricular. Este efeito hemodinâmico se deve à redução da força contrátil e à vasoconstrição periférica. Os efeitos sobre a diástole não estão completamente elucidados. Apesar da melhora clínica relatada, ainda não existem estudos verificando a eficácia a longo prazo. A dose utilizada varia de 250 a 750mg/dia.

ANTAGONISTAS DA ENZIMA DE CONVERSÃO DA ANGIOTENSINA, DO RECEPTOR DE ANGIOTENSINA, ESPIRONOLACTONA E ESTATINAS

Estas drogas têm sido testadas tanto em modelos experimentais como na clínica e mostraram algum efeito na reversão da hipertrofia, mas ainda são necessários ensaios randomizados para avaliar o real efeito do tratamento. Da mesma maneira, têm sido testadas as estatinas, que parecem reduzir a hipertrofia mediada pela angiotensina em animais de experimentação.

AMIODARONA

Este antiarrítmico de classe III tem ação comprovada, melhorando a sobrevida em várias situações clínicas, mas sua efetividade na prevenção da morte súbita na CMH ainda não está demonstrada. Atua tanto nas arritmias supra como nas ventriculares, ambas freqüentes nesta patologia; melhora os sintomas clínicos e a tolerância aos esforços, sem efeito significativo na diástole ventricular. É indicada tanto na reversão como na manutenção do ritmo sinusal em pacientes que apresentam fibrilação atrial paroxística.

SOTALOL

Reúne propriedades combinadas de bloqueio beta-adrenérgico e prolongamento do potencial de ação. Mostrou piorar a sobrevida, quando há sinais de insuficiência ventricular esquerda. Existem relatos de benefício clínico na CMH, mas não há experiência clínica acumulada.

Além do tratamento medicamentoso, certos cuidados gerais devem ser tomados. Com relação aos exercícios físicos, aqueles que implicam grande esforço devem ser evitados, particularmente os ligados à competição. As mortes súbitas ocorrem, em 50% das vezes, durante ou logo após o esforço.

Os anticoagulantes devem ser prescritos se houver fibrilação ou *flutter* atrial crônicos, caso não haja contra-indicação.

Os pacientes que apresentam gradiente sistólico intraventricular, principalmente se houver concomitância de insuficiência mitral, têm maior possibilidade de desenvolver endocardite infecciosa, que geralmente acomete a valva aórtica ou mitral. A profilaxia desta situação com o uso de antibióticos deve ser recomendada por ocasião de procedimentos que podem provocar bacteremia.

ABLAÇÃO SEPTAL

Em casos com obstrução grave, este procedimento tem sido indicado, utilizando-se a técnica de alcoolização da artéria septal principal. O aparecimento, pós-ablação, de bloqueio atrioventricular deve merecer consideração especial, podendo necessitar implante de marca-passo permanente, fato que ocorre em 10% dos casos. Observa-se melhora clínica após o procedimento, o que pode levar à redução do gradiente intraventricular, mas não são conhecidos resultados de longo prazo. Um estudo comparativo entre a ablação septal com etanol e a ressecção cirúrgica não revelou diferença entre os métodos após 1 ano de seguimento.

MARCA-PASSO PARA ESTIMULAÇÃO BICAMERAL (DDD) E CARDIOVERSORES/DESFIBRILADORES IMPLANTÁVEIS

A estimulação bicameral pode ser útil quando há gradiente e sintomas graves refratários ao tratamento convencional, especialmente em idosos. Menos de 10% dos pacientes são candidatos a este procedimento, e a redução do gradiente é da ordem de 25%. Os sintomas são geralmente atenuados, embora de forma menos acentuada do que após a cirurgia. Não são conhecidos os resultados deste procedimento a longo prazo.

Em pacientes de alto risco para morte súbita, especialmente aqueles que apresentam ao Holter episódios de taquicardia ventricular monomórfica sustentada, o implante de cardioversores/desfibriladores deve ser considerado.

TRATAMENTO CIRÚRGICO

Pode ser indicado em pacientes que não respondem ao tratamento clínico otimizado e com gradiente acima de 50%. Nestes casos, a mioectomia transaórtica (cirurgia de Morrow) ou outras técnicas podem ser empregadas, apresentando mortalidade inferior a 5%. A associação de miotomia com mioectomia e plicatura da lacínia anterior da valva mitral com reconstrução do aparelho valvar submitral tem sido recomendada. A melhora ocorre, de maneira imediata, em 90% dos casos com redução do efeito ao longo do tempo. A realização da mioectomia transvalvar associada à alcoolização da artéria septal está indicada quando o paciente, em classe funcional III ou IV de insuficiência cardíaca, não responde ao tratamento clínico.

TRANSPLANTE CARDÍACO

O transplante é uma opção para os pacientes muito sintomáticos e refratários ao tratamento convencional. A experiência é pequena, mas os resultados parecem semelhantes àqueles obtidos na miocardiopatia dilatada, com sobrevida de 71% no primeiro ano e de 54% após 8 anos.

CARDIOMIOPATIA RESTRITIVA

Dentre as cardiomiopatias, as formas restritivas (CMR) são as mais raramente encontradas. Caracterizam-se por apresentar alteração nos padrões diastólicos ventriculares, câmaras que se apresentam com paredes espessadas e rígidas e função sistólica geralmente preservada. Várias causas de CMR têm sido descritas, embora a maioria delas ainda seja idiopática. As principais causas de cardiomiopatia restritiva e sua localização estão relacionadas no Quadro 39.1.

Quadro Clínico

A existência de quadro clínico de insuficiência cardíaca sem cardiomegalia deve suscitar a hipótese de CMR, uma vez descartado o diagnóstico de pericardite constritiva. A sintomatologia é própria das formas de insuficiência cardíaca de padrão diastólico com dispnéia aos esforços e edema pulmonar ao raio-X de tórax; manifestações congestivas sistêmicas podem estar presentes quando o lado direito do coração é acometido. Nestas situações há edema, às vezes generalizado, com ascite importante e refratária ao tratamento con-

Quadro 39.1 Causas de Cardiomiopatia Restritiva e sua Localização Principal

Miocárdio
Não-infiltrativas
Cardiomiopatia idiopática*
Cardiomiopatia familiar
Esclerodermia
Pseudoxantoma elástico
Cardiomiopatia diabética
Infiltrativas
Amiloidose*
Sarcoidose
Doença de Gaucher
Doença de Hurler
Infiltração lipídica
Doenças de depósito
Hemocromatose
Doença de Fabry
Acúmulo de glicogênio
Endomiocárdio
Fibrose endomiocárdica*
Fibroelastose subendocárdica
Síndrome hipereosinofílica
Carcinóide
Tumores primários e metástases
Radiação*
Drogas (serotonina, metisergida, ergotamina)

Modificado de Kushwaha SS *et al. N Engl J Med* 1997; *336*(4):267-76.
*Formas mais comuns.

vencional. Alguns pacientes podem referir dor precordial, a qual precisa ser investigada quanto à possibilidade de existir isquemia associada.

O exame físico revela estase jugular, hepatomegalia e, mais raramente, esplenomegalia. O icto pode ser palpável, sem deslocamentos, na maioria das vezes, o que auxilia a diferenciação da CMR com a pericardite constritiva. À ausculta, pode ser detectada terceira e/ou quarta bulha.

Exames Complementares

Vários exames são utilizados no diagnóstico diferencial das CMR entre si e com outras patologias, especialmente a pericardite constritiva. O eletrocardiograma revela baixa amplitude do QRS e alterações do segmento ST e da onda T. Sinais de crescimento atrial direito e/ou esquerdo podem estar presentes, além de arritmias supraventriculares e ventriculares. São ainda encontrados distúrbios de condução atrioventriculares ou intraventriculares.

A radiologia torácica convencional pode revelar áreas de calcificação no pericárdio relacionadas à pericardite. Alargamento mediastinal, devido a linfoadenopatias peri-hilares, pode reforçar a suspeita de sarcoidose, particularmente na presença de crescimento ventricular direito decorrente da fibrose pulmonar e conseqüente *cor pulmonale*. A tomografia computadorizada de tórax pode ajudar o diagnóstico.

O ecocardiograma é útil na identificação de espessamento das paredes ventriculares, típicas de processos infiltrativos e neoplásicos. Além disso, podem ser verificadas, ao Doppler, alterações na diástole, com velocidade de enchimento inicial do ventrículo esquerdo aumentada, enchimento atrial reduzido e tempo de relaxamento isovolumétrico diminuído.

O estudo hemodinâmico é bastante característico, possibilitando a obtenção de traçados pressóricos com a curiosa morfologia em "raiz quadrada", explicada pelo declínio rápido da pressão no início da diástole ventricular com ascensão, também rápida, para um platô mantido posteriormente. Este registro pressórico, apesar de típico, não é encontrado em todos os pacientes. Sua repercussão na dinâmica atrial provoca o aparecimento de curvas pressóricas em M ou W. A pressão em artéria pulmonar pode exceder 50mmHg na CMR, sendo, em geral, mais baixa na pericardite constritiva.

A tomografia computadorizada e estudos de medicina nuclear podem ajudar a diferenciação com a pericardite constritiva, pois revelam as regiões de infiltração, fibrose ou isquemia nas cardiomiopatias e espessamento pericárdico nas pericardites.

A biópsia endomiocárdica pode complementar o diagnóstico diferencial de algumas formas de CMR, de modo que a toracotomia não costuma ser necessária para este fim. Em casos de suspeita de amiloidose, a biópsia por aspiração da gordura abdominal pode ser de grande valor para confirmação diagnóstica. A imuno-histoquímica dos tecidos obtidos permite a diferenciação entre a amiloidose sistêmica senil, a forma familiar e a primária, com implicações terapêuticas e também prognósticas.

A fibrose endomiocárdica é mais comum em regiões equatoriais da África, mas ocorre também no Brasil; pode envolver apenas um ou ambos os ventrículos que são progressivamente obliterados por tecido fibroso. A sintomatologia depende do grau de fibrose e de sua extensão em cada câmara acometida. O diagnóstico, a partir da suspeita clínica, é feito com base em aspectos observados no ecocardiograma ou na ventriculografia; a biópsia endocárdica pode auxiliar o diagnóstico mas, se negativa, não o exclui, uma vez que a doença pode ser focal.

A fibroelastose subendocárdica acomete principalmente crianças no primeiro ano de vida. Apesar de apresentar, na maioria dos casos, uma evolução que leva à dilatação ventricular, algumas vezes pode evoluir com redução da cavidade ventricular com a aparência clínica de uma CMR. O diagnóstico é, em geral, de necropsia; pode ser sugerido pela ecocardiografia e confirmado com a biópsia subendocárdica.

Tratamento

Existem cuidados especiais que se aplicam a quase todas as formas de CMR. O controle dos sintomas clínicos, com o tratamento da insuficiência cardíaca, é obrigatório em pacientes que desenvolvem esta condição. Outras ações são especialmente direcionadas a formas específicas de CMR. Vigilância maior é exigida quando se trata da amiloidose, pois as ligações preferenciais de certas drogas, como o digital e a nifedipina, ao depósito amilóide podem resultar em arritmias graves ou piora da insuficiência cardíaca, respectivamente. Os diuréticos e os vasodilatadores devem ser também usados com cautela na presença de amiloidose, pois podem provocar hipotensão arterial. Os anticoagulantes devem ser prescritos, sempre que não houver contra-indicações, na presença de arritmias com potencial para tromboembolismo (fibrilação e *flutter* atriais). Os corticosteróides podem retardar a evolução da doença e reverter bloqueios atrioventriculares presentes na sarcoidose. Esta terapêutica, associada a drogas citotóxicas, pode melhorar a sobrevida em casos de endocardite de Löffler (síndrome hipereosinofílica). O implante de marca-passo pode ser necessário para tratamento das bradiarritmias.

Na fibrose endomiocárdica, uma forma particularmente refratária ao tratamento, a cirurgia para remoção do tecido fibrótico, associada a plastia ou substituição da valva mitral ou tricúspide, melhora bastante a sintomatologia, principalmente ligada à disfunção do ventrículo esquerdo, com uma taxa de mortalidade entre 15 e 25%. A fibrose pode, contudo, ser recidivante.

A valvoplastia por balão pode ser utilizada nas estenoses tricúspides ou pulmonares encontradas na síndrome do carcinóide.

Apesar da melhora clínica inicial, a doença tem caráter recorrente, o que pode implicar a necessidade de cirurgia de substituição valvar, um procedimento que ainda mantém alto índice de mortalidade, especialmente em pacientes idosos.

O transplante cardíaco não tem mostrado bons resultados, particularmente na amiloidose, com alta taxa de mortalidade em virtude de recidivas ou progressão da doença em outros órgãos. O transplante conjunto de coração e fígado vem sendo investigado na forma familiar da amiloidose, na tentativa de retardar a evolução da doença. Além disso, o transplante duplo de coração e pulmão tem sido realizado em casos de sarcoidose com *cor pulmonale* associado.

REFERÊNCIAS BIBLIOGRÁFICAS

1. Arteaga E, de Araújo AQ. Cardiomiopatia hipertrófica: tratamento invasivo e não invasivo. *Rev Soc Cardiol Est SP* 2003; *4*:499-508.
2. Arteaga E, Mady C. Hypertrophic cardiomyopathy. Clinical characteristics, diagnostic methods and natural history. *Arq Bras Cardiol* 1996; *66*(2):115-7.
3. Benotti JR, Grossman W, Cohn PF. Clinical profile of restrictive cardiomyopathy. *Circulation* 1980; *61*:1.206-12.
4. Braunwald E, Morrow AG, Cornell WP *et al*. Idiopathic subaortic stenosis: clinical, hemodynamic and angiographic manifestations. *Am J Med* 1960; *29*:924.
5. Chatterjee K, Alpert J. Constrictive pericarditis and restrictive cardiomyopathy: similarities and differences. *Heart Fail Monit* 2003; *3*(4):118-26.
6. Colan SD, Newburger JW. Acquired heart disease in children. *In*: Braunwald E, Zipes DP, Libby P. *Heart disease: a textbook of cardiovascular medicine*. 6 ed., New York: WB Saunders, 2001: 1.751-806.
7. Goodwin JF. Cardiomyopathies and specific heart muscle disease: definitions, terminology, classifications and new and old approaches. *Postgrad Med J* 1992; *68*(supl. I):S3-S6.
8. Kyle RA. Amyloidosis. *Circulation* 1995; *91*:1.269.
9. Maron BJ. Hypertrophic cardiomyopathy. *Curr Probl Cardiol* 1993; *18*:639.
10. Maron BJ. Hypertrophic cardiomyopathy: a systematic review. *JAMA* 2002; *287*:1.308-20.
11. Moffa PJ, Sanches PC. *Eletrocardiograma normal e patológico*. 7 ed., São Paulo: Roca, 2001. 911p.
12. Morrow AG, Brockenbrough EC. Surgical treatment of idiopathic hypertrophic subaortic stenosis. Technique and hemodynamic results of subaortic ventriculomyotomy. *Ann Surg* 1961; *154*:181-9.
13. Nagueh SF, Ommen SR, Lakkis NM *et al*. Comparison of ethanol septal reduction therapy with surgical myectomy for the treatment of hypertrophic obstructive cardiomyopathy. *J Am Coll Cardiol* 2001; *38*(6):1.701-6.
14. Osterne ECV, Seixas TN, Paulo Filho W *et al*. Percutaneous transluminal septal alcoholization for the treatment of refractory hypertrophic obstructive cardiomyopathy: initial experience in the Federal District. *Arq Bras Cardiol* 1999; *80*:1.342-54.
15. Richardson P, McKenna W, Bristow M *et al*. Report of the 1995 World Health Organization/International Society and Federation of Cardiology Task Force on the definition and classification of cardiomyopathies. *Circulation* 1996; *93*: 841-2.
16. Sasson Z, Rakowski H, Wigle ED. Cardiomiopatia hipertrófica. *In*: Perloff JK. *Clínicas cardiológicas: as cardiomiopatias*. Interlivros, 1988:233-87.
17. Schutte DP, Essop MR. Clinical profile and outcome of idiopathic restrictive cardiomyopathy. *Circulation* 2001; *103*(14):83.
18. Wigle ED, Rakowski H, Kimball BP *et al*. Hypertrophic cardiomyopathy: clinical spectrum and treatment. *Circulation* 1995; *92*(7):1.680-92.
19. Wynne J, Braunwald E. The cardiomyopathies and myocarditis. *In*: Braunwald E, Zipes DP, Libby P. *Heart disease: a textbook of cardiovascular medicine*. 6 ed., New York: WB Saunders, 2001:1.751-806.
20. Yap YG, Camm AJ. Lessons from antiarrhytmic trials involving class III antiarrhytmic drugs. *Am J Cardiol* 1999; *84*:83R-9R.

VII

Hipertensão Arterial Sistêmica

CAPÍTULO 40

DIAGNÓSTICO E CLASSIFICAÇÃO DA HIPERTENSÃO ARTERIAL

Jordan Vieira de Oliveira

INTRODUÇÃO

Pressão arterial é a força exercida pelo sangue sobre a parede do vaso, sofrendo mudanças contínuas durante todo o tempo, dependendo das atividades, das posições e das situações. A pressão arterial tem por finalidade promover a perfusão tecidual adequada e, com isso, permitir as trocas metabólicas.

DEFINIÇÃO CONCEITUAL DE HIPERTENSÃO

Embora a primeira medida de pressão arterial date de 1733, as autoridades ainda continuam a debater qual nível de pressão arterial deve ser considerado anormal. Segundo alguns estudiosos, não existiria uma linha divisória entre normotensão e hipertensão. A relação entre pressão arterial e mortalidade é quantitativa; quanto maior a pressão arterial, pior o prognóstico. Realmente dados de estudos observacionais, envolvendo mais de um milhão de pessoas, indicam que as mortes devidas a acidente vascular cerebral (AVC) e doença arterial coronariana (DAC) aumentam progressiva e linearmente a partir de cifras tão baixas quanto 115/75mmHg. Contudo, embora possa ser arbitrário, é necessário definir um nível operacional da pressão arterial a partir do qual os benefícios de se tratar o paciente excedem os riscos e os custos de não tratá-lo. Mais adiante, apresentaremos os critérios diagnósticos dos principais organismos internacionais que tratam do assunto.

DIAGNÓSTICO DA HIPERTENSÃO ARTERIAL

A medida da pressão arterial, que deve ser obrigatoriamente realizada em toda avaliação clínica de pacientes de ambos os sexos, por médicos de todas as especialidades e outros profissionais de saúde, devidamente treinados, é o elemento fundamental para estabelecer o diagnóstico da hipertensão arterial.

Métodos da Medida da Pressão Arterial

MEDIDA DIRETA DA PRESSÃO ARTERIAL

Fornece a pressão direta ou intra-arterial. É o padrão ouro de aferição da pressão, porém tem o grande inconveniente de ser invasiva, dolorosa e pouco prática, além de exigir equipamentos mais sofisticados. Em geral, trata-se de procedimento para situações de pesquisa.

MEDIDA INDIRETA DA PRESSÃO ARTERIAL

A medida indireta utiliza-se do manômetro conectado ao manguito. Para realização do método auscultatório faz-se necessário o uso de estetoscópio, na maioria das vezes. Esta medida também pode ser realizada com o método oscilométrico, baseado nas oscilações de amplitude do pulso. Neste caso, são determinadas a pressão sistólica e a pressão arterial média, sendo a pressão diastólica estimada por meio de fórmulas matemáticas. Para a medida indireta são usados diversos equipamentos:

- *Coluna de mercúrio*: este sistema ainda é considerado por muitos o padrão ouro para o registro indireto da pressão. O principal cuidado com o manômetro deve ser o de evitar a perda do mercúrio. O nível deste líquido deve ser observado com o aparelho desinsuflado, cujo menisco deve estar exatamente no marco zero. Para uma leitura correta, a coluna do manômetro deve estar na vertical. O tubo onde fica o mercúrio deve ser mantido limpo, para evitar oxidação. Devido à toxicidade do mercúrio para o meio ambiente e para o profissional, em caso de extravasamento, este método tem sido progressivamente abandonado na prática clínica.

- *Aneróide*: este aparelho deve ser calibrado semestralmente ou com mais freqüência, se necessário. Sua vantagem reside no fato de ser mais prático devido à facilidade de transporte e acondicionamento.
- *Eletrônicos*: estes equipamentos fornecem as medidas automaticamente, afastando erros relacionados ao observador, porém são indicados somente quando validados de acordo com recomendações específicas e testados periodicamente.

MONITORIZAÇÃO AMBULATORIAL DA PRESSÃO ARTERIAL (MAPA)

Permite que seja realizado um grande número de medidas – usualmente em 24 horas –, possibilitando o conhecimento do perfil de variações da pressão arterial na vigília e no sono. A maioria dos equipamentos atualmente disponíveis utiliza o método oscilométrico para medida da pressão arterial (PA). As principais indicações para este método serão discutidas em outro capítulo.

MONITORIZAÇÃO RESIDENCIAL DA PRESSÃO ARTERIAL (MRPA)

A medida da PA realizada durante vários dias pelo paciente ou familiares devidamente treinados tem sido difundida nos últimos anos, principalmente no seguimento dos pacientes hipertensos. Tem a grande vantagem de afastar as influências do observador e do ambiente do consultório nas medidas da PA. Os aparelhos eletrônicos devidamente calibrados são os mais indicados para a medida da PA domiciliar. Este assunto também será discutido em capítulo específico.

Limitações do Método de Medida da Pressão Arterial

Embora amplamente utilizada nos dias atuais, a medida indireta da pressão arterial, com o auxílio dos equipamentos disponíveis no mercado, pode sofrer algumas limitações, dependentes tanto do observador como do equipamento ou do próprio paciente.

LIMITAÇÕES RELACIONADAS AO OBSERVADOR

Qualquer deficiência de acuidade visual e/ou aditiva pode ser responsável por imprecisões na medida. Este fator pode ser um agravante em situações nas quais a acurácia do valor pressórico encontrado tem valor diagnóstico. Além do problema que esta deficiência pode causar, deve-se considerar também a existência de erros cuja origem encontra-se na prática freqüente do observador por predileções para arredondamentos para dígitos terminados em zero ou cinco. Outro cuidado referente ao observador refere-se a sua posição em relação ao aparelho, procurando manter-se de tal forma que a direção de seu olhar esteja no mesmo nível da coluna de mercúrio ou do mostrador do manômetro aneróide. A repetição de medidas sem o esvaziamento completo do manguito e a falta de um intervalo mínimo de 1 a 2 minutos entre as medidas também podem falsear os resultados. A verificação da pressão sobre a roupa, a produção de pressão adicional sobre o braço, pelo arregaçar de mangas de vestido ou camisa, e a colocação inadequada do manguito (frouxo ou com dobras nos tecidos) são outros fatores que podem interferir na qualidade da aferição. Eventualmente, encontramos em idosos a "pseudo-hipertensão" (valores mais elevados encontrados pela medida realizada por meio de manguito, quando comparados com medidas intra-arteriais), cujos aspectos do diagnóstico abordaremos adiante. O hábito inadequado da colocação da campânula do estetoscópio embaixo do manguito pode provocar compressão excessiva sobre a artéria que está sendo utilizada, além de interferir na audição dos ruídos.

LIMITAÇÕES RELACIONADAS AO EQUIPAMENTO

Deve-se considerar sempre a necessidade de que estejam calibrados, evitando possíveis desvios na aferição. Todo o conjunto utilizado na execução de uma medida indireta deve estar em perfeitas condições de uso, sem riscos de falhas no sistema de circulação de ar, válvulas defeituosas e/ou vazamentos. A colocação do manguito e sua adequação à circunferência do braço do paciente precisam estar em conformidade com os princípios científicos do desenvolvimento da técnica. Manguitos desproporcionalmente pequenos em relação ao braço podem desviar a leitura para valores falsamente elevados, produzindo erros diagnósticos e terapêuticos; o inverso pode ocorrer com manguitos muito grandes. A presença de ruídos, ambiente muito tumultuado e excesso de circulação de pessoas também podem prejudicar a precisão da medida.

LIMITAÇÕES RELACIONADAS AO PACIENTE

A aferição da pressão arterial realizada com o paciente em posição desconfortável, sentindo dor, estressado ou após ter ingerido bebida alcoólica, café ou outras substâncias excitantes, pode falsear os valores encontrados. Entre os tabagistas, a medida também pode sofrer alterações, caso seja realizada logo após o uso do cigarro. Entre os obesos, devido à desproporção entre o manguito e o diâmetro do braço, freqüentemente ocorre superestimativa da pressão arterial, levando a falsos diagnósticos de hipertensão arterial.

Variabilidade da Pressão Arterial

A pressão arterial varia devido à interação de fatores neurohumorais, comportamentais e ambientais. Observa-se uma variação contínua da pressão arterial, tanto em curto (batimento a batimento) como em longo prazo, durante o ciclo vigília-sono. Os indivíduos hipertensos apresentam uma amplitude maior de variabilidade pressórica do que indivíduos normais. A postura é uma fonte importante na variabilidade da pressão arterial, principalmente nos estudos de monitorização ambulatorial. Em um indivíduo, a mudança da posição supina para a posição ortostática leva a aumento na pressão diastólica, com pouco ou nenhum efeito na pressão sistólica.

Durante o exercício físico, também ocorrem mudanças importantes na pressão arterial. O exercício dinâmico aumenta a pressão sistólica, com pouco efeito sobre a pressão diastólica. Seguindo-se um período de intenso exercício dinâmico, observa-se um período de leve hipotensão, que pode durar algumas horas. Os exercícios isométricos, por outro lado, tendem a produzir marcantes aumentos tanto da pressão sistólica como da diastólica, cuja intensidade depende da intensidade da contração muscular. No período de sono em geral, ocorre descenso fisiológico da pressão arterial, com queda de aproximadamente 10% em relação aos valores da vigília. Durante o despertar, por outro lado, tende a ocorrer elevação transitória da PA. No Quadro 40.1, apresentamos algumas situações e atividades que provocam variações significativas das cifras pressóricas.

Procedimentos de Medida da Pressão Arterial – Rotina Diagnóstica

Em cada consulta, deverão ser realizadas no mínimo duas medidas, com intervalo de 1 a 2 minutos entre elas. Caso as pressões diastólicas obtidas apresentem diferenças superiores a 5mmHg, sugerem-se novas verificações, até que se obtenham medidas com diferença inferior a este valor. De acordo com a situação clínica presente, recomenda-se repetir a medida da pressão arterial em pelo menos duas ou mais visitas. Na primeira avaliação, as medições devem ser obtidas em ambos os membros superiores. Em caso de diferença, utiliza-se sempre o braço de maior pressão. A posição recomendada para a medida da pressão arterial é a sentada. Entretanto, a medida na posição ortostática deve ser feita pelo menos na primeira avaliação, especialmente em idosos, diabéticos, pacientes com disautonomias, alcoolistas e/ou em uso de medicação anti-hipertensiva. Estes são os passos a serem seguidos no procedimento de medida da pressão arterial:

1. Explicar o procedimento ao paciente, orientá-lo para que não fale e deixar que descanse por 5 a 10 minutos em ambiente calmo, com temperatura agradável. Promover relaxamento, para atenuar o efeito do avental branco.
2. Certificar-se de que o paciente não está com a bexiga cheia; não praticou exercícios físicos há 60-90 minutos; não ingeriu bebidas alcoólicas, café, alimentos ou fumou até 30 minutos antes; e não está com as pernas cruzadas.
3. Utilizar manguito de tamanho adequado ao braço do paciente (ver Quadro 40.2), cerca de 2 a 3cm acima da fossa antecubital, centralizando a bolsa de borracha sobre a artéria braquial. A largura da bolsa de borracha deve corresponder a 40% da circunferência do braço e o seu comprimento deve envolver pelo menos 80%.
4. Manter o braço do paciente na altura do coração, livre de roupas, com a palma da mão voltada para cima e o cotovelo ligeiramente fletido.
5. Posicionar os olhos no mesmo nível da coluna de mercúrio ou do mostrador do manômetro aneróide.
6. Palpar o pulso radial e inflar o manguito até seu desaparecimento, para a estimativa do nível da pressão sistólica; desinflar rapidamente e aguardar 1 minuto antes de inflar novamente.
7. Posicionar a campânula do estetoscópio suavemente sobre a artéria braquial, na fossa antecubital, evitando compressão excessiva.
8. Inflar rapidamente, de 10 em 10mmHg, até ultrapassar, de 20 a 30mmHg, o nível estimado da pressão sistólica. Proceder à deflação, com velocidade constante inicial de 2 a 4mmHg por segundo. Após identificação do som que determina a pressão sistólica, aumentar a velocidade para 5 a 6mmHg para evitar congestão venosa e desconforto para o paciente.
9. Determinar a pressão sistólica no momento do aparecimento do primeiro som (fase I de Korotkoff), seguido de batidas regulares que se intensificam com o aumento da velocidade de deflação. Determinar a pressão diastólica no desaparecimento do som (fase V de Korotkoff). Auscultar cerca de 20 a 30mmHg abaixo do último som para confirmar seu desaparecimento e, depois, proceder à deflação rápida e completa. Quando os batimentos persistirem até o nível zero, determinar a pressão diastólica no abafamento dos sons (fase IV de Korotkoff), anotar valores da sistólica/diastólica/zero.
10. Registrar os valores das pressões sistólica e diastólica, complementando com a posição do paciente, o tamanho do manguito e o braço em que foi feita a medida. Não

Quadro 40.1 Variações da PA em Situações Diversas

Atividades	PA Sistólica (mmHg)	PA Diastólica (mmHg)
Reuniões	+ 20,2	+ 15,0
Trabalho	+ 16,0	+ 13,0
Transporte	+ 14,0	+ 9,2
Caminhar	+ 12,0	+ 5,5
Vestir	+ 11,5	+ 9,5
Tarefas domésticas	+ 10,7	+ 6,7
Telefonar	+ 9,5	+ 7,2
Comer	+ 8,8	+ 9,6
Conversar	+ 6,7	+ 6,7
Mesa de trabalho	+ 5,9	+ 5,3
Negócios (em casa)	+ 1,6	+ 3,2
Televisão	+ 0,3	+ 1,1
Relaxamento	0	0
Dormir	− 10,0	− 7,6

Quadro 40.2 Dimensões da Bolsa de Borracha para Braços de Diferentes Tamanhos

Circunferência do Braço (cm)	Denominação do Manguito	Largura do Manguito (cm)	Comprimento da Bolsa (cm)
Menor ou igual a 6	Recém-nascido	3	6
6-15	Criança	5	15
16-21	Infantil	8	21
22-26	Adulto pequeno	10	24
27-34	Adulto	13	30
35-44	Adulto grande	16	38
45-52	Coxa	20	42

arredondar os valores de pressão arterial para dígitos terminados em zero ou cinco.
11. Esperar 1 a 2 minutos antes de realizar novas medidas.
12. O paciente deve ser informado sobre os valores da pressão arterial obtidos e a possível necessidade de acompanhamento.

Situações Especiais de Medida da Pressão Arterial

- *Crianças*: a determinação da pressão arterial em crianças é recomendada como parte integrante de sua avaliação clínica. Critérios a serem observados: (a) a largura da bolsa de borracha do manguito deve corresponder a 40% da circunferência do braço; (b) o comprimento da bolsa do manguito deve envolver 80 a 100% da circunferência do braço; (c) a pressão diastólica deve ser determinada na fase V de Korotkoff.
- *Idosos*: no idoso, há dois aspectos importantes: (a) maior freqüência de hiato auscultatório, que consiste no desaparecimento dos sons na ausculta durante a deflação do manguito, geralmente entre o final da fase I e o início da fase II dos sons de Korotkoff; este achado pode subestimar a verdadeira pressão sistólica ou superestimar a pressão diastólica; (b) pseudo-hipertensão, caracterizada por nível de pressão arterial falsamente elevado em decorrência do enrijecimento da parede da artéria; pode ser detectada por meio da manobra de Osler, que consiste na inflação do manguito no braço até o desaparecimento do pulso radial; se a artéria for palpável após este procedimento, sugerindo enrijecimento, o paciente é considerado Osler-positivo.
- *Gestantes*: recomenda-se que a medida da pressão arterial em gestante seja feita na posição sentada. A determinação da pressão diastólica deve ser realizada na fase V de Korotkoff.
- *Efeito do avental branco*: os níveis de pressão arterial obtidos em consultório podem ser maiores, semelhantes ou menores do que os obtidos em vigília pela MAPA. Estas diferenças possibilitam a classificação dos pacientes em duas diferentes categorias: hipertensão do avental branco e normotensão do avental branco. Observa-se, também, o efeito do avental branco. Conforme definições e valores expressos no Quadro 40.3, define-se cada situação específica, as quais serão discutidas em outro capítulo.
- *Hipertensão* "borderline": o termo hipertensão *borderline* pode ser usado para descrever hipertensão na qual a PA apenas ocasionalmente ultrapassa 140/90mmHg. A ocor-

Quadro 40.3 Conceito, Classificação e Prevalência da Hipertensão, Normotensão e Efeito do Avental Branco

Classe	Conceito	Pressão de Consultório	Pressão de Vigília	Prevalência (%)
Hipertensão do avental branco	PA consultório > PA vigília	> 140/90	< 135/85	20~30
Normotensão do avental branco	PA consultório < PA vigília	< 140/90	> 140/90	10~20
Efeito do avental branco	PA consultório > PA vigília (> 20/10mmHg)	Normotenso hipertenso	Normotenso hipertenso	

Quadro 40.4 Classificação da PA em Adultos Segundo Diversos Organismos Internacionais e Brasileiros

PAS (mmHg)	PAD (mmHg)	Classificação
< 120	e < 80	Ótima
< 130	e < 85	Normal
130-139	85-89	Limítrofe
140-159	90-99	Estágio 1
160-179	100-109	Estágio 2
≥ 180	≥ 110	Estágio 3
≥ 140	< 90	Sistólica isolada

O valor mais alto de sistólica ou diastólica estabelece o estágio do quadro hipertensivo.

Quando as pressões sistólica e diastólica situam-se em categorias diferentes, a maior deve ser utilizada para classificação do estágio.

British Hypertension Society – 2004 – BHS IV

OMS/International Society of Hypertension – 1999

2003 European Society of Hypertension

IV Diretrizes Brasileiras de Hipertensão – 2002

Quadro 40.5 Classificação da PA em Adulto Segundo VII Joint National Committee – EUA

PAS (mmHg)	PAD (mmHg)	Classificação
< 120	e < 80	Normal
120-139	ou 80-89	Pré-hipertensão
140-159	ou 90-99	Estágio 1
≥ 160	ou ≥ 100	Estágio 2

O valor mais alto de sistólica ou diastólica estabelece o estágio do quadro hipertensivo.

Quando as pressões sistólica e diastólica situam-se em categorias diferentes, a maior deve ser utilizada para classificação do estágio.

The VII Report of Joint National Committee on Prevention Detection, Evaluation and Treatment of High Blood Pressure 2003

rência da hipertensão arterial sustentada é mais freqüente ao longo dos anos nestes indivíduos do que naqueles com cifras pressóricas sempre normais. Alguns destes indivíduos tendem a apresentar padrões hemodinâmicos típicos de hipertensão de fase inicial e freqüentemente coexistem outros fatores de risco cardiovasculares, como obesidade, dislipidemia e hiperinsulinemia. Estes pacientes devem ser acompanhados de perto e estimulados a adotar estilo de vida saudável.

CRITÉRIOS DIAGNÓSTICOS E CLASSIFICAÇÃO DA HIPERTENSÃO ARTERIAL

Conforme já expusemos na definição conceitual de hipertensão, qualquer critério numérico na classificação da hipertensão é arbitrário. Ao longo do tempo, diversos trabalhos têm sugerido e adotado diferentes valores, que têm servido como padrão para definição do que seria considerado hipertensão. Estes valores baseiam-se em diversos estudos epidemiológicos, cujo marco foi o estudo de Framingham, que considera que a partir de um determinado número há grande aumento de eventos cardiovasculares. É importante salientar que, além das cifras pressóricas, os fatores de risco para doenças cardiovasculares, a lesão de órgãos-alvo e as co-morbidades devem ser sempre considerados na abordagem do paciente hipertenso. Nos Quadros 40.4 e 40.5 são apresentados os valores de diversas entidades que tratam do assunto, que permitem classificar os indivíduos adultos acima de 18 anos de acordo com os seus níveis tensionais.

Os Quadros 40.6 e 40.7 mostram valores de pressão arterial referentes aos percentis 90 e 95 de pressão arterial para crianças e adolescentes, de acordo com os percentis de estatura para ambos os sexos. Os valores abaixo do percentil 90 são considerados normotensão; entre os percentis 90 e 95, limítrofes; e iguais ou superiores ao percentil 95, hipertensão arterial.

Finalmente, no Quadro 40.8 apresentamos as recomendações para seguimento das cifras pressóricas.

Quadro 40.6 Meninos – Valores de Pressão Arterial (PA) Referentes aos Percentis 90 e 95 de Pressão Arterial para Meninos de 1 a 17 Anos de Idade, de Acordo com o Percentil de Estatura

Idade (anos)	Percentil	PA Sistólica (mmHg) por Percentil de Altura							PA Diastólica (mmHg) por Percentil de Altura						
		5%	10%	25%	50%	75%	90%	95%	5%	10%	25%	50%	75%	90%	95%
1	90	94	95	97	99	101	102	103	49	49	50	51	52	53	54
	95	98	99	101	103	105	106	107	54	54	55	56	57	58	58
2	90	98	99	101	103	104	106	107	54	54	55	56	57	58	58
	95	102	103	105	107	108	110	110	58	59	60	61	62	63	63
3	90	101	102	103	105	107	109	109	59	59	60	61	62	63	63
	95	105	106	107	109	111	112	113	63	63	64	65	66	67	68
4	90	103	104	105	107	109	110	111	63	63	64	65	66	67	67
	95	107	108	109	111	113	114	115	67	68	68	69	70	71	72
5	90	104	105	107	109	111	112	113	66	67	68	69	70	71	71
	95	108	109	111	113	114	116	117	71	71	72	73	74	75	76
6	90	105	106	108	110	112	113	114	70	70	71	72	73	74	74
	95	109	110	112	114	116	117	118	74	75	75	76	77	78	79
7	90	106	107	109	111	113	114	115	72	73	73	74	75	76	77
	95	110	111	113	115	117	118	119	77	77	78	79	80	81	81
8	90	108	109	110	112	114	116	116	74	75	75	76	77	78	79
	95	112	113	114	116	118	119	120	79	79	80	81	82	83	83
9	90	109	110	112	114	116	117	118	76	76	77	78	79	80	80
	95	113	114	116	118	119	121	122	80	81	81	82	83	84	85
10	90	111	112	113	115	117	119	119	77	77	78	79	80	81	81
	95	115	116	117	119	121	123	123	81	82	83	83	84	85	86
11	90	113	114	115	117	119	121	121	77	78	79	80	81	81	82
	95	117	118	119	121	123	125	125	82	82	83	84	85	86	87
12	90	115	116	118	120	121	123	124	78	78	79	80	81	82	83
	95	119	120	122	124	125	127	128	83	83	84	85	86	87	87
13	90	118	119	120	122	124	125	126	78	79	80	81	82	82	83
	95	121	122	124	126	128	129	130	83	83	84	85	86	87	88
14	90	120	121	123	125	127	128	129	79	79	80	81	82	83	83
	95	124	125	127	129	131	132	133	83	84	85	86	87	87	88
15	90	123	124	126	128	130	131	132	80	80	81	82	83	84	84
	95	127	128	130	132	133	135	136	84	85	86	86	87	88	89
16	90	126	127	129	131	132	134	134	81	82	82	83	84	85	86
	95	130	131	133	134	136	138	138	86	86	87	88	89	90	90
17	90	128	129	131	133	135	136	137	83	84	85	86	87	87	88
	95	132	133	135	137	139	140	141	88	88	89	90	91	92	93

Quadro 40.7 Meninas – Valores de Pressão Arterial (PA) Referentes aos Percentis 90 e 95 de Pressão Arterial para Meninas de 1 a 17 Anos de Idade, de Acordo com o Percentil de Estatura

Idade (anos)	Percentil	PA Sistólica (mmHg) por Percentil de Altura							PA Diastólica (mmHg) por Percentil de Altura						
		5%	10%	25%	50%	75%	90%	95%	5%	10%	25%	50%	75%	90%	95%
1	90	98	98	99	101	102	103	104	52	52	53	53	54	55	55
	95	101	102	103	104	106	107	108	56	56	57	58	58	59	60
2	90	99	99	101	102	103	104	105	57	57	58	58	59	60	60
	95	103	103	104	106	107	108	109	61	61	62	62	63	64	64
3	90	100	101	102	103	104	105	106	61	61	61	62	63	64	64
	95	95	104	106	107	108	109	110	65	65	66	66	67	68	68
4	90	101	102	103	104	106	107	108	64	64	65	65	66	67	67
	95	105	106	107	108	109	111	111	68	68	69	69	70	71	71
5	90	103	103	105	106	107	108	109	66	67	67	68	69	69	70
	95	107	107	108	110	111	112	113	71	71	71	72	73	74	74
6	90	104	105	106	107	109	110	111	69	69	69	70	71	72	72
	95	108	109	110	111	113	114	114	73	73	74	74	75	76	76
7	90	106	107	108	109	110	112	112	71	71	71	72	73	74	74
	95	110	111	112	113	114	115	116	75	75	75	76	77	78	78
8	90	108	109	110	111	112	114	114	72	72	73	74	74	75	76
	95	112	113	114	115	116	117	118	76	77	77	78	79	79	80
9	90	110	111	112	113	114	116	116	74	74	74	75	76	77	77
	95	114	115	116	117	118	119	120	78	78	79	79	80	81	81
10	90	112	113	114	115	116	118	118	75	75	76	77	77	78	78
	95	116	117	118	119	120	122	122	79	79	80	81	81	82	83
11	90	114	115	116	117	119	120	120	76	77	77	78	79	79	80
	95	118	119	120	121	122	124	124	81	81	81	82	83	83	84
12	90	116	117	118	119	121	122	123	78	78	78	79	80	81	81
	95	120	121	122	123	125	126	126	82	82	82	83	84	85	85
13	90	118	119	120	121	123	124	124	79	79	79	80	81	82	82
	95	122	123	124	125	126	128	128	83	83	84	84	85	86	86
14	90	120	121	122	123	124	125	126	80	80	80	81	82	83	83
	95	124	125	126	127	128	129	130	84	84	85	85	86	87	87
15	90	121	122	123	124	126	127	128	80	81	81	82	83	83	84
	95	125	126	127	128	130	131	131	85	85	85	86	87	88	88
16	90	122	123	124	125	127	128	129	81	81	82	82	83	84	84
	95	126	127	128	129	130	132	132	85	85	86	87	87	88	88
17	90	123	123	124	126	127	128	129	81	81	82	83	83	84	85
	95	127	127	128	130	131	132	133	85	86	86	87	88	88	89

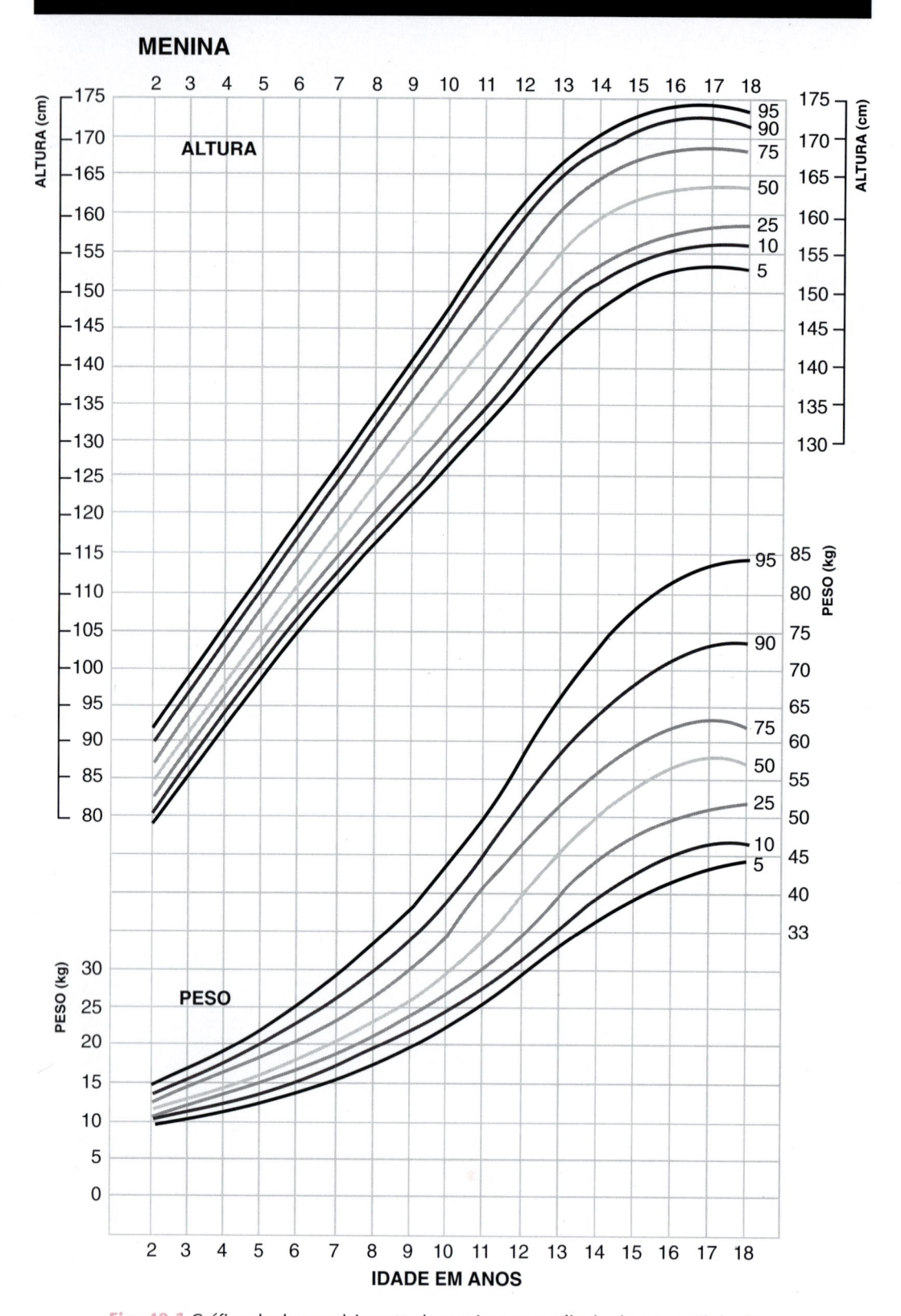

Fig. 40.1 Gráfico de desenvolvimento de meninas para cálculo de percentil de altura.

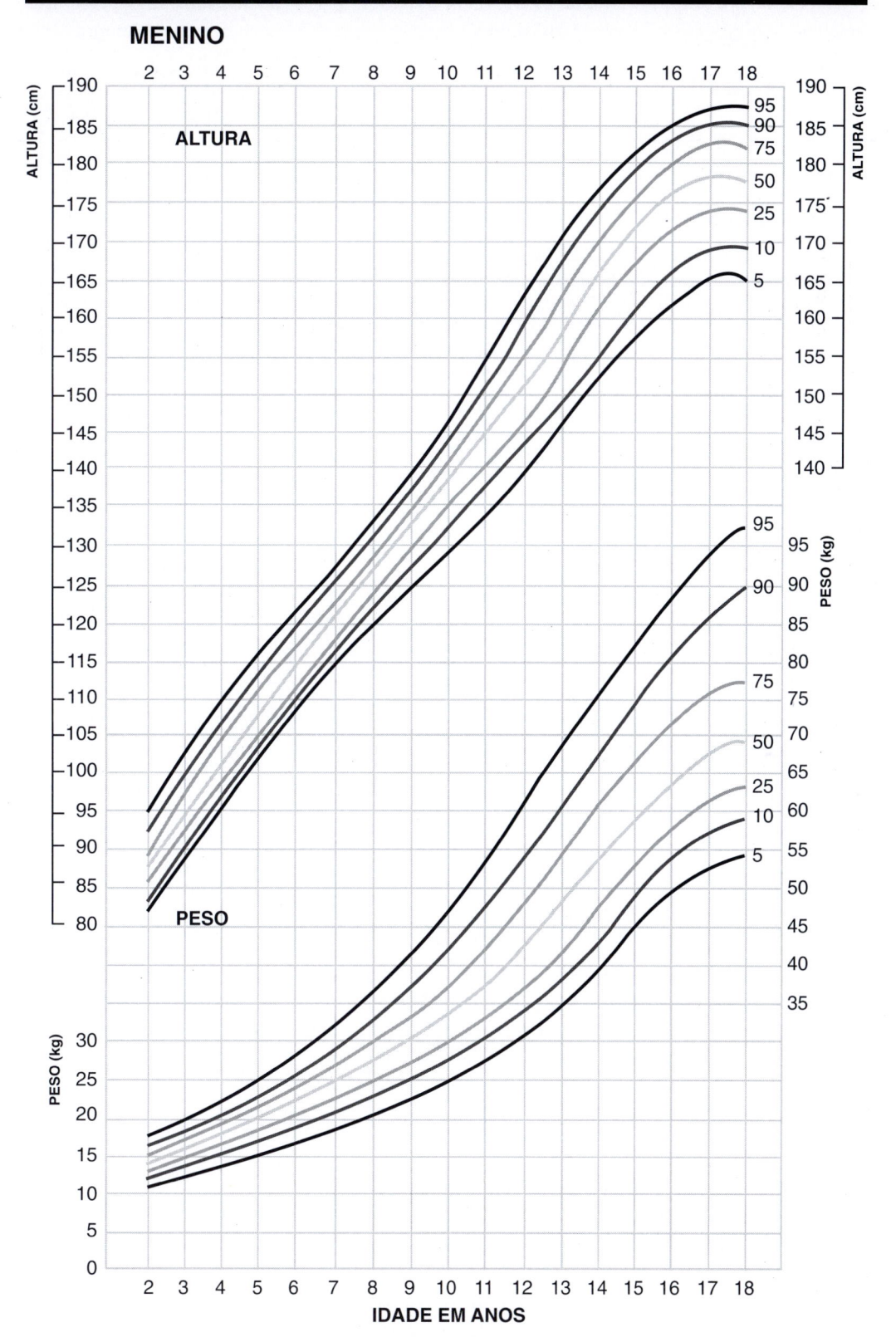

Fig. 40.2 Gráfico de desenvolvimento de meninos para cálculo de percentil de altura.

Quadro 40.8 Recomendações para Seguimento (Prazo Máximo para Reavaliação)[a]

Pressão Arterial Inicial (mmHg)[b]		
Sistólica	Diastólica	Seguimento
< 130	< 85	Reavaliar em 1 ano
130-139	85-89	Reavaliar em 6 meses[c]
140-159	90-99	Confirmar em 2 meses[c]
160-179	100-109	Confirmar em 1 mês[c]
≥ 180	≥ 110	Intervenção imediata ou reavaliar em 7 dias[c]

[a]Modificar o esquema de seguimento de acordo com a condição clínica do paciente.
[b]Se as pressões sistólica ou diastólica forem de estágios diferentes, o seguimento recomendado deve ser definido pelo maior nível pressórico.
[c]Considerar intervenção de acordo com a situação clínica do paciente (fatores de risco maiores, co-morbidades e danos em órgãos-alvo).

REFERÊNCIAS BIBLIOGRÁFICAS

1. IV Diretrizes Brasileiras de Hipertensão Arterial – 2002.
2. Kaplan NM. *Clinical hypertension*, 7 ed., Baltimore: Williams and Wilkins, 1998.

CAPÍTULO 41

EPIDEMIOLOGIA E FISIOPATOLOGIA DA HIPERTENSÃO ARTERIAL SISTÊMICA

José Márcio Ribeiro e Leonardo P. Florêncio

EPIDEMIOLOGIA

A hipertensão arterial tem elevado custo médico-social, principalmente por suas complicações, como acidente vascular cerebral, doença arterial coronariana, insuficiência renal crônica, insuficiência cardíaca e vasculopatia periférica. Atualmente, as doenças cardiovasculares representam a primeira causa de morte no Brasil. Segundo dados provenientes de atestados de óbitos do Sistema de Informação de Mortalidade (SIM) do Ministério da Saúde, foram registrados 930.000 óbitos em 1998, com as doenças cardiovasculares sendo responsáveis por 27% deste total. Como a hipertensão arterial é um dos mais importantes fatores de risco para doenças cardiovasculares, o seu controle é de fundamental importância na redução da morbimortalidade cardiovascular.

A prevalência da hipertensão varia de acordo com a faixa etária (4% entre 18 e 29 anos e 65% em idosos acima de 80 anos), o sexo e a raça. Em nosso meio, vários autores avaliaram a prevalência da hipertensão, com os resultados apresentando grande variação. No Quadro 41.1 e na Fig. 41.1 pode ser observada a prevalência da hipertensão em vários estudos brasileiros. Podemos estimar que a prevalência deve representar em torno de 20% na população adulta.

Pessoas da raça negra tendem a ter mais hipertensão e de forma mais grave do que outras raças. Os homens apresentam maior prevalência de hipertensão do que as mulheres, com maior risco cardiovascular.

FISIOPATOLOGIA

A maioria das formas de hipertensão arterial não tem causa definida. A ausência de uma causa secundária revela seu caráter primário. A denominação hipertensão essencial, idiopática ou benigna não se adapta corretamente à patologia, sendo mais adequada a terminologia hipertensão arterial primária.

Um grande número de fatores inter-relacionados pode contribuir para a elevação da pressão arterial. Os dois mais importantes fatores determinantes da pressão arterial na cir-

Quadro 41.1 Prevalência da Hipertensão em Estudos Brasileiros

Autor	Local	n	Idade	Prevalência (%)
Costa	Porto Alegre (RS)	4.835	20-74	11,9
Rego	São Paulo (SP)	1.479	15-59	11,6
Barbosa	Rural (BA)	1.002	>15	14,3
Lolio	Araraquara (SP)	1.199	15-74	28,3
Duncan	Porto Alegre (RS)	1.157	15-64	15
Klein	Ilha do Governador (RJ)	1.270	>20	24,9
Ribeiro	São Paulo (SP)	5.500	15-65	9-21
Ayres	Piracicaba (SP)	1.944	>15	32,7
Costa	Uberlândia (MG)	1.200	18-80	13,2
Nogueira	Rural (SP)	3.148	>15	29,4
Fuchs	Porto Alegre (RS)	1.091	18	12,6

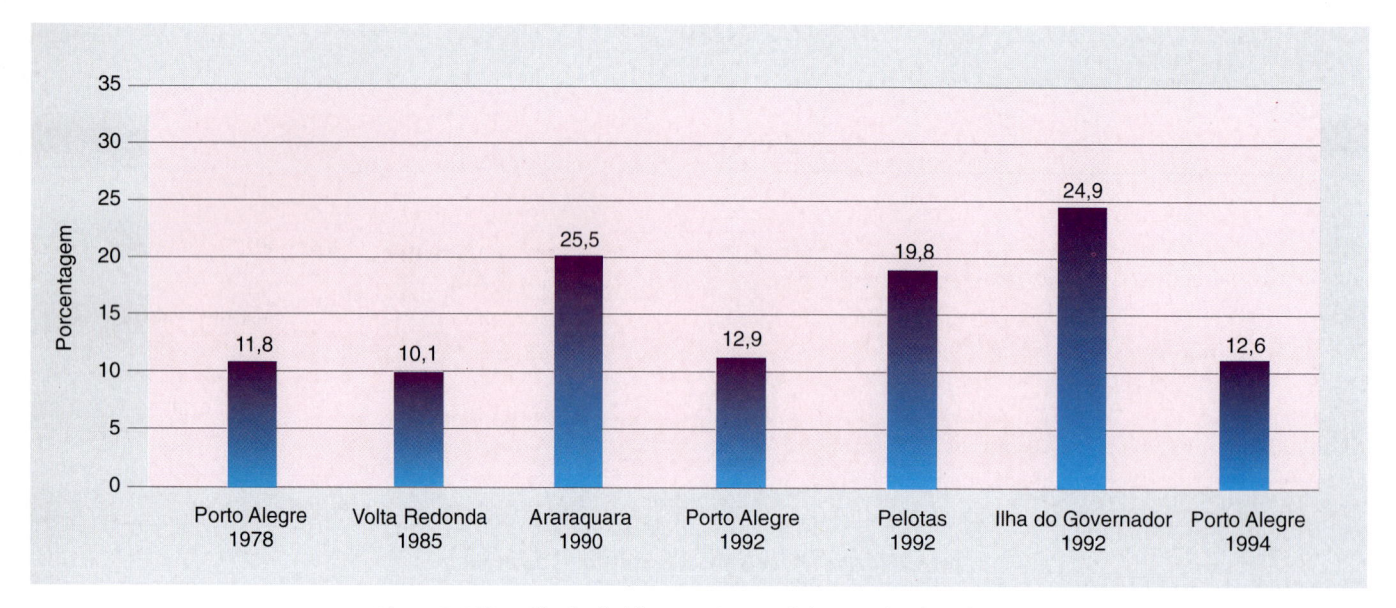

Fig. 41.1 Prevalência da hipertensão arterial – Estudos brasileiros.

culação sistêmica são o débito cardíaco (DC) e a resistência vascular periférica (RVP), os quais sofrem a influência de múltiplos fatores, como a ingestão de sal, obesidade, sistema renina-angiotensina-aldosterona (SRA-A), sistema nervoso e a resistência à insulina:

$$PA = DC \times RVP$$

Mais recentemente, foram considerados outros fatores, como a disfunção endotelial, o baixo peso ao nascer e fatores genéticos (Fig. 41.2).

A maioria das formas de hipertensão apresenta elevação da pressão arterial sistólica e diastólica. Com freqüência, a elevação da pressão diastólica está relacionada a aumento da RVP, enquanto a hipertensão sistólica isolada pode ser causada por aumento do DC (p. ex., hipertireoidismo) ou da rigidez da aorta, freqüentemente encontrada em idosos.

O conhecimento da fisiopatologia da hipertensão arterial é um importante instrumento para prevenção, detecção, tratamento e controle da hipertensão.

Controle da Pressão Arterial Normal

O DC depende principalmente da freqüência cardíaca e do volume sistólico. Sob o controle da estimulação simpática e parassimpática, os receptores beta-1 e receptores colinérgicos, respectivamente, controlam a freqüência cardíaca. O volume

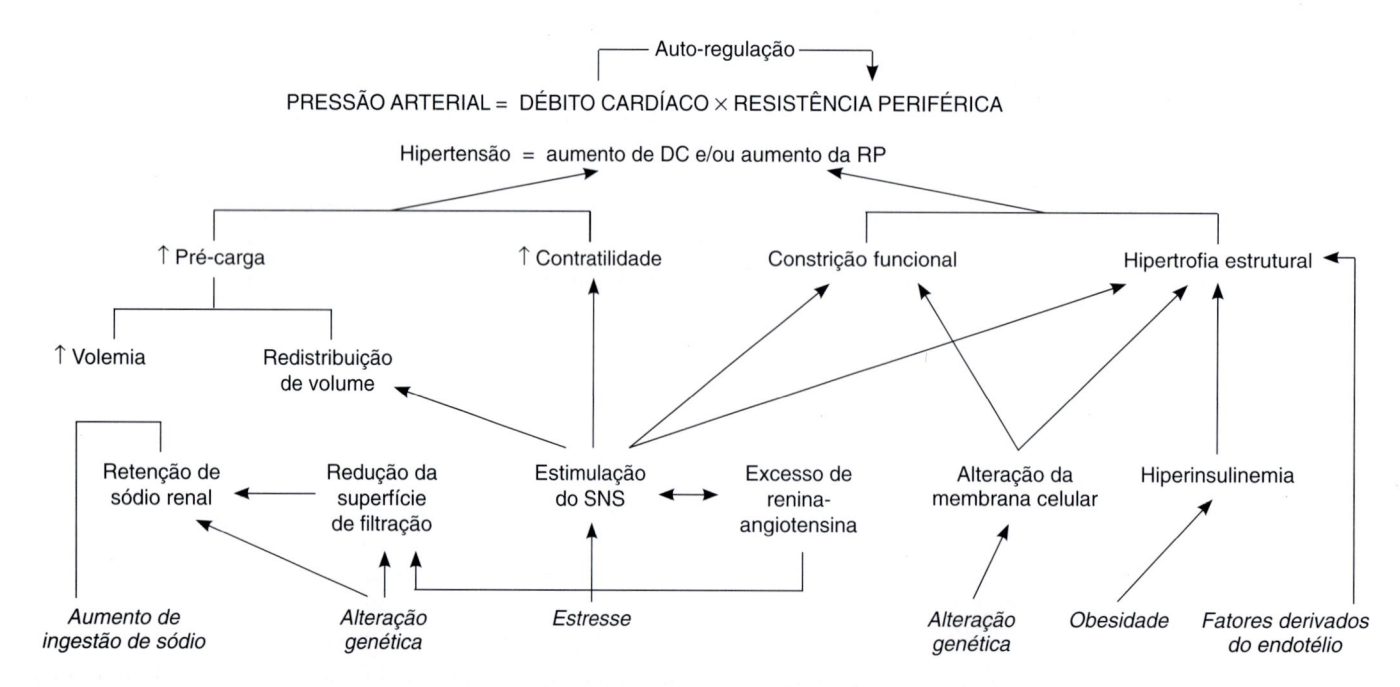

Fig. 41.2 Fisiopatologia da pressão arterial.

sistólico é determinado pela força de contração e pressão de enchimento ventricular, esta dependente da volemia e do retorno venoso. A RVP sofre a interferência de vários mecanismos vasoativos que obedecem ao controle neural, local, regional e sistêmico, além da influência de fatores renais. Estes controles são interdependentes e regidos por mecanismos de rápida e longa ação, o que permite a manutenção da pressão arterial dentro de parâmetros da normalidade.

Vários sistemas e mecanismos estão envolvidos no controle reflexo da pressão arterial. Respostas reflexas ocorrem segundos após um aumento agudo da pressão arterial, envolvendo mudanças na atividade do sistema nervoso autônomo (SNA), como o barorreflexo, o nervo vago e o centro vasomotor. Em resposta ao aumento da pressão arterial, reflexos reduzem a estimulação simpática às arteríolas e veias e, como conseqüência, há redução da resistência vascular periférica e do retorno venoso, respectivamente. Além disso, as reduções da freqüência cardíaca e da contratilidade ocorrem em conseqüência do aumento do tono parassimpático e da redução do tono simpático. Outros mecanismos, como os quimiorreceptores, também participam no controle das modificações agudas da pressão arterial. Para respostas intermediárias às alterações da pressão arterial, ou seja, aquelas que ocorrem em minutos ou horas, existe o envolvimento de outros sistemas, como o SRA-A e o hormônio antidiurético. Tanto o SRA-A local como o sistêmico desempenham importante papel na regulação da pressão arterial (Fig. 41.3). O SRA-A sistêmico atua liberando a renina pela via aferente do reflexo do barorreceptor e pelo aumento da atividade simpática dos nervos renais, nas ocasiões em que ocorre redução da pressão arterial. A liberação de renina pela mácula densa também está envolvida neste processo, e existem fortes evidências de interação com os barorreceptores e atividade simpática dos nervos renais. A renina liberada atua na conversão do angiotensinogênio em angiotensina I (Ang I), que por sua vez se transforma em angiotensina II (Ang II) pela ação da enzima de conversão

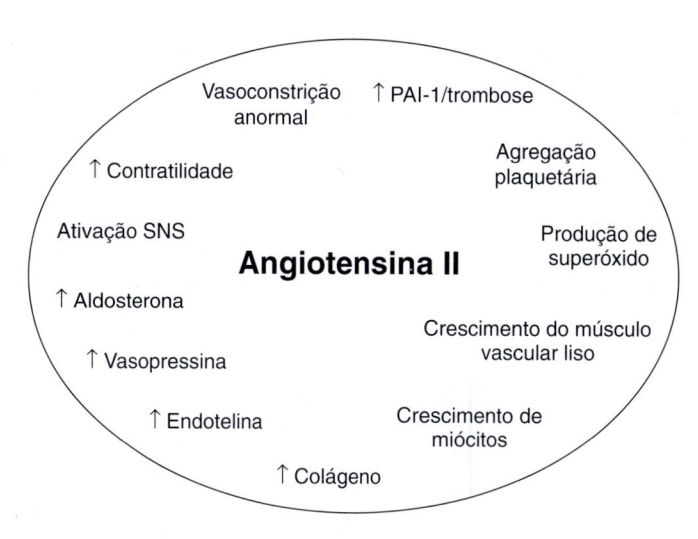

Fig. 41.4 Efeitos fisiopatológicos da angiotensina II.

de angiotensina (ECA) produzida pelos pulmões e localmente. A ECA é a cininase que degrada as cininas vasodilatadoras. As ações da Ang II incluem: vasoconstrição, estimulação da adrenal com liberação de aldosterona e conseqüentes retenção de sódio e aumento da volemia (Fig. 41.4).

Os mecanismos de controle da pressão arterial que atuam a longo prazo (dias ou semanas) são muito importantes e compreendem a natriurese de pressão e a diurese. Um aumento da pressão acima de um determinado limite pode aumentar a excreção de sal e água. Todos estes mecanismos citados controlam a pressão arterial de maneira eficiente, permitindo modificações transitórias da pressão arterial que são compensadas por alterações no DC e na RVP, possibilitando o equilíbrio necessário para as demandas fisiológicas. O descontrole deste sistema regulatório e a instalação da hipertensão primária crônica podem acontecer quando há ativação neuro-hormonal adversa, podendo associar-se à excreção renal inadequada de sódio e aumento da RVP, que mantém a hipertensão e promove a progressão das lesões em órgãos-alvo.

Elevação Crônica da Pressão Arterial

A elevação crônica da pressão arterial pode ser o resultado da combinação desfavorável de DC e RVP, incluindo:

- Aumento do DC com RVP normal ou baixa.
- Aumento da RVP com DC normal ou baixo.
- Aumento do DC com RVP elevada.

A hipertensão arterial com aumento do DC e RVP normal ou baixa pode ser característica em diabéticos na fase inicial e na chamada hipertensão hipercinética ou hiperadrenérgica, geralmente observada em pacientes jovens. O padrão de RVP elevada com DC relativamente normal ou baixo é freqüentemente visto em idosos hipertensos e na hipertensão maligna. A hipertensão renovascular representa o padrão balanceado de aumento de DC e aumento de RVP. Todos estes modelos de hipertensão traduzem um inadequado me-

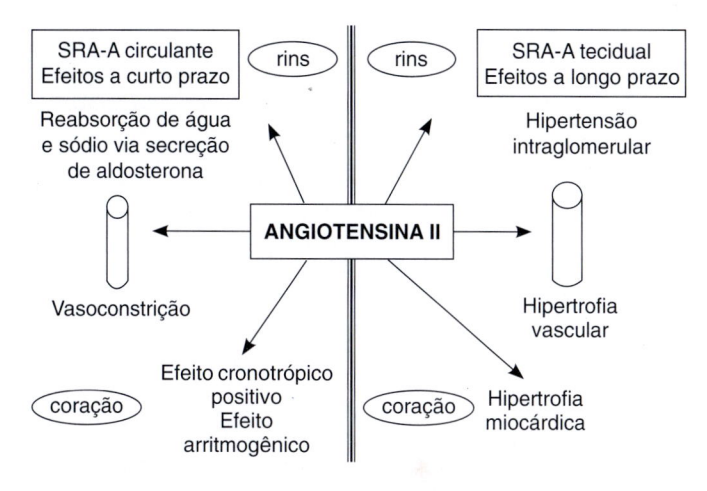

Fig. 41.3 Influência do SRA-A circulante e tecidual no sistema cardiovascular.

canismo compensador de controle da pressão arterial incapaz de normalizar as modificações do DC/RVP.

Patogênese da Hipertensão Arterial Primária

Embora a hipertensão primária não tenha uma causa conhecida, os fatores genéticos e ambientais e suas interações desempenham importante papel no desenvolvimento da hipertensão, o que permite várias hipóteses para explicar seu aparecimento (Fig. 41.5).

FATORES GENÉTICOS

A hipertensão tende a se agregar entre as famílias. Os familiares de hipertensos têm, em geral, maior nível tensional em todas as idades do que familiares de normotensos. Uma variação de 30 a 60% da pressão entre indivíduos, ajustada para a idade e sexo, é atribuída ao efeito genético. Crianças cujos pais são hipertensos têm 40 a 60% de chance de desenvolver hipertensão na idade adulta. É pouco provável que a susceptibilidade genética para desenvolver hipertensão primária seja causada por um gene único, mas sim pelo efeito de múltiplos genes (Fig. 41.6). Hoje, com o advento de técnicas moleculares, têm sido conseguidos muitos avanços no entendimento da hipertensão humana. O aumento do risco para o desenvolvimento de hipertensão é demonstrado em largo espectro de polimorfismo genético de angiotensinogênio, óxido nítrico-sintase endotelial, além de um expressivo número de alterações geneticamente mediadas na regulação ou na expressão de transportadores e de canais de íons renais. No entanto, mesmo com novos conhecimentos dos aspectos genéticos envolvidos na gênese da hipertensão, o perfil genético não tem sido considerado na rotina de avaliação e controle do paciente com hipertensão arterial primária.

FATORES AMBIENTAIS

A participação dos fatores ambientais na variação da pressão entre os indivíduos tem sido estimada em pelo menos 20%; entretanto, a interferência destes fatores é mais observada entre populações do que entre indivíduos. São incluídos aspectos geográficos, consumo de sódio, potássio, cálcio e outros macro e micronutrientes, atividade física, estresse psicossocial, posição socioeconômica, hábito de fumar e sedentarismo. A ingestão de sal tem sido o aspecto mais estudado, e vários estudos epidemiológicos e de intervenção demonstram uma forte relação entre a ingestão de sal e a hipertensão. Populações que consomem grande quantidade de sal, como, por exemplo, ao norte do Japão, sudeste dos Estados Unidos e outros países industrializados do Ocidente, apre-

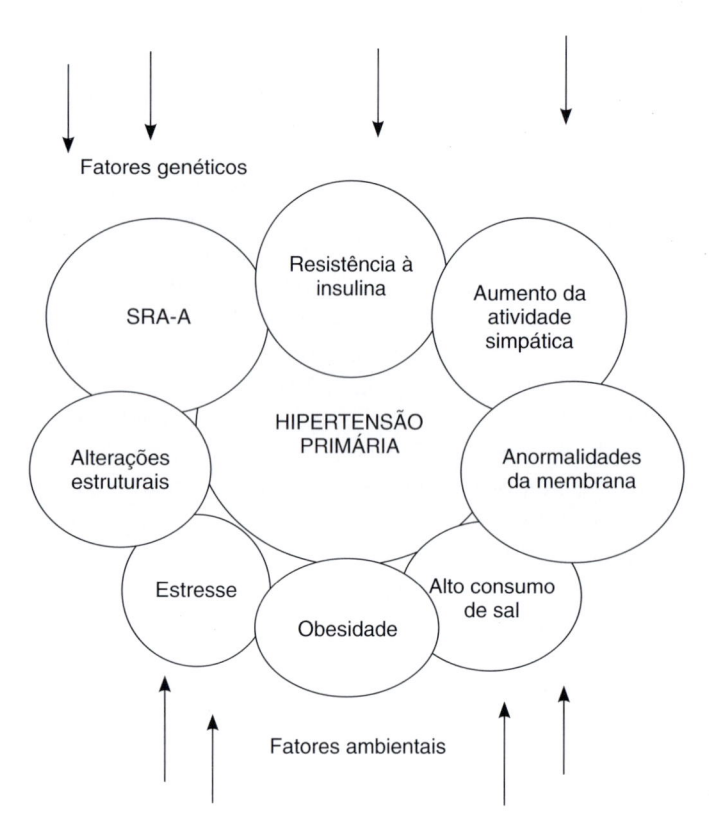

Fig. 41.5 Fatores associados a hipertensão primária.

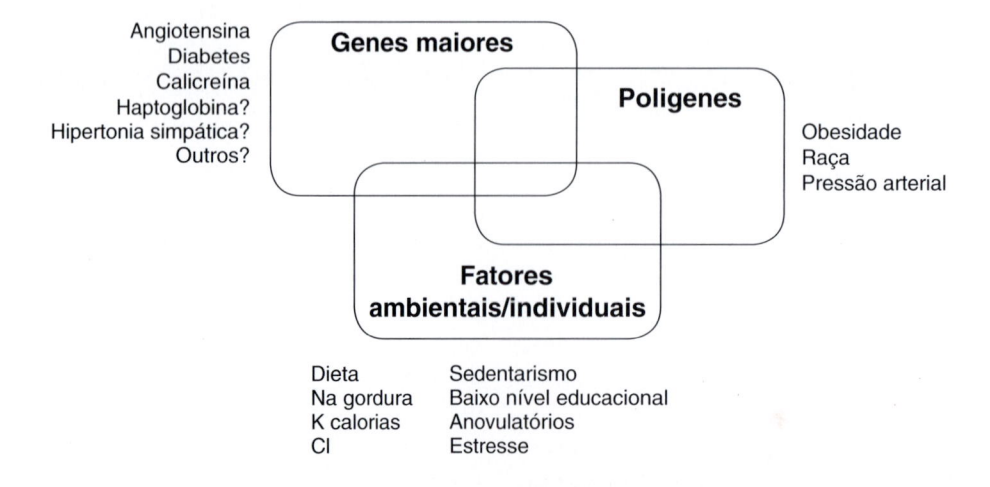

Fig. 41.6 Determinantes da hipertensão.

sentam alta prevalência de hipertensão. A média de consumo diário de sal nos países industrializados está em torno de 12 a 15g; por outro lado, em tribos de esquimós e em algumas populações indígenas na Amazônia, em que há baixa ingestão diária de sal (< 3g), praticamente não há hipertensão. O aumento da pressão arterial com a idade não é observado nestas populações. É importante salientar que as populações de países industrializados diferem não só no consumo de sal, mas também no consumo de outros nutrientes e em fatores ambientais e sociais. Cálculos realizados num grande estudo internacional demonstraram que a redução do consumo de sal para 6g/dia pode resultar na diminuição de 9mmHg na média da elevação da pressão arterial sistólica entre as idades de 25 e 35 anos. Os indivíduos que apresentam elevação da pressão com maior ingestão de sal ou que têm redução da pressão arterial com a restrição do consumo de sal (< 6g/dia) são considerados sal-sensíveis e representam 40% de todos os hipertensos. Em geral, outras anormalidades podem ser encontradas em hipertensos sal-sensíveis, incluindo maior reatividade vascular aos hormônios vasopressores, resistência à insulina e alterações no SRA-A. Os fatores genéticos podem ser responsáveis pelo desenvolvimento da sensibilidade ao sal em hipertensos jovens, em hipertensos da raça negra e em obesos. A idade também pode aumentar a susceptibilidade ao aumento da pressão nesses pacientes, em resposta ao maior consumo de sal. Dietas com baixo conteúdo de potássio ou cálcio podem estar relacionadas a maior prevalência de hipertensão. A obesidade, hoje atingindo proporções epidêmicas, desempenha papel relevante no aparecimento da hipertensão. Estudos mais recentes relacionam a obesidade como causa de hipertensão e doença renal desencadeada por ativação do SRA-A e do sistema nervoso autônomo (SNA). A obesidade talvez seja o maior fator de risco para doença renal crônica, via hipertensão e diabetes melito tipo 2, além de outras condições que propiciam aumento da filtração glomerular.

Anormalidades metabólicas podem associar-se ao aparecimento de hipertensão. Além da hiperglicemia (resistência à insulina), a elevação do hematócrito pode associar-se à hipertensão. Hiperuricemia pode estar relacionada ao desenvolvimento da hipertensão, estando presente em 25% dos hipertensos não tratados. Não há unanimidade quanto à possibilidade de o aumento do ácido úrico ser um fator de risco independente ou se comportar como um marcador de outras condições associadas à hiperuricemia que podem estar relacionadas à hipertensão, como obesidade, dislipidemia, resistência à insulina e uso excessivo de bebidas alcoólicas.

Os fatores demográficos têm importância para o aparecimento de hipertensão. A prevalência de hipertensão é baixa entre os jovens, mas aumenta com a idade (prevalência de 65% entre a população de 65 anos e de 75% entre aquela de 75 anos). A hipertensão é mais freqüente entre os homens, mas após a menopausa as mulheres atingem prevalência igual ou maior.

Outros fatores são relevantes no aparecimento da hipertensão, como, por exemplo, certos grupos étnicos que, sob influências ambientais e interações genético-ambientais, desenvolvem mais freqüentemente a hipertensão (raça negra, obesidade, apnéia do sono, baixa condição socioeconômica, freqüência cardíaca elevada, hiper-reatividade pressórica ao exercício físico). Fatores psicológicos são capazes de contribuir para o aparecimento de hipertensão, pois indivíduos expostos a estresse emocional repetitivo desenvolvem hipertensão mais freqüentemente (p. ex., controladores de tráfico aéreo apresentam hipertensão seis vezes mais freqüentemente do que pilotos não profissionais). Tem sido observado que pacientes hipertensos têm maior reatividade cardiovascular ao estresse psicológico

SISTEMA NERVOSO AUTÔNOMO

O controle imediato da pressão arterial é mediado pelo sistema nervoso central (SNC) e pelo SNA. Os barorreceptores localizados no seio carotídeo e no arco aórtico, em resposta à elevação aguda da pressão arterial, promovem bradicardia vagal reflexa e inibição do influxo simpático do SNC. Situação inversa ocorre quando há redução da pressão arterial, ou seja, baixa pressão em receptores cardiopulmonares nos átrios e ventrículos desencadeia aumento do enchimento atrial pelo aumento da freqüência cardíaca, aumento da liberação de peptídeo natriurético atrial e inibição da liberação da vasopressina. O controle central destes reflexos é feito por meio do núcleo do trato solitário. Há interação destes reflexos com o hipotálamo, responsável pelas respostas ao estresse emocional e psicológico (Figs. 41.7 e 41.8).

Várias evidências revelam o aumento da atividade do sistema nervoso simpático (SNS) na patogênese da hipertensão arterial. A estimulação do SNS promove aumento da freqüência cardíaca, vasoconstrição periférica, liberação de catecolaminas pelas adrenais e conseqüente aumento da pressão arterial. A hipertrofia cardíaca e vascular também está relacionada à estimulação do SNS. Estímulos simpáticos renais

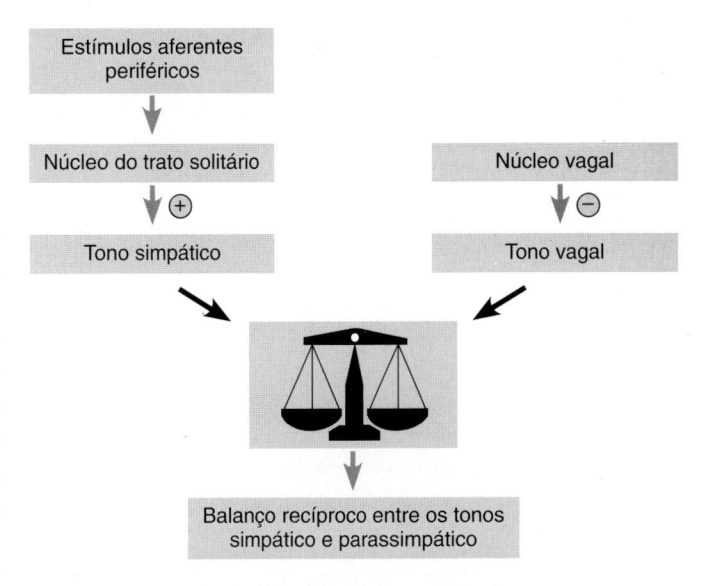

Fig. 41.7 Balanço entre os termos simpático e parassimpático.

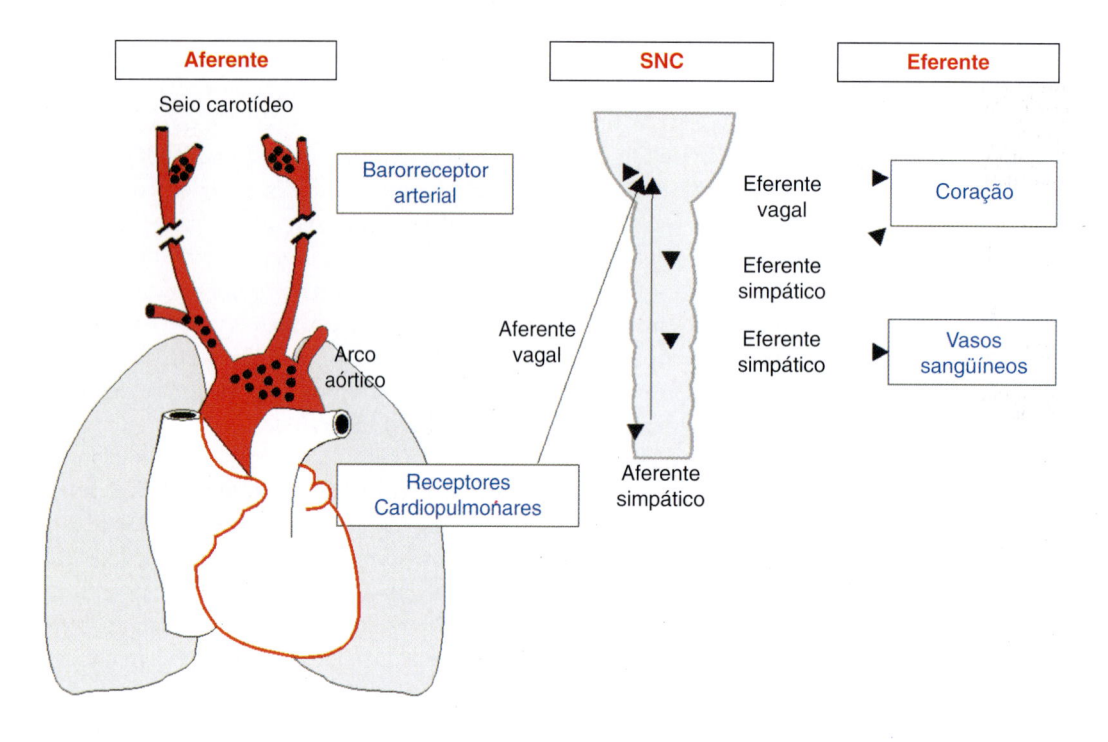

Fig. 41.8 Vias neurais do barorreflexo arterial e cardiopulmonar.

eferentes podem ocasionar vasoconstrição intra-renal com redução do fluxo sangüíneo renal. A estimulação simpática renal ocasiona reabsorção de sódio e liberação de renina pelo aparelho justaglomerular. A avaliação da atividade simpática por métodos diferentes mostra que o tono simpático está aumentado na hipertensão, principalmente na sua fase inicial. Isto pode ser demonstrado por meio da observação do efeito mais pronunciado dos agentes simpaticolíticos na redução da pressão arterial, de níveis elevados de catecolaminas plasmáticas e do aumento da atividade simpática medida pela técnica de microneurografia. Comumente, estes indivíduos desenvolvem aumento da pressão arterial em situações de estresse emocional ou físico. Todos estes parâmetros, geralmente associados a um determinante genético, reforçam a participação do SNS na gênese da hipertensão arterial.

AUMENTO DA RESISTÊNCIA VASCULAR PERIFÉRICA, HIPERTROFIA E REMODELAÇÃO VASCULAR

O aumento da resistência vascular periférica é considerado a principal alteração hemodinâmica observada nos pacientes com hipertensão arterial. As alterações estruturais, embora concebidas como adaptativas para a normalização ao estresse de parede do vaso, desempenham importante papel na manutenção da hipertensão. Estudos mais recentes demonstram importante inter-relação da parede vascular com o endotélio e substâncias vasoativas, permitindo melhor conhecimento do crescimento e da remodelação vascular. Hoje, sabe-se que muitas substâncias conhecidas pelo seu efeito pressor desempenham ação trófica no músculo liso vascular. A Ang II, por exemplo, conhecida por seu potente efeito vasoconstritor, atua como mediadora na remodelação vascular por meio de várias ações (ver Fig. 41.4). As propriedades de remodelação e promotoras de crescimento são encontradas em outras substâncias, incluindo endotelina e noradrenalina. Vasodilatadores endógenos, como o óxido nítrico, bradicinina, peptídeos natriuréticos e prostaciclinas tendem a inibir o crescimento e a remodelação. O descontrole entre fatores vasoconstritores e vasodilatadores, como pode ser visto na disfunção endotelial, permite a remodelação e a hipertrofia que contribuem para a manutenção da hipertensão arterial (Figs. 41.9 e 41.10).

SISTEMA RENINA-ANGIOTENSINA-ALDOSTERONA

O SRA-A desempenha importante papel na regulação da volemia e da pressão arterial. O principal agente efetor do sistema, o peptídeo Ang II, é gerado via duas etapas proteolíticas seqüenciais. Sua produção se dá por uma cascata bioquímica, inicialmente pela clivagem do angiotensinogênio circulante ou tecidual pela renina, formando a Ang I. Sob a ação da enzima de conversão da angiotensina (ECA), este decapeptídeo libera o octapeptídeo amino-terminal Ang II ou, alternativamente, sofrendo a ação de carboxipeptidases ou endopeptidases, libera o heptapeptídeo angiotensina 1-7 (Ang 1-7).

A maioria das ações da Ang II é mediada pelos receptores AT1, incluindo contração dos músculos lisos vasculares, hipertrofia vascular, estimulação do SNS, incluindo o sistema nervoso periférico e o central, aumento da contratilidade, li-

Vasoconstritores	Vasodilatadores
• Angiotensina	• Cininas (bradicinina, calidina)
• Catecolaminas	• EDRF, NO
• Vasopressinas	• Prostaglandinas (PGI_2, PGE_2, PDV_2)
• Endotelina	• PN atrial, cerebral e tipo C
• Tromboxano A2	• Histamina
• Prostaglandina (PGF_2)	• Acetilcolina
	• Adenosina
	• Adrenomedulina
	• Insulina

Fig. 41.9 Hormônios vasoativos.

beração de vasopressina, aumento da sede e também da síntese de aldosterona (ver Fig. 41.4). A estimulação dos receptores AT1 nos rins causa vasoconstrição renal (arteríola eferente), redução do fluxo sangüíneo renal e aumento da resistência vascular renal e da reabsorção de sódio, não só pela ação da aldosterona, mas por intermédio de efeitos diretos nos túbulos proximais. Além do SRA-A sistêmico, o SRA-A local está presente em outros órgãos, como os vasos sangüíneos, o coração e os rins, e pode exercer suas ações, como vasoconstrição e remodelação, independente dos níveis circulantes de renina ou angiotensinogênio (ver Fig. 41.3).

A participação do SRA-A no desenvolvimento da hipertensão é complexo pois, enquanto a atividade de renina plasmática está elevada em 20% dos hipertensos, ela se encontra normal (50%) ou reduzida (30%) na maioria.

O sistema calicreína-cininas (SCC) em geral desempenha efeito oposto ao do SRA-A, especialmente na vasculatura. As cininas são uma família de peptídeos envolvidos em processos fisiológicos e fisiopatológicos, como a contração do músculo liso, a vasodilatação endotélio-dependente e, também, a inflamação. Hoje, sabe-se que quatro componentes formam o SCC: os cininogênios, as calicreínas, as cininas e as cininases. Existem pontos importantes de interação entre o SRA-A e o SCC. A principal conexão representada pela ECA é também eficiente para o catabolismo das cininas. O uso dos agentes inibidores da ECA atenua a formação de Ang II e promove o acúmulo de Ang (1-7) e bradicinina pela redução da degradação destes peptídeos e aumento da formação de Ang (1-7) (Figs. 41.11 e 41.12).

RINS E HIPERTENSÃO

Embora o SNS e o SRA-A sejam importantes no controle da pressão arterial a curto prazo, os rins são responsáveis pelo controle a longo prazo da volemia e da pressão arterial. O mecanismo pelo qual os rins causam hipertensão arterial parece estar relacionado à inabilidade de excreção de sal (NaCl). Vários estudos epidemiológicos demonstram a relação entre o conteúdo de sal na dieta e a prevalência de hipertensão em várias populações. Intervenções com dieta com teores variados de sal em pacientes com hipertensão essencial demonstram que a resposta da pressão arterial é sal-sensível. Mais recentemente, Brenner demonstrou que a redução genética do número de néfrons pode iniciar o evento, promovendo hiperfiltração e aumento da pressão glomerular, que lesam o rim e afetam sua habilidade em excretar sal. No entanto, este conceito de alteração genética renal na excreção de sal não explica certas situações: (a) hipertensos jovens parecem excretar sal normalmente ou em condições supernormais; (b) em torno de 40% dos hipertensos não apresentam alterações da pressão com dietas com alto teor de sal (sal-resistentes); (c) com a idade, a sensibilidade ao sal aumenta em freqüência e grau, de modo que aos 70 anos de idade quase todos os hipertensos são sal-sensíveis. Estes achados são mais consis-

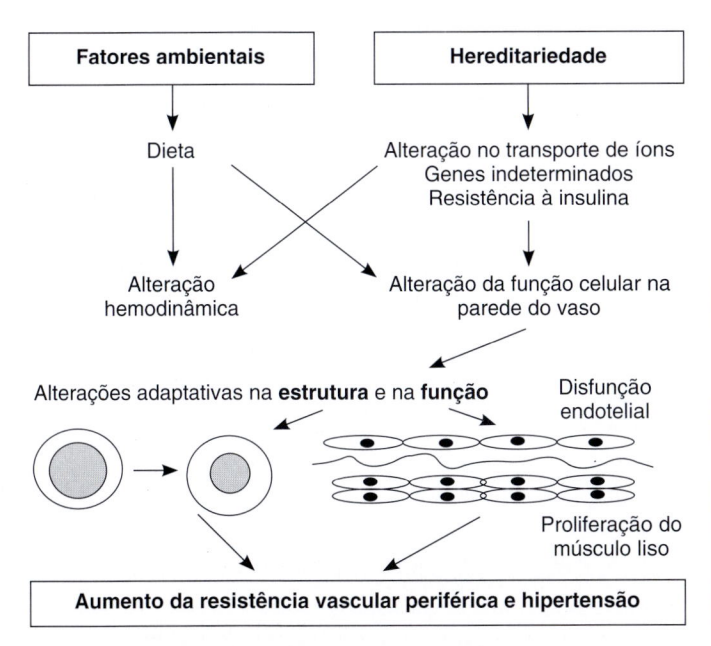

Fig. 41.10 Mecanismos fisiopatológicos na HA.

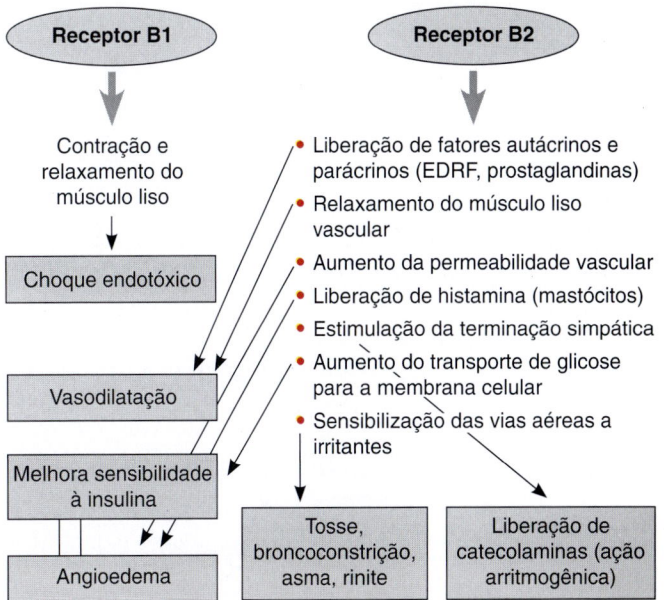

Fig. 41.11 Efeitos da bradicinina.

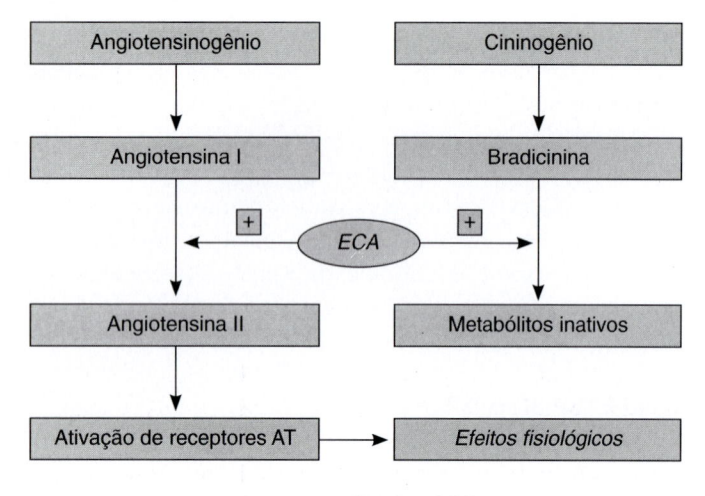

Fig. 41.12 SRA-A e SCC.

tentes com a possibilidade de que a inabilidade em excretar sódio de pacientes hipertensos seja adquirida.

Hipótese Unificada do Desenvolvimento da Hipertensão

Mais recentemente, tem sido proposta uma hipótese unificada para explicar o desenvolvimento da hipertensão. De acordo com esta hipótese a hipertensão, na maioria das vezes, se inicia com uma hiperatividade do SNS, provavelmente relacionada a fatores genéticos, familiares ou ambientais, incluindo estresse emocional, tabagismo, uso abusivo de bebidas alcoólicas, medicamentos, obesidade e/ou disfunção nos barorreceptores. A ativação do SRA-A, por meio do aumento do angiotensinogênio (polimorfismo genético, anovulatórios) ou dos níveis de renina (secundário à ativação do SNS, isquemia renal, hipopotassemia, outros mecanismos), promove elevação dos níveis de Ang II.

Nas fases iniciais da hipertensão, o aumento da pressão pode ser intermitente ou atingir níveis pouco elevados (pressão arterial normal-alta). Diferentemente dos normotensos, esses pacientes demonstram maior variabilidade da pressão arterial aumentada. Nesta fase, a excreção de sódio pelos rins é relativamente normal. Pelo fato de a Ang II e a noradrenalina terem capacidade de reter sódio, o aumento da pressão arterial causado por estes agentes pode ocasionar diurese de pressão e levar à perda de sódio com volemia normal ou reduzida.

Por este mesmo raciocínio, a estimulação intermitente do SNS e/ou do SRA-A resulta em lesão renal com incapacidade de excretar sal. A lesão renal pode ocorrer por intermédio de um dos dois seguintes mecanismos: o primeiro seria a transmissão de pressão para o glomérulo, secundário a uma resposta inadequada da auto-regulação renal, uma vez que a auto-regulação não é imediata e alterações súbitas na pressão arterial permitiriam a instalação de hipertensão glomerular, principalmente em certas regiões do rim, como a região justaglomerular.

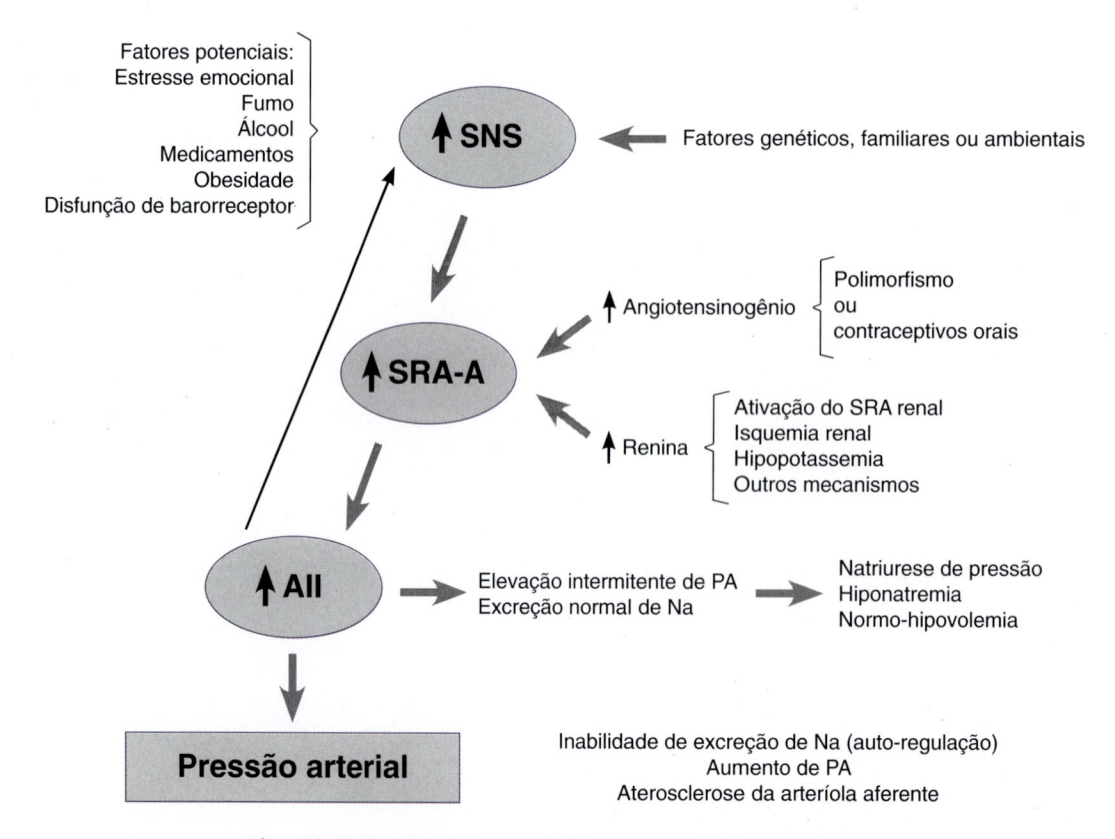

Fig. 41.13 Desenvolvimento de hipertensão: hipótese unificada.

Tem sido relatada redução da auto-regulação renal em condições associadas à redução do número de néfrons, na obesidade e em pacientes da raça negra.

O segundo mecanismo que pode levar à lesão renal é a isquemia. A elevação da pressão arterial promove espessamento da arteríola aferente com redução do lúmen do vaso e conseqüente isquemia glomerular e peritubular. Substâncias vasoativas, como a Ang II e a noradrenalina, podem agravar a situação devido ao aparecimento de vasoconstrição (Fig. 41.13).

O comprometimento de órgãos-alvo na hipertensão ocorre como conseqüência da elevação tensional crônica. Portanto, o objetivo principal do tratamento anti-hipertensivo é a redução da pressão com a finalidade de reduzir a morbimortalidade. Intervenções na mudança do estilo de vida devem ser implementadas de modo efetivo para indivíduos com pressão arterial limítrofe ou normotensos com maior risco de desenvolvimento de hipertensão. Os estudos clínicos controlados e as diretrizes para o tratamento da hipertensão têm permitido uma orientação mais adequada quanto à escolha do tratamento a ser instituído do que as evidências oferecidas pelo perfil fisiopatológico. Entretanto, desde que não haja indicação compulsória para determinados agentes anti-hipertensivos, a compreensão dos mecanismos fisiopatológicos envolvidos no desenvolvimento e na manutenção da hipertensão sugere que a combinação medicamentosa provavelmente será mais efetiva do que a monoterapia no controle de pacientes com hipertensão arterial leve a moderada.

REFERÊNCIAS BIBLIOGRÁFICAS

1. Bakris GL, Mensah GA. Pathogenesis and clinical physiology of hypertension. *Cardiology Clinics* 2002; *20*:2.
2. Birkenhäger WH. *Practical management of hypertension.* 2 ed., Kluwer Academic Publishers, 1996.
3. Braunwald E, Hollenberg NK. *Atlas of heart diseases. Hypertension: mechanisms and therapy*. 3 ed., Philadelphia: Current Medicine, Inc., 2001.
4. Gavras H, Gavras I. *Endothelial function in cardiovascular disease: the role of bradykinin*. London: Science Press, 1996:11.
5. Guidelines for the management of arterial hypertension, 2003. European Society of Hypertension, European Society of Cardiology.
6. Hall J. Obesity-associated hypertension and kidney disease. 2004. Separata.
7. Irigoyen MC, Consolim-Colombo FM, Krieger EM. Controle cardiovascular: regulação reflexa e papel do sistema nervoso simpático. *Rev Bras Hipertens* 2001; *8*:55-62.
8. IV Diretrizes Brasileiras de Hipertensão Arterial. Sociedade Brasileira de Cardiologia, Sociedade Brasileira de Hipertensão, Sociedade Brasileira de Nefrologia, 2002.
9. Juliu S, Schork MA. Predictors of hypertension. *Ann NY Acad Sci* 1978; *304*:38-58.
10. Kaplan MN. *Clinical hypertension*. 7 ed. Williams & Wilkins, 1999.
11. Mackenzie HS, Lawler EV, Brenner BM. Congenital oligonephropathy: the fetal flaw in essential hypertension? *Kidney Int* 1996; (suppl 55):S30-4.
12. Muirhead EE. Renal vasodepressor mechanisms: the medullipin system. *J Hypertens* 1993; *5*:S53-8.
13. Ribeiro AB. Impacto da hipertensão no Brasil. Projeto: Evolução em Hipertensão Arterial. UNIFESP. Escola Paulista de Medicina. Hospital do Rim e Hipertensão.
14. Ribeiro JM. Avaliação do controle autonômico da freqüência cardíaca em ratos transgênicos que superexpressam a renina ou que superexpressam a calicreína. Tese de Doutorado. Faculdade de Medicina da Universidade de São Paulo – SP, 2002.
15. Santos RAS, Brosnihan KB, Chapell MC *et al*. Converting enzyme activity and angiotensin metabolism in the dog brainstem. *Hypertension* 1988; *11*:I-153-I-157.
16. Wyss JM. The role of sympathetic nervous system in hypertension. *Curr Opin Nephrol Hypertens* 1993; *2*:265-73.

CAPÍTULO 42

HIPERTENSÃO ARTERIAL SECUNDÁRIA

Raimundo Marques Nascimento Neto

FEOCROMOCITOMA

Os feocromocitomas podem originar-se em qualquer lugar em que haja células primitivas do sistema nervoso simpático derivadas dos neuroblastos da crista neural, que têm a capacidade de sintetizar e secretar catecolaminas, sendo conhecidas como células APUD I. São encontradas na medula adrenal, ao longo da cadeia simpática, em órgãos de Zuckerkandl (gânglios de localização paraórtica, células paragangliônicas ao redor da artéria mesentérica inferior). Tumores que se iniciam fora da medula adrenal são chamados paragangliomas. Em geral, cerca de 10% podem ser malignos. Cerca de 60% secretam noradrenalina e adrenalina; um terço praticamente só secreta a primeira. Em tumores malignos, pode ser observado aumento na secreção de dopamina.

Localização Anatômica dos Feocromocitomas (Prevalência)

- *Intra-abdominal* (97-99%): (a) tumor adrenal simples (50-70%); (b) tumor extra-adrenal simples (10-20%); (c) tumores múltiplos (15-40%); (d) tumores bilaterais (5-25%); (e) tumores extra-adrenais (5-15%).
- *Extra-abdominal* (1-3%): (a) intratorácico (até 2%); (b) pescoço (inferior a 1%).

Quadro Clínico

O quadro clínico do feocromocitoma inclui uma série de sinais e sintomas, como crises súbitas de cefaléia, sudorese, palpitações, náuseas e vômitos. Hipertensão arterial encontra-se presente em mais de 90% dos casos de feocromocitoma, sendo intermitente (2 a 50%), sustentada (50 a 60%) ou em paroxismos (50%). Hipotensão ortostática encontra-se presente em cerca de 50 a 70% dos casos. Paroxismos súbitos de hipertensão podem ser desencadeados por estímulos como exercícios, flexões ou curvatura do corpo, mergulho, inalação de fumaça, palpação do abdômen, anestesia, parto, ou ainda por provocação farmacológica, aumentando a secreção ou liberação de catecolaminas (antidepressivos tricíclicos, corticóides, cafeína, nicotina, opióides, histamina, droperidol).

Algumas situações podem simular o feocromocitoma, como hipertensão lábil, taquicardia paroxística, crise hipertensiva com inibidores de monoamino-oxidase, rebote após interrupção abrupta de clonidina e outros hopotensores, ansiedade com hiperventilação, hiper-reflexia autonômica como acontece quadriplegia, porfiria, envenenamento por chumbo, menopausa, tireotoxicose e hipoglicemia.

Diagnóstico

O diagnóstico do feocromocitoma, após suspeita clínica, deve ser confirmado por elevação das concentrações plasmáticas ou urinárias de catecolaminas ou seus metabólitos.

Antes da confirmação laboratorial, os medicamentos que interferem na dosagem das catecolaminas devem ser suspensos. A dosagem das metanefrinas urinárias na urina de 24 horas é o teste mais efetivo para diagnóstico inicial de feocromocitoma, sendo considerada positiva quando ocorrem elevações de duas a três vezes nos valores de referência. Em caso de resultado limítrofe, duvidoso ou ainda negativo com forte suspeita clínica, podemos recorrer à dosagem de catecolaminas plasmáticas. Em seguida, ainda em casos duvidosos, podemos recorrer ao teste de supressão com clonidina. Após dose oral única de 0,3mg, os níveis plasmáticos de noradrenalina são dosados. Os pacientes não portadores de feocromocitoma terão níveis de noradrenalina suprimidos, ao contrário dos portadores de feocromocitoma, cujos níveis não serão deprimidos. Estabelecido o diagnóstico, o tumor deverá ser localizado por abordagem cirúrgica. A tomografia computadorizada e a ressonância nuclear magnética da medula adrenal e do abdômen são os métodos de escolha.

O tumor ainda pode ser localizado por meio de cintilografia com metaiodobenzilguanidina marcado com iodo-123, que tem a propriedade de se acumular nos tumores produtores de catecolaminas.

Tratamento

O tratamento de escolha do feocromocitoma é a extração cirúrgica do tumor. A hipertensão geralmente é controlada após exérese cirúrgica. Se o tumor não for ressecado, pode-se recorrer ao tratamento clínico crônico com um alfabloqueador, como a fenoxibenzamina. O preparo pós-operatório é fundamental para o sucesso do tratamento cirúrgico. No pré-operatório, recomenda-se uma combinação de alfa e betabloqueadores adrenérgicos com os objetivos de controlar a pressão arterial e evitar crises hipertensivas no pré-operatório. Um bloqueador alfa-adrenérgico não-seletivo de longa ação (p. ex., fenoxibenzamina) deve ser iniciado 7 a 10 dias antes da cirurgia, para permitir a expansão do volume sangüíneo contraído. Aconselha-se uma dieta sem restrição de sódio no pré-operatório. Os betabloqueadores devem ser iniciados após bloqueio alfa-adrenérgico efetivo, poucos dias antes do tratamento cirúrgico. Durante o pré-operatório, crises hipertensivas podem ser controladas com nitroprussiato de sódio ou fentolamina intravenosa. Duas semanas após a cirurgia, níveis urinários e/ou plasmáticos de catecolaminas devem ser dosados. A normalização dos mesmos indica que a ressecção do feocromocitoma pode ser considerada um sucesso.

HIPERALDOSTERONISMO PRIMÁRIO

O hiperaldosteronismo primário resulta da secreção excessiva de aldosterona da córtex adrenal, geralmente como conseqüência de um adenoma solitário (aproximadamente 75% dos casos), algumas vezes decorrente de hiperplasia adrenal bilateral e raramente como uma variante das duas formas. O hiperaldosteronismo primário leva a hipertensão por meio da retenção de sódio e água, resultando em expansão do volume intravascular.

Causas comuns de hiperaldosteronismo primário:
- Adenoma produtor de aldosterona
  - Comum: não responsivo à angiotensina.
  - Atípico.
  - Angiotensina-responsivo.
  - Familiar.
- Hiperplasia adrenal bilateral
  1. Comum: angiotensina-responsivo (hiperaldosteronismo idiopático).
  2. Atípico: não responsivo a angiotensina (hiperplasia adrenal primária).
- Carcinoma adrenal.
- Tumores extra-adrenais.

Quadro Clínico

Em geral, a doença é comumente observada entre os 30 e os 50 anos de idade, mais freqüentemente em mulheres.

As características clínicas principais do hiperaldosteronismo primário são hipopotassemia, excreção elevada de potássio na urina, hiporreninemia e elevação plasmática e/ou urinária de aldosterona. A sintomatologia pode ser pouco específica ou decorrente da hipopotassemia, como fraqueza muscular, cãibras, constipação intestinal e alterações eletrocardiográficas inespecíficas. Hiperaldosteronismo primário deve ser suspeitado nos casos de: (a) hipopotassemia espontânea não provocada por diuréticos, vômitos, laxativos (potássio sérico < 3,5mEq/L); (b) hipopotassemia moderadamente grave (potássio sérico < 3,0mEq/L) durante terapia com doses convencionais de diurético; (c) dificuldade na manutenção dos níveis séricos de potássio, apesar do uso concomitante de suplementos orais de potássio e de inibidores da enzima de conversão de angiotensina ou diuréticos poupadores de potássio. Portanto, a determinação do potássio sérico é de fundamental importância na abordagem inicial de todos os pacientes hipertensos. Níveis séricos normais de potássio não excluem a produção excessiva de aldosterona, o que pode ser observado em até cerca de 20% dos casos; nestes pacientes, a hipopotassemia só será observada após sobrecarga salina.

Diagnóstico

A abordagem inicial de pacientes com suspeita de hiperaldosteronismo primário deve ser realizada com a determinação dos níveis séricos e urinários de 24 horas de potássio e aldosterona. Como salientado anteriormente, em pacientes com forte suspeita de aldosteronismo primário e normopotassemia, a sobrecarga salina pode induzir aumento na troca renal de sódio e potássio, permitindo manifestar uma hipopotassemia "oculta".

Após confirmação de hipopotassemia, passamos à determinação da aldosterona plasmática e da atividade de renina plasmática. Se necessário, tais determinações podem ser feitas sob estímulos, como sobrecarga salina e/ou inibição da enzima de conversão de angiotensina (teste do captopril). Nos pacientes com hiperaldosteronismo primário, após 25mg de captopril, não se observa nenhuma alteração na determinação de aldosterona.

Após confirmação laboratorial do diagnóstico de hiperaldosteronismo primário, devemos partir para realização de exames de imagem para localização (tomografia computadorizada, ressonância magnética, ultra-sonografia, cintilografia).

A tomografia e a ressonância magnética são capazes de identificar adenomas de até 1cm de diâmetro. Em raros casos, alguns adenomas menores que 3mm não podem ser detectados por esses métodos.

Tratamento

O tratamento cirúrgico dos adenomas adrenais pode agora ser realizado por meio de laparotomia, com excelentes resultados, menor número de dias de internação e perda mínima de sangue. O tratamento cirúrgico deve ser precedido por um tratamento medicamentoso por no mínimo 3 a 6 semanas, para reduzir pressão arterial e corrigir hipopotassemia (que eleva o risco de arritmias cardíacas durante a anestesia), permitindo o uso de líquidos intravenosos durante a cirurgia. Os pacientes com hiperaldosteronismo primário causado por carcinoma adrenal também devem ser tratados cirurgicamente.

O tratamento medicamentoso do hiperaldosteronismo primário está indicado nas seguintes situações: (a) hiperplasia adrenal; (b) pacientes com adenoma com risco cirúrgico aumentado; (c) pacientes com adenomas bilaterais que requerem adrenalectomia bilateral. Doses habituais de diuréticos (como 25 a 50mg de hidroclorotiazida e 80 a 160mg de furosemida ao dia), em combinação com espiranolactona (100 a 200mg ao dia) e diuréticos poupadores de potássio (10 a 20mg de amilorida ao dia) geralmente resultam em depleção adequada de sal e água, controle adequado da pressão arterial e correção da hipopotassemia. Outros medicamentos, como vasodilatadores, agentes simpaticolíticos de ação central, betabloqueadores e bloqueadores alfa-adrenérgicos, podem ser utilizados para controle adicional da pressão arterial, sem contudo reparar as anormalidades metabólicas presentes no hiperaldosteronismo primário. Recentemente, têm sido utilizados antagonistas seletivos da aldosterona (eplerenone), com menor incidência de efeitos colaterais.

HIPERCORTISOLISMO

Síndrome de Cushing

QUADRO CLÍNICO

A apresentação clássica da síndrome de Cushing inclui obesidade central, "fácies em meia-lua", hipertensão arterial, pletora, fraqueza muscular, fadiga, hirsutismo, distúrbios emocionais e as típicas estrias purpúreas de pele. Também podem ser observados amenorréia, perda de libido, hematoma, osteoporose, fraturas espontâneas de quadril e vértebras, intolerância a carboidratos e mesmo diabetes melito. Todos os pacientes com síndrome de Cushing exibem alguns destes sinais e sintomas concomitantemente.

PATOGÊNESE

A patogênese da hipertensão arterial na síndrome de Cushing inclui múltiplos mecanismos: retenção de sódio devida à elevação dos níveis de cortisol, produção aumentada de mineralocorticóides, níveis elevados de substratos de renina, sensibilidade cardíaca aumentada às catecolaminas, hiperinsulinemia secundária à resistência à insulina, supressão da resposta do fator natriurético atrial e inibição da produção de prostaglandinas vasodilatadoras.

DIAGNÓSTICO

A determinação do cortisol livre na urina de 24 horas é o melhor método disponível para diagnóstico do hipercortisolismo. O teste da supressão noturna com dexametasona também pode ser utilizado. Após administração de 1mg de dexametasona às 23 horas, há redução do cortisol plasmático colhido às 8 horas do dia seguinte. A supressão para níveis inferiores a 5 g/dL é definida como resposta normal. A dosagem do hormônio adrenocorticotrópico (ACTH) plasmático é o procedimento de escolha para definir a causa do hipercortisolismo. Nos pacientes com síndrome de Cushing ACTH-independente, os níveis plasmáticos de ACTH encontram-se com valores inferiores a 5pg/mL.

Nos pacientes com síndrome de Cushing ACTH-dependente, a liberação de ACTH só poderá ser inibida a partir da administração de doses elevadas de dexametasona (2mg de 6 em 6 horas por 2 dias). A supressão dos esteróides plasmáticos e urinários para valores inferiores a 50% dos basais indica a presença de doença de Cushing (hipercortisolismo relacionado à hipófise e ao hipotálamo). Ausência da supressão sugere síndrome de Cushing (adrenal) ACTH-independente ou ACTH ectópico (ver quadro adiante).

TRATAMENTO

A ressecção cirúrgica é o tratamento de escolha para a síndrome de Cushing. Para os portadores de síndrome de Cushing hipofisária, a adenomectomia hipofisária transesfenoidal é o tratamento de escolha. Em alguns casos, a hipofisectomia total pode ser necessária com hiperplasia hipofisária difusa.

A adrenalectomia bilateral também tem sido utilizada, quase sempre com sucesso, para melhorar o hipercortisolismo da doença de Cushing; no entanto, 10 a 38% dos pacientes podem desenvolver tumor hipofisário e hiperpigmentação (síndrome de Nelson).

O SMS 201-995 (octreotida ou sandostatina) pode ser aplicado no tratamento da síndrome do ACTH ectópico e alguns benefícios foram relatados no tratamento da doença de Cushing e da síndrome de Nelson.

O cetoconazol, inibidor da produção de esteróides, tem sido usado para correção rápida do hipercortisolismo, enquanto o paciente aguarda o tratamento cirúrgico.

O miototano, derivado de inseticida que induz a destruição das zonas reticular e fasciculada da adrenal, tem sido usado no tratamento da síndrome de Cushing associada a carcinoma adrenal ou para suprimir a produção de corticóide na síndrome de Cushing.

Hipertensão Renovascular

A hipertensão renovascular (HRV) é uma das causas mais comuns de hipertensão secundária, com uma prevalência que

Classificação e Diagnósticos Diferenciais na Síndrome de Cushing

Tipo	Ocorrência (%)	ACTH Plasmático	Tomografia Computadorizada
ACTH-dependente • Pituitária • ACTH ectópico	85 80 20	Normal > 200pg/mL	Adrenais de tamanho normal Aumento bilateral de adrenais
ACTH-independente Adenoma adrenal	15	Baixo, não detectável	Massa adrenal unilateral
Carcinoma			Massa adrenal unilateral
Hiperplasia adrenal macronodular			Nódulos adrenais/aumento adrenal

varia, em diferentes estudos, de menos de 1% até cifras de 20%. É especialmente mais elevada nos pacientes com hipertensão severa resistente ou rapidamente progressiva. Pode ser considerada a forma mais freqüente de hipertensão curável.

A HRV ocorre em conseqüência à isquemia renal decorrente da obstrução total ou parcial de uma ou ambas as artérias renais, que resulta na ativação do sistema renina-angiotensina-aldosterona. Com o aumento da produção de angiotensina II ocorrem aumento da pressão arterial por vasoconstrição direta e aumento da resistência vascular periférica, aumento da liberação de aldosterona pelas adrenais, aumento da retenção de sódio e estimulação nervosa simpática.

Os dois tipos principais de HRV tendem a aparecer em tempos diferentes e em sexos também diferentes. A doença aterosclerótica obstrutiva, que corresponde a cerca de dois terços dos casos de HRV, acomete particularmente homens com mais de 50 anos, em geral atingindo o terço proximal da artéria renal principal. As displasias fibromusculares acometem cerca de um terço dos pacientes com HRV, sendo mais comuns em mulheres jovens. A HRV também pode ser causada por outras lesões intrínsecas (como arterites, trauma renal, trombose, embolia, dissecção de aorta ou artérias renais etc.) e ainda por compressões extrínsecas (p. ex., tumores).

O diagnóstico de HRV deve ser suspeitado nas seguintes situações: (a) presença de sopro abdominal, principalmente com componente diastólico e mais audível lateralmente à linha média; (b) início de hipertensão em mulheres brancas, particularmente antes dos 30 anos; (c) hipertensão severa e de difícil controle; (d) início de hipertensão após traumatismo renal; (e) pacientes com deterioração da função renal, especialmente após terapia com inibidores da enzima de conversão da angiotensina (IECA).

Em 1992, Mann e Pickering formularam um guia para abordagem diagnóstica em casos suspeitos de HRV de acordo com o grau de probabilidade:

- Baixa probabilidade (inferior a 1%) – nenhum procedimento diagnóstico recomendado: hipertensão estágios 1 e 2 sem sinais clínicos sugestivos de HRV.
- Probabilidade moderada (5 a 10%) – testes não-invasivos são recomendados:
  - Hipertensão severa, com diastólica superior a 120mmHg.
  - Hipertensão refratária à terapia convencional.
  - Hipertensão com sopro abdominal sugestivo.
  - Hipertensão moderada (estágio 2) em fumantes, portadores de doença aterosclerótica obstrutiva ou em pacientes com elevação inexplicada de creatinina sérica.
  - Normalização da pressão arterial com o uso de inibidores da ECA nos casos de hipertensão moderada ou severa (estágios 2 a 3), particularmente em fumantes ou em pacientes com diagnóstico recente de hipertensão.
- Probabilidade elevada (acima de 25%) – procedimentos diagnósticos recomendados, podendo inclusive ser encaminhados diretamente à arteriografia:
  - Hipertensão moderada a severa com assimetria do tamanho dos rins descoberta casualmente.
  - Hipertensão com elevação recente de creatinina sérica após início de terapia com inibidores da ECA.
  - Hipertensão severa, com pressão diastólica acima de 120mmHg, com insuficiência renal progressiva ou refratária, particularmente em fumantes e em pacientes com suspeita de doença aterosclerótica obstrutiva.
  - Hipertensão maligna ou acelerada, com retinopatia grau III ou IV.

As determinações dos níveis periféricos de renina ou de sua atividade plasmática têm-se mostrado pouco eficazes na diferenciação entre HRV e hipertensão essencial. Um aumento superior a 100% na atividade de renina plasmática após 25 a 50mg de captopril oral revela uma secreção anormal desta enzima, indicando uma estimulação crônica do sistema justaglomerular e sugerindo a presença de HRV (com sensibilidade de 100% e especificidade de 95%, nos pacientes sem uso de hipotensores e com creatinina plasmática < 1,5mg%). A relevância hemodinâmica de uma obstrução de artéria renal pode ser demonstrada pela determinação seletiva da atividade plasmática de renina nas veias renais. Se a lesão é responsável pela HRV, a secreção de renina pelo rim distal à lesão vascular deverá estar aumentada e a secreção do rim contralateral suprimida, resultando numa relação 1,5 maior.

Caso o paciente se encontre em grupo com probabilidade aumentada para HRV, a angiografia com subtração digital é o método de escolha para o diagnóstico, com as mais altas sensibilidade e especificidade. Nos pacientes com riscos para realização da angiografia devido ao contraste, podem ser realizados um renograma radioisotópico com captopril e, mais recentemente, a angiorressonância, cujos resultados têm se aproximado dos oferecidos pela angiografia.

O tratamento da HRV tem como metas o controle da pressão arterial e a manutenção da função renal. As opções terapêuticas incluem tratamento farmacológico, revascularização cirúrgica e angioplastia renal percutânea transluminal, com ou sem colocação de endopróteses (*stents*). De um modo geral, estudos preliminares apontam para a superioridade da intervenção cirúrgica em relação ao tratamento clínico. Este, mesmo que a curto prazo, quase sempre é necessário, mesmo nos pacientes candidatos a tratamento intervencionista. O tratamento intervencionista, ao restabelecer fluxo para o rim isquêmico, pode causar ou não queda significativa da pressão arterial.

As indicações para tratamento endovascular incluem incapacidade de controle adequado da pressão arterial, apesar do uso de esquema medicamentoso potencialmente eficaz, preservação da função renal, intolerância ou efeitos colaterais indesejáveis dos medicamentos hipotensores e má adesão ao tratamento medicamentoso.

A angioplastia renal é o tratamento de escolha para pacientes jovens com displasia fibromuscular, com resultados satisfatórios, comparados aos do tratamento cirúrgico. A utilização de *stents* melhora o resultado do procedimento.

O tratamento cirúrgico costuma ser mais efetivo do que a angioplastia nos pacientes com doença aterosclerótica, com taxa de mortalidade inferior a 2,5% nos casos de doença unilateral e entre 3 e 6% na doença bilateral.

O tratamento clínico da HRV pode, de um modo geral, diferir do tratamento da hipertensão primária. Está particularmente indicado para pacientes idosos, pacientes instáveis, pacientes com impossibilidade técnica de intervenção ou para aqueles que recusem esta opção. Como particularidade, pacientes com HRV têm controle pressórico mais difícil, necessitando de mais de uma classe de agentes hipotensores. Em pacientes com estenose unilateral de artéria renal ou outras formas moderadas de doença arterial renal, os inibidores da ECA têm mostrado excelentes resultados no controle da pressão arterial, controle que pode ser mais efetivo com a associação de diuréticos. Inibidores dos receptores da angiotensina II e betabloqueadores também têm sido utilizados com sucesso. Em pacientes com estenose severa bilateral de artérias renais ou estenose severa de artéria renal em pacientes com rim solitário, os inibidores da ECA podem causar insuficiência renal aguda, a qual geralmente é revertida com a suspensão dos mesmos. Os bloqueadores dos canais de cálcio também são eficazes no controle da pressão arterial e na preservação da função renal, mantendo o fluxo sangüíneo devido a seu efeito vasodilatador predominantemente na arteríola aferente. Alguns estudos mostraram que a nifedipina produz menor deterioração da função renal em pacientes com HRV unilateral ou bilateral, se comparada ao captopril.

CAPÍTULO 43

HIPERTENSÃO ARTERIAL: TRATAMENTO

Marcus Vinícius Bolívar Malachias e Michel Batlouni

INTRODUÇÃO

A hipertensão arterial representa a afecção mais prevalente não só nos consultórios dos cardiologistas, mas também de qualquer especialidade clínica de assistência a adultos. Embora, muitas vezes, possa não representar a principal queixa dos pacientes na consulta, a hipertensão arterial é um dos diagnósticos clínicos mais freqüentes, despertando a atenção de várias especialidades médicas. Como se não bastasse, a hipertensão representa um dos mais importantes fatores de risco para o desenvolvimento das principais causas de óbito no Brasil: acidente vascular cerebral, infarto do miocárdio, insuficiência cardíaca, insuficiência renal e vasculopatia periférica.

Uma grande quantidade de consensos e diretrizes – nacionais e internacionais – tem delineado condutas, baseadas em evidências, visando uniformizar a atitude médica frente ao paciente hipertenso. Não obstante o imenso valor destes documentos, o médico, mesmo inteirado destas informações, sempre terá dúvidas ao deparar com um paciente com elevação das cifras tensionais, haja vista a grande variedade de caminhos sugeridos para o controle da hipertensão arterial. Antes de planejarmos o tratamento da hipertensão, devemos identificar adequadamente o perfil do paciente. Alguns questionamentos são fundamentais:

1. A hipertensão é real ou de consultório?
2. A hipertensão é primária ou secundária?
3. Há evidências de lesões em órgãos-alvo?
4. Quais são os demais fatores de risco cardiovascular associados?
5. Existem outras doenças associadas?
6. Há contra-indicações para alguma classe de anti-hipertensivos?

Estas questões implicam, evidentemente, a necessidade de boa anamnese, exame físico adequado e propedêutica individualizada, ainda que mínima.

HIPERTENSÃO OU REAÇÃO?

Ao questionarmos se a hipertensão é real ou de consultório, devemos nos lembrar que cerca de um quarto dos pacientes apresenta aumento reacional da pressão arterial no consultório. Assim, 25% dos indivíduos diagnosticados como hipertensos na verdade poderão ter apenas a conhecida "hipertensão do jaleco ou avental branco" ou, mais corretamente, "hipertensão de consultório". Também um quarto dos hipertensos apresenta uma exacerbação dos níveis tensionais no consultório ou "efeito de consultório em hipertensos", fazendo com que sejam considerados erroneamente hipertensos em estágio superior ao real. Não é também incomum a chamada "normotensão de consultório", na qual indivíduos normalmente hipertensos podem apresentar níveis tensionais fisiológicos no consultório.

Na elucidação da duvidosa medida da pressão arterial no consultório, tornam-se imprescindíveis: possuir esfigmomanômetros de precisão (de mercúrio ou aneróides) periodicamente aferidos (a cada 6 meses); considerar a possibilidade de utilização auxiliar de um tensiômetro eletrônico validado (com menor interferência do observador); não arredondar as medidas encontradas para aumentar a precisão (preferir 142/84 a 140/80, lembrando-se que não existe numeração ímpar decimal nos aparelhos convencionais); fazer várias medidas – em diferentes decúbitos – em cada consulta; se necessário solicitar a medida aferida pela enfermagem; considerar a utilização de MAPA (monitorização ambulatorial da pressão arterial) ou MRPA (monitorização residencial da pressão arterial) nos casos duvidosos.

A qualidade dos tensiômetros aneróides, utilizados pela imensa maioria dos médicos, deve ser objeto de consideração. Há muitos aparelhos sem qualidade e sem calibração, e muitos médicos não têm capacidade para enxergar e definir com certeza os reais números encontrados, passando a adotar arredondamentos. Apesar de largamente difundida, a técnica correta de aferição da pressão arterial é pouco seguida na prática clínica mundial. Por outro lado, há um grande questionamento atual sobre a utilização de aparelhos de mercúrio, uma vez que este metal é considerado danoso ao ambiente e tóxico para o profissional no caso de extravasamento. Tais questões têm despertado um maior interesse por equipamentos aneróides com mostradores grandes (de mais fácil visualização) e, principalmente, pela utilização de tensiômetros eletrônicos, desde que validados por sociedades especializadas. É infundada a resistência que muitos profissionais ainda têm diante de esfigmomanômetros eletrônicos, tendo em vista as evidências de sua utilidade e precisão. A MAPA e, mais recentemente, a MRPA, anteriormente apontadas como onerosas para ampla utilização clínica, têm-se mostrado mais compensadoras quanto à relação custo/benefício do que um diagnóstico errôneo de hipertensão, muitas vezes perenemente instituído.

PRIMÁRIA OU SECUNDÁRIA?

Em centros especializados, 10% dos casos de hipertensão têm uma causa secundária que, muitas vezes, pode ser removida, determinando o fim da elevação tensional. A inquietação quanto à possibilidade de uma causa secundária deve estar sempre presente entre os profissionais que assistem os hipertensos, considerando o custo/benefício da propedêutica para diagnóstico dos hipertensos secundários.

Há um recente questionamento de que o percentual de hipertensos secundários possa ser ainda maior. Se admitirmos que hipertensão secundária é aquela em que existe uma causa detectável de elevação da pressão que, se removida, poderá curar a hipertensão, poderíamos considerar a obesidade, a apnéia do sono (presente na maioria dos obesos) e o etilismo como causas secundárias. Em qualquer hipertenso, além destas condições, devemos considerar a possibilidade de causas renais, vasculares, endócrinas ou metabólicas de hipertensão. Em jovens hipertensos, deve ser pesquisado o uso de drogas ilícitas. Doenças hereditárias, como rins policísticos, glomerulopatias e arterites, ou tendências familiares, como os distúrbios tireoidianos, devem ser lembradas.

ÓRGÃOS-ALVO E RISCOS ASSOCIADOS

A presença de lesões em órgão-alvo é sinal de gravidade e indica a necessidade de tratamento farmacológico. Para detectá-las, é necessária avaliação mais minuciosa, incluindo ausculta carotídea, palpação dos pulsos periféricos, fundoscopia, eletrocardiograma, hemograma, dosagens de glicose, creatinina, potássio, urina tipo I e outros exames, em casos selecionados.

Quanto aos fatores de risco cardiovascular associados, o diabetes deve receber atenção especial, uma vez que representa o mais potente agressor aos sistemas macro e microvasculares. Os objetivos a serem alcançados com relação aos níveis tensionais de hipertensos-diabéticos são menores do que no restante da população hipertensa. A presença de microalbuminúria (ou graus mais avançados de aumento da excreção de proteínas urinárias) deve ser sempre pesquisada, assim como as alterações retinianas e de neurossensibilidade. As dislipidemias, quando associadas, devem merecer um controle dietético e/ou farmacológico adequado, enquanto os tabagistas devem ser encorajados a abandonar o hábito. Cardiologistas e clínicos, além dos pneumologistas, devem familiarizar-se com as modalidades de combate e tratamento do tabagismo, formar equipes multidisciplinares para tal ou encaminhar os pacientes para profissionais com esta habilitação.

AS CO-MORBIDADES

Quando o hipertenso apresenta outras condições mórbidas associadas, deve-se considerar se a terapêutica desta afecção pode estar interferindo na regulação tensional e que tipo de tratamento anti-hipertensivo não deverá influir na co-morbidade. O uso de antiinflamatórios – esteróides ou não – para as artrites e artroses, descongestionantes e broncodilatadores para os quadros respiratórios ou a ciclosporina utilizada pelos transplantados são reconhecidamente hipertensores. A reposição hormonal pode também promover retenção hídrica e elevação pressórica, embora de forma rara. Anticoncepcionais orais podem promover hipertensão em 5% de suas usuárias, e seus efeitos hipertensores, mediados pelo angiotensinogênio, podem estender-se por vários meses após a suspensão do contraceptivo. A apnéia/hipopnéia do sono e sua freqüente associação com a obesidade devem merecer atenção especial. Muitos apnéicos ou hipopnéicos apresentam pleno controle da hipertensão após instituição da assistência ventilatória noturna, o mesmo acontecendo com obesos que conseguem perder peso. Quando necessário, é imprescindível referendar casos suspeitos para especialistas.

O tratamento da hipertensão arterial tem como objetivo não apenas a normalização das cifras tensionais, mas também, e primordialmente, a redução da morbidade e da mortalidade do paciente hipertenso. Para atingir estes objetivos utilizam-se medidas não-medicamentosas (modificações do estilo de vida) e fármacos anti-hipertensivos.

TRATAMENTO NÃO-MEDICAMENTOSO

As medidas não-farmacológicas são indicadas a todos os hipertensos em qualquer estágio de evolução. Em alguns casos de hipertensão em estágio 1, as modificações do estilo de vida podem ser suficientes para o controle tensional, mas na grande maioria é necessária a associação com tratamento medicamentoso. As medidas não-farmacológicas de eficácia estabelecida incluem: controle do peso corpóreo, redução da ingestão de sódio, supressão do tabagismo, redução do consumo de bebidas alcoólicas e atividade física programada.

O excesso de peso é fator predisponente e agravante para hipertensão. É considerada sucesso terapêutico a redução de pelo menos 10% do peso corpóreo, embora reduções de até 5% já possam reduzir a pressão arterial. Contudo, a meta ideal é atingir um índice de massa corpórea inferior a 25kg/m² e, ademais, circunferência abdominal menor que 102cm para homens e 88cm para mulheres. Quando disponível, a medida do percentual de gordura corporal, aferida pela medida de pregas cutâneas ou pela bioimpedância, deverá estar entre 10 e 20% para homens e 20 e 30% para mulheres. O controle adequado do excesso de peso induz queda da insulinemia e redução da sensibilidade ao sódio e da atividade do sistema nervoso simpático, além de favorecer o metabolismo glicídico e lipídico. Uma dieta apropriada deve incluir frutas, verduras, legumes (vegetais verdes, amarelos e vermelhos), leite e derivados desnatados, carboidratos complexos, em vez de açúcar simples e derivados, e quantidade reduzida de gorduras saturadas e colesterol.

À restrição do consumo de sal associam-se a prevenção da elevação da pressão arterial e sua redução, a menor elevação da pressão arterial com o envelhecimento e a menor incidência de complicações cardiovasculares. Estudos epidemiológicos mostraram que populações que utilizam dieta com baixo teor de sal têm menor prevalência de hipertensão, e a pressão arterial não tende a elevar-se com a idade. Na prática, uma dieta hipossódica satisfatória pode ser conseguida com a redução de sal no preparo dos alimentos, retirada do saleiro da mesa e exclusão de alimentos industrializados com elevado teor de sal, como embutidos, conservas, enlatados, defumados, sopas em pó, molhos e outros. A dieta do hipertenso deve conter menos de 6 gramas de sal (cloreto de sódio) ao dia. Considerando-se que os alimentos *in natura* de uma dieta balanceada diária já contenham cerca de 3 gramas de sal, sobrariam ainda 3 gramas a serem adicionados no preparo dos alimentos.

Estudos observacionais mostraram relação entre o alto consumo de bebidas alcoólicas e a elevação da pressão arterial. A redução da ingestão de bebidas alcoólicas contribui para o declínio da pressão arterial em indivíduos normotensos e hipertensos que consomem habitualmente grandes quantidades das mesmas. O consumo de bebidas alcoólicas deve ser limitado ao equivalente a 30-36mL de etanol/dia, ou seja, 720mL de cerveja (5% de álcool), 240 a 300mL de vinho tinto (12% de álcool) e 60 a 70mL de bebida destilada (42 a 50% de álcool), preferencialmente de forma não habitual. Para mulheres, estas quantidades devem ser reduzidas à metade.

O risco cardiovascular associado ao tabagismo está bem estabelecido. O fumo exerce importante efeito hipertensivo transitório, avaliado por MAPA. Hipertensos fumantes devem ser insistentemente compelidos a abandonar este hábito, tanto por aconselhamento como por medidas terapêuticas específicas de apoio.

Além de diminuírem a pressão arterial, exercícios físicos programados podem reduzir significativamente o risco de doença arterial coronariana, acidente vascular cerebral e mortalidade cardiovascular e global. As atividades físicas mais aconselháveis são as aeróbicas dinâmicas, como caminhadas rápidas, corridas leves, natação e ciclismo. Exercícios localizados (isométricos) podem ser utilizados em associação aos aeróbicos, sob orientação individualizada. A prescrição de exercícios físicos deve ser precedida de avaliação clínica, incluindo o teste ergométrico. A Doppler ecocardiografia deve ser considerada para avaliação de hipertrofia ventricular esquerda. É recomendável um programa de exercícios físicos de intensidade moderada, com sessões de 30 a 60 minutos, três a seis vezes por semana. A freqüência cardíaca não deve ultrapassar 60 a 80% da freqüência máxima ou 50 a 70% do consumo máximo de oxigênio do paciente. Na impossibilidade de orientação individualizada para atividade física, é recomendável orientar os hipertensos a acumularem pelo menos 30 minutos de atividades aeróbicas diárias – como caminhar, subir escadas, dançar ou mesmo praticar jardinagem – que poderão ser divididas em duas ou três vezes ao longo do dia.

TRATAMENTO MEDICAMENTOSO

O tratamento medicamentoso visa reduzir a pressão arterial para valores inferiores a 140mmHg de pressão sistólica e 90mmHg de pressão diastólica. Entretanto, em determinadas condições, como em pacientes de alto risco cardiovascular ou com disfunção renal, diabetes melito, insuficiência cardíaca e na prevenção de acidente vascular cerebral, são recomendadas reduções para níveis inferiores a 130/80mmHg.

Os fármacos anti-hipertensivos disponíveis atualmente pertencem a seis classes: diuréticos, inibidores adrenérgicos, antagonistas dos canais de cálcio, inibidores da ECA, antagonistas dos receptores AT1 da angiotensina II e vasodilatadores diretos.

Diuréticos

O mecanismo de ação anti-hipertensiva dos diuréticos consiste, inicialmente, na depleção de volume e, posteriormente, na redução da resistência vascular periférica, resultante de mecanismos diversos. Diuréticos são eficazes na redução da pressão arterial e da morbidade e mortalidade cardiovasculares. Em geral, são preferidos os tiazídicos e similares, em doses baixas (p. ex., 12,5 a 25mg/dia para hidroclorotiazida e clortalidona ou 1,5mg/dia de indapamida). Na hipertensão associada à insuficiência cardíaca e à insuficiência renal, podem ser utilizados diuréticos de alça (furosemida, 20 a 40mg/dia; bumetanida, 0,5 a 1mg/dia; piretanida, 6-12mg/dia). Diuréticos poupadores de potássio (espironolactona, amilorida e trianireno) exercem efeito anti-hipertensivo discreto, porém são úteis em associação com tiazídicos e diuréticos de alça para prevenção da hipopotassemia.

Entre os efeitos adversos dos diuréticos, destacam-se hipopotassemia, hipomagnesemia, hiperuricemia, intolerância à glicose, astenia e cãibras. Tais efeitos são minimizados pelo emprego de doses baixas, sem comprometer a eficácia anti-hipertensiva. Diuréticos têm indicação preferencial nos hipertensos com insuficiência cardíaca ou renal (diuréticos de alça), na raça negra e na hipertensão sistólica isolada (idosos).

Inibidores Adrenérgicos

AÇÃO CENTRAL

Os fármacos desta classe atuam no sistema nervoso central, reduzindo o tono simpático por estimularem os receptores alfa-2-adrenérgicos pré-sinápticos – alfametildopa, clonidina e guanabenzo – e/ou os receptores imidazolidínicos – moxonidina e rilmenidina. A eficácia anti-hipertensiva destes agentes é discreta, em monoterapia, porém podem ser úteis em associação com fármacos de outras classes, sobretudo em presença de hiperatividade simpática.

Os efeitos adversos mais comuns – sedação, fadiga, secura bucal, hipotensão postural e disfunção sexual – resultam de sua ação no sistema nervoso central. São menos freqüentes com os medicamentos que atuam nos receptores imidazolidínicos. A supressão abrupta desses fármacos, sobretudo da clonidina, pode provocar hipertensão de rebote.

Esses medicamentos foram amplamente utilizados no passado, porém, devido aos efeitos colaterais, vêm sendo cada vez menos prescritos, ficando reservados para hipertensos graves que não conseguem obter o pleno controle pressórico com os demais agentes anti-hipertensivos. Entretanto, a metildopa, por não afetar o binômio materno-fetal, constitui agente de escolha para a hipertensa grávida.

Bloqueadores Beta-adrenérgicos

Os mecanismos de ação anti-hipertensiva dos betabloqueadores são complexos e ainda não totalmente esclarecidos. Incluem redução inicial do débito cardíaco, redução da secreção de renina, reajuste da sensibilidade dos barorreceptores e bloqueio dos beta-receptores pré-juncionais. Betabloqueadores são eficazes no tratamento da hipertensão arterial e exercem efeitos benéficos na redução da morbidade e da mortalidade cardiovasculares.

Os principais efeitos colaterais desses medicamentos são astenia, tontura, insônia, depressão, bradicardia excessiva, distúrbios da condução atrioventricular, extremidades frias e disfunção sexual, em geral dose-dependentes. Distúrbios metabólicos, como intolerância à glicose, hipertrigliceridemia e redução do HDL-colesterol, podem ocorrer. Tais efeitos são em geral discretos, também dose-dependentes e menos freqüentes com agentes cardiosseletivos. Betabloqueadores são contra-indicados a pacientes com broncoespasmo, doença pulmonar obstrutiva crônica, bradicardia, bloqueio atrioventricular de segundo e terceiro graus e doença arterial obstrutiva periférica importante.

Os betabloqueadores podem ser divididos conforme suas características especiais: cardiosseletividade (bisoprolol, metoprolol, atenolol), hidrossolubilidade (atenolol, metoprolol), lipossolubilidade (propranolol, nadolol), atividade simpaticomimética intrínseca (pindolol), betabloqueio com alfabloqueio associado (carvedilol, bisoprolol).

Recomenda-se iniciar o tratamento com doses baixas, aumentadas progressivamente, até a obtenção da resposta desejada ou o aparecimento de efeitos adversos. Betabloqueadores constituem a primeira opção na hipertensão associada a DAC, angina de peito e infarto do miocárdio, arritmias cardíacas, hipertireoidismo e cefaléia vascular (enxaqueca).

Alfabloqueadores

O prazosin, assim como o doxazosin e o trimazosin, bloqueia especificamente os receptores alfa-1 pós-sinápticos, deixando livres os receptores alfa-2 predominantemente localizados na área pré-sináptica. Assim, bloqueia a liberação e a ação da noradrenalina. O prazosin tem sido utilizado em portadores de feocromocitoma que aguardam o tratamento cirúrgico ou nos casos inoperáveis. O doxazosin e o trimazosin têm sido utilizados para reduzir o crescimento prostático e melhorar os sintomas do prostatismo. Em estudo recente (ALHATT) o braço do doxazosin foi descontinuado, pois os pacientes em uso desta medicação apresentaram maior número de desfechos mórbidos cardiovasculares em relação às outras modalidades terapêuticas. Os principais efeitos colaterais dos alfabloqueadores são hipotensão postural de primeira dose e taquifilaxia. Sintomas adversos, como sonolência, cefaléia, fraqueza e palpitações, são raros.

Antagonistas dos Canais de Cálcio

O mecanismo de ação fundamental dos antagonistas dos canais de cálcio consiste na redução da resistência vascular periférica por vasodilatação conseqüente à diminuição da concentração de cálcio nas células musculares lisas vasculares. Estes medicamentos são anti-hipertensivos eficazes e reduzem a morbidade e a mortalidade cardiovasculares, sobretudo em idosos. Embora considerados um grupo singular, antagonistas dos canais de cálcio são compostos quimicamente heterogêneos, pertencentes a três grupos distintos: fenilalquilaminas (verapamil), benzotiazepinas (diltiazem) e diidropiridinas (anlodipina, felodipina, isradipina, lacidipina, lercanidipina, manidipina, nifedipina, nisoldipina, nitrendipina). As estruturas moleculares diversas são responsáveis pelas diferenças farmacológicas especificamente relacionadas às ações miocárdicas e vasculares.

Os diidropiridínicos (DHP) com ação de início rápido e curta duração (nifedipina) devem ser evitados, pois provocam estímulo reflexo do sistema nervoso simpático, deletério para o aparelho cardiovascular. Os efeitos adversos mais comuns, como cefaléia, rubor facial, tontura e edema periférico, resultam da vasodilatação sistêmica potente induzida por esses fármacos e são mais freqüentes com os DHP. Verapamil e diltiazem podem provocar bloqueio atrioventricular e depressão miocárdica, sobretudo em associação com fármacos que retardam a condução atrioventricular e exercem efeito inotrópico negativo no miocárdio. Antagonistas dos canais de cálcio têm indicação preferencial na hipertensão sistólica isolada (DHP de ação prolongada), com DAC associada (verapamil e diltiazem) e em pacientes da raça negra.

Vasodilatadores Diretos

Estes medicamentos relaxam a musculatura lisa vascular e reduzem a resistência vascular periférica, devendo ser reservados a hipertensos não responsivos a outras formas de terapêutica. Promovem taquicardia reflexa e retenção hídrica, devendo ser utilizados em associação com betabloqueadores e diuréticos. A hidralazina é a substância mais utilizada deste grupo na prática clínica. O minoxidil, muitas vezes reservado para os hipertensos muito resistentes, pode levar ao aumento de pêlos, porém encontra-se atualmente indisponível em nosso meio. Não é recomendado o uso de hidralazina ou minoxidil em monoterapia.

Inibidores da Enzima Conversora de Angiotensina

O mecanismo de ação fundamental destes medicamentos é a inibição da enzima conversora (ECA), que inibe a transformação da angiotensina I em angiotensina II, e da cininase, prevenindo a degradação da bradicinina. Inibidores da ECA são anti-hipertensivos eficazes. Exercem efeitos benéficos na redução da morbidade e da mortalidade cardiovasculares em hipertensos, pacientes com insuficiência cardíaca, infarto do miocárdio, pacientes de alto risco para doença aterosclerótica e na prevenção secundária do acidente vascular cerebral. Em pacientes com nefropatia diabética ou de outra etiologia, retardam o declínio da função renal.

O efeito adverso mais comum é tosse seca, não-produtiva (10 a 20% dos casos), por vezes tão irritativa que impõe a supressão do tratamento. Reações de hipersensibilidade, como erupção cutânea e edema angioneurótico, ocorrem raramente. Pacientes sob uso crônico de diuréticos, depletados de volume, podem apresentar hipotensão de primeira dose, devendo-se, nestes casos, iniciar o tratamento com doses baixas. Em pacientes com insuficiência renal crônica, podem ocorrer hiperpotassemia e aumento da creatinina sérica, porém, a longo prazo, prepondera o efeito nefroprotetor. Inibidores da ECA são contra-indicados para pacientes com hipertensão renovascular bilateral ou rim único, e também na gravidez. Os inibidores da ECA disponíveis em nosso meio são: benazepril, captopril, delapril, enalapril, fosinopril, lisinopril, quinapril, perindopril, ramipril e trandolapril.

Antagonistas dos Receptores AT1 da Angiotensina II

Seu mecanismo de ação é o bloqueio específico dos receptores AT1 da angiotensina II, inibindo os efeitos desta substância na circulação e nos tecidos. Além de anti-hipertensivos eficazes, exercem efeitos benéficos na insuficiência cardíaca, reduzem a incidência de AVC, são nefro e cardioprotetores no diabetes tipo 2 com nefropatia estabelecida (micro e macroalbuminúria) e reduzem a incidência de novos casos de diabetes. Os antagonistas dos receptores de angiotensina são em geral bem tolerados. Efeitos adversos, como tontura e reação de hipersensibilidade cutânea, são raros. Suas contra-indicações são similares às dos inibidores da ECA. Os fármacos desta classe disponíveis em nosso meio são: candesartan, irbesartan, losartan, olmesartan, telmisartan e valsartan.

Associações Fixas

Já existem muitas associações fixas de anti-hipertensivos disponíveis. A utilização destas associações visa alcançar maior adesão e melhor controle do tratamento por proporcionar menor número de medicamentos a serem utilizados e, muitas vezes, menor custo. Em casos de hipertensão moderada ou grave (pressão diastólica igual ou superior a 100mmHg), o tratamento medicamentoso poderá ser iniciado com uma dessas associações. As associações fixas atualmente disponíveis em nosso meio resultam de combinações de betabloqueadores com tiazídicos, diuréticos tiazídicos ou de alça associados a poupadores de potássio, inibidores da ECA com tiazídicos, bloqueadores (antagonistas) dos receptores da angiotensina com tiazídicos, inibidores da ECA com anlodipino, betabloqueador com nifedipina e metildopa com tiazídico.

Esquematização do Tratamento Anti-hipertensivo

Os medicamentos anti-hipertensivos de todas as classes, com exceção dos vasodilatadores diretos e alfabloqueadores, podem ser utilizados para o tratamento inicial da hipertensão arterial em monoterapia, juntamente com as medidas não-farmacológicas (Quadro 43.1). A escolha deve basear-se em alguns fatores, como provável mecanismo fisiopatogênico predominante, características individuais, fatores de risco e co-morbidades associadas, capacidade de reduzir a morbidade e a mortalidade cardiovasculares e condições socioeconômicas do paciente.

Como a hipertensão é, na maioria das vezes, uma doença assintomática, devemos buscar uma modalidade de tratamen-

Quadro 43.1 Monoterapia Inicial

Diuréticos	Inibidores da ECA
Betabloqueadores	Antagonistas dos receptores A II
Antagonistas dos canais de cálcio	

to que não interfira na qualidade de vida do hipertenso. A possibilidade de efeitos colaterais e o temor dos pacientes de que ocorram tais eventos têm sido observados como importantes causas de abandono do tratamento. A incongruência entre a condição socioeconômica do paciente e o custo da medicação prescrita também pode determinar a interrupção do tratamento.

Durante a entrevista, o clínico atento pode observar que, além das indicações de um ou outro anti-hipertensivo "baseando-se em evidências", deve-se, antes de tudo, descartar algumas opções terapêuticas "baseando-se em bom senso". Sinais de prostatismo ou incontinência urinária podem ser indicativos da não opção por diuréticos. No entanto, mulheres com osteopenia ou osteoporose podem beneficiar-se desta classe de medicamentos. Prostáticos podem beneficiar-se de alfabloqueadores, principalmente em associação, quando não houver contra-indicações para o uso desta classe de fármacos. Uma história de broncoespasmo ou de claudicação de membros inferiores nos deve alertar para que não utilizemos os betabloqueadores, que já seriam bem indicados em portadores de enxaqueca e nos indivíduos hipercinéticos. Relatos de tosse com qualquer um dos inibidores da enzima de conversão da angiotensina devem levar ao abandono da opção por qualquer outro fármaco desta classe. Também, nos portadores de doença pulmonar obstrutiva crônica (DPOC), deve-se ter cautela com os inibidores da ECA, devido à dificuldade em se estabelecer a causa das crises de tosse. História de edema de membros inferiores após o uso de anti-hipertensivos nos deve orientar a abandonar o uso de antagonistas do cálcio, sobretudo os diidropiridínicos. Esta situação é particularmente freqüente em mulheres com varizes volumosas de membros inferiores. Disfunção erétil é uma das principais preocupações de homens hipertensos. Nestes, sempre que possível, devemos evitar o uso de simpaticolíticos centrais. Betabloqueadores e diuréticos, embora em menor grau, também têm sido associados às disfunções sexuais, inclusive em mulheres. Antagonistas dos canais de cálcio e inibidores da ECA também têm baixo, porém não desprezível, potencial para promover alterações na esfera sexual. Os antagonistas da angiotensina II constituem os hipotensores com menor potencial de desenvolvimento de reações adversas.

O tratamento deve ser iniciado com doses baixas, aumentadas gradativamente, até obtenção do efeito desejado ou aparecimento de efeitos adversos. Entretanto, a monoterapia consegue o controle adequado da pressão arterial em menos da metade dos casos, mesmo com a dose máxima tolerada. Se o objetivo terapêutico não for alcançado, pode-se substituir o fármaco inicial ou associar um anti-hipertensivo de outro grupo. Associações de dois, três ou mais medicamentos de diferentes classes terapêuticas podem ser feitas, até a obtenção dos níveis tensionais colimados (Quadro 43.2).

Considerando as evidências de estudos recentes e a necessidade de controle mais rigoroso das cifras tensionais, a tendência atual é o tratamento inicial com associações medicamentosas, AV, sobretudo para pacientes em estágios 2 e 3.

Quadro 43.2 Algorítmo Simplificado do Tratamento da Hipertensão Arterial

Medidas não-farmacológicas
Modificações do estilo de vida

↓

Monoterapia inicial
Diuréticos — Inibidores da ECA
Betabloqueadores — Antagonistas dos receptores A II
Antagonistas canais de cálcio

↓

Aumentar a dose do fármaco inicial **ou** substituir por medicamento de outra classe **ou** associar segundo medicamento de classe diferente (considerar diurético como segundo medicamento, caso não tenha sido a primeira escolha)

↓

Associar terceiro, quarto e quinto medicamentos de classes diferentes, sucessivamente, até obtenção do efeito desejado Considerar inibidores adrenérgicos de ação central ou vasodilatadores diretos em casos de hipertensão resistente

REFERÊNCIAS BIBLIOGRÁFICAS

1. Chobanian HR, Cushman WC, Green LA et al. Joint National Committee on Prevention, Detection, Evaluation, and Treatment of High Blood Seventh report of the Joint National Committee on Prevention, Detection, Evaluation, and Treatment of High Blood Pressure. *JAMA* 2003; *289*(19):2.560-72.
2. Guidelines Committee of European Society of Hypertension – European Society of Cardiology. Guidelines of the Management of Arterial Hypertension. *J Hypertens* 2003; *21*:1.011-53.
3. Jones DW, Hall JE. Seventh report of the Joint National Committee on Prevention, Detection, Evaluation, and Treatment of High Blood Pressure and evidence from new hypertension trials. *Hypertension* 2004; *43*(1):1-3.
4. Khan NA, McAlister FA, Campbell NR et al. Canadian Hypertension Education Program. The 2004 Canadian recommendations for the management of hypertension: Part II – Therapy. *Can J Cardiol* 2004; *20*(1):41-54.
5. Martinez BV. Clinical practice guidelines for hypertension 2003. Do they clarify or confuse? *Rev Esp Cardiol* 2003; *56*(10):940-3.
6. Moser M. Current recommendations for the treatment of hypertension: are they still valid? *J Hypertens* 2002; *20*(Suppl 1):S3-10.
7. Salvetti A, Ghiadoni L. Guidelines for antihypertensive treatment: an update after the ALLHAT study. *J Am Soc Nephrol* 2004; *15*(Suppl 1):S51-4.
8. Sociedade Brasileira de Hipertensão, Sociedade Brasileira de Cardiologia, Sociedade Brasileira de Nefrologia. IV Diretrizes Brasileiras de Hipertensão Arterial. *Hipertensão* 2002; *5*(4):128-63.
9. Touyz RM, Campbell N, Logan A et al. Canadian Hypertension Education Program. The 2004 Canadian recommendations for the management of hypertension: Part III – Lifestyle modifications to prevent and control hypertension. *Can J Cardiol* 2004; *20*(1):55-9.

VIII

Emergências Cardiovasculares

# CAPÍTULO 44

EMERGÊNCIAS CARDIOVASCULARES

Estêvão Lanna Figueiredo

INTRODUÇÃO

As doenças cardiovasculares estão entre as principais causas de morte em todo o mundo. Mais do que isto, constituem, de forma global, uma parcela importante dos atendimentos nos serviços médicos de emergência. As *emergências cardiovasculares* podem ser definidas, de forma sumária e genérica, como todas aquelas situações que envolvem o sistema cardiovascular e que colocam em risco imediato a vida de seus portadores. Neste capítulo serão abordadas várias destas entidades. Outras serão discutidas em capítulos específicos deste Manual.

Didaticamente, as emergências cardiovasculares poderiam ser divididas em doenças miocárdicas e pericárdicas, dor torácica aguda, tromboembolismo pulmonar, arritmias cardíacas, parada cardiorrespiratória, hipertensão arterial e choque, doenças cerebrovasculares e doenças valvares agudas.

DOENÇAS MIOCÁRDICAS E PERICÁRDICAS

Edema Agudo dos Pulmões

O edema agudo dos pulmões (EAP) ocorre pelo desequilíbrio das forças de Starling, podendo haver aumento da pressão hidrostática capilar e/ou da permeabilidade dos capilares pulmonares. No caso do EAP de etiologia cardiogênica, a disfunção cardíaca causa elevação na pressão venosa pulmonar, com conseqüente aumento da pressão hidrostática nos capilares pulmonares. Entre outros fatores, ocorrem: inundação alveolar, com redução da complacência pulmonar; aumento da resistência pulmonar ao fluxo de ar; acúmulo de líquido no interstício pulmonar, com hipoxemia; intensa atividade muscular respiratória, levando a fadiga, hipoventilação, hipoxemia, retenção de CO_2 e acidose respiratória. Isto acarreta piora da função cardíaca e da congestão, podendo culminar com a morte.

As etiologias mais comuns para o EAP são a insuficiência coronariana aguda e a crise hipertensiva e, menos freqüentemente, as insuficiências mitral e aórtica agudas. As cardiopatias crônicas que cursam com disfunção sistólica ou diastólica e as valvopatias (especialmente a estenose mitral) podem causar EAP, quando associadas a um fator desencadeante, como arritmias, infecções, isquemia, insuficiência renal aguda, uso incorreto de dieta e medicações.

O diagnóstico é eminentemente clínico, sendo a dispnéia e a ortopnéia os sintomas mais comuns. Com freqüência, o paciente queixa-se de abafamento, sufocamento, ansiedade e tosse. A expectoração mucosa e/ou sanguinolenta é bastante sugestiva. Cianose, taquicardia, taquipnéia, tiragens, hipertensão arterial, crepitações pulmonares, sudorese fria, palidez cutaneomucosa e sinais de disfunção cardíaca (B3) são achados do exame físico.

A radiografia do tórax evidencia sinais de congestão pulmonar (redistribuição da vasculatura pulmonar, padrão de "asas de borboleta" na distribuição do edema alveolar). O ECG pode revelar arritmias ou sinais de insuficiência coronariana aguda. A Doppler ecocardiografia deve ser realizada sempre que possível, especialmente na suspeita de insuficiência mitral aguda (sopro "piante") ou de dissecção aguda da aorta.

O tratamento do EAP compreende três etapas: (1) manutenção das funções respiratórias dentro de limites que permitam a manutenção da vida; (2) redução da pressão hidrostática capilar pulmonar; (3) tratamento da causa ou eliminação do fator de descompensação da cardiopatia de base. O suporte visa melhorar a oxigenação sangüínea e reduzir o trabalho respiratório do paciente por meio do aumento da fração inspirada de oxigênio (FiO_2). Isto pode ser feito por cateteres nasais (FiO_2 máxima de 40%), máscaras faciais (máximo de 60%) e pela ventilação mecânica não-invasiva (CPAP – pressão positiva contínua em vias aéreas), que fornece FiO_2 máxima de 100%. Este último recurso previne, muitas vezes, a entubação endotraqueal e a admissão em CTI, devendo ser utilizado sempre que possível.

A primeira linha de drogas utilizadas no tratamento do EAP é constituída pelos diuréticos (em especial a furosemida), os nitratos venosos (nitroglicerina e nitroprussiato de sódio) e a morfina. Nos casos de disfunção miocárdica e hipotensão associada, podem ser empregados inotrópicos, como a dobutamina. Outras medidas terapêuticas, como betabloqueadores, digitálicos e antiarrítmicos, deverão ser utilizadas em casos específicos.

Tamponamento Cardíaco

O tamponamento cardíaco é uma emergência cardiovascular caracterizada pela compressão lenta ou rápida do coração devida ao acúmulo intrapericárdico de líquidos, pus, sangue, coágulos ou gás. Pode resultar de efusões, trauma ou ruptura do coração. Apesar de o pericárdio estender-se normalmente ao longo do ciclo cardíaco, a qualquer instante pode tornar-se não-extensível, pelo conteúdo em seu interior. A pressão intrapericárdica aumentada comprime o coração, reduzindo o enchimento diastólico miocárdico. Elementos-chave para o seu desenvolvimento são o grau de acúmulo de líquido e a eficiência dos mecanismos compensatórios.

O tamponamento cardíaco crítico é uma forma de choque cardiogênico, e o diagnóstico diferencial é às vezes difícil. Como a maioria dos sintomas é inespecífica, deve-se suspeitar de tamponamento cardíaco em várias situações. Exemplos são pacientes que sofreram lesões no tórax ou no abdômen superior e estão hipotensos, assim como pacientes com hipotensão arterial que foi precedida por sintomas de acometimento pericárdico, como desconforto torácico e dor pleurítica. Taquipnéia e dispnéia aos esforços, que progridem para dispnéia de repouso, são os sintomas cardinais.

A maioria dos sinais é igualmente inespecífica. Taquicardia é a regra e, contrário à crença comum, o atrito pericárdico é freqüente nas efusões inflamatórias. As bulhas cardíacas podem estar abafadas. A distensão venosa jugular também é regra. Um achado clássico, mas nem sempre presente, é o pulso paradoxal – queda inspiratória da pressão arterial sistólica de 10mmHg ou mais durante a respiração normal. Quando o débito cardíaco está muito diminuído, entretanto, não se consegue palpá-lo. Outras causas de pulso paradoxal são a embolia pulmonar maciça, a asma brônquica e a DPOC.

Qualquer aumento da silhueta cardíaca sem evidências de congestão pulmonar à radiografia do tórax faz pensar em tamponamento. Muitas vezes, no entanto, o exame é normal, já que são necessários, pelo menos, 200mL de efusão para que a silhueta aumente. O ECG pode revelar sinais de pericardite, mas a alteração eletrocardiográfica mais específica de tamponamento cardíaco é a alternância elétrica, que pode afetar todas as ondas ou somente os complexos QRS.

O ecocardiograma é o principal instrumento para o diagnóstico da efusão pericárdica e do tamponamento cardíaco. Na ausência de lesão ou doença miocárdica, ele demonstra um "espaço livre de ecos" ao redor do coração e câmaras cardíacas comprimidas, com elevadas frações de ejeção ventriculares. Análises pelo Doppler mostram marcantes variações respiratórias dos fluxos transvalvares. Um mecanismo do pulso paradoxal é visível: durante a inspiração, tanto o septo atrial como o ventricular movem-se bastante para a esquerda, revertendo-se na expiração. A veia cava inferior encontra-se dilatada, com pouca ou nenhuma alteração à respiração. Dentre as alterações ecocardiográficas, as mais características, embora não totalmente específicas, são os colapsos das câmaras, quase sempre do átrio e ventrículo direitos. O colapso diastólico precoce do ventrículo direito é menos sensível, porém mais específico. O do átrio direito (diastólico tardio) também pode ser visto em pacientes hipovolêmicos, que não apresentam tamponamento. O colapso do átrio esquerdo ocorre em 25% dos casos e é altamente específico.

O tratamento consiste na drenagem pericárdica, de preferência com uma agulha de paracentese, idealmente com auxílio do ecocardiograma, que define o ponto ótimo de entrada no saco pericárdico. Se o coração não puder ser acessado por agulha ou cateter, estará indicada drenagem cirúrgica, em geral por uma incisão subcostal. Nos pacientes com hemopericárdio, esta é a opção ideal. A ventilação mecânica com pressão positiva deve ser evitada, já que diminui ainda mais o débito cardíaco.

DOR TORÁCICA AGUDA

A avaliação inicial de um paciente que se apresenta com dor torácica aguda visa diagnosticar e tratar, rapidamente, condições que ameaçam sua vida, como insuficiência coronariana (ICO) aguda, dissecção aguda da aorta e embolia pulmonar (TEP). Cerca de 15 a 30% dos pacientes com dor torácica aguda têm infarto agudo do miocárdio (IAM), enquanto 30 a 35% deles têm angina instável (AI). Infelizmente, 2 a 3% dos pacientes que realmente estão sofrendo um IAM acabam sendo liberados da sala de emergência. Dentre outros fatores, isto ocorre porque apenas a metade destes pacientes apresenta alterações clássicas de supradesnivelamento de ST ao ECG. Como a ICO representa quase um quinto das causas de dor torácica nas salas de emergência e possui elevada morbimortalidade, a abordagem inicial destes pacientes é feita no sentido de se confirmar ou afastar a ICO.

A anamnese nos pode fornecer dados que ajudam o diagnóstico diferencial. A dor clássica da ICO é uma opressão, queimação ou desconforto, precordial ou retroesternal, podendo irradiar-se para os membros superiores e a mandíbula, freqüentemente acompanhada por náuseas, vômitos ou dispnéia. A dissecção aguda da aorta ocorre mais freqüentemente em hipertensos, em idosos e nos portadores da síndrome de

Marfan. A dor geralmente é súbita, "rasgada", intensa, iniciando-se no tórax anterior e com irradiação para o dorso, o pescoço ou a mandíbula. Já a TEP apresenta manifestações clínicas muito variáveis, sendo a dispnéia o sintoma mais comum. A dor torácica, usualmente, é do tipo pleurítica.

O exame físico nem sempre é expressivo, mas a presença de B4, além do sopro de insuficiência mitral, pode sugerir ICO aguda. Por outro lado, a assimetria de pulsos e a presença de sopro de regurgitação aórtica tornam mais provável o diagnóstico de dissecção aguda da aorta. A presença de atrito pleural, bem como de crepitações, nos leva a pensar em TEP.

O eletrocardiograma (ECG) exerce papel fundamental na avaliação dos pacientes com dor torácica e, assim, deve ser realizado o mais rápido possível, quando da entrada do paciente na sala de emergência. A sensibilidade e a especificidade aumentam muito quando ele é realizado de forma seriada. A presença de supradesnivelamento do segmento ST define IAM, devendo-se proceder à terapia de reperfusão (trombólise ou angioplastia coronariana primária). A presença de infradesnivelamento de ST pode indicar AI ou IAM sem supra-ST, cujas abordagens são semelhantes. As dosagens seriadas dos marcadores de necrose miocárdica estão indicadas para diferenciar as duas patologias.

Na presença de ICO aguda, com ou sem supradesnível de ST, devemos sempre procurar aliviar a dor, melhorar a oferta de oxigênio ao miocárdio, reduzir o trabalho cardíaco, manter a estabilidade hemodinâmica e diminuir a agregabilidade plaquetária. Para isto, desde que não haja contra-indicações, administram-se morfina, oxigênio, nitratos, ácido acetilsalicílico ou betabloqueadores.

Não é o objetivo básico deste capítulo discutir as diversas abordagens terapêuticas do IAM e das ICO agudas sem supradesnivelamento de ST, as quais serão abordadas em capítulos à parte.

Dissecção Aguda da Aorta

Quando há suspeita clínica de dissecção aguda da aorta, a confirmação diagnóstica deve ser rápida e precisa, já que a doença tem elevada mortalidade imediata (1% por hora) e o tratamento definitivo é, geralmente, cirúrgico. A radiografia do tórax pode revelar alargamento do mediastino superior em 60 a 90% dos casos, sendo seu valor preditivo negativo de 88%. O ecocardiograma transesofágico mostra sensibilidade de 99%, especificidade de 90%, valor preditivo positivo de 90% e negativo de 99%. Sua limitação é a dificuldade de visualização de pequenos segmentos de dissecção na parte distal da aorta ascendente e na porção anterior do arco aórtico.

A angiotomografia computadorizada helicoidal apresenta sensibilidade de 90% e especificidade de 85%. Determina a extensão, a localização e o envolvimento dos ramos arteriais na dissecção aórtica. Dentre suas limitações estão a dificuldade em ser realizada em pacientes instáveis e a impossibilidade de detectar o envolvimento das coronárias pela dissecção, além de não poder ser realizada em pacientes com intolerância ao contraste iodado.

A angiorressonância tem alta acurácia diagnóstica para detecção de todas as formas de dissecção aórtica, com sensibilidade e especificidade em torno de 100%. Seu uso é limitado pela presença de instabilidade hemodinâmica.

Estes métodos diagnósticos ajudam a definir a localização e a extensão da dissecção. As dissecções foram classificadas por De Bakey em: tipo I – origina-se na aorta ascendente, ultrapassando o arco aórtico; tipo II – origina-se na aorta ascendente, limitando-se a este segmento; tipo III – origina-se na aorta torácica descendente, logo após a artéria subclávia esquerda, podendo estender-se anterógrada ou retrogradamente. Outra classificação existente é a de Stanford, que distingue a dissecção em tipos A (envolve a aorta ascendente e o arco aórtico) e B (acomete apenas a aorta descendente).

Na suspeita clínica de dissecção, a terapêutica tem por objetivo estabilizar a mesma e evitar complicações catastróficas, como a ruptura da aorta. O tratamento padrão inclui vasodilatadores, como o nitroprussiato de sódio, em associação com betabloqueadores (propranolol, esmolol, metoprolol, atenolol, preferencialmente venosos), visando à redução do crono e do inotropismo, ou a utilização do labetalol, que tem ambos os efeitos. O controle da dor deve ser feito com morfina.

As dissecções tipos I e II de De Bakey e tipo A de Stanford são indicações formais para o tratamento cirúrgico. Nas dissecções tipo III ou B, pode-se optar pelo tratamento clínico conservador ou pelo endovascular (próteses aórticas).

Tromboembolismo Pulmonar (TEP)

O TEP pode ter apresentações clínicas diversas, e a intensidade e a gravidade dos sintomas dependerão da extensão da área arterial comprometida, bem como da capacidade do ventrículo direito vencer a elevação da pós-carga.

O TEP é considerado, aqui, uma emergência cardiovascular pelas repercussões clínicas e hemodinâmicas importantes que pode trazer aos pacientes acometidos. A insuficiência cardíaca direita é a *causa-mortis* usual nos pacientes com TEP, e a disfunção do ventrículo direito é um alerta crucial de uma possível evolução desfavorável. O exame físico pode revelar distensão venosa jugular, hipotensão arterial, hipoxemia (PaO_2 < 60mmHg em ar ambiente), taquicardia, taquipnéia, terceira bulha audível na área correspondente ao ventrículo direito e hiperfonese do componente pulmonar da segunda bulha. Estas alterações sugerem TEP maciço ou submaciço.

O ECG pode mostrar sinais de sobrecarga ventricular direita, um padrão de S1Q1T3, bloqueio de ramo direito, inversão de ondas T de V1 a V4. O exame mais objetivo é o ecocardiograma, que pode estimar a pressão arterial pulmonar e mostrar a dilatação e a função do ventrículo direito. O eco transesofágico permite, ainda, visualizar o trombo na artéria pulmonar, com sensibilidade de 80% e especificidade de 100%.

Uma vez diagnosticado o TEP, ou havendo evidências consistentes de sua provável existência, o tratamento deve ser iniciado imediatamente, devido à elevada mortalidade hospitalar – de cerca de um terço para os não tratados e de 10% para os tratados. A terapêutica inicial visa à estabilidade clínica, oferecendo, se necessário, suporte hemodinâmico e ventilatório. O tratamento essencial é feito com o uso do anticoagulante venoso heparina não-fracionada. A dose de ataque é de 80U/kg em *bolus* EV, seguida por uma infusão contínua de 18U/kg/h, por 5 a 7 dias, incluindo o período de uso combinado com anticoagulante oral. A utilização das heparinas de baixo peso molecular no TEP vem se ampliando nos últimos anos devido à sua comprovada eficácia, ao menor índice de sangramentos e à facilidade na administração (subcutânea) e na monitorização. A enoxiparina deve ser usada na dose de 1mg/kg a cada 12 horas ou 1,5mg/kg em dose única diária; a nadroparina, na dose de 85U/kg a cada 12 horas ou 170U/kg uma vez ao dia; e a dalteparina, na dose de 200U/kg/dia.

O uso de trombolíticos nos pacientes clinicamente instáveis já é preconizado há vários anos. Tais pacientes costumam ser definidos pela presença de disfunção do ventrículo direito *e* hipotensão arterial (PAS < 90mmHg). Nestes casos, não havendo contra-indicações específicas, utiliza-se a estreptoquinase (250.000U em *bolus*, seguidos de uma infusão de 100.000U/h durante 24 a 72 horas) ou o rt-PA (100U, IV, em infusão durante 2 horas).

Recentemente, Konstantinides e cols., em estudo multicêntrico, concluíram que o rt-PA, combinado à heparina, contribuiu para a melhora no prognóstico e preveniu a deterioração clínica de pacientes com TEP submaciço e pressão arterial normal. Nesse estudo, o *end-point* primário (mortalidade intra-hospitalar ou necessidade de infusão de catecolaminas, entubação endotraqueal, trombólise subseqüente, embolectomia cirúrgica de urgência ou retirada do trombo por cateter) foi significativamente menor no grupo do rt-PA. Os autores sugerem, então, que esta deve ser uma medida terapêutica a ser instituída na presença de disfunção ventricular direita, hipertensão arterial pulmonar e/ou comprometimento de vários segmentos pulmonares, mesmo não havendo sinais de choque cardiogênico.

OUTRAS EMERGÊNCIAS CARDIOVASCULARES

As demais emergências cardiovasculares serão abordadas, separadamente, em capítulos específicos deste livro.

REFERÊNCIAS BIBLIOGRÁFICAS

1. Baruzzi ACA, Cirenza C, Andrei AM, Knobel E. Tromboembolismo pulmonar. *Rev Soc Cardiol Estado de São Paulo* 2001; *11*(2):357-70.
2. Bassan R, Pimenta L, Leães PE *et al*. Sociedade Brasileira de Cardiologia I Diretriz de Dor Torácica na Sala de Emergência. *Arq Bras Cardiol* 2002; 79(supl II):1-22.
3. Goldhaber SZ. Thrombolysis for pulmonary embolism – Perspectives. *N Engl J Med* 2002; *347*(15):1.131-2.
4. Guidelines 2000 for Cardiopulmonary Resuscitation and Emergency Cardiovascular Care – International Consensus on Science. The Era of Reperfusion: Section I: Acute Coronary Syndromes. *Circulation* 2000; *102*:I-172-203.
5. Konstantinides S, Giebel A, Heusel G *et al*. Heparin plus alteplase compared with heparin alone in patients with submassive pulmonary embolism. *N Engl J Med* 2002; *347*(15): 1.143-50.
6. Nienaber CA, Eagle KA. Aortic dissection: new frontiers in diagnosis and management: Part I: From etiology to diagnostic strategies. *Circulation* 2003; *108*:628-35.
7. Nienaber CA, Eagle KA. Aortic dissection: new frontiers in diagnosis and management: Part II: Therapeutic management and follow-up. *Circulation* 2003; *108*:772-8.
8. Park M, Cardoso LF. Edema agudo dos pulmões. *Rev Soc Cardiol Estado de São Paulo* 2001; *11*(2):298-305.
9. Spodick DH. Acute cardiac tamponade. *N Engl J Med* 2003; *349*:684-90.

CAPÍTULO 45

CRISES HIPERTENSIVAS

Jordan Vieira de Oliveira

INTRODUÇÃO

A expressão crise hipertensiva abrange uma série de situações clínicas com graus diferentes de intensidade de elevação da pressão arterial (PA). A abordagem adequada da crise hipertensiva é muito importante, uma vez que o diagnóstico correto e o tratamento adequado previnem as graves complicações decorrentes desta situação médica. Embora a elevação crítica das cifras pressóricas seja fundamental no seu diagnóstico, não é o único parâmetro a ser avaliado na sua abordagem. O espectro das cifras pressóricas varia desde elevações acentuadas, como na hipertensão acelerada-maligna, a níveis não muito elevados, como no indivíduo previamente normotenso. Assim, uma criança com glomerulonefrite aguda ou uma gestante com doença hipertensiva específica da gravidez (DHEG) podem apresentar encefalopatia hipertensiva com níveis pressóricos de apenas 160/100mmHg e deverão ser tratados como emergência hipertensiva. Por outro lado, cifras pressóricas tão elevadas quanto 240/140mmHg num indivíduo hipertenso de longa data, assintomático, sem evidências de danos incipientes em órgãos-alvo, pode não necessitar de tratamento parenteral, nem mesmo de hospitalização, se puder ser acompanhado de perto. Algumas vezes, a constatação da PA elevada não é considerada crise hipertensiva, e pode haver risco se a redução pressórica for realizada de maneira rápida e intempestiva. Tal situação ocorre, por exemplo, no hipertenso idoso, assintomático, no qual a diminuição abrupta das cifras pressóricas pode provocar isquemia cerebral iatrogênica. Além disso, elevações pressóricas associadas à ansiedade e outras situações de pseudocrise hipertensiva podem mimetizar um quadro de crise hipertensiva. Portanto, deve ser sempre considerado o equilíbrio entre reduzir a PA de forma eficaz e manter a perfusão sangüínea aos órgãos nobres, para que o risco nunca exceda o benefício.

DEFINIÇÕES

Crise hipertensiva é uma designação genérica que traduz elevação rápida e sintomática da pressão arterial, em geral com níveis de pressão arterial diastólica (PAD) superiores a 120mmHg, com risco potencial de deterioração de órgãos-alvo ou de vida imediato ou potencial. Se houver risco remoto de deterioração de órgãos-alvo ou de vida em potencial, é denominada *urgência hipertensiva*. A redução da PA pode ser feita de forma mais lenta em até 24 horas, e geralmente a medicação é empregada por via oral.

Emergência hipertensiva é a denominação utilizada para definir aquele paciente com níveis pressóricos elevados e risco iminente de vida ou deterioração de órgãos-alvo, no qual medidas para o controle das cifras pressóricas devem ser imediatas, tornando necessário o uso de medicações de ação rápida, habitualmente por via parenteral. Em algumas situações, contudo, pode haver dificuldade inicial na caracterização de uma forma ou outra.

A *pseudocrise hipertensiva* caracteriza-se por elevação acentuada da PA, desencadeada, na maioria das vezes, pelo abandono do tratamento medicamentoso em pacientes hipertensos de longa data, mas também diante de eventos emocionais, como dor, enxaqueca, tontura rotatória, manifestações de síndrome do pânico etc. O ponto fundamental no seu diagnóstico é a ausência de sinais de deterioração rápida de órgãos-alvo. Até alguns anos atrás, *hipertensão maligna* era definida pela presença de edema de papila à fundoscopia, retinopatia grau IV da classificação de Keith-Wagener (KW), e *hipertensão acelerada*, como uma situação menos grave, com achados de hemorragia e exsudatos no fundo de olho ou retinopatia grau III KW. Contudo, como estes achados fundoscópicos não determinam prognósticos diferentes, atualmente ambas as situações são chamadas de *hipertensão acelerada-maligna*.

EPIDEMIOLOGIA

Desde o início da utilização de anti-hipertensivos, na década de 1940, tem diminuído a morbimortalidade associada à hipertensão. Porém, a hipertensão arterial primária não tratada adequadamente pode evoluir para crise hipertensiva numa parcela pequena de casos. Vários estudos demonstram que a crise hipertensiva é mais freqüente em negros, fumantes, mulheres em uso de anticoncepcional, em pessoas de classe social de nível inferior ou em pacientes submetidos a alto grau de estresse, em portadores de hipertensão secundária renovascular e com excesso de catecolaminas, como feocromocitoma, naqueles que usam drogas ilícitas, como cocaína, em pacientes que suspenderam abruptamente anti-hipertensivos, particularmente agonistas alfa-2 e betabloqueadores e uso de álcool, e finalmente nos pacientes que não aderiram ao tratamento.

A análise de dados obtidos no Encontro Multicêntrico sobre Crises Hipertensivas, realizado em nosso meio, demonstra que cerca de três quartos dos atendimentos de urgências em nossos hospitais são por motivos clínicos. Contudo, poucos serviços médicos têm uma base de dados para estimar a proporção das emergências hipertensivas nesses casos, não havendo, na maioria deles, padronização para o diagnóstico específico de crise hipertensiva. Esta situação é agravada pela omissão freqüente do diagnóstico de crise hipertensiva quando ocorre outra situação clínica concomitante, o que impossibilita a estimativa real da prevalência de crise hipertensiva em nosso meio.

A análise dos estudos sobre crise hipertensiva deixa claro que esta é uma forma extrema de péssimo controle pressórico, podendo ser utilizada como marcadores do cuidado inadequado com a doença hipertensiva, e o controle a longo prazo da pressão arterial é a maneira mais eficaz de diminuir a sua incidência. Infelizmente, o reconhecimento e o controle adequado da pressão arterial ainda estão longe do ideal e, ainda hoje, os médicos são muito complacentes quanto à necessidade de controle rigoroso da pressão arterial.

FISIOPATOLOGIA

Os elementos fisiopatológicos envolvidos nas emergências hipertensivas são complexos e culminam com a quebra dos mecanismos de auto-regulação do fluxo sangüíneo para os diferentes territórios vasculares e lesão em órgãos-alvo. Entre estes, parecem ser importantes a ativação excessiva de sistemas vasoconstritores (renina-angiotensina-aldosterona, catecolaminas e endotelinas), a falha de sistemas vasodilatadores (calicreína-cininas, dopamina), a lesão endotelial e a ativação de mecanismos pró-coagulantes e pró-inflamatórios mediados por moléculas de adesão.

ABORDAGEM CLÍNICA DAS CRISES HIPERTENSIVAS

A abordagem de um paciente em crise hipertensiva passa necessariamente por avaliações clínica e complementar iniciais, com a agilidade e a presteza que a situação requer para definição do quadro e estabelecimento e execução do esquema terapêutico e de monitorização. Deve ser realizada em instalações apropriadas dentro do ambiente dos centros de emergências clínicas e de retaguarda hospitalares, percorrendo uma seqüência operacional de acordo com a gravidade do quadro.

Avaliação Inicial

Consiste na obtenção de informações indispensáveis para caracterizar o quadro e estabelecer a estratégia do tratamento.

ANAMNESE

Os seguintes tópicos devem ser revistos:

- Sintomas do quadro atual: cefaléia, tontura, alterações visuais, ansiedade, dor, dispnéia ou qualquer tipo de desconforto.
- Hipertensão arterial preexistente, duração, intensidade, drogas anti-hipertensivas em uso. Episódios anteriores semelhantes ao atual e histórico de comparecimento a serviços de emergências por quadros de "pressão alta"; doença renal preexistente; antecedentes e manifestações do aparelho cardiocirculatório (dispnéia, cansaço, ortopnéia, edemas, palpitações, angina, infarto, arritmias etc.); fatores de risco associados (diabetes, aterosclerose, tabagismo etc.); antecedentes e manifestações neurológicas (acidentes vasculares encefálicos, déficits motores, convulsões, alterações da fala e linguagem, doença carotídea etc.).
- Sintomas de comprometimento renal: alterações urinárias, disúria, nictúria, edema facial ou matutino etc.
- Vasculopatias e manifestações periféricas (claudicação intermitente). Medicamentos e drogas: uso ou abuso de medicamentos que interfiram na PA (antiinflamatórios, corticóides, analgésicos, antidepressivos, moderadores do apetite); uso ou abuso de álcool e/ou drogas ilícitas (anfetaminas, *crack*, cocaína, LSD).
- Suspensão abrupta de inibidores adrenérgicos (clonidina e betabloqueadores).
- Sintomas ou situações que simulam crise hipertensiva (estresse emocional, profissional ou familiar), enxaqueca, cefaléia vascular, tontura rotatória, epistaxes autolimitadas e não complicadas. Sintomas visuais (escotomas cintilantes, amaurose transitória e borramento recente da visão).

EXAME FÍSICO

Consiste na aquisição dos dados indispensáveis para caracterizar o quadro clínico:

- *Medida da pressão arterial*: nos membros superiores, na posição deitada e, se possível, em pé (para detectar eventual hipotensão postural provocada pelo uso de inibidores adrenérgicos ou hipovolemia por natriurese pressórica). Recomendam-se três tomadas sucessivas com intervalo mínimo de 1 minuto entre cada uma, considerando-se, para fins de emergência, a menor delas.

- *Avaliação da fundoscopia*: dilatação das pupilas com midriáticos, somente se necessário, considerando-se a perda de importante parâmetro neurológico. Deve-se utilizar o mínimo possível (uma gota em cada olho), devido ao risco de glaucoma agudo, principalmente em maiores de 50 anos e em negros. Devem-se observar no fundo de olho:
  – *Vasos*: vasoespasmos, cruzamentos arteriovenosos, sinais de endurecimento e esclerose (artérias em "fios de prata" ou "de cobre").
  – *Retina*: exsudatos, hemorragias e papiledema. O fundo de olho pode ajudar o diagnóstico da duração e da intensidade da HAS: fundo de olho normal para as pseudocrises e, no extremo oposto, retinopatia hipertensiva grave na hipertensão maligna.
- *Exame cardiocirculatório*: examinar aorta, coração e jugulares. Observar o ritmo cardíaco, desvio do icto, intensidade da segunda bulha, presença de quarta bulha ou galope. Sopro mitral e/ou de insuficiência aórtica pode indicar maior gravidade do comprometimento cardiocirculatório da hipertensão. Examinar os pulsos periféricos. Investigar a presença de sopro carotídeo e se há estase ou pulso jugular.
- *Avaliação pulmonar*: avaliar estertores e sinais de congestão pulmonar.
- *Avaliação abdominal*: avaliação de visceromegalias, tumores ou massas pulsáteis e sopros abdominais ou lombares. Pesquisar o refluxo hepatojugular.
- *Avaliação neurológica*: nível de consciência e estados de alerta e orientação. Déficits motores, diâmetro e reatividade pupilares, alterações da fala, sinais de liberação esfincteriana recentes, convulsões focais etc.

EXAMES COMPLEMENTARES

Incluem os indispensáveis para avaliação e caracterização do estado hipertensivo e lesões de órgãos-alvo:

- *Exame de urina*: tipo I, sumário; valorizar proteinúria e hematúria.
- *Bioquímica de sangue*: glicemia, creatinina, sódio, potássio, hemoglobina e hematócrito.
- *Raio-x de tórax*: área cardíaca, vasos da base e evidências de congestão pulmonar.
- *Eletrocardiograma*: hipertrofia de câmaras esquerdas, sobrecargas, isquemia e necroses; arritmias ventriculares complexas ou outras; distúrbios de condução.
- Outros exames poderão ser necessários, em função do quadro inicial, da evolução e dos resultados dos exames iniciais.

Princípios Básicos da Abordagem Inicial das Crises Hipertensivas

Sugerem-se as seguintes atitudes e procedimentos básicos:

- Acesso venoso periférico em todos os pacientes com caracterização de crise hipertensiva que necessitarem de anti-hipertensivos.
- Disponibilidade de equipamento fixo para verificação e monitorização da pressão arterial. Recomenda-se, se possível, a utilização de equipamentos automáticos de medida da pressão arterial para agilizar o acompanhamento das crises hipertensivas, independentemente da etapa do atendimento, pelo menos nas salas de emergências.
- Descartada a pseudocrise hipertensiva, iniciar o tratamento anti-hipertensivo antes da caracterização definitiva de urgência/emergência por meio de exames complementares. A redução da pressão arterial deve ser sempre realizada por etapas. A etapa inicial, imediata, visa tirar o paciente de um patamar tensional que oferece riscos e aliviar os sintomas, permitindo observação e avaliação para reduções posteriores.
- Evitar a prescrição "automática" de anti-hipertensivos com base apenas nos valores tensionais do momento, sem uma avaliação criteriosa do estado clínico do paciente e da tendência do quadro hipertensivo. Deve-se estar atento ao fato de que pacientes mais idosos são mais vulneráveis a reduções abruptas da pressão arterial e complicações em órgãos-alvo.
- Os hipertensos de longa data apresentam maior tolerância a níveis de pressão elevados e, portanto, são mais vulneráveis a reduções acentuadas da pressão arterial.
- Doenças coronariana e cerebrovascular prévias representam risco de isquemia miocárdica e encefálica com redução inadequada da pressão arterial.
- Estados de hipovolemia, sugeridos por hipotensão postural, podem precipitar redução exagerada da pressão arterial com o uso de anti-hipertensivos habituais.
- Atentar para efeitos colaterais de algumas interações medicamentosas (p. ex., insuficiência cardíaca com uso de beta-bloqueadores; hipopotassemia com uso de diuréticos etc.).
- Lembrar que pacientes com edema de retina e/ou papiledema podem evoluir para amaurose, se a redução da pressão arterial for muito abrupta.
- Pacientes com disfunção renal podem ter piora com redução abrupta da pressão arterial.
- Não se recomenda o uso indiscriminado de anti-hipertensivos nas situações de pseudocrise hipertensiva, bastando apenas o uso de medicações sintomáticas e a reintrodução dos anti-hipertensivos de uso crônico. Mesmo nesta situação de pseudocrise hipertensiva, é prudente manter o paciente em observação por algumas horas e reintroduzir o medicamento anti-hipertensivo antes de liberá-lo para o controle ambulatorial.

TRATAMENTO DAS CRISES HIPERTENSIVAS

Uma vez definida a condição de urgência ou emergência hipertensiva e colhidos exames laboratoriais e complementares, o tratamento deve ser iniciado em seguida, estabelecendo-se metas de duração e intensidade da redução da pressão arterial e dos níveis tensionais a serem atingidos. Considera-se que, nas emergências hipertensivas, a pressão arterial deve ser reduzida em questão de alguns minutos a 1 hora; nas urgências, em tempo mais prolongado, de 2 a 24 horas, dependendo da situação, sempre de forma progressiva. A redução inicial não deve ultrapassar 20 a 25% dos níveis prévios da pressão arterial média (PAM). Um critério prático e seguro é não reduzir de imediato a PAD a níveis inferiores a 100 ou 110mmHg. Nas emergências hipertensivas, devem ser usadas sempre drogas injetáveis, se possível com bombas de infusão contínua; nas urgências, drogas de uso oral ou sublingual ou, dependendo da situação, drogas injetáveis.

A monitorização do tratamento deve dirigir-se não só aos níveis de pressão arterial, seguindo os critérios citados, mas também ao quadro clínico, visando detectar o mais rápido possível qualquer sinal ou sintoma de hipofluxo cerebral ou coronariano, permitindo ajustes imediatos das doses dos medicamentos usados.

Drogas de Uso Parenteral

DIURÉTICOS
Podem ser usados em situações de hipervolemia ou congestão pulmonar, quando a emergência hipertensiva se relaciona a situações como edema pulmonar, insuficiência cardíaca congestiva ou insuficiência renal. Nestes casos, devem ser usadas as formas parenterais dos diuréticos de alça (furosemida ou bumetamida). Na hipertensão em fase maligna ou cursando com níveis tensionais muito elevados, levando a intensa natriurese pressórica, ocorre freqüentemente hipovolemia, que pode estar mascarada pelo estado hipertensivo e ser agravada pelos diuréticos, que estão contra-indicados nestes casos. O achado de hipotensão postural no exame físico ajuda a identificar esses pacientes.

NITROPRUSSIATO DE SÓDIO
Trata-se de um poderoso nitrato com efeito vasodilatador arteriolar e venoso direto. Diminui o retorno venoso e a pré-carga para o coração, podendo, portanto, produzir queda no débito cardíaco, a qual pode ser atenuada por sua ação vasodilatadora arteriolar, que mantém baixa a resistência periférica e a pós-carga, facilitando o trabalho do coração. Pode causar redistribuição de fluxo, afetando indiretamente o miocárdio isquêmico, se houver hipotensão acentuada. Na circulação cerebral, seu efeito vasodilatador pode aumentar o fluxo e agravar a hipertensão intracraniana, o que, na prática, é atenuado pela queda da pressão sistêmica. Sua ligação com o grupo sulfidrilas das hemácias forma o cianeto, cujo metabólito hepático final é o tiocianato, excretado pelos rins, o que aumenta o risco de intoxicação por cianeto na insuficiência hepática e por tiocianato na insuficiência renal. Deve-se suspeitar de intoxicação com o uso prolongado (por mais de 3 dias) ou em doses elevadas quando ocorrerem acidose metabólica e hiperoxia venosa (aumento da pvO_2 devido à diminuição do consumo celular de O_2) diante de um quadro de náuseas, cansaço, confusão mental e convulsões. É produzida pela inibição da cadeia respiratória celular e pode ser fatal. Em caso de suspeita, recomendam-se, se possível, proceder à determinação dos níveis séricos de tiocianato e reduzir ou suspender o nitroprussiato de sódio. A intoxicação pode ser prevenida pelo ajuste da dose, pelo uso concomitante de hidroxicobalamina e tratada com nitrito de sódio (a 3% na dose de 4 a 6mg EV) e tiossulfato de sódio (a 25% na dose de 50mL EV), ou removida com diálise. A administração concomitante de drogas de uso oral, assim que possível, pode reduzir a dose e o tempo de uso do nitroprussiato e, conseqüentemente, impedir o acúmulo de seus metabólitos e a intoxicação. São consideradas tóxicas as concentrações plasmáticas de tiocianato superiores a 10mg/dL, podendo o nível letal ocorrer com concentrações superiores a 20mg/dL.

NITROGLICERINA
Vasodilatador predominantemente venoso, tem menor efeito arteriolar e, portanto, menor eficácia anti-hipertensiva do que o nitroprussiato, mas apresenta poderoso efeito coronário-dilatador, sendo usado principalmente quando há isquemia miocárdica.

HIDRALAZINA
Vasodilatador de ação arteriolar direta, pode ser administrado por injeções repetidas, intravenosas ou intramusculares, ou infusão venosa contínua. Usada principalmente em gestantes portadoras de eclâmpsia e pré-eclâmpsia, mostra-se eficaz e segura nestas situações.

ENALAPRILATO
A forma injetável do enalapril pode ser útil em situações como nas emergências hipertensivas associadas a insuficiência cardíaca grave.

NIMODIPINA
Bloqueador dos canais de cálcio do grupo das diidropiridinas, provoca acentuada vasodilatação arteriolar cerebral, porém com pouca repercussão na circulação sistêmica e na resistência periférica. É a droga de escolha para reverter o vasoespasmo das hemorragias subaracnóideas, situação na qual não é desejado um efeito hipotensor acentuado.

PROPRANOLOL
Inibidor beta-adrenérgico inespecífico (beta-1 e beta-2), atua na pressão arterial, reduzindo o débito cardíaco e inibindo a liberação renal de renina. Como efeitos adicionais, reduz a freqüência cardíaca e pode apresentar ação antiarrítmica. Diminuindo a freqüência e o inotropismo cardíaco, reduz a demanda de oxigênio com ação favorável no miocárdio isquêmico. Devem ser considerados os riscos para pacientes com miocardiopatia dilatada, distúrbios na condução atrioventricular, doença pulmonar obstrutiva e insuficiência vascular periférica.

METOPROLOL
É um bloqueador seletivo, isto é, bloqueia os receptores beta-1 em doses muito menores do que as necessárias para

bloquear os receptores beta-2, o que significa que os efeitos cardíacos, inclusive os antiarrítmicos, são mais acentuados do que os circulatórios periféricos e brônquicos.

ESMOLOL
Recentemente disponível em nosso meio, além de cardiosseletivo pelas suas características de rápida metabolização (vida média aproximada de 9 minutos), é considerado seguro por ter menor ação residual e menos efeitos colaterais, sendo útil na dissecção aórtica e na hipertensão perioperatória, particularmente na cirurgia cardíaca e na ressecção do feocromocitoma.

LABETALOL
Bloqueador de receptores alfa-1 e beta (1 e 2)-adrenérgicos, atua diretamente na pressão arterial, reduzindo a pós-carga e, indiretamente, inibindo a liberação de renina. De fácil utilização, não interfere na circulação cerebral, mas tem efeito inotrópico negativo com risco para pacientes com disfunção miocárdica.

NICARDIPINA
Tem a vantagem comum aos diidropiridínicos de produzir vasodilatação coronariana e cerebral com mínimos efeitos sobre a condução atrioventricular e o inotropismo cardíaco. Tem vantagens farmacodinâmicas em relação ao nitroprussiato, porém apresenta propriedades farmacocinéticas desfavoráveis devido à sua meia-vida prolongada, podendo produzir efeito residual e hipotensão persistente.

FENOLDOPAM
Agonista seletivo do receptor 1 da dopamina (DA-1), provoca vasodilatação periférica e renal, sendo utilizado nas crises hipertensivas e no edema pulmonar com eficácia comparável à do nitroprussiato, sem relato de toxicidade ou de interações medicamentosas. Aumenta o fluxo sangüíneo renal e a filtração glomerular, com efeitos favoráveis em pacientes com disfunção renal, tendo ações natriurética e diurética adicionais. Seu uso prolongado pode produzir taquifilaxia e hipopotassemia. Efeitos colaterais menores, como cefaléia, tontura e taquicardia reflexa por hiperatividade simpática transitória, são relatados. Pode produzir aumento da pressão intra-ocular, devendo ser usado com cautela em portadores de glaucoma. Drogas de uso parenteral, como o trimetafam e o diazóxido, estão atualmente em desuso devido aos efeitos colaterais inconvenientes e ao aparecimento de outras alternativas. Bloqueadores alfa-1-adrenérgicos de ação rápida, como a fentolamina, também têm sido pouco usados, sendo reservados para as crises adrenérgicas, em particular a cirurgia ou as crises de feocromocitoma.

Drogas de Uso Oral ou Sublingual
As drogas de uso oral ou sublingual são indicadas em situações menos críticas e de menor risco, como nas urgências hipertensivas, em que não se necessita nem se deseja um efeito rápido ou imediato, e em situações nas quais a facilidade de administração agiliza o atendimento nos serviços de emergência. Alguns autores acreditam que estas drogas nunca devam ser usadas devido à dificuldade no ajuste da dose adequada e ao efeito residual em casos de hipotensão, devendo-se preferir sempre as drogas de uso parenteral. Outros propõem que, por facilidade, por conveniência ou necessidade, elas sejam usadas até mesmo em situações de emergências hipertensivas. De qualquer modo, devido ao risco potencial de hipotensão grave, os cuidados com seu uso e a monitorização dos seus efeitos pressupõem os mesmos cuidados tomados com o uso das drogas parenterais para prevenir acidentes, complicações ou até mesmo eventos fatais.

NIFEDIPINA
Bloqueadora de canais de cálcio do grupo dos diidropiridínicos, tem sido amplamente usada na forma líquida, em cápsula, no tratamento de urgências hipertensivas, na dose de 10mg em tomada única ou repetida. Tem-se mostrado eficaz pela via sublingual e também pela via oral, após mastigada a cápsula e engolida. Entretanto, o seu efeito rápido pode às vezes ser excessivo, o que pode ocorrer também com outros anti-hipertensivos de ação rápida, ocasionando hipotensão intensa e sintomática, que se pode acompanhar de complicações isquêmicas cardíacas ou encefálicas que podem até ser fatais. Embora sejam raras, relatos destas ocorrências têm provocado a reação de alguns pesquisadores, que condenam o uso de nifedipina de ação rápida nas emergências hipertensivas.

CAPTOPRIL
Inibidor da enzima conversora da angiotensina (ECA), o captopril, por suas características de início rápido de ação e efeito prolongado, pode ser usado por via oral ou sublingual. Representa uma boa alternativa de droga para uso não-parenteral, principalmente nas situações em que um inibidor da ECA tem indicações específicas, podendo beneficiar pacientes com insuficiência cardíaca em crise hipertensiva. Além disso, há evidências de que possui a peculiaridade de atuar na circulação cerebral, restaurando a capacidade de auto-regulação do fluxo cerebral em níveis tensionais mais baixos, beneficiando particularmente pacientes portadores de acidente vascular cerebral (AVC) em risco de isquemia cerebral.

Pelo seu efeito hipotensor moderado, é considerado a droga de uso não-parenteral mais segura para uso nas urgências hipertensivas; entretanto, deve ser usado com cuidado, em doses fracionadas, principalmente em situações de hiperreninismo, como na hipertensão renovascular, na hipertensão em fase maligna ou acelerada e em casos de uso crônico de diuréticos, em que reduções abruptas e acentuadas da pressão arterial têm sido relatadas. O captopril encontra-se disponível comercialmente na forma de comprimidos bissulcados, o que permite fracionar a dose e iniciar sempre com a mais baixa.

Deve ser usado com precaução em pacientes com insuficiência renal. Não deve ser usado em gestantes.

CLONIDINA

Inibidor adrenérgico de ação central, tem início de ação mais lento do que a nifedipina e eficácia anti-hipertensiva semelhante, sendo considerado mais seguro quando usado em doses fracionadas de 0,1mg de hora em hora até se obter o efeito desejado. Tem como efeito colateral importante a sedação, que pode ser útil em casos de perturbação emocional; no entanto, a clonidina é contra-indicada para pacientes na fase aguda de acidentes vasculares encefálicos, pois prejudica a avaliação do quadro neurológico.

Emergências Hipertensivas

HAS grave associada a complicações cerebrovasculares	*HAS grave associada a complicações cardiocirculatórias*
Encefalopatia hipertensiva	Dissecção aórtica aguda
Hemorragia intracerebral	ICC com edema pulmonar hipertensivo
Hemorragia subaracnóidea	Síndrome coronariana aguda
AVCI* com transformação hemorrágica ou uso de trombolíticos	
HAS grave associada a complicações renais	*Crises adrenérgicas graves*
Insuficiência renal rapidamente progressiva	Crise de feocromocitoma
	Uso de drogas ilícitas (cocaína, *crack*, LSD)
Hipertensão na gestação	*Cirurgia e trauma*
Eclâmpsia	Traumatismo craniano
Síndrome HELLP	Hemorragias cirúrgicas (vasculares, laparoscópicas etc.)
Hipertensão grave em final da gestação	
HAS acelerada-maligna (com papiledema)	

*AVCI – Acidente vascular cerebral isquêmico.

Urgências Hipertensivas

HAS associada a	*Perioperatório*
Insuficiência coronariana	Pré-operatório em cirurgias de urgência
Insuficiência cardíaca	Intra-operatório (cirurgias cardíacas, vasculares, neurocirurgias etc.)
Aneurisma de aorta	Hipertensão severa no pós-operatório (transplante de órgãos, cirurgias cardíacas, vasculares, neurocirurgias etc.)
Epistaxes severas e estados de hipocoagulabilidade	
Queimaduras extensas	
AVCI não complicado	
Crises renais	*Crises adrenérgicas leves/moderadas*
Glomerulonefrites agudas	Suspensão abrupta de inibidores adrenérgicos
Crise renal do escleroderma	Inibidores da MAO e tiramina
Síndrome hemolítico-urêmica	Uso de estimulantes (anfetaminas, tricíclicos etc.)
Hipertensão na gestação	
Pré-eclâmpsia	
Hipertensão severa na gestante	
Vasculites sistêmicas	
HAS acelerada-maligna (sem papiledema)	

Emergências Hipertensivas/Drogas de Uso Parenteral/Vasodilatadores

Droga	Dose	Ação Início	Duração	Indicação/Efeitos Adversos
Nitroprussiato	0,25-10 g/kg/min	Imediato	1-2min	Maioria das emergências hipertensivas/ intoxicação por cianeto
Nitroglicerina	5-100 g/min	2-5min	5-10min	Isquemia coronariana/cefaléia, taquicardia, taquifilaxia
Nicardipina*	5-15mg/h	1-5min	1-4h	Maioria das emergências hipertensivas/náuseas, vômitos, taquicardia, cefaléia
Verapamil	5-10mg IV (bolo) + 3-25mg/h (infusão)	1-5min	30-60min	Crise de feocromocitoma, dissecção aórtica/ bradicardia, bloqueio A-V
Fenoldopam*	0,1-0,3mg/kg/min	< 5min	30min	Insuficiência cardíaca, edema pulmonar/ cefaléia, taquicardia, flebite local
Hidralazina	10-20mg IV ou 10-40mg IM cada 6h	10-30min 20-30min	3-8h	Pré-eclâmpsia e eclâmpsia/taquicardia, cefaléia, vômitos, piora da angina
Enalaprilato	1,25-5mg IV cada 6h	15-60min	6-24h	Insuficiência cardíaca aguda/resposta variável
Diazóxido	50-100mg (bolo)/15-30mg/min (infusão)	2-4min	3-12h	Pouco usado/náuseas, taquicardia, dor torácica

*Drogas não disponíveis em nosso meio.

Emergências Hipertensivas/Drogas de Uso Parenteral/Inibidores Adrenérgicos

Droga	Dose	Ação Início	Duração	Indicação/Efeitos Adversos
Propranolol	1-3mg IV/repetir após 20min S/N	5-10min	3-5h	Dissecção aórtica, pós-operatório, feocromocitoma (com nitroglicerina ou alfabloqueador) ICO/bradiarritmia, broncoespasmo
Metoprolol	5mg EV, repetir a cada 10min S/N – até 20mg	5-10min	3-4h	Dissecção aórtica, pós-operatório, feocromocitoma (com nitroglicerina ou alfabloqueador) ICO/bradiarritmia, broncoespasmo
Esmolol	200-500 g/kg em 4min (bolo) + 50-300 g/kg/min	1-5min	15-30min	Dissecção aórtica, pós-operatório, feocromocitoma (com nitroglicerina ou alfabloqueador) ICO/bradiarritmia, broncoespasmo
Labetalol*	20-80mg IV (bolo) cada 10min 2mg/min (infusão)	5-10min	2-6h	Maioria das emergências, exceto ICC aguda/ broncoespasmo, bloqueio A-V, hipotensão ortostática
Fentolamina*	5-15mg EV	1-2min	10-30min	Crises adrenérgicas/taquicardia, hipotensão ortostática
Trimetafan*	0,5 g/min (infusão)	1-5min	10min	Dissecção aórtica/depressão respiratória, boca seca, retenção vesical

*Drogas não disponíveis em nosso meio.

Urgências Hipertensivas/Drogas de Uso Oral

Droga	Dose	Ação		Efeitos Adversos e Precauções
		Início	Duração	
Nifedipina	5-10mg VO ou SL	5-15min	3-5h	Cefaléia, palpitações, hipotensão prolongada
Captopril	6,25-25mg VO/SL repetir após 1h S/N	15-30min	6-8h (VO) 1-6h (SL)	Hipotensão, insuficiência renal (estenose artéria renal bilateral), hiperpotassemia
Clonidina	0,1-0,2mg VO h/h até 0,6mg	30-60min	6-8h	Hipotensão postural, sonolência, boca seca
Labetalol	100-200mg VO (repetir em 2/3h S/N)	30min-2h	2-12h	Broncoespasmo, bloqueio A-V, hipotensão ortostática
Prazosin	1-2mg VO (repetir após 1h S/N)	1-2h	8-12h	Síncope (primeira dose), taquicardia, hipotensão ortostática
Minoxidil	5-10mg VO (repetir S/N após 4h)	30min-2h	8-24h	Retenção de volume, taquicardia

Drogas de Escolha para Emergências ou Urgências Hipertensivas

Situação	Drogas de Escolha	Contra-indicações Relativas
Encefalopatia hipertensiva	Nitroprussiato	Inibidores adrenérgicos de ação central
Hipertensão associada com:		
Hemorragia intracraniana	Nitroprussiato, labetalol EV	Diazóxido, nifedipina
AVC isquêmico	Nitroprussiato, labetalol EV	Diazóxido, nifedipina
Edema agudo de pulmão	Nitroprussiato ou nitroglicerina + diurético de alça	Betabloqueadores, verapamil
ICC	Inibidores da ECA ou diidropiridínico + diurético de alça	Betabloqueadores, verapamil
IAM	Nitroglicerina ou nitroprussiato + betabloqueador	Diazóxido, hidralazina
Angina instável	Nitratos + betabloqueadores ou bloqueadores de cálcio ou como no IAM	Diazóxido, hidralazina
Dissecção aórtica	Nitroprussiato + betabloqueadores ou trimetafan ou labetalol ou verapamil	Diazóxido, hidralazina, nifedipina
Hipertensão perioperatória	Nitroprussiato, nitroglicerina, inibidores da ECA, betabloqueador, bloqueadores de cálcio	
Hipertensão acelerada – maligna	Inibidores da ECA, bloqueadores de cálcio, betabloqueadores, clonidina, nitroprussiato	Diuréticos de alça
Crise adrenérgica	Alfabloqueadores ou nitroprussiato + betabloqueadores ou verapamil	Betabloqueadores isolados

Metas de Controle da Pressão Arterial

Situação	Meta de Redução da PA
Encefalopatia hipertensiva	20/25% da PAM ou PAD = 100 a 120mmHg
Hemorragia cerebral	20/25% da PAM ou PAS = 160 a 140mmHg
Hemorragia subaracnóidea	20/25% da PAM
AVC isquêmico	PAS = 185mmHg/PAD = 110mmHg
Insuficiência cardíaca congestiva	20/25% da PAM ou PAD = 100mmHg
IAM	20/25% da PAM ou PAD = 100mmHg
Angina instável	20/25% da PAM ou PAD = 100mmHg
Dissecção aórtica	PAS = 120 a 100mmHg, se for tolerado
Crise adrenérgica	PAS = 120 a 100mmHg, se for tolerado
Hipertensão acelerada – maligna	20/25% da PAM ou PAD = 110 a 100mmHg

REFERÊNCIAS BIBLIOGRÁFICAS

1. Ageli P, Chiesa M, Caregaro L et al. Comparison of sublingual captopril and nifedipine in immediate treatment of hypertensive emergencies. Arch Intern Med 1991; 151:678-82.
2. Ahmed MEK, Walker JM, Beevers DG et al. Lack of difference between malignant and accelerated hypertension. Br Med J 1986; 292:235-7.
3. Almeida FA. Emergências hipertensivas: bases fisiopatológicas para o tratamento. Rev Bras Hipertens 2002; 9:346-52.
4. Calhoun DA, Oparil S. Treatment of hypertensive crisis. New Eng J Med 1990; 323:1.177-83.
5. Encontro Multicêntrico sobre Crises Hipertensivas, Relatório e Recomendações, 2001.
6. Franco RJS. Crise hipertensiva: definição, epidemiologia e abordagem diagnóstica. Rev Bras Hipertens 2002; 9:340-5.
7. Grossman E, Messerli FH, Grodzicki T et al. Should a moratorium be placed on sublingual nifedipine capsules given for hypertensive emergencies and pseudoemergencies? JAMA 1996; 276:1.328-31.
8. Gus M, Andrighetto AG, Balle VR et al. Abordagem terapêutica de pacientes com queixa de pressão arterial elevada em um setor de emergência cardiológica. Arq Bras Cardiol 1999; 72:321-3.
9. Kaplan NM. Clinical hypertension, 7 ed., Baltimore: Williams & Wilkins, 1998.
10. Kaplan NM. Management of hypertensive emergencies. Lancet 1994; 344:1.335-8.
11. Lavin P. Management of hypertension in patients with acute stroke. Arch Intern Med 1986; 146:66-8.
12. Ram CVS. Hypertensive encephalopathy: recognition and management. Arch Intern Med 1978; 138:1.851-3.
13. Rodrigues CIS. Tratamento das emergências hipertensivas. Rev Bras Hipertens 2002; 9:353-8.
14. Tschollar W, Belz GG. Sublingual captopril in hypertensive crisis. Lancet 1985:8.445;34.
15. Wallace JD. Blood pressure after stroke. JAMA 1981; 246: 2.177-80.
16. Zampaglione B, Pascale C, Marchisio M et al. Hypertensive urgencies and emergencies prevalence and clinical presentation. Hypertension 1996; 27:144-7.
17. Zeller KR, Kuhnert V, Natthews C. Rapid reduction of severe asymptomatic hypertension. Arch Inter Med 1989; 149: 2.186-9.

CAPÍTULO 46

RESSUSCITAÇÃO CARDIOPULMONAR

Marildes Luiza de Castro Freitas

"You cannot find a medicine for life once a man is dead"
(Ibicus – séc. 6 a.C.)

HISTÓRIA

A ressuscitação é, provavelmente, uma preocupação tão antiga quanto o homem. Na Bíblia, temos o relato da ressuscitação praticada pelo profeta Eliseu no filho da mulher Sunamita, na qual foi efetuada a respiração boca a boca (II Reis 4:34). Na Antiguidade, o homem tentava restaurar o calor e a vida do corpo inerte aplicando objetos quentes sobre o abdômen ou chicoteando-o com urtiga.

Paracelsus, em 1530, foi o primeiro a utilizar foles de lareira com a finalidade de introduzir ar nos pulmões.

Até 1960, a ressuscitação bem-sucedida ficou limitada aos casos que necessitavam ventilação artificial, como semi-afogamento, aspiração ou inalação de fumaça. A reversão de fibrilação ventricular com a aplicação de descarga elétrica externa foi descrita em 1956, por Zoll e cols.

Em 1960, Kouwenhoven e cols., no John's Hopkins Hospital, descreveram a massagem cardíaca externa, introduzindo então a moderna era da ressuscitação cardiopulmonar (RCP). A técnica utilizada consistia na compressão cardíaca externa em combinação com entubação endotraqueal precoce, medicações cardíacas e desfibrilação (no caso de fibrilação ventricular). Sem dúvida, centenas de vidas foram salvas com esta técnica e, a partir de então, milhares de pessoas passaram por treinamentos de ressuscitação cardiopulmonar.

CONCEITUAÇÃO

As definições de "morte" e "vida" tiveram de ser revistas com a introdução da ressuscitação cardiopulmonar.

A *parada cardíaca* é definida como a interrupção súbita e inesperada da circulação em paciente cuja expectativa de morte não existia.

O diagnóstico clínico é dado pelo achado de inconsciência, apnéia ou esboço da respiração e ausência de pulso nas grandes artérias (carótidas e femorais).

A *parada cardíaca primária* é definida como aquela decorrente de uma disfunção cardíaca, como a obstrução aguda de uma artéria coronária ou arritmia cardíaca; usualmente ocorre fora do ambiente hospitalar e raramente é precedida ou desencadeada pelo esforço físico.

A *parada cardíaca secundária* é freqüentemente o evento terminal evolutivo de inúmeras doenças que acometem o indivíduo. Sua apresentação mais freqüente é a dissociação eletromecânica.

A *parada respiratória* é definida como a ausência de troca gasosa entre o paciente e a atmosfera; pode ser primária, quando causada por obstrução de vias aéreas ou por perda de força muscular respiratória, ou ainda secundária, como resultado da própria parada cardíaca. O diagnóstico clínico é feito pela ausência de movimentos visíveis da caixa torácica ou observando-se ausência de retração inspiratória das regiões supraclaviculares e intercostais e pela incapacidade de se comprovar a movimentação do ar pelas fossas nasais e/ou pela boca.

Os termos *parada cardíaca* e *parada cardiorrespiratória (PCR)* são freqüentemente utilizados como sinônimos porque, tão logo ocorra a cessação da atividade cardíaca, em geral ocorre a cessação da função ventilatória efetiva, e vice-versa.

No atendimento da parada cardiorrespiratória, alguns princípios podem ser considerados básicos e fundamentais para o sucesso das manobras de ressuscitação, quais sejam:

1. Diagnóstico precoce da condição de parada cardiorrespiratória.

2. Pronta e rápida instituição do suporte básico de vida.
3. Desfibrilação imediata.
4. Uso precoce e agressivo de agentes farmacológicos, especialmente os vasopressores.
5. Suporte prolongado de vida na UTI.

Pacientes que tenham atendimentos imediatos – utilizando-se os quatro itens iniciais dessa corrente – têm boa chance de sobrevida.

Outros fatores que interferem na sobrevida são o ritmo associado à PCR, a presença de testemunha e doença prévia ou não.

FIBRILAÇÃO VENTRICULAR

Aproximadamente 90% das mortes súbitas que ocorrem fora do ambiente hospitalar têm como mecanismo desencadeador a fibrilação ventricular (FV), que é definida como "um movimento ondulante e peristáltico contínuo e irregular dos ventrículos do coração", sem bombear o sangue.

Ao ECG, caracteriza-se por oscilações grosseiras e irregulares no traçado, de amplitudes variáveis, nas quais não é possível determinar o complexo QRS ou a onda T.

A FV súbita no indivíduo consciente produz inconsciência em cerca de 10 a 15 segundos; os movimentos respiratórios terminais podem continuar durante 20 a 30 segundos, e a lesão cerebral irrreversível ocorre em cerca de 5 a 10 minutos. Qualquer processo patológico, seja ele isquêmico, inflamatório, traumático ou metabólico, que altere as propriedades eletrofisiológicas do miocárdio, prolongando a repolarização e/ou modificando a excitabilidade ou refratariedade ventricular, pode propiciar o advento da FV – como, por exemplo, o infarto agudo do miocárdio, drogas (amiodarona, digital), acidose metabólica, hipotermia, choque elétrico etc.

Existem dois tipos de FV:

- *Grossa*: ondas de despolarização amplas maiores que 0,5mV e rápidas, apresentando grande probabilidade de sucesso na reversão.
- *Fina*: ondas pequenas e lentas que respondem mal à cardioversão e que, com a administração de adrenalina, poderão aumentar a amplitude, melhorando a possibilidade de reversão.

ASSISTOLIA

Outro mecanismo de parada cardíaca é a assistolia, definida pela ausência de pulso periférico e eletrocardiograma isoelétrico.

A assistolia primária pode ser decorrente de uma superdosagem de drogas depressoras do miocárdio (potássio IV, barbitúricos e anestésicos locais), choque elétrico prolongado de alta tensão (parada em sístole) e na síndrome de Stokes-Adams por bloqueio atrioventricular total.

A assistolia secundária é muito mais freqüente e seria decorrente do aumento do tono vagal ou bradicardia acentuada num coração previamente lesado, ou ainda devida a exsanguinação, hiperpotassemia, asfixia e síncope vasovagal.

A taxa de sobrevida da assistolia é próxima de zero. O seu manejo inclui identificação e tratamento das causas reversíveis e emprego de marca-passo transcutâneo o mais rápido possível.

DISSOCIAÇÃO ELETROMECÂNICA OU ATIVIDADE ELÉTRICA SEM PULSO (AESP)

Como outro mecanismo de parada cardíaca, temos ainda a dissociação eletromecânica, ou atividade elétrica sem pulso, que é definida como outro ritmo que não a assistolia ou a fibrilação ventricular, com ausência de pulso e eletrocardiograma isoelétrico intermitente, interrompido por complexos eletrocardiográficos a intervalos regulares ou irregulares com morfologia normal ou anormal, mas não resultantes em sístole mecânica. A maior parte deve-se a causas cardíacas primárias, como o IAM maciço, mas pode ser devida a uma condição potencialmente reversível, como embolia pulmonar, tamponamento pericárdico, hipovolemia intensa (a causa mais comum), além de ruptura da parede livre ventricular e pneumotórax hipertensivo.

O prognóstico é reservado, havendo uma taxa de sobrevida com alta hospitalar de 1 a 4%.

A abordagem inclui a identificação de sua causa e seu tratamento, manobras de RCP, entubação endotraqueal, uso de adrenalina a cada 3 a 5 minutos, enquanto o paciente estiver sem pulso, e atropina, se a freqüência do ritmo cardíaco no monitor for muito baixa.

ANOXIA ALVEOLAR

Nesta situação, o indivíduo fica privado de oxigênio por inalação de gás sem oxigênio ou devido à descompressão brusca, o que pode ocorrer em mergulhos ou vôos de grande altitude com despressurização brusca da cabine. No homem, a descompressão rápida a uma atmosfera de 75torr produz uma saturação de oxigênio arterial igual ou inferior a 15% e inconsciência em 15 segundos.

ASFIXIA

A asfixia é a combinação de hipoxemia e hipercarbia, isto é, uma redução da pressão parcial de oxigênio do sangue associada a aumento da pressão parcial de gás carbônico, ou seja, uma hipoventilação.

As duas principais causas de asfixia são a obstrução completa das vias aéreas superiores e a apnéia.

O estado de coma é a causa mais freqüente de obstrução das vias aéreas superiores, seja por obstrução dos tecidos moles das vias aéreas por má posição (flexão da cabeça), seja por matérias estranhas, como, por exemplo, o vômito.

Além do estado de coma, a obstrução das vias aéreas superiores pode ocorrer por trauma, aspiração de sangue, corpos estranhos, como bolo alimentar, e processos inflamatórios.

CORRENTE DE SOBREVIDA

A ressuscitação cardiopulmonar deve ser realizada de maneira sistemática, com etapas fundamentais, para que sejam evitadas lesões cerebrais irreversíveis, independente do local onde tenha ocorrido, tanto na comunidade como na clínica ou em ambiente hospitalar não-monitorizado.

Desde 1992, a Associação Americana de Cardiologia desenvolveu o conceito de *corrente de sobrevida*, que nada mais é do que uma série ordenada e encadeada de medidas que devem ser tomadas no atendimento a uma parada cardiorrespiratória (PCR). As manobras de ressuscitação podem ser iniciadas fora de unidades hospitalares por pessoal leigo e incluem as etapas ABC:

A – *Abertura das vias aéreas* – com a cabeça estendida para trás e a mandíbula deslocada para a frente, previne ou corrige a obstrução da hipofaringe pela base da língua; na oportunidade, avalia-se a presença de corpo estranho, desobstruindo-se as vias aéreas.

B – *Respiração boca-a-boca (ou boca-a-nariz)* – na respiração boca-a-boca, oclui-se o nariz da vítima com a mão que está sobre a fronte; na respiração boca-a-nariz, oclui-se a boca com a mão que está erguendo o queixo e realizam-se duas insuflações pulmonares rápidas e profundas; em seguida, palpa-se o pulso carotídeo. Se este estiver presente, mantém-se a ventilação numa freqüência de 12 a 15 por minuto. Este procedimento oferece uma concentração de oxigênio na ordem de 16 a 17%.

C – *Circulação artificial* – na ausência de pulso carotídeo, inicia-se a circulação artificial, que consiste na aplicação rítmica e seriada de pressão sobre a metade inferior do esterno, com exclusão do apêndice xifóide, promovendo uma compressão de 4 a 5cm. A freqüência das compressões deve ser de 80 a 100 por minuto. Na presença de dois socorristas, devem-se alternar cinco compressões torácicas para uma insuflação pulmonar, com o cuidado de sempre verificar a presença de pulso.

Recentemente, a ressuscitação cardiopulmonar com as manobras habituais de compressão torácica associadas à respiração boca-a-boca foi comparada com a compressão torácica isoladamente, não sendo observada alteração no prognóstico dos pacientes ressuscitados das duas maneiras. Esse estudo sugere que os pacientes a serem ressuscitados por socorristas inexperientes devem ser tratados apenas com compressão torácica.

Se existir pulso carotídeo, mantém-se a ventilação artificial numa freqüência de 12 vezes por minuto, até que ocorra o socorro especializado, que tem por finalidade reverter o mecanismo e remover, se possível, a causa da parada cardíaca. Nesta etapa, procede-se à entubação endotraqueal, que consiste no método mais eficaz de proteção da via aérea, prevenindo a aspiração do conteúdo gástrico e permitindo a ventilação mecânica e altas concentrações de oxigênio.

A maioria das PCR é secundária a fibrilação ventricular, e a recuperação do paciente depende, quase sempre, da precocidade com que é realizada a desfibrilação. Uma demora de mais de 10 minutos diminui quase que totalmente a possibilidade de a vítima se recuperar, ou pelo menos de ficar sem dano cerebral significativo.

DESFIBRILAÇÃO

A desfibrilação é o tratamento definitivo para a fibrilação ventricular e a taquicardia ventricular sem pulso. Quanto mais rápido for aplicada, maior será a chance de sobrevida.

A desfibrilação consiste no uso terapêutico de choque elétrico de corrente contínua, porém não sincronizada ao ECG, com grande amplitude e curta duração, aplicado no tórax ou diretamente sobre o miocárdio, o que promove a despolarização de todas as células cardíacas, permitindo o retorno da atividade elétrica organizada em todo o miocárdio e o conseqüente ciclo cardíaco normal.

Por definição, a cardioversão é o procedimento terapêutico que visa à reversão das taquiarritmias cardíacas pela aplicação de uma descarga de corrente contínua, sincronizada à onda R do ECG, através do tórax.

A Associação Americana de Cardiologia padronizou a desfibrilação e recomenda uma descarga (desfibrilador monofásico) de 200J no adulto e, em caso de insucesso, cargas progressivamente maiores – segundo choque de 200 a 300J e, se estes falharem, imediatamente um terceiro, de 360J. Em crianças, utilizam-se dois joules por quilograma de peso; em caso de insucesso, a dose deve ser dobrada (4J/kg de peso) e repetida duas vezes, se necessário. Se não houver reversão do ritmo com esta dose, a atenção do socorrista deverá dirigir-se para a correção de eventual acidose, hipoxemia ou hipoglicemia ou hipotermia.

Novos desfibriladores de onda bifásica estão disponíveis no momento, os quais têm como vantagem demandar um nível menor de energia (150J), sem necessidade de incremento das doses, causando menor dano ao miocárdio.

Na impossibilidade de verificar a modalidade da parada cardíaca e na falta de resposta ao socorro básico, a desfibrilação "às cegas" pode ser um recurso.

Quando a desfibrilação é precoce (até 7 minutos), agregada a um bom suporte de reanimação cardiorrespiratória, a sobrevivência é de 20%. Se a desfibrilação ocorrer em até 4 minutos, a sobrevivência será em torno de 30%; caso a desfibrilação demore, a sobrevivência será muito baixa, entre 0 e 2% (Quadro 46.1).

SUPORTE AVANÇADO DE VIDA

O suporte avançado de vida compreende uma via aérea definitiva, usualmente tubo endotraqueal, acesso intravenoso e tratamento farmacológico.

Com freqüência, a ressuscitação cardiopulmonar e a desfibrilação não são suficientes para sustentar um ritmo de perfusão adequado, tornando-se necessário o suporte avançado.

Quadro 46.1 Importância da Desfibrilação Precoce

Sistema	Taxa de Sobrevivência
Sem RCP ou demora >10 minutos	0-2%
RCP precoce, desfibrilação demorada (>10min)	2-8%
RCP precoce, desfibrilação precoce (até 7min)	20%
RCP precoce, desfibrilação muito precoce (<4min)	30%

TRATAMENTO FARMACOLÓGICO

Tendo em vista que o fluxo sangüíneo anterógrado gerado pelas manobras tradicionais de RCP a tórax fechado é usualmente muito baixo, o uso de agentes farmacológicos específicos melhora a qualidade destas manobras, permitindo aumento nas taxas de recuperação da circulação espontânea.

A intervenção terapêutica na ressuscitação cardiopulmonar pode ser classificada da seguinte maneira:

- *Classe I* – Opção terapêutica usualmente indicada, sempre aceitável e considerada útil e efetiva.
- *Classe II* – Opção terapêutica aceitável, de eficácia incerta e podendo ser controversa.
- *Classe IIa* – Opção terapêutica para a qual o peso das evidências científicas é a favor de sua utilidade e eficácia.
- *Classe IIb* – Opção terapêutica que não é bem estabelecida por evidências científicas, mas que pode ser de valia e provavelmente não é danosa.
- *Classe III* – Opção terapêutica inadequada, não embasada por dados científicos, podendo ser danosa.

Drogas que Otimizam o Débito Cardíaco e a Pressão Arterial

Estas drogas afetam o tono vascular periférico, o estado inotrópico do coração e o seu estado cronotrópico.

Os agentes alfa-adrenérgicos, ao induzirem vasoconstrição periférica seletiva, aumentam a pressão de perfusão coronária e, conseqüentemente, a chance de restauração da circulação espontânea, durante a RCP.

A fenilefrina e a metoxamina têm sido estudadas, embora a adrenalina permaneça como o fármaco padrão.

A adrenalina tem efeito alfa e beta-adrenérgico, provocando uma vasoconstrição que eleva a pressão de perfusão do miocárdio e do cérebro (através do efeito alfa). Seu efeito beta é útil na assistolia e na bradicardia extrema, por acelerar a freqüência cardíaca, e também na fibrilação ventricular, transformando as ondas finas em grossas, as quais são mais fáceis de converter.

A dose inicial recomendada é de 1mg por via intravenosa a cada 3 a 5 minutos (Classe I), estando o uso de doses maiores, até 0,2mg/kg (Classe IIb), reservado para quando não houver resposta com a dose inicial, podendo o aumento ser escalonado ou não (1, 3, 5mg), de acordo com o julgamento do médico assistente, para aqueles casos que não tenham respondido à terapia padrão.

A noradrenalina é um potente alfa-agonista com atividade beta, porém não se mostrou superior à adrenalina na RCP; portanto, não é indicada de rotina como substituta da adrenalina, pois estudos com este propósito mostram resultados controversos.

Agentes vasopressores não-adrenérgicos têm sido estudados (angiotensina II e vasopressina) como coadjuvantes na RCP, demonstrando ser altamente efetivos em aumentar a pressão de perfusão coronariana e a restauração da circulação espontânea. A vasopressina, em altas doses, é um potente constritor da musculatura lisa, tornando-se um vasopressor efetivo. Pode ser usada como alternativa à adrenalina em casos de FV refratária (Classe IIb). É efetiva também em pacientes em assistolia e com atividade elétrica sem pulso.

A dose recomendada é de 40 unidades, a qual não precisa ser repetida, uma vez que seu efeito é prolongado.

A atropina, um parassimpaticolítico, tem sua principal indicação no manuseio da bradicardia sinusal acompanhada de sinais de baixo débito cardíaco (Classe I). O seu uso é indicado nos casos de assistolia (Classe IIb), quando não houver resposta ao uso de adrenalina. A dose é de 1mg IV, repetida a cada 3 a 5 minutos, até a dose total de 3mg (0,04mg/kg).

O efeito inotrópico positivo do cálcio fez com que, durante anos, ele fosse largamente utilizado no manuseio da PCR, em condições de assistolia e dissociação eletromecânica. Estudos não conseguiram demonstrar melhora da sobrevida nem do desempenho cerebral. O real valor do cálcio nunca foi claramente documentado, podendo inclusive ser deletério (Classe III). Atualmente, recomenda-se o uso de cálcio em situações de: (a) hiperpotassemia; (b) hipermagnesemia; (c) hipocalcemia severa; e (d) efeitos adversos dos bloqueadores de cálcio. A dose de gluconato de cálcio é de 2 a 4mg/kg, repetidos, se necessário, a cada 10 minutos, com o máximo de três doses.

Drogas Antiarrítmicas

Os antiarrítmicos podem ser de capital importância para a manutenção do ritmo em situações de RCP. Embora a lidocaína, o bretílio e a procainamida fossem considerados importantes para combater a tendência a arritmias ventriculares, estudos recentes demonstraram que a amiodarona é a droga de escolha para o tratamento de emergência da FV ou TV sem pulso.

A amiodarona tornou-se uma opção para os casos de arritmias ventriculares refratárias à desfibrilação e ao uso de adrenalina na PCR (Classe IIb). A dose recomendada na PCR é de 300mg IV rápida, podendo-se usar uma dose adicional de 150mg na FV ou TV refratária.

A lidocaína, isoladamente, aumenta o limiar de fibrilação (Classe III), estando sua única indicação na RCP na condição de fibrilação ventricular resistente à terapia elétrica (Classe IIb). A dose é de 1mg/kg IV, podendo ser repetida até o máximo de 3mg/kg.

A adenosina é o fármaco de escolha para as taquicardias com QRS estreito, não-responsivo às manobras vagais (Classe I). Em situações de ritmo indeterminado, pode ser útil ao produzir bloqueio AV transitório, revelando o ritmo de base. É bem tolerada na TV estável, podendo reverter a arritmia em alguns casos. A dose é de 6mg IV, em *bolus*. Doses repetidas de 12mg a cada 5 minutos podem ser administradas, se necessário.

CORREÇÃO DA ACIDOSE

A correção da acidose deve ser considerada quando a PCR persiste por vários minutos e as medidas de suporte já foram realizadas.

A acidose metabólica ocorre pela hipoxia tecidual e metabolismo anaeróbico; a acidose respiratória sobrevém pela apnéia, hipoventilação e redução do fluxo sangüíneo pulmonar. A eliminação de dióxido de carbono durante a PCR é bastante diminuída e não se consegue aumentá-la adequadamente, mesmo com a entubação endotraqueal.

O bicarbonato de sódio reage com o íon hidrogênio para tamponar a acidose metabólica, formando ácido carbônico, dióxido de carbono e água; devido à dificuldade já existente para eliminar o CO_2, haverá uma acidose intracelular paradoxal, dificultando a correção da acidose tecidual.

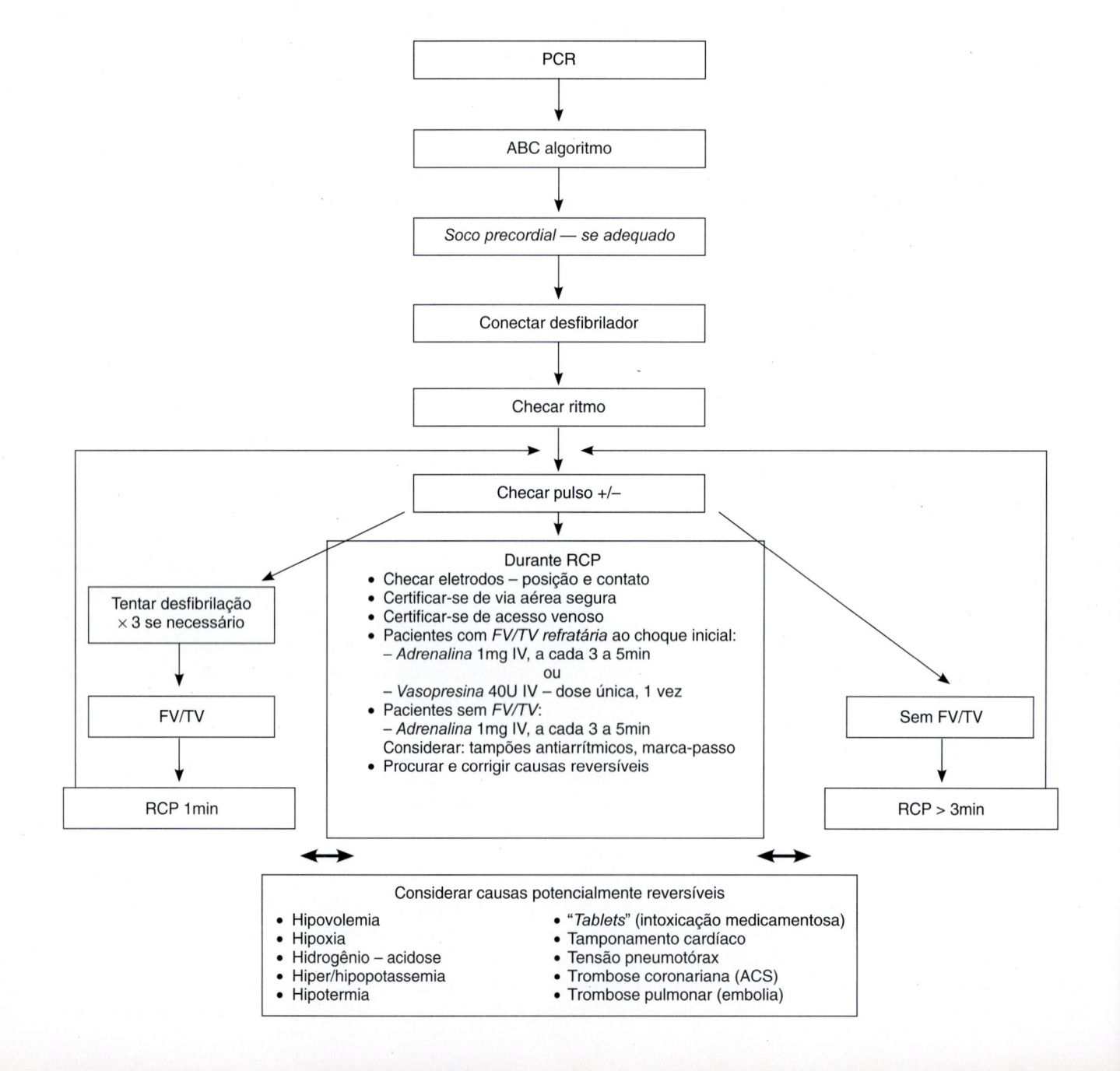

```
PCR
 ↓
ABC algoritmo
 ↓
Soco precordial — se adequado
 ↓
Conectar desfibrilador
 ↓
Checar ritmo
 ↓
Checar pulso +/−
 ↓
Durante RCP
• Checar eletrodos – posição e contato
• Certificar-se de via aérea segura
• Certificar-se de acesso venoso
• Pacientes com FV/TV refratária ao choque inicial:
   – Adrenalina 1mg IV, a cada 3 a 5min
      ou
   – Vasopresina 40U IV – dose única, 1 vez
• Pacientes sem FV/TV:
   – Adrenalina 1mg IV, a cada 3 a 5min
   Considerar: tampões antiarrítmicos, marca-passo
• Procurar e corrigir causas reversíveis
```

- Tentar desfibrilação × 3 se necessário → FV/TV → RCP 1min
- Sem FV/TV → RCP > 3min

Considerar causas potencialmente reversíveis
- Hipovolemia
- Hipoxia
- Hidrogênio – acidose
- Hiper/hipopotassemia
- Hipotermia
- "*Tablets*" (intoxicação medicamentosa)
- Tamponamento cardíaco
- Tensão pneumotórax
- Trombose coronariana (ACS)
- Trombose pulmonar (embolia)

O uso de bicarbonato de sódio deve ser evitado até o sucesso da ressuscitação e o restabelecimento de ritmo perfusional, ou após 10 minutos de manobras, com entubação, hiperventilação, desfibrilação e uso de drogas, sem a resposta do paciente. A exceção fica por conta dos pacientes que apresentavam acidose metabólica preexistente, com indicação de correção. A dose deve ser de 1mEq/kg de peso, ou de acordo com o resultado da gasometria.

Uma vez recuperada a função cardíaca espontânea, o paciente é conduzido à UTI, onde todos os esforços deverão ser dirigidos para preservar as funções cardíacas, pulmonares, cerebrais, metabólicas, renais etc.

Apesar de todos os progressos dos últimos anos, as taxas de alta hospitalar dos pacientes submetidos à RCP ainda são muito desalentadoras, encontrando-se na faixa de 15%.

REFERÊNCIAS BIBLIOGRÁFICAS

1. Eisenberg MS, Mengert TJ. Cardiac resuscitation. *N Engl J Med* 2001; *344*:1.304-10.
2. Guidelines 2000 for cardiopulmonary resuscitation and emergency cardiovascular care: international consensus on science. *Circulation* 2000; *102*(suppl).
3. Hallstrom A, Cobb L, Johnson E, Copass M. Cardiopulmonary resuscitation by chest compression alone or with mouth-to-mouth ventilation. *N Engl J Med* 2000; *342*:1.546-53.
4. Kouwenhoven WB, Jude JR, Knickerbocker GG. Closed chest massage. *JAMA* 1960; *173*:1.064-74.
5. Knobel E. *Condutas no paciente grave*. São Paulo: Editora Atheneu, 1998:255.
6. Lindner KH, Ahnefeld FW, Grunert A *et al*. Epinephrine versus norepinephrine in pre-hospital ventricular fibrillation. *Am J Cardiol* 1991; *67*:427-34.
7. Myerburg RJ. Cardiac arrest and sudden cardiac death. *In:* Braunwald E, Zipes DP eds. *Heart disease: a textbook of cardiovascular medicine*. W.B. Saunders Company, 2001:890-31.
8. Paraskos JA. Cardiopulmonary resuscitation. *In:* Irwin RS, Rippe JM eds. *Intensive care medicine*. Lippincott Williams and Wilkins, 2003:259-95.
9. Shoemaker WC ed. *Textbook of critical care*. W.B. Saunders Company, 1997:16.

CAPÍTULO 47

EMBOLIA PULMONAR

Armando Martins Pinto

INTRODUÇÃO

A embolia pulmonar, a despeito dos inumeráveis avanços tanto no diagnóstico como no tratamento, permanece subdiagnosticada e com alta letalidade.

Essa patologia é ainda uma das maiores causas de mortalidade intra-hospitalar e sua incidência, apesar da crescente preocupação com a profilaxia, continua elevada e preocupante.

Nos EUA, apresenta uma incidência de 300.000 a 600.000 episódios por ano, com cerca de 100.000 a 200.000 mortes, 6% destas ocorrendo em pacientes recebendo tratamento e 11% na primeira hora. O grande problema do tromboembolismo pulmonar (TEP) é que a maior parte da mortalidade que lhe é atribuída decorre da falha de diagnóstico. Quando este é formulado precocemente e o tratamento efetivo é implementado em tempo hábil, existe substancial redução da recorrência e dos eventos fatais.

FISIOPATOLOGIA

A fisiopatologia da embolia pulmonar é dependente da dimensão do tromboembolismo e da condição cardiopulmonar preexistente. Logo, êmbolo menor em pacientes com baixa reserva cardíaca ou pulmonar pode levar a danos clínicos e hemodinâmicos similares a uma embolia maciça num paciente sem alterações prévias.

O ponto inicial da cascata fisiopatológica foi postulado por Virchow, que estabeleceu uma tríade de fatores: trauma local, hipercoagulabilidade e estase, que desencadeiam o processo de coagulação intravascular. Portanto, condições que possibilitam estase venosa ou dano endotelial em pacientes com estados de hipercoagulabilidade definidos ou subclínicos precipitam a trombose venosa, que é a fonte emboligênica mais comum. Estes êmbolos são procedentes, principalmente, do sistema venoso profundo dos membros inferiores, da pelve, dos membros superiores, dos rins e do coração direito.

Os mecanismos que norteiam o raciocínio fisiopatológico na embolia pulmonar são hemodinâmicos e de troca de gasosa.

Hemodinâmicos

A descompensação hemodinâmica é decorrente da obstrução física, que pode ocorrer na bifurcação da artéria pulmonar, em ramos principais e em ramos lobares, aliada ao aparecimento de fatores neuro-humorais:

a. Provenientes das plaquetas, como serotonina e fator ativador plaquetário.
b. Do plasma, como trombina e peptídeos vasoativos C3 a C5.
c. Tissulares, como a histamina.

Experiências em modelos animais e evidências oriundas de investigações clínicas demonstram claramente que o impacto de material embólico na vasculatura pulmonar precipita um aumento na impedância do ventrículo direito (VD) que inicia o ciclo vicioso fisiopatológico, pois esta acarreta incremento da pós-carga desta câmara, do que resultam múltiplos efeitos, tanto na função do ventrículo direito como na função do ventrículo esquerdo, ou seja, o aumento da pós-carga do VD implica dilatação e hipocinesia do mesmo, que por sua vez promove dilatação do anel tricuspídeo com regurgitação valvar e sobrecarga adicional, que causa progressiva deterioração e falência desta câmara. Esta dilatação ocasionada por sobrecarga de pressão resulta em desvio do septo interventricular que, durante a sístole, projeta-se para o interior do ventrículo esquerdo (VE), acarretando um quadro de disfunção diastólica deste com enchimento deficitário, propiciando quadro de baixo débito. Por outro lado, o incremento do estresse parietal do VD ocasiona compressão da coronária direita, causando isquemia subendocárdica com microinfartos e elevação das troponinas, além de deterioração adicional desta câmara, perpetuando o ciclo vicioso.

Troca Gasosa

A alteração da troca gasosa é decorrente de um déficit na troca de oxigênio e dióxido de carbono nos pulmões. Isto advém, principalmente, do aumento do espaço morto alveolar, decorrente da obstrução vascular e da hipoxemia, resultante da hipoventilação e do aumento do *shunt*. Esta hipoventilação agrava-se posteriormente por aumento da resistência das vias aéreas, determinado por broncoconstrição, e redução da complacência pulmonar por edema, hemorragia e perda do surfactante, ocasionando atelectasias.

O *shunt* é resultante de sangue venoso que passa por unidades respiratórias sem troca gasosa e também em nível cardíaco, quando a pressão do átrio direito excede à do átrio esquerdo por um forame oval permeável.

DIAGNÓSTICO

A embolia pulmonar tem um amplo espectro de variáveis que, muitas vezes, desafia a nossa argúcia, pois os seus sinais e sintomas mimetizam uma grande variedade de entidades mórbidas que, por vezes, também coexistem com essa patologia. Por outro lado, essas manifestações clínicas são dependentes do tamanho e da localização do êmbolo na árvore arterial pulmonar e de condições médicas subjacentes.

Por ser uma entidade subdiagnosticada, devemos nortear nosso raciocínio para essa patologia sempre que nos depararmos com desconforto torácico inexplicável, dispnéia e sinais de baixo débito, como tonteiras e síncope. A história clínica sugestiva, aliada a fatores predisponentes (Q2) e a um exame físico detalhado, nos remete a uma propedêutica escalonada que confirme ou exclua o diagnóstico de TEP.

Com base no interrogatório e no exame físico, foi estabelecido um modelo de escore em pontos que abrange sete variáveis, as quais nos permitem estabelecer critérios de alta, moderada e baixa possibilidade.

Por outro lado, devemos ter em mente que a embolia pulmonar manifesta-se sob diferentes apresentações clínicas:

1. *Embolia pulmonar maciça*: o quadro é florido. Estes pacientes são susceptíveis a instabilidade hemodinâmica grave, intensa dispnéia e cianose. O trombo oblitera no mínimo 50% da vasculatura pulmonar e, muitas vezes, bilateralmente.
2. *Embolia pulmonar moderada ou submaciça*: esses pacientes geralmente não apresentam grande instabilidade hemodinâmica, porém têm disfunção do VD. Apresentam acometimento de 30% da vasculatura pulmonar. Esses pacientes apresentam risco de recorrência, mesmo quando anticoagulados, e os trabalhos clínicos vêm enfatizando trombólise e embolectomia nesses pacientes.
3. *Embolia pulmonar pequena*: os pacientes evoluem com estabilidade hemodinâmica e não apresentam sinais de disfunção do VD. Demonstram, como regra geral, bom prognóstico. O ecocardiograma não exibe alterações de câmaras direitas.
4. *Infarto pulmonar*: não é muito freqüente, parecendo ser mais prevalente em pacientes com congestão pulmonar. As características clínicas são: dor pleurítica, hipertermia, hemoptise, leucocitose e telerradiografia de tórax evidencian-

Quadro 47.1 Fatores Predisponentes à Embolia Pulmonar

Estado de hipercoagulabilidade hereditária
- Mutação do gene do fator V (fator V de Leiden)
- Resistência à proteína C ativada
- Mutação da proteína C
- Mutação genética da protrombina
- Deficiência de antitrombina III
- Deficiência da proteína S
- Hiper-homocisteinemia
- Anticorpo antifosfolipídio

Estado de hipercoagulabilidade adquirida
- Cirurgias
- Imobilidade
- Obesidade
- Idade avançada
- Tabagismo
- Hipertensão arterial sistêmica
- Gravidez/uso de anticoncepcionais/pós-parto
- Câncer (quimioterapia)
- AVC/traumatismo raquimedular
- Cateter de longa permanência
- Insuficiência venosa crônica

Quadro 47.2 Modelo para Determinar a Probabilidade Clínica da Embolia Pulmonar

Variável	Pontos
Sinais clínicos e sintomas de trombose venosa Profunda: edema de membro inferior e dor à palpação de veias profundas	3,0 pontos
Diagnóstico alternativo é menos provável que TEP	3,0 pontos
Freqüência cardíaca > 100bpm	2,0 pontos
Imobilização ou cirurgia nas últimas 4 semanas	1,5 ponto
TVP ou embolia pulmonar prévia	1,5 ponto
Hemoptise	1,0 ponto
Paciente em tratamento de câncer	1,0 ponto

A probabilidade é calculada da seguinte forma:	Total de pontos
ALTA	> 6 pontos
MODERADA	2-6 pontos
BAIXA	< 2 pontos

do uma densidade em forma de cunha acima do diafragma. Ocorre 3 a 7 dias após o episódio tromboembólico.
5. *Embolia pulmonar não-trombótica*: caracteriza-se por êmbolos gordurosos em pacientes com traumas de bacia e fêmur. Podem ocorrer também êmbolos aéreos e por fragmentação de cateteres.

Testes Diagnósticos

Nenhum exame não-invasivo é absolutamente específico e sensível no diagnóstico de embolia pulmonar. Alguns são bons excludentes; outros, confirmatórios. No entanto, o diagnóstico deve ser estabelecido obedecendo a algoritmos de orientação.

D-DÍMERO

O D-Dímero é formado quando a fibrina é lisada pela plasmina e níveis elevados geralmente ocorrem na embolia pulmonar, sendo altamente sensível. Não é, entretanto, um teste específico para tromboembolismo venoso. Verifica-se sua elevação em praticamente todos os pacientes com embolia, mas é associado a várias outras circunstâncias, como idade avançada, trauma, pós-operatório, estados inflamatórios, gravidez e câncer.

Existem testes de D-Dímero altamente sensíveis e outros com sensibilidade moderada. É um excelente teste para excluir embolia pulmonar, principalmente, o "Rapid Elisa D-Dímero", que mostrou valor preditivo negativo próximo de 100%.

AVALIAÇÃO DAS VEIAS DAS PERNAS

A maioria dos êmbolos é proveniente do sistema venoso profundo das pernas, e a detecção de uma trombose venosa profunda assintomática é uma maneira indireta de diagnosticar embolia pulmonar.

O ultra-som é positivo de 10 a 20% dos pacientes sem sintomas ou sinais de trombose venosa em membros inferiores e em 50% dos pacientes com embolia comprovada. Na prática, a ultra-sonografia das veias proximais é anormal em cerca de 5% dos pacientes que têm cintilografia pulmonar negativa.

Outro recurso propedêutico das veias da perna é a flebografia ascendente, que possui mais sensibilidade que o ultra-som em embolia comprovada (75%).

ELETROCARDIOGRAMA (ECG)

O ECG é um exame de baixa especificidade, porém muito útil para afastar infarto do miocárdio e para identificar TEP maciço.

Os achados eletrocardiográficos mais freqüentes são:

- Padrão S1 Q3 T3; bloqueio incompleto de ramo direito; S acima de 1,5mm em DI e AVL; QS em DIII e AVF, mas não em DII; QRS acima de 90 graus ou eixo indeterminado.
- Baixa voltagem; inversão de T em DIII e AVF ou de V1 a V4.

O eletrocardiograma assume papel muito importante na identificação de arritmias que são comuns, principalmente taquiarritmias supraventriculares.

Telerradiografia de Tórax

Em geral, o raio-X de tórax é o primeiro exame realizado em pacientes com quadro clínico de embolia pulmonar. Existem anormalidades radiológicas inespecíficas em aproximadamente 50% dos exames obtidos. Trata-se de uma ferramenta extremamente útil para formularmos o diagnóstico diferencial entre tromboembolismo e outras patologias que simulam o seu quadro clínico, como pneumonia lobar e pneumotórax. Outra particularidade que nos chama a atenção é a disparidade entre um quadro clínico exuberante e uma radiografia praticamente normal. Porém, não é usual uma telerradiografia de tórax absolutamente normal, o que ocorreu em apenas 16% no estudo PIOPED e em 34% no estudo UPET.

Uma associação entre a severidade do tromboembolismo e os achados radiológicos foi demonstrada nos pacientes dos estudos PIOPED e UPET. Alterações vasculares, como oligoemia focal e distensão da porção da artéria pulmonar, foram mais freqüentes na embolia maciça que na submaciça (43,5 *vs.* 28%, respectivamente). Vários trabalhos destacam a correlação entre oligoemia e a severidade da embolia. Outro sinal radiológico significativo é o chamado sinal de Hampton, uma densidade em forma de cunha acima do diafragma que indica infarto pulmonar.

Derrame pleural, elevação da hemicúpula diafragmática, infiltrados parenquimatosos e atelectasias são achados inespecíficos em pacientes com tromboembolismo pulmonar comprovado.

ECOCARDIOGRAMA

O ecocardiograma não é uma ferramenta diagnóstica de rotina no tromboembolismo pulmonar, pois muitos pacientes com esta patologia podem apresentar ecocardiogramas normais. No entanto, é muito útil para identificar pacientes com TEP que vão apresentar pior prognóstico. Possibilita a monitoração do efeito das medidas terapêuticas implementadas, pois esse exame, à beira do leito, ajuda os médicos a decidirem prontamente quais pacientes deverão submeter-se a trombólise, embolectomia por cateter ou cirurgia.

Os achados mais comuns em pacientes com tromboembolismo pulmonar são: dilatação do ventrículo direito e hipocinesia desta câmara, alterações da motilidade septal e movimentação septal paradoxal (o septo interventricular projeta-se para o interior do ventrículo esquerdo), restrição diastólica do ventrículo esquerdo, visualização direta do trombo, hipertensão da artéria pulmonar detectada pelo Doppler no trato de saída do ventrículo direito, hipertrofia do ventrículo direito, forame oval patente (quando a pressão do átrio direito excede à do átrio esquerdo) e decréscimo do colapso inspiratório da veia cava inferior.

O ecocardiograma transesofágico pode ajudar a estabelecer o diagnóstico da embolia pulmonar a partir da visualização direta do trombo e determina bem sua acessibilidade cirúrgica.

Esse exame tem um papel muito significativo na avaliação da atividade elétrica sem pulso, na qual a constatação de dilatação isolada do ventrículo direito infere o diagnóstico de tromboembolismo pulmonar e permite orientação terapêutica pertinente.

BIOMARCADORES CARDÍACOS

Marcadores cardíacos, especialmente os níveis de troponina, emergem como uma ferramenta muito promissora na estratificação de risco do paciente com embolia pulmonar.

O nível circulante de troponina indica dano miocárdico irreversível por microinfartos do ventrículo direito em decorrência do incremento do estresse parietal desta câmara.

Baseados em ensaios confiáveis, podemos dizer que níveis normais de troponina no tromboembolismo pulmonar determinam bom prognóstico, enquanto níveis elevados identificam os pacientes sob risco maior.

Outro biomarcador cardíaco que parece ser muito útil é o peptídeo natriurético atrial.

Similarmente às troponinas, o BNP elevado é relacionado com disfunção do ventrículo direito na embolia pulmonar aguda, porém pode estar aumentado em outras causas de sobrecarga pressórica do ventrículo direito, como hipertensão pulmonar primária e doença crônica do pulmão.

CINTILOGRAFIA DE VENTILAÇÃO/PERFUSÃO

Este método tem tido um importante papel nas últimas três décadas e constitui uma ferramenta muito valiosa quando os resultados são definitivos. Uma cintilografia normal exclui a possibilidade de embolia pulmonar, e uma altamente sugestiva é associada à presença de embolismo. Contudo, grandes ensaios têm demonstrado que muitos pacientes com embolismo suspeito e que são submetidos à cintilografia não revelam achados considerados definitivos e, por outro lado, pacientes comprovadamente sem embolismo não têm um exame considerado normal. Existem algoritmos diagnósticos respaldados nesse exame.

TOMOGRAFIA COMPUTADORIZADA (TC)

O uso da tomografia computadorizada helicoidal tem representado, sem sombra de dúvidas, o maior avanço no diagnóstico da embolia pulmonar. Ao contrário da cintilografia, a tomografia permite a visualização direta do trombo, como também a detecção de anormalidades parenquimatosas que possam explicar uma alternativa diagnóstica. Na atualidade é, indiscutivelmente, o exame de imagem de primeira linha. Os algoritmos diagnósticos atuais priorizam esse método propedêutico.

A sensibilidade da TC helicoidal para o diagnóstico da embolia pulmonar varia de 57 a 100% e sua especificidade é de 78 a 100%. Esta variação é explicada em grande parte pela diversidade tecnológica dos tomógrafos, pois os novos equipamentos melhoraram a resolução, a velocidade e a visualização periférica e diminuíram os artefatos relacionados a movimentos.

A sensibilidade e a especificidade do método variam também com a localização do êmbolo, sendo de 90%, para êmbolos que envolvem ramos principais e lobares, ou muito menos, quando o êmbolo é confinado a ramos segmentares ou subsegmentares.

Portanto, defeitos de enchimento envolvendo ramos principais ou ramos lobares podem ser considerados diagnósticos de embolismo, mas uma TC normal não pode ser considerada fator excludente de embolia pulmonar. Recentemente, foi desenvolvido um tomógrafo multidetector, de última geração, que permite a visualização de pequenas artérias e êmbolos diminutos.

Os novos protocolos de diagnóstico da embolia pulmonar têm priorizado a angiotomografia em detrimento da cintilografia, inclusive levando em conta nesta avaliação os recursos tecnológicos do equipamento.

RESSONÂNCIA MAGNÉTICA (RM)

A ressonância magnética pulmonar tem acurácia comprovada como ferramenta propedêutica para o diagnóstico de embolia pulmonar. Recentes melhorias nas técnicas de RM melhoraram substancialmente a avaliação da circulação pulmonar. Ao contrário da cintilografia, permite diferenciar a embolia pulmonar de outras patologias dos pulmões e tem sensibilidade em demonstrar êmbolos centrais, lobares e segmentares.

A principal indicação dessa técnica, em detrimento da TC helicoidal, é para pacientes com insuficiência renal, já que o gadolínio não é nefrotóxico. Pacientes com hipersensibilidade a contraste radiológico e aqueles que não podem receber radiação ionizante também têm boa indicação.

ANGIOGRAFIA PULMONAR

A angiografia pulmonar constitui o "padrão ouro" para o diagnóstico de embolia pulmonar, mas tem suas limitações. Requer um profissional muito qualificado, tanto na sua execução como na sua interpretação, é invasiva, tem risco de morte, insuficiência respiratória, insuficiência renal e hematomas que requerem hemotransfusão. Está reservada para um pequeno subgrupo de pacientes cujo diagnóstico não pode ser estabelecido por outras técnicas menos invasivas.

TRATAMENTO

Conforme observado nos itens anteriores deste capítulo, a embolia pulmonar apresenta-se com variado espectro clínico, e torna-se necessário estabelecer um índice prognóstico para determinação da melhor abordagem terapêutica.

Indiscutivelmente, a experiência clínica reveste-se de importância primordial na determinação da conduta, porém o estabelecimento de um índice de prognóstico mais preciso pode ser obtido usando-se um sistema clínico formal base-

```
                    ┌─────────────────────────────────┐
                    │ Probabilidade clínica de embolismo │
                    └─────────────────────────────────┘
                                    │
                                    ▼
                    ┌─────────────────────────────────┐
                    │   Angiotomografia ou cintilografia │
                    └─────────────────────────────────┘
```

Fluxograma diagnóstico:

- **Angiotomografia positiva ou cintilografia de alta probabilidade para EP** → Diagnóstico confirmado
- **Angiotomografia negativa ou cintilografia com probabilidade baixa ou intermediária de embolismo** → *Duplex scan* de MI
  - NEGATIVO → Angiografia pulmonar
    - NEGATIVO → Diagnóstico excluído
    - POSITIVO → Diagnóstico confirmado
  - POSITIVO → DIAGNÓSTICO CONFIRMADO
- **Cintilografia negativa** → Diagnóstico excluído

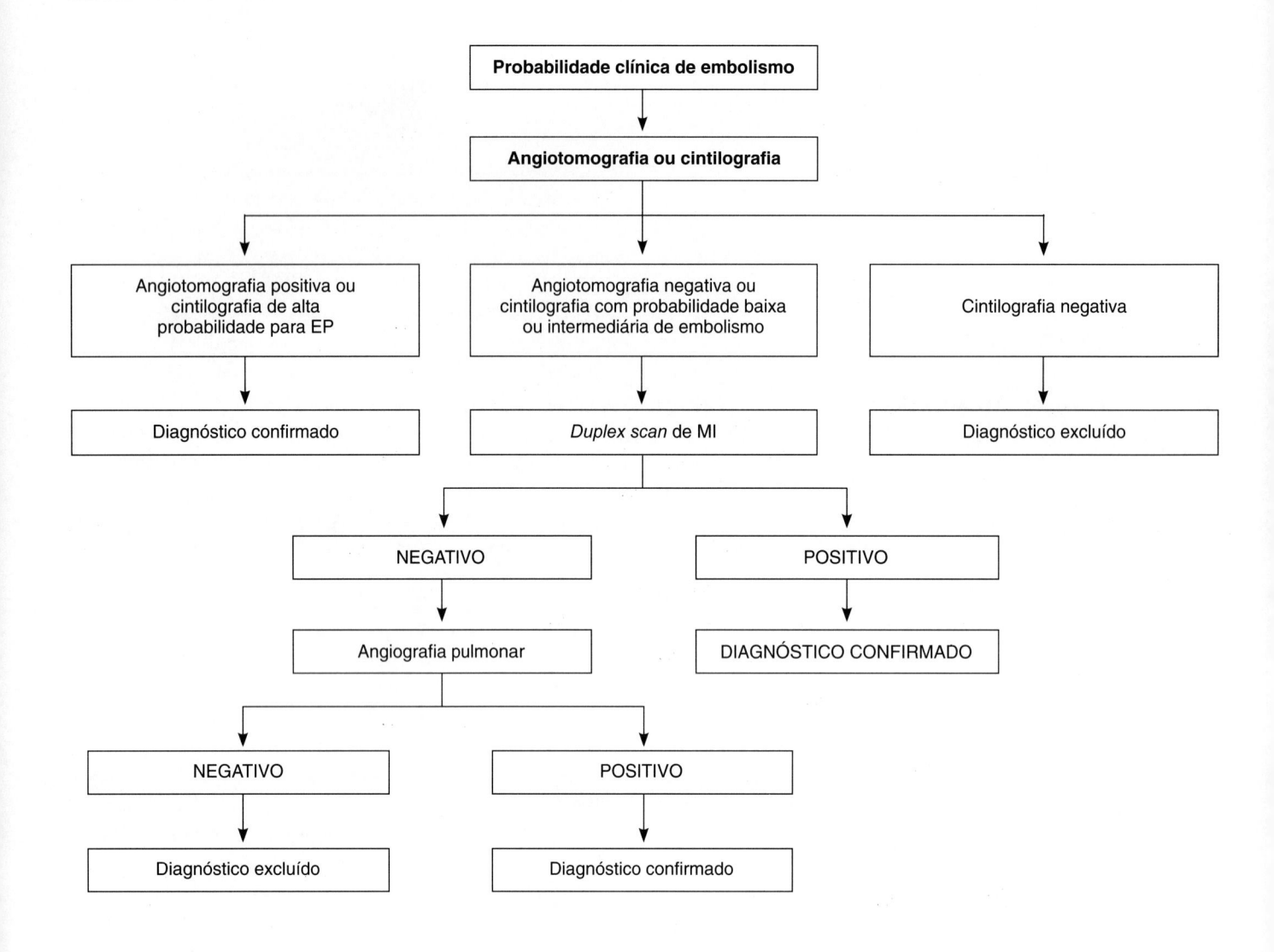

ado em escore, como o denominado "Índice Prognóstico de Genebra", que usa um escore de oito pontos e identifica seis preditores de desfecho adverso: câncer e hipotensão (dois pontos), insuficiência cardíaca (um ponto), trombose venosa profunda (TVP) anterior (um ponto), hipoxemia arterial (um ponto), ultra-som demonstrando trombose venosa (um ponto). À medida que os pontos se acumulam, o prognóstico de evolução desfavorável aumenta.

Quando a propedêutica aponta para sinais de disfunção ventricular direita, estamos diante do marcador-chave de alto risco que vem assumindo o papel determinante da conduta terapêutica.

Os objetivos primordiais do tratamento são a lise do trombo, a estabilização hemodinâmica e o impedimento da recorrência. Para alcançá-los, devemos implementar medidas terapêuticas adequadas e coerentes.

Anticoagulação

Quando se suspeita de embolia pulmonar, o paciente deve receber heparina em doses terapêuticas até que esta seja excluída, desde que não existam contra-indicações formais à anticoagulação. O paciente deve receber 80U/kg inicialmente, seguidas de 18U/kg por hora, mantendo-se o TTPA entre 60 e 80 segundos (1,5 a 2,3 do controle). A anticoagulação por infusão tem a vantagem de poder ser rapidamente descontinuada, caso esteja indicada a trombólise ou a embolectomia.

Pacientes com estabilidade hemodinâmica podem ser tratados com heparina de baixo peso molecular em vez de heparina não fracionada. Uma metanálise de ensaios clínicos revela que esta é uma alternativa melhor para reduzir a mortalidade e apresenta menos complicações hemorrágicas. Um ensaio de TVP usando venografia contrastada revelou a superioridade da heparina de baixo peso molecular em reduzir o tamanho dos trombos. Esta droga apresenta várias vantagens terapêuticas, como facilidade de administração (duas vezes ao dia), não ser necessário controle laboratorial e ter um risco menor de induzir trombocitopenia.

Após 3 dias de heparinização, devemos iniciar o uso de anticoagulantes cumarínicos, mantendo a anticoagulação parenteral por 1 semana. A heparina de baixo peso molecular pode ser uma alternativa aos anticoagulantes cumarínicos, para a anticoagulação em nível domiciliar.

Filtro de Cava

O filtro de cava é um dispositivo que pode ser introduzido percutaneamente na cava inferior, para prevenir embolia pulmonar. Este, porém, não altera o processo trombótico. É indicado quando existe contra-indicação absoluta à anticoagulação ou quando, a despeito de uma anticoagulação bem conduzida, o paciente apresenta recidiva de embolia pulmonar.

Atualmente, existem dispositivos retráteis que podem ser usados temporariamente.

Trombólise

A terapia trombolítica está formalmente indicada para os pacientes com grave instabilidade hemodinâmica ou choque. No estudo PIOPED, os investigadores consideraram antiético tratar esse grupo de pacientes apenas com heparina.

Em 2003, o estudo MAPPET 3 comparou rt-PA com heparina isolada em pacientes com disfunção de VD, sem hipotensão ou choque, e os resultados desse ensaio sugerem fortemente que essa terapia deva ser estendida a esse grupo de pacientes.

A trombólise parece recuperar mais rapidamente a função ventricular e a perfusão pulmonar, reduzindo a mortalidade e episódios embólicos recorrentes.

As drogas mais testadas foram a rt-PA (100mg/2 horas) e o estreptoquinase, na dose de 250.000U rápidas e 100.000U/hora durante 24 a 72 horas, tendo como critério de interrupção a melhora dos sinais de instabilidade clínica.

Embolectomia

Este procedimento deve ser considerado para pacientes com contra-indicações à terapia trombolítica ou hipotensão refratária, a despeito de tratamento médico máximo por mais de 1 hora. O procedimento é baseado na fragmentação do trombo mediante cateter, trombectomia usando jato de solução salina, criando um forte efeito Venturi, e aspiração do trombo usando uma grande seringa que usa um guia coronário ou um cateter para embolectomia de Greenfield.

Outra forma de embolectomia é aquela aberta por cirurgia. Esta cirurgia era muito desacreditada porque, historicamente, levava a uma sobrevida muito limitada; entretanto, com a identificação precoce dos pacientes que irão sofrer deterioração hemodinâmica, esse procedimento tem experimentado um renascimento e sua técnica vem sendo aprimorada. Em alguns serviços, tem apresentado uma sobrevida de 89%, demonstrando que, quando bem indicado, constitui uma alternativa relevante no tratamento de pacientes de alto risco.

Anticoagulação Oral

O anticoagulante oral antivitamina K mais usado em nosso meio é o warfarin. Este deve ser implementado a partir do terceiro dia de anticoagulação com heparina e mantido por pelo menos 6 meses, controlado com RNI. O esquema tradicional preconiza uma RNI entre 2,0 e 3,0, porém o ensaio PREVENT testou anticoagulação de baixa intensidade com warfarin contra placebo (RNI entre 1,5 e 2,0). Este regime terapêutico permitiu uma monitoração mais elástica da RNI (uma vez a cada 2 meses) e reduziu em 75% a recorrência de TEP em todos os subgrupos, mesmo naqueles com fator V de Leiden ou gene de protrombina mutante.

Estratégia Terapêutica para a Embolia Pulmonar

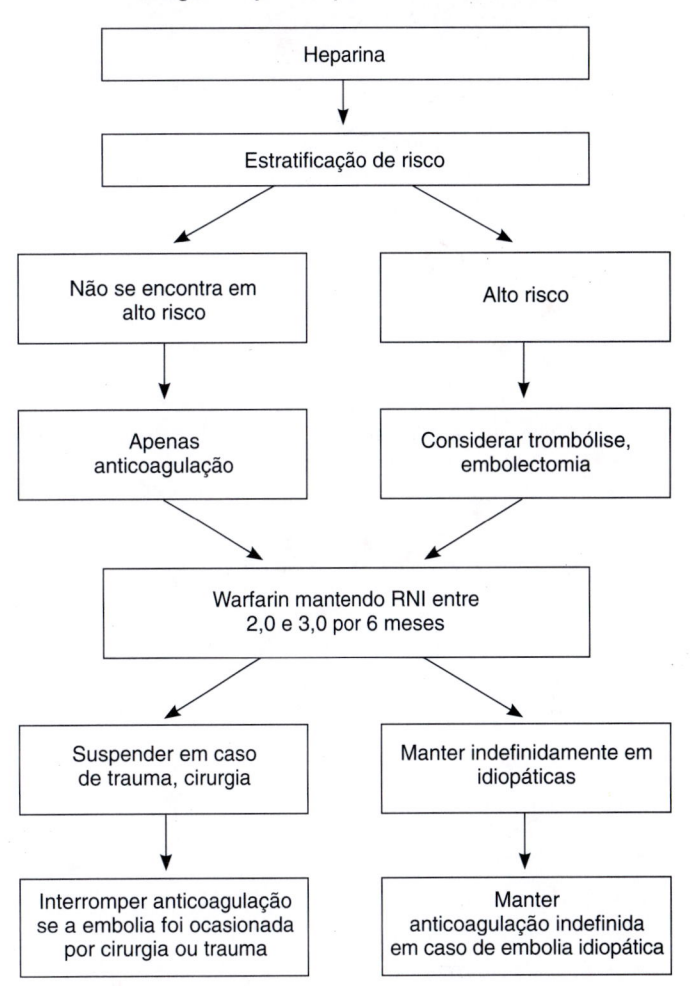

Heparina → Estratificação de risco →
- Não se encontra em alto risco → Apenas anticoagulação
- Alto risco → Considerar trombólise, embolectomia

→ Warfarin mantendo RNI entre 2,0 e 3,0 por 6 meses →
- Suspender em caso de trauma, cirurgia → Interromper anticoagulação se a embolia foi ocasionada por cirurgia ou trauma
- Manter indefinidamente em idiopáticas → Manter anticoagulação indefinida em caso de embolia idiopática

REFERÊNCIAS BIBLIOGRÁFICAS

1. Aklog L, Willians C, Byrne J. Acute pulmonary embolectomy, a contemporary approach. *Circulation* 2002; *105*:1.416.
2. Dalen J. Pulmonary embolism: what have we learned since Virchow. *Chest* 2002; *122*:1.440-56.
3. Fedullo P, Tapson V. The evaluation of suspect pulmonary embolism. *New Engl J Med* 2003; 349(13):1.247-55.
4. Goldhaber S, Elliot G. Acute pulmonary embolism. Part I: Epidemiology, pathophysiology, diagnosis. *Circulation* 2003; 108(222): 726-9.
5. Goldhaber S, Elliot G. Acute pulmonary embolism. Part II: Risk stratification, treatment, and prevention. *Circulation* 2003; *108*:25.834-38.

6. Golhaber S. Echocardiography in the management of pulmonary embolism. *Annal of Internal Medicine* 2002; *136*(9):691-700.
7. Kearon C. Diagnosis of pulmonary embolism. *eCMAJ* 2003; *168*(2):183.
8. Konstantinides S, Geibel A, Heusel G *et al*. Heparin plus ateplase compared with heparin alone in patients with submassive pulmonary embolism. *Circulation* 2002; 347:1.143-50.
9. Kutcher N, Printzen G, Golhabher S. Prognostic of brain natriuretic peptide in acute pulmonary embolism. *Circulation* 2003; *107*:2.545-7.
10. Rioker P, Goldhaber S, Denielson E *et al*. Long term, low intensity warfarin therapy for prevention of recurrent venous thromboembolism. *NEJM* 2003; *348*:1.425-34.
11. Schoepf UI, Costello P. CT angiography for diagnosis of pulmonary embolism: state of the art. *Radiology* 2004; *230*:2.329-37.
12. Wood K. Major pulmonary embolism. *Chest* 2002; *121*:877-905.

CAPÍTULO 48

COR PULMONALE

Maria Helena Borges

INTRODUÇÃO

Cor pulmonale é uma alteração na função ou estrutura ventricular direita devida à hipertensão pulmonar causada por doenças que afetam o pulmão ou a sua vasculatura. As doenças do lado direito do coração resultantes de doenças primárias congênitas não são consideradas dentro desta constelação de desordens.

Apesar de a maioria das condições causadoras de *cor pulmonale* ser crônica e de progressão lenta, os pacientes podem, também, apresentar-se com sintomas agudos e até ameaçadores à vida. Tais descompensações súbitas ocorrem quando o ventrículo direito torna-se incapaz de compensar a imposição de demandas adicionais provocadas, ou pela progressão da doença subjacente, ou por um processo agudo.

O objetivo deste capítulo é proporcionar uma revisão da etiologia, das características clínicas e do tratamento do *cor pulmonale*.

ETIOLOGIA

Cor pulmonale é um estado de disfunção cardiopulmonar que resulta de várias etiologias e mecanismos fisiopatológicos diferentes (Quadro 48.1).

Os possíveis mecanismos incluem:

- Vasoconstrição pulmonar (secundária à hipoxia alveolar ou acidemia).
- Redução anatômica do leito vascular pulmonar (enfisema, embolia pulmonar etc.).
- Viscosidade sangüínea aumentada (policitemia, anemia falciforme etc.).
- Fluxo sangüíneo pulmonar aumentado.

- A causa mais freqüente de *cor pulmonale* é a doença pulmonar obstrutiva crônica (DPOC), devida a enfisema ou bronquite crônica. Em pacientes com DPOC, uma maior incidência de envolvimento ventricular direito pode correlacionar-se com o aumento da gravidade da disfunção ventricular. Por exemplo, uma hipertrofia ventricular direita está presente em 40% dos pacientes com volume expiratório forçado no primeiro segundo (FEV1) menor que 1,0L e em 70% daqueles com um FEV1 < 0,6L. Entretanto, a presença de hipoxemia, hipercapnia e policitemia também prediz, independentemente, o desenvolvimento de hipertrofia ventricular direita, ainda que não tão fortemente como os mecanismos pulmonares anormais.

PROGNÓSTICO

O desenvolvimento de *cor pulmonale* associado à hipertensão pulmonar freqüentemente tem implicações prognósticas. No DPOC, por exemplo, o desenvolvimento de hipertensão pulmonar e edema periférico anuncia um pior prognóstico. Pacientes que desenvolvem edema periférico têm sobrevida em 5 anos de aproximadamente 30%, e aqueles cuja resistência vascular pulmonar excede 550 dinas-s/cm raramente sobrevivem mais do que 3 anos.

Todavia, em vez de ter um efeito direto na mortalidade, o desenvolvimento de *cor pulmonale* no DPOC pode apenas refletir a gravidade da doença obstrutiva subjacente e seu efeito na mortalidade.

Mesmo no DPOC grave, por exemplo, é incomum observar pressão média de artéria pulmonar acima de 40mmHg; tais níveis estão bastante abaixo daqueles encontrados em muitos pacientes com hipertensão pulmonar primária ou devido a embolia pulmonar crônica não resolvida.

Quadro 48.1 Principais Causas de *Cor Pulmonale*

Doenças pulmonares
    Doença pulmonar obstrutiva crônica
    Fibrose cística
    Doenças pulmonares intersticiais
Doenças da circulação pulmonar
    Tromboembolismo pulmonar
    Hipertensão pulmonar primária
    Êmbolos tumorais
    Anemia falciforme
    Esquistossomose
    Doença pulmonar venoclusiva
Doenças neuromusculares
    Esclerose lateral amiotrófica
    Miastenia grave
    Poliomielite
    Síndrome de Guillain-Barré
    Lesões da medula espinhal
    Paralisia diafragmática bilateral
Deformidades da parede torácica
    Cifoescoliose
Desordens do controle ventilatório
    Hipoventilação central primária
    Síndrome da apnéia do sono

CARACTERÍSTICAS CLÍNICAS

A detecção clínica e a avaliação do *cor pulmonale* são difíceis por causa dos sinais e sintomas sutis e freqüentemente inespecíficos; por exemplo, o desenvolvimento de edema periférico em pacientes com DPOC não é necessariamente um marcador seguro de hipertensão pulmonar.

Sintomas

Alguns sintomas são atribuídos diretamente à hipertensão pulmonar, como dispnéia ao exercício, fadiga, letargia, dor torácica e síncope com exercício:

- Fadiga, letargia e síncope exercicional refletem incapacidade de aumento do débito cardíaco durante o estresse, devido à obstrução vascular nas arteríolas pulmonares.
- Angina de esforço típica pode ocorrer. O mecanismo pelo qual ela ocorre é incerto, mas tanto a dilatação da artéria pulmonar como a isquemia ventricular direita são propostas.

Sintomas menos comuns e potencialmente relacionados à hipertensão arterial incluem tosse, hemoptise e rouquidão (devida à compressão do nervo laríngeo recorrente esquerdo pela dilatação do tronco da artéria pulmonar).

Achados Físicos

O exame físico pode detectar achados característicos da hipertensão pulmonar e da hipertrofia ventricular direita, algumas vezes acompanhada de insuficiência ventricular direita:

- O achado físico inicial de hipertensão arterial pulmonar consiste no aumento e na intensidade do componente pulmonar da segunda bulha, que pode, inclusive, estar palpável. Desdobramento estreito da segunda bulha pode estar presente, a menos que haja um bloqueio de ramo direito concomitante. A ausculta cardíaca pode, ainda, mostrar um sopro sistólico de ejeção e, nos casos mais graves, um sopro diastólico de regurgitação pulmonar.
- A hipertrofia ventricular direita é caracterizada por uma onda A proeminente no pulso venoso jugular, associada a uma quarta bulha do lado direito e a impulsões sistólicas paraesternais ou subxifóideas.
- A insuficiência ventricular direita leva a hipertensão venosa sistêmica. Isto pode produzir uma variedade de achados, tais como uma pressão jugular elevada com onda V proeminente, uma terceira bulha de ventrículo direito (VD) e um sopro sistólico de regurgitação tricúspide.

Os sopros e galopes do lado direito aumentam de intensidade com a inspiração, mas estes sinais podem estar obscurecidos, dependendo da etiologia da hipertensão pulmonar. No enfisema, por exemplo, o aumento do diâmetro ânteroposterior do tórax dificulta a ausculta e altera a posição do impulso ventricular direito.

Apesar de a ascite ser incomum mesmo no *cor pulmonale* grave, alterações extracardíacas podem estar presentes, como hepatomegalia, fígado pulsátil (se a regurgitação tricúspide é importante) e edema periférico, que pode aparecer ou exacerbar-se durante a terapia com corticóide.

Edema

Enquanto alguns pacientes com DPOC grave desenvolvem edema associado a uma evidente falência direita, outros pacientes com edema não têm sinais hemodinâmicos de insuficiência ventricular direita, e a pressão arterial pulmonar e os gases sangüíneos estão normais. A patogênese do edema em tais pacientes não é bem compreendida: o débito cardíaco e a taxa de filtração glomerular geralmente estão normais ou próximos do normal, tanto no repouso como no exercício.

O edema parece ocorrer primariamente em pacientes com hipercapnia, sugerindo que a PCO_2 elevada possa ser a responsável pela retenção de sódio no *cor pulmonale*. A hipercapnia está associada a aumento na reabsorção proximal de bicarbonato, o que serve para minimizar a queda no pH arterial, mas também pode contribuir para a formação do edema, uma vez que ele também promove a reabsorção passiva de $NaCl$ e H_2O.

Outro fator que contribui para a retenção de sódio é a hipoxemia, que pode causar vasoconstrição renal, ocasionando uma redução da excreção urinária de sódio.

DIAGNÓSTICO

Uma vez que os sinais e sintomas são inespecíficos, a avaliação complementar pode ser útil, incluindo os seguintes exames:

- Radiografia de tórax.
- Doppler ecocardiografia.
- Testes de função pulmonar.
- Ventriculografia por radionuclídeos.
- Ressonância magnética.
- Cateterismo do coração direito.
- Biópsia pulmonar

Radiografia de Tórax

O raio-X de tórax característico da hipertensão arterial pulmonar mostra dilatação do tronco da artéria pulmonar. Em 95% dos pacientes com DPOC e hipertensão pulmonar, o diâmetro do ramo descendente da artéria pulmonar direita é maior que 20mm. Além disso, os vasos periféricos são atenuados, mostrando campos pulmonares oligoêmicos. A falência ventricular direita pode resultar na dilatação do ventrículo e átrio direitos ao raio-X de tórax.

O aumento do ventrículo direito leva a uma diminuição do espaço retroesternal. Entretanto, estes achados podem estar obscuros na presença de cifoescoliose, hiperinsuflação pulmonar, aumento ventricular esquerdo ou doença pulmonar intersticial.

Eletrocardiograma

O ECG pode demonstrar sinais de hipertrofia ventricular direita. Achados que podem ser vistos na sobrecarga crônica do ventrículo direito:

- Desvio do eixo para a direita e relação R/S maior que 1 na derivação V1.
- Aumento da amplitude da onda P na derivação DII (*P pulmonale*) devido ao aumento do átrio direito.
- Bloqueio incompleto ou completo do ramo direito. A maioria dos critérios eletrocardiográficos mostra alta especificidade e baixa sensibilidade para detecção de hipertrofia do ventrículo direito. A sensibilidade do eletrocardiograma é ainda pior em pacientes com hipertrofia biventricular ou com DPOC, mas a presença de alterações eletrocardiográficas do *cor pulmonale* nessas situações denota pior prognóstico.

Doppler Ecocardiografia

A maioria dos pacientes com hipertensão arterial pulmonar tem sinais de sobrecarga pressórica do ventrículo direito ao ecocardiograma bidimensional. A elevação na pressão leva a aumento da espessura do ventrículo direito com abaulamento paradoxal do septo para dentro do ventrículo esquerdo durante a sístole. Num estágio mais avançado, a dilatação ventricular direita ocorre e o septo mostra um achatamento diastólico anormal.

Inicialmente, há hipercinesia do ventrículo direito, eventualmente acompanhada por hipocinesia do mesmo, associada a dilatação atrial direita e regurgitação tricúspide. Esta última é uma manifestação secundária da dilatação do anel tricúspide e do ventrículo direito.

A Doppler ecocardiografia é o método não-invasivo mais seguro para a estimativa da pressão na artéria pulmonar. Esta técnica tem a vantagem de a regurgitação tricúspide funcional estar freqüentemente presente na hipertensão pulmonar. A velocidade máxima do jato regurgitante tricuspídeo é registrada, e a pressão sistólica na artéria pulmonar (PSAP) é então calculada pela equação modificada de Bernoulli:

$$PSAP = (4 \times \text{Velocidade do jato regurgitante tricúspide}^2) + PAD$$

onde PAD é a pressão atrial direita estimada pela medida do diâmetro e pela variação respiratória do fluxo na veia cava inferior. Outros achados associados com hipertensão pulmonar são a regurgitação pulmonar e o fechamento mesossistólico da valva pulmonar.

A eficácia da Doppler ecocardiografia pode estar limitada pela capacidade de identificar o jato de regurgitação tricúspide, principalmente devido às alterações induzidas pela doença subjacente. Por exemplo, a janela acústica em pacientes com DPOC pode ser limitada pelo aumento ântero-posterior do diâmetro do tórax.

Apesar dessas limitações, a estimativa com Doppler utilizando a regurgitação tricúspide é mais sensível que o exame clínico e pode levar a um diagnóstico acurado na maioria dos casos.

Testes de Função Pulmonar

Os testes de função pulmonar devem ser realizados em pacientes com história sugestiva de doença pulmonar subjacente e naqueles com função cardíaca normal. É importante observar que apenas a doença pulmonar intersticial grave (com volume pulmonar abaixo de 50%) produz hipertensão pulmonar secundária, enquanto um leve defeito restritivo pode ser produzido pela própria hipertensão arterial pulmonar. Assim, o último achado não é indicativo de doença pulmonar intersticial como causa de hipertensão arterial pulmonar secundária.

Cateterismo do Coração Direito

O cateterismo do lado direito do coração é o padrão ouro para diagnóstico, quantificação e caracterização da hipertensão arterial pulmonar. Este procedimento está indicado apenas quando informações necessárias não podem ser obtidas pela Doppler ecocardiografia. As indicações atuais incluem:

- Quando a ecocardiografia não permite a medida do jato regurgitante tricúspide, que não exclui a hipertensão arterial pulmonar significativa.
- Quando os sintomas ocorrem durante o exercício, e a medida simultânea das pressões do lado esquerdo durante o exercício está também indicada.
- Quando a terapia será determinada pela medida precisa da resistência vascular pulmonar e pela resposta a vasodilatadores.

- Quando o cateterismo esquerdo também é necessário, por exemplo, num paciente com idade acima de 40 anos ou com fatores de risco para coronariopatia.

O cateterismo direito pode também ser usado para determinar o potencial de reversibilidade da hipertensão arterial pulmonar com vasodilatadores, tais como os bloqueadores dos canais de cálcio.

Biópsia Pulmonar

A avaliação patológica da hipertensão arterial pulmonar exige uma biópsia pulmonar. Historicamente, o exame patológico foi usado intra-operatoriamente para procurar evidência de patologia arterial pulmonar irreversível. No presente, a avaliação da resistência vascular pulmonar e da resposta vasodilatadora pelo cateterismo direito é adequada para guiar a decisão terapêutica.

TRATAMENTO

O tratamento clínico dos pacientes com *cor pulmonale* tem como objetivo principal melhorar a oxigenação (em pacientes hipoxêmicos) e a contratilidade ventricular direita, assim como reduzir a resistência vascular pulmonar e a vasoconstrição.

Oxigenoterapia

A terapia com oxigênio melhora a sobrevida a longo prazo dos pacientes hipoxêmicos com DPOC; entretanto, os mecanismos não são completamente compreendidos. Duas maiores hipóteses podem explicar o benefício da oxigenoterapia na sobrevida:

- A oxigenoterapia alivia a vasoconstrição pulmonar e conseqüentemente, diminui a resistência vascular pulmonar; como resultado, o ventrículo direito aumenta o volume sistólico e o débito cardíaco. A vasoconstrição renal também pode ser aliviada, resultando num aumento da excreção urinária de sódio.
- A oxigenoterapia melhora o conteúdo de oxigênio, favorecendo maior liberação de O_2 para o coração, o cérebro e outros órgãos vitais.

Diuréticos

Se o volume de enchimento ventricular direito está muito elevado, a terapia com diurético pode melhorar a função de ambos os ventrículos, o direito e o esquerdo (o último efeito é obtido quando o enchimento ventricular esquerdo é melhorado pela redução da dilatação do ventrículo direito).

Como resultado, a terapia diurética pode melhorar o desempenho cardiovascular em alguns pacientes com sobrecarga volumétrica do ventrículo direito.

Entretanto, a depleção excessiva de volume deve ser evitada, pois pode ocorrer queda no débito cardíaco se a pressão e o volume de enchimento ventricular direito forem dramaticamente reduzidos na hipertensão pulmonar. Um método simples de avaliação do estado volêmico consiste na monitorização da concentração plasmática de uréia e creatinina. Quando estes parâmetros permanecem normais, pode-se assumir que a perfusão renal e o fluxo para os outros órgãos estão mantidos. Por outro lado, a remoção de líquidos deve ser suspensa se houver elevação inexplicada nesses mesmos exames.

Outra complicação importante da terapia diurética refere-se ao desenvolvimento de alcalose metabólica. A alcalose deprime a ventilação e pode ter implicações importantes em pacientes com doença pulmonar grave, como, por exemplo, levando a dificuldade de desmame do ventilador.

Digoxina

Exceto nos casos de insuficiência ventricular esquerda coexistente, os estudos clínicos não indicam o uso de digitálicos em pacientes com *cor pulmonale*. Especificamente, o uso de digoxina nos pacientes com DPOC e função ventricular esquerda normal não melhora a fração de ejeção ventricular direita ao repouso ou ao exercício, nem aumenta o desempenho máximo durante o exercício.

Vasodilatadores

Agentes vasodilatadores potentes (incluindo hidralazina, nitratos, nifedipina, verapamil e inibidores da ECA) têm sido utilizados com o objetivo de melhorar a hipertensão pulmonar. Em alguns estudos de curto prazo, reduções modestas na pressão arterial pulmonar têm sido documentadas. No entanto, os vasodilatadores não provocam melhora sustentada ou significativa e podem estar associados a efeitos colaterais:

- Estudos de curto prazo geralmente não conseguem documentar a melhora na capacidade ao exercício ou no estado funcional, provavelmente porque estes pacientes são limitados mais pela mecânica pulmonar que pela hipertensão pulmonar.
- Evidência de eficácia sustentada (em torno de 3 a 6 meses) é relativamente incomum.
- O uso de vasodilatadores em pacientes com DPOC pode estar associado a piora na oxigenação arterial e/ou hipotensão sistêmica, apesar de estes efeitos não serem muito graves.

De modo geral, o tratamento com vasodilatadores em pacientes com DPOC não tem sido usado rotineiramente na prática clínica.

Contudo, pacientes com hipertensão pulmonar grave e persistente, apesar da terapia com oxigênio e broncodilatadores, podem ser candidatos à terapia com vasodilatadores. Nesta situação, o cateterismo cardíaco direito é recomendado durante a administração inicial do vasodilatador. Recomenda-se a utilização de nifedipina, numa dose mantida de

30 a 240mg/dia, por via oral, ou de diltiazem, numa dose mantida de 120 a 720mg/dia, por via oral. Uma redução na resistência vascular pulmonar superior a 20% é um critério razoável que sugere eficácia.

Teofilina e Aminas Simpaticomiméticas

A teofilina e as aminas simpaticomiméticas (terbutalina etc.) podem ter efeito benéfico não relacionado à broncodilatação. Especificamente, estes agentes podem:

- Melhorar a contratilidade miocárdica.
- Promover algum grau de vasodilatação pulmonar.
- Melhorar a resistência diafragmática.

Estes efeitos podem explicar por que alguns pacientes tratados com teofilina, por exemplo, experimentam uma redução na dispnéia, mesmo sem redução na obstrução do fluxo aéreo. Conseqüentemente, é razoável considerar o uso de teofilina como terapia adjuvante no tratamento de pacientes com DPOC e *cor pulmonale* crônico ou descompensado, pelo menos até que outra evidência rejeite esta medida.

Flebotomia

Em pacientes com policitemia grave (hematócrito acima de 55%), a flebotomia (para atingir um hematócrito em torno de 50%) está associada a diminuição na pressão arterial pulmonar média e na resistência vascular pulmonar, assim como à melhora do desempenho durante o exercício. No entanto, o emprego contínuo de oxigenoterapia em pacientes selecionados deve reduzir o número de pacientes com DPOC que se tornam gravemente policitêmicos. Assim, de modo geral, o uso da flebotomia geralmente é reservado como terapia adjuvante no tratamento agudo de pacientes muito policitêmicos que têm uma descompensação do *cor pulmonale* ou para os raros pacientes que permanecem significativamente policitêmicos apesar da oxigenoterapia adequada de longo prazo.

REFERÊNCIAS BIBLIOGRÁFICAS

1. Matthay RA. Chronic airways diseases. *In*: *Cecil textbook of medicine*. 19 ed., Philadelphia-London-Toronto-Montreal-Sydney-Tokyo: W.B. Saunders Company, 1992:386-94.
2. McLaughlin VV, Rich S. Cor pulmonale. *In*: *Braunwald heart disease: textbook of cardiovascular medicine*. 6 ed., Philadelphia: W.B. Saunders Company, 2001:1.936-54.
3. Newman JH, Ross JC. Chronic cor pulmonale. *In*: *Hurst's the heart*. 8 ed., International Edition, 1994:1.895-904.
4. Silva LCC. Cor pulmonale crônico. *In*: *Compêndio de pneumologia*. 2 ed., São Paulo: Cia. Lithográfica Ypiranga, 1983:215-22.
5. Wiedemamn HP. Cor pulmonale. UpToDate, version 12.1, December, 2003: 1-8.

CAPÍTULO 49

HIPOTENSÃO E SÍNCOPE: DO DIAGNÓSTICO AO TRATAMENTO

Epotamenides M. Good God

SÍNCOPE: DEFINIÇÃO, IMPORTÂNCIA CLÍNICA, EPIDEMIOLOGIA

A síncope é definida como a perda súbita e transitória da consciência, com perda do tono postural e com recuperação espontânea.

Trata-se de um problema clínico freqüente, tanto nos ambulatórios como nos serviços de pronto-socorro, respondendo por cerca de 3% dos atendimentos em serviços de emergência e até 6% das internações hospitalares. É especialmente freqüente nos idosos. A síncope tem um prognóstico benigno, na maioria das vezes, mas cerca de 30% dos pacientes têm traumas físicos ou acidentes de trabalho e de trânsito. Embora artificial, é costume, na avaliação inicial, dividir a síncope como sendo de origem cardíaca, não-cardíaca e de origem desconhecida. Esta divisão tem o mérito de lembrar ao médico a importância de identificar a síncope de origem cardíaca devido à sua alta mortalidade.

A síncope tem taxa de recorrência importante, de 30% em 3 anos, sendo mais alta para os pacientes idosos e para os doentes psiquiátricos (até 50% dos casos).

CAUSAS DA SÍNCOPE/TIPOS

O sistema nervoso central tem um mecanismo de auto-regulação de tal forma que, para níveis de pressão arterial média, que vão de 60 a 140mmHg, o fluxo sangüíneo cerebral mantém-se constante. Uma queda da pressão abaixo desses níveis leva à perda da consciência e do tono postural, o que caracteriza a síncope.

As causas da síncope (Quadro 49.1) podem ser divididas em quatro grandes categorias.

Atualmente, com uma abordagem clínica mais apropriada e o uso mais difundido de novos métodos – teste de inclinação (*Tilt-Test*), monitor de eventos, monitor implantável de ECG de longa duração, estudo eletrofisiológico –, o percentual de casos de síncope de origem indeterminada tem diminuído consideravelmente. Enquanto na metanálise de Linzer e cols. 13 a 41% dos casos de síncope não tiveram sua origem determinada, hoje este percentual varia de 8 a 23%.

FISIOPATOLOGIA DA SÍNCOPE

A descrição da fisiopatologia da síncope neurocardiogênica é a base para o entendimento do processo.

Síncope Devida à Instabilidade Vasomotora ou Neuralmente Mediada (ou Mediada por Reflexos)

As síncopes reflexas (neuralmente mediadas) englobam o maior número de casos em todas as casuísticas. A Fig. 49.1 relaciona alguns fatores facilitadores para a síncope.

SÍNCOPE VASOVAGAL

Síncope vasovagal, vasodepressora ou neurocardiogênica, segundo Linzer e cols., representa de 8 a 37% (maioria) dos casos de síncope.

Caracteriza-se por uma queda súbita na pressão arterial (PA), com ou sem bradicardia, com sinais de hiperatividade autonômica e humoral, traduzidos por palidez, sudorese, náuseas, midríase e hiperventilação. Raramente, o paciente poderá ter convulsão. Estes casos são referidos, com freqüência, como "síncope convulsiva". Também é rara a incontinência fecal e urinária. A recuperação da consciência é rápida, podendo persistir os sinais de hiperatividade adrenérgica. Ocorre, geralmente, em pessoas jovens (notadamente mu-

Quadro 49.1 Etiologia da Síncope

Instabilidade Vasomotora
- Síncope: Vasovagal
  - Situacional
  - Miccional
    - Defecação
    - Tosse
    - Deglutição
  - Seio carotídeo
  - Doenças neurológicas
    - AVC, IVCT
    - Neuralgias
  - Grandes altitudes
  - Exercícios intensos
  - Uso de drogas
  - Doenças psiquiátricas

Hipotensão Ortostática
- Causada por drogas
- Perda volêmica
  - Desidratação
  - Perda sangüínea
  - Retenção venosa
  - Disautonomia

Diminuição do Débito Cardíaco
- Obstrução ao fluxo sangüíneo
  - Obstrução da via de saída do VE
    - Estenose aórtica valvar
    - Miocardiopatia hipertrófica
    - Estenose mitral, mixoma do AE
  - Obstrução da via de saída do VD
    - Estenose pulmonar
    - Tromboembolismo pulmonar
    - Hipertensão pulmonar
    - Mixomas

Falência de Bomba Cardíaca
- Pós-infarto agudo do miocárdio
- ICC
- Dissecção aórtica, tamponamento

Arritmias Cardíacas
- Bradiarritmias
  - Doença do nó sinusal
  - Bloqueios atrioventriculares
  - Disfunção de marcapasso
  - Precipitadas por drogas
- Taquiarritmias
  - Ventricular (monomórfica e polimórfica)
  - Supraventricular

lheres), desencadeada por reações de medo ou alarme. Muitas são as situações precipitantes: emoções fortes, conflitos (trauma, morte, acidentes), punção venosa (para exames ou doação de sangue), fadiga, tratamento dentário e oftalmológico ou ortostatismo prolongado.

A bradicardia e/ou a hipotensão são os eventos finais de um processo que envolve três fases: (1) estimulação dos barorreceptores, com elevação da FC e da PA, por estimulação simpática; (2) bradicardia (com assistolias, às vezes por mais de 20 segundos) e hipotensão abrupta, com perda do tono postural; (3) recuperação. Com o ortostatismo, há diminuição do retorno venoso (retenção nos membros inferiores e áreas esplâncnicas). Devido à queda do débito cardíaco, ocorre estimulação simpática. Com a queda abrupta do re-

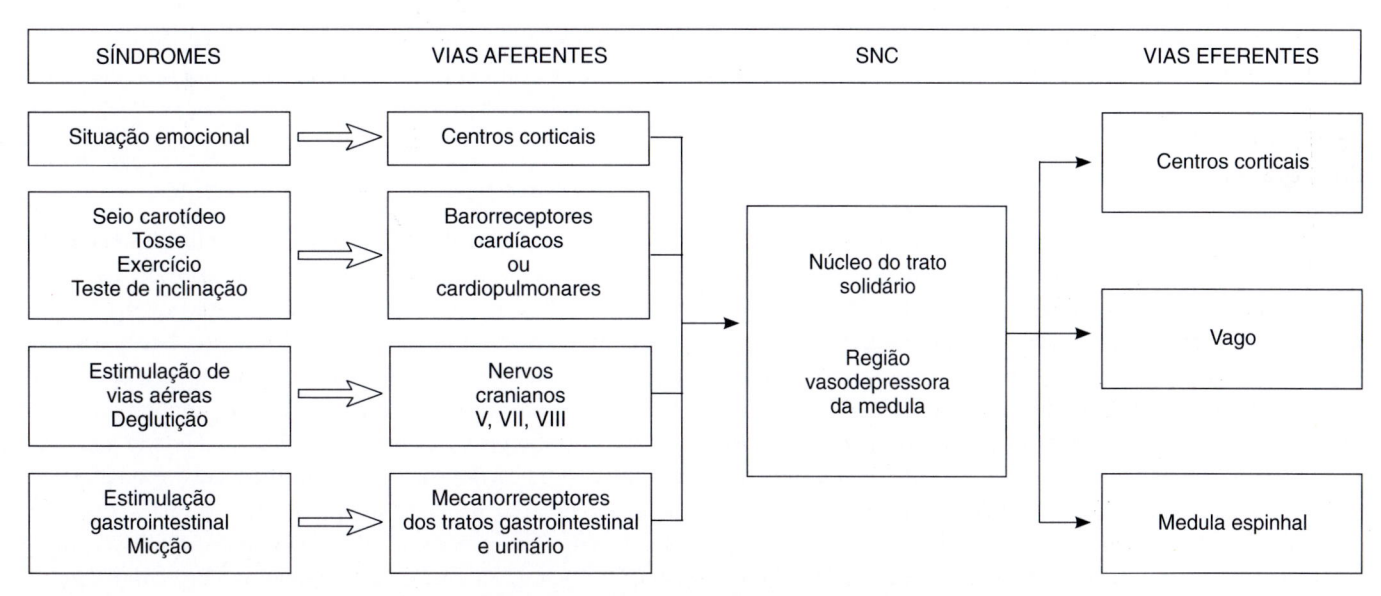

Fig. 49.1 Mecanismos das síncopes vasomotoras.

torno venoso, ocorre contração ventricular com a cavidade relativamente vazia de sangue. Haverá estimulação dos mecanorreceptores da parede ventricular pela contração vigorosa, ocorrendo por estimulação, agora parassimpática, bradicardia e hipotensão arterial (reflexo de Bezold-Jarisch).

SÍNCOPE SITUACIONAL

A síncope situacional ocorre por micção, defecação, tosse, espirro ou deglutição. Constitui a segunda maior causa de síncope em todas as casuísticas.

A *síncope à micção* é mais freqüente nos idosos. Mecanorreceptores na bexiga, acionados pela sua súbita descompressão, durante a micção, levam a queda da PA e da FC. Pacientes jovens, notadamente pela manhã, podem ter síncope precipitada por fatores predisponentes, como ingestão de álcool, fadiga ou infecções.

A *síncope à defecação*, aos toques retal e pélvico ou à retossigmoidoscopia tem como vias aferentes os nervos que transmitem a tensão sofrida pelos receptores de parede que, transmitidos ao SNC, levariam a hipotensão e bradicardia.

A tosse (como também os espirros) ocasiona elevação da pressão intratorácica a qual, transmitida ao espaço subaracnóideo, com a súbita diminuição do retorno venoso, leva à redução do fluxo sangüíneo cerebral e à síncope.

A *síncope da deglutição* ocorre, na maioria dos casos, em pacientes com doenças do esôfago (divertículo, megaesôfago, espasmo esofágico) ou do coração (pós-infarto, grandes crescimentos de câmaras cardíacas, calcificação de estruturas do coração).

SÍNCOPE DO SEIO CAROTÍDEO

Ocorre em homens, em geral na sexta década de vida ou depois. Massas tumorais na região do pescoço (linfomas, tireóide, grandes cicatrizes) podem estar associadas. Esta síncope é precipitada por pressão exercida no seio carotídeo, como, por exemplo, por rotação excessiva ou súbita da cabeça, gravata ou colar apertados e pelo ato de barbear. Nesses pacientes, a massagem do seio carotídeo (MSC) pode desencadear pausas superiores a 3 segundos e/ou queda na PA sistólica igual ou maior que 50mmHg.

SÍNCOPE RELACIONADA AO ESFORÇO FÍSICO

Mesmo indivíduos normais (especialmente sedentários), quando cessam a atividade física de forma súbita, não têm tempo para a adequação do retorno venoso, e ocorre queda do débito cardíaco com a conseqüente diminuição do fluxo sangüíneo cerebral, o que poderá resultar em síncope.

SÍNCOPE RELACIONADA A DOENÇAS NEUROLÓGICAS

Mais freqüentemente, há envolvimento do sistema vertebrobasilar (raramente, carotídeo). A síncope pode ser a manifestação (rara) da síndrome do roubo da subclávia.

Cerca de 15% dos pacientes com enxaqueca podem apresentar-se com síncope (por isquemia vertebrobasilar ou devido à intensidade da dor).

Pacientes com nevralgia dos nervos trigêmeo e glossofaríngeo ou com paroxismos de dor intensa podem ter síncope.

SÍNCOPE DA GRANDE ALTITUDE

A hiperventilação e a subseqüente hipocapnia, com vasoconstrição cerebral, podem levar a quadros sincopais. Isto é especialmente freqüente quando os indivíduos se submetem a exercícios intensos.

SÍNCOPE RELACIONADA A DOENÇAS PSIQUIÁTRICAS

Períodos de estresse acentuado ou doença psiquiátrica, como ansiedade extrema, doença do pânico, depressão maior ou abuso de drogas, podem acompanhar-se de síncope, provavelmente precipitada por hiperventilação (como numa crise histérica), vasoconstrição cerebral e hipocapnia.

OUTROS TIPOS DE SÍNCOPE

Já foram descritos quadros de síncope associados a mergulho, levantamento de peso e instrumentação (em procedimentos médicos), com mecanismos fisiopatológicos similares aos já descritos. Pessoas idosas podem ter a chamada síncope pósprandial, devido à incapacidade de ajuste hemodinâmico (comprometimento do débito cardíaco para a área esplâncnica nesse período).

Hipotensão Ortostática

Na posição ereta, cerca de 500 a 700mL de sangue serão retidos nas extremidades inferiores e na circulação esplâncnica. Há redução do retorno venoso, diminuindo o débito cardíaco. Reflexamente, ocorre estimulação dos barorreceptores aórticos, carotídeos e cardiopulmonares, com liberação de descargas simpáticas e inibição do parassimpático. Ocorre aumento reflexo da freqüência cardíaca e da resistência vascular.

Quando ocorre falha nos elementos desses mecanismos reflexos, há hipotensão ortostática. A depleção do volume intravascular e o efeito das drogas com ação vasodilatadora são as causas mais comuns de hipotensão ortostática (nos idosos, principalmente).

Síncope de Origem Cardíaca

Pode resultar tanto de uma obstrução ao fluxo sangüíneo – lado esquerdo ou direito do coração – como do acometimento do coração (pós-IAM, miocardiopatias ou arritmias), o que precipita uma situação de baixo débito. Nos pacientes portadores de *estenose aórtica valvar intensa*, a síncope pode ocorrer em até 42% dos pacientes e tem um prognóstico péssimo: a sobrevida é de apenas 2 a 3 anos. Devido ao desequilíbrio entre a vigorosa contração ventricular e uma queda de pressão na raiz da aorta, ocorrerão bradicardia e hipotensão. A isquemia miocárdica, devida à queda do fluxo coronariano, mesmo na ausência de patologia coronariana, pode contribuir para a síncope.

Mecanismos similares explicam a síncope nos pacientes portadores de *cardiomiopatia hipertrófica obstrutiva* (descrita em até 30% dos pacientes). Pacientes mais jovens com cardiomiopatia hipertrófica e taquicardia ventricular têm mais síncopes e apresentam prognóstico pior.

Raramente, um paciente com *estenose mitral* (notadamente com hipertensão pulmonar e arritmia) e mixoma do átrio esquerdo pode apresentar-se com síncope.

Pacientes com *hipertensão pulmonar* são incapazes de elevar o débito cardíaco e, com o esforço físico, podem ter síncope. Os pacientes com *estenose pulmonar intensa, tetralogia de Fallot* ou que, por terem uma comunicação interatrial ou interventricular, façam uma inversão do *shunt* podem apresentar síncope. Isto ocorre especialmente com esforço físico ou choro.

Os pacientes com *tromboembolismo pulmonar*, sobretudo os maciços (comprometimento maior que 50% da árvore pulmonar), devido à falência súbita do ventrículo direito e à conseqüente queda do débito cardíaco, apresentam síncope.

No *paciente idoso*, a síncope pode ser a manifestação inicial do IAM em até 12% dos casos. O paciente com *dissecção aórtica* pode ter síncope devido à ruptura do aneurisma para dentro do pericárdio, com tamponamento cardíaco, ou à própria dissecção, comprometendo o fluxo coronariano ou cerebral.

Os *pacientes com ICC* têm alta mortalidade geral, e aqueles com síncope apresentam esta manifestação como tradução da alta mortalidade.

A síndrome do QT longo (congênita ou adquirida) deve ser lembrada como causa da síncope, em geral relacionada a episódios de taquicardia ventricular polimórfica do tipo *torsade de pointes*. Quando adquirida, é relacionada ao uso de drogas, principalmente a certos antiarrítmicos.

A chamada síndrome de Brugada deve ser considerada no diagnóstico etiológico da síncope em pacientes jovens. Caracterizam-se como uma síndrome clinicoeletrocardiográfica na qual pacientes com coração estruturalmente normal têm síncope e morte súbita (às vezes como primeira manifestação); ao ECG, os pacientes apresentam um padrão sugestivo de bloqueio de ramo direito com supradesnível de segmento ST em V1, V2 e V3.

A arritmia terá papel tanto maior como causa de síncope (ou mesmo de morte súbita) quanto maior seja a disfunção ventricular subjacente. A síndrome de Wolff-Parkinson-White é um exemplo: nela, a presença da pré-excitação ventricular predispõe o paciente a taquiarritmias supraventriculares, as quais podem ser tão sintomáticas a ponto de levá-lo à síncope ou mesmo à morte súbita.

A doença do nó sinusal (DNS), clinicamente traduzida por bradiarritmia ou pela alternância bradi-taquiarritmia (síndrome bradi-taqui), pode explicar casos de síncope, sendo mais freqüente no paciente idoso. Entre os bloqueios atrioventriculares, apenas os do II grau (Mobitz II, BAV avançado) e do III grau – geralmente com QRS largos – justificam episódios de síncope (e morte súbita), já que cursam com FC baixas e são instáveis.

Sem dúvida, as síncopes relacionadas a taquicardia ventricular – e esta é a causa mais comum de síncope relacionada a arritmias – devem ser bem investigadas, já que têm um alto percentual de morte súbita. Estes pacientes têm, em geral, cardiopatia estrutural e função ventricular comprometida.

Síncope de Origem Metabólica

Diferentes condições clínicas, por alterarem o equilíbrio metabólico, podem, raras vezes, levar à síncope. Habitualmente, esses pacientes desenvolvem torpor e perda mais prolongada da consciência. Assim, o diabético pode ocasionalmente apresentar um quadro de síncope por redução significativa da glicemia.

AVALIAÇÃO DIAGNÓSTICA: O VALOR DA HISTÓRIA CLÍNICA, DO EXAME FÍSICO E DO ECG BASAL

Em geral, a síncope tem bom prognóstico, já que os fatores deflagradores são reconhecidos e, normalmente, ocorrem sintomas prodrômicos, que permitem que o paciente se previna ou proteja, evitando traumas físicos decorrentes da perda do tono postural. Aqueles pacientes com síncope que se apresentam sem pródromos ou com assistolias prolongadas são englobados sob a denominação síncope maligna.

A causa da síncope pode ser diagnosticada a partir de uma avaliação clínica inicial adequada (anamnese, exame físico e ECG basal) em 50 a 85% dos casos.

Os três elementos importantes na sua abordagem são:

- diagnosticar corretamente a síncope, por meio de anamnese e exame físico;
- estratificar o paciente (síncope cardíaca ou não-cardíaca);
- definir a conduta propedêutica a seguir.

Pacientes com apenas um episódio de síncope, sem evidências de cardiopatia, não precisam de uma avaliação diagnóstica adicional. Já pacientes com síncope precipitada por esforços (especialmente atletas) ou sem pródromos devem ser encaminhados a uma avaliação, a qual deve ser sempre a mais objetiva, disponível e dirigida pela análise individual.

Na história clínica e no exame físico, constata-se que a síncope é precedida ou acompanhada por sudorese, palidez e náuseas. A história clínica e o exame físico compatíveis com doença cardíaca e anormalidades ao ECG basal (de 12 derivações) permitem, desde o início, estabelecer a estratificação inicial.

No paciente com síncope vasovagal (ou neurocardiogênica), haverá o relato de fatores precipitantes (ortostatismo prolongado, estresse físico ou mental, visão de sangue, de uma cena chocante etc.) que, juntamente com os sintomas autonômicos, permitirá o diagnóstico. A síncope situacional – à micção, à deglutição, com tosse ou à defecação – é definida pela história clínica.

Sintomas relacionados à mudança para a posição ortostática sugerem um quadro de hipotensão ortostática. A diminuição do débito cardíaco e o efeito dos hipotensores são as causas mais comuns de hipotensão ortostática. Os idosos são especialmente predispostos, por sua reduzida sensibilidade aos barorreceptores, reduzido fluxo sangüíneo cerebral e mecanismo de sede prejudicado.

A síncope relacionada a problemas neurológicos (ataque isquêmico transitório, enxaquecas, síndrome do roubo da subclávia, neuralgias do trigêmeo e glossofaríngeo) terá o cortejo sintomático próprio (déficits focais, distúrbios de fala, vertigens). Devido à eventual relação da síncope com morte súbita, a história de casos de morte súbita na família deve ser questionada quando da anamnese, já que a síncope pode ser uma manifestação que precede esta morte súbita.

O *exame físico* poderá identificar desidratação, anemia e hipotensão arterial. Podem ser identificados sopros cardíacos ou carotídeos, hipo ou hiperfonese de bulhas, ruídos acessórios e hipersensibilidade do seio carotídeo. Na dissecção aórtica, pode-se achar diferença de pulsos e de pressão arterial nos membros.

A *massagem do seio carotídeo* (MSC), deve, idealmente, ser feita com o paciente deitado, sentado e de pé, com monitorização do ECG e da pressão arterial. Cuidado especial deve ser tomado no paciente idoso, quando a MSC deve ser precedida por exame do pescoço, à procura de sopros carotídeos. Morillo e cols. sugerem que a MSC seja feita com o paciente inclinado (como parte ou não do teste de inclinação, naqueles casos em que a manobra seja negativa, com o paciente deitado). O simples achado de assistolia prolongada e/ou hipotensão (resposta mista: cardiodepressora e hipotensora) – pela massagem do seio carotídeo – deverá ser valorizado diante do relato de sintomas em que movimentos bruscos do pescoço ou o uso, por exemplo, de gravatas estejam desencadeando os sintomas.

O *ECG* basal deve ser considerado o terceiro ponto essencial para o diagnóstico da síncope, ao lado da história clínica e do exame físico. Embora freqüentemente normal, pode fornecer, quando alterado, uma pista diagnóstica e uma orientação segura para a propedêutica futura.

As arritmias encontradas no ECG basal também são surpreendidas numa minoria (2 a 11%) de pacientes.

A *propedêutica complementar da síncope*, após a anamnese, o exame físico e o ECG, consiste na realização de exames complementares, segundo a avaliação inicial.

Por estarem geralmente normais, exames laboratoriais (glicemia, hemograma, eletrólitos e função renal) só deverão ser solicitados quando a clínica assim o sugerir.

O *Holter* é bastante limitado na avaliação da síncope, já que o simples achado de uma arritmia não nos permite conclusões de relação causa-efeito.

Para pacientes com síncopes recorrentes, mas separadas por períodos prolongados (dias ou semanas), o *monitor (ou gravador) de eventos* é a melhor escolha. Ele é acionado pelo paciente quando tem um sintoma ou pródromo de síncope. O chamado *monitor implantável de eventos* (implantado no subcutâneo e acionado externamente pelo paciente) só estará indicado quando todos os outros métodos não-invasivos de investigação da síncope e arritmias tenham sido utilizados.

O *teste ergométrico* será útil para avaliação dos pacientes cujos sintomas sejam despertados por esforço (detecção de isquemia ou arritmias).

O *ECG-AR* (ECG de alta resolução) tem sido, até o momento, pouco utilizado para avaliação da síncope.

O *teste de inclinação* (*tilt test, tilt table test, head-up tilt test* ou *upright tilt test*) consegue identificar a resposta vasovagal em 50 a 75% dos pacientes com síncope de origem indeterminada (Fig. 49.2).

Habitualmente, é realizado o teste passivo ou basal (sem drogas). O paciente deve estar em jejum, sem o uso de betabloqueadores, bloqueadores dos canais de cálcio, vasodilatadores ou diuréticos. Ele é observado por 20 a 45 minutos na posição supina, com monitorização contínua da PA e do ECG. Em seguida, ele é colocado em posição inclinada (60 ou 70 graus, por 40 minutos), procedendo-se à monitorização contínua da PA e do ECG. Nos pacientes nos quais o teste é

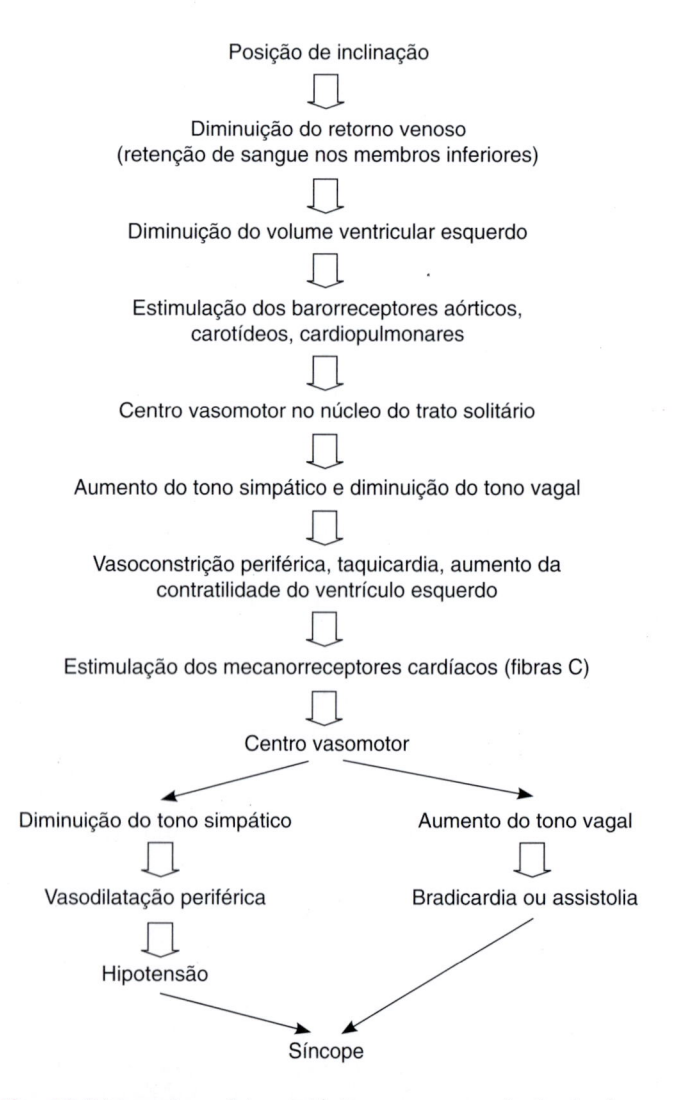

Posição de inclinação
⇩
Diminuição do retorno venoso
(retenção de sangue nos membros inferiores)
⇩
Diminuição do volume ventricular esquerdo
⇩
Estimulação dos barorreceptores aórticos, carotídeos, cardiopulmonares
⇩
Centro vasomotor no núcleo do trato solitário
⇩
Aumento do tono simpático e diminuição do tono vagal
⇩
Vasoconstrição periférica, taquicardia, aumento da contratilidade do ventrículo esquerdo
⇩
Estimulação dos mecanorreceptores cardíacos (fibras C)
⇩
Centro vasomotor
↙ ↘
Diminuição do tono simpático / Aumento do tono vagal
⇩ ⇩
Vasodilatação periférica / Bradicardia ou assistolia
⇩
Hipotensão
↘ ↙
Síncope

Fig. 49.2 Mecanismo fisiopatológico para a reprodução de síncope no teste de inclinação.

negativo (principalmente nos casos em que a probabilidade pré-teste é alta), é recomendada a realização do teste de inclinação potencializado (ou sensibilizado) com isoproterenol ou dinitrato de isossorbida. Alguns autores têm sugerido o chamado teste abreviado (20 minutos), utilizando, desde o início, doses baixas de isoproterenol (1 g/min, intravenoso) ou 1,25mg de dinitrato.

O índice de positividade para o teste de inclinação, em pacientes com síncope de origem indeterminada, varia de 26 a 90%. Esta enorme variação no valor da sensibilidade decorre da utilização de diferentes protocolos e variadas metodologias na realização do exame. Aumenta-se a positividade do exame com o teste potencializado. A maioria dos pacientes apresenta resposta do tipo mista. A especificidade do exame varia de 55 a 100%. O teste de inclinação tem, em geral, reprodutibilidade boa (acima de 80%).

O teste de inclinação estará indicado: (a) para avaliação de síncope recorrente, ou episódio único, em paciente considerado de alto risco (síncope com trauma ou acidente ou para profissões de risco), sem evidência de cardiopatia orgânica (se houver uma cardiopatia orgânica, as outras causas de síncope devem ser primeiramente afastadas); (b) para pacientes com bloqueios cardíacos, assistolias, e que continuam com síncope; (c) para síncope induzida ou relacionada ao esforço físico, desde que esses pacientes tenham sido convenientemente estudados e permaneçam sintomáticos.

O *tilt test* será positivo se o paciente apresentar pré-síncope ou síncope associada a hipotensão arterial (com ou sem bradicardia). O exame deve ser conduzido em ambientes com recursos para ressuscitação cardiopulmonar.

Nos últimos anos, o *estudo eletrofisiológico* (EEF) tornou-se arma importante na estratificação de pacientes para morte súbita (notadamente pacientes pós-IAM). A sua indicação só se justifica nos casos de cardiopatia conhecida (pós-IAM, recuperados de morte súbita e anormalidades ao ECG basal).

Exames complementares neurológicos, incluindo tomografia computadorizada, medicina nuclear e arteriografias, só devem ser utilizados na investigação da síncope, se a clínica do paciente assim o justificar.

A Fig. 49.3 mostra o fluxograma para síncope de origem indeterminada.

TRATAMENTO DO PACIENTE COM SÍNCOPE

A síncope neurocardiogênica (que engloba a maioria dos casos de síncope) não deve ser vista como uma doença, mas como uma condição à qual todo ser humano é vulnerável.

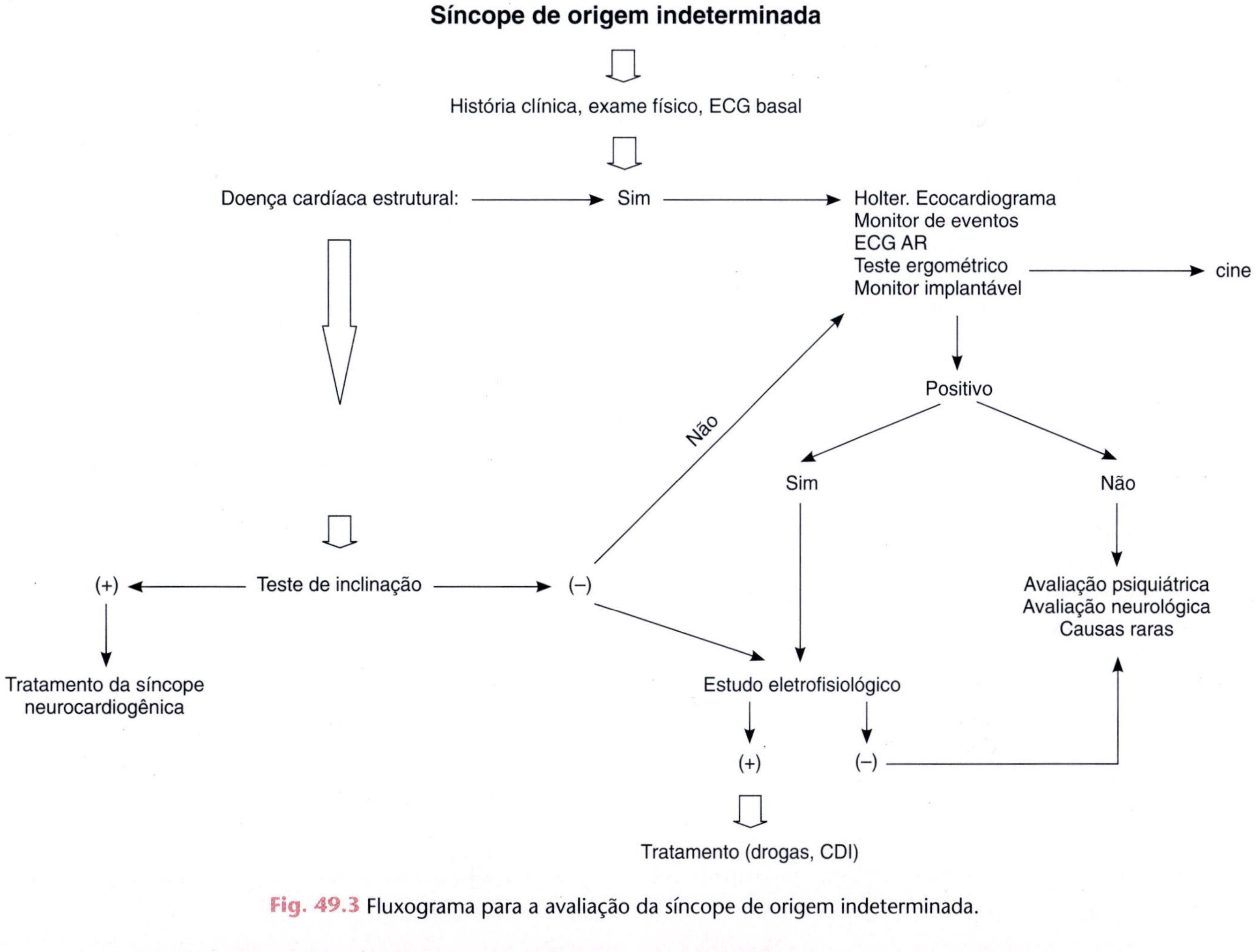

Fig. 49.3 Fluxograma para a avaliação da síncope de origem indeterminada.

Por isso, o tratamento, quando indicado, deve ser individualizado. A história natural ainda é pouco conhecida. A síncope afeta ambos os sexos, parecendo existir uma predisposição familiar. Na maioria dos casos, a primeira manifestação ocorre na adolescência. A primeira tomada de decisão importante, diante do paciente com síncope, será determinar a necessidade ou não de admissão hospitalar. Só serão considerados para internação hospitalar os pacientes considerados de alto risco: aqueles com síncope de origem cardíaca ou com manifestações neurológicas, ou se outras condições clínicas assim justificarem (pacientes com hipovolemia, traumas pela queda etc.).

Na maior parte dos casos, o paciente deve ser tranqüilizado quanto ao seu quadro, à benignidade e aos cuidados que deve ter para prevenir recorrências, evitando as situações desencadeantes.

O paciente deve evitar permanência prolongada em ortostatismo e exposição a calor excessivo (como em saunas), além de situações que já desencadearam a síncope, como punção venosa, excesso de álcool e esforço para defecação ou micção. Outras medidas não-farmacológicas devem ser implementadas, como hidratação com soluções que contenham eletrólitos, aumento do sal da dieta (para aqueles pacientes com hábitos alimentares que justifiquem esta medida) e o uso de meias elásticas.

As drogas serão introduzidas nos casos em que houver recorrências freqüentes, período prodrômico curto ou ausente, trauma físico ou para pacientes com profissões de risco.

Nos pacientes com hipotensão ortostática, devemos corrigir a volemia e suspender os hipotensores. O paciente deve ter cuidado ao se levantar, principalmente pela manhã, evitando ficar muito tempo de pé e, ocasionalmente, usar meias elásticas, para melhorar o retorno venoso. Se estes cuidados não resolverem, pode ser usada a fludrocortisona.

Para o paciente com ICC (com tratamento otimizado) e síncope, devem ser considerados o estudo eletrofisiológico e um eventual implante de cardioversor-desfibrilador implantável (CDI), já que num grande percentual de casos uma taquiarritmia ventricular é o mecanismo subjacente.

Para pacientes com síndrome do QT longo, síndrome de Brugada ou pós-IAM com disfunção ventricular, o tratamento recomendável, hoje, é o CDI (orientado por especialista da área de arritmias).

Para os pacientes com síncope e com diagnóstico de síndrome de Wolff-Parkinson-White, o tratamento da síncope consistirá na ablação da via anômala.

Deve-se salientar que a real eficácia medicamentosa continua sendo motivo de controvérsia. Por outro lado, e muito importante, é improvável que qualquer intervenção terapêutica elimine todos os episódios, bem como muitos pacientes poderão ter longos períodos assintomáticos, espontaneamente.

Uma forma de tratamento que se tem mostrado muito eficaz e que é feita sob orientação médica é o chamado *tilt-training*: o paciente é colocado diariamente em posição ortostática, durante alguns minutos, de maneira similar ao que é feito na mesa durante o teste de inclinação.

Para o tratamento farmacológico, a droga de primeira escolha é o betabloqueador. Não há, até o momento, evidências de superioridade de um betabloqueador sobre outro.

Utiliza-se o atenolol (25 a 200mg/dia), o metroprolol, o pindolol (pelo seu efeito beta-agonista parcial) e o propranolol, na dose média de 80mg/dia (variando de 40 a 160mg/dia). Há autores que preconizam um teste terapêutico com um betabloqueador de ação ultracurta, como o esmolol.

Quando há contra-indicação ou intolerância ao betabloqueador, uma outra opção bastante eficiente, especialmente em jovens, como monoterapia é a fludrocortisona, um expansor plasmático que promove retenção hidrossalina com o aumento da volemia, além de ter um efeito alfa-agonista, na dose de 1-2 g/kg/dia.

Os medicamentos que promovem vasoconstrição (ou que, teoricamente, impediriam a vasodilatação associada ao componente vasodepressor da síncope) constituem-se em alternativas para a profilaxia dos episódios. Assim, efedrina, diidroergotamina e etilefrina já foram utilizadas com resultados duvidosos. Por outro lado, as primeiras experiências com a midrodina (um alfa-1-agonista que provoca constrição arteriolar e reduz a estase venosa) têm sido animadoras, tanto no tratamento da hipotensão ortostática como da síncope neurocardiogênica.

A diisopiramida (antiarrítmico da classe I de Vaughan-Williams) tem sido uma boa indicação para aqueles pacientes com cardiomiopatia hipertrófica.

Os inibidores seletivos da recaptação da serotonina (ISRS) moderam as tendências vasodepressoras na síncope neurocardiogênica. Com freqüência, os ISRS (fluoxetina, sertralina) têm sido utilizados com bons resultados.

O implante de marca-passo (dupla câmara) justifica-se para casos selecionados – síncope maligna (componente cardioinibitório bem documentado) – devido a seus resultados pobres até o momento. Deve-se escolher o modo adequado de estimulação, pois existem no mercado dispositivos com recursos de programação que reconhecem as alterações da freqüência cardíaca que precedem a síncope (*rate drop response* dos americanos). Muitos autores recomendam que o tratamento farmacológico seja guiado pelo teste de inclinação. Hachul e cols. também demonstraram que a negativação do teste de inclinação, após um período de tratamento medicamentoso, é um bom parâmetro para a sua interrupção.

REFERÊNCIAS BIBLIOGRÁFICAS

1. Benditt DG. Pathophysiology and causes of syncope. *In*: Podrid PJ, Kowey PR eds. *Cardiac arrhythmias: mechanisms, diagnosis, and management*. Baltimore: Williams & Wilkins, 1995: 1.073-84.
2. Bradenburg RO. Syncope and sudden death in hypertrophic cardiomyopathy. *J Am Coll Cardiol* 1990; *15*:962.
3. Brito Jr HL, Hacul DT, Scanavacca MI *et al*. Prolonged drug-free tilt table testing versus shortened tilt associated with low dose isoproterenol infusion versus shortened tilt with low

dose sublingual isosorbide dinitrate: which is the most accurate diagnostic approach for vasovagal syncope? *PACE* 2001; *24*(4-Part II).
4. Brito Jr HL, Venancio AC, Henrique DMN *et al*. Tilt table testing potentiated with isoproterenol infusion: which dose no to compromise specificity? *PACE* 1999; *22*(4- Part II):756.
5. Day SC, Cook EF, Funkenstein H *et al*. Evaluation and outcome of emergency room patients with transient loss of consciousness. *Am J Med* 1982; *73*:15-23.
6. Kapoor WN. Diagnostic evaluation of syncope. *Am J Med* 1991; *90*:91-106.
7. Kapoor WN. Evaluation and management of syncope. *JAMA* 1992; *268*:2.553-60.
8. Kapoor WN. Evaluation and outcome of patients with syncope. *Medicine* 1990; *69*:160.
9. Kapoor WN. Syncope and hypotension. *In*: Braunwald E, ed. *Heart disease: a textbook of cardiovascular medicine* 5 ed., Philadelphia: W.B. Saunders Company, 1997: 863-76.
10. Kapoor WN, Smith M, Miller NL. Upright tilt testing in evaluating syncope: a compreensive literature review. *Am J Med* 1994; *97*:78.
11. Kapoor WN, Snustad D, Peterson J *et al*. Syncope in the elderly. *Am J Med* 1986; *80*:418-9.
12. Kramer MR, Drori Y, Lev B. Sudden death in young soldiers: high incidence of syncope prior to death. *Chest* 1988; *93*:345-7.
13. Linzer M, Yang EH, Estes III M *et al*. Diagnosing syncope. Part. 1: value of history, physical examination, and eletrocardiography. *Ann Intern Med* 1997; *26*:989-96.
14. Morillo CA, Camacho ME, Wood MA *et al*. Diagnostic utility of mechanical, pharmacological and orthostatic stimulation of the carotid sinus in patients with unexplained syncope. *J Am Coll Cardiol* 1999; *34*:1.587-94.
15. Savage DD, Corwin L, Mcgee DL *et al*. Epidemiologic features of isolated syncope: the Framingham Study. *Stroke* 1985; *16*:626-9.

CAPÍTULO 50

CHOQUE CARDIOGÊNICO

Celsa Maria Moreira

INTRODUÇÃO

O choque cardiogênico (CC) é uma das mais temidas complicações do infarto agudo do miocárdio (IAM), principalmente após a criação das unidades coronarianas, que permitiram um melhor controle das arritmias malignas relacionadas à isquemia e/ou à necrose miocárdica.

Tem incidência de 7 a 10% dos casos de IAM e uma mortalidade assustadora, em torno de 80%, nos casos que evoluem sem interferências terapêuticas invasivas, sendo mais freqüente entre os idosos, multivasculares e aqueles com infarto prévio.

DEFINIÇÃO

O choque cardiogênico é definido como a situação em que o organismo não consegue produzir um débito cardíaco suficiente para atender as necessidades dos tecidos periféricos devido a uma inadequação do funcionamento do próprio coração.

Do ponto de vista hemodinâmico, o choque cardiogênico é definido quando temos os seguintes achados:

- Pressão arterial sistólica (PAS) menor ou igual a 90mmHg ou queda da PAS igual ou maior que 30mmHg por período de 30 minutos ou mais.
- Medida da pressão de capilar pulmonar acima de 15mmHg.
- Índice de resistência vascular periférica maior que 1.400 dinas/cm^2.
- Débito cardíaco menor que 2,2L/min/m^2 de superfície corpórea.

FISIOPATOLOGIA

O choque cardiogênico pode ser desencadeado por uma série de condições, tais como:

- Infarto agudo do miocárdio (VE e/ou VD).
- Insuficiência mitral.
- Ruptura de septo interventricular.
- Aneurisma de ventrículo esquerdo.
- Ruptura de parede livre do ventrículo esquerdo.
- Miocardites.
- Estágios avançados de miocardiopatias.
- Obstrução da via de saída do ventrículo esquerdo (estenose aórtica, miocardiopatia hipertrófica obstrutiva).
- Pós-operatório imediato de revascularização miocárdica.

A causa mais freqüente de choque cardiogênico é o infarto agudo do miocárdio e, por isso, trataremos especificamente desta situação no restante do capítulo.

Nos pacientes que desenvolvem choque cardiogênico devido a infarto agudo do miocárdio, freqüentemente há comprometimento de 40% ou mais da massa ventricular. Entre as principais causas do choque cardiogênico pós-IAM estão:

Causa	Incidência
1. Falência do ventrículo esquerdo	78%
2. Insuficiência mitral aguda	7%
3. Comunicação interventricular pós-infarto	4%
4. Falência de ventrículo direito isolada	2,8%
5. Ruptura miocárdica	2,7%

A cascata fisiopatológica:

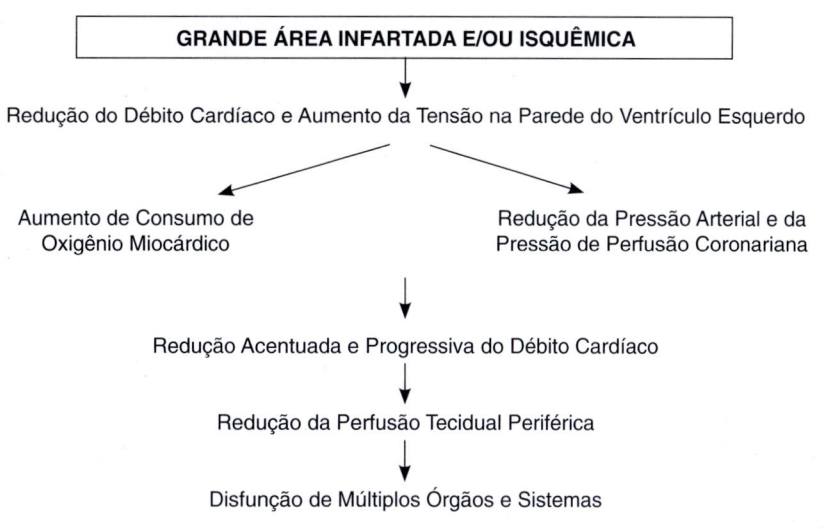

```
GRANDE ÁREA INFARTADA E/OU ISQUÊMICA
            │
            ▼
Redução do Débito Cardíaco e Aumento da Tensão na Parede do Ventrículo Esquerdo
       ↙                              ↘
Aumento de Consumo de          Redução da Pressão Arterial e da
Oxigênio Miocárdico            Pressão de Perfusão Coronariana
            │
            ▼
Redução Acentuada e Progressiva do Débito Cardíaco
            │
            ▼
Redução da Perfusão Tecidual Periférica
            │
            ▼
Disfunção de Múltiplos Órgãos e Sistemas
```

Paralelamente à cascata de deterioração progressiva da função cardíaca e da perfusão tecidual periférica, mecanismos compensatórios são estimulados na tentativa de reversão do quadro. São eles:

- O sistema nervoso simpático é ativado por meio de químio e barorreceptores, levando a aumento da freqüência cardíaca e vasoconstrição arterial e venosa.
- O sistema renina-angiotensina é ativado devido à inadequada perfusão renal e leva a vasoconstrição periférica e retenção de sódio e água, na tentativa de aumentar o volume sangüíneo total.
- A produção do hormônio antidiurético também aumenta, o que ajuda a aumentar a retenção de água.
- Em contrapartida, a distensão dos átrios aumenta a produção de hormônio natriurético, que favorece a excreção de sódio e água, contrabalançando, em parte, a ação da angiotensina II.

Quando os mecanismos compensatórios e as possíveis intervenções terapêuticas não conseguem interromper a cascata de eventos desfavoráveis, a disfunção progressiva de múltiplos órgãos contribui decisivamente para o óbito de aproximadamente 80% dos pacientes.

DIAGNÓSTICO

Em geral, os pacientes em choque cardiogênico apresentam-se confusos, com agitação psicomotora ou torporosos, com baixa perfusão periférica, oligúricos e com sudorese fria e pegajosa. A pressão arterial sistólica é igual ou menor que 90mmHg ou com queda de 30mmHg ou mais em relação à pressão arterial sistólica basal. Os pacientes podem também apresentar padrão respiratório acidótico devido ao metabolismo anaeróbio dos tecidos periféricos. Este quadro clínico geralmente ocorre num estágio mais adiantado da má perfusão periférica, e não devemos aguardá-lo para instituirmos as medidas terapêuticas necessárias.

O diagnóstico hemodinâmico deve ser buscado precocemente diante de um paciente com suspeita ou possibilidade de desenvolvimento do choque cardiogênico. Indicamos a colocação do cateter de Swan-Ganz, devendo a análise ser feita de acordo com a classificação de Forrester, como mostra o quadro abaixo.

O conhecimento desta classificação é importante porque guarda relação com as taxas de mortalidade hospitalar. Aqueles pacientes classificados nos grupos I, II, III e IV de Forrester apresentam taxas, respectivamente, de 6, 17, 38 e 81%, quando submetidos a tratamento conservador (sem angioplastia coronariana ou cirurgia de revascularização miocárdica).

Classificação Hemodinâmica de Forrester			
Subgrupo		Pressão capilar pulmonar (mmHg)	Índice cardíaco (L/min/m²)
I	Sem congestão pulmonar e normoperfusão periférica	< 18	> 22
II	Com congestão pulmonar e normoperfusão periférica	> 18	> 22
III	Sem congestão pulmonar e hipoperfusão periférica	< 18	< 22
IV	Com congestão pulmonar e hipoperfusão periférica	> 18	< 22

Devemos também chamar atenção para a necessidade do diagnóstico diferencial, principalmente com as seguintes condições clínicas:

- Tromboembolismo pulmonar.
- Tamponamento cardíaco.
- Infarto de ventrículo direito.
- Hipovolemia.

Cada uma destas situações apresenta dados hemodinâmicos peculiares que determinam seu diagnóstico.

Outro exame complementar extremamente útil nos pacientes nessa situação é o ecodopplercardiograma, que nos fornece dados do desempenho ventricular esquerdo e direito, avaliação e quantificação de derrames pericárdicos e possíveis complicações do infarto agudo do miocárdio, como a comunicação interventricular e a insuficiência mitral.

TRATAMENTO

Após a publicação do estudo Shock, em 1999, ficou mais evidente a necessidade de intervenção invasiva (revascularização miocárdica) e precoce naqueles pacientes com choque cardiogênico secundário a infarto agudo do miocárdio. No entanto, a mortalidade foi significativamente reduzida com a estratégia invasiva nos grupos com idade inferior a 75 anos, com história de infarto prévio e naqueles randomizados num período inferior a 6 horas do início dos sintomas, e considerando a mortalidade em 6 meses.

Para efeito didático, dividiremos o tratamento em quatro tópicos (que devem ser executados ao mesmo tempo):

- Medidas gerais.
- Suporte mecânico.
- Terapia trombolítica.
- Revascularização miocárdica.

Medidas Gerais

- *Controle da dor, otimização da oxigenação, correção de arritmias, correção de acidose metabólica e/ou hipovolemia e sedação*: estas medidas reduzirão o consumo de oxigênio miocárdico e melhorarão a oferta de oxigênio para o miocárdio e para os tecidos periféricos.
- *Tratamento farmacológico*: ácido acetilsalicílico e heparinização plena estão indicados em todos os pacientes, embora sua eficácia ainda não tenha sido testada nesse subgrupo de pacientes.
- *Diuréticos*: o uso de diurético intravenoso está indicado para todos os pacientes com capilar pulmonar elevado (acima de 18mmHg). A furosemida, em infusão intravenosa intermitente ou contínua, é o diurético mais utilizado e o que apresenta melhores resultados. No entanto, os diuréticos devem ser usados com cautela, pois a superdosagem pode causar hipovolemia, principalmente em pacientes idosos.
- *Aminas vasoativas*: a dopamina e a dobutamina são freqüentemente utilizadas, pois melhoram a hemodinâmica desses pacientes; no entanto, nenhuma delas parece melhorar significativamente a sobrevida hospitalar. Nos pacientes em choque cardiogênico e com resistência vascular sistêmica menor que 1.800 dinas-s-cm^2, podemos utilizar a noradrenalina para aumentar a pressão arterial diastólica, manter a perfusão coronariana e melhorar a contratilidade.
- Os *vasodilatadores* podem ser utilizados em conjunto com o balão de contrapulsação intra-aórtico e drogas inotrópicas, na tentativa de aumentar o débito cardíaco e elevar a pressão de perfusão coronariana.

Suporte Mecânico

O balão de contrapulsação intra-aórtico está indicado nos pacientes em choque cardiogênico secundário ao infarto agudo do miocárdio, como medida capaz de produzir melhora hemodinâmica transitória, e deve ser encarado como ponte ou preparação para a revascularização miocárdica. Mesmo nos pacientes submetidos a terapia trombolítica e que têm chance de submeter-se à revascularização, devemos colocar o balão intra-aórtico, apesar do aumento dos riscos hemorrágicos e de não melhorar a sobrevida global destes pacientes.

Terapia Trombolítica

Apesar de não haver estudos clínicos randomizados e com número suficiente de pacientes demonstrando que a terapia trombolítica reduza a mortalidade em pacientes com infarto agudo complicado com choque cardiogênico, devemos utilizar esta terapia quando não dispomos do recurso da revascularização por angioplastia ou cirurgia cardíaca. Nesta situação, devemos colocar o balão intra-aórtico, fazer a terapia trombolítica e tentar transferir o paciente, o mais rápido possível, para um centro com serviço de hemodinâmica e cirurgia cardíaca.

Revascularização Miocárdica

O estudo Shock foi a mais importante publicação a avaliar a revascularização precoce para o tratamento de pacientes com IAM complicado com choque cardiogênico. Os pacientes com choque cardiogênico devido a isquemia miocárdica foram randomizados para a revascularização de emergência (cirurgia cardíaca ou angioplastia) ou estabilização clínica inicial. Em 86% dos pacientes de ambos os grupos, utilizou-se o balão intra-aórtico. O objetivo primário foi a mortalidade devida a todas as causas em 30 dias e o secundário, a mortalidade em 6 meses. Em 30 dias, a mortalidade total foi de 46,7% no grupo da revascularização e de 56% no grupo da terapêutica clínica, não havendo diferença estatisticamente significativa (p = 0,11). Entretanto, a mortalidade em 6 meses foi significativamente menor no grupo da revascularização, com taxas de 50,3% *versus* 63,1% no grupo da terapêutica clínica (p = 0,027).

Os pacientes que tiveram um benefício especial com a revascularização foram aqueles com idade inferior a 75 anos, com IAM prévio e randomizados num período inferior a 6 horas após o início do infarto.

Para concluir, recomendamos as medidas gerais, o uso do balão intra-aórtico e a revascularização miocárdica (cirurgia ou angioplastia) o mais precocemente possível nos pacientes em choque cardiogênico devido a infarto agudo do miocárdio e com idade inferior a 75 anos.

REFERÊNCIAS BIBLIOGRÁFICAS

1. Goldberg RJ, Gore JM, Alpert J *et al.* Cardiogenic shock acute myocardial infarction. Incident and mortality from a community-wide perspective, 1975 to 1988. *N Engl J Med* 1991; *325*:1.117-22.
2. Gruppo Italiano pelo studio della sopravvivenza nellínfarto miocardico GISSI-2: a factorial randomised trial ofalteplase versus streptokinase and heparine versus no heparin among 12.490 patients with acute myocardial infarction. *Lancet* 1990; *336*:65-71.
3. Gruppo Italiano perlo studio della streptochinasi nellínfarto miocardico (GISSI). Effectiveness of intravenous streptokinase. *Lancet* 1986; *1*:397-401.
4. Hockman JS, Boland J, Sleeper LA *et al.* Current spectrum of cardiogenic shock and effect of early revascularization on mortality: results of an international registry. *Circulation* 1995; *91*:873-81.
5. Holmes Jr DR, Bates ER, Kleiman NS *et al.* Comtemporary reperfusion therapy for cardiogenic shock: the GUSTO-I trial experience. The GUSTO-I Investigators. Global Utilization of Streptokinase and Tissue Plasminogen Activator for Occluded Coronary Arteries. *J Am Coll Cardiol* 1995; *26*:668-74.
6. ISIS-2 (Second International Study of Infarct Survival) collaborative group. Randomised trial of intravenous streptokinase, oral aspirin, both or neither among 17.187 cases of suspected acute myocardial infarction: ISIS-2. *Lancet* 1988; *2*:346-60.
7. The GUSTO Investigators. An internacional randomized trial comparing four thrombolytic strategies for acute myocardial infarction. *N Engl J Med* 1993; *329*:673-82.

IX

VALVOPATIAS

CAPÍTULO 51

VALVOPATIAS MITRAL E TRICÚSPIDE

Zilda Maria Alves Meira

INSUFICIÊNCIA MITRAL

Insuficiência mitral (IM) é a valvopatia mais comum, especialmente na população adulta. Anormalidades do aparelho valvar mitral, composto por anel, folhetos, cordas tendíneas e músculos papilares, podem resultar em regurgitação primária ou orgânica. Na IM secundária, a valva é normal e a disfunção decorre de envolvimento do ventrículo esquerdo (VE), levando à dilatação ventricular, mau alinhamento dos músculos papilares e dilatação do anel.

Nos países desenvolvidos, a IM orgânica é mais freqüentemente devida a lesões degenerativas da valva mitral (VM), com prolapso valvar e ruptura de cordoalhas tendíneas. Entretanto, nos países em desenvolvimento, a FR ainda é a causa predominante de IM primária, sendo a IM a lesão reumática mais freqüente em pacientes com idade inferior a 30 anos. Endocardite, doença do tecido conjuntivo, como síndrome de Marfan e colagenoses, anomalias congênitas, síndrome carcinóide e uso de drogas inibidoras do apetite são causas que deverão ser lembradas, variando em freqüência com a faixa etária.

Fisiopatologia

A instalação súbita de IM importante (fase aguda ou fase I) encontra o coração não adaptado para suportar a sobrecarga de volume. Há diminuição abrupta do volume ejetado na aorta, pois grande parte do volume do VE é ejetada no átrio esquerdo (AE), aumentando a pressão nesta câmara com conseqüente congestão venocapilar pulmonar. A nova via para o fluxo sangüíneo reduz o débito cardíaco (DC) e a pós-carga ventricular pela diminuição da impedância ao esvaziamento do VE.

Se o tratamento clínico consegue estabilizar o paciente, ou devido à própria adaptação, haverá evolução para a fase II (IM crônica compensada). O estado de sobrecarga de volume é compensado pelo desenvolvimento de hipertrofia e dilatação do VE. A hipertrofia cardíaca excêntrica e o aumento da pré-carga, aliados pós-carga e função contrátil normais, permitem a manutenção do volume sistólico. Nesta fase, o AE também se dilata para acomodar o volume regurgitante, reduzindo as pressões no AE e no pulmão.

O estado crônico de sobrecarga de volume pode eventualmente evoluir para a fase III (IM crônica descompensada). Esta fase é caracterizada pela piora da função de VE, com diminuição da fração de ejeção (FE), aumento do volume sistólico final (VSF), das pré e pós-cargas e congestão venocapilar pulmonar.

Quadro Clínico

As manifestações clínicas na IM relacionam-se à magnitude do volume regurgitante, à função miocárdica e à causa subjacente. A anamnese procura identificar os sintomas de ICC e das doenças que podem ter originado a IM. Na IM aguda significativa, o paciente mostra-se sempre sintomático, com quadro de grave ICC. O exame poderá ser enganoso, com precórdio normal, devido ao tamanho normal do VE. Esses pacientes podem não responder ao tratamento clínico, sendo necessária abordagem cirúrgica urgente. Os pacientes com IM crônica compensada poderão manter-se razoavelmente bem por muitos anos. O AE dilatado e mais complacente evita grande aumento da resistência vascular pulmonar, com hipertensão pulmonar (HP) geralmente leve. O precórdio pode mostrar-se hiperdinâmico, com impulsão paraesternal esquerda correspondente à dilatação do AE e impulso cardíaco apical (ICA) difuso e forte. Nos casos com IM aguda, impulsão de ventrículo direito (VD) e sinais de congestão venosa sistêmica poderão ser observados. Frêmito sistólico pode ou não estar presente, mesmo na IM importante.

Caracteristicamente, ausculta-se a primeira bulha hipofonética, relacionada a alteração do fechamento valvar mitral, além de ser a mesma geralmente encoberta pelo sopro. A segunda bulha pode ser largamente desdobrada devido à precocidade do fechamento da valva aórtica, além de hiperfonética, dependendo da resistência vascular pulmonar. Uma terceira bulha, relacionada ao aumento da pré-carga e/ou à disfunção do VE, pode estar presente na IM significativa, enquanto uma quarta bulha é freqüentemente encontrada na IM aguda. Em geral, o sopro típico da IM é holossistólico com irradiação para axila e dorso. No prolapso valvar mitral (PVM), o sopro geralmente é tardio na sístole, tornando-se mais intenso com manobras que diminuem o volume de VE, como Valsalva e posição ortostática. Na IM aguda, o sopro pode ser protossistólico devido à sobrecarga de volume em AE não-complacente, com diminuição do gradiente VE/AE já na mesossístole.

Exames Laboratoriais

O *ECG* pode ser normal ou mostrar sinais de sobrecarga de AE, dependendo da gravidade da IM, assim como sobrecarga de VE. Ondas Q podem indicar origem isquêmica. As *radiografias de tórax* podem mostrar área cardíaca e campos pulmonares normais ou sinais de aumento de AE e VE ou de congestão pulmonar. Na IM aguda, as câmaras cardíacas podem ser normais, com sinais proeminentes de congestão pulmonar.

A *Doppler ecocardiografia* é exame de grande importância na confirmação dos achados clínicos quanto ao diagnóstico, às definições da etiopatogenia, da gravidade, das alterações hemodinâmicas e da indicação cirúrgica. As ecocardiografias (ECO) modo-M e bidimensional são fidedignas nas determinações dos diâmetros e dos volumes diastólico e sistólico finais de VE e da função miocárdica. O ECO Doppler, em todas as suas modalidades, veio trazer mais subsídios para a quantificação adequada da IM. A IM grave é caracterizada pelos seguintes parâmetros ecocardiográficos transtorácicos e/ou transesofágicos: área do fluxo regurgitante > 1/3 da área do AE; volume regurgitante ≥ 60,0mL; fração regurgitante ≥ 55%; orifício regurgitante efetivo (ERO) ≥ 40mm^2, reversão de fluxo sistólico em pelo menos uma veia pulmonar; sinal Doppler (contínuo) denso; diâmetro diastólico final de VE (DDFVE) > 70mm (ou 40mm/m^2); diâmetro sistólico final de VE (DSFVE) > 55mm (ou 26mm/m^2); volume diastólico final de VE > 220mL/m^2; volume sistólico final de VE > 60mL/m^2 e AE ≥ 55mm. A *angiografia coronariana* e a *ventriculografia* estão indicadas antes da cirurgia valvar mitral nos pacientes com história de angina ou infarto miocárdico prévio, ou quando os mesmos apresentam risco ≥ 1 para doença arterial coronariana (DAC).

Tratamento

O tratamento clínico dos pacientes com IM significativa, assintomáticos ou com sintomas mínimos (classe funcional I/II ou II da NYHA), com função de VE preservada, não demonstra efeito na preservação da função ventricular. Na ausência de hipertensão arterial sistêmica e de sinais de ICC, não há indicação para uso de drogas vasodilatadoras, já que a pós-carga na IM é tipicamente reduzida devido ao fato de a ejeção ventricular ser bidirecional. Medicação profilática diz respeito ao uso da penicilina G benzatina, no caso de IM de origem reumática, e a orientações quanto à profilaxia de endocardite infecciosa. Acompanhamento clínico a cada 6 meses ou menos, visando identificar a ocorrência de sintomas ou a transição para disfunção assintomática de VE, é aconselhável. Deve ser sempre lembrado que a avaliação ecocardiográfica da função de VE na IM é dificultada porque as condições de carga presentes facilitam a ejeção, mantendo boa FE. Sendo assim, considera-se ausência de disfunção de VE se a FE for maior que 0,60 e DSFVE for menor que 45mm.

Por outro lado, na presença de disfunção de VE, mesmo que o paciente seja assintomático ou pouco sintomático (classe funcional I/II ou II da NYHA), o tratamento é cirúrgico. Quando o paciente é francamente sintomático (classe funcional III ou IV da NYHA), com função de VE preservada ou não, mesmo se os sintomas forem transitórios e melhorarem substancialmente com o tratamento clínico, o melhor tratamento é o cirúrgico. O tratamento da ICC é realizado enquanto se aguarda o tratamento cirúrgico. Se houver fibrilação atrial (FA), drogas para controlar a freqüência cardíaca (FC) e para anticoagular, mantendo o RNI entre 2 e 3, são indicadas.

Na avaliação do tipo de abordagem cirúrgica, se reparo valvar ou troca, deve-se sempre optar pela preservação valvar. O reparo valvar mitral é tecnicamente mais difícil, e os resultados cirúrgicos são muito dependentes das condições anatômicas do aparelho valvar e também da prática e da experiência do cirurgião. O reparo valvar deve ser considerado nos casos de prolapso do folheto posterior por doença degenerativa, com folheto anterior mais preservado, ou nos casos de ruptura de cordoalha tendínea. A troca valvar quase sempre é necessária na presença de calcificação valvar importante e alterações reumáticas. A IM isquêmica resultante da disfunção do VE devida ao infarto do miocárdio apresenta pior prognóstico. Como a VM é morfologicamente normal e a IM decorre de disfunção e posição anômala dos músculos papilares, a cirurgia de revascularização miocárdica pode melhorar a função dos músculos papilares e diminuir ou eliminar a IM ou, às vezes, é necessário reparo, nos casos de ruptura de músculo papilar.

ESTENOSE MITRAL

A estenose mitral (EM), mais freqüente nas mulheres, quase sempre é de origem reumática, embora nem sempre a história anterior de FR seja obtida. A diminuição da incidência da FR nos países desenvolvidos se reflete diretamente na incidência da EM. Entretanto, não há comprovação de alteração na freqüência dessa valvopatia nos países em desenvolvimento. Cerca de um quarto dos pacientes adultos portadores de valvopatia reumática têm EM pura, e mais de 40% deles têm EM associada à IM. A EM é uma lesão progressiva, necessitando, em geral, um período de latência de 10 até 40 anos entre o surto reumático inicial e o estabelecimento de EM significativa. Tal fato explica a menor freqüência desta valvopatia em crianças e jovens. EM congênita é rara, assim como a EM relacionada às doenças genéticas (alguns tipos de mucopolissacaridose, doença de Fabry), às colagenoses (lúpus eritematoso sistêmico, artrite reumatóide) e à doença de Lutembacher.

Fisiopatologia

A FR leva à diminuição progressiva do anel valvar mitral por processo de fibrose e calcificação dos folhetos, com fusão das cúspides valvares e do aparelho subvalvar. Provoca assim restrição do fluxo sangüíneo do AE para o VE, levando a aumento da pressão no AE e diminuição do DC. O AE torna-se dilatado e hipertrofiado, e o enchimento do VE torna-se mais dependente da contração atrial. Este aumento da pressão no AE leva, por sua vez, a congestão venocapilar pulmonar e vasoconstrição pulmonar, que poderá evoluir para HP e comprometimento da função do VD. Estes fenômenos começam a acontecer quando a área valvar mitral é reduzida de seu valor normal entre 4 e 6cm² para menos de 2cm² e os sintomas se tornam evidentes quando a área valvar é reduzida para cerca de 1cm².

Quadro Clínico

Inicialmente, os sintomas são evidentes apenas durante atividade física, e muitos pacientes permanecem assintomáticos até a ocorrência de gravidez, de quadros infecciosos, de atividade física mais intensa ou de FA. A crônica congestão venocapilar pulmonar, com diminuição da complacência pulmonar, e o baixo DC estão na origem das queixas de cansaço, fadiga, ortopnéia e dispnéia paroxística noturna. A FA ocorre em até 30 a 40% dos pacientes com EM significativa e é associada a alto risco de tromboembolismo, especialmente cerebral. O início da FA é freqüentemente acompanhado por pronunciada deterioração hemodinâmica precipitada pela redução do enchimento de VE devida à taquicardia e perda da contração atrial.

O exame físico revela pulsos arteriais periféricos normais, apresentando variação direta com a diminuição do DC. A palpação do precórdio evidencia ICA normal, tendo em vista a normalidade do tamanho e da função do VE. Eventualmente, o VD aumentado sofre uma rotação horária e ocupa a região da ponta, podendo deslocar o ICA e simular aumento do VE. Vibrações correspondentes às primeira e segunda bulhas podem ser palpadas, assim como frêmito diastólico na região apical, dependendo da gravidade da EM.

Na ausculta cardíaca, a primeira bulha é caracteristicamente hiperfonética, relacionando-se com a presença de cúspides valvares ainda flexíveis e com o aumento da pressão no AE, retardando o fechamento da VM. A segunda bulha também pode ser desdobrada, única ou hiperfonética, dependendo do grau da HP. O estalido de abertura é outro achado importante da EM, relacionando-se sua gênese com a parada súbita da abertura da VM dentro da cavidade do VE, na protodiástole, devido à fusão comissural. Deve ser lembrado que o estalido de abertura da mitral pode ser confundido com B2 desdobrada, mas o mesmo vem junto com o achado de B1 hiperfonética. Nos pacientes com HP, B2 hiperfonética e B4 originada de VD podem estar presentes. Um sopro diastólico, de baixa freqüência, em ruflar, é mais bem audível na ponta, com o paciente em decúbito lateral esquerdo. Este sopro inicia logo após o estalido de abertura da VM, sendo de intensidade variável durante a diástole, dependendo das fases do enchimento ventricular: é mais intenso na fase de enchimento ventricular rápido (protodiástole), diminui na fase de enchimento ventricular lento (mesodiástole) e torna-se novamente mais intenso na telediástole, chamado de reforço pré-sistólico, refletindo a contração atrial. Sopro de regurgitação tricúspide pode ser auscultado nos pacientes com EM importante e HP. Também um sopro diastólico de alta freqüência, em decrescendo, audível na borda esternal esquerda, pode ser devido à insuficiência valvar pulmonar (sopro de Graham Steell).

Exames Laboratoriais

O *ECG* é normal nos casos de EM leve. Entretanto, nas EM significativas, em ritmo sinusal, o ECG evidenciará sinais de sobrecarga atrial esquerda. Sinais de sobrecarga ventricular direita estarão presentes em praticamente todos os pacientes com EM pura ou predominante, com pressão de VD ≥ 100mmHg. O ECG é útil na definição de arritmias, destacando-se em freqüência a FA. Da mesma maneira, as *radiografias de tórax* são geralmente normais nos pacientes com EM leve, mas sinais de AE aumentado de tamanho são evidentes nas EM significativas. Importantes são também os sinais compatíveis com edema intersticial: linhas A e B de Kerley.

A *Doppler ecocardiografia* é o exame de escolha para confirmação do diagnóstico clínico e avaliação da gravidade da EM. Pelo modo-M e pelo bidimensional são determinados os sinais indiretos da presença e da gravidade da EM dados pelo AE aumentado de tamanho associado a VE de dimensão normal. A Doppler ecocardiografia permite ainda o estudo da morfologia e da mobilidade valvar, com determinação dos escores de Wilkins e mensuração da AVM pela planimetria. A quantificação dos escores de Wilkins é importante na indicação do tipo de procedimento valvar. É estimado segundo o grau de espessamento, calcificação e rigidez valvar, e o comprometimento do aparelho subvalvar, pontuando cada item de 1 a 4. Bons resultados de valvotomia percutânea com balão são geralmente conseguidos com escore em torno de 8. A Doppler ecocardiografia permite estimar a área valvar mitral (AVM), os gradientes pressóricos, a regurgitação associada e a pressão sistólica em artéria pulmonar (PSAP). O ECO transesofágico tem indicação quando a imagem transtorácica não é adequada para quantificar a IM associada, para avaliar a anatomia do aparelho valvar e na detecção de trombos intra-atriais, quando houver indicação de valvotomia percutânea. O *estudo hemodinâmico* está indicado antes da cirurgia nos pacientes com história de angina ou em homens com mais de 40 anos ou em mulheres com mais de 50 anos com fator de risco para DAC.

Tratamento

Nos pacientes assintomáticos, recomenda-se acompanhamento clínico com o objetivo de identificar a progressão da doença. Exceto pelo uso de medicação profilática para FR, se for o caso, e para endocardite, nenhum outro medicamento é indicado. Para os pacientes com sintomas, restrição das atividades físicas e tratamento clínico são indicados, mas o alívio da obstrução mecânica deve ser sempre avaliado. Os diuréticos geralmente reduzem a pressão atrial esquerda e os sintomas de congestão venocapilar pulmonar, mas podem reduzir também o DC e piorar os sintomas de cansaço e fadiga. Os agentes cronotrópicos negativos – betabloqueadores ou bloqueadores de canais de cálcio – diminuem a FC em repouso e durante o exercício, melhorando o enchimento ventricular esquerdo. O digital não é benéfico no paciente com ritmo sinusal, exceto quando houver disfunção de VE e/ou de VD. Na presença de FA, a redução da FC é essencial para controlar os sintomas. Medicação efetiva inclui digital, betabloqueadores ou bloqueadores de canais de cálcio. A indicação de anticoagulação nos pacientes portadores de EM com FA instalada ou com história de evento embólico prévio está bem estabelecida.

A época da indicação cirúrgica correlaciona-se diretamente com a evolução clínica. Se os sintomas são evidentes (classe funcional II/III, III ou IV da NYHA) ou se a AVM estimada pela Doppler ecocardiografia for ≤ 1cm²/m² de superfície corpórea, a indicação cirúrgica é inquestionável. O reparo valvar percutâneo, com balão, tem indicação nesses pacientes quando o aparelho valvar mitral apresenta morfologia favorável: escore ≤ 8, na ausência de trombo em AE ou de IM moderada/grave. O reparo valvar cirúrgico tem as mesmas indicações da valvotomia percutânea, quando a última não estiver disponível, ou quando houver trombo em AE a despeito da anticoagulação. A decisão entre reparo e troca às vezes só é feita durante o ato operatório.

INSUFICIÊNCIA TRICÚSPIDE

Diferente da IM, a insuficiência tricúspide (IT) é mais freqüentemente secundária ao aumento de pressão e/ou dilatação do VD e do anel tricúspide do que de origem primária. A IT primária decorre de uma grande variedade de doenças, entre congênitas e adquiridas, que afetam o aparelho valvar tricúspide. Entre as primeiras, destacam-se anomalia de Ebstein, defeito do septo atrioventricular, ou como anomalia (displasia) isolada da valva tricúspide (VT) e síndrome de Marfan. Entre as etiologias adquiridas, a mais freqüente é a FR; neste caso, a IT geralmente está associada a valvopatia mitral e/ou aórtica ou a estenose tricúspide. Outras causas de IT compreendem a endocardite infecciosa, a endomiocardiofibrose, a síndrome carcinóide e o lúpus eritematoso sistêmico.

Causas que aumentam a pressão no VD ou que levam à disfunção de VD podem estar na origem da IT funcional. Entre as cardiopatias congênitas destacam-se as lesões de barreira à ejeção de VD. No período neonatal, a IT é em geral secundária a doença pulmonar ou persistência do padrão fetal. Cardiopatias congênitas de *shunt* com HP secundária e a HP primária podem estar na origem da IT. Entre as lesões adquiridas que levam à IT secundária, encontram-se a valvopatia mitral reumática e a DAC, com infarto de VD.

Fisiopatologia

A disfunção da VT, seja por causa primária, seja por causa secundária, determina a diminuição do volume de fluxo para a artéria pulmonar porque grande parte do volume sangüíneo é impulsionada de volta para o AD. A HP contribui para dificultar a entrada do fluxo para a circulação pulmonar, aumentando ainda mais o volume regurgitante para o AD. Com a sobrecarga de volume e o aumento da pressão no AD, a congestão sistêmica se desenvolve e o DC diminui. A disfunção do VD pode desenvolver-se, levando ao agravamento do quadro.

Quadro Clínico

Em geral, a IT é bem tolerada pelos pacientes, exceto nos casos secundários a HP e/ou disfunção de VD. A IT significativa associada a IM e/ou EM pode modificar as manifestações clínicas da valvopatia mitral por diminuir a congestão pulmonar e reduzir o DC. Os achados do exame físico são secundários à congestão sistêmica e ao baixo DC: desnutrição, edema, cianose central ou periférica e icterícia. Também a FA poderá ocorrer nesses pacientes.

Na IT significativa, o exame do pulso venoso jugular revela substituição da depressão *x* por uma onda positiva (onda *v*). O exame do precórdio mostra impulsões paraesternais esquerdas correspondentes ao VD dilatado. Fígado aumentado, doloroso e pulsátil é percebido no exame do abdômen. Uma terceira bulha que se origina no VD pode ser auscultada, assim como B2 hiperfonética na presença de HP. Entretanto, o achado mais característico é o sopro de regurgitação, audível com mais intensidade no quarto espaço intercostal esquerdo ou na região subxifóide, aumentando de intensidade com a inspiração (manobra de Rivero-Carvallo).

Exames Laboratoriais

O *ECG* geralmente evidencia sobrecarga de câmaras direitas, e outros achados poderão corresponder aos da doença de base. Nas *radiografias de tórax*, grandes aumentos de área cardíaca podem ser evidenciados, com aumento do AD (dilatação do arco inferior direito do coração) e de VD (espaço retroesternal preenchido). A *Doppler ecocardiografia* permite identificar ou confirmar o diagnóstico clínico de IT, sendo muito importante na determinação da gravidade da lesão, na avaliação da função de VD, na quantificação da pressão de VD e da PSAP e na definição da etiologia.

Tratamento

O tratamento clínico está indicado na presença de ICC. Comumente, a IT, na ausência de HP, é bem tolerada pelos pacientes. A IT não significativa secundária à HP geralmente regride com o tratamento da causa básica. A IT significativa pode exigir reparo e, em caso de substituição valvar, em geral é utilizada prótese biológica, que usualmente dura mais de 10 anos.

ESTENOSE TRICÚSPIDE

A estenose tricúspide (ET), como a EM, é mais freqüentemente de origem reumática, sendo também mais comum em mulheres. Segundo dados de autópsia, a ET esteve presente em cerca de 15% dos pacientes com cardiopatia reumática, mas apenas 5% apresentavam significância clínica. A ET geralmente está associada às lesões das valvas esquerdas. Outras causas raras de ET incluem congênita, mixoma de AD, tumores extracardíacos, vegetação na VT, endomiocardiofibrose e síndrome carcinóide.

Fisiopatologia

A FR provoca na VT e no aparelho subvalvar aquelas mesmas alterações observadas no aparelho valvar mitral, criando obstáculo ao fluxo AD/VD. Conseqüentemente, ocorrem dilatação, espessamento das paredes do AD e aumento da pressão no AD e, nos casos graves, congestão sistêmica e redução do DC. O gradiente diastólico que se cria entre o AD e o VD aumenta caracteristicamente na inspiração e com a atividade física devido ao aumento do fluxo transvalvar.

Quadro Clínico

As manifestações clínicas na ET dependem do grau da obstrução ao fluxo AD/VD e, conseqüentemente, da intensidade da congestão sistêmica e da diminuição do DC. Assim, os pacientes queixam-se de astenia, fadiga e desconforto abdominal devido à distensão da cápsula hepática de Glisson e à ascite. No exame físico, chama atenção a presença de onda *a* gigante no pulso venoso jugular, além de edema periférico, ascite, anasarca e hepatomegalia pulsátil não associados a sinais de congestão venocapilar pulmonar. Devido à freqüente associação com valvopatia mitral, o diagnóstico clínico de ET dependerá de um alto grau de suspeita clínica. O exame do precórdio poderá evidenciar impulsão sistólica de VD e um frêmito diastólico em borda esternal esquerda baixa. Na ausculta cardíaca, os mesmos sons que são audíveis na EM poderão estar presentes na ET, embora mais localizados e de menor intensidade e, caracteristicamente, se elevam com manobras que aumentam o fluxo AD/VD (Rivero-Carvallo, posição de cócoras).

Exames Laboratoriais

Em geral, o *ECG* revela sobrecarga atrial direita. Como a ET geralmente está associada à EM, sobrecarga biatrial é freqüente. Nas *radiografias de tórax* podem ser observados cardiomegalia e alargamento da borda cardíaca direita e da veia cava superior, sem alteração da circulação pulmonar. Devido à freqüente associação com EM, sinais de aumento do AE podem estar presentes. A *Doppler ecocardiografia* permite demonstrar as alterações morfológicas da VT e quantificar a gravidade da ET.

Tratamento

Quando os pacientes com ET chegam a necessitar de tratamento clínico, a abordagem cirúrgica costuma ser necessária. O uso de diuréticos e a restrição da ingestão de sal podem ser úteis. Entretanto, o melhor tratamento para os mesmos consiste na valvotomia cirúrgica ou anuloplastia. No caso de troca valvar, prótese biológica é preferível.

REFERÊNCIAS BIBLIOGRÁFICAS

1. Bonow RO, Carabelo B, De Leon AC *et al*. ACC/AHA guidelines for the management of patients with valvular heart disease: a report of the American College of Cardiology/American Heart Association Task Force on Practice Guidelines (Committee on Management of Patients with Valvular Heart Disease). *J Am Coll Cardiol* 1998; *32*:1.486-88.
2. Boon NA, Bloomfield P. The medical management of valvar heart disease. *Heart* 2002; *87*:395-400.
3. Braunwald E. Valvular heart disease. *In*: Braunwald E. *Heart disease: a textbook of cardiovascular medicine*. 5 ed., Philadelphia: W.B. Saunders Company, 1997; 1.643-714.
4. Carabello BA. Mitral valve regurgitation. *Curr Probl Cardiol* 1998; *23*(4):202-41.
5. Kitchin A, Turner R. Diagnosis and treatment of tricuspid stenosis. *Br Heart J* 1964; *26*:354-79.
6. Marcus RH, Sareli P, Pocock WA, Barlow JB. The spectrum of severe rheumatic mitral valve disease in a developing country. *Ann Intern Med* 1994; *120*:177-83.
7. Morcef FAP. Lesões das valvas mitral e tricúspide. *In*: Morcef FAP. *Ecocardiografia uni-bidimensional, transesofágica e Doppler*. 2 ed., Rio de Janeiro: Revinter Ltda, 2001; 263-329.
8. Sarano ME, Orszulak TA, Schaff HV *et al*. Mitral regurgitation: a new clinical perspective. *Mayo Clin Proc* 1997; *72*:1.034-43.
9. Wilkins GT, Weyman AE, Abascal VM, Block PC, Palacious IF. Percutaneous mitral valvulotomy: an analysis of echocardiographic variables related to outcome and the mechanism of dilatation. *Br Heart J* 1988; *60*:299-308.

CAPÍTULO 52

PROLAPSO DA VÁLVULA MITRAL

Wander Costa Santos

INTRODUÇÃO

O prolapso da válvula mitral (PVM) é a forma mais comum de doença cardíaca valvular, de etiologia genética. É hereditário, de característica autossômica dominante, com expressão clínica variada e com uma prevalência de aproximadamente 2,4% da população geral; sendo assim, é mais freqüente que a válvula aórtica bicúspide. Embora o PVM usualmente ocorra como uma desordem hereditária isolada, pode também estar presente em pacientes com cardiopatia congênita (p. ex., CIA), especialmente com desordens associadas a anormalidades do tecido conjuntivo, como síndrome de Marfan, síndrome de Ehlers-Danlos, síndrome do X frágil, síndrome de Klinefelter, síndrome de Stikler, osteogênese imperfeita, pseudoxantoma *elasticum* e outras.

DIAGNÓSTICO

Sintomas

A grande maioria dos portadores de PVM é absolutamente assintomática.

O principal sintoma clínico relacionado com o PVM é a palpitação, que pode ou não estar intimamente associada a extra-sistolia ventricular e/ou atrial (esta é a mais freqüente); no entanto, como forma de arritmia sustentada, a de maior prevalência é a taquicardia atrial paroxística do tipo reentrada.

Dor no peito e dispnéia estão geralmente presentes em 11 a 15% dos portadores de PVM, numa porcentagem, portanto, inferior à encontrada em indivíduos normais. É interessante salientar que estes dois últimos sintomas tendem a ser mais prevalentes em pacientes portadores de desordens neuropsiquiátricas, em especial da síndrome do pânico.

Em estágios mais avançados, os principais sintomas serão aqueles relacionados com o grau de insuficiência mitral, se aguda ou crônica, bem como com o grau de disfunção ventricular esquerda.

Exame Físico e Eletrocardiograma

Em geral, os portadores de PVM são significativamente mais magros, com índice de massa corporal menor que a população em geral; são mais altos e com alterações esqueléticas do tipo *pectus excavatum*, escoliose, estreitamento do diâmetro ântero-posterior do tórax, retificação da coluna cervical etc. No sexo feminino, existe uma leve predominância de mulheres com mamas pequenas (quase que somente representadas pelo mamilo e muito pouco tecido glandular mamário), estatura alta e longos braços (aspecto marfanóide).

O principal achado auscultatório é o estalido ou clique mesossistólico, que pode ou não estar acompanhado de um sopro do tipo mesotelessistólico, traduzindo, desta forma, a presença da insuficiência mitral associada ao PVM.

O eletrocardiograma é usualmente normal nos portadores de PVM; quando este método complementar apresenta alteração, esta é, em geral, traduzida pela presença de depressão do segmento ST e inversão da onda T na topografia inferior (D2,D3 e aVf).

Ecocardiograma

Este é o método complementar definitivo para o diagnóstico do PVM. Há alguns anos, estudos prévios utilizando critérios ecocardiográficos ao modo-M e critérios menos específicos ao modo bidimensional (como a inclusão do deslocamento do folheto anterior, obtido através da janela acústica apical de quatro câmaras) definiram como portadores de PVM uma variável de 7 a 21% da população saudável, aumentando sobremaneira a prevalência do diagnóstico.

Na atualidade, visando aumentar a especificidade diagnóstica, devemos observar as alterações ecocardiográficas, principalmente, na janela acústica paraesternal longitudinal e/ou apical longitudinal. Sendo assim, o PVM clássico ficou definido como um deslocamento superior de um ou mais folhetos da válvula mitral, de mais de 2mm, durante a sístole ventricular e com um espessamento máximo dos mesmos de pelo menos 5mm durante a metade da diástole (diástase), enquanto o PVM não-clássico foi definido como um deslocamento superior de um ou mais folhetos, de mais de 2mm, durante a sístole ventricular, porém com um espessamento máximo dos folhetos menor que 5mm durante a diástase. É também por meio do ecocardiograma que será definida a presença de folhetos redundantes, espessamentos, alongamento de cordoalhas, dilatação anular e morfologia de contas-de-rosário, aspectos estes relacionados à degeneração mixomatosa da válvula mitral. A utilização do Doppler colorido melhora a avaliação e quantificação do refluxo valvular, estabelecendo o grau de insuficiência mitral associada.

HISTÓRIA NATURAL, PROGNÓSTICO E COMPLICAÇÕES

Na maioria dos pacientes, o PVM está associado a um prognóstico benigno. Apesar de o PVM estar associado a aumento da incidência de teste ergométrico falso-positivo, principalmente em mulheres (com artérias coronárias normais), não se justifica a realização de cintilografia do miocárdio de rotina para avaliação destes casos, bem como naqueles com queixas de dor no peito, uma vez que a prevalência de doença coronariana nestes pacientes é menor que em pacientes sem prolapso; devemos, portanto, utilizar outros critérios. A associação de lesão do tipo prolapso tricúspide, pulmonar e aórtico é observada, respectivamente, em 40, 10 e 2% dos portadores de PVM. Pacientes com PVM freqüentemente apresentam fenômenos posturais, como taquicardia ortostática e hipotensão ortostática. Se a insuficiência mitral desses pacientes se apresenta de forma progressiva, poderemos evoluir para uma dilatação atrial esquerda, seguida de fibrilação atrial, disfunção ventricular esquerda, hipertensão arterial pulmonar com disfunção do ventrículo direito e, finalmente, uma insuficiência cardíaca congestiva. As complicações do PVM estão intimamente associadas à presença de insuficiência mitral e alteração do endocárdio valvular, podendo precipitar a instalação de uma endocardite bacteriana, ruptura de cordoalha com *flail valve* e arritmias. Se o paciente não tem outros fatores de risco para o acidente vascular encefálico, não foi demonstrado aumento da incidência de AVC em portadores de PVM com idade de 45 anos ou mais jovens. O PVM tem sido relatado como a causa principal de insuficiência mitral isolada, insuficiência esta que requer tratamento cirúrgico.

TRATAMENTO

Os pacientes portadores de PVM têm, na imensa maioria dos casos, evolução clínica benigna, porém intimamente relacionada com a extensão da doença nas cúspides, bem como com o grau de insuficiência mitral. A progressão da doença pode ser lenta e insidiosa, ou abrupta, como resultado da ruptura de uma cordoalha, levando ao diagnóstico de *flail valve*, geralmente associado a uma insuficiência mitral aguda e sintomática. O tratamento medicamentoso não afeta diretamente o processo da doença nas cúspides da válvula, mas o uso de vasodilatadores, por exemplo, pode melhorar sintomas nos portadores de insuficiência mitral significativa. Estes medicamentos são mais efetivos nos portadores de dilatação ventricular esquerda e/ou diminuição da função ventricular esquerda associada à presença de insuficiência mitral. Não existem dados suficientes na literatura que levem à aceitação do uso de vasodilatadores em pacientes com insuficiência mitral significativa, mas sem dilatação do ventrículo esquerdo e/ou diminuição da função ventricular esquerda, principalmente se estes pacientes forem assintomáticos. Mais importante ainda é que o tratamento medicamentoso não deve retardar a indicação de intervenção cirúrgica em pacientes sintomáticos ou com evidência de diminuição da função ventricular esquerda.

A profilaxia para endocardite bacteriana deve ser realizada em todos os pacientes portadores de PVM com insuficiência mitral associada ou naqueles com diagnóstico de PVM e degeneração mixomatosa da válvula, mesmo na ausência de insuficiência mitral.

Se um paciente com diagnóstico de PVM desenvolve uma fibrilação atrial, estão indicados o controle da freqüência ventricular, o uso de anticoagulante e a cardioversão, como abordagem padrão, de acordo com as orientações publicadas para tratamento de pacientes com doença cardíaca valvular da Associação Americana de Cardiologia (AHA) e do Colégio Americano de Cardiologia (ACC).

A cirurgia nos pacientes com PVM está indicada para corrigir a insuficiência mitral. A melhor opção sempre será inicialmente, a realização da plastia da válvula (cirurgia reparadora), na qual os resultados das funções ventricular e hemodinâmica são melhores. A possibilidade de plastia (reparo valvular) é alta em pacientes com PVM, especialmente naqueles com a doença confinada ao folheto posterior. Quando a plastia da válvula não é tecnicamente possível, todo esforço deve ser feito para manter a integridade do aparelho subvalvular. Com a preservação do aparelho subvalvular existe pouca alteração da função ventricular esquerda depois da cirurgia, quando comparada com uma queda de pelo menos 10% naqueles pacientes nos quais não se preserva o aparelho subvalvular.

A taxa de mortalidade é menor para a plastia valvular do que para a troca (2 a 4% contra 5 a 10%). Em pacientes com PVM, a evolução clínica a longo prazo é excelente, com taxas de sobrevivência de 80 a 94% em 5 a 10 anos para plastia valvular, comparada a 40 a 60% para a troca valvular. Em pacientes assintomáticos com insuficiência mitral importante, a evolução é melhor se a cirurgia for realizada antes do início da disfunção sistólica ventricular irreversível. Hoje, o consenso é de que o diâmetro sistólico final e a fração de ejeção podem ser usados para identificar a disfunção sistólica ventricular na sua fase inicial. Assim, os indicadores de uma disfunção inicial são representados por um diâmetro sistólico final igual ou maior que 45mm ou uma fração de ejeção de 60% ou menos. Deste modo, os pacientes devem ser encaminhados para cirurgia se sintomas mais que leves se desenvolverem na presença de insuficiência mitral significativa, se o diâmetro sistólico final se aproximar de 45mm ou se a fração de ejeção diminuir em direção a 60%, mesmo na ausência de sintomas.

REFERÊNCIAS BIBLIOGRÁFICAS

1. Carabello BA, Crawford Jr FA. Valvular heart disease. *N Engl J Med* 1997; *337*:32-41.
2. Freed LA., Levy D, Levine RA *et al*. Prevalence and clinical outcome of mitral-valve prolapse. *N Engl J Med* 1999; *341*:1-7.
3. Gilon D, Buonanno FS, Joffe MM *et al*. Lack of evidence of an association between mitral-valve prolapse and strokre in young patients. *N Engl J Med* 1999; *341*:8-13.
4. Marks AR, Choong Choong CY, Sanfilippo AJ, Ferre M, Weyman AE. Identification of high-risk and low-risk subgroups of patients with mitral-valve prolapse. *N Engl J Med* 1989; *320*:1.031-6.
5. Nishimura RA, McGoon MD, Shub C *et al*. Echocardiographically documented mitral-valve prolapse. Long-term follow-up of 237 patients. *N Engl J Med* 1985; *313*:1.305-9.
6. Otto CM. Evaluation and management of chronic mitral regurgitation. *N Engl J Med* 2001; *345*:740-6.
7. Rosenberg CS, Derman GH, Grabb WC, Buda AJ. Hypomastia and mitral-valve prolapse. Evidence of a linked embryologic and mesenchymal dysplasia. *N Engl J Med* 1983; *309*:1.230-1.

CAPÍTULO 53

VALVULOPATIAS AÓRTICA E PULMONAR

William Antonio de Magalhães Esteves

VALVULOPATIA AÓRTICA

Estenose Aórtica Valvular

ETIOLOGIA

Congênita
A válvula aórtica bicúspide constitui-se na anomalia cardíaca congênita mais comum, sendo mais freqüente em homens. Com menos freqüência, a válvula unicúspide produz quadro de insuficiência ventricular esquerda grave ao nascimento, em geral incompatível com a vida, se não corrigida precocemente. Podemos ainda encontrar válvulas tricúspides congenitamente malformadas, as quais também poderão evoluir com estenose.

Degenerativa
A válvula aórtica anatomicamente normal no adulto pode desenvolver alterações estruturais com o passar dos anos, as quais produzirão redução progressiva do orifício aórtico e conseqüente estenose aórtica (EAO). Em geral, esta lesão surge com manifestações clínicas por volta da oitava ou nona década de vida. Não existe fusão comissural nem reabsorção de folhetos, sendo incomum regurgitação valvular associada. Além da idade, constituem fatores de risco para o seu desenvolvimento o sexo masculino, hipertensão arterial sistêmica, hipercolesterolemia, tabagismo e diabetes melito. Não se sabe se modificações nesses fatores de risco podem influenciar a progressão da doença.

Reumática
É rara a presença de EAO isolada, a que está geralmente associada a algum grau de regurgitação aórtica (RAO). Na maioria das vezes, há acometimento, também, da válvula mitral.

Fisiopatologia
A EAO é doença de evolução crônica, com velocidade de progressão não bem definida. Existe redução progressiva do orifício valvular aórtico. Para adaptar-se, o ventrículo esquerdo (VE) desenvolve hipertrofia concêntrica, que manterá a tensão sistólica normal e, conseqüentemente, a sua função sistólica preservada.

Este mecanismo adaptativo será fundamental para o VE manter o volume ejetivo normal ou pouco reduzido, mesmo na presença de EAO severa, que podemos definir como presença de gradiente transvalvar aórtico de pico (pelo cateterismo cardíaco) ou médio (pelo ecocardiograma) maior que 50mmHg, área valvar aórtica (AVAO) menor ou igual a $0,7cm^2$ ou $0,45cm^2/m^2$ de superfície corpórea.

Embora a hipertrofia seja essencial para a manutenção da função sistólica, ela pode acarretar disfunção diastólica. Assim, a contração atrial desempenha papel importante na manutenção de débito cardíaco, daí a freqüente piora hemodinâmica vista quando ocorre perda do sincronismo atrio-ventricular.

Com o agravamento progressivo da estenose valvular, os mecanismos compensatórios produzirão alterações estruturais no miócito e no interstício, fazendo com que, à disfunção diastólica já presente, acrescente-se a disfunção sistólica.

Manifestações Clínicas

O portador de EAO pode variar de um espectro assintomático, mesmo que seja portador de EAO grave, até a morte súbita.

A tríade clássica de sintomas na EAO é constituída por dispnéia, síncope e angina.

A dispnéia pode ser insidiosa, lentamente progressiva, ou súbita. Esta última manifestação ocorre, em geral, associada a arritmias cardíacas com perda da atividade mecânica atrial ou do sincronismo atrioventricular.

A síncope pode ocorrer com o esforço ou em repouso, estando esta última também relacionada às arritmias já mencionadas.

Em geral, a angina é de esforço, valendo salientar que 50% dos portadores de EAO grave que a apresentam têm associada lesão coronariana aterosclerótica importante.

Sintomas menos freqüentes são hemorragia digestiva baixa, associada à angiodisplasia intestinal, embolia sistêmica e endocardite infecciosa.

EXAME FÍSICO

A EAO de leve a moderada pode apresentar-se com pulsos arteriais com características normais. Quando ela se torna grave, temos o clássico pulso *parvus et tardus*. Vale salientar que pacientes idosos, devido ao processo de arteriosclerose, podem não apresentá-lo.

Pode estar presente frêmito sistólico em borda esternal esquerda (BEE), com irradiação para as carótidas. O *ictus cordis* pode apresentar características normais quando a lesão é de leve a moderada. Quando grave, o mesmo será sustentado, podendo estar desviado para esquerda e para baixo.

A primeira bulha (B1) será normo ou hipofonética. A segunda (B2) poderá apresentar as características normais ou ser única (componente pulmonar), podendo também estar presente o desdobramento paradoxal desta, quando coexistir disfunção sistólica importante do VE.

A terceira bulha (B3) ocorre apenas tardiamente na doença, traduzindo disfunção sistólica do ventrículo esquerdo.

A presença de quarta bulha (B4) traduz disfunção diastólica importante, estando associada a gradiente transvalvar acima de 70mmHg.

O estalido protossistólico está tipicamente presente na válvula aórtica bicúspide, desaparecendo na presença de calcificação valvular.

O clássico sopro sistólico ejetivo é mais bem auscultado na BEE média e na borda esternal direita alta, irradiando-se para fúrcula esternal e carótidas, estando a gravidade da lesão valvular diretamente relacionada à intensidade do sopro.

EXAMES COMPLEMENTARES

ECG

O ritmo cardíaco é, na maioria das vezes, sinusal. A FA desenvolve-se tardiamente na lesão, exceto se coexistir lesão mitral. A sobrecarga atrial esquerda está presente em mais de 80% dos casos de EAO grave. A sobrecarga ventricular esquerda ocorre em 85% dos casos graves. Bloqueios atrioventriculares podem ocorrer, inclusive de terceiro grau, sendo atribuídos à extensão da calcificação valvular para o nó atrioventricular.

Distúrbios de condução do ramo esquerdo, como arritmias ventriculares, são observados, em geral, na presença de disfunção sistólica.

Radiografia de Tórax

A radiografia de tórax pode estar normal, mesmo na presença de EAO grave, sendo a dilatação pós-estenótica muitas vezes a única alteração presente.

Calcificação valvular não é vista com freqüência nesse estudo, sendo mais comum à fluoroscopia.

O índice cardiotorácico poderá estar aumentado, quando surgir disfunção sistólica do VE ou quando coexistir regurgitação aórtica ou mitral.

Na presença de sinais de crescimento atrial esquerdo, deve-se suspeitar de lesão valvular mitral associada.

Ecocardiograma

O ecocardiograma constitui-se em exame complementar importante no diagnóstico e na condução do portador de EAO, trazendo-nos informações valiosas sobre etiologia, gravidade, presença e extensão da calcificação valvular, cálculo dos gradientes transvalvares e área valvular, medida dos diâmetros da cavidade do VE e o grau de hipertrofia de suas paredes, a função de VE e a coexistência de lesão valvular mitral, além de complicações, como endocardite infecciosa.

Estudo Hemodinâmico e Coronariografia

Devido aos avanços da ecocardiografia, o estudo hemodinâmico diagnóstico raramente se torna necessário, estando reservado apenas para aqueles pacientes portadores de janela ecocardiográfica deficiente que, por algum motivo, não possam realizar o ecocardiograma transesofágico.

No entanto, coronariografia é obrigatória naqueles pacientes com indicação cirúrgica (homens acima de 40 anos ou mulheres com mais de 45) para avaliação de possível coronariopatia associada.

HISTÓRIA NATURAL

O portador de EAO que apresente qualquer sintoma da tríade clássica tem sobrevida bastante reduzida, a qual está relacionada com o tipo de sintoma apresentado. Em caso de angina, a sobrevida média é de 5 anos; nos casos de síncope, de 3 anos e de dispnéia, 2 anos.

Quanto ao portador de EAO grave assintomático e função sistólica preservada, alguns estudos demonstram que eles apresentam bom prognóstico, sendo o risco de morte súbita muito baixo (inferior a 1% em 2 anos). No entanto, existe uma subpopulação que apresenta alta probabilidade de tornar-se sintomática a curto prazo, a de portadores de calcificação valvular grave e/ou velocidade de fluxo transvalvular aórtico acima de 4m/s.

TRATAMENTO CLÍNICO

Os portadores de EAO de leve a moderada devem ser orientados sobre sua patologia e a necessidade de avaliação clínica periódica. Está indicada a profilaxia para endocardite infecciosa e, nos casos de etiologia reumática, recomenda-se a profilaxia para novos surtos.

Os portadores de EAO grave assintomática devem seguir as mesmas recomendações. Esforços físicos extenuantes ou competitivos são proscritos. Além disso, os pacientes devem ser orientados a buscar auxílio médico tão logo apresentem qualquer sintoma da tríade clássica da EAO, pois o prognóstico é bastante desfavorável nesta situação.

Para os portadores de EAO grave sintomática estará sempre indicada a correção cirúrgica. O tratamento clínico será apenas pré-operatório.

Nos casos de insuficiência ventricular esquerda (IVE), o tratamento clínico inclui o uso de diuréticos, de preferência os de alça, que devem ser utilizados com cautela devido ao risco de redução exagerada da pré-carga e baixo débito, com as suas conseqüências. O digital está indicado na presença de disfunção sistólica sintomática. Um estudo recente demonstrou a segurança e a eficácia do uso de vasodilatadores nesses casos.

Na presença de angina secundária à coronariopatia associada, podemos utilizar betabloqueador em dose baixa. Vasodilatadores (nitratos, bloqueadores dos canais de cálcio) devem ser utilizados com cautela devido ao risco de hipotensão arterial e conseqüente redução da oferta do oxigênio pelo miocárdio.

Não existe nenhum medicamento para tratamento da síncope.

TRATAMENTO CIRÚRGICO

Uma vez sejam iniciados os sintomas, a sobrevida reduz-se significativamente, caso a lesão valvar não seja corrigida.

Portanto, se o portador de EAO grave apresentar qualquer sintoma da tríade clássica, estará indicada a correção cirúrgica tão logo seja possível, até mesmo pelo risco aumentado de morte súbita nessa população específica.

Outra situação na qual está indicada a correção cirúrgica é no portador de EAO grave com disfunção sistólica do VE, mesmo que assintomático. Aqui, torna-se importante, no portador de disfunção sistólica grave e gradiente transvalvular abaixo de 30mmHg, afastar a presença de pseudo-estenose aórtica (presença de EAO de leve a moderada e miocardiopatia dilatada de outra etiologia), tornando-se fundamental o ecocardiograma com estresse farmacológico com dobutamina.

No portador de EAO grave assintomático com função sistólica preservada, a conduta é controversa. Estudos mostram que esses pacientes apresentam boa evolução clínica e baixo risco de morte súbita, assegurando a possibilidade de que se aguarde o surgimento de sintomas para que seja indicada a correção cirúrgica. A mortalidade cirúrgica nesses pacientes ultrapassa o risco de morte súbita. No entanto, existe uma subpopulação, constituída por aqueles pacientes com válvula aórtica bastante calcificada e com velocidade de fluxo transvalvular aórtico acima de 4m/s, que deve ser acompanhada com atenção ainda maior, visto ser grande a possibilidade de surgimento de sintomas em curto prazo e, portanto, a necessidade de correção cirúrgica. O tratamento cirúrgico (em geral a substituição da válvula aórtica por prótese valvular) é o procedimento de escolha, já que a valvuloplastia aórtica percutânea é um procedimento paliativo, com baixa taxa de sucesso imediato (em torno de 60%) e alta incidência de reestenose valvular em curto período, estando reservada apenas como ponte para a cirurgia definitiva naqueles portadores de EAO grave com disfunção sistólica também grave de VE ou choque cardiogênico. Em nenhuma situação este método deve substituir a cirurgia como tratamento definitivo.

Regurgitação Aórtica

ETIOLOGIA

A regurgitação aórtica (RAO) pode ser secundária a alterações patológicas nos folhetos valvulares ou na raiz da aorta. Nas últimas décadas, especialmente nos países desenvolvidos, as doenças da raiz aórtica têm sido as principais causas de RAO:

- *Doenças dos folhetos valvulares*: doença reumática (associada a estenose aórtica), endocardite infecciosa, válvula bicúspide, doenças do colágeno, comunicação interventricular de localização subaórtica e estenose subaórtica.
- *Doenças da raiz aórtica*: dissecção aórtica, hipertensão arterial sistêmica, síndrome de Marfan, trauma, sífilis, ectasia anuloaórtica, medionecrose cística e doenças do tecido conjuntivo (espondilite anquilosante, artrite reumatóide, síndrome de Reiter, policondrite, arterite de células gigantes, doença de Whipple).

FISIOPATOLOGIA

RAO Crônica

A RAO crônica produz aumento progressivo do volume diastólico final do ventrículo esquerdo (VE), fato que estimula a replicação do sarcômero, preferencialmente em série, ocasionando hipertrofia predominantemente excêntrica. Com isto se manterão normais a relação raio da cavidade: espessura parietal e, conseqüentemente, a complacência do VE e sua função sistólica. Na RAO crônica podem ser vistos os maiores e mais hipertrofiados corações produzidos por patologias cardíacas, daí a denominação *cor bovis*.

A gravidade da regurgitação aórtica está diretamente relacionada ao diâmetro do orifício regurgitante e ao gradiente de pressão diastólica entre a aorta e o VE e inversamente relacionada à freqüência cardíaca. Por isso, são descritos casos de atletas portadores de RAO crônica grave, pois a atividade física aeróbica produz elevação da freqüência cardíaca e redução da resistência arterial periférica, alterações que são benéficas na RAO.

Com o tempo, a progressão da lesão anatômica levará a sobrecarga hemodinâmica progressiva, com esgotamento do mecanismo compensatório já descrito, que culminará no surgimento da disfunção sistólica de VE.

RAO Aguda

São três as etiologias de RAO aguda: endocardite infecciosa, dissecção aórtica e trauma.

Instalar-se-á, devido a esses fatores, uma sobrecarga aguda do VE, que não tem complacência adequada para recebê-la, ocasionando elevação exagerada da PD2VE precocemente na diástole, fato que produzirá o fechamento da válvula mitral ainda na diástole (fechamento precoce da válvula mitral). Isto protegerá o átrio esquerdo de uma elevação ainda maior de sua pressão (pressão capilar pulmonar), exercendo, portanto, mecanismo protetor, embora quase sempre ela esteja elevada o suficiente para produzir congestão pulmonar.

A função sistólica será mantida, inclusive com freqüente elevação da fração de ejeção do VE.

QUADRO CLÍNICO

Na RAO crônica, o paciente pode permanecer assintomático por longo período de tempo, mesmo sendo portador de lesão grave, inclusive tolerando, muitas vezes, atividade física aeróbica competitiva. Os sintomas surgirão quando os mecanismos compensatórios se esgotarem. O mais freqüente é a dispnéia, em geral progressiva, mas podendo, nos casos avançados, surgir mesmo em repouso. Outro sintoma comum é a dor torácica, que pode surgir após esforços ou em repouso.

A síncope, ao contrário do que ocorre na estenose aórtica, é rara, como são raros os sintomas de congestão periférica.

Na RAO aguda, instalar-se-á subitamente um quadro de dispnéia, em geral com edema pulmonar agudo e hipotensão arterial.

EXAME FÍSICO

São ricos os sinais clínicos presentes na RAO crônica. Vários deles traduzem pressão de pulso aumentada:

- Pulsos céleres ou de Corrigan apresentam-se com velocidade de ascensão e amplitude aumentadas.
- Ocasionalmente, o pulso *bisferens* (presença de duplo pico sistólico), associado a amplitude aumentada, pode estar presente, em especial quando existe EAO associada.
- O sinal de Musset traduz movimentação da cabeça que acompanha cada pulsação.
- O sinal de Quincke consiste no enchimento capilar pulsátil, observado quando se comprimem os lábios com uma lâmina de vidro.
- O sinal de Traube, também conhecido como tiro de pistola, é definido pela presença de ruído sistólico e diastólico, presente quando se comprime o diafragma do estetoscópio sobre a artéria femoral.
- O sinal de Duroziez consiste na presença de ruído sistólico, quando a artéria femoral é comprimida proximalmente com o diafragma do estetoscópio, e um ruído diastólico, quando é comprimida distalmente.
- O sinal de Muller é a pulsação da úvula.
- O sinal de Hill ocorre quando a pressão sistólica nos membros inferiores excede em 60mmHg a dos membros superiores.

O *ictus cordis* estará desviado ínfero-lateralmente e será propulsivo nos casos de RAO crônica grave.

O ritmo cardíaco é em, geral, regular, pois tanto as arritmias atriais como as ventriculares ocorrem tardiamente na evolução. A presença de terceira bulha traduz disfunção sistólica do VE.

O clássico sopro diastólico em decrescendo, de alta freqüência, é mais bem auscultado na BEE média, quando a doença etiológica localiza-se nos folhetos valvulares, ou na borda esternal direita superior, quando ela está localizada na raiz da aorta.

Na RAO aguda, os sinais de pressão de pulso aumentada descritos não estarão presentes, visto o volume ejetado na aorta não estar muito aumentado.

A primeira bulha costuma estar ausente, o mesmo ocorrendo com a quarta, devido ao fechamento precoce da válvula mitral. A terceira bulha pode estar presente.

O sopro diastólico será curto pelo fato de a PD2VE estar muito elevada.

EXAMES COMPLEMENTARES

ECG

Sinais de sobrecarga ventricular esquerda (SVE) são freqüentes na RAO crônica. A sobrecarga atrial esquerda (SAE) é rara, ocorrendo tardiamente, em geral associada ao surgimento da disfunção sistólica, o mesmo ocorrendo com a presença de distúrbio de condução do ramo esquerdo. Quando a RAO é secundária a processos inflamatórios e/ou infecciosos, podem estar presentes distúrbios de condução atrioventricular (DCAV) em graus variados. Na RAO aguda, estas alterações são incomuns, podendo estar presentes os DCAV, quando a etiologia consiste em endocardite infecciosa, pela proximidade da válvula aórtica com o nó atrioventricular. São freqüentes alterações do segmento ST-T.

Raio-X de Tórax

Na RAO crônica, o aumento do índice cardiotorácico está relacionado com a gravidade da lesão, podendo haver sinais de cardiomegalia acentuada à custa do crescimento do VE. Com freqüência, coexiste dilatação da aorta ascendente, em especial quando a RAO é secundária a patologias da aorta. Sinais de crescimento atrial esquerdo ocorrem apenas com o surgimento de disfunção sistólica, exceto se houver lesão mitral associada. Com o surgimento da disfunção sistólica do VE, haverá sinais radiológicos de congestão pulmonar. Na RAO aguda, usualmente não existe cardiomegalia importante, havendo, porém, sinais de congestão pulmonar exuberante.

Ecocardiograma

Trata-se de exame complementar fundamental para diagnóstico e seguimento clínico. Por meio dele podemos diagnosticar a etiologia da lesão, sua gravidade, as dimensões sistólica e diastólica final do VE e a sua função sistólica. Podemos também diagnosticar lesões valvulares associadas e a presença de endocardite infecciosa e diagnosticar a dissecção aórtica como etiologia de RAO aguda, esta última especialmente por meio do ecocardiograma transesofágico.

TRATAMENTO CLÍNICO

RAO Crônica

Para estes pacientes, independente da gravidade da lesão, está sempre indicada a profilaxia para endocardite infecciosa. Nos casos de etiologia reumática, está também indicada a profilaxia para esta doença.

Os portadores de RAO crônica importante assintomáticos e que apresentam função sistólica preservada beneficiam-se do uso de nifedipina, em sua apresentação de liberação lenta, ou de inibidores da enzima conversora da angiotensina (IECA). Estas medicações mostraram reduzir a progressão da doença e a remodelação do VE, respectivamente.

Para os pacientes sintomáticos é recomendado o uso de diuréticos, IECA e digital. Os pacientes que não toleram IECA podem receber bloqueadores dos receptores da angiotensina II ou a associação hidralazina/nitrato. Vale salientar que o tratamento clínico para esses pacientes é pré-operatório, jamais substituindo a cirurgia corretiva. Os betabloqueadores, drogas comprovadamente eficazes para o tratamento da insuficiência cardíaca por miocardiopatia dilatada, devem ser evitados nesta situação, pois não há estudos clínicos sobre estes pacientes e devido ao potencial maléfico da bradicardia na acentuação da RAO.

RAO Aguda

Os pacientes deverão ser tratados em unidades de terapia intensiva, onde receberão monitorização hemodinâmica. Recomenda-se o uso de diuréticos de alça e vasodilatadores venosos, como nitroprussiato de sódio. Os vasoconstritores devem ser evitados, pois acentuam a regurgitação aórtica. O uso do balão intra-aórtico está contra-indicado. A cirurgia corretiva deverá ser realizada o mais rápido possível. Caso a etiologia seja de endocardite infecciosa, o tratamento será também direcionado a esta patologia.

TRATAMENTO CIRÚRGICO

RAO Aguda

Tão logo diagnosticada, esta é uma doença que exige cirurgia. O tratamento clínico descrito é pré-operatório.

RAO Crônica

A base para indicação cirúrgica na RAO crônica são os sintomas, em especial a dispnéia e a dor torácica. Os portadores de regurgitação intensa que começarem a apresentar esses sintomas em suas atividades habituais deverão ser submetidos à correção cirúrgica. Estudos demonstram que este é o momento em que há melhor benefício. Obviamente, os pacientes muito sintomáticos (classes III e IV da NYHA) também serão operados, em especial se apresentarem sinais clínicos de pressão de pulso arterial aumentada, embora o risco cirúrgico seja maior e o benefício a longo prazo, menor.

Muito importante é a duração dos sintomas. Quando estes estão presentes por mais de 1 ano, o benefício da cirurgia é menor. Além disso, a gravidade da disfunção sistólica no pré-operatório também é importante. Os pacientes deverão ser operados com FEVE acima de 50%.

A correção cirúrgica nos pacientes assintomáticos estará indicada se eles apresentarem sinais de disfunção ventricular esquerda em repouso, manifestados pela presença de terceira bulha na ausência de regurgitação mitral mais que leve em gravidade ou pela FEVE abaixo de 50% em repouso, ou diâmetro sistólico final de VE maior que 55mm.

VALVULOPATIA PULMONAR

Estenose Pulmonar Valvular

A etiologia mais comum é a congênita. Estenose pulmonar (EP) secundária a doença reumática é rara, em geral associada a lesões em outras válvulas. Foi descrita uma incidência elevada na Cidade do México. A deposição de placas carcinóides pode ocasionar, na maior parte das vezes, regurgitação pulmonar (RP), podendo coexistir algum grau de EP. Obstrução extrínseca secundária a massas cardíacas ou mediastinais, ou mesmo aneurisma do seio de Valsalva, pode também ocorrer.

A EP congênita ocorre em 7% das cardiopatias congênitas, acompanhada de fusão e espessamento das cúspides. Na síndrome de Noonan pode ocorrer obstrução valvular sem aderência dos folhetos. Pode apresentar-se clinicamente desde uma forma isolada e sem repercussão clínica e hemodinâmica ao nascimento, com evolução insidiosa, até formas associadas com hipoxemia e acidemia intensas, geralmente presentes na atresia pulmonar com septo interventricular íntegro, na ausência de canal arterial com bom fluxo.

O curso clínico relaciona-se à gravidade da estenose valvular. Quando leve (gradiente de pico sistólico transvalvular pulmonar abaixo de 50mmHg), usualmente é assintomática e constitui-se em achado casual durante avaliação clínica. A velocidade de progressão está geralmente relacionada ao grau de deformidade valvular, podendo colaborar para a obstrução a hipertrofia infundibular que acompanha a hipertrofia do ventrículo direito (VD) estimulada pela intensidade da EP.

Quando grave, o paciente poderá cursar com dispnéia leve aos esforços e fadiga, ou até mesmo apresentar estas limitações de forma mais intensa, associadas a dor precordial ou até mesmo síncope e sinais de insuficiência ventricular direita.

EXAME FÍSICO

Quando EP grave está presente, pode-se encontrar pulsação hepática pré-sistólica, refletindo contração atrial vigorosa. Na presença de dilatação de VD, pode-se palpar impulsão sistólica em borda esternal esquerda (BEE). É freqüente a palpação de frêmito sistólico em BEE superior.

A primeira bulha está normofonética e a segunda pode estar normofonética, quando a válvula pulmonar apresenta boa mobilidade, ou até mesmo ausente, quando muito deformada e pouco móvel. A fonese do estalido protossistólico também segue o comportamento da segunda bulha. A presença de quarta bulha traduz EP grave, com hipertrofia importante do VD. Já a presença de terceira bulha traduz disfunção sistólica.

O sopro da EP é tipo ejetivo, mais bem auscultado na BEE superior, estando a sua intensidade relacionada à gravidade da lesão. Também, quanto mais tardio o pico de intensidade máxima do sopro, mais grave será a EP. Com freqüência, é auscultado sopro sistólico regurgitativo tricuspídeo quando coexiste dilatação do VD.

EXAMES COMPLEMENTARES
ECG
Nos casos de EP leve, este pode ser normal. Quando a lesão é moderada a importante, sinais de sobrecarga ventricular e até atrial direita estão presentes.

Raio-X de Tórax
Na EP leve a moderada, não costumam existir alterações radiológicas evidentes. Quando intensa, freqüentemente estão presentes sinais de crescimento ventricular direito. Quando ocorre dilatação do VD, é comum, também, a dilatação do átrio direito. Dilatação pós-estenótica e do ramo pulmonar esquerdo também está presente.

Ecocardiograma
Constitui exame importante para confirmação do sítio de obstrução (valvular, subvalvular ou supravalvular), de sua gravidade, do grau de hipertrofia e se existe dilatação do VD, e ainda avalia sua função, além da coexistência de outras anomalias cardíacas.

Cateterismo Cardíaco
Raramente utilizado para diagnóstico de EP isolada, é útil para avaliação de cardiopatias complexas associadas.

TRATAMENTO
Nos casos de EP leve, nenhum tratamento é necessário, exceto profilaxia para endocardite infecciosa.

Nos casos graves, o procedimento de escolha é a valvuloplastia percutânea, que tem elevada taxa de sucesso e baixo índice de complicações.

A correção cirúrgica é outra opção, a qual apresenta baixa mortalidade.

Regurgitação Pulmonar

A principal etiologia de regurgitação pulmonar (RP) é dilatação do anel valvular secundária a hipertensão pulmonar (HP). Outras etiologias são a síndrome de Marfan e doenças do tecido conjuntivo ou idiopáticas. Menos freqüentemente, se deve a endocardite infecciosa ou complicação de correção cirúrgica de estenose pulmonar. Raramente, é secundária a doença reumática, síndrome carcinóide, trauma etc.

FISIOPATOLOGIA E MANIFESTAÇÕES CLÍNICAS
A RP acarreta sobrecarga de volume ao ventrículo direito (VD), produzindo sua dilatação. Na ausência de HP, a lesão pode ser bem tolerada durante anos. Quando presente, sinais de franca descompensação cardíaca direita podem estar presentes.

Quando secundária à endocardite infecciosa, freqüentemente coexiste embolia pulmonar séptica, que se manifesta com febre, dispnéia, tosse com escarro piossanguinolento e dor pleurítica. HP grave e, conseqüentemente, disfunção de VD podem estar presentes.

Ao exame clínico, nos casos mais graves, a inspeção pode detectar impulsões sistólicas em BEE. É freqüente a palpação destas impulsões, além de impulsões da artéria pulmonar em BEE superior.

A segunda bulha pode apresentar desdobramento fisiológico nos casos de RP leve. O desdobramento desta bulha poderá apresentar-se de modo persistente e variável nos casos de RP grave com prolongamento do tempo de ejeção do VD. O componente pulmonar da segunda bulha pode também estar ausente.

Presença de estalido protossistólico é comum devido à dilatação da artéria pulmonar. Terceira e quarta bulhas podem estar presentes junto à BEE inferior, acentuando-se com a inspiração.

O sopro diastólico é mais bem auscultado nas BEE média e superior, acentuando-se com a inspiração. Nos casos de HP grave, pode haver dilatação do anel pulmonar e conseqüente regurgitação pulmonar, produzindo sopro diastólico de maior freqüência (sopro de Graham Steell), acompanhado de hiperfonese acentuada de P2 e, muitas vezes, sopro sistólico regurgitativo tricuspídeo associado.

EXAMES COMPLEMENTARES
ECG
Quando a regurgitação pulmonar (RP) não é secundária à HP, o ritmo é em geral sinusal, não havendo sinais ECG de sobrecarga de VD. Distúrbio de condução do ramo direito é freqüente. Quando secundária à HP, freqüentemente coexistem sinais de sobrecarga ventricular direita e até atrial direita.

Raio-X de Tórax
Nos casos de RP grave, são comuns sinais de crescimento de VD e da artéria pulmonar. Quando a RP é secundária à HP, costumamos notar crescimento do átrio direito. Há saliência dos hilos pulmonares e redução dos vasos na cortical pulmonar.

Ecocardiograma
O ECO pode ajudar a definir a etiologia da RP, sua intensidade, o grau de dilatação e hipertrofia do VD (quando secundária à HP) e a presença de movimentação anômala do septo interventricular. Pode-se quantificar a pressão arterial pulmonar e quantificar a regurgitação tricúspide (freqüentemente presente pela dilatação do anel tricuspídeo).

TRATAMENTO

Em geral, o tratamento da RP secundária à HP se resume ao tratamento etiológico da HP, como correção de valvulopatia mitral. Muitas vezes, este procedimento, isoladamente, normaliza ou reduz de modo significativo o grau da RP.

Quando primária, o tratamento da RP poderá ser cirúrgico, quando se instala disfunção do VD associada ou não a sinais clínicos. Nestas situações, o tratamento mais freqüentemente realizado consiste na substituição da valva nativa por bioprótese.

REFERÊNCIAS BIBLIOGRÁFICAS

Valvulopatia Aórtica

1. AHA/ACC. Guidelines valve heart diseases *J Am Coll Cardiol* 1998; *32*:1.486-588.
2. Alexander W, Schlant RC, Furter V. *Hurst's The Heart* 8 ed. McGraw-Hill, 2000.
3. Bonow R. Long-term serial changes in left ventricular function and reversal of ventricular dilatation alter valve replacement for chronic aortic regurgitation. *Circulation* 1988; *78*:1.108-20.
4. Bonow R. Radionuclide angiography in the management of aortic regurgitation. *Circulation* 1991; *84*(suppl I):I-296.
5. Braunwald E, Zipes DP, Libby P. *Heart disease: a textbook of cardiovascular medicine*. 6 ed. WB Saunders Company, 2001.
6. Connolly HM. Aortic valve replacement for aortic stenosis with severe left ventricular dysfunction: prognostic indicators. *Circulation* 1997; *95*:2.395-400.
7. Connolly HM. Severe aortic stenosis with low transvalvular gradient and severe left ventricular dysfunction. *Circulation* 2000; *101*:1.940-6.
8. Constant J. *Bedside Cardiology*. 3 ed., Boston: Little Brown, 1985.
9. Lin M, Chiang HT. Vasodilator therapy in chronic asymptomatic aortic regurgitation: enalapril versus hydralazine therapy. *J Am Coll Cardiol* 1994; *24*:1.046.
10. Murphy JG. *Mayo Clinic Cardiology Review*. 2 ed., Lippincott Williams e Wilkins, 2000.
11. O'Brien KD, Reichenbach DD, Marcovina SM *et al.* Apoliopoproteins B, (a) and E accumulate in the morphologically early lesion of degenerative valvular aortic stenosis. *Arterioscler Thrombosis* 1996; *16*:523-32.
12. Otto C. Prospective study of asymptomatic aortic stenosis. *Circulation* 1997; *95*:2.262.
13. Rosenhek R. Predictors of outcome in severe, asymptomatic aortic stenosis. *NEJM* 2000; *343*:611-7.
14. Schon HR, Dorn R. Efects of 12 months quinapril therapy in asymptomatic patients with chronic aortic regurgitation. *J Heart Valve Dis* 1994; *3*:500.
15. Scognamiglio R, Rahimtoola SH. Nifedipine in asymptomatic patients with severe aortic regurgitation and normal left ventricular function. *NEJM* 1994; *331*:689-94.
16. Zile MR. Heart failure in aortic stenosis: improving diagnosis and treatment. *NEJM* 2003; *348*:1.735-6.

Valvulopatia Pulmonar

1. Braunwald E. *Heart disease – a textbook of cardiovascular medicine*. 6 ed. 2000.
2. Campbell M. The natural history of congenital pulmonic stenosis. *Br Heart J* 1969; *31*:394.
3. Emery RW, Landes RG. Pulmonary valve replacement with a porcine aortic heterograft. *Ann Thorac Surg* 1979; *27*:148.
4. Perloff JK. *Clinical recognition of congenital heart disease*. 4 ed., 1994.
5. Runco V, Levin HS. The spectrum of pneumonic regurgitation. *In: Physiologic principles of heart sounds and murmurs*. America Heart Association Monograph No. 46, p. 175, 1975.
6. Vela JE, Costeras R. Rheumatic pulmonary valve disease. *Am J Cardiol* 1969; *23*:12.

CAPÍTULO 54

TRATAMENTO DAS ESTENOSES MITRAL E AÓRTICA POR CATETER

Jamil Abdalla Saad, Ari Mandil e Cirilo Pereira da Fonseca Neto

VALVOPLASTIA MITRAL PERCUTÂNEA

As primeiras publicações de realização de dilatação percutânea da valva mitral surgiram há cerca de 20 anos (Kenji Inoue, 1984; James Lock, 1985). Utilizando técnicas e balões diferentes, ambos os autores obtiveram sucesso em seus atos pioneiros, valendo-se para isso dos conceitos da comissurotomia mitral cirúrgica fechada, iniciada na década de 1950, bem como da perspectiva de tratamento por cateter das cardiopatias, derivada da introdução na prática cardiológica da angioplastia coronária.

Algumas tentativas de modificação das técnicas originalmente relatadas foram propostas no passado (acesso transarterial retrógrado) e mais recentemente (valvulótomo metálico de Cribier), permanecendo, entretanto, como alternativa real para o tratamento da estenose mitral por cateter na atualidade o acesso anterógrado (transeptal) pela técnica de Inoue (Fig. 54.1) ou com o uso de dois balões e único guia metálico (balão *multi-track* – Fig. 54.2).

Aspectos Clínicos

Podemos dizer de maneira ampla que a indicação para realização deste procedimento obedece às mesmas regras da indicação cirúrgica para a estenose mitral (área valvar < 1,5cm^2; classe funcional II ou mais).

A seleção dos pacientes para uma ou outra forma de tratamento depende, fundamentalmente, da avaliação ecocardiográfica. A Doppler ecocardiografia permite, por meio da análise da valva e do aparato subvalvar, avaliar a deformidade e cicatrização provocada pelo processo reumático em relação a quatro variáveis: espessamento, mobilidade e calcificação dos folhetos, além do grau de acometimento do aparelho subvalvar. Para cada uma destas variáveis é dada uma nota de 1 a 4 que, consideradas em conjunto (escore de Wilkins), podem chegar ao valor máximo de 16. São considerados candidatos ideais para a valvoplastia por cateter os pacientes com escore menor ou igual a 8. Escores acima de 12 devem ser recusados (prováveis candidatos à prótese valvar), a não ser que haja alguma contra-indicação à cirurgia. Já os situados entre estes valores devem ser analisados individualmente, com ênfase no caráter temporário do alívio da estenose (pacientes grávidas), já que os resultados imediatos e tardios distanciam-se dos obtidos nos candidatos ideais.

Há contra-indicação para a realização da valvoplastia mitral quando à estenose mitral associa-se insuficiência mitral acima de 2+, quantificada pela ventriculografia esquerda por meio do método de Sellers. A outra contra-indicação é a presença de trombo no átrio esquerdo em posição que não o apêndice atrial esquerdo. Com trombo presente nesta situação, o paciente pode ser submetido à anticoagulação e avaliado em novo estudo ecocardiográfico transesofágico para confirmação do desaparecimento do coágulo. Entretanto, a presença de trombo em qualquer outra posição (especialmente no septo interatrial) não nos faculta esta alternativa. Cifoescoliose acentuada, apesar de dificultar tecnicamente a realização do procedimento, não o contra-indica.

Algumas situações especiais merecem considerações particulares quanto ao seu manuseio: AVC prévio, ritmo de fibrilação atrial, realização prévia de comissurotomia cirúrgica e pacientes grávidas.

Em relação aos pacientes que apresentaram AVC prévio, mesmo que recente (há menos de 6 meses), preconiza-se a realização prévia de ecocardiograma transesofágico e, caso não se detectem trombos, pode-se indicar a valvoplastia por cateter, embora não existam dados sólidos na literatura derivados de estudos comparativos ou de registros com grande número de pacientes.

Portadores de fibrilação atrial crônica devem ser submetidos à anticoagulação oral por um período de 3 meses, independentemente do resultado do ecocardiograma transesofágico. O medicamento deve ser suspenso antes da valvoplastia, até que haja a normalização do RNI e o paciente esteja controlado com heparina venosa até o dia do procedimento. Alternativamente, pode-se utilizar a heparina de baixo peso molecular para esta finalidade. A realização prévia de comissurotomia mitral cirúrgica não representa contra-indicação à técnica, desde que o escore ecocardiográfico seja favorável à valvoplastia percutânea.

A ocorrência de doença valvar reumática em jovens mulheres leva à preocupante coincidência de estenose mitral reumática e gestação. Até 25% dos casos de valvotomia mitral percutânea por cateter-balão (VMPB), em hospital geral, são realizados em gestantes. Atualmente, a VMPB é o tratamento de escolha das gestantes porque apresenta taxas de complicações/sucesso semelhantes às de mulheres não-grávidas e o concepto não sofre alterações relevantes no per e no pós-operatório imediato.

A fisiologia da gravidez, com o aumento progressivo do débito cardíaco (↑FC e ↑volemia) até o terceiro mês, pode levar a aumento do gradiente transvalvar mitral mesmo com áreas de 1,3-1,4m². Estas pacientes podem apresentar-se com classe funcional III–IV/NYHA, apesar do tratamento medicamentoso (betabloqueador, digital na FA), estando indicada a VMPB. O uso do escore ecocardiográfico deve guiar a seleção das pacientes. Porém, escore maior que 12 não contra-indica o procedimento, pois o objetivo do tratamento é levar a gravidez ao termo (38 semanas).

Preconiza-se a realização do procedimento após a 20ª semana de gestação, para minimizar o risco de malformação no concepto devido à exposição a raios ionizantes (em casos extremos, realizar a qualquer momento: avaliar o risco para a mãe) e por ser este o período de maior aumento da volemia e, conseqüentemente, de sintomas. Deve-se sempre utilizar proteção (avental plúmbico) para toda circunferência do abdômen materno e evitar ventriculografia esquerda pré e pós-procedimento.

Aspectos Técnicos

Considerando-se a infreqüência do uso do valvótomo de Cribier, permanecem como alternativas técnicas para a realização da valvoplastia percutânea a técnica de Inoue e a do duplo balão, ambas por via anterógrada (acesso transeptal). A facilidade de manuseio e a segurança tornaram a técnica de Inoue de longe a mais empregada mundialmente, estimando-se em até 100 pacientes tratados por este método contra um tratado pelos demais. Em consequência, há cerca de 70 vezes mais publicações e citações desta técnica na literatura do que das outras.

Entretanto, durante um certo período de tempo, questionou-se a equivalência de resultado entre as diferentes técnicas. Um estudo comparativo envolvendo 302 pacientes com escore ecocardiográfico menor que 10 não mostrou diferenças significativas entre a técnica de Inoue e a do duplo-balão (Quadro 54.1).

Também em relação à comparação da valvoplastia percutânea com a comissurotomia cirúrgica aberta, os estudos realizados em casos selecionados mostram equivalência em termos de área valvar alcançada, manutenção em classe funcional I e necessidade de reintervenção. Já a comissurotomia mitral fechada mostra resultados significativamente inferiores aos alcançados pelas duas alternativas anteriormente citadas (Quadro 54.2).

Resultados e Complicações

O procedimento é considerado um sucesso quando a área valvar final é maior que 1,5cm (ou se há ganho superior a 50% em relação à área inicial), na ausência de complicações. A queda do gradiente diastólico pela valva mitral, bem como da pressão na artéria pulmonar e no átrio esquerdo, é decorrente do aumento da área valvar.

As complicações decorrentes do procedimento de valvoplastia mitral guardam correlação com o tipo de técnica empregada e com a experiência dos operadores. Dentre as possíveis complicações – óbito, tamponamento cardíaco, embolia e insuficiência mitral grave – a que mais se correlaciona com a técnica empregada e com a experiência do operador é o

Quadro 54.1 Estudo Comparativo Entre a Técnica de Inoue e a do Duplo-balão

	Inoue (n = 152)	Duplo-balão (n = 150)
Área valvar pré (cm²)	0,9 ± 0,2	0,9 ± 0,2
Área valvar pós (cm²)	1,8 ± 0,3	1,9 ± 0,3
Sucesso	84%	81%
IM > 3	6%	7%
Livre de eventos	75 ± 7	82 ± 6
Livre de reestenose	67 ± 7	76 ± 6

Quadro 54.2 Comparação Entre Valvoplastia por Balão e Cirurgia

	VMP	Fechada	Aberta
N	30	30	30
Área pós (cm²)	2,2 ± 0,4	1,6 ± 0,4	2,2 ± 0,4
Área < 1,5cm²	0%	27%	0%
Classe I (7 anos)	87%	33%	90%
Reintervenção	10%	50%	7%

tamponamento cardíaco. O registro norte-americano do uso do duplo-balão, comparado ao do balão de Inoue, mostrou grande diferença na ocorrência desta complicação (4 e 1,4%), ressaltando o risco da manipulação do guia metálico no interior do ventrículo esquerdo. Na maioria das séries atuais, esta complicação incide em menos de 1%, assim como a ocorrência de óbito (0,5%) e de embolia (1%).

Em relação à insuficiência mitral grave (3+ ou 4+), cuja ocorrência prevista é da ordem de 5 a 7%, mesmo com o dimensionamento correto do balão para o paciente, não existe, até o momento, correlação clara com o tipo de técnica empregada, nem mesmo com a técnica de insuflação escolhida (progressiva ou em etapa única com o cateter de Inoue).

A sobrevida livre de eventos, relacionada à não-ocorrência de reestenose, está ligada às características dos pacientes tratados. Quando se analisam séries de pacientes tratados em países em desenvolvimento, mais jovens, observa-se que até 90% dos pacientes mantêm-se em classe funcional I em 3 a 5 anos. Por outro lado, em geral, as séries de pacientes tratados em países desenvolvidos, mais idosos, com escores mais elevados e mais freqüentemente em ritmo de fibrilação atrial, mostram resultados piores (classe funcional I em 5 anos em torno de 50 a 60%). Um grupo de pacientes que podem apresentar reestenose mais elevada é o dos pacientes muito jovens (< 18 anos), provavelmente devido a uma maior malignidade da doença com surtos reumáticos repetitivos e freqüentemente subclínicos.

VALVOPLASTIA AÓRTICA COM CATETER-BALÃO

A estenose aórtica pode ser de origem congênita, reumática ou degenerativa. O tratamento percutâneo da estenose aórtica congênita em crianças e adultos jovens será descrito em outro capítulo deste livro.

A estenose aórtica reumática em geral se apresenta com comprometimento mitral ou, mais raramente, o acometimento aórtico vem acompanhado de dupla lesão, com insuficiência associada.

Há fusão das comissuras, com neoformação vascular e depósito de cálcio, levando a espessamento e retração das cúspides. Como conseqüência, há tanto regurgitação como estenose. A estenose aórtica reumática pura é bastante infreqüente, e tem-se notado diminuição de sua incidência nos países industrializados, com a redução da febre reumática. Há relatos esporádicos na literatura do tratamento da estenose aórtica por cateter-balão, com sucesso imediato e a longo prazo.

Por outro lado, na estenose aórtica degenerativa, as cúspides são imobilizadas pelo depósito de cálcio ao longo das linhas de flexões na sua base, impedindo sua abertura plena. Portanto, não há fusão importante das comissuras, dificultando a ação do cateter-balão na abertura valvar e redução do gradiente.

A valvoplastia aórtica por cateter-balão tem sido tentada nas últimas décadas, porém com resultados imediatos e tardios insatisfatórios. A reestenose acontece em aproximadamente 60% dos pacientes nos primeiros 6 meses e em 80% dos pacientes nos primeiros 2 anos.

Numa série de 310 pacientes, os resultados imediatos produziram redução do gradiente de 56 para 25mmHg, e a área valvar aumentou de 0,5 para 0,9cm^2. A mortalidade hospitalar foi de 8,6% e insuficiência aórtica grave ocorreu em 1,5% dos casos, com complicações vasculares em 9,5%, AVC em 1,2% e embolia por colesterol em 1% dos pacientes.

Portanto, apesar do sucesso na redução do gradiente, as altas taxas de complicações, associadas a reestenoses elevadas a curto e longo prazo, fazem da cirurgia de troca valvar o tratamento de escolha da estenose aórtica do idoso.

O tratamento percutâneo com balão é reservado às seguintes situações:

Fig. 54.1 Balão de Inoue totalmente insuflado onde observamos incisura correspondente à comissura posterior da valva mitral.

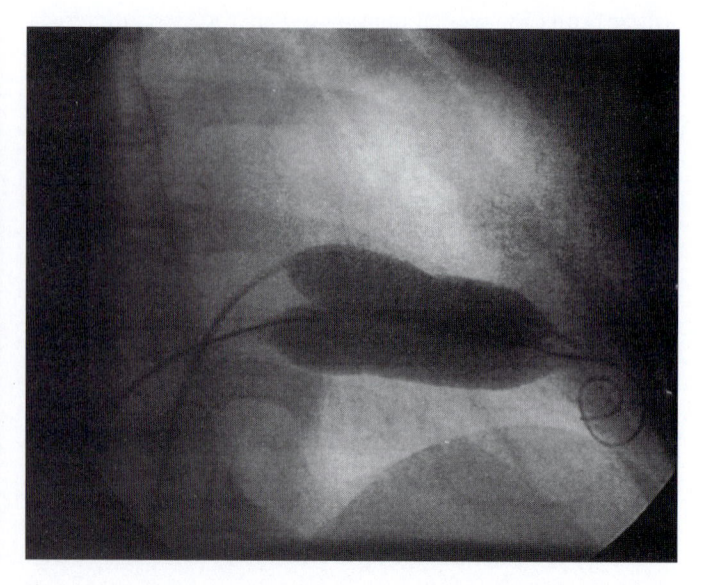

Fig. 54.2 Mesmo aspecto da Fig. 54.1 com a insuflação do duplo-balão.

- Pacientes sem condições cirúrgicas.
- Ponte para troca valvar cirúrgica.
- Cirurgia não-cardíaca de grande porte.
- Choque cardiogênico.
- Estenose aórtica não-calcificada (congênita ou reumática).

Recentemente, foi descrito o primeiro implante de prótese valvar aórtica percutânea com sucesso em um ser humano. Atualmente, novos materiais têm-se desenvolvido, com perspectiva futura próxima de que esta seja a técnica para o tratamento não-cirúrgico da estenose aórtica calcificada.

REFERÊNCIAS BIBLIOGRÁFICAS

1. Bonow RO, Carabello B, Leon AC *et al.* ACC/AHA guidelines for the management of patients with valvular heart disease. *JACC* 1998; *32*:1.486-582.

2. Cribier A, Eltchaninoff H, Bash A *et al.* Percutaneous transcatheter implantation of an aortic valve prosthesis for calcific aortic stenosis: first human case description. *Circulation* 2002; *106*:3.006-8.

3. Farhat MB, Ayari T, Maatouk F *et al.* Percutaneous balloon versus surgical closed and open mitral comissurotomy. *Circulation* 1988; *97*:245-50.

4. Freed M, Grines C, Safian R. *Manual of interventional cardiology*: Physician's Press, 1997.

5. Kang D-H *et al.* Long-term clinical and echocardiographic outcome of percutaneous mitral valvuloplasty. Randomized comparison of Inoue and double-balloon techniques. *JACC* 2000; *35*:169.

6. Topol *et al. Textbook of interventional cardiology*. 2 ed., W.B. Saunders Company, 1994.

7. Website tctmd.com: Expert presentation slides.

CAPÍTULO 55

ENDOCARDITE INFECCIOSA

José Luiz Barros Pena, Marconi Gomes da Silva e Miguel Rabelo Guimarães

INTRODUÇÃO

A medicina moderna tem provado, ao longo dos anos, ser bastante efetiva no combate às doenças infecciosas. Entretanto, a endocardite infecciosa (EI) parece ser uma exceção. A incidência da doença é difícil de ser determinada devido à grande variabilidade existente nos critérios diagnósticos apresentados em diferentes estudos, mas estima-se uma taxa de 1,7 a 3,8 casos/100.000 pessoas-ano. Desde a primeira descrição dessa doença, feita por Lazare Reviere, em 1646, ela tem permanecido como um grande desafio para a medicina clínica em termos de morbidade e mortalidade. Osler foi um dos primeiros a fornecer avaliação clínica e patológica detalhada dessa enfermidade em suas famosas palestras (*Goulstonian lectures*) em Londres, em 1885, em que ele relatava que havia perdido todas as esperanças de um tratamento eficaz. A era moderna da EI começou com as primeiras curas relatadas, obtidas com a penicilina, da forma subaguda da doença, na década de 1940. Embora as terapêuticas antibiótica e cirúrgica tenham contribuído muito para a melhora do prognóstico, a mortalidade global permaneceu relativamente constante nas últimas três décadas, variando de 26 a 40%. Além disso, mesmo que alguns pacientes sobrevivam à infecção aguda, eles podem freqüentemente tornar-se incapacitados por seqüelas definitivas, tais como disfunção cardíaca e lesões neurológicas que, sem dúvida, pioram a qualidade e a expectativa de vida. Desse modo, podemos afirmar que a EI ainda merece grande atenção. Há várias razões para que o prognóstico não seja bom no quadro da EI: a doença é naturalmente destrutiva, freqüentemente causando lesões irrecuperáveis em órgãos importantes. Ela pode destruir as valvas cardíacas ou causar insuficiência cardíaca, infarto ou hemorragia cerebral. O diagnóstico é quase sempre postergado, apesar de ser fundamentalmente clínico; suas manifestações, embora numerosas, são usualmente inespecíficas. A vegetação valvar é a lesão primária, mas é inacessível ao exame clínico. Embora tenha havido sensível progresso nas técnicas microbiológicas, as hemoculturas ainda apresentam negatividade considerável. Um diagnóstico postergado implica a ocorrência de complicações mais sérias e maior mortalidade. Constatamos, atualmente, aumento crescente do número de pacientes chamados de alto risco, como portadores de prótese valvar, idosos e usuários de drogas intravenosas. Nas últimas décadas, os sinais e sintomas clínicos da EI sofreram uma mudança considerável devido ao espectro dos germes infectantes e ao perfil dos pacientes em risco na população. Para que ocorra melhora no prognóstico da EI é importante diagnosticar a doença em seu estágio inicial, identificar os grupos de alto risco e instituir prontamente a terapêutica clínica e/ou cirúrgica. A Doppler ecocardiografia tem papel singular no estudo dessa afecção. Com a detecção de vegetações por meio da ecocardiografia, o emprego desta técnica modificou de forma substancial a abordagem dessa condição. O avanço tecnológico proporcionou melhora significativa na visibilização das vegetações com o surgimento da ecocardiografia bidimensional. A ecocardiografia transesofágica, com melhora excepcional da resolução, favoreceu o diagnóstico da EI de forma brilhante e vem exercendo papel crescente na terapêutica clínica e cirúrgica dos pacientes.

ETIOLOGIA

De maneira geral, todos os agentes infecciosos podem causar endocardite. Entretanto, os microrganismos de maior prevalência nesse tipo de infecção são formados pelos cocos gram-positivos (*Streptococcus viridans* e *bovis*, enterococos, *Staphylococcus aureus*, estafilococos coagulase-negativos) e bactérias gram-negativas do grupo HACEK: *H*aemophilus sp., *A*ctino-

bacillus actinomycetemcomitans, **C**ardiobacterium hominis, **E**ikenella corrodens e **K**ingella sp. Este último grupo de bactérias apresenta crescimento lento e exige até 3 semanas de incubação em culturas.

A mucosa oral (estreptococos) e a pele (estafilococos) são as principais portas de entrada para esses agentes infecciosos. Esses microrganismos são protegidos da ação do sistema imunológico por material trombótico (fibrina, colágeno, plaquetas) e por uma proteção própria desses agentes, constituída por N-acetilglucosamina e ácido teicóico.

A identificação do agente etiológico por meio de hemoculturas é primordial na conduta terapêutica – a maioria dos casos de endocardite com hemocultura negativa ocorre devido a início da antibioticoterapia antes da coleta da amostra de sangue.

Os estreptococos e os estafilococos representam os principais agentes causadores de EI subaguda e aguda de válvulas nativas. Entretanto, as endocardites por prótese valvar apresentam grande diversidade etiológica, sendo importante a obtenção dos resultados de cultura e antibiograma. Embora a busca pelo agente infeccioso responsável pela EI seja sempre perseguida, na maioria dos casos não se obtém sucesso, optando-se, assim, pela instituição da terapia empírica direcionada para os agentes mais prováveis.

Nos pacientes provenientes da comunidade, com infecção em valva nativa, os estreptococos (50% – *Streptococcus viridans, S. bovis*) e os estafilococos (20% – *Staphylococcus aureus*) são responsáveis por mais de 70% dos casos. Em pacientes hospitalizados, os estafilococos predominam e apresentam comportamento mais agressivo e habitualmente resistente à meticilina. Em usuários de drogas intravenosas, o *S. aureus* sensível à meticilina (MSSA) é o agente responsável pela endocardite em 60 a 70% dos casos. A valva tricúspide é acometida em mais de 70% das vezes.

Em relação às próteses valvares recentemente implantadas (até 60 dias), o agente mais comum é o estafilococo coagulase-negativo (*Staphylococcus epidermidis*). Já nos usuários de drogas e nos portadores de cateteres ou próteses, predominam os estafilocos e, mais raramente, os gram-negativos, especialmente pseudomonas, além de fungos. Nos pacientes submetidos à intervenção das vias urinárias e intestinais ou tumores malignos, os enterococos (*Enterococcus faecalis, E. faecum*) estão usualmente envolvidos.

Uma vez conhecido o agente, torna-se fundamental a determinação da sensibilidade e da concentração inibitória mínima (MIC – *minimun inhibitory concentrations*) para orientar a escolha dos antibióticos.

MANIFESTAÇÕES CLÍNICAS

A endocardite infecciosa apresenta-se por meio de inúmeras manifestações, ocorrendo tanto manifestações cardíacas, que nada mais são que a extensão do processo infeccioso no coração, como também manifestações extracardíacas, as quais estão descritas no Quadro 55.1.

Quadro 55.1 Manifestações Clínicas da Endocardite Infecciosa

Febre e sopro cardíaco
Sepse
Febre de origem indeterminada
Ataques isquêmicos transitórios ou acidentes vasculares
Meningites
Hemorragia subaracnóidea
Embolia arterial periférica
Infarto do miocárdio
Insuficiência cardíaca inexplicada
Infarto pulmonar, pneumonia necrosante
Sintomas constitucionais sugestivos de neoplasia ou colagenose
Queixa musculoesquelética sugestiva de polimialgia reumática, febre reumática aguda ou artrite reumatóide
Anemia
Insuficiência renal

Usualmente, os sinais e/ou sintomas iniciam-se 2 semanas após ocorrência da bacteremia. Sintomas inespecíficos, como mal-estar, fadiga, sudorese noturna, anorexia e perda de peso, são comuns, estando particularmente relacionados a microrganismos de baixa patogenicidade. O início da infecção com germes de elevada virulência pode ser explosivo.

Se sintomas extracardíacos predominam no quadro clínico, o diagnóstico pode ser desviado da endocardite infecciosa devido à simulação de outros diagnósticos pelo quadro clínico.

Devemos sempre tentar classificar o estágio da doença como agudo ou subagudo, pois isto pode ter uma implicação prática útil em relação ao provável agente bacteriano e à urgência na adoção do tratamento.

Febre está presente em quase 100% dos casos que não tenham recebido antibióticos, antitérmicos ou agentes antiinflamatórios previamente, assim como naqueles com debilidade grave e falência renal. Na forma subaguda, a temperatura é, em geral, baixa; na aguda, é usualmente elevada.

O sopro cardíaco está quase sempre presente, ocorrendo em cerca de 99% dos casos, exceto em infecções agudas, endocardite mural ou do lado direito.

O aparecimento de um novo sopro ou mudança no caráter de um sopro preexistente é um importante achado da doença. A presença de sinais periféricos de endocardite sugere o caráter crônico da doença.

As queixas relacionadas ao sistema musculoesquelético (artralgia, artrite e mialgias) podem confundir o diagnóstico, sugerindo problemas de ordem reumatológica.

Embolia sistêmica pode ocorrer durante e após a terapia e é reconhecida em aproximadamente um terço dos pacientes.

A embolia pulmonar é comum nos usuários de drogas com endocardite infecciosa de valva tricúspide.

A insuficiência cardíaca congestiva é a complicação mais comum da endocardite infecciosa.

A esplenomegalia está presente, atualmente, em 30% dos casos, mas na era pré-antibiótica ocorria em 80 a 90% das vezes. O infarto esplênico tem ocorrido em 44% das autópsias.

As manifestações cutâneas classicamente descritas são petéquias (20-40%), hemorragias subungueais, nódulos de Osler (25%), manchas de Roth e lesões de Janeway. As petéquias comumente envolvem as mucosas oral e conjuntival e são observadas em 26% dos pacientes.

Manifestações renais são relativamente comuns em ambas as formas – aguda e subaguda – da endocardite infecciosa. Infarto renal devido à oclusão embólica da artéria renal ocorre em aproximadamente 60% dos pacientes com endocardite esquerda. Ela é freqüentemente estéril e silenciosa ou, algumas vezes, pode causar dor e hematúria; usualmente, não evolui para falência renal. Infarto séptico e subseqüente abscesso são raros. Glomerulonefrites do tipo focal ou difusa são imunologicamente mediadas por deposição de imunocomplexos circulantes.

A glomerulonefrite focal é mais comum e resulta em proteinúria e hematúria, mas raramente em insuficiência renal. A incidência de glomerulonefrite difusa está relacionada à duração do processo e é menos comum nos dias de hoje que na era pré-antibiótica.

A insuficiência renal secundária a glomerulonefrite difusa freqüentemente regride com o tratamento apropriado da endocardite.

Manifestações neurológicas ocorrem em aproximadamente um terço dos pacientes com endocardite infecciosa, sendo a cefaléia o sintoma mais freqüente. Sinais e/ou sintomas psiquiátricos podem ocorrer tanto na fase inicial como mais tarde.

Acidentes vasculares hemorrágicos ou não-hemorrágicos e encefalopatia tóxica, apresentando-se na forma de distúrbios mentais com déficit focal, podem ser sintomas comuns. O infarto cerebral embólico é a complicação neurológica mais comum, ocorrendo em aproximadamente 20% dos pacientes com endocardite infecciosa.

Meningite, menigoencefalite, abscesso cerebral, mononeurite, aneurisma micótico ou sangramento intracerebral podem também ocorrer, esporadicamente.

Em síntese, o quadro clínico da endocardite infecciosa é variável e inespecífico, podendo envolver qualquer órgão ou sistema. É importante ressaltar que as manifestações clínicas da EI podem ser menos evidentes em idosos, neonatos e pacientes imunossuprimidos, dificultando sobremaneira o diagnóstico nesses subgrupos de pacientes.

DIAGNÓSTICO ECOCARDIOGRÁFICO

Em 1973, coube a Dillon e Spangler, em serviços diferentes, a descrição, pela primeira vez, da detecção não-invasiva das vegetações pela ecocardiografia modo-M. Eles deduziram que apenas vegetações com diâmetro superior a 2mm poderiam ser visibilizadas. As vegetações foram inicialmente descritas como um emaranhado, oposto aos ecos lineares, com espessamento não uniforme associado às valvas que exibiam movimento normal. A introdução da ecocardiografia bidimensional (ETT) permitiu que, além da detecção das massas oscilantes fixadas às valvas, pudéssemos também registrar a localização, o formato, o tamanho e a mobilidade das vegetações (Fig. 55.1).

Uma vez identificadas, as vegetações podem ser classificadas de acordo com critérios de localização, número e extensão, tamanho, mobilidade e consistência ou textura (Fig. 55.2).

Passado o entusiasmo dos relatos iniciais, as limitações da ecocardiografia na identificação de alterações compatíveis com massas em próteses valvares ou detectar pequenas vegetações foram ficando mais evidentes. A ecocardiografia convencional transtorácica tem certas limitações, as quais são mais acentuadas em indivíduos portadores de obesidade significativa, doença pulmonar obstrutiva crônica, deformidade da parede torácica, trauma, uso de respiradores mecânicos e naqueles submetidos a cirurgia cardíaca recente. A ecocardiografia transesofágica (ETE) permitiu uma nova e ampla janela para a visibilização do coração. A proximidade do esôfago com o coração possibilitou que imagens fossem obtidas com excepcional resolução, particularmente das valvas cardíacas, átrios e septo interatrial.

O Quadro 55.2 indica a capacitação diagnóstica das duas técnicas. A literatura demonstra que, com a utilização da técnica multiplanar, vegetações adicionais e complicações podem ser diagnosticadas de forma mais completa do que com a ETE monoplana e a ETE biplana.

O grau de importância da regurgitação das valvas nativas e próteses valvares deve ser avaliado utilizando-se o Doppler pulsado, contínuo e com mapeamento de fluxo em cores, numa abordagem integrada, valendo-se de múltiplos parâmetros que possibilitem a identificação de regurgitação, perfurações e desvios de fluxos (*shunts*), já amplamente descritos na literatura.

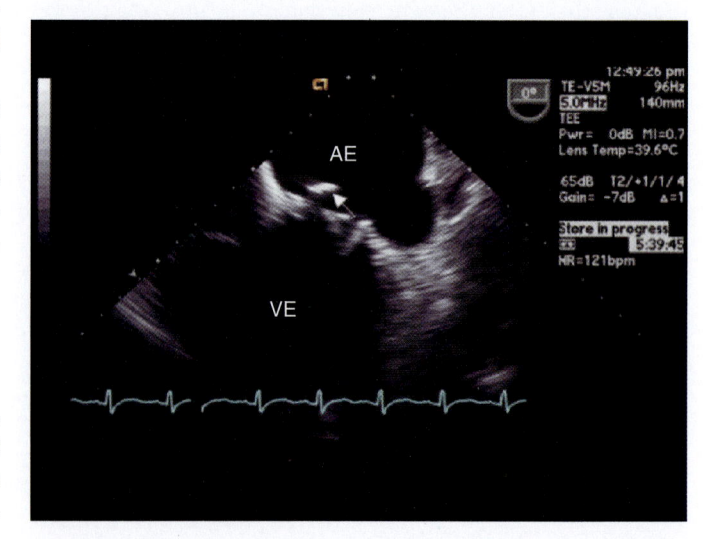

Fig. 55.1 Ecocardiografia transesofágica demonstrando estrutura que se projeta para o interior do átrio esquerdo (*seta*) compatível com vegetação em paciente portador de prótese biológica mitral.

CRITÉRIOS DIAGNÓSTICOS

Durak e cols., do Serviço de Endocardite da Universidade de Duke, em Durham, EUA, combinaram os parâmetros diagnósticos importantes contidos nos critérios de Beth Israel (bacteremia persistente, novos sopros regurgitantes e complicações vasculares) com achados obtidos pela ecocardiografia transtorácica ou transesofágica, para o desenvolvimento de um novo esquema diagnóstico, que passou a ser conhecido como os critérios de Duke. Eles estratificaram os pacientes com suspeita de EI em três categorias: casos patologicamente definidos (comprovação cirúrgica ou de necropsia) ou clinicamente definidos, por meio de critérios maiores ou menores; casos possíveis (não satisfazendo critérios para EI definitiva) e casos rejeitados (sem evidências de EI à necropsia ou cirurgia, resposta clínica à antibioticoterapia por 4 dias ou menos ou diagnóstico alternativo bem estabelecido). Os novos critérios propostos e as definições da terminologia empregada estão descritos, respectivamente, nos Quadros 55.3 e 55.4.

A utilização dos critérios citados tem inúmeras vantagens, como a obtenção de dados estatísticos e epidemiológicos confiáveis, o aumento na acurácia de estudos de profilaxia e terapêutica e o auxílio na definição de casos difíceis.

Endocardite Não-valvar

O diagnóstico da EI detém-se nas valvas cardíacas. Apesar de rara e geralmente encontrada na literatura apenas como relato de casos, a chamada endocardite mural, que envolve uma parede do coração ou da aorta, encontra-se bem documentada. A ecocardiografia, com suas modalidades transtorácica e transesofágica, é comprovadamente útil para realização deste diagnóstico. A endocardite pode ainda acometer pacientes portadores de cardiomiopatia hipertrófica e portadores de estenose subaórtica do tipo membranosa. Outro diagnóstico

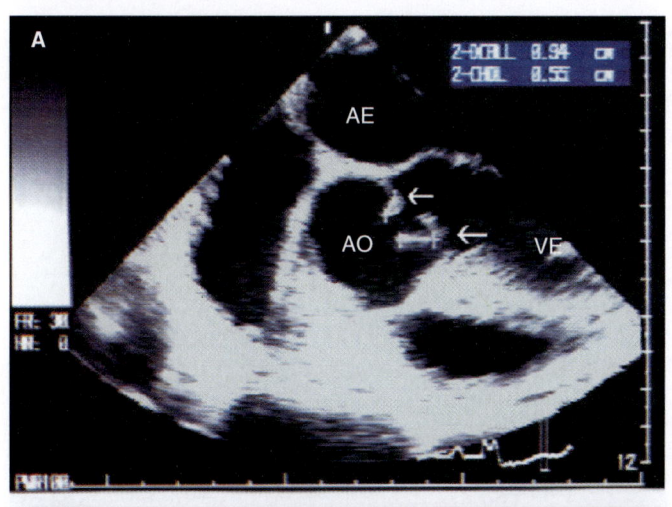

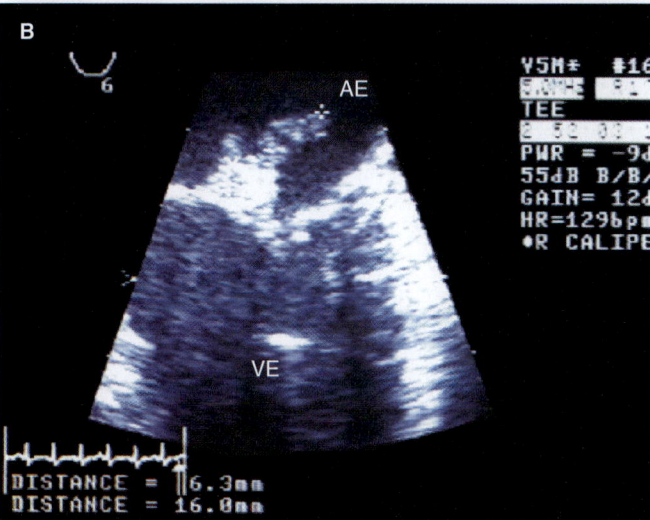

Fig. 55.2 Em **A**, duas vegetações em valva aórtica medidas no sentido longitudinal (*setas*). Em **B**, grande vegetação na face atrial da cúspide anterior da valva mitral, medida em duas dimensões (longitudinal e transversal).

Quadro 55.2 Comparação da Sensibilidade de Detecção de Endocardite por Meio de ETT e ETE

Autores	Nº de Pacientes e Tipo de Valva (1)	Sensibilidade (%)	
		ETT	ETE
Erbel e cols.	20	63	100
Daniel e cols.	76	60	94
Taams e cols.	21 VN 12 PV	28 0	86 33
Pavlides e cols.	16	25	87
Shively e cols.	16	44	94
Pedersen e cols.	5 VN 5 PV	40 60	100 80
Shapiro e cols.	30	60	87

(1) VN – valva nativa; PV – prótese valvar; ETT – ecocardiografia transtorácica; ETE – ecocardiografia transesofágica.

Quadro 55.3 Novos Critérios Propostos para o Diagnóstico de Endocardite Infecciosa (Critérios de Duke)

Endocardite Infecciosa Definitiva
Critérios patológicos
a. Microrganismos: evidenciados por cultura ou histologia em vegetação ou em vegetação que embolizou ou em abscesso intracardíaco *ou*
b. Lesões patológicas: presença de vegetação ou abscesso intracardíaco, confirmados por demonstração histológica de endocardite ativa

Critérios clínicos (utilizando definições específicas listadas no Quadro 55.4)
a. Dois critérios maiores *ou*
b. Um critério maior e três menores *ou*
c. Cinco critérios menores

Endocardite Infecciosa Possível
a. Achados consistentes de endocardite infecciosa que ficam aquém de definitiva, mas não rejeitada *ou* excluída

Endocardite Infecciosa Excluída
a. Diagnóstico alternativo seguro que explica manifestações consideradas como se fossem causadas por endocardite *ou*
b. Resolução de manifestações de endocardite com antibioticoterapia por 4 dias ou menos *ou*
c. Nenhuma evidência anatomopatológica de endocardite infecciosa à cirurgia ou necropsia após terapia antibiótica por 4 dias ou menos

Quadro 55.4 Definições da Terminologia Empregada nos Novos Critérios Propostos por Duke

Critérios Maiores
a. Hemocultura positiva para endocardite infecciosa
- Microrganismo típico para EI proveniente de duas hemoculturas separadas *Streptococcus viridans*(1), *Streptococcus bovis*, grupo HACEK, ou *Staphylococcus aureus* ou enterococos, adquiridos na comunidade, na ausência de um foco primário *ou*
- Hemocultura persistentemente positiva, definida como recuperação de um microrganismo consistente com EI, a partir de:
    1. Hemoculturas retiradas com intervalo de mais de 12 horas *ou*
    2. Todos os três ou a maioria de quatro ou mais hemoculturas separadas com intervalo de pelo menos 1 hora entre a primeira e a última retirada

b. Evidências de envolvimento endocárdico
- Ecocardiograma positivo para EI
    1. Massa intracardíaca oscilante em valvas *ou* estruturas de suporte *ou* no trajeto de jatos regurgitantes *ou* em material implantado, na ausência de uma explicação anatômica alternativa *ou*
    2. Abscesso *ou*
    3. Nova deiscência parcial de prótese valvar *ou* surgimento de nova regurgitação valvar em relação ao exame prévio (aumento ou mudança em sopro preexistente não é suficiente)

Critérios Menores
a. Predisposição: condição cardíaca predisponente *ou* uso de drogas intravenosas
b. Febre: maior ou igual a 38°C (100,4°F)
c. Fenômenos vasculares: êmbolos arteriais importantes, infartos pulmonares sépticos, aneurisma micótico, hemorragia intracraniana, hemorragias conjuntivais e manchas de Janeway
d. Fenômenos imunológicos: glomerulonefrite, nódulos de Osler, manchas de Roth, fator reumatóide positivo
e. Evidência microbiológica: hemocultura positiva, mas não preenchendo os critérios maiores acima(2) *ou* evidência sorológica de infecção ativa com germe compatível com EI
f. Ecocardiograma: consistente com EI, mas sem satisfazer os critérios maiores descritos acima

HACEK – *Haemophilus* spp, *Actinobacillus actinomycetemcomitans*, *Cardiobacterium hominis*, *Eikenella* spp, *Kingella kingae*.
(1) incluindo cepas variantes nutricionais.
(2) excluindo culturas positivas únicas para estafilococos coagulase-negativos e germes que não causam endocardite.

menos comum, e mais freqüentemente realizado pela ETE, é o de infecção de marca-passos transvenosos permanentes.

DETECÇÃO DE COMPLICAÇÕES ASSOCIADAS À ENDOCARDITE

A ecocardiografia modo-M e a bidimensional permitem não apenas a visibilização direta das vegetações, como também a verificação de complicações relacionadas com elas. Evidências de sobrecargas volumétricas ou disfunção ventricular podem ser facilmente detectadas por meio das medidas das câmaras cardíacas e da avaliação da função. O fechamento precoce da valva mitral no ecocardiograma modo-M implica elevação significativa da pressão ventricular diastólica, devido à regurgitação aórtica aguda e grave. Ruptura de cordoalhas, abscessos, aneurismas das valvas atrioventriculares, perfurações e fístulas podem ser visibilizados diretamente.

Abscessos

Estudos de necropsia mostram que aproximadamente 30% dos pacientes com endocardite infecciosa desenvolvem abscesso. Bloqueio atrioventricular, pericardite, regurgitação valvar, curso clínico mais complicado e morte ocorrem mais freqüentemente, em comparação aos casos de pacientes sem abscesso. O local mais acometido por abscessos é o anel aórtico, embora já tenha sido descrito um grande número de abscessos em anéis mitral e tricúspide. Os abscessos são mais comumente associados a valvas protéticas do que a valvas nativas. Os paravalvares podem evoluir para pseudo-aneurisma e ser detectados por meio da ecocardiografia bidimensional. Em trabalho envolvendo 118 pacientes com endocardite infecciosa, os autores identificaram cavitações paravalvares em 31 deles. Apenas em dois casos não havia fluxo sangüíneo ao Doppler, sugerindo que se tratava mesmo de abscessos preenchidos por material purulento. Os autores sugerem que a erosão da íntima por bactérias e destruição da parede seguida de dissecção e expansão causadas pelas pressões aumentadas pode ser a patogênese mais provável de muitas cavitações paravalvares em casos de endocardite infecciosa. Entretanto, a formação clássica do abscesso com ruptura secundária é também um fenômeno perfeitamente possível.

Acometimento da Região de Continuidade Fibrosa Mitroaórtica

A região de continuidade fibrosa mitroaórtica é a porção do coração constituída por tecido juncional que conecta a raiz aórtica posterior com a cúspide anterior da valva mitral. A ETE possibilitou o diagnóstico pré-operatório de múltiplas e possíveis complicações da endocardite da valva aórtica que envolve toda esta região subaórtica, incluindo abscesso, formação de aneurisma micótico, formação de fístulas e perfuração ou formação de aneurisma ao nível da cúspide anterior da valva mitral. Tais complicações podem resultar de um jato regurgitante aórtico infectado, que atinge as estruturas anatômicas subaórticas ou da extensão direta do processo.

Outras Complicações

Outras complicações, menos comuns, da endocardite infecciosa, detectadas por meio da ETE, incluem perfurações combinadas das valvas mitral e aórtica, formação de fístula do seio de Valsalva direito para o ventrículo direito, provocada por endocardite que acomete comunicação interventricular perimembranosa, aneurisma do seio de Valsalva esquerdo com ruptura na via de saída do ventrículo esquerdo e aneurismas das valvas mitral e tricúspide.

OUTROS ASPECTOS ECOCARDIOGRÁFICOS

Ecocardiografia Transesofágica Negativa

Há, na literatura, ampla comprovação da elevada sensibilidade da ETE para detecção de vegetações e complicações da EI. Um exame transesofágico com achados negativos para o diagnóstico de EI também tem revelado implicações clínicas importantes. Sochowski e Chan foram os primeiros a examinar esta questão em 65 pacientes com ETE monoplana, estudados retrospectivamente. O valor preditor negativo da ETE inicial foi de 86%. Os autores concluíram que um estudo inicialmente negativo pela ETE reduz a possibilidade de EI e que a repetição do exame deva ser considerada para aqueles em alto risco, como os portadores de prótese cardíaca ou bacteremia persistente. Em nosso meio, Pena e cols. obtiveram valor preditor negativo de 83% em pacientes portadores de próteses valvares e de 100% em portadores de valvas nativas.

Ecocardiografia Transesofágica Falso-positiva

Os achados ecocardiográficos consistentes com endocardite infecciosa não são totalmente específicos e devem ser interpretados no âmbito do quadro clínico. Com a evolução tecnológica, a habilidade na visibilização de estruturas cada vez menores tem aumentado progressivamente e, assim, massas anormais e não-vegetativas são detectadas. Alterações ecocardiográficas associadas às valvas mixomatosas podem ser difíceis de distinguir de vegetações infecciosas. O espessamento inespecífico, devido à degeneração de uma valva nativa ou bioprotética, pode ser indistinguível das vegetações, especialmente quando é focal. Cordoalhas rotas, não relacionadas a vegetações, não costumam ser diferenciadas de uma vegetação. Pequenas massas oscilantes associadas às válvulas da valva aórtica têm sido reconhecidas e são denominadas excrescências de Lambl. Para elas, o diagnóstico diferencial é obrigatório. Da mesma forma, os chamados fios de fibrina (*fibrin strands*) devem ser diferenciados.

A presença de trombos em próteses valvares é um problema reconhecido pela dificuldade em distingui-los das vegetações. Fios de sutura das próteses são freqüentemente visíveis ao ETE, especialmente no período pós-operatório imediato, e devem ser diferenciados de condição patológica. Mesmo o achado de vegetações pode não indicar processo infeccioso. Achados ecocardiográficos de endocardite trombótica não-bacteriana têm sido descritos e são virtualmente indistinguíveis da EI. A endocardite de Liebman-Sacks, associada ao lúpus eritematoso sistêmico, e a endocardite marântica, que ocorre na presença de tumores malignos e doenças debilitantes, devem ser bem diferenciadas. Finalmente, tumores do coração e valvas cardíacas devem ser considerados no diagnóstico diferencial de massas cardíacas anormais detectadas pela ecocardiografia.

TRATAMENTO

O tratamento antimicrobiano específico da endocardite bacteriana encontra-se condensado no Quadro 55.5.

Situações Especiais

A antibioticoterapia em infecções dos eletrodos de marcapassos ou desfibriladores implantáveis também é baseada na cultura e no antibiograma. O tratamento dura de 4 a 6 semanas, na maioria dos casos, e a remoção de todo o sistema é geralmente recomendada.

O tratamento da endocardite deve ser rapidamente instituído, para evitar um evento embólico. Caso o paciente acometido esteja fazendo uso de anticoagulante oral, este deve ser imediatamente descontinuado e substituído por heparina venosa. Após um episódio embólico, o risco de recorrência é alto. O risco de fenômenos embólicos persiste mesmo após a cura da endocardite. O tratamento cirúrgico é a opção de tratamento na ocorrência de dois ou mais eventos embólicos.

Quadro 55.5 Tratamento Antimicrobiano Específico da Endocardite Bacteriana

Agente	Droga	Dose	Duração
Streptococcus viridans sensível à penicilina (MIC < 0,1 μg/mL)	Penicilina cristalina	10 a 20 milhões/dia em 4 doses	4 semanas
	Penicilina cristalina + Gentamicina*	10 a 20 milhões/dia em 4 doses + 7mg/kg em 24/24h (1,5mg/kg/dose)	2 semanas
Streptococcus viridans sensível à penicilina (MIC < 0,1 μg/mL) Associado a uma das seguintes condições: curso complicado, doença com mais de 3 meses de evolução, prótese valvar	Penicilina cristalina + Gentamicina	10 a 20 milhões/dia em 4 doses + 1,5mg/kg/dose	4 semanas 2 semanas
Streptococcus viridans com resistência moderada à penicilina (MIC > 0,1 e < 0,5 μg/mL)	Penicilina cristalina + Gentamicina	10 a 20 milhões/dia em 4 doses + 1,5mg/kg/dose	4 semanas 2 semanas
Streptococcus viridans em alérgicos à penicilina	1. Cefalotina + Gentamicina 2. Ceftriaxona 3. Vancomicina**	12g/dia 1,5mg/kg/dose 2g/dia 2g/dia	4 semanas 2 semanas 4 semanas 4 semanas
Enterococcus faecalis sensível à penicilina e aminiglicosídeo ou *Streptococcus viridans* altamente resistente à penicilina (MIC > 0,5 μg/mL)	1. Penicilina cristalina + Gentamicina 2. Ampicilina + Gentamicina	20 milhões/dia em 4 doses + 1,5mg/kg/dose 12 a 18g/dia + 1,5mg/kg/dose	4 a 6 semanas 4 a 6 semanas
Enterococcus faecalis resistente a aminoglicosídeo	1. Penicilina cristalina 2. Ampicilina	10 a 40 milhões/dia 12 a 18g/dia	8 a 12 semanas 8 a 12 semanas
Enterococcus faecalis resistente à penicilina e a aminoglicosídeo	1. Vancomicina	2g/dia	8 a 12 semanas
Enterococcus faecalis multirresistente (penicilina, vancomicina e aminoglicosídeo)	Vancomicina + Ampicilina + Aminoglicosídeo	2g/dia 12 a 18g/dia Conforme a droga escolhida	Indeterminada
Enterococcus faecalis resistente à penicilina	Vancomicina + Gentamicina	2g/dia 1,5mg/kg/dose	4 a 6 semanas
S. aureus sensível à penicilina cristalina	Penicilina cristalina + Gentamicina	20 milhões/dia 1,5mg/kg/dose	4 a 6 semanas 3 a 7 dias
S. aureus resistente à penicilina cristalina e sensível à oxacilina	Oxacilina + Gentamicina Obs.: rifampicina pode ser usada em caso de complicações supurativas	1,5g de 4/4h 1,5mg/kg/dose	4 a 6 semanas 3 a 7 dias

(continua)

Quadro 55.5 Tratamento Antimicrobiano Específico da Endocardite Bacteriana (*continuação*)

Agente	Droga	Dose	Duração
S. aureus tolerante à oxacilina	Oxacilina + Rifampicina + Gentamicina	1,5g de 4/4h 600mg de 12/12h 1,5mg/kg/dose	4 a 6 semanas 4 a 6 semanas 2 semanas
S. aureus sensível à oxacilina, porém em pacientes alérgicos à penicilina ou resistentes à oxacilina	Vancomicina Obs.: gentamicina e rifampicina podem ser associadas em pacientes com resposta inadequada	2g/dia	4 a 6 semanas
S. epidermidis	Vancomicina + Rifampicina + Gentamicina	2g/dia 600mg de 12/12h 1,5mg/kg/dose	4 a 6 semanas 4 a 6 semanas 2 semanas
Agentes do grupo **HACEK**	Ampicilina + Gentamicina	12-18g/dia 1,5mg/kg/dose	4 semanas 4 semanas
Difteróides sensíveis à penicilina e aos aminoglicosídeos	Penicilina G cristalina + Gentamicina	20 milhões/dia 1,5mg/kg/dose	6 semanas 4 semanas
Difteróides resistentes à penicilina e aos aminoglicosídeos	Vancomicina	2g/dia	6 semanas
Pneumococo, gonococo, meningococo	Penicilina cristalina Obs.: para germes resistentes, utilizar cefalosporinas de terceira geração	20 milhões/dia	4 semanas
Bastonetes gram-negativos (incluindo *Pseudomonas aeruginosa*)	Penicilina ou cefalosporina de terceira geração associada a um aminoglicosídeo	Conforme a droga escolhida	4 a 6 semanas
Anaeróbios	Penicilina cristalina Obs.: para *B. fragilis*, preferir metronidazol, clindamicina, tienamicina ou ticarcilina/ácido clavulânico	20 milhões/dia	4 a 6 semanas
Fungos • Cirurgia geralmente é necessária • Anfotericina B associada com 5-fluorcitosina (150mg/kg/qid) mostra sinergismo em casos de endocardite por *Candida*, *Aspergillus* ou *Criptococcus*	1. Anfotericina B 2. Anfotericina lipossomal***	0,4–0,6mg/kg qid EV 3-5mg/kg qid EV	Pelo menos 8 semanas

(*continua*)

Quadro 55.5 Tratamento Antimicrobiano Específico da Endocardite Bacteriana (*continuação*)

Agente	Droga	Dose	Duração
Estafilococos (meticilino-sensível) na presença de **prótese valvar**	Oxacilina + Rifampicina + Gentamicina	1,5g de 4/4 horas 600mg de 12/12h 1,5mg/kg/dose	4 a 6 semanas 4 a 6 semanas 2 semanas
Estafilococos (meticilino-resistente) na presença de **prótese valvar**	Vancomicina + Rifampicina + Gentamicina	2g/dia 600mg de 12/12h 1,5mg/kg/dose	4 a 6 semanas 4 a 6 semanas 2 semanas
Endocardite com cultura negativa (**prótese valvar**)	Vancomicina + Gentamicina	2g/dia 1,5mg/kg/dose	Pelo menos 6 semanas
Endocardite com cultura negativa (**valva nativa**)	Penicilina cristalina ou Ampicilina + Gentamicina	20 milhões/dia 12 a 18g/dia 1,5mg/kg/dose	6 semanas 2 semanas

qid – 4 vezes ao dia.
*Os níveis séricos de gentamicina devem ser menores que 0,1mg/L para evitar lesão renal e efeitos ototóxicos. A dose única de gentamicina (7mg/kg/24 em 24 horas), embora controversa, pode ser tão eficaz quanto três doses por dia do esquema convencional.
**A melhor ação terapêutica é alcançada quando o nível sérico for mantido pelo menos 2-4 vezes a concentração inibitória mínima (MIC) do agente infeccioso.
***Os efeitos colaterais da anfotericina B tais como: nefrotoxicidade, febre, tromboflebite, calafrios, dor abdominal e distúrbios hidroeletrolíticos podem ser evitados ou atenuados com o uso da anfotericina B liposomal.

REFERÊNCIAS BIBLIOGRÁFICAS

1. Arnett EN, Roberts WC. Valve ring abscess in active infective endocarditis: frequency, location, and clues to clinical diagnosis from the study of 95 necropsy patients. *Circulation* 1976; *54*:140-5.
2. Buchbinder NA, Roberts WC. Left-sided valvular active infective endocarditis. A study of forty-five necropsy patients. *Am J Med* 1972; *53*:20-35.
3. Chairperson DH, Follath F et al. Guidelines on prevention, diagnosis and treatment of infective endocarditis. *European Heart J* 2004; *25*:267-76.
4. Dillon JC, Feigenbaum H, Konecke LL et al. Echocardiographic manifestations of valvular vegetations. *Am Heart J* 1973; *86*:698-704.
5. Durack DT, Lukes AS, Bright DK et al. New criteria for diagnosis of infective endocarditis: utilization of specific echocardiographic findings. *Am J Med* 1994; *96*:200-9.
6. Erbel R, Khandheria BK, Brennecke R et al. *Transesophageal echocardiography – a new window to the heart*. Berlin: Springer-Verlag, 1989. 360p.
7. Gilbert BW, Haney RS, Crawford RNF et al. Two-dimensional echocardiographic assessment of vegetative endocarditis. *Circulation* 1977; *55*:346-53.
8. Habib G. Apport de l'échocardiographie dans l'endocardite infectieuse. *Archives des Maladies du Coeur et des Vaisseaux*, 2003; *96*:V(nº spécial).
9. Hwang JJ, Shyu KG, Chen JJ et al. Infective endocarditis in the transesophageal echocardiographic era. *Cardiology* 1993; *83*:250-7.
10. Karalis DG, Bansal RC, Hauck AJ et al. Transesophageal echocardiographic recognition of subaortic complications in aortic valve endocarditis – clinical and surgical implications. *Circulation* 1992; *86*:353-62.
11. Lowry RW, Zoghbi WA, Baker WB et al. Clinical impact of transesophageal echocardiography in the diagnosis and management of infective endocarditis. *Am J Cardiol* 1994; *73*:1.089-91.
12. Oh JK, Seward JB, Tajik AJ. *The echo manual*. Boston: Little, Brown, 1994. 252p.
13. Pena JLB. Impacto da ecocardiografia transesofágica no diagnóstico e manuseio de pacientes com suspeita de endocardite infecciosa. Tese de mestrado. 1998, UFMG. 129p.
14. Petzsch M, Krause R, Reisinger EC. Current treatment options of Infective Endocarditis. *J Clin Basic Cardiol* 2001; *4*:25-30.
15. Sampaio RO, Grinberg M. Endocardite infecciosa – princípios de tratamento e prognóstico. In: *Manual de Cardiologia*. Sociedade de Cardiologia do Estado de São Paulo, SOCESP. 2000; 260-4.
16. Sanfilippo AJ, Picard MH, Newell JB et al. Ecocardiographic assessment of patients with infectious endocarditis: prediction of risk for complications. *J Am Coll Cardiol* 1991; *18*:1.191-9.
17. San Román JA, Vilacosta I, Zamorano JL et al. Transesophageal echocardiography in right-sided endocarditis. *J Am Coll Cardiol* 1993; *21*:1.226-30.
18. Shanewise JS, Martin RP. Assessment of endocarditis and associated complications with transesophageal echocardiography. *Crit Care Clin* 1996; *12*:411-27.
19. Shapiro SM, Young E, DeGuzman S et al. Transesophageal echocardiography in diagnosis of infective endocarditis. *Chest* 1994; *105*:377-82.
20. Sochowski RA, Chan K et al. Implication of negative results on a monoplane transesophageal echocardiographic study in patients with suspected infective endocarditis. *J Am Coll Cardiol* 1993; *21*:216-21.
21. Spangler RD, Johnson ML, Holmes JH et al. Echocardiographic demonstration of bacterial vegetations in active infective endocarditis. *J Clin Ultrasound* 1973; *1*:126-8.

22. Starling CEF, Silva UE, Pena JLB. Endocardite infecciosa. *Rev Bras Med* 1999; *56*(7):585-601.
23. Stoddard MF, Dawkins PR, Longaker RA. Mobile strands are frequently attached to the St. Jude medical mitral valve prosthesis as assessed by two-dimensional transesophageal echocardiography. *Am Heart J* 1992; *124*:671-4.
24. Tardif J, Schwartz SL, Vannan MA *et al*. Clinical usefulness of multiplane transesophageal echocardiography: comparison to biplanar imaging. *Am Heart J* 1994; *128*:156-66.
25. Tingleff J, Egeblad H, Gotzsche CO *et al*. Perivalvular cavities in endocarditis: abscesses versus pseudoaneurysms? A transesophageal Doppler echocardiographic study in 118 patients with endocarditis. *Am Heart J* 1995; *130*: 93-100.
26. Vilacosta I, Sarriá C, San-Román JA *et al*. Usefulness of transesophageal echocardiography for diagnosis of infected transvenous permanent pacemakers. *Circulation* 1994; *89*: 2.684-7.

CAPÍTULO 56

ABORDAGEM CIRÚRGICA DAS VALVOPATIAS

Raul Corrêa Rabelo

INTRODUÇÃO

A despeito de todo o avanço tecnológico alcançado nas últimas décadas, o tratamento cirúrgico das valvopatias ainda oferece tão-somente um paliativo à moléstia de base, seja quando se substitui uma valva, seja quando esta é preservada em cirurgia reconstrutiva. Com esta premissa em mente, torna-se imperativa uma exaustiva, minuciosa e criteriosa avaliação clínica dos pacientes candidatos a uma eventual cirurgia para tratamento de disfunção valvar, pois ainda não existe o substituto valvar ideal, com biocompatibilidade, desempenho hemodinâmico impecável, durabilidade máxima e baixa incidência de complicações relacionadas à prótese, e as técnicas reconstrutivas, que buscam preservar e recondicionar as valvas nativas, ainda carecem de aceitação geral e de resultados facilmente reprodutíveis.

TÉCNICA CIRÚRGICA DE SUBSTITUIÇÃO VALVAR

Para a substituição de uma valva cardíaca ou mais, o primeiro pré-requisito é uma boa exposição, que ofereça comodidade para o procedimento programado, visão perfeita dos pontos de canulação de vasos e cavidades, para instalação da circulação extracorpórea, e a facilidade de se alcançar qualquer ponto que porventura exija intervenção direta, em casos de acidentes ou desgarre de pontos e rasgadura de tecidos. Para que sejam atingidos tais objetivos, optamos por *incisões torácicas* (Fig. 56.1) como se segue:

- *Esternotomia mediana*: oferece ampla e direta visibilização, além de acesso a todas as cavidades e vasos. Ficam imediatamente à disposição do cirurgião o átrio direito e a aorta, pontos de eleição para canulação das veias cavas e aorta ascendente. O átrio esquerdo, toda a árvore arterial coronariana, o ápex do ventrículo esquerdo e a artéria pulmonar estão ao alcance para eventuais canulações acessórias, tais como instalação de retroplegia através de canulação retrógrada do seio coronariano, colocação de aspiradores para descompressão das câmaras esquerdas, além de oferecer fácil e amplo acesso às valvas mitral, tricúspide, aórtica e pulmonar, sem restrições. É a via de acesso de eleição para a grande maioria dos procedimentos de substituição valvar cardíaca.

- *Toracotomia direita*: oferece excelente acesso às valvas mitral e tricúspide, embora a canulação da aorta por esta via seja dificultada, além de exigir cuidado redobrado ao se retirar o ar das cavidades no final do procedimento. No passado, ocupou lugar de destaque como via de eleição para a ci-

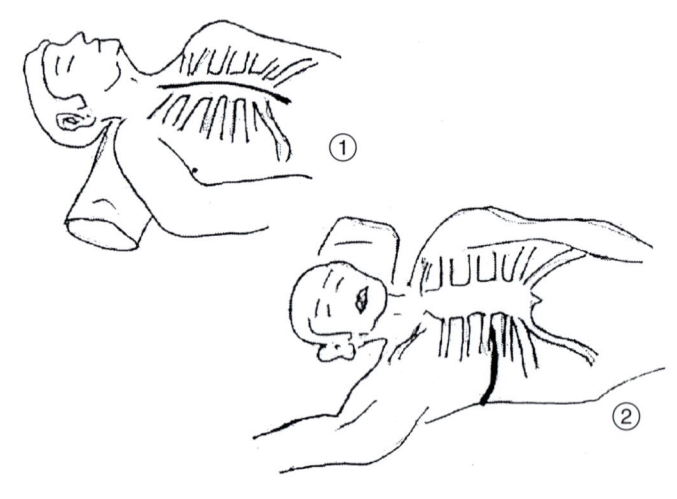

Fig. 56.1 Vias de acesso: *1* – esternotomia mediana; *2* – toracotomia lateral direita.

rurgia das valvas mencionadas, preferindo-se a canulação combinada cavas/artéria femoral comum, e tem recebido novo alento e atenção com a proliferação das assim chamadas cirurgias minimamente invasivas, principalmente visando aos resultados estéticos que esta abordagem traz, especialmente em mulheres jovens, nas quais a cicatriz submamária fica escondida.

INCISÕES PARA ABORDAGEM DAS VALVAS MITRAL E TRICÚSPIDE

A valva mitral é facilmente exposta por incisão longitudinal sobre o átrio esquerdo, imediatamente abaixo do sulco interatrial (sulco de Waterston) e acima da origem das veias pulmonares direitas, podendo a incisão ser estendida em direção cefálica ou caudal sob as veias cavas superior e inferior, com ampla exposição da cavidade atrial esquerda após colocação de afastador próprio. A valva tricúspide é abordada por meio de atriotomia direita, após garroteamento das veias cavas, superior e inferior, obtendo-se campo cirúrgico exangue. Se for necessária a abordagem de ambas as valvas, a mitral e a tricúspide, a via transeptal oferecerá excelente alternativa, através de incisão longitudinal do septo interatrial, sobre o limbo da fossa oval, ou transversalmente, em direção às veias pulmonares.

INCISÕES PARA ABORDAGEM DA VALVA AÓRTICA

Incisões transversais, longitudinais ou espiraladas são alternativas para abordagem da valva aórtica com excelente exposição, sem vantagens de uma sobre outra, exceto pela comodidade do cirurgião no caso em questão.

INSTALAÇÃO DO CIRCUITO DE CIRCULAÇÃO EXTRACORPÓREA

Os pontos de canulação de retorno arterial podem ser a aorta ascendente distal, junto à emergência do tronco braquiocefálico, opção feita na imensa maioria dos casos não-complicados, seguindo-se a canulação da artéria femoral comum, quando a aorta ascendente apresenta-se degenerada e com risco de embolizações cálcicas ou de detritos. Nos casos de ectasia e degenerações da aorta ascendente, associadas às valvopatias, a opção pela canulação direta da carótida direita, ou da artéria axilar, traz comodidade e segurança adicionais, quando se faz necessária a parada circulatória total, sob hipotermia profunda. A canulação venosa é feita em duplo estágio, quando se pretende abordar as valvas tricúspide e/ou mitral, com as cânulas introduzidas através de suturas em bolsa sobre o átrio e aurícula direitos e adentrando as veias cavas superior e inferior, que serão garroteadas. Na abordagem isolada da valva aórtica, uma cânula única, introduzida pelo átrio direito e compreendendo a cava inferior, sem garroteamento, é suficiente para se obter a drenagem adequada para o procedimento proposto. Nestes casos, a descompressão das câmaras poderá ser feita por meio de uma veia pulmonar direita ou pelo ápex do ventrículo esquerdo, usando-se suturas em bolsa, em ambas as situações.

PROTEÇÃO DO MIOCÁRDIO

A preservação das funções contráteis do coração foi sempre um desafio e uma imensa preocupação para todos os cirurgiões cardíacos, em todos os tempos. A cirurgia das valvas sem pinçamento da aorta – e, portanto, sem isquemia miocárdica – é possível, mas traz imensos riscos de embolização aérea fatal, o que torna tal procedimento apenas de exceção. O pinçamento intermitente oferece algum grau de proteção, mas o retorno da atividade cardíaca em fibrilação ventricular pode ser mais danoso que a isquemia pura e simples. A irrigação coronária com pinçamento aórtico pode ser obtido por meio de aortotomia e canulação direta dos óstios coronarianos ou pela instalação de um cateter na aorta ascendente, através do qual se irrigam as artérias coronárias com sangue oxigenado derivado da linha arterial. Muitos grupos cirúrgicos utilizam o resfriamento externo do coração com gelo estéril, mas o advento das soluções cardioplégicas geladas veio trazer tranqüilidade para se proceder a qualquer cirurgia, de qualquer porte, com a devida proteção do miocárdio isquêmico. A grande maioria das soluções cardioplégicas, em uso em todo o mundo, emprega o potássio como fator preponderante na paralisia e no relaxamento miocárdico, associando o frio como protetor adicional. Nosso grupo, como inúmeros outros, utiliza tais soluções associadas a sangue oxigenado e frio e as introduz por meio de cateter na aorta ascendente ou de canulação retrógrada do seio coronário (retroplegia sangüínea gelada) via sutura em bolsa sobre o átrio direito.

TÉCNICAS DE RETIRADA DAS VALVAS E PREPARO DO ANEL VALVAR

A excisão da valva aórtica pode ser um procedimento muito simples, ou extremamente complexo e perigoso, dependendo do grau de degeneração e, principalmente, de calcificação da valva e do anel valvar. Quando o anel está intacto, a simples ressecção das lacínias da valva aórtica é um procedimento de rápida execução. Nos casos de calcificações densas, tanto dos folhetos como do anel valvar, é prudente e de boa técnica proteger a cavidade ventricular esquerda com gazes encharcadas, de forma a reter detritos e fragmentos de cálcio que se desprendam da valva e do anel a serem tratados. Após este cuidado, a valva é ressecada e todo o cálcio é cuidadosamente retirado. A permanência de cálcio residual no anel valvar pode acarretar escapes paravalvares após o implante da prótese ou interferir e prejudicar o funcionamento da mesma. Torna-se obrigatória uma exaustiva lavagem da cavidade ventricular esquerda após a ressecção das valvas, tanto mitrais como aórticas, o que minimiza o risco de embolização por cálcio e detritos no período pós-operatório. Todo o folheto aórtico deve ser ressecado, deixando-se apenas cerca de 2mm para ancoragem dos pontos de sustentação da prótese a ser implantada. A permanência de tecido valvar extra pode comprometer o diâmetro adequado desta prótese.

TÉCNICAS E DETALHES PARA IMPLANTE DE PRÓTESES VALVARES

O emprego de pontos separados, passados em U ou em X pelo anel valvar e pela almofada de sustentação da prótese, parece ser a técnica de escolha da grande maioria dos cirurgiões cardíacos. Este procedimento confere segurança na passagem dos pontos, na escolha dos locais menos friáveis e frágeis, divide as forças e tensões sobre cada ponto individual e reduz a chance de escapes paravalvares. O implante supra-anular também tem a preferência da maioria dos profissionais do ramo, embora possa criar dificuldades em certos modelos de prótese mecânica de disco basculante. A escolha da sutura contínua para implante de próteses valvares é, sem dúvida, vantajosa em termos de rapidez do procedimento, mas leva a um risco maior de escape paravalvar. Além disso, como as bioprotéses exigem pelo menos 9 minutos de exaustiva lavagem da prótese antes do implante, tal rapidez perde a razão de ser, pois este tempo é muito mais que suficiente para que sejam passados os pontos separados no anel valvar, com todo o vagar e cuidado já requisitados (Fig. 56.2).

Em casos de anéis valvares friáveis e calcificados, o emprego de suturas ancoradas em almofadas de Dacron ou de pericárdio bovino acrescenta muito para a segurança do procedimento, evitando desgarre da sutura quando do retorno dos batimentos cardíacos. Detalhes importantes na substituição valvar cardíaca são a correta medição do anel valvar e a seleção de prótese adequada àquela situação. Uma prótese supradimensionada pode acarretar acidentes graves na posição mitral, tais como disjunção atrioventricular, ruptura da parede livre de ventrículo esquerdo e bloqueio atrioventricular. Na posição aórtica, o implante de prótese menor que a adequada resultará em gradientes indesejáveis, enquanto uma prótese supradimensionada pode ameaçar de oclusão os óstios coronarianos, além de distorcer o anel e os tecidos circunvizinhos. Ao final de cada implante valvar, é necessária uma rigorosa inspeção do funcionamento da prótese implantada, o que se obtém com a instilação de solução salina sob pressão, nas bioprotéses, e o teste da báscula do disco, nas próteses mecânicas. Restos de cálcio ou excesso de tecido valvar, além de fios cortados muito longos, podem interferir no mecanismo de funcionamento destas próteses, acarretando seu fechamento inadequado ou mesmo o travamento do disco basculante. Há que se garantir a livre excursão do disco em toda a sua plenitude.

SELEÇÃO DA PRÓTESE A SER IMPLANTADA

O substituto valvar cardíaco ideal deverá preencher determinados critérios, como biocompatibilidade, desempenho hemodinâmico adequado, baixa incidência de complicações

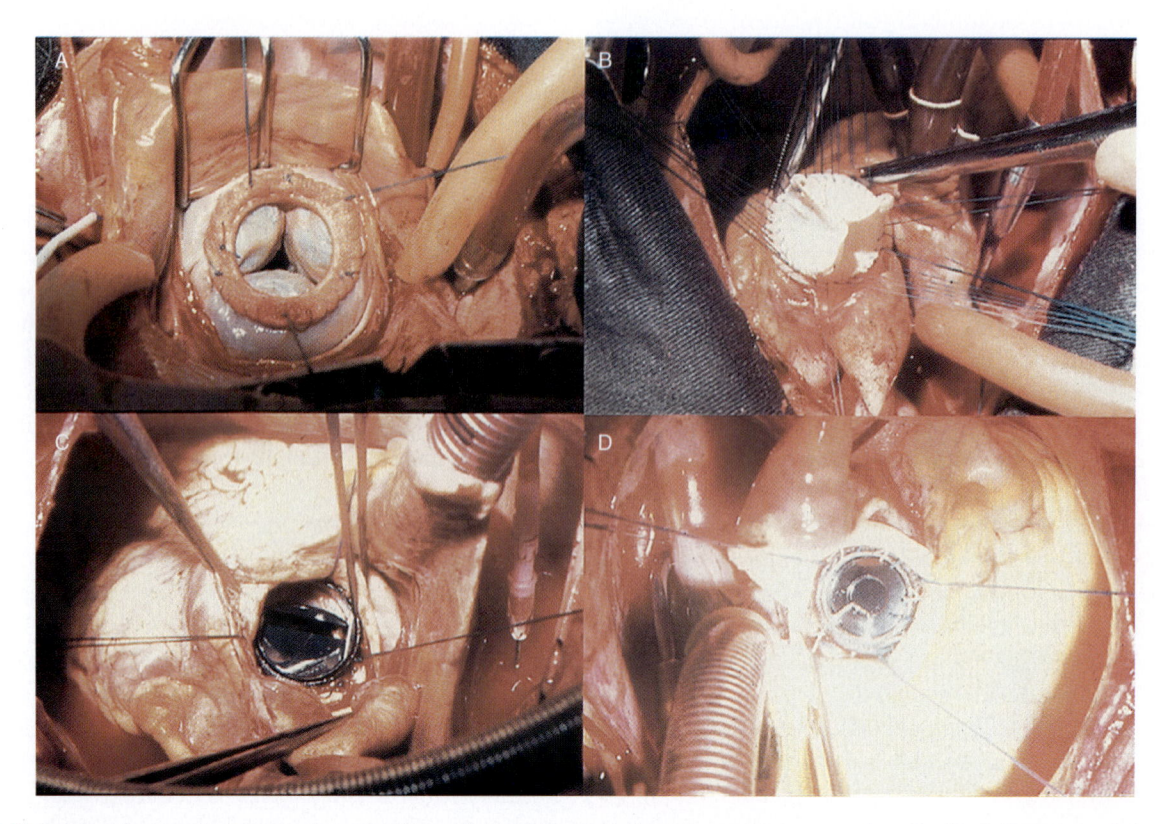

Fig. 56.2 A. Bioprótese mitral com sutura contínua. **B.** Bioprótese aórtica com pontos separados. **C** e **D.** Próteses mecânicas aórticas com pontos separados.

relacionadas à prótese, durabilidade máxima e, teoricamente, manter sempre perfeita integridade estrutural. A conquista destes objetivos levou os pioneiros dos implantes valvares cardíacos a construírem dois tipos de substituto valvar, mecânico e biológico.

Próteses Mecânicas

O primeiro implante de prótese cardíaca mecânica foi descrito por Hufnagel, em 1953, a valva em gaiola contendo uma bola, implantada na aorta torácica descendente. O advento dos sistemas de circulação extracorpórea e o seu rápido desenvolvimento permitiram que Starr e Harken descrevessem implantes de próteses mecânicas intracardíacas em 1960. Starr utilizou prótese de gaiola contendo bola em posição mitral, enquanto Harken implantava prótese semelhante em posição subcoronária aórtica. Estes sucessos somente foram possíveis após vários anos de intensa investigação e tentativas, em inúmeros centros de pesquisas experimentais, onde se testaram, sem sucesso, substitutos valvares implantados em cães, fabricados dos mais diversos materiais sintéticos, tais como aço inoxidável em próteses monocúspides e Silastic ou Teflon em próteses multicúspides, bem como tentativas vãs de construção de uma prótese à semelhança da nativa, usando poliuretano e cordas artificiais. Várias tentativas fracassaram. Apenas com o surgimento do conceito da prótese de gaiola com bola, proposto por Starr e Edwards, foram obtidos resultados aceitáveis, inaugurando uma nova era da cirurgia cardíaca valvar (Fig. 56.3). Houve larga aceitação deste tipo de substituto valvar em todas as partes do mundo, mas com muitos problemas sem solução, como o alto perfil valvar, interferindo na via de saída de ventrículo esquerdo, orifícios valvares mínimos, especialmente em aortas estreitas, estenose relativa nas menores próteses, incidência elevada de tromboembolismo e hemólise considerável em certos casos.

O conceito moderno de valvas mecânicas surgiu em 1967, quando Kaster propôs uma nova prótese de disco basculante, sem qualquer articulação, que flutuava livre, presa apenas por pequenos suportes laterais, eliminando-se completamente a gaiola. A partir desta idéia inicial, várias propostas e diversas próteses surgiram na prática clínica, todas seguindo o conceito do disco basculante, inicialmente único, nas próteses de Björk-Shiley e Lillehei-Kaster que, 2 anos após a publicação de Kaster, já se encontravam disponíveis para uso clínico (Fig. 56.4). A prótese de Björk-Shiley gozou de grande sucesso clínico, e várias modificações foram introduzidas, com desempenho hemodinâmico, bem como a redução do tromboembolismo. A prótese de Lillehei-Kaster passou por diversas modificações, após um período de sucesso, cedendo lugar aos modelos Omniscience e Omnicarbon, esta última totalmente construída com carvão pirolítico, disco e anel de sustentação. O mais recente progresso no desenvolvimento das próteses cardíacas mecânicas ocorreu com o advento da prótese de duplo folheto, inicialmente proposta por Young, cuja prótese continha articulações que acarretavam trombose. Seu conceito foi retomado somente anos mais tarde, com o surgimento das próteses de duplo folheto basculante, modelos St. Jude Medical e Carbomedics, nos quais os folhetos são presos por suportes, não articulados. Estas próteses têm sido largamente implantadas em todo o mundo (Fig. 56.5).

AVALIAÇÃO CRÍTICA DAS DIVERSAS PRÓTESES MECÂNICAS

Conceitualmente, para se avaliar, com crítica, as próteses mecânicas usadas nos nossos dias, devemos subdividi-las em:

1. Próteses de gaiola e bola.
2. Próteses de monodisco basculante.
3. Próteses de duplo folheto basculante.

Próteses de Gaiola e Bola

A maior amostragem do desempenho deste tipo de prótese mecânica pertence ao seu próprio criador, o Dr. Albert Starr, que a descreve em revisão de seguimento clínico mais longo que qualquer outra prótese em uso corrente. O modelo 1200/1260 para a posição aórtica e o modelo 6120 para a posição mitral são os únicos em uso clínico rotineiro atualmente, em se tratando de prótese de bola de Silastic em gaiola, sendo denominadas *Starr-Edwards silastic ball valve*. Em nosso meio, são pouquíssimos os centros que ainda utilizam este substituto valvar.

Prótese de Monodisco Basculante

O grupo do Dr. Karl V. Hall em Oslo, Noruega, foi um dos pioneiros que defendem, desde 1970, o implante de próteses de monodisco basculante. Ele implantou próteses de Björk-Shiley, bem como os modelos de Lillehei-Kaster, não encontrando superioridade de uma sobre a outra. A incidência de tromboembolismo e trombose prostética, fatal ou não, foi equivalente nos dois grupos (Fig. 56.6). Esta prótese, desde então, foi implantada em mais de 20.000 pacientes, em 35 países, com resultados indicando ter sido obtido inegável

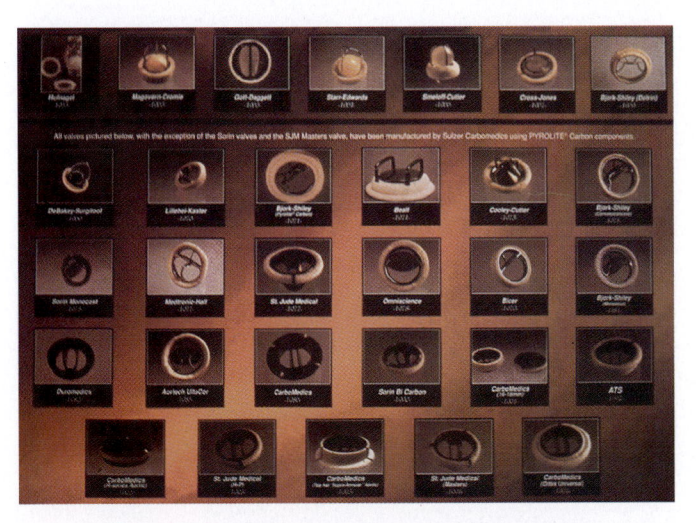

Fig. 56.3 Próteses mecânicas através dos anos.

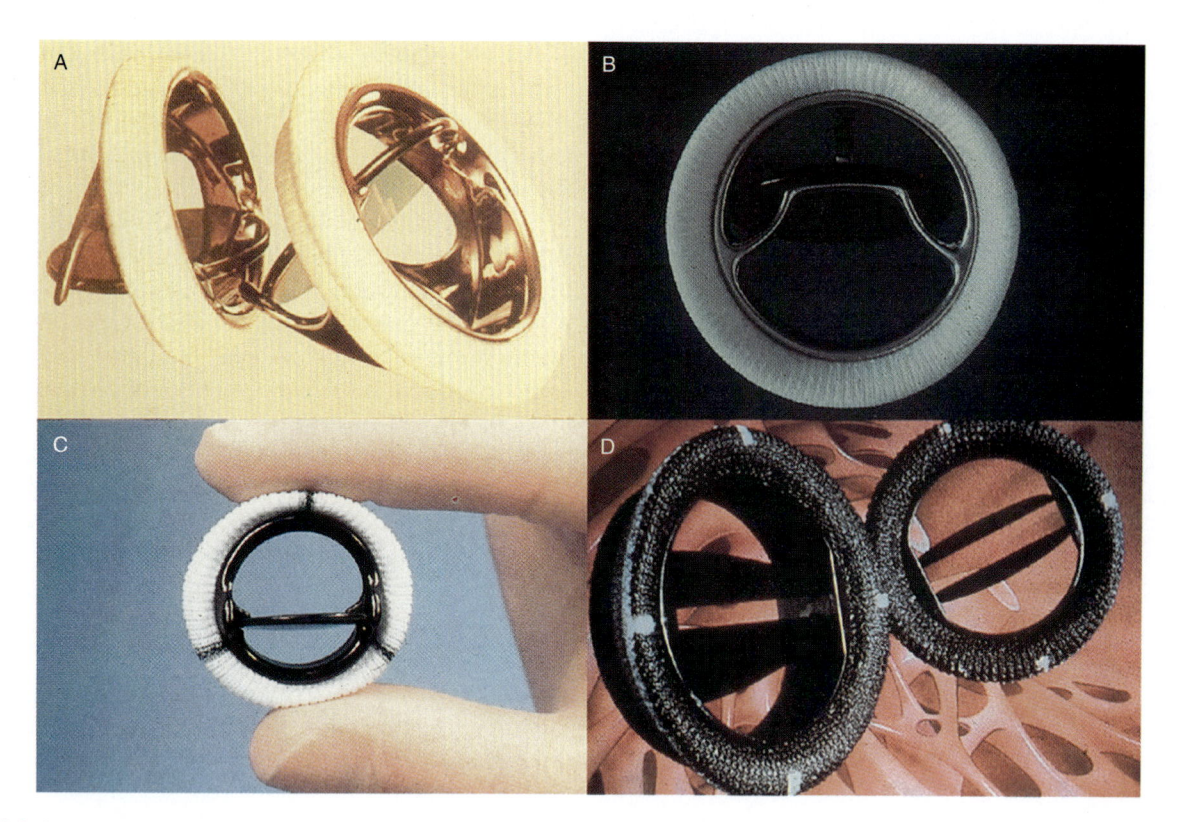

Fig. 56.4 Evolução das próteses mecânicas: (**A**) Lillehei-Kaster, (**B**) Björk-Shiley, (**C**) Omnicarbon, (**D**) Carbomedics duplo folheto.

progresso no desempenho hemodinâmico, especialmente das próteses de menor calibre, considerável redução da incidência de tromboembolismo e trombose valvar e com a sua estrutura mostrando-se forte e durável, em função do emprego de carvão pirolítico titânio como material empregado na engenharia monobloco da prótese. A despeito de todo este sucesso, este tipo de substituto valvar perdeu terreno para sua sucessora de duplo folheto basculante.

Próteses de Duplo Folheto Basculante

O desenvolvimento de uma prótese mecânica com duplo folheto basculante visou à obtenção de uma prótese mecânica que mais se assemelhasse às valvas nativas, quer em seu desenho e conceito, quer em seu desempenho. Buscava-se uma prótese de baixo perfil, com orifício central, facilitando o fluxo e reduzindo a resistência e a turbulência do sangue, e que apresentasse baixa trombogenicidade. O propósito de qualquer valva cardíaca é permitir essencialmente um fluxo

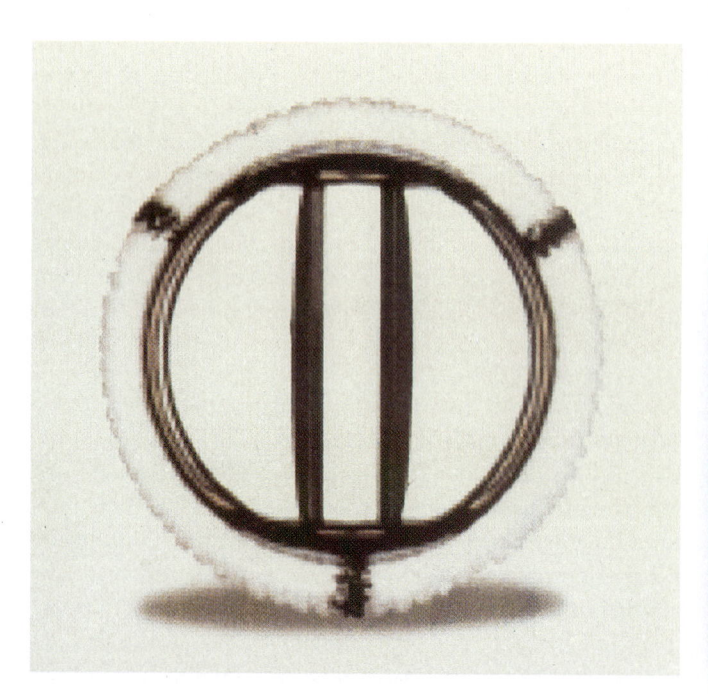

Fig. 56.5 Prótese valvar mecânica de duplo disco basculante SJ Medicals.

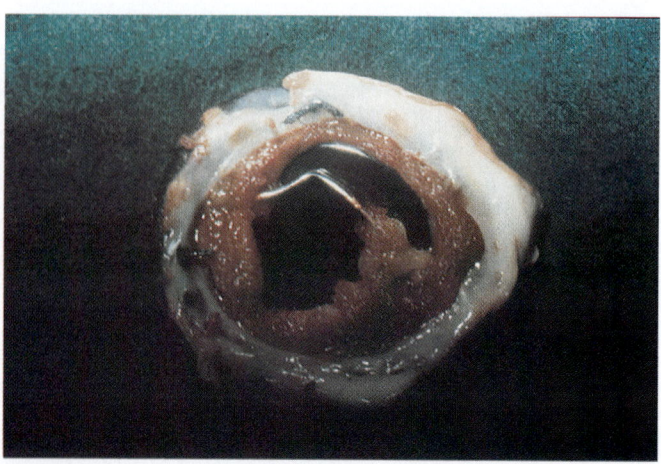

Fig. 56.6 Prótese valvar mecânica de monodisco basculante trombosada.

unidirecional através das diversas cavidades cardíacas. A prótese valvar ideal deveria ter mínimo gradiente através da valva, bem como regurgitação mínima. O desenho da prótese ideal seria aquele que trouxesse o mínimo de trabalho por débito cardíaco em cada ciclo cardíaco.

Atendendo a estes conceitos, foi lançada no mercado a *Standard St. Jude Medical*, a primeira prótese de duplo folheto basculante, em 1977. A *Carbomedics Prosthetic Heart Valve* foi introduzida em 1980, numa tentativa de melhorar o desenho da prótese St. Jude de duplo folheto. Entretanto, diversos estudos posteriores, com ensaios *in vitro* ou experiências clínicas, mostraram não haver diferenças significativas entre os dois tipos de prótese. Ambas exibem baixa trombogenicidade e oferecem pouca resistência ao fluxo, mesmo em seus menores diâmetros, sendo praticamente nula a incidência de disfunção prostética estrutural. Nosso grupo tem experiência pessoal muito satisfatória com a prótese Carbomedics, a qual apresenta baixa incidência de fenômenos tromboembólicos ou hemorrágicos.

ANTICOAGULAÇÃO EM PACIENTES PORTADORES DE PRÓTESES MECÂNICAS

A anticoagulação dos pacientes portadores de próteses mecânicas deve ter por objetivo manter *INR (International Normalized Ratio)* ou RNI entre 2,5 e 3,5. Utiliza-se preferencialmente o warfarin. Nesta faixa de INR, esperamos obter os benefícios da anticoagulação, minimizando os riscos de fenômenos hemorrágicos. Usualmente, associa-se ao warfarin um antiagregante plaquetário (em nossa escolha, o dipiridamol, na dose de 75mg TID. Na rotina do nosso serviço, iniciamos com 5mg de warfarin no primeiro dia de pós-operatório, em geral à noite, associando sempre, no mesmo horário, o dipiridamol 75mg TID. Enquanto aguardamos o pleno efeito desta associação, mantemos os pacientes em uso de heparina 5.000UI TID por via subcutânea, até que obtenhamos os níveis ideais de anticoagulação (INR entre 2,5 e 3,5). Tais níveis são obtidos com imensas variações de sensibilidade individuais dos pacientes, oscilando de um quarto de comprimido (1,25mg) até um comprimido e meio (7mg), o que não deixa de preocupar, pois é fator adicional de risco de hemorragia.

Há que se ressaltar, ainda, as inúmeras interações medicamentosas com o warfarin, já tendo sido descritas mais de 80 delas. Drogas como cimetidina, alopurinol, quinidina, amiodarona e metronidazol, todas de uso corrente na prática cardiológica diária, aumentam dramaticamente seu efeito anticoagulante. Outras, como colestiramina, barbitúricos e fenitoína, reduzem seus efeitos. É prática mais segura orientar os pacientes em uso de anticoagulantes orais para que evitem o uso de qualquer outra medicação sem a devida orientação médica por parte de seu cardiologista responsável.

Biopróteses Valvares Cardíacas

As primeiras tentativas para a obtenção de uma valva biológica foram feitas, inicialmente, com o intuito de imitar as valvas nativas com a maior perfeição possível. Estes experimentos tiveram início pouco tempo após os primeiros e pioneiros implantes de próteses mecânicas, por Harken e Starr, em 1960. As valvas homólogas foram implantadas já em 1962 e, em virtude de graves problemas de obtenção, esterilização e durabilidade destes substitutos valvares, iniciaram-se as pesquisas com bioprótese de fáscia-lata montadas em suportes rígidos. Recentemente, vários centros em todo o mundo têm relatado novas experiências com homoenxertos preservados segundo técnicas modernas, com resultados animadores. Em nosso meio, a experiência se restringe a alguns grupos com resultados ainda a serem analisados. A maior facilidade de obtenção em quantidade e variedade de diâmetros levou os pesquisadores a utilizarem os heteroenxertos, especialmente retirados de animais jovens, o que conferiria maior resistência aos enxertos, os quais foram implantados nas posições aórtica, mitral e pulmonar. Entretanto, embora os resultados imediatos fossem alvissareiros, os resultados tardios não foram animadores. Alterações degenerativas progressivas no tecido valvar surgiam, acarretando ruptura das lacínias, enquanto estudos histológicos indicavam espessamento basal das cúspides e calcificação em franca progressão na intimidade das mesmas. As causas de tais degenerações foram atribuídas a tensões físicas e bioquímicas impostas aos tecidos, além do poder antigênico do tecido transplantado. Por outro lado, a estrutura conjuntiva do tecido valvar, pobre em células e quase sem vasos, propicia seu emprego com sucesso, quando implantado, escapando às leis gerais da rejeição. Sua conservação, suprimindo a vitalidade celular, restringe ainda mais seu poder antigênico. Estimulados pela ausência de fenômenos tromboembólicos nos implantes de valvas tissulares, vários autores iniciaram implantes de bioprótese de diversas origens, como pericárdio, fáscia-lata e, no Brasil, de dura-máter, preservada em glicerina. No entanto, problemas relacionados à pouca durabilidade das próteses de fáscia-lata, assim como às dificuldades de esterilização e infecções fúngicas nas próteses de dura-máter, deram alento às pesquisas de valvas porcinas (Fig. 56.9), principalmente devido à semelhança física e estrutural destes elementos com as valvas humanas e à vantagem da fabricação em série industrial, com controle de qualidade, impossível com as próteses de confecção artesanal, caso dos homoenxertos de dura-máter. A preservação em glutaraldeído, introduzida em 1970 por Carpentier, associada a anéis de sustentação de material flexível, foi um passo importante na aceitação desse tipo de xenoenxerto como substituto valvar de eleição em vários centros de renome. As xenopróteses de pericárdio bovino tratadas de maneira similar ficaram disponíveis no mercado após 1976 (Fig. 56.7). As gerações seguintes das valvas cardíacas de tecido apresentaram novidades e progressos devidos à melhoria da confecção das próteses e do tratamento com técnicas anticalcificantes desenvolvidas pelos Laboratórios Hancock, nos Estados Unidos, e SJM-BIOCOR, no Brasil. Uma das grandes vantagens das bioprótese é a baixa incidência de tromboembolismo, se comparadas às próteses mecânicas, encontrando-se relatos de até

90% de pacientes livres de fenômenos tromboembólicos 10 anos após o implante de uma bioprótese porcina em posição aórtica e até 85% em posição mitral no mesmo período de implante. Recomenda-se o emprego da anticoagulação com warfarin por pelo menos 3 meses após o implante de uma bioprótese em qualquer posição, mantendo-se indefinidamente a anticoagulação plena apenas naqueles pacientes portadores de fibrilação atrial crônica ou de cavidades imensamente aumentadas. Os demais poderão ser seguidos sem o uso de anticoagulantes. Esta vantagem adicional conta muito a favor da indicação do implante de uma bioprótese, especialmente nas camadas menos favorecidas da população brasileira, onde as dificuldades de aderência a qualquer tipo de tratamento são indiscutíveis. As bioproteses não apresentam desvantagem com respeito à incidência de endocardite infecciosa, se comparadas às valvas mecânicas, e há até relatos de séries de bioproteses implantadas que exibiram menor incidência de endocardite, semelhante à de grupos de pacientes que receberam próteses mecânicas.

A durabilidade das próteses biológicas é limitada por degeneração espontânea ou falha primária do tecido empregado. A degeneração espontânea ou falha primária do tecido, somada à calcificação progressiva, é definida como insuficiência ou estenose das próteses, com alterações degenerativas confirmadas por estudos macroscópicos e histológicos das valvas explantadas e sem qualquer evidência clínica, bacteriológica ou histológica de infecção. Compilações de literatura dão conta de que 20% dos pacientes adultos que recebem implante de bioproteses apresentam algum tipo de falha do enxerto, mas esta degeneração é insidiosa e lenta, podendo ser seguida com segurança por meio de estudos ecocardiográficos seriados, possibilitando, assim, que seja detectada em tempo hábil para se oferecer a indicação de reoperação eletiva, quando a mortalidade da reoperação se torna semelhante àquela encontrada na cirurgia original. Por outro lado, as complicações com as próteses mecânicas são em geral catastróficas, nas quais a reintervenção por estenose de uma prótese mecânica em geral resulta em cirurgia de emergência, com risco e mortalidade muito superiores àqueles encontrados na substituição de uma bioprótese em disfunção. As fraturas, solturas ou travamento dos discos nas próteses mecânicas, com trombose aguda da prótese, em geral acarretam quadros extremamente graves e agudos, com risco cirúrgico altíssimo, pois os pacientes são abordados exibindo grave comprometimento miocárdico, freqüentemente em edema pulmonar agudo, o que aumenta muito o risco e a mortalidade.

Assim, embora a durabilidade das próteses mecânicas seja uma vantagem, o uso perene de anticoagulação, e seus riscos e limitações, a agudeza e a gravidade dos quadros encontrados nas disfunções destas próteses tornam as bioproteses a escolha ideal para a substituição valvar em qualquer posição. Há que se ressaltar as limitações da durabilidade e a precocidade das degenerações, especialmente as calcificações, encontradas nos pacientes pediátricos ou em idade de crescimento, nos quais todo esforço deve ser feito para preservação da valva nativa, postergando ao máximo a substituição valvar. Se por um lado uma bioprótese tende a ter vida limitada nessas faixas etárias, o emprego permanente de anticoagulantes em uma criança ou adulto jovem, especialmente esportista, é problemático. Vários grupos cirúrgicos, no Brasil e no exterior, inclusive nossa própria equipe, iniciaram experiência com bioproteses sem suporte (*stentless*), obtendo resultados animadores, apesar da maior complexidade da cirurgia e da necessidade de maior experiência por parte do cirurgião. Os bons resultados iniciais, com notável remodelamento do ventrículo esquerdo, exigem ainda maior seguimento, de forma a se definir a relação risco/benefício do implante desse tipo de prótese valvar. O emprego dos auto-enxertos, como na cirurgia de Ross, em que o tronco da artéria pulmonar que contém a valva pulmonar é transferido para a aorta, na qual recebe o implante dos óstios coronarianos, tem angariado adeptos ardorosos em várias partes do mundo e em vários centros no Brasil para tratamento de disfunções da valva aórtica, principalmente em jovens. A polêmica que tal cirurgia gera advém do fato de o paciente ser enviado à cirurgia com lesão isolada da valva aórtica e, ainda que com bom resultado, deixar a sala de operações com um homoenxerto ou outro tubo valvado qualquer na artéria pulmonar, a transferência da valva pulmonar para a posição aórtica, onde trabalhará sob regime de pressões sistêmicas, e ainda ser necessário o implante dos óstios coronarianos nos auto-enxertos. Os grandes entusiastas

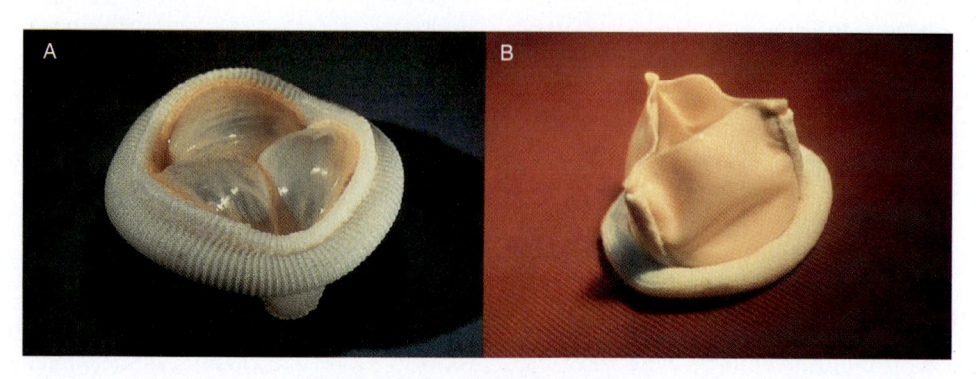

Fig. 56.7 A. Bioprótese porcina. **B.** Bioprótese de pericárdio bovino.

da técnica apregoam que os resultados são satisfatórios, sem complicações maiores a longo prazo.

CIRURGIA RECONSTRUTIVA DA VALVA MITRAL

Neste campo da cirurgia cardíaca, as controvérsias predominam, em grande parte, pela falta de aceitação universal dos procedimentos propostos e pela heterogeneidade dos resultados obtidos nos diversos centros cardiológicos. Há, entretanto, o senso comum de que mais vale preservar uma valva nativa que implantar uma prótese valvar, seja ela biológica ou mecânica. O progresso das técnicas de circulação extracorpórea, somado ao advento de métodos seguros de preservação do miocárdio, trouxe entusiasmo aos defensores das técnicas de reconstrução da valva mitral que, indubitavelmente, exigem mais tempo de perfusão e longos períodos de parada cardíaca anóxica, ainda sem a certeza de sucesso da técnica empregada, o que poderia acarretar, no final de tudo, a substituição da valva mitral. Esta se apresenta como um aparelho muito complexo, e técnicas simplistas que ignorem o plano subvalvar estarão fadadas ao fracasso.

Deve-se sempre ter em mente que o complexo valvar mitral é composto de parede livre do átrio esquerdo, anel valvar, cúspides, cordas tendíneas, músculos papilares e parede livre de ventrículo esquerdo. Todos têm de ser considerados quando se propõe a reconstrução da valva mitral. O anel mitral é composto de duas áreas distintas, anterior e posterior, que se modificam continuamente em forma e tamanho, durante as várias fases do ciclo cardíaco, influenciadas por modificações da pré-carga e da pós-carga, que agem em diferentes planos, constituindo uma estrutura complexa e de difícil compreensão.

A dilatação do anel e suas distorções estão presentes na maioria das disfunções mitrais, e nem sempre a dilatação é simétrica. As cúspides podem estar retraídas e fibrosadas (doença reumática) ou redundantes (doença degenerativa). Em ambos os casos, a abordagem não pode dispensar o exame criterioso do plano subvalvar, que pode mostrar distorções e sinéquias fibróticas dos músculos papilares de retração das cordas tendíneas, reduzindo a mobilidade dos folhetos, assim como exibir alongamento das cordas, propiciando excursões exageradas das cúspides, impedindo a correta aposição de um folheto ao outro. O exame dos músculos papilares poderá evidenciar adelgaçamento e alongamento dos mesmos nas doenças degenerativas, bem como fibrose, sinéquia e retração nas doenças reumatismais. A consideração de todos estes componentes deverá ser feita durante a realização de uma cirurgia conservadora da valva mitral. Em 1969, Carpentier idealizou um anel rígido, recoberto com Teflon, que, suturado ao anel fibroso mitral, reduz o tamanho deste, propiciando a coaptação dos folhetos insuficientes (Fig. 56.8). Atualmente, todas as intervenções conservadoras sobre a valva mitral utilizam o anel de Carpentier, ou técnica equivalente de redução do diâmetro anular, somado às demais medidas corretivas da disfunção valvar, como encurtamento de cordas, anuloplastias, ressecções quadrangulares de porções das cúspides e remodelamento dos músculos papilares (Fig. 56.9).

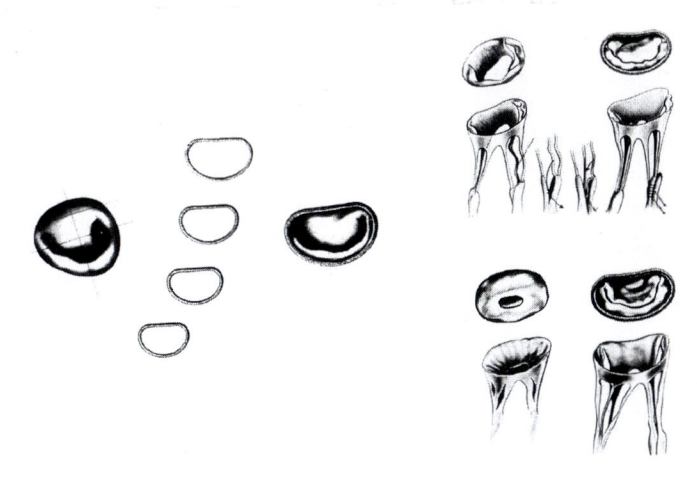

Fig. 56.8 Todas as plastias mitrais se associam a implante de anel de Carpentier.

Nos casos em que a lesão mitral se restringe a estenose, a plastia valvar pode ser conseguida por meio de comissurotomia valvar e tratamento do plano subvalvar por papilotomia unilateral ou bilateral, reesculpindo os músculos papilares e sua cordoalha tendínea. Se o processo reumatismal preserva a textura e a flexibilidade dos folhetos, o resultado de tal abordagem pode ser perene, com grande melhora dos sintomas apresentados pelos pacientes. Mesmo quando algum grau de calcificação está presente, a técnica mencionada, somada à retirada cuidadosa do cálcio das lacínias, poderá trazer bom resultado final.

ABORDAGEM CIRÚRGICA DA VALVA TRICÚSPIDE

A abordagem cirúrgica da valva tricúspide sempre impõe um desafio, pois é muito difícil o diagnóstico pré-operatório preciso de disfunção desta valva cardíaca. Contribuem para tal dificuldade os reflexos de inúmeros fatores a distância

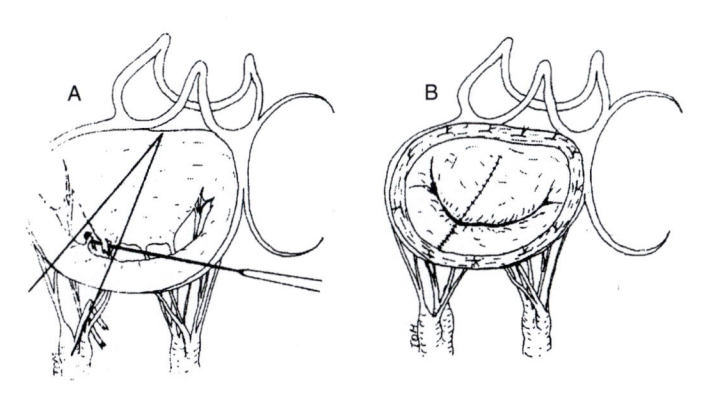

Fig. 56.9 A e **B.** Plastia valvar mitral com ressecção de segmento do folheto.

que provocam variados graus de disfunção valvar tricúspide, tais como grave disfunção mitral, com grosseira dilatação das cavidades direitas, hipertensão pulmonar grave, além da grande sensibilidade da ecocardiografia em detectar mesmo os menores refluxos da valva tricúspide. A etiopatogenia das disfunções da valva tricúspide se relacionam, em 5-10% dos casos, à doença reumática, enquanto em 95% dos casos a causa maior está relacionada a distúrbios funcionais resultantes de dilatação anular conseqüente a hipertensão pulmonar extrema e aumento do ventrículo direito secundário a hipertensão pulmonar ou a insuficiência cardíaca direita grave. A avaliação das lesões da valva tricúspide pode ser pré-operatória, freqüentemente falha, em virtude da extrema sensibilidade da ecocardiografia ao denunciar como graves pequenos escapes desta valva e da facilidade com que a passagem de um cateter de angiografia desencadeia regurgitação valvar tricúspide durante um estudo hemodinâmico. Assim sendo, a avaliação transoperatória, pela palpação digital da valva, através de sutura em bolsa no átrio direito, é mais confiável que os demais métodos enumerados. Isto exige do cirurgião bastante experiência, de forma a não cometer erros por falta ou excesso, durante a avaliação digital do refluxo tricúspide.

O tratamento cirúrgico é sempre uma plastia anular, posto que raramente encontramos lesões orgânicas da valva tricúspide. Dois tipos de plastias podem ser utilizadas: a anuloplastia de Kay, que visa reduzir o anel tricúspide pela transformação da valva em bicúspide, o que é alcançado sepultando com pontos em X o folheto posterior, mantendo-se apenas os folhetos septal e anterior; a anuloplastia de DeVega, que propõe o franzimento do anel tricúspide em sua zona mais dilatada, a parede livre de ventrículo direito, através de sutura em bolsa, ancorada em tiras de Dacron ou pericárdio bovino. Trata-se de técnica facilmente reprodutível, com excelentes resultados, pois mantém todo o mecanismo de funcionamento valvar, não introduz tecido estranho e oferece redução permanente do anel (Fig. 56.10).

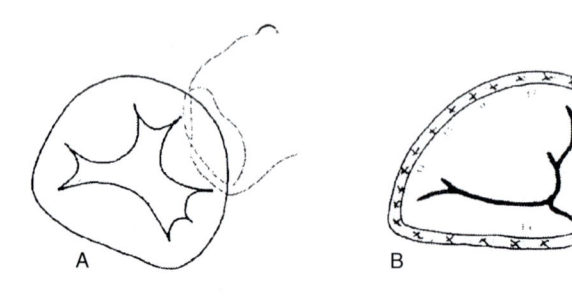

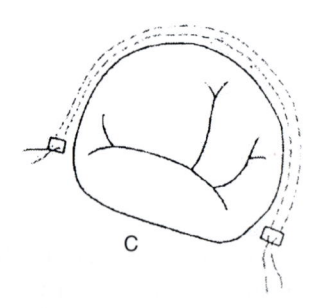

Fig. 56.10 Técnicas de anuloplastia tricúspide: (**A**) Kay, (**B**) Carpentier, (**C**) DeVega.

REFERÊNCIAS BIBLIOGRÁFICAS

1. Carpentier A, Chevaud S, Fabiani JN *et al.* Reconstructive surgery of mitral valve incompetence: Ten years appraisal. *J Thorac Cardiovasc Surg* 1980; *79*:338-48.
2. Dubost C, Guilmet D, Parades B *et al.* Nouvelle technique d'overture de l'oreillette gauche en chirurgie à coeur ouvert: L'abord bi-auriculaire transeptal. *Presse Med* 1966; *74*:1.607-8.
3. Duran CMG, Pomar JL, Revuelta JM *et al.* Conservative operation for mitral insufficiency: critical analisis supported by postoperative hemodynamics in 72 patients. *J Thorac Cardiovasc Surg* 1980; *79*:326-37.
4. Effler DB, Groves CK, Martinez WV *et al.* Open heart surgery for mitral insufficiency. *J Thorac Surg* 1958; *36*:665-76.
5. Follette D, Fey K, Mulder D *et al.* Prolonged safe aortic clamping by combining membrane stabilization, multidose cardioplegia and appropriate pH reperfusion. *J Thorac Cardiovasc Surg* 1977; *74*:682-94.
6. Ranganathan N, Silver MD, Wigler ED. Recent advances in the knowledge of the anatomy of the mitral valve. *In*: *The mitral valve*: *a pluridisciplinary approach*. Publishing Science Group Inc., 1976:3-14.
7. Tsakinis AG. The physiology of the mitral valve annulus. *In*: *The mitral valve*: *a pluridisciplinary approach*. Publishing Science Group Inc., 1976:21-6.

X

Cardiologia Geral

CAPÍTULO 57

NUTRIÇÃO NA DOENÇA CARDIOVASCULAR

Josefina Bressan Monteiro

INTRODUÇÃO

As doenças cardiovasculares matam, anualmente, mais pessoas do que várias causas conjuntas de morte, segundo a American Heart Association (1977). A doença arterial coronariana (DAC), ou doença cardíaca isquêmica (DCI), é a mais mortal das doenças cardiovasculares: 50% de todas as mortes cardíacas são decorrentes da DAC. Portanto, encontrar maneiras para reduzir sua mortalidade continua sendo uma importante meta de saúde pública. De acordo com as estatísticas mais atualizadas da American Heart Association, 59,7 milhões de norte-americanos possuem pelo menos um tipo de doença arterial coronariana. Em 1999, cerca de 503.000 mulheres e mais de 45.000 homens foram a óbito por esta doença. Sem dúvida, todas as manobras que podem ser demonstradas e executadas para favorecer o tratamento e a prevenção das DAC merecem atenção especial.

A DAC resulta na carência de fluxo sangüíneo para a rede de vasos sangüíneos que circundam o coração e suprem o miocárdio. A principal causa de DAC é a aterosclerose, que envolve mudanças estruturais e de composição na camada íntima das grandes artérias. A aterosclerose é, assim, a principal causa de ataque cardíaco, de acidente vascular cerebral e de gangrena nas extremidades. Por isso, as artérias mais freqüentemente afetadas são a aorta abdominal e as artérias cerebral e coronária.

O controle da DAC é composto por ações clássicas de medicina preventiva, aliadas à atuação multiprofissional da equipe de saúde que cuida de pacientes em todos os âmbitos – hospitalar, de saúde pública ou no cotidiano dos serviços ambulatoriais. O enfoque dietoterápico voltado para a problemática das dislipidemias e da hipertensão arterial sistêmica merece atenção especial pelo fato de esta ação direta poder interferir nos índices de prevalência da doença aterosclerótica nas populações estudadas e no tratamento coadjuvante, quando da doença cardíaca instalada.

Neste sentido, as condutas terapêuticas devem permitir a interseção das ações de todos os profissionais de saúde envolvidos com processos educativos. As ações básicas, portanto, devem utilizar os conhecimentos tornados verdades irrefutáveis por comprovações científicas, incluir experiências pessoais e de grupos, não deixando de lado um canal aberto para a aplicação de práticas inovadoras que têm sido registradas. Desta forma, a dietoterapia em DAC deve compreender as formas clássicas de educação nutricional e inovar na compreensão da relação dos hábitos alimentares associados às condições ambientais e sociais de cada indivíduo.

DISLIPIDEMIAS E ATEROSCLEROSE

Existe um vínculo bem estabelecido entre dislipidemias e a aterosclerose, sendo recomendado que todos os adultos maiores de 20 anos e crianças com mais de 2 anos, pessoas do sexo masculino com história familiar de doença arterial antes dos 55 anos e dos 65 anos, para o sexo feminino, tenham seu perfil lipídico em jejum determinado uma vez a cada 5 anos (III Consenso de Hipertensão Arterial). Os valores recomendados no relatório do *Adult Treatment Panel III* (ATP III) do National Cholesterol Education Program (NCEP, 2001) para colesterol LDL, colesterol total, colesterol HDL e triacilglicerol estão listados no Quadro 57.1. Clinicamente, as dislipidemias/hiperlipidemias podem manifestar-se como hipercolesterolemia e/ou hipertrigliceridemia. O excesso de lipídios é resultado do acúmulo de uma ou mais classes de lipoproteínas, devido à menor remoção do plasma e/ou à maior produção.

Cada lipoproteína alterada tem sido associada a disfunção endotelial, e cada uma apresenta relação com a formação do

Quadro 57.1 Classificação do Colesterol LDL, Total e HDL e Triacilglicerol Plasmáticos (mg/dL), Segundo o ATP III do National Cholesterol Education Program (NCEP, 2001)

Colesterol LDL	
< 100	Ótimo
100-129	Perto do ótimo/abaixo do ótimo
130-159	Limítrofe
160-189	Alto
≥ 190	Muito alto
Colesterol total	
< 200	Desejável
200-239	Limítrofe
≥ 240	Alto
Colesterol HDL	
< 40	Baixo
≥ 60	Alto/desejável
Triacilglicerol	
< 150	Normal
150-199	Limítrofe
200-499	Alto
≥ 500	Muito alto

ateroma. O risco de DAC aumenta significativa e progressivamente quando o colesterol total e sua fração de LDL estão acima dos valores desejáveis e quando o colesterol HDL está abaixo do ideal.

Na década de 1980 houve crescente aceitação do conceito de que uma alta concentração de colesterol sérico e transtornos correlatos das lipoproteínas séricas influenciavam criticamente o desenvolvimento de DAC e outras doenças ateroscleróticas. Suporte para este conceito vem de estudos em modelos animais, levantamentos de diferentes populações, observações de DAC prematura em pessoas com formas genéticas de hiperlipidemia, investigações em animais de laboratório e experiências clínicas. Há evidência irrefutável de que altas concentrações de colesterol sérico predispõem a DAC; estas experiências demonstram, além disso, consultivamente que a redução das concentrações de colesterol sérico diminui a incidência de DAC. Resultados dramáticos de experiências clínicas recentes aumentaram grandemente o interesse no colesterol como um fator de risco de DAC.

Assim, o colesterol LDL elevado parece ser a maior causa de doença cardíaca coronariana, sendo colocado como alvo primário na terapia do NCEP (2001), mas a implicação desta lipoproteína não está somente em seus níveis, mas em modificações que a mesma pode sofrer, tornando-a mais aterogênica. Pacientes acometidos por doença coronariana parecem apresentar partículas menores de colesterol LDL. Além disso, tem sido sugerido que a alta taxa de aterosclerose associada ao diabetes tem relação com alterações no colesterol LDL, como redução no tamanho, aumento da densidade, glicosilação e, neste caso, maior propensão à oxidação, levando ao desenvolvimento de placa aterosclerótica. Tanto a oxidação como a glicosilação interferem na atividade regulatória dos macrófagos em fagocitarem somente quantidades de lipídios adequadas à sua capacidade de metabolização, o que possibilita a formação de células espumosas, modificando suas características até levá-los à morte. Por sua vez, as células espumosas liberam citocinas, tornando-se quimiotáticas para monócitos, células musculares lisas e neutrófilos.

Em relação às lipoproteínas ricas em triacilgliceróis, seu uso tem sido sugerido na avaliação de risco cardiovascular em conjunto com outras modificações lipídicas, como redução do colesterol HDL e análise da razão LDL/HDL. Apesar de ser considerada um fator de risco independente para doenças coronarianas, indica-se a soma das frações VLDL + LDL, identificada como colesterol não-HDL, como alvo secundário de terapia em pessoas com nível alto de triacilgliceróis (NCEP, 2001).

Os níveis de colesterol não-HDL foram positivamente associados a estria gordurosa e aumento da lesão na aorta e na artéria coronária. Por outro lado, medidas dos níveis de apo-B têm sido indicadas como o melhor marcador de risco porque seu nível reflete, além do colesterol LDL, os níveis de outras lipoproteínas aterogênicas, como colesterol VLDL e colesterol IDL.

O tratamento da DAC envolve modificações de todos os fatores de risco. Embora muitos fatores de risco – idade, sexo e hereditariedade – não possam ser alterados, muitos outros fatores-chave são modificáveis, incluindo hipertensão, dislipidemia, diabetes tipo 2, homocisteína, obesidade, cessação do tabagismo, estilo de vida ativo e adoção de dieta especial. A conduta primária adotada no tratamento das dislipidemias consiste no ajuste da alimentação, ou seja, a intervenção dietética, sendo os pacientes informados sobre a importância da adesão à dieta, a necessidade de mudança de estilo de vida e como proceder diante dessas situações.

TERAPIA NUTRICIONAL NAS DISLIPIDEMIAS

A terapia nutricional é a intervenção primária para pacientes com colesterol LDL elevado. Serão mostradas as condutas adotadas como recomendações do ATP II (1993) e do ATP III (2001).

Recomendações do ATP II

O ATP II (NCEP, 1993) recomenda um programa de tratamento baseado na monitorização dos níveis de colesterol

LDL e HDL, na instituição de intervenções no estilo de vida com dietas que reduzem progressivamente os ácidos graxos saturados e o colesterol (*dietas dos estágios I e II*), na redução do peso, no aumento da atividade física, na cessação do tabagismo e na prescrição de medicamentos. As modificações dietéticas especificadas consistem em recomendações para a redução de gordura total, da gordura saturada e do colesterol, além do ajuste da ingestão calórica para que seja alcançado o peso ideal. A *dieta do estágio I* é recomendada para populações com idade superior a 2 anos, assim como para o primeiro nível de intervenção primária. Mudanças comportamentais e o estabelecimento de objetivos são estratégias-chave utilizadas pelos nutricionistas para auxiliar os pacientes a adotarem as dietas dos estágios I e II por toda a vida. Na *dieta do estágio I* (Quadro 57.2), menos de 30% do total calórico é derivado da gordura, 8 a 10% de ácidos graxos saturados (SFA), e a ingestão de colesterol é limitada a menos de 300mg/dia. A *dieta do estágio II* contém a mesma porcentagem do total calórico em gorduras, mas os SFA são reduzidos a menos de 7% das calorias e o colesterol, a menos de 200mg/dia (Quadro 57.3). Uma variedade de alimentos de todos os grupos, dentro da restrição dietética, assegura que estas dietas sejam nutricionalmente adequadas.

Quando a dieta do estágio I é seguida, o nível de colesterol sanguíneo é reduzido em 3 a 14%, o qual deve ser dosado no início, após 6 meses de dieta e após 3 meses. O cumprimento da dieta deve ser monitorizado durante esse período. Se após 3 meses de dieta do estágio I os objetivos para redução de lipídios sangüíneos não forem atingidos, o paciente prossegue com a dieta do estágio II. A dieta do estágio II pode reduzir o colesterol sérico em mais de 3 a 7%. Indivíduos com dietas-base ricas em gorduras que perdem peso podem diminuir o colesterol total em até 25% ou mais. A terapia nutricional em pacientes obedientes deve ser tentada por no mínimo 6 meses antes do início da terapia medicamentosa. Experiências revelam que uma terapia nutricional com a duração de meses, com três a quatro visitas de 50 minutos cada a nutricionistas tem sido relacionada a redução nos níveis séricos de colesterol e ganhos nos custos da assistência médica.

DIETAS DOS ESTÁGIOS I E II

As dietas dos *estágios I e II* enfatizam o consumo de grãos, cereais, hortaliças, frutas, carnes magras, aves, peixes e laticínios pobres em gorduras. Algumas estratégias diferentes para reduzir a gordura e os ácidos graxos saturados são: (1) evitar as gorduras para untar ou passar nos alimentos ou para dar sabor; (2) evitar ou reduzir o consumo de carnes; (3) utilizar produtos industrializados com baixos teores de gorduras (p. ex., molhos para saladas sem gorduras); (4) modificar os alimentos comuns para diminuir o teor de gordura (p. ex., removendo a pele do frango); e (5) substituir alimentos ricos em gorduras pelos de baixo teor (p. ex., substituindo o leite integral pelo desnatado).

Pelo fato de as gorduras comporem dois terços dos SFA na dieta dos norte-americanos, estes alimentos são restritos. Os alimentos ricos em gorduras são proibidos, mas os de baixo teor podem ser incluídos. As carnes são limitadas a 150 a 180g/dia, e os ovos, a quatro por semana. Os conteúdos em gorduras, SFA e colesterol de carnes, peixes e aves estão listados nos Quadros 57.4 e 57.5.

As carnes magras são ricas em proteínas, zinco e ferro; por isso, se os pacientes desejam consumir carne, é permitida uma porção de 180g ou menos ao dia. Da mesma forma, são recomendados os laticínios com baixo teor de gordura. Nenhum grupo de alimentos deve ser omitido; é uma questão de escolha. Nas dietas pobres em gorduras, as carnes são ainda mais restritas.

Alguns pacientes, particularmente aqueles que necessitam reduzir o peso, devem utilizar planos alimentares individualizados para facilitar o cumprimento em longo prazo.

Quadro 57.2 Dieta do Estágio I

Nutriente	Porcentagem das Calorias Totais
Gordura total	≤ 30
Ácidos graxos saturados[a] (SFA)	< 10
Ácidos graxos monoinsaturados (MUFA)	10-15
Ácidos graxos poliinsaturados (PUFA)	< 10
Carboidratos	50-60
Proteína	15
Colesterol	< 300mg/dia
Calorias totais	Para atingir e manter o peso ideal

[a] Inclui ácidos graxos saturados (C8-C16) e ácidos graxos *trans*.

Quadro 57.3 Dieta do Estágio II

Nutriente	Porcentagem das Calorias Totais
Gordura Total	≤ 30
Ácidos graxos aumentadores do colesterol[a]	< 7
Ácidos graxos monoinsaturados	10-15
Ácidos graxos poliinsaturados	< 10
Carboidratos	≥ 55
Proteína	15
Colesterol	< 200mg/dia

[a] Inclui ácidos graxos saturados (C8-C16) e ácidos graxos *trans*.

Quadro 57.4 Conteúdo em Gordura, Ácido Graxo Saturado, Colesterol e Ferro de Carnes, Aves e Peixes (Porções de 180g) Preparados sem Adição de Gordura

Fonte	Gordura Total (g/90g)	Gordura Saturada (g/90g)	Colesterol (mg/90g)	Ferro (mg/90g)
Carnes vermelhas magras				
Carne bovina (quarto traseiro)	4,2	1,4	71	2,5
Cordeiro (parte dianteira, lombo, costela, costeleta é pernil assados)	7,8	2,8	78	1,9
Porco (costeleta de lombo, lombo assado)	11,8	4,1	77	1,0
Vitela (vitelinha assada, costela fatiada, quarto dianteiro, lombo fatiado, pernil)	4,9	2,0	93	1,0
Miúdos				
Fígado				
Bovino	4,2	1,6	331	5,8
Vitela	5,9	2,2	477	2,2
Ave	4,6	1,6	537	7,2
Pâncreas de vitela	21,3	7,3	250	1,3
Rim	2,9	0,9	329	6,2
Miolo	10,7	2,5	1.747	1,9
Coração	4,8	1,4	164	6,4
Aves				
Frango (sem pele)				
Carne branca (assada)	3,8	1,1	72	0,9
Carne escura (assada)	8,3	2,3	79	1,1
Peru (sem pele)				
Carne branca (assada)	2,7	0,9	59	1,1
Carne escura (assada)	6,1	2,0	72	2,0
Peixes				
Haddock	0,8	0,1	63	1,1
Linguado	1,3	0,3	58	0,3
Salmão	7,0	1,7	54	0,3
Atum, branco, enlatado em água	0,7	0,2	25	1,3
Crustáceos				
Lagosta	0,5	0,1	61	0,3
Carne de caranguejo				
Caranguejo-rei do Alasca	1,3	0,1	45	0,6
Caranguejo-azul	1,5	0,2	85	0,8
Camarão	0,9	0,2	166	2,6
Moluscos				
"Abalone"	1,3	0,3	144	5,4
Mariscos	1,7	0,2	57	23,8
Mexilhão	3,8	0,7	48	5,7
Ostras	4,2	1,3	93	10,2
Vieiras	1,2	0,1	27	2,6
Lula	2,4	0,6	400	1,2

National Cholesterol Education Program (NCEP). Second Report of the Expert Panel on Detection, Evaluation, and Treatment of High Blood Cholesterol in Adults (Adult Treatment Panel II). NIH Publication NO. 93-3095. Bethesda, MD: National Institute of Heart, Lung, and Blood, 1993.

Os rótulos nutricionais nos alimentos ajudarão os pacientes que desejarem contar seu conteúdo de gordura.

A limitação deste método é que somente as gorduras, os SFA ou o colesterol são considerados, não se levando em conta as calorias ou a inclusão de níveis adequados de outros nutrientes. Muitos produtos novos com baixos teores de gordura carecem de nutrientes essenciais, e uma dieta baseada nestes produtos, sem os alimentos básicos, pode ser nutricionalmente incompleta. Tanto a dieta do estágio I como a do estágio II podem ser aplicadas utilizando-se alimentos de várias culturas.

O consumo aumentado de fibras solúveis deve ser encorajado nas dietas dos estágios I e II. Isto pode ser alcançado com a inclusão freqüente de hortaliças, aveia, frutas naturais

Quadro 57.5 Conteúdo Aproximado de Colesterol de Alguns Alimentos

	mg de Colesterol/100g
Gema de ovo	1.500
Cérebro	400
Rins	400
Fígado	380
Gordura da carne	300
Manteiga	250
Marisco	250
Carne de vitela	100
Embutidos	90
Carne de cordeiro	75
Carne de frango	75
Pescado	40
Leite integral	10
Leite desnatado	3
Vegetais	0

Quadro 57.6 Composição da Dieta MEV

Nutriente	Ingestões Recomendadas
Gordura saturada (SFA)★	Menos de 7% do VCT
Gordura poliinsaturada	Acima de 10% do VCT
Gordura monoinsaturada	Acima de 20% do VCT
Gordura total	25-35% do VCT
Carboidratos★★	50-60% do VCT
Fibras	20-30g/dia
Proteína	Aproximadamente 15% do VCT
Colesterol	< 200mg/dia
Calorias totais★★★	Balanço entre ingestão e gasto energéticos para manter peso corporal desejável

ATP III (NCEP, 2001).
★Ácidos graxos *trans* são gorduras promotoras do aumento do colesterol LDL.
★★Grãos integrais, frutas e hortaliças.
★★★Gasto energético diário deve incluir, no mínimo, atividade física moderada, contribuindo aproximadamente com 200kcal/dia.
VCT = valor calórico total da dieta.

e vegetais fibrosos. Nas mulheres, em ensaios com dietas pobres em gordura (intervenção intensa com dieta com 20% de gordura), o aumento do consumo de grãos, frutas e hortaliças consistiu na mudança mais difícil de ser realizada. Esforços para a educação nutricional são necessários nesta área.

O cumprimento das diretrizes em relação ao sódio (2.400mg/dia) nas dietas dos estágios I e II pode ser um desafio porque os alimentos processados de mais baixo teor de gordura freqüentemente contêm sal para aumentar a palatabilidade. Os pacientes podem precisar limitar os alimentos do tipo *fast food* e os processados.

DIETAS AGRESSIVAS

Em pacientes altamente motivados que desejam evitar terapias com drogas, às vezes as dietas com baixíssimos teores de gorduras são efetivas na obtenção dos objetivos para controle dos lipídios sangüíneos. Estas podem também ser utilizadas em associação à terapia com drogas na prevenção secundária e para possível regressão das lesões. Tais dietas contêm quantidades mínimas de produtos de origem animal e por isso o consumo de SFA (< 3%), colesterol (< 5mg) e de gordura total (< 10%) é muito baixo. A ênfase recai nos alimentos com baixos teores de gordura, como grãos, leguminosas, frutas, hortaliças e laticínios desnatados. Devido à inclusão da clara de ovo, o plano dietético é lacto-ovovegetariano.

Recomendações do ATP III

Para reduzir a DAC, o ATP III (NCEP, 2001) segue a mesma abordagem do ATP II, com várias facetas centradas no estilo de vida. Este programa foi denominado *Therapeutic Lifestyle Changes*, o que poderia ser traduzido como terapêutica de mudanças no estilo de vida (MEV). Inclui alterações na dieta (Quadro 57.6), redução do peso e aumento da atividade física. Conseqüentemente, estas intervenções são preconizadas antes da terapia medicamentosa.

O Quadro 57.7 mostra um resumo das metas de colesterol LDL e referências para a implementação de medidas de mudanças no estilo de vida e na terapêutica medicamentosa em diferentes categorias de fatores de risco, de acordo com o NCEP (2001).

CUIDADO NUTRICIONAL NAS HIPERCOLESTEROLEMIAS

Os distúrbios das lipoproteínas podem ser convenientemente divididos em três categorias: hipercolesterolemia, quilomicronemia e dislipidemia aterogênica. A hipercolesterolemia ocorre em graus variados – de branda a grave – e é caracterizada por altas concentrações séricas de colesterol LDL. A quilomicronemia consiste em elevação acentuada dos quilomícrons, com ou sem altas concentrações de VLDL. Finalmente, a dislipidemia aterogênica é uma doença caracterizada por múltiplas anormalidades numa única pessoa. Neste capítulo, a hipercolesterolemia será abordada em seus vários graus.

A hipercolesterolemia denota uma elevação isolada do colesterol LDL sérico. Diversas linhas de evidências indicam que concentrações séricas elevadas de LDL promovem aterogênese e aumentam o risco de DAC. O incremento no risco de DAC é proporcional à elevação da concentração de LDL sérico. De fato, o risco é agravado por concentrações de LDL sérico

Quadro 57.7 Metas de Colesterol LDL e Referências para a Terapêutica de Mudanças no Estilo de Vida (MEV) e Terapêutica Medicamentosa nas Diferentes Categorias de Fatores de Risco Segundo o ATP III

CATEGORIAS DE RISCO E METAS DE COLESTEROL LDL
Presença de doenças coronariana ou equivalente (risco em 10 anos > 20%) Colesterol LDL desejável abaixo de 100mg/dL Iniciar terapêutica de mudança de estilo de vida (MEV) quando colesterol LDL ≥ 100mg/dL Considerar terapia medicamentosa quando colesterol LDL ≥ 130mg/dL. Alguns autores recomendam considerar drogas se o colesterol LDL estiver entre 100 e 129mg/dL Pode-se, alternativamente, optar por drogas redutoras de triacilgliceróis ou colesterol HDL, caso estas alterações estejam presentes
Presença de dois ou mais fatores de risco (risco em 10 anos < 20%) Colesterol LDL desejável abaixo de 130mg/dL Iniciar terapêutica de mudança de estilo de vida (MEV) quando colesterol LDL ≥ 130mg/dL Considerar terapia medicamentosa de acordo com risco em 10 anos: • Se risco em 10 anos de 10 a 20%, considerar drogas se colesterol LDL ≥ 130mg/dL • Se risco em 10 anos < 10%, considerar drogas se colesterol LDL ≥ 160mg/dL
Presença de um ou nenhum fator de risco (quase todas as pessoas com fator de risco 0-1 têm risco em 10 anos < 10%) Colesterol LDL desejável abaixo de 160mg/dL Iniciar terapêutica de mudança de estilo de vida (MEV) quando colesterol LDL ≥ 160mg/dL Considerar terapia medicamentosa quando o colesterol LDL ≥ 190mg/dL. Alguns autores recomendam considerar drogas se o colesterol LDL estiver entre 160 e 189mg/dL Praticamente todos, nesta categoria, têm risco em 10 anos de 10%, dispensando o escore de Framingham

aumentando progressivamente. Em contraposição, nas populações nas quais as concentrações séricas de LDL são muito baixas, a DAC é rara; isto é verdadeiro mesmo quando outros fatores de risco para DAC – fumar cigarros, hipertensão e diabetes melito – são relativamente comuns. Esta última observação sugere fortemente que a fração LDL é um agente aterogênico essencial. Nas populações, embora não necessariamente em todos os indivíduos, há alta correlação entre as concentrações séricas de colesterol LDL e as concentrações totais de colesterol. Isto acontece porque cerca de dois terços do colesterol sérico total são normalmente transportados sob a forma de colesteril esteres nas LDL. Entretanto, esta generalização não se verifica necessariamente em todas as pessoas; assim, medidas laboratoriais do LDL colesterol são necessárias para definir acuradamente a concentração em termos individuais.

O NCEP (2001) classifica o colesterol sérico total de acordo com o grau de gravidade, conforme mostrado no Quadro 57.1. Os valores correspondentes ao colesterol LDL também estão listados no Quadro 57.1. A hipercolesterolemia pode ser dividida nas categorias branda, moderada e grave. As concentrações ótimas de colesterol são aquelas associadas a risco mínimo de DAC. As concentrações desejáveis podem ser um pouco mais altas que as ótimas, mas normalmente associam-se a taxas relativamente baixas de DAC.

Hipercolesterolemia Branda

Cerca de 25% dos adultos norte-americanos têm hipercolesterolemia branda (colesterol total: 200 a 239mg/dL; colesterol LDL: 130 a 159mg/dL). Estas concentrações são consideradas de "nível alto" pelo NCEP (1993). Em adulto de meia-idade com hipercolesterolemia branda, o risco de DAC em curto prazo (5-10 anos) representa cerca de 1,5 vez aquele que acompanha concentração de colesterol sérico na faixa desejável. Análises recentes sugerem que o diferencial de risco ao longo de uma vida é ainda maior.

Na maioria das pessoas, diversos fatores causadores estão subjacentes à hipercolesterolemia: (a) dietas ricas em colesterol, (b) dietas ricas em ácidos graxos que elevam o colesterol (ácidos graxos saturados e ácidos graxos *trans*), (c) peso corporal crescente com o envelhecimento, (d) o envelhecimento por si próprio, (e) fatores genéticos e (f) perda do estrogênio nas mulheres pós-menopáusicas. Cada um destes fatores merece alguma atenção. Se uma parte maior do público irá alcançar concentrações desejáveis de colesterol, será necessário modificar alguns destes fatores. Os efeitos de dois fatores – a genética e o envelhecimento por si mesmo – não podem ser atenuados, a não ser com o tratamento por meio de drogas para diminuir o colesterol; entretanto, os outros fatores listados podem ser alterados pela modificação dos hábitos de vida.

PAPEL DO COLESTEROL E DA GORDURA SATURADA

O colesterol é encontrado somente em alimentos de origem animal; portanto, para reduzir a ingestão, deve-se restringir o consumo de leite integral e seus derivados (queijos amarelos, manteiga, creme de leite), sorvetes cremosos, além de carnes vermelhas gordurosas, carnes de porco, *bacon*, enlatados em geral, vísceras (miolo, fígado, coração, língua) e alguns animais marinhos (camarão, lagosta, ostra). Atenção especial deve ser dada ao consumo de gema de ovo (225mg por unidade), lembrando que este alimento também participa no preparo de diversos alimentos, como bolos, tortas, panquecas e massas em geral. Estudos recentes têm demonstrado que o colesterol existente na gema de ovo não interfere significativamente no aumento da hipercolesterolemia, exceto nos pacientes diabéticos.

Um dos mecanismos propostos para a ação dos ácidos graxos saturados é a redução no número de receptores hepáticos da LDL, o que pode inibir a remoção plasmática, possivelmente por alteração no conteúdo de ácidos graxos das membranas.

Em 1957, identificou-se a relação entre alguns ácidos graxos saturados e a elevação do colesterol sérico. Entre os que não elevam o colesterol estão os ácidos graxos de cadeia curta, como o ácido cáprico (encontrado na carne bovina, na manteiga e no coco) e o esteárico (presente na gordura animal, na manteiga, no coco e nas gorduras hidrogenadas) e o chocolate.

Entre os que elevam o colesterol plasmático e são considerados aterogênicos incluem-se os ácidos láurico, encontrado no óleo de coco, e o mirístico, encontrado em gorduras animais, óleo de coco, leite e seus derivados. O ácido palmítico, que também é aterogênico, pode ser encontrado nas gorduras animais e no azeite-de-dendê.

Para diminuição da ingestão dos ácidos graxos saturados, principalmente dos hipercolesterolemiantes, devem-se introduzir na dieta leite e iogurtes desnatados e queijo com baixos teores de gordura, como ricota, *cottage* e queijo minas fresco. Com relação à carne bovina, devem ser escolhidos os cortes com menor teor de gordura, como o filé, o patinho e o coxão mole. Nas carnes brancas, a preferência deve ser pelo consumo de frango e peru sem a pele, lembrando que a carne escura destas aves possui, às vezes, quantidades mais elevadas de gordura do que alguns cortes de carne bovina. Segundo vários estudos sobre o metabolismo, haveria maior redução da colesterolemia por diminuição na gordura saturada do que pela ingestão de colesterol. Entretanto, estudos experimentais demonstraram resposta muito diversa, em que a variação da colesterolemia, traduzindo nível de colesterol LDL, foi de sete a oito vezes maior ao se alterar a ingestão de colesterol do que a proporção de gordura saturada e gordura poliinsaturada. Desta forma, pode-se considerar que não se deve negligenciar a redução do colesterol alimentar no tratamento da hipercolesterolemia.

PAPEL DOS ÁCIDOS GRAXOS POLIINSATURADOS E MONOINSATURADOS

Os ácidos graxos mais comuns nas membranas celulares são os poliinsaturados, classificados como ômega-3 e ômega-6. A ação hipocolesterolemiante dos ácidos graxos poliinsaturados (PUFA) é múltipla e, dentre elas, podemos citar:

- Promover a excreção do colesterol e de seus produtos por meio dos ácidos biliares.
- Redistribuir o colesterol entre o sangue e os tecidos.
- Aumentar o número de receptores de LDL.

Entre os poliinsaturados, o ácido linoléico (ômega-6) é o de maior consumo e o mais abundante, além de ser considerado ácido graxo essencial para o ser humano. As principais fontes são os óleos vegetais, como os de açafrão, girassol, soja e milho. Apesar de serem ricos em PUFA e pobres em saturados, estes óleos devem ser consumidos com moderação, pois podem levar ao ganho de peso devido ao alto teor energético. A ingestão mínima deve ser de 10% do valor calórico total da dieta. A ação dos ácidos graxos ômega-6, principalmente o ácido linoléico, está relacionada à diminuição do colesterol LDL, além de ser precursor de ácido araquidônico, que, por sua vez, promove a produção de mediadores químicos, como as prostaglandinas, os leucotrienos e os tromboxanos, com importante função imunológica associada a processos inflamatórios, vasodilatadores e agregadores, dependendo dos tecidos em que são formados.

Um dos precursores dos poliinsaturados ômega-3 é o ácido alfa-linolênico. Também considerado essencial ao ser humano, ele é proveniente dos vegetais, principalmente da soja e da linhaça, nos quais está presente em pequenas quantidades, mas é encontrado em abundância no fitoplâncton marinho. Desta forma, esse tipo de ácido graxo está presente em peixes de águas muito frias, como o salmão, o arenque, o bacalhau e a cavala, os quais se alimentam deste plâncton. Suas quantidades variam de acordo com região onde estes peixes são encontrados, como mostra o Quadro 57.8.

No homem, os ácidos graxos ômega-3 sofrem processo de alongamento e desidrogenação da cadeia, transformando-se em ácidos eicosapentanóico (EPA) e docosaexanóico

Quadro 57.8 Variação no Conteúdo de Ácidos Eicosapentanóico (EPA/20:5n-3) e Docosaexanóico (DHA/22:5n-3) em Vários Óleos de Peixes

Óleo	% EPA	% DHA
Anchova (México)	17,3	18,1
Sardinha	16,8	12,2
Anchova (Peru)	22,8	8,0
Tubarão (EUA)	6,0	27,0
Bacalhau (Atlântico)	17,0	37,0
Lula (Japão)	12,4	18,2
Bacalhau (Pacífico)	17,0	29,0
Lula	15,0	37,0
Bacalhau (Japão)	14,7	4,1
Salmão	8,9	9,8
Fígado de bacalhau	8,0	19,0
Truta	5,0	30,0
Savelha	24,0	8,0
Atum (Japão)	8,6	26,9

Kinsella JE. Food and components with potential therapeutic benefits: The n-3 polyunsaturated fatty acids of fish oils. *Food Technology*, 1986; *42*(10): 89-97.

(DHA), que teriam a mesma função do ácido araquidônico (ômega-6) na produção de outra série de prostaglandinas e leucotrienos menos potentes.

A ingestão do ômega-3 em grande quantidade reduz os níveis de triacilgliceróis plasmáticos por inibição da secreção hepática de VLDL. Esta inibição ocorre por diminuição da atividade de várias enzimas hepáticas, responsáveis pela síntese de triacilgliceróis. Portanto, a utilização de peixes ricos em ácidos graxos ômega-3 está associada a menor risco de DAC, quando se avalia sua ação quanto à hipertriacilgliceridemia; entretanto, não se pode esquecer a sua ação na hipertensão arterial sistêmica, que será discutida mais amplamente adiante, neste mesmo capítulo. Assim, a substituição de carne bovina por peixes é uma medida recomendável no tratamento das hipertriacilgliceridemias.

Dos ácidos graxos monoinsaturados, pertencentes à série ômega-9, o principal é o ácido oléico, presente no óleo de oliva, no óleo de canola, na azeitona, no abacate e nas oleaginosas (castanhas, nozes, amêndoas etc.). Os principais efeitos dos monoinsaturados são:

- Reduzir o colesterol total e a fração LDL.
- Inibir a agregação plaquetária.
- Possuir ação antitrombótica.

Os ácidos graxos monoinsaturados podem, também, ser produzidos a partir da hidrogenação de óleos poliinsaturados na produção de margarinas e de gordura vegetal hidrogenada, em porcentagem importante, sob a forma transisomérica. O significado nutricional da presença de ácidos graxos *trans* assume importante papel, uma vez que eles interferem no metabolismo dos ácidos graxos essenciais e têm propriedades físicas, químicas e metabólicas comparáveis às dos ácidos graxos saturados; além disso, muitas questões relacionadas à absorção, ao catabolismo e à incorporação nas membranas celulares ainda não foram completamente elucidadas.

Os demais ácidos graxos apresentam-se predominantemente na forma *cis*, sendo os isômeros *trans* praticamente presentes em quantidades muito pequenas em óleos e gorduras vegetais naturais não refinados. Já nos produtos de origem animal, principalmente leite e derivados, o teor de ácidos graxos *trans* pode chegar a representar 5% do total de ácidos graxos presentes na gordura total.

A maior contribuição dos ácidos graxos *trans* na dieta origina-se do consumo de óleo e gorduras hidrogenadas, principalmente margarinas e *shortenings*, estes definidos como gorduras industriais utilizadas na preparação de sorvetes, pães, chocolates, molhos para saladas, maionese e também óleos para fritura industrial.

Sob o ponto de vista nutricional, as gorduras hidrogenadas mais sólidas são as que mais elevam a colesterolemia. Assim, nenhuma margarina é capaz de reduzir o colesterol LDL; conseqüentemente, não substitui os óleos vegetais insaturados. O melhor que se pode esperar de margarinas com baixo ponto de fusão é elas elevarem o nível de colesterol LDL mais modestamente que as gorduras saturadas, como a manteiga. As margarinas possuem composição lipídica variada, com diferentes proporções de ácidos graxos saturados, poliinsaturados e monoinsaturados, e não possuem colesterol. Já a manteiga contém cerca de 50% de gordura saturada, 3% de poliinsaturada e 23% de monoinsaturada, além de conter colesterol em sua composição.

Portanto, a margarina apresenta um perfil lipídico mais favorável que a manteiga, a qual deve ser substituída pela primeira em dietas para portadores de hipercolesterolemia, levando-se em consideração a composição e a quantidade de ácidos graxos transisômeros.

TRATAMENTO DA HIPERCOLESTEROLEMIA BRANDA

A hipercolesterolemia branda poderá ser tratada pelas seguintes medidas:

Modificação da Composição da Dieta

Na maioria das pessoas sem DAC estabelecida, o tratamento da hipercolesterolemia branda consiste em modificação da dieta. Os principais fatores responsáveis pela hipercolesterolemia branda são: (a) consumo relativamente alto de colesterol, (b) consumo alto de ácidos graxos que aumentam o colesterol e (c) excesso de peso. A modificação da composição da dieta pela diminuição dos nutrientes agressores e a manutenção do peso desejável reduzirão as concentrações do colesterol LDL para dentro da faixa desejável em muitas pessoas.

A modificação da composição da dieta exige a adoção da dieta do estágio I (Quadro 57.2) ou um plano dietético semelhante. As características essenciais da dieta do estágio I são a redução dos ácidos graxos que aumentam o colesterol a menos de 10% das calorias totais, do colesterol da dieta a menos de 300mg/dL e da gordura total a 30% das calorias totais ou menos. A maioria das pessoas com hipercolesterolemia branda nos EUA excedem estas recomendações em todas as categorias. Pode-se esperar que as reduções destinadas a alcançar os objetivos da dieta do estágio I diminuam em 10% as concentrações séricas de colesterol LDL.

Os ácidos graxos que aumentam o colesterol podem ser calculados como a soma dos ácidos graxos saturados (SFA) que aumentam do colesterol mais ácidos graxos *trans*. Cerca de dois terços dos ácidos graxos saturados na dieta norte-americana vêm de gordura animal. As fontes de gordura animal incluem a gordura do leite e a gordura da carne. A gordura do leite é mais hipercolesterolemiante que a gordura da carne, em virtude de seu conteúdo mais alto de ácidos graxos, que aumentam o colesterol. O restante dos ácidos graxos saturados na dieta é proveniente de gorduras vegetais. Os óleos tropicais (p. ex., azeite-de-dendê, óleo de coco e óleo de amêndoas de dendê) têm um conteúdo muito alto de ácidos graxos saturados. Outros óleos vegetais têm conteúdo mais baixo, porém ainda contribuem com alguns ácidos graxos saturados para a dieta. Nos últimos anos, nos EUA, diminuiu o uso de óleos tropicais pela indústria de alimentos. Uma redução adicional nos ácidos graxos saturados na dieta norte-americana deve ocorrer por meio da diminuição do consumo de gorduras animais. A substituição das carnes gordurosas, incluindo cortes gordos para bife, hambúrguer e carnes processadas, por produtos mais magros constitui uma maneira importante de diminuir os ácidos graxos saturados. Por outro lado, a substituição de produtos tradicionais baseados em leite (leite integral, manteiga, creme, sorvete e queijo) por laticínios com baixo teor em gorduras ou isentos de gordura reduzirá o consumo de ácidos graxos saturados. O objetivo desta conduta para a população em geral é diminuir os ácidos graxos saturados na dieta pelo menos para um terço.

Desde que os ácidos graxos *trans* foram reconhecidos como pertencentes à categoria de ácidos graxos que aumentam o colesterol, aumentou a exigência de que a ingestão destes também seja reduzida para que sejam alcançados os objetivos da dieta do estágio I. As porcentagens de ácidos graxos *trans* nos EUA variam de 2 a 5% das calorias totais; a ingestão média representa cerca de 3% das calorias totais. Esta porcentagem de ácidos graxos *trans* na dieta pode ser cortada à metade, evitando-se margarina dura (hidrogenada) e produtos cozidos no forno e que contêm gordura hidrogenada. Hoje em dia, os itens de padaria produzidos comercialmente e as refeições rápidas tendem a ser ricos em ácidos graxos *trans*. Assim, para promover redução do colesterol, a indústria de alimentos deveria fazer um esforço para diminuir o conteúdo de ácidos graxos *trans* dos produtos alimentícios, modificando os tipos de gorduras usados na fabricação de seus alimentos.

O consumo reduzido de gorduras animais também diminuirá a ingestão de colesterol. Esta redução abaixará ainda mais as concentrações séricas de colesterol LDL. A ingestão de colesterol costuma ser dividida igualmente entre ovos, produtos à base de leite e carnes. Manter baixa a ingestão de alimentos contendo gema de ovo, usar laticínios com pouca ou sem gordura e diminuir as gorduras de carnes pode diminuir a ingestão atual de colesterol em um terço a metade.

Controle de Peso

O aumento do peso corporal com o envelhecimento contribui de modo importante para a hipercolesterolemia branda. Conseqüentemente, a redução de peso também é necessária para reestruturar o colesterol sérico à faixa desejável. Para um grande número de pessoas, reduzir a ingestão de colesterol e ácidos graxos que aumentam o colesterol não será suficiente para obter a faixa desejável de colesterol sérico, a não ser que a redução de peso seja efetuada concomitantemente. A redução efetiva de peso geralmente exige uma combinação de controle calórico e aumento da prática de exercícios. A maioria das pessoas com hipercolesterolemia branda está moderadamente acima do peso e consome um excesso de 300 a 500kcal/dia. A maioria das pessoas com excesso de peso está apenas moderadamente acima do peso, isto é, elas têm um índice de massa corporal (IMC) variando de 25 a 30kg/m². A restauração do equilíbrio calórico requerido para alcançar e manter o peso corporal desejável não deve ser difícil, mas exige atenção contínua quanto ao peso corporal, redução moderada da ingestão de alimentos, exercício aumentado e disciplina mental e física.

Certos alimentos devem servir de alvo para a restrição calórica, para que seja atingido um peso corporal desejável. No topo da lista dos alimentos que devem ser eliminados ou reduzidos estão as gorduras animais (gorduras de leite e gordura de carne); sua remoção não apenas diminuirá a ingestão calórica, mas também reduzirá a ingestão de ácido graxo saturado e, deste modo, abaixará as concentrações de colesterol sérico. Para que ocorra a perda de peso, as gorduras animais removidas da dieta não devem ser substituídas por calorias de outros tipos. Em segundo lugar na lista de prioridades estão os alimentos ricos em açúcar, como refrigerantes, sobremesas, doces e bolos. Produtos ricos em açúcar, anunciados como pobres em gorduras, tornaram-se populares nos EUA e no Brasil. O uso aumentado destes alimentos contrabalançou grande parte do benefício derivado da redução dos alimentos ricos em gorduras. Assim, para obter redução de peso, os alimentos ricos em açúcar precisam ser também controlados. Em terceiro lugar na lista estão os alimentos ricos em amido, como batatas, arroz e massas. Quando fontes menos desejáveis de calorias do primeiro e segundo tipos são removidas, deve-se tomar cuidado para não substituí-las por ingestões excessivas de alimentos ricos em amido. O mesmo se verifica com a substituição de óleos vegetais. Embora óleos como azeite de oliva, óleo de canola e óleo de soja produzam um padrão favorável de lipoproteína, em comparação com os ácidos graxos saturados, uma quantidade demasiada destes óleos pode fornecer calorias em excesso e impedir a redução de peso.

Uma segunda abordagem para a redução de peso consiste em aumentar a atividade física. O balanço calórico necessário para obter e manter um peso desejável pode ser restaurado, em parte, pelo uso aumentado de calorias e exercícios físicos. Exercícios adequados incluem caminhadas regulares, natação, ciclismo e esportes competitivos. Para o gasto calórico, os exercícios aeróbicos são preferíveis ao treinamento com pesos (musculação). Este último, no entanto, também é útil para as pessoas mais velhas manterem a massa muscular e melhorarem a função musculoesquelética, o que pode prevenir quedas. Assim, instituir um esquema apropriado de exercício regular que gaste calorias em excesso constitui um elemento integrante do tratamento da hipercolesterolemia branda.

Uma terceira recomendação incorporada na dieta do estágio I consiste na redução da ingestão de gordura total a 30% ou menos das calorias totais. A maioria das calorias de gordura nesta dieta deve vir de óleos vegetais. Atualmente, há debates sobre a porcentagem mais desejável de calorias de gordura na dieta. Alguns pesquisadores estimulam o conteúdo mais alto de gordura (p. ex., 30 a 35%) enquanto outros priorizam uma ingestão mais baixa (p. ex., 15 a 25%). O argumento que favorece uma porcentagem mais baixa de gordura baseia-se no fato de que ela pode promover redução de peso. Certamente, a redução da ingestão de gordura animal sem reposição de gordura diminuirá as calorias totais e promoverá redução de peso. É problemático listar os óleos vegetais como alta prioridade para uma ingestão reduzida. Manter uma ingestão moderada de óleos vegetais ajudará a sustentar uma concentração relativamente baixa de triacilgliceróis e uma alta concentração de colesterol HDL. Atribuir alta prioridade à redução de alimentos ricos em açúcares. A recomendação atual de cerca de 30% das calorias totais a partir de gordura, predominantemente na forma de óleos vegetais, parece razoável.

Agentes Antioxidantes

Estudos epidemiológicos e pesquisas com animais de laboratório sugerem que algumas destas substâncias podem proteger contra DAC, derrame cerebral ou câncer. Estudos recentes atribuem à peroxidação oxidativa da partícula de LDL importante papel na gênese da aterosclerose. Os antioxidantes são atualmente muito pesquisados, tanto em estudos *in vitro* como em experimentação animal. Dentre os compostos estudados, salientam-se: alfa-tocoferol (vitamina E), probucol, flavonóides, ácido ascórbico (vitamina C) e betacaroteno (precursor de vitamina A).

A vitamina E, antioxidante lipossolúvel, predomina nos tecidos e nas partículas de LDL. Sua ação antioxidante reside na captura dos radicais peroxila, provocando a interrupção da cadeia de peroxidação lipídica. Com a adição de vitamina E ao plasma, observou-se o incremento da resistência à oxidação por partes da LDL. A vitamina E age intensamente na inibição da agregação plaquetária e da fibroplasia.

Os flavonóides são encontrados em inúmeros alimentos, notadamente na uva, na maçã, na cebola, nos chás e nas bebidas derivadas, como suco de uva e vinho. A quercetina é considerada o principal flavonóide, a qual tem a propriedade de remover os radicais superóxidos, inibir a oxidação das LDL e atenuar a ação citotóxica das LDL oxidadas. O vinho tinto possui teor de flavonóides e, *in vitro*, observa-se redução da oxidação de LDL.

O ácido ascórbico (vitamina C) no grupo dos antioxidantes possui notoriedade social e científica. Constitui-se em antioxidante lipossolúvel, seqüestra os radicais superóxidos e preserva os níveis de vitamina E e betacaroteno.

Os betacarotenos compõem um grupo que se constitui como precursor da vitamina A. Controvérsias na literatura associam o alto consumo destes antioxidantes à maior prevalência de neoplasias. A substância lipossolúvel seqüestra o oxigênio livre. Uma variedade de estudos científicos, relacionando o processo oxidativo com a peroxidação do LDL, presente na gênese da aterosclerose, ainda promove indagações a respeito do verdadeiro papel das vitaminas C e E nesta condição.

A única categoria dos alimentos que podem ser aumentados com segurança inclui frutas e vegetais coloridos. Estes produtos são relativamente baixos em calorias e ricos em outros nutrientes. Estes últimos incluem os antioxidantes juntamente com fibra, fitoestrogênios, fitoesteróides, polifenóis, carotenóides, indóis, quinonas e compostos orgânicos sulfurados. Com base no conhecimento atual sobre os antioxidantes, uma meta dietética prudente seria alcançar as Ingestões Dietéticas de Referência (DRI) para as principais vitaminas (p. ex., vitaminas A, E e C) e minerais (p. ex., zinco, cobre, magnésio e selênio) antioxidantes por meio de uma dieta variada. Em outras palavras, a regra geral consiste em que as necessidades dietéticas das principais vitaminas e minerais são alcançadas com mais eficiência com a ingestão de alimentos do que com o consumo de suplementos, e esta regra também deveria ser seguida no que se refere aos antioxidantes. Conseqüentemente, alcançar as DRI para vitaminas e minerais antioxidantes por meio da ingestão de dieta rica em hortaliças e frutas é uma conduta segura para a obtenção dos benefícios máximos para a saúde a partir da ingestão dos antioxidantes nutricionais.

Há uma concordância científica geral de que a ingestão de quantidades adequadas de frutas e hortaliças pode ajudar a diminuir a incidência de doença arterial coronariana e certos tipos de câncer. Com relação aos antioxidantes, a suplementação provou trazer mais benefício do que prejuízo, porém a Food and Drug Administration (FDA) não permite que qualquer uma dessas substâncias seja rotulada ou comercializada com alegações de funcionalidade, ou seja, que possa prevenir doenças.

São necessários mais estudos epidemiológicos rígidos para definir se a oferta de altas doses de vitaminas exerce, comprovadamente, ação benéfica na redução da prevalência da DAC.

Fibras

As fibras são carboidratos complexos, não absorvidos pelo intestino e com ação reguladora da função gastrointestinal. São classificadas, de acordo com sua solubilidade em água, em solúveis e insolúveis. As solúveis são representadas pela pectina (frutas) e pelas gomas (leguminosas, aveia e cevada) e atuam retardando o esvaziamento gástrico e aumentando o tempo de trânsito intestinal, tornando lenta a absorção de glicose. Retardam a hidrólise do amido e reduzem níveis de colesterol total e colesterol LDL. As que estão relacionadas à diminuição do colesterol são a pectina e a goma guar. Em vários estudos, a quantidade fornecida foi em torno de 15g/dia, divididos em três tomadas, e a média na redução do colesterol foi de 10%, enquanto os resultados com a goma guar foram mais significativos para a diminuição do colesterol do que com a glicose plasmática. As fibras insolúveis são representadas por celulose (trigo), hemicelulose (grãos) e lignina (hortaliças), as quais encurtam o tempo de trânsito gastrointestinal, aumentam o volume fecal, tornam lenta a absorção de glicose e retardam a hidrólise do amido. As fibras insolúveis não têm ação sobre o colesterol total, mas auxiliam a redução da ingestão calórica e mantêm perfeito o peristaltismo intestinal e, é claro, a excreção de metabólitos tóxicos.

A recomendação de ingestão de fibra alimentar total para adultos é de 20 a 30g/dia, sendo 25% (6g) de fibra solúvel.

Álcool

Alguns estudos comprovam o papel da ingestão de quantidade moderada de álcool nos efeitos benéficos sobre a mortalidade por DAC. Este efeito cardioprotetor do álcool é parcialmente atribuído a sua capacidade de elevar a concentração de HDL e, provavelmente, tem também efeito sobre a hemostasia, reduzindo o fibrinogênio e inibindo a agregação plaquetária. Há controvérsia a respeito da equivalência protetora que todas as bebidas alcoólicas exerceriam sobre a doença aterosclerótica. Foi relatada a redução de 26% no risco de doença cardiovascular em homens que consomem 5 a 30mL de álcool/dia, quando comparados aos abstêmios. Entretanto, os efeitos deletérios do álcool devem ser considerados, principalmente em indivíduos propensos a hipertriacilgliceridemia, nos quais a alta ingestão de álcool pode causar elevação dos níveis de triacilgliceróis por meio de estimulação da produção de VLDL pelo fígado. O álcool pode também levar ao aumento da pressão arterial e do peso corporal, além de ser hepatotóxico. Portanto, sua ingestão deve ser criteriosamente avaliada, caso a caso, havendo freqüentemente situações em que, mesmo na presença de colesterol HDL diminuído, seu uso não é permitido.

Cafeína

Os grãos de café contêm duas substâncias lipídicas, denominadas cafestol e kahweol, que aumentam o colesterol sérico. A água quente, utilizada para o preparo do café, remove algumas dessas substâncias gordurosas dos grãos, e estas ficam presentes no líquido que não é coado. Portanto, a recomendação é, sempre que possível, usar o filtro de papel, pois este tem a propriedade de reter as substâncias citadas. O café preparado em determinados países, como Noruega, Finlândia e França, e os conhecidos cafés árabe e expresso apresentam quantidades variadas dessas substâncias gordurosas, levando ao aumento dos níveis de colesterol, uma vez que em seu preparo não se inclui a ação de coar. No Brasil, o tipo de preparo que eleva o aumento dessas substâncias no café consiste na utilização do coador de pano, o qual não tem a capacidade de reter as substâncias gordurosas como o filtro de papel. Portanto, recomenda-se aos pacientes com níveis aumentados de colesterol a ingestão de café somente filtrado, para evitar, assim, a absorção das substâncias presentes nos grãos, que contribuem para a hipercolesterolemia.

Hipercolesterolemia Moderada

Concentrações de colesterol total na faixa de 240 a 300mg/dL constituem a hipercolesterolemia moderada, definida mais especificamente como concentrações séricas de colesterol LDL na faixa de 160 a 219mg/dL. Estas concentrações mais altas de colesterol produzem um incremento ainda maior no risco de DAC. Cerca de 20% dos adultos norte-americanos têm hipercolesterolemia moderada. As causas de elevações moderadas do colesterol LDL são semelhantes às da hipercolesterolemia branda, exceto pelo fato de fatores genéticos desempenharem um papel cada vez mais dominante. Na maioria das pessoas com hipercolesterolemia moderada, modificação da dieta não reduzirá, isoladamente, as suas concentrações séricas de colesterol à faixa desejável. Em vez disso, fatores genéticos responsáveis manterão alguma elevação de LDL. Foram identificados diversos padrões diferentes de metabolismo de LDL subjacentes a uma elevação no colesterol LDL da faixa branda para a moderada. Estes padrões incluem (a) taxa mais alta de formação de LDL, (b) taxa mais baixa de remoção de LDL e (c) enriquecimento das partículas de LDL com colesterol esterificado.

TRATAMENTO DA HIPERCOLESTEROLEMIA MODERADA

De acordo com o NCEP (1993), a intensidade da terapia de diminuição do colesterol nos pacientes com hipercolesterolemia moderada depende do seu estado de risco absoluto. Os pacientes podem ser classificados como estando em risco moderado ou alto, de acordo com o número de fatores de risco coronariano presentes. Os fatores de risco usados nesta classificação estão listados no Quadro 57.9. Os pacientes com hipercolesterolemia moderada que têm nenhum ou apenas um fator de risco são designados de risco moderado; aqueles que têm dois ou mais fatores de risco adicionais são considerados de alto risco. Todos os pacientes nestas categorias têm de estar desprovidos de DAC clínica.

O Quadro 57.10 delineia a conduta terapêutica geral nos pacientes com hipercolesterolemia moderada, conforme recomendado pelo NCEP (1993). As decisões de tratamento são baseadas nas concentrações de colesterol LDL. Os pacientes de risco moderado podem ser separados naqueles com concentrações moderadamente elevadas de colesterol LDL, de 160 a 189mg/dL, e naqueles com concentrações mais altas, de 190 a 219mg/dL.

O objetivo da terapia em ambos os subgrupos é reduzir a concentração sérica de colesterol LDL abaixo de 160mg/dL. A maioria dos pacientes com concentrações de colesterol LDL de 160 a 180mg/dL deve atingir o seu objetivo de tratamento com a terapêutica não-medicamentosa máxima (Quadro 57.11). Entretanto, alguns pacientes necessitam baixas doses de medicamentos para alcançarem o nível de colesterol LDL. Muitos pacientes com concentrações de colesterol LDL ainda mais altas (190-219mg/dL) necessitarão de drogas que abaixem o colesterol em doses padrões para reduzir o colesterol LDL para menos de 160mg/dL.

Quadro 57.9 Fatores de Risco de Doença Arterial Coronariana (DAC)

Tabagismo
Hipertensão
Diabetes melito
Baixo colesterol HDL (35mg/dL)
Idade avançada: homens > 45 anos e mulheres > 55 anos ou pós-menopausa

Quadro 57.10 Decisões de Tratamento Baseadas no Colesterol LDL

Terapêutica Dietética (Não-medicamentosa)	Nível de Início	LDL (Objetivo)
Sem DAC e com menos de dois fatores de risco	≥ 160mg/dL	< 160mg/dL
Sem DAC e com dois ou mais fatores de risco	≥ 130mg/dL	< 130mg/dL
Tratamento Medicamentoso	**Nível de Consideração**	**LDL (Objetivo)**
Sem DAC e com menos de dois fatores de risco	≥ 190mg/dL[a]	< 160mg/dL
Sem DAC e com dois ou mais fatores de risco	≥ 160mg/dL	< 130mg/dL

[a] Em homens com menos de 35 anos de idade e mulheres pré-menopáusicas com concentrações de colesterol HDL de 190 a 219mg/dL, a terapia medicamentosa deve ser retardada, exceto em pacientes de alto risco, como aqueles com diabetes.

Alguns médicos podem ser tentados a usar drogas redutoras do colesterol e ignorar a modificação dietética nos pacientes hipercolesterolêmicos que estão em risco moderado de DAC. Há duas razões para se resistir a esta tentação. Primeiro, a modificação dietética eficaz pode, isoladamente, atingir o colesterol LDL-alvo sem a necessidade de drogas; além disso, quando é necessário o uso de medicamentos, a dose pode ser diminuída pelo uso de terapêutica não-medicamentosa máxima (Quadro 57.11). Segundo, a implementação de um esquema não-medicamentoso máximo combate múltiplos fatores envolvidos no risco de DAC e deve reduzir o risco de DAC além do que pode ser atingido pela redução do colesterol LDL por si própria.

A terapêutica não-medicamentosa máxima para pacientes com hipercolesterolemia inclui a dieta do estágio II (Quadro 57.3). Esta exige a redução do colesterol da dieta para menos de 200mg/dia e a redução dos ácidos graxos que aumentam o colesterol para menos de 7% das calorias totais. A dieta do estágio II deve ser suplementada por controle de peso, aumento de exercícios e outras modificações mencionadas no Quadro 57.10.

Nos pacientes classificados como de alto risco em virtude de múltiplos (dois ou mais) fatores de risco, o objetivo da terapia é reduzir o colesterol LDL para menos de 130mg/dL. A maioria dos pacientes de alto risco necessitará drogas redutoras do colesterol para alcançarem este alvo de colesterol LDL. Novamente, a terapêutica dietética máxima facilitará a obtenção deste alvo de LDL e proporcionará benefícios adicionais para reduzir ainda mais o risco.

Em pacientes de muito alto risco com hipercolesterolemia moderada (ou seja, aqueles com DAC estabelecida ou outras formas de doença aterosclerótica clínica), o alvo para redução do colesterol LDL é ainda mais baixo: 100mg/dL ou menos. A maioria dos pacientes hipercolesterolêmicos com DAC necessita terapia agressiva com drogas redutoras do colesterol.

Hipercolesterolemia Grave

Uma pequena parte da população tem hipercolesterolemia grave, ou seja, concentrações séricas de colesterol LDL de 220mg/dL ou mais altas. A maioria dos pacientes com hipercolesterolemia grave tem atividade reduzida dos receptores a LDL, embora as concentrações elevadas de colesterol LDL possam ser acentuadas em algumas pessoas pela produção excessiva de lipoproteínas pelo fígado ou pelo enriquecimento de partículas LDL com colesterol éster. Há quase certeza de que fatores genéticos desempenhem o papel predominante no desenvolvimento da hipercolesterolemia grave; na maioria dos pacientes deste tipo, no entanto, o defeito genético preciso não foi elucidado.

Uma pequena parcela dos pacientes gravemente hipercolesterolêmicos tem mutações no gene que codifica o receptor de LDL. Esta anormalidade genética produz a condição hereditária chamada hipercolesterolemia familiar (HF). Os pacientes afetados podem ter HF heterozigota ou HF homozigota, dependendo de um ou ambos os alelos para o gene receptor LDL serem defeituosos. HF heterozigota ocorre em uma de cada 1.000.000 pessoas. As concentrações de colesterol LDL são aproximadamente duplicadas na HF heterozigota e quadruplicadas na homozigota. Um distúrbio relacionado é chamado apolipoproteína B-100 defeituosa familiar (BDF). Esta forma de hipercolesterolemia se caracteriza por um defeito na estrutura da proteína apo-B-100 pelo qual ela não se liga normalmente aos receptores da LDL; conseqüentemente, a remoção de LDL da circulação é retardada. Os pacientes com BDF podem ter hipercolesterolemia moderada ou grave.

Quadro 57.11 Principais Medidas Não-farmacológicas como Terapia Máxima

Evitar ou parar de fumar
Reduzir ácidos graxos, que aumentem o colesterol na dieta
Reduzir ingestão de colesterol e gordura saturada na dieta
Alcançar e manter o peso corporal desejado
Aumentar a atividade física, e que seja regular
Reduzir sal na dieta
Aumentar consumo de frutas e hortaliças
Aumentar a ingestão de vitaminas e minerais com funções antioxidantes
Aumentar a ingestão de ácido fólico

TRATAMENTO DA HIPERCOLESTEROLEMIA GRAVE

Os pacientes com hipercolesterolemia grave devem ser considerados de alto risco, e a maioria necessitará de mais drogas redutoras do colesterol. Entretanto, a escolha das drogas e a cronologia de sua instituição exigem critério. A terapêutica medicamentosa pode ser retardada na maioria das crianças com HF heterozigota até a adolescência, exceto naquelas com hipercolesterolemia muito grave. Antes da idade adulta, questiona-se o uso das estatinas, mas os pacientes com HF podem ser tratados com seqüestradores de ácidos biliares. As estatinas poderão ser introduzidas mais tarde. Em adultos com HF heterozigota, a combinação de estatinas e seqüestradores de ácidos biliares pode ser necessária para que seja alcançada uma concentração aceitavelmente baixa de colesterol LDL. Mesmo quando drogas são usadas para tratar HF heterozigota, a terapêutica não-medicamentosa máxima deve ser usada para maximizar a redução do risco (Quadro 57.11). Os pacientes com formas oligogênicas (ou poligênicas) de hipercolesterolemia grave devem ser tratados como os pacientes com HF monogênica heterozigota.

Os pacientes com HF homozigota, muito raros, devem submeter-se à terapêutica que reduz os lipídios desde cedo na vida. Alguns pacientes têm receptores a LDL defeituosos, mas brandamente funcionais: estes pacientes mostram alguma resposta à terapia com estatina. Quando as concentrações de colesterol sérico permanecem gravemente elevadas, o que costuma ocorrer com freqüência, será necessário um procedimento para remover LDL diretamente da circulação. O procedimento atualmente utilizado, LDL-férese, filtra o plasma por meio de uma resina que fixa LDL, reduzindo a concentração plasmática de LDL.

Cuidado Nutricional na Hipertriacilgliceridemia

A importância clínica dos triacilgliceróis depende de sua relação com a DAC e com a ocorrência de episódios agudos de pancreatite. Esta segunda possibilidade pode ocorrer quando os níveis de triacilgliceróis estão muito elevados (de 500 a 1.000mg/dL), o que muitas vezes é decorrente de doenças associadas, como diabetes e alcoolismo.

Na análise da placa aterosclerótica, verificou-se que a maior concentração de material lipídico depende do colesterol total, principalmente em sua forma esterificada. Apenas 3 a 4% do material lipídico da placa é constituído por triacilgliceróis. Entretanto, estudos *in vitro* e em animais demonstram que lipoproteínas ricas em triacilgliceróis, remanescentes de quilomícrons, as frações VLDL e as de densidade intermediária (IDL) são capazes de ultrapassar a barreira endotelial e fornecer material lipídico (triacilgliceróis e colesterol esterificado) para macrófagos e células musculares lisas que se encontram na íntima arterial.

As evidências atuais apontam para a necessidade de intervenção nos estados de hipertriacilgliceridemias, ainda que a correlação epidemiológica com a DAC não tenha sido estabelecida definitivamente. Os triacilgliceróis podem influenciar o risco cardiovascular de duas maneiras:

- Algumas lipoproteínas ricas em triacilgliceróis podem ser muito aterogênicas, particularmente em alguns indivíduos, mas não na população como um todo.
- Os triacilgliceróis seriam aterogênicos quando associados a outros fatores de risco específicos.

A maioria dos estudos tem concordado com a segunda hipótese, esclarecendo que os triacilgliceróis são aterogênicos. Uma comprovação deste mecanismo é a observação de que as lipoproteínas ricas em triacilgliceróis circulantes têm influência direta sobre os níveis de HDL (lipoproteína de alta densidade). Quando os níveis de lipoproteínas ricas em triacilgliceróis são elevados, os níveis de HDL são baixos, e vice-versa. A intervenção dietoterápica é o passo inicial no tratamento da hipertriacilgliceridemia, ressaltando a importância do diagnóstico da causa etiológica, isto é, se secundária ou primária, como no diabetes e na obesidade.

O controle alimentar na hipertriacilgliceridemia está baseado principalmente na redução da ingestão de carboidratos simples (açúcar, mel, bolos, geléias e doces em geral) e de bebidas alcoólicas. Os carboidratos complexos (arroz, macarrão, pães, batata, mandioca, trigo e fubá) devem ser substituídos por preparações à base de glúten ou ter sua ingestão controlada, evitando-se o excesso nos casos de obesidade. Portanto, para correção dessa hiperlipidemia, deve-se considerar uma dieta rica em frutas, hortaliças e cereais e pobre em carboidratos simples, isenta de bebidas alcoólicas, quase sem gordura saturada e com adequada ingestão protéica no que se refere ao valor calórico total.

Com relação às novas perspectivas dietéticas no tratamento da hipertriacilgliceridemia, estudos mostraram que uma suplementação de 3g de ésteres de ômega-3 por dia, durante 2 meses, em pacientes com hipertriacilgliceridemia, com ou sem intolerância à glicose ou diabetes melito, diminui significativamente as concentrações séricas de triacilgliceróis sem piorar as respostas ao controle glicêmico em ambos os casos.

NUTRIÇÃO E HIPERTENSÃO

A hipertensão é o problema de saúde pública mais comum nos países desenvolvidos. A hipertensão não tratada leva ao desenvolvimento de muitas doenças cronicodegenerativas, como a insuficiência cardíaca congestiva, a falência renal e a doença vascular periférica. Com freqüência, é chamada de "assassina silenciosa" porque as pessoas hipertensas podem apresentar-se assintomáticas durante anos e vir a sofrer um infarto fatal. Embora não exista cura, a prevenção e o tratamento diminuem a incidência e as seqüelas da doença. O declínio na mortalidade por doença arterial coronariana (DAC) nas duas últimas décadas tem sido atribuído ao aumento na detecção e no controle da hipertensão. A ênfase nas mudanças no estilo de vida tem contribuído para que a dieta represente um papel importante na prevenção e no tratamento da hipertensão.

Cerca de 90 a 95% dos casos são representados por hipertensão essencial ou primária, para a qual não se pode determinar uma causa. Embora a causa seja, provavelmente, multifatorial, sabe-se atualmente que disfunções renais acompanham o desenvolvimento da hipertensão. O desenvolvimento da hipertensão está associado a uma outra doença, geralmente endócrina, sendo por isso chamada de hipertensão secundária. Dependendo da extensão e do comprometimento provocado pela doença, a hipertensão secundária pode ser curada.

Tratamento

O objetivo do tratamento da hipertensão é a redução da morbidade por ataques, doenças cardíacas associadas à hipertensão e doenças renais. Os três objetivos principais para a avaliação dos pacientes com hipertensão são: (1) identificar as possíveis causas; (2) avaliar a presença ou não de lesões em órgãos-alvo e doenças cardiovasculares; (3) identificar outros fatores de risco para DAC que poderão ajudar a definir o tratamento (Joint National Committee, 1997). Para a obtenção da história clínica do paciente devem ser levantados dados sobre evolução do peso ao longo de tempo e avaliado o consumo de sódio, álcool, gordura saturada e cafeína, além da atividade física. A presença de fatores de risco e lesões em órgãos-alvo (Quadro 57.12) determina a agressividade do tratamento. Como apresentado no Quadro 57.13, as mudanças no estilo de vida constituem a primeira etapa da terapia de quatro entre nove grupos de risco e uma terapia coadjuvante nos demais grupos.

Quadro 57.12 Componentes da Estratificação do Risco Cardiovascular em Pacientes com Hipertensão

Maiores Fatores de Risco
Tabagismo
Dislipidemia
Diabetes melito
Idade > 60 anos
Sexo (masculino e mulheres na pós-menopausa)
História familiar para doenças cardiovasculares: mulheres < 65 anos ou homens < 55 anos

Danos a Órgãos-alvo/Doença Arterial Coronariana
Doenças cardíacas
Hipertrofia ventricular esquerda
Angina ou infarto prévio do miocárdio
Revascularização prévia do miocárdio
Insuficiência cardíaca
Ataques ou isquemias transitórias
Nefropatias
Doença vascular periférica
Retinopatia

The Joint National Committee on Prevention, Detection, Evaluation, and Treatment of High Blood Pressure. Sixth Report (JNC VI). *Arch Intern Med* 1997; 157:2.413.

O objetivo do *Healthy People 2000* para o tratamento da pressão arterial era o de aumentar ao menos em 50% o número de pessoas com hipertensão que teriam seus níveis pressóricos reduzidos para menos de 140/90mmHg. Este controle precisava ser alcançado com o mínimo de efeitos colaterais e o menor custo possível. No NHANES III, apenas 24% dos pacientes hipertensos alcançaram o objetivo proposto de diminuir os valores de pressão arterial abaixo de 140/90mmHg. Do total dos hipertensos tratados, 45% foram adequadamente controlados.

MUDANÇAS NO ESTILO DE VIDA

As mudanças no estilo de vida consistem na terapêutica definitiva para alguns e numa terapia coadjuvante para todos os outros indivíduos com hipertensão (Joint National Committee, 1997). Dependendo do grupo de risco, 6 a 12 meses de mudanças amplas no estilo de vida poderiam ser tentadas antes da introdução da terapêutica medicamentosa. Mesmo que as mudanças no estilo de vida não consigam o controle completo da pressão arterial, elas poderão ajudar a aumentar a eficácia dos agentes farmacológicos e melhorar outros fatores de risco para DAC. O tratamento da hipertensão exige um comprometimento de longo prazo.

CONTROLE DE PESO

A eficiência de redução de peso tem sido bem documentada tanto para os hipertensos moderados como para os graves. Os pacientes hipertensos que têm mais de 15% de seu peso ideal podem ser alocados para um programa individual de controle de peso que enfatize tanto a dieta hipocalórica como a prática de exercícios físicos. Temas para um programa de redução de peso são apresentados no Quadro 57.14. No estudo *Trial of Antihypertensive Intervention and Management*, os objetivos para facilitar a perda de peso incluíam a ingestão energética de 25kcal/kg/dia, subtraindo-se deste total 500 a 1.000kcal/dia para produzir um déficit de 0,5 a 1kg por semana. O objetivo inicial a ser atingido era a perda de, pelo menos, 4,5kg. Esta perda de peso modesta não só diminui a pressão arterial como, freqüentemente, normaliza os lipídios sangüíneos e a glicemia. Quanto maior a perda de peso, maior a redução dos níveis pressóricos. Alguns hipertensos em estágio 1 conseguiram normalizar a pressão arterial a partir da perda de peso.

Outro benefício da perda de peso sobre a pressão arterial é o efeito sinérgico com a terapia medicamentosa. Em indivíduos que perderam peso e faziam uso de algum fármaco anti-hipertensivo, a queda nos níveis pressóricos foi mais acentuada que naqueles com uso exclusivo de medicamentos. Portanto, a redução do peso deveria ser um coadjuvante da terapêutica medicamentosa, pois pode não só permitir o uso de uma dose menor, como também um menor número de fármacos para o controle pressórico. Além disso, a perda de peso diminui mais significativamente a pressão que uma dieta baixa em sódio e rica em potássio. Como a perda de peso e a prática de exercícios aumentam a sensibilidade à insulina,

Quadro 57.13 Estratificação de Risco e Tratamento

Estágios da Hipertensão (mmHg)[1]	Grupo de Baixo Risco (sem fatores de risco; sem LOA/CVD[2])	Grupo de Risco Médio (no mínimo 1 fator de risco, exceto diabetes; sem LOA/CVD)	Grupo de Alto Risco (LOA/CVD e/ou diabetes com ou sem outros fatores de risco)
Normal-limítrofe (130-139/85-89)	Mudanças no estilo de vida	Mudanças no estilo de vida	Terapia medicamentosa[4]
Estágio 1 (140-159/90-99)	Mudanças no estilo de vida (até 12 meses)	Mudanças no estilo de vida[3] (até 6 meses)	Terapia medicamentosa
Estágios 2 e 3 (≥ 160/≥ 100)	Terapia medicamentosa	Terapia medicamentosa	Terapia medicamentosa

Adaptado de: The Joint National Committee on Prevention, Detection, Evaluation, and Treatment of High Blood Pressure. Sixth Report (JNC VI). *Arch Intern Med* 1997; 157:2.413.
[1]Observação: por exemplo, um paciente com diabetes e pressão arterial de 142/94mmHg mais hipertrofia ventricular esquerda poderia ser classificado como estando no estágio 1 de hipertensão com lesão em órgão-alvo (hipertrofia ventricular esquerda) e com outro fator de risco maior (diabetes). Este paciente poderia ser classificado como "Estágio 1, grupo de risco C", sendo então recomendado o início imediato de tratamento farmacológico. As mudanças no estilo de vida poderiam incluir uma terapia coadjuvante para todos os pacientes com recomendação de tratamento farmacológico.
[2]LOA/CVD são indicativos de lesões em órgãos-alvo/doença arterial coronariana.
[3]Para pacientes com múltiplos fatores de risco, os médicos poderiam considerar o uso de medicamentos como uma terapia inicial mais as mudanças no estilo de vida.
[4]Para aqueles com insuficiência cardíaca, renal ou diabetes.

diminuem os níveis de triglicérides e aumentam o colesterol HDL, esta intervenção combinada é também recomendada para o tratamento da hipertensão dislipidêmica.

Uma vez tenha ocorrido a perda de peso, a sua manutenção é crítica. Infelizmente, a interrupção do controle e a aquisição de peso comumente se seguem à perda de peso. Dois fatores associados ao ganho de peso são uma ingestão alta de gordura e uma baixa atividade física. Os objetivos da manutenção do peso para a vida deveriam ser: (1) não ganhar mais que 4,5 a 7kg após os 21 anos de idade e (2) não ter aumento de mais de 2 a 3 polegadas na circunferência abdominal após os 21 anos de idade (*Report of the American Institute of Nutrition*, 1994). Alguns fatores são associados à manutenção efetiva do peso, como a prática de exercícios físicos, uma postura positiva e a autodeterminação frente aos benefícios da perda de peso, automonitoramento das atividades (com utilização de um diário alimentar, definição de objetivos, atenção ao ganho de peso) e habilidade para resolver problemas em vez de comer nos momentos de estresse.

RESTRIÇÃO AO SAL

Recomenda-se uma restrição moderada de sal (6g de sal, 100mEq ou 2.400mg de sódio/dia) para o tratamento da hipertensão. Esta restrição é necessária porque o íon cloreto de sódio aumenta a pressão arterial. No estágio 1 da hipertensão, o nível da restrição de sal pode ser suficiente para a normalização da pressão arterial. Os pacientes que necessitem da terapêutica farmacológica também necessitam restringir o consumo de sal para obter uma maior eficácia medicamentosa. A aderência é maior quando as restrições são mais leves. Restrições mais intensas de sal não são necessárias, exceto quando há a presença de insuficiência cardíaca. Para avaliação do consumo de sal, registros da ingestão dietética de 3 dias e a coleta da urina de 24 horas, durante os 3 dias, garantem uma melhor estimativa.

Como a maior parte do sal é proveniente de alimentos processados, as mudanças ajudarão os pacientes a alcançarem os objetivos quanto à ingestão de sódio. Um estudo sensorial mostrou que as indústrias de alimentos processados poderiam desenvolver e revisar as suas receitas de produção utilizando-se de menores concentrações de sódio (0,15 a 0,30% de concentração de sódio como patamar inicial para o teste de aceitação) e reduzir o sódio de adição em 30 a 50%, sem que fosse afetada a aceitação por parte do consumidor.

Um teste com algumas fases foi desenvolvido para auxiliar a determinação dos pacientes sensíveis ao sal. As três fases do teste são:

- *Fase 1*: consumir uma dieta normal sem sal para estabelecer a ingestão basal de sal; aferir a pressão arterial; determinar a excreção urinária de sódio.
- *Fase 2*: consumir uma dieta restrita em sal, com 2g (34mmol/dia equivalente a 745mg de Na/dia), por 2 semanas; aferir a pressão arterial. Se PD < 90mmHg, o paciente é sensível a sal e precisa colher urina de 24 horas. Após 1 mês, se PD > 90mmHg, com um teor urinário de NaCl < 34mmol/24h, então o paciente é resistente ao sal.
- *Fase 3*: consumir uma dieta com 2g de sal, mas com acréscimo de 1g de sal/dia. Cada 1g de acréscimo de sal deve ser mantido por 3 dias. A pressão arterial deve ser medida a cada passo. Quando PD > 90mmHg, é preciso colher urina de 24 horas. Desta forma, determina-se um limiar para a ingestão de sal.

Quadro 57.14 Programa Intensivo no Tratamento da Hipertensão

Programa de Controle de Peso	Programa de Redução de Sódio e Aumento de Potássio
Sessão 1 Introdução ao programa e monitoramento Definição dos objetivos quanto à perda de peso e ingestão calórica **Sessão 2** Avaliação dos fatores ligados ao estilo de vida e sua influência na alimentação Leitura de rótulos – atenção aos ingredientes, dados sobre valor calórico e tamanho das porções (introduzindo o conceito de densidade calórica) **Sessão 3** Identificando e modificando desvios alimentares **Sessão 4** Comprando os alimentos, preparando e comendo em restaurantes **Sessão 5** Avaliando o suporte social e o auto-reforço e estabelecendo o controle sobre as situações que envolvem a alimentação **Sessão 6** Identificando alimentos para lanches de baixas calorias, como petiscos, *fast food* e bebidas Estabelecendo uma rotina de atividades físicas **Sessão 7** Estabelecendo objetivos factíveis Lidando com sentimentos e lapsos de comportamento Avaliando o livro de receitas da *Trial of Antihypertensive Intervention and Management* **Sessão 8** Avaliando e promovendo motivação e comprometimento pessoal Avaliando mudanças no preparo e na seleção dos alimentos **Sessão 9** Planejando cardápios para festas e ocasiões especiais Modificando receitas favoritas **Sessão 10** Aprendendo como manter a perda de peso e as mudanças comportamentais Revendo as realizações (conhecimento e habilidades adquiridas) Avaliando o comportamento para aquisição de novos comportamentos e seguimento adequado do programa a longo prazo	**Sessão 1** Introdução ao programa, processo e monitoramento Mudança para uma relação sódio baixo/potássio alto **Sessão 2** Estabelecendo os objetivos em relação à ingestão de sódio e potássio Leitura de rótulos – identificando os alimentos com menor teor de sódio e maior de potássio **Sessão 3** Identificando fontes diárias de sódio e potássio **Sessão 4** Mudando os hábitos de compra: reduzindo o uso de alimentos processados Selecionando em restaurantes preparações com teores menores de sódio e maiores de potássio **Sessão 5** Examinando alimentos que têm altos teores de sódio (avaliando sugestões) **Sessão 6** Preparando os alimentos de forma a manter o máximo do conteúdo de potássio (p. ex., no vapor, usando uma quantidade mínima de água, consumindo-os crus) **Sessão 7** Aprendendo a usar ervas e temperos como alternativas aos molhos ricos em sódio Avaliando o livro de receitas da *Trial of Antihypertensive Intervention and Management* **Sessão 8** Modificando receitas para um preparo com menor teor de sódio Revendo receitas de baixo teor de sódio Preparando lanches e sobremesas com baixo teor de sódio e ricas em potássio **Sessão 9** Trocando receitas de baixo teor de sódio e ricas em potássio Planejando cardápios para ocasiões especiais **Sessão 10** Aprendendo a manter as mudanças adquiridas (isto é, na compra e preparo dos alimentos) Revendo as realizações Avaliando o comprometimento e o seguimento a longo prazo

Wylie-Rosett J et al. Trial of Antihypertensive Intervention and Management: greater efficacy with weight reduction than with a sodium-potassium intervention. *J Am Diet Assoc* 1993; *93*:408.

A prescrição da restrição de sódio da dieta (Quadro 57.15) deve ser o menos restritivo para se alcançar os resultados desejáveis. O primeiro passo é minimizar ou eliminar o uso de adição de sal e alimentos com alto teor de sódio (Quadros 57.16 e 57.17).

O Quadro 57.15 mostra as cinco formas mais comuns de dietas restritas em sódio, o Quadro 57.16 apresenta as medidas de sal e sódio em gramas e miliequivalentes e o Quadro 57.17 lista os alimentos com alto teor de sódio.

OUTRAS MUDANÇAS DIETÉTICAS

Minerais

Embora alguns estudos sugiram benefícios após o aumento da ingestão de potássio, cálcio e magnésio, as informações disponíveis até o momento são insuficientes para se indicar uma recomendação específica de aumento nos níveis de ingestão, incluindo o uso de suplementos. A exceção é feita para atingir a ingestão aceitável para o cálcio e a IDR para o magnésio e para aumentar a ingestão de frutas e hortaliças,

Quadro 57.15 Dietas Restritas em Sódio

Dieta sem adição de sal	4g (174mEq) de sódio/dia. Alimentos com alto teor de sódio são limitados. Diariamente, é permitido até meia colher de chá de sal
Restrição leve de sal	2g (87mEq) de sódio/dia. Alimentos com alto teor de sódio são limitados. Diariamente, é permitido até um quarto de colher de chá de sal
Restrição moderada de sal	1g (43mEq) de sódio/dia. Alimentos com alto ou moderado teor de sódio são limitados. Não é permitido o uso de sal de adição. Alimentos enlatados ou processados contendo sal são proibidos. Ervilhas congeladas, feijões tipo lima, vegetais misturados e milho são proibidos, pois a salmoura é usada durante o processamento. O pão e os produtos assados são limitados. Esta dieta pode ser de difícil manutenção após a alta hospitalar
Alta restrição de sódio	500mg (22mEq) de sódio/dia. Alimentos com alto ou moderado teor de sódio são limitados. Não é permitido o uso de sal de adição. Os alimentos mencionados na dieta de 1g de sódio são proibidos, assim como os vegetais que contêm naturalmente alta quantidade de sódio: beterrabas, folhas de beterrabas, cenouras, couve, espinafre, aipo, nabo branco, folhas de mostarda, acelga e folhas de dente-de-leão. O pão com baixo teor de sal substitui o pão comum. As carnes são restritas a 120g/dia. Esta dieta é desagradável ao paladar e deve ser seguida somente por períodos curto de tempo. Pode ser nutricionalmente deficiente, se não for planejada com cuidado.
Grande restrição de sódio	250mg (11mEq) de sódio/dia. Alimentos com alto ou moderado teor de sódio são limitados. Não é permitido o uso de sal de adição. Os alimentos enlatados e processados que contêm sal são proibidos. O pão com baixo teor de sal é usado e o leite com baixo teor de sódio substitui o leite comum. Alimentos com alto teor de sódio natural (alimentos protéicos) são eliminados ou limitados, assim como os vegetais com alto teor de sódio, já mencionados. Esta é uma dieta rigorosa que é raramente usada

quando possível. Recomendações de ingestão de sódio e potássio, de acordo com o peso corpóreo, são apresentadas no Quadro 57.18.

Lipídios

As recomendações atuais para o teor lipídico da dieta são as mesmas indicadas nas dietas dos estágios I e II para controle de peso e diminuição do risco cardiovascular.

Álcool

A história dietética deve conter informações sobre o consumo de álcool. A ingestão de álcool deve ser limitada para, no máximo, 30mL de etanol/dia, para os homens, o que equivaleria a 60mL de uma bebida destilada, como uísque, 240mL de vinho ou 720mL de cerveja. As mulheres e os indivíduos magros, de compleição pequena, devem consumir metade desta quantidade (15mL de etanol/dia).

Quadro 57.16 Medidas de Sal e Sódio em Gramas e Miliequivalentes

mEq/Na⁺ (aproximado)	mg/Na⁺	g/NaCl (aproximado)
11	250	0,6
22	500	1,3
43	1.000	2,5
65	1.500	3,8
87	2.000	5,0
130	3.000	7,6
174	4.000	10,2
217	5.000	12,7

Quadro 57.17 Alimentos com Alto Teor de Sódio

1. Carnes e peixes defumados, processados ou salgados (pernil, *bacon*, carne em conserva, frios, salsichas tipo Frankfurt, salsicha, língua, carne de porco salgada, carne bovina em pedaços, arenque em conserva, anchovas, atum, sardinhas)
2. Extratos de carne, caldos em cubo, molhos de carne
3. Lanches salgados (batatas fritas *chips*, tortilhas *chips*, salgadinhos de milho *chips*, roscas salgadas em forma de laço, nozes salgadas, pipocas e bolachas tipo *crackers*)
4. Molhos de saladas preparados, condimentos, temperos, molho inglês, molho *barbecue*, molho de soja, molhos para saladas comerciais, *ketchup*, picles, mostarda, azeitonas, chucrute
5. Alimentos preparados congelados (se as hortaliças não forem submersas em salmoura, não serão excluídas): misturas empacotadas para molhos, caldos, caçarolas e pratos de talharim, pratos à base de arroz ou batatas, alimentos orientais, espaguete, pastel de carne
6. Sopa enlatada, exceto as sem sal
7. Queijos (processados e cremes)

Quadro 57.18 Recomendações para Ingestão de Sódio e Potássio de Acordo com o Peso Corpóreo

Peso (kg)	Sódio (mEq)	Potássio (mEq)
≤ 50,0	52,2	61,5
50,5-60,0	60,1	71,8
60,5-70,0	70,0	82,1
70,5-80,0	78,3	92,3
80,5-90,0	87,5	102,6
≥ 90,5	100,0	115,4

Wylie-Rosett J et al. Trial of Antihypertensive Intervention and Management: greater efficacy with weight reduction than with a sodium-potassium intervention. *J Am Diet Assoc* 1993; *93*:408.

Exercícios

A atividade física moderada, que pode ser definida como 30 a 45 minutos de caminhada contínua, na maioria dos dias da semana, é recomendada como terapia coadjuvante no tratamento da hipertensão. Como os exercícios estão fortemente associados ao sucesso dos programas de perda e manutenção de peso, qualquer aumento na atividade física deve ser encorajado.

Tratamento Farmacológico

Se a pressão arterial permanecer elevada 6 a 12 meses após as mudanças no estilo de vida, a medicação anti-hipertensiva deve ser iniciada. A maioria dos pacientes com hipertensão de graus mais graves que o estágio 1 necessita de tratamento medicamentoso. Contudo, as mudanças no estilo de vida também constituem parte da terapia, mesmo quando em uso de medicamentos. O tratamento padrão para a hipertensão inclui diuréticos e betabloqueadores, embora outras drogas, como inibidores de enzima de conversão, bloqueadores α1-receptores e antagonistas do cálcio, sejam igualmente eficazes. Todos estes fármacos podem alterar igualmente o estado nutricional e outros fatores de risco para DAC.

Os diuréticos diminuem a pressão arterial em alguns pacientes por meio da diminuição de volume e perda de sódio. Contudo, os diuréticos tiazídicos aumentam a excreção urinária de potássio, especificamente na presença de alta ingestão de sódio, levando a perda de potássio e possível hipopotassemia. Com a exceção dos diuréticos poupadores de potássio, como a espironolactona ou o triantereno, faz-se necessária a reposição adicional de potássio.

Tratamento da Hipertensão nos Idosos

Cerca de metade de população idosa sofre de hipertensão, mas isto não é uma conseqüência normal da idade. O risco cardiovascular entre os idosos é duas a três vezes maior que na população de meia-idade. As mudanças no estilo de vida são o primeiro passo no tratamento da hipertensão dos idosos, assim como na população jovem. Após um estudo de 30 meses, 31% do grupo com redução de sódio, 36% do grupo com redução de peso e 53% do grupo com reduções combinadas de peso e sódio ficaram sem medicamentos. Embora esse estudo mostre que a perda de peso e a redução na ingestão de sódio entre os idosos sejam muito eficazes no controle da hipertensão, o modo como estas mudanças podem ser promovidas e estimulada a adesão ao tratamento permanecem um desafio para os profissionais de saúde. Apenas 38% dos idosos estão aptos a atingir as metas de ingestão de sódio. Cuidados devem ser observados para que restrições severas de sódio não sejam adotadas, uma vez que podem desencadear depleção de volume em pacientes idosos com danos renais (*National High Blood Pressure Educations Program*, 1994).

Adesão

A maior razão para o controle inadequado da pressão arterial é a baixa adesão à terapia. O objetivo do *Healthy People 2000* era aumentar para pelo menos 90% o número de pessoas hipertensas que estariam tentando normalizar sua pressão arterial. Trinta e um por cento dos indivíduos com pressão arterial alta estudados no NHANES III nem sequer sabiam que eram hipertensos. As barreiras para a adesão precisam ser mais bem investigadas e transpostas. Um esforço combinado entre médicos, enfermeiros e nutricionistas é necessário para que mais pacientes alcancem níveis ótimos de pressão arterial (*Second Report of the Expert Panel on Detections, Evaluations and Treatment of High Blood Cholesterol in Adults*, 1993).

REFERÊNCIAS BIBLIOGRÁFICAS

1. Allain CC, Poon LS, Chan CSG, Richmond W, Fu PC. Enzymatic determination of total serum cholesterol. *Clin Chem* 1974; *20*:470-5.
2. Anderson JW, Gustafson NJ, Spencer DB, Tietyen J, Bryant CA. Serum lipid response of hypercholesterolemic men to single and divided doses of canned beans. *Am J Clin Nutr* 1990; *51*:1.013-9.
3. Anderson JW, Johnstone BM, Cook-Newell ME. Meta analysis of the effects of soy protein intake on serum lipids. *N Engl J Med* 1995; *333*:276-82.
4. Anderson JW. Dietary fiber and diabetes. *In*: Vahouny GV, Kritchevisky D eds. *Dietary fiber in health and disease*. New York: Plenum 1982: 151-67.
5. Assmann G. At what levels of total low or high density lipoprotein cholesterol should diet/drug therapy be initiated? European guidelines. *Am J Cardiol* 1990; *65*:11F-15F.
6. Bakhit RM, Klein BP, Essex-Sorlie D et al. Intake of 25 g of soybean protein with or without soybean fiber alters plasma lipids in men with elevated cholesterol concentrations. *J Nutr* 1994; *124*:213-22.
7. Barrow M. *Heart talk: understanding cardiovascular diseases*. Gainesville, Florida: Cor-Ed Publishing Company, 1992.
8. Bell LP, Hectorn KJ, Reynolds H, Hunninghake DB. Cholesterol lowering effects of soluble-fiber cereals as part of a prudent diet for patients with mild to moderate hypercholesterolemia. *Am J Clin Nutr* 1990; *52*:1.020-6.
9. Berlin JA, Colditz G. A metaanalysis of physical activity in the prevention of coronary heart disease. *Am J Epidemiol* 1990; *132*:612-28.

10. Braaten JT, Scott FW, Wood PJ et al. High beta-glucan oat bran and oat gum reduce postprandial blood glucose and insulin in subjects with and without type 2 diabetes. *Diabet Med* 1994; *11*:312-8.
11. Bursyein M, Scholnick HR, Morfin R. Rapid method for the isolation of lipoproteins from human serum by precipitation with polyanions. *J Lip Res* 1970; *11*.
12. Cerda JJ, Robbins FL, Burgin CW, Baumgartner TG, Rice RW. The effects of grapefruit pectin on patients at risk of coronary heart disease without altering diet or lifestyle. *Clin Card* 1988; *11*:589-94.
13. Coombes J, Powers S, Demirel H et al. Effect of combined supplementation with vitamin E and alpha-lipoic acid on myocardial performance during in vivo ischemia reperfusion. *Acta Physiol Scand* 2000; *169*:261-9.
14. Coombes J, Powers S, Hamilton K et al. Improved cardiac performance after ischemia in aged rats supplemented with vitamin E and alpha-lipoic acid. *Am J Physiol* 2000a; *279*:R2149-R2155.
15. Expert Panel on Detection Evaluation, and Treatment of High Blood Cholesterol in Adults (Adult Treatment Panel III), Executive Summary of the Third Report of the National Cholesterol Education Program (NCEP). Expert Panel on Detection Evaluation, and Treatment of High Blood Cholesterol in Adults (Adult Treatment Panel III). *JAMA* 2001; *285*:2.486-97.
16. Fairchild RM, Ellis PR, Byrne AJ, Luzio SD, Mir MA. New-breakfast cereal containing guar gum reduces postprandial plasma glucose and insulin concentration in normal-weight human subjects. *Br J Nutr* 1996; *76*:63-73.
17. Fossati P, Prencipe L. Serum triglycerides determined colorimetrically with an enzyme that produces hydrogen peroxide. *Clin Chem* 1982; *28*:2.077-80.
18. Fruchart JC. Valeur des testes actuels d'exploration lipidique-structure, metaboliame et methodes d'exploration des lipoproteines. *Rev Franç Lab* 1982; *103*.
19. Garrow JS. *Treat obesity seriously: a clinical manual.* London: Churchill-Livingstone, 1981.
20. Geil PB, Anderson JW. Nutrition and health implications of dry beans. *J Am Coll Nutr* 1994; *13*:549-58.
21. Gibney MJ. Hypocholesterolaemic effect of soya bean proteins. *Proc Nutr Soc* 1982; *41*:19-26.
22. Glore SR, Vantreeck D, Knehans AW, Guild M. Soluble fiber and serum lipids: a literature review. *J Am Diet Assoc* 1994; *94*:425-36.
23. Hillmann LC, Peters SG, Fischer CA, Pomare EW. The effects of the fiber components pectin, cellulose and lignin on serum cholesterol levels. *Am J Clin Nutr* 1985; *42*:207-13.
24. Jenkins DJA, Wolever TMS, Taylor RH. Effect of guar crispbread with cereal products and leguminous seeds on blood glucose concentration of diabetes. *Br Med J* 1980; *281*:1.248-50.
25. Kaul L, Nidiry J. High-fiber diet in the treatment of obesity and hypercholesterolemia. *J Nat Med Assoc* 1993; *85*:231-2.
26. Kelly MJ, Hoover-Pow J, Nichols-Bernhard JF, Verity LS, Brewer H. Oat bran lowers total and low-density lipoprotein cholesterol but not lipoprotein (a) in exercising adults with borderline hypercholesterolemia. *J Am Diet Assoc* 1994; *94*:1.419-21.
27. Kelsay JL, Behall KM, Prather ES. Effects of fiber from fruits and vegetables on metabolic responses of human subjects. *Am J Clin Nutr* 1978; *31*:1.149-52.
28. Kinsella JE. Food and components with potential therapeutic benefits: The n-3 polyunsaturated fatty acids of fish oils. *Food Technol* 1986; *42*(10):89-97.
29. Lee IM, Hsieh CC, Paffenbarger Jr. RS. Exercise intensity and longevity: The Harvard Alumni Health Study. *JAMA* 1995; *273*:1.179-84.
30. Lo GS, Goldberg AP, Lima et al. Soy fiber improves lipid and carbohydrate metabolism in primary hyperlipidemic subjects. *Atherosclerosis* 1986; *62*:239-48.
31. Lott JA, Turner K. Evaluation of Trinder's glucose oxidase method for measuring glucose in serum and urine. *Clin Chem* 1975; *21*:1.754-60.
32. Marlett JA, Hosig KB, Vollendorf NW et al. Mechanism of serum cholesterol reduction by oat bran. *Hepatology* 1994; *20*:1.450-7.
33. Osganian SK, Stampfer MJ, Rimm E et al. Dietary carotenoids and risk of coronary artery disease in women. *Am J Clin Nutr* 2003; *77*:1.390-9.
34. Rigotti A, Marzolo MP, Ulloa N, Gonzales O, Nervi F. Effect of bean intake on biliary lipid secretion and on hepatic cholesterol metabolism in the rat. *J Lip Res* 1989; *30*: 1.041-8.
35. Routine vitamin supplementation to prevent cancer and cardiovascular disease. U.S. Preventive Services Task Force. New Topic, 2003.
36. Shutler SM, Bircher GM, Tredger JA et al. The effect of daily baked bean (*Phaseolus vulgaris*) consumption on plasma lipid levels of young, normocholesterolaemic men. *Br J Nutr* 1989; *61*:257-65.
37. Steinberg D. The rediscovery of high density lipropotein: a negative risk factor in atherosclerosis. *Eur J Clin Inv* 1978; *8*:107-9.
38. Summary of the second report of the National Cholesterol Educational Program Expert Panel on Detection, Evaluation, and Treatment of High Blood Cholesterol in Adults. *JAMA* 1993; *269*:3.015-23.
39. The Expert Panel. Report of the National Cholesterol Educational Program Expert Panel on Detection, Evaluation, and Treatment of High Blood Cholesterol in Adults. *Arch Intern Med* 1988; *148*:36-69.
40. Tribble DL et al. Antioxidant consumption and risk of coronary heart disease: Emphasis on vitamin C, vitamin E, and beta-carotene. American Heart Association Science Advisory. *Circulation* 1999; *99*:591-5.
41. Tuomlethto J, Silvasti M, Aro A et al. Long-term treatment of severe hypercholesterolaemia with guar gum. *Atherosclerosis* 1988; *72*:157-62.
42. Vivekananthan DP et al. Use of antioxidant vitamins for the prevention of cardiovascular disease: meta-analysis of randomized trials. *Lancet* 2003; *361*:2.017-23.
43. World Health Organization. Prevention of Coronary Heart Disease. *Technical Report Series* 1982; *678*:1-52.
44. Wylie-Rosett J et al. Trial of antihypertensive intervention and management: greater efficacy with weight reduction than with a sodium-potassium intervention. *J Am Diet Assoc* 1993; *93*:408.
45. Zavoral JH, Hannan P, Field DJ et al. The hypolipidemic effect of locust bean gum food products in familial hypercholesterolemic adults and children. *Am J Clin Nutr* 1983; *38*:285-94.

CAPÍTULO 58

EXERCÍCIO FÍSICO E CARDIOLOGIA

Danusa Dias Soares e Emerson Silami Garcia

INTRODUÇÃO

A relação entre a medicina e o exercício, tema que tem ocupado grande espaço em eventos científicos e em publicações especializadas, não deve ser encarada como uma novidade recente nem como um modismo. Antes de discutirmos os efeitos do exercício sobre alguns parâmetros de saúde, gostaríamos de descrever a evolução histórica deste tema, desde a Antigüidade até os nossos dias.

A importância da atividade física para a manutenção da saúde, bem como os perigos do sedentarismo já eram reconhecidos há mais de dois milênios. Hipócrates (460-370 a.C.), após observar que as mortes súbitas ocorriam mais freqüentemente em obesos que em magros, afirmou que: "se dermos ao indivíduo a quantidade certa de alimento e exercícios, nem mais nem menos que o necessário, teremos encontrado o caminho mais seguro para a saúde."

Galeno (129-210 d.C.), em seu trabalho com gladiadores em Roma, já sabia que a eficácia do exercício dependia de sua intensidade.

No início do primeiro milênio de nossa era, o médico Cornelius Celsus escreveu que a inatividade enfraquecia o corpo e antecipava a velhice, enquanto o exercício o fortalecia e prolongava a juventude.

Após um intervalo de quase mil anos, foi produzido outro tratado importante, relacionando a atividade física com a saúde, quando o também médico Abu Ali al-Husain ibn Abdallah ibn Sina, cujo nome latino é Avicena, que viveu de 980 a 1037 d.C., dedicou metade de sua obra *Canon Medicinae* a temas relacionados com o exercício físico.

No início do século XV, o educador Vittorino Ramboldoni criou escolas em Veneza, Pádua e Mantova, nas quais era dada grande ênfase à educação física e à recreação, atividades que ele considerava essenciais para a manutenção da saúde. Além disso, sua preocupação com a saúde dos estudantes não terminava quando se encerrava o período letivo, e ele organizava atividades de férias durante o verão, para que os estudantes se mantivessem fisicamente ativos mesmo no período de férias escolares.

No século XVI, foram escritas duas obras que alertavam para os benefícios do exercício: a de Christobal Mendez (*Book of Bodily Exercise*) e a de Hieronimus Mercuralis (*The Art of Gymnastics*).

A partir de então, houve um aumento crescente no número de obras dedicadas a este tema. No século XVII, os médicos Richard Lower e John Mayou publicaram resultados de seus estudos sobre respiração, circulação e movimentos musculares.

No século seguinte, John Floyer escreveu sobre a relação entre o exercício e a freqüência cardíaca, enquanto Joseph Clément-Tissot publicou o livro *Medical and Surgical Gymnastics*, que destacava a importância da ginástica para a medicina.

Em 1704, Francis Fuller publicou o livro intitulado *Medical Gymnastics*. No século XIX, vários médicos norte-americanos dedicaram suas carreiras profissionais ao estudo dos efeitos do treinamento físico sobre a saúde. Joseph Sinclair publicou um importante conjunto de artigos na obra *A Collection of Papers on the Subject of Athletic Exercise*; e William Byford publicou o artigo intitulado *On the Physiology of Exercise*, no *American Journal of Medical Sciences*. Em 1881, o francês Jules Arnaud discutiu os mecanismos fisiológicos da fadiga e a importância do exercício para a saúde no livro *Nouveau Élements D'Hygienne*. Em 1890, F. Lagrange publicou o livro *Physiology of Bodily Exercise*. No início do século passado, Tait Mackenzie lançou o livro *Exercise in Education and Medicine* (1923).

Em 1927 foi criado o Harvard Fatigue Laboratory, coordenado pelo médico David Bruce Dill desde a sua inauguração até o seu fechamento, em 1947, período no qual foram realizados importantes estudos sobre o exercício, a saúde, a nutrição e o condicionamento físico. Entre os pesquisadores que trabalharam no Harvard Fatigue Laboratory estavam Peter F. Scholander, August Krog, E. Asmussen, E.H. Christensen, M. Nielsen e Rodolfo Margaria, alguns dos mais importantes nomes da ciência do exercício do século XX.

Desde então, esta interseção da medicina com o exercício vem progredindo de modo contínuo, principalmente a partir da segunda metade do século XX, com a criação de sociedades científicas, como o American College of Sports Medicine, nos Estados Unidos, e a Sociedade Brasileira de Fisiologia, no Brasil, que congregam profissionais de medicina, educação física, fisioterapia, terapia ocupacional e nutrição, entre outros. Além disso, existem, atualmente, vários periódicos científicos que publicam artigos sobre temas que relacionam o exercício com a saúde.

Esta evolução passou por uma fase durante a qual o interesse era dirigido principalmente para temas relacionados com esportes e atletas. Os temas estudados eram sobre as necessidades nutricionais para o atleta, respostas cardiorrespiratórias ao exercício, fadiga muscular, influência do ambiente térmico sobre as respostas ao exercício, regulação das reações químicas ocorridas nos músculos, efeitos do treinamento físico etc. Posteriormente, houve uma mudança parcial de rumo: passaram a ser focalizados temas como os efeitos do treinamento sobre a saúde e a qualidade de vida e os efeitos preventivos e terapêuticos da atividade física em relação a um grande número de patologias.

EXERCÍCIO E CONCENTRAÇÃO DE LIPÍDIOS NO PLASMA

Os mecanismos que envolvem o desenvolvimento da aterosclerose são explicados em outros capítulos deste livro. Iremos discutir, neste espaço, apenas aspectos relacionados ao exercício.

Existem evidências científicas de que o sedentarismo é um fator de risco coronariano importante e que a prática regular de atividades físicas age na prevenção primária e secundária de doenças cardiovasculares. Quando o exercício é praticado com freqüência, intensidade, qualidade e quantidade suficientes, vários são os benefícios observados, dentre eles o aumento da capacidade funcional, a redução do percentual de gordura corporal, a redução da pressão arterial e a melhora dos perfis lipídico e lipoprotéico do sangue. O colesterol sofre influência de uma série de fatores, como a idade, o gênero, o consumo de álcool, o tabagismo e os hábitos alimentares, além da atividade física. Ainda existem controvérsias sobre os efeitos do exercício no colesterol total, que parece depender mais da dieta e de fatores genéticos. Em contrapartida, são cada vez maiores as evidências de que a prática regular de exercícios contribui para alterar favoravelmente o perfil lipídico e lipoprotéico, provocando o aumento do HDL-C (*high density lipoprotein-cholesterol*) e a redução de LDL-C (*low density lipoprotein-cholesterol*) e de TG (triglicérides).

Atletas que possuem elevada capacidade aeróbica geralmente apresentam níveis de HDL-C muito maiores que as pessoas sedentárias. Acredita-se, também, que a melhora na capacidade aeróbica seja acompanhada por maiores níveis de HDL-C, talvez devido ao aumento na atividade da lipoproteína lípase que ocorre em resposta ao exercício. Além disso, já foi observada, em pessoas saudáveis, redução na concentração de HDL-C após um período de repouso forçado de 3 a 6 semanas de duração. Existem evidências, também, de que não só o treinamento aeróbico pode melhorar os perfis lipídico e lipoprotéico, mas também o treinamento de força muscular.

Até a década de 1990, acreditava-se que somente atividades físicas cíclicas, como a caminhada, a corrida, o ciclismo, a natação ou o remo, contribuíam para a melhora da saúde; no entanto, estudos recentes têm demonstrado que outras modalidades de exercício, como a musculação, por exemplo, também podem ser eficazes.

Ainda não se sabe exatamente qual é a combinação ideal de freqüência, duração e intensidade de treinamento físico para que se obtenha o maior benefício em relação à gordura no sangue, mas o American College of Sports Medicine recomenda a realização de três a cinco sessões semanais com duração de 20 a 60 minutos cada uma, a uma intensidade que pode variar de 60 a 90% da freqüência cardíaca máxima. Além disso, recomenda-se a realização de exercícios resistidos de intensidade moderada pelo menos duas vezes por semana. Iremos discutir cada um dos componentes do treinamento físico no que se refere aos seus efeitos sobre o perfil lipídico e lipoprotéico.

O exercício com intensidade de 75% da freqüência cardíaca máxima ou mais intenso parece produzir os melhores resultados no aumento do HDL-C, enquanto exercícios com intensidade abaixo de 65% da FC máxima não produzem efeitos significativos. Quanto ao volume de treinamento aeróbico necessário para produzir os efeitos desejados, já foram observados aumentos significativos no HDL-C em pessoas que correm entre 10 e 16km por semana (aproximadamente 2 a 3,2km/dia, se a pessoa se exercita cinco vezes por semana). Outra forma de se atingir o volume mínimo necessário para aumento do HDL-C é realizando uma quantidade de exercícios que promova o gasto de 1.000 a 2.000kcal/semana. Deve-se ter em mente que o programa de atividades deve ter características (freqüência, intensidade e volume) suficientes para produzir efeitos de treinamento. Todas estas recomendações se aplicam tanto para homens como para mulheres.

A prescrição do exercício com a finalidade específica de aumentar o HDL-C e reduzir o LDL-C deve obedecer aos mesmos princípios gerais do treinamento físico, que são: individualidade, especificidade, sobrecarga progressiva e reversibilidade. A escolha das atividades (caminhada, corrida, ciclismo, natação, hidroginástica, musculação, ginástica) deve ser feita respeitando fatores como a idade do paciente, suas preferências, seu nível de condicionamento físico e suas possíveis limitações. Igualmente importante é saber por quanto tempo o paciente teve uma vida sedentária, para que se possa prescrever uma carga de exercícios inicial e um ritmo de progressão adequados.

EXERCÍCIO E HIPERTENSÃO

Já está bem estabelecido na literatura que alterações no estilo de vida que favoreçam a modificação de fatores de risco, como obesidade, ingestão elevada de sódio e álcool, sedentarismo e estresse psicossocial, constituem parte substancial na prevenção e no tratamento da hipertensão arterial.

No que diz respeito ao sedentarismo, estudos longitudinais têm mostrado que a mudança de comportamento em direção à adesão a um programa regular de atividades físicas diminui significativamente a chance de desenvolver hipertensão. A prática de exercícios físicos tem sido considerada a base de sucesso para a terapia de prevenção primária e controle da hipertensão arterial.

É importante deixar claro que o tipo de exercício, isto é, se de natureza predominantemente aeróbica ou se resistido, isto é, se realizado contra uma determinada resistência (treinamento de força), promove diferentes respostas, agudas e/ou crônicas, sobre a pressão arterial. Entre as décadas de 1960 e 1980, vários trabalhos foram realizados com o intuito de avaliar a resposta da pressão arterial (PA) após uma sessão aguda de exercícios aeróbicos, e foi mostrado que a queda na pressão arterial de repouso após exercícios aeróbicos dinâmicos, como corrida leve, caminhada ou ciclismo, se estendia por períodos que variavam entre 4 e 22 horas. Esta resposta de queda da pressão arterial para valores abaixo dos basais após uma sessão aguda de exercícios dinâmicos foi denominada hipotensão pós-esforço.

Resultados de estudos experimentais bem controlados têm demonstrado que o treinamento aeróbico reduz a pressão arterial de repouso tanto em indivíduos normotensos como em indivíduos hipertensos; entretanto, esta redução da PA de repouso em decorrência do treinamento aeróbico é mais pronunciada nos hipertensos. Tais reduções têm sido observadas tanto em indivíduos jovens como em idosos. Uma metanálise recente demonstrou que o treinamento aeróbico promoveu reduções tanto na pressão arterial sistólica (PAS) como na pressão arterial diastólica (PAD) de repouso, independentemente dos valores basais de PA dos indivíduos. Estas reduções variaram, em média, de 3,4 a 4,7mmHg e 2,4 a 3,1mmHg, respectivamente, na PAS e na PAD dos indivíduos estudados. Cabe ressaltar que, nos estudos avaliados nesta metanálise, as maiores quedas na PA em decorrência do programa de exercícios se deram quando as intensidades destes eram mais baixas, isto é, de 40 a menos de 60% do VO_2máx de reserva (VO_2R = VO_2máx – VO_2 de repouso). Em outro estudo que comparou o efeito de uma sessão aguda de exercícios aeróbicos de intensidade moderada sobre a PA de repouso de indivíduos hipertensos e normotensos, a queda nos valores da PA de repouso foi significativamente maior nos hipertensos (6/5mmHg para PAS/PAD, respectivamente) que nos normotensos (2/1mmHg para PAS/PAD, respectivamente).

No que se refere ao treinamento de força, os estudos que verificaram os efeitos dos exercícios resistidos, envolvendo exercícios com contrações concêntricas e excêntricas da musculatura, sobre a pressão arterial de repouso em indivíduos adultos apresentaram resultados controversos. Embora tenham sido observadas reduções significativas, em média, de 3mmHg tanto na PAS como na PAD de repouso em normotensos e hipertensos após um programa de treinamento resistido, outros trabalhos não foram capazes de demonstrar tal efeito sobre a PA de repouso em decorrência do treinamento resistido. Uma metanálise sobre o assunto indicou que as reduções na PA representaram queda de aproximadamente 2 e 4%, respectivamente, sobre a PAS e a PAD de repouso nos indivíduos estudados. Embora estas modestas reduções possam não ser importantes do ponto de vista clínico, é válido ressaltar que, para a população em geral, reduções de apenas 3mmHg na PAS têm sido relacionadas a reduções de cerca de 5 a 9% na incidência de doenças cardíacas coronarianas.

Quanto aos efeitos de uma sessão aguda de exercícios resistidos (exercícios concêntricos associados a exercícios excêntricos) sobre a pressão arterial de repouso, existem poucas evidências de que o exercício resistido provoque efeitos significativos sobre a PA nas 24 horas subseqüentes à sessão de exercícios.

Apesar de existirem poucos estudos controlados referentes aos efeitos do treinamento resistido com exercícios isométricos sobre a PA de repouso em adultos, seus resultados sugerem que o treinamento com exercícios isométricos reduz a PA de repouso em indivíduos hipertensos, mas não em normotensos. Entretanto, mais estudos se fazem necessários para que conclusões mais definitivas possam ser delineadas. Além disso, não existem estudos bem controlados na literatura sobre os efeitos agudos dos exercícios isométricos na modulação da PA.

Muitos mecanismos são propostos como responsáveis pelos efeitos anti-hipertensivos da atividade física. Entre estes estão adaptações neuro-humorais, vasculares e estruturais, que incluem diminuição nas concentrações plasmáticas de catecolaminas, redução da resistência periférica total (RPT), do peso corporal e das reservas corporais de gordura, bem como alterações em substâncias vasodilatadoras e vasoconstritoras.

Uma vez que a pressão arterial média (PAM) é determinada pelo débito cardíaco e pela resistência periférica total (RPT), as reduções na PA de repouso, verificadas após um período de treinamento aeróbico, podem ser decorrentes da diminuição em uma ou em ambas as variáveis. Entretanto, como não são observadas quedas no débito cardíaco de repouso em resposta ao treinamento aeróbico, a queda na RPT parece ser o principal mecanismo por meio do qual a PA de repouso é reduzida após um programa de treinamento aeróbico. O treinamento aeróbico pode reduzir a atividade nervosa simpática de repouso e a subseqüente liberação de noradrenalina (NA), atenuando a vasoconstrição e promovendo, assim, queda significativa na PA de repouso. Entretanto, a queda na concentração plasmática de NA em repouso parece ser a principal via pela qual o treinamento aeróbico reduz cronicamente a RPT dos indivíduos, já que os resultados sobre a diminuição da atividade nervosa simpática em repouso após o treinamento são inconclusivos. Cabe salientar que a maior parte da diminuição na liberação simpática de NA em função do treinamento aeróbico se dá nos rins. Entretanto, uma parcela da diminuição da PA de repouso após o treinamento aeróbico parece ser decorrente de outros efeitos mediados pela diminuição do fluxo simpático renal, dentre eles, a menor liberação de renina. Outro mecanismo importante para diminuição da atividade simpática em repouso, que se encontra aumentada nos hipertensos, é o aumento na sensibilidade periférica à insulina, observada também após um período de treinamento aeróbico. Vários estudos mostram uma associação íntima entre reduções na PA de repouso, quedas nas concentrações plasmáticas de noradrenalina e aumento na sensibilidade periférica à insulina em decorrência do treinamento com exercícios aeróbicos.

Outra adaptação ao treinamento aeróbico consiste na atenuação da responsividade vascular à estimulação dos receptores alfa-adrenérgicos pela NA, o que contribui também para diminuição da PA de repouso. Além disso, foi também verificado que o treinamento físico diminuiu a resposta vascular a outro potente agente vasoconstritor, a endotelina-1, e aumentou a produção de óxido nítrico. Esta elevação na produção de óxido nítrico e a conseqüente melhora na capacidade de vasodilatação dependente do endotélio, além da diminuição na resposta vascular à endotelina-1, agem no sentido de reduzir a resistência periférica e, assim, a PA de repouso nos hipertensos.

Uma das alterações estruturais nos vasos que ocorre na musculatura em resposta ao treinamento físico é o remodelamento. Entretanto, apesar de os estudos, até o momento, mostrarem que há remodelamento vascular em resposta ao treinamento e que o mesmo pode contribuir para a redução da PA de repouso, poucos são os resultados conclusivos acerca do assunto.

Como já ressaltado neste capítulo, todo programa de atividades físicas deve ser prescrito levando-se em consideração os princípios do treinamento físico, segundo os quais a intensidade, a freqüência, a duração e o tipo do exercício devem adequar-se individualmente aos praticantes do exercício. Indivíduos com hipertensão controlada sem nenhuma complicação renal ou doença cardiovascular podem participar de programas de exercícios e até mesmo de competições, desde que avaliados, tratados e monitorizados adequadamente. A prescrição de exercícios para hipertensos ou para prevenção da doença deve seguir as recomendações a seguir.

O programa de treinamento deve ser predominantemente de característica aeróbica, suplementado por exercícios resistidos (envolvendo contrações concêntricas e excêntricas da musculatura). É importante ressaltar que a magnitude das reduções agudas e crônicas da PA de repouso ao exercício resistido é menor que a dos exercícios aeróbicos. Os exercícios aeróbicos devem usar grandes grupos musculares (caminhada, corrida, natação, ciclismo etc.) e devem ser escolhidos de acordo com a preferência do praticante no intuito de tentar garantir uma aderência mais definitiva ao programa de exercícios.

Quanto à freqüência, o programa de exercícios deve ser realizado, preferencialmente, todos os dias da semana. Resultados experimentais mostram que freqüências de treinamento que variaram entre 3 e 5 dias por semana foram eficientes na redução da PA de repouso. Entretanto, existem evidências científicas de que sete sessões semanais de exercício induziram maiores reduções na PA de repouso que um programa de três sessões semanais de característica idêntica.

Programas de treinamento com intensidades variando entre 40 e 70% do $VO_2 R$ levaram a diminuições similares na PA de repouso, tanto em hipertensos como em normotensos. Existem poucas evidências quanto aos efeitos de programas de exercícios com intensidades muito baixas (20-30% do $VO_2 R$) ou muito altas ($\geq 85\%$ do $VO_2 R$) sobre a modulação da PA. Portanto, intensidades moderadas (40 a 60% do $VO_2 R$) que se mostraram eficazes aguda e cronicamente em reduzir a PA de repouso devem ser escolhidas para o programa de treinamento. Esta faixa de intensidade corresponde a valores entre 12 e 13 na escala de percepção subjetiva de esforço (PSE) de Borg (graduada de 6 a 20). É importante ressaltar que a utilização da escala de PSE é bastante útil para monitorizar a intensidade do exercício, principalmente em situações nas quais as respostas hemodinâmicas ao exercício podem estar modificadas pelo uso de alguns medicamentos anti-hipertensivos, como no caso dos betabloqueadores. As sessões de exercícios devem ter, pelo menos, 30 minutos de duração, tentando progressivamente chegar aos 60 minutos diários de exercícios contínuos. Entretanto, alguns trabalhos mostraram que sessões mais curtas foram também adequadas para diminuir a pressão arterial de repouso. Assim, é recomendado que se faça de 30 a 60 minutos de exercícios contínuos ou intermitentes por dia. Porém, no que diz respeito aos exercícios intermitentes, os mesmos devem ser realizados em sessões de, no mínimo, 10 minutos de duração, buscando acumular de 30 a 60 minutos diários de exercício.

Por fim, em se tratando da prática de exercícios para hipertensos, alguns cuidados especiais devem ser tomados na prescrição do programa de exercícios. Considerando-se que o Brasil apresenta um clima tropical, com grande parte do território apresentando ambientes quentes e úmidos, o risco de hipertermia durante os exercícios deve ser considerado. A hipertensão arterial é acompanhada de menor fluxo sangüíneo para a periferia, o que reduz a dissipação de calor durante os exercícios. Além disso, os hipertensos usam com freqüência medicamentos que podem prejudicar a termorregulação durante a prática de atividades físicas (diuréticos, vasodilatadores, bloqueadores adrenérgicos e inibidores da enzima conversora de angiotensina). Sendo assim, cuidados com o estado de hidratação dos indivíduos, bem como com os horários e ambientes nos quais os programas de exercícios serão realizados, devem fazer parte da prescrição do treinamento físico.

REFERÊNCIAS BIBLIOGRÁFICAS

1. American College of Sports Medicine. *Resource manual for guidelines for exercise testing and prescription*, 4 ed., Baltimore, USA: Lippincott, Williams e Wilkins, Inc., 2001; 704 p.
2. American College of Sports Medicine. Exercise and hypertension – position stand. *Med Sci Exer* 2004; *36*:533-53.
3. Benetos A, Rudnicki A., Safar M, Guize L. Pulse pressure and cardiovascular mortality in normotensive and hypertensive subjects. *Hypertension* 1998; *32*:560-4.
4. Berry JW. Sport, exercise and American medicine. *J Sport History* 1987; *14*(1):5-6.
5. Chen HI, Chiang IP. Chronic exercise decreases adrenergic agonist-induced vasoconstriction in spontaneously hypertensive rats. *Am J Physiol* 1996; *271*:H977-H983.
6. Dinenno FA, Tanaka H, Monahan KD. Regular endurance exercise induces expansive arterial remodelling in trained limbs of healthy men. *Journal of Physiol* 2001; *534*:287-95.
7. Fletcher GF. How to implement physical activity in primary and secondary prevention. *Circulation* 1997; *96*:355-7.
8. Goldberg L, Elliot DL. The effect of physical activity on lipid and lipoprotein levels. *Medical Clinics of North America* 1985; *69*:41-55.
9. Harris KA, Holly RG. Physiological response to circuit weight training in borderline hypertensive subjects. *Med Sci Sports Exerc* 1987; *19*:246–52.
10. Kenney LW, Hodgson JL. Heat tolerance, thermoregulation and aging. *Sports Medicine* 1987; *4*:446-56.
11. Kikkinos PF, Holland JC, Narayan P *et al*. Miles run per week and high-density lipoprotein cholesterol levels in healthy, middle-aged men: a dose response relationship. *Archives of Internal Medicine* 1995; *155*:415-20.
12. King AC, Haskell WL, Young DR, Oka RK, Stefanik ML. Long-term effects of varying intensities and formats of physical activity on participation rates, fitness, and lipoproteins in men and women aged 50 to 65 years. *Circulation* 1995; *91*:2.596-604.
13. Kraus WE, Houmard JA, Duscha MS *et al*. Effects of the amount and intensity of exercise on plasma lipoproteins. *New Engl J Med* 2002; *347*:1.483-92.
14. Maeda S, Miyauchi T, Kakiyama T. Effects of exercise training of 8 weeks and detraining on plasma levels of endothelium-derived factors, endothelin-1a, endothelin-1 and nitric oxide, in healthy young humans. *Life Sci* 2001; *69*:1.005-16.
15. Manson JE, Tosterson H, Ridker PM *et al*. The primary prevention of myocardial infarction. *New Engl J Med* 1992; *326*:1.406-16.
16. Meredith IT, Jennings GL, Esler MD. Time-course of the antihypertensive and autonomic effects of regular endurance exercise in human subjects. *J Hypertens* 1990; *8*:859-66.
17. Pollock ML, Franklin BA, Balady GJ. AHA Science Advisory. Resistance exercise in individuals with and without cardiovascular disease: benefits, rationale, safety, and prescription: an advisory from the Committee on Exercise, Rehabilitation, and Prevention, Council on Clinical Cardiology, American Heart Association; position paper endorsed by the American College of Sports Medicine. *Circulation* 2000; *101*:828-33.
18. Rodrigues LOC, Garcia ES, Soares DD, Lazzarotto LB, Ribeiro GA. As atividades físicas e o coração: orientações básicas para o clínico. *Revista Brasileira de Medicina* 1999; *56*(7):635-46.
19. Rueckert PA, Slane PR, Lillis DL, Hanson P. Hemodynamic patterns and duration of post-dynamic exercise hypotension in hypertensive humans. *Med Sci Sports Exerc 28*:24-32.
20. Seals DR, Reiling MJ. Effect of regular exercise on 24-hour arterial pressure in older hypertensive humans. *Hypertension* 1991; *18*:583-92.
21. Tall AR. Exercise to reduce cardiovascular risk – How much is enough? *New Engl J Med* 2002; *347*:1.522-4.
22. Whelton PK, He J Appel LJ. Primary prevention of hypertension: clinical and public health advisory from The National High Blood Pressure Education Program. *JAMA* 2002; *288*:1.882-8.
23. Whelton SP, Chin A. Xin X, He J. Effect of aerobic exercise on blood pressure: a meta-analysis of randomized, controlled trials. *Ann Intern Med* 2002; *136*:493-503.
24. Williams PT. Relationship of heart disease risk factors to exercise quantity and intensity. *Archives of Internal Medicine* 1998; *158*:237-45.
25. Wilmore JH, Costill D. *Fisiologia do esporte e do exercício*. São Paulo, Brasil: Manole; 709 p.
26. Wood PO, Haskell WL. The effect of exercise on plasma high density lipoprotein. *Lipids* 1979; *14*:417-27.

CAPÍTULO 59

DOENÇAS DA AORTA

Rodrigo de Castro Bernardes

INTRODUÇÃO

A aorta é o maior vaso de condução do corpo humano. Consiste em uma artéria elástica de túnica média espessa, formada em grande parte por lâminas de tecido elástico, e é admiravelmente constituída para resistir a alta pressão sistólica e processar a retração diastólica. Sua elasticidade diminui com a idade. A sua parede é nutrida pela *vasa vasorum*, originada de seus vários ramos. As paredes da aorta ascendente e do arco aórtico contêm fibras pressorreceptoras oriundas de fibras que sobem com o nervo vago até os centros vasomotores do tronco encefálico. A etiologia das doenças da aorta consiste em aterosclerose, degeneração cística da camada média, degeneração mixomatosa, dissecção, infecção, trauma, dilatação pós-estenótica e aortite, entre outras causas mais raras. Os aneurismas podem localizar-se em qualquer segmento da aorta, levando a alterações patológicas graves ou à morte, na maioria dos casos, quando não diagnosticados e tratados. O grande desenvolvimento e a popularização dos métodos de diagnóstico por imagem nos proporcionam, hoje, a oportunidade do diagnóstico precoce. As técnicas e táticas cirúrgicas também tiveram grande desenvolvimento e, atualmente, qualquer segmento da aorta pode ser tratado cirurgicamente com baixa mortalidade. O diagnóstico, a indicação cirúrgica, os riscos e as técnicas e táticas cirúrgicas são específicos para cada segmento da aorta. O conhecimento da anatomia, dos métodos diagnósticos e das técnicas cirúrgicas, com seus riscos e morbimortalidade, pode auxiliar muito o clínico na difícil decisão diante de um paciente portador de tão grave patologia.

ANATOMIA DA AORTA

A aorta é dividida em aorta ascendente, arco aórtico, aorta torácica descendente, aorta toracoabdominal e aorta abdominal infra-renal. Em cada segmento da aorta existem diferenças quanto à prevalência das doenças, ao diagnóstico etiológico, ao prognóstico, ao método de imagem indicado para o diagnóstico e à oportunidade de indicação do tratamento cirúrgico.

ANEURISMAS DA AORTA

Para estabelecermos o diagnóstico de um aneurisma de aorta, devemos em primeiro lugar ter conhecimento de toda a sua anatomia, desde a válvula aórtica até a bifurcação ilíaca. Isto se justifica porque a aorta é um vaso único que se inicia no tórax e termina na pelve; portanto, uma doença em qualquer segmento do vaso pode ser acompanhada de alterações em outros segmentos, o que modifica bastante a abordagem clínica e o tratamento cirúrgico do paciente. Durante a primeira avaliação do paciente, deve fazer parte do diagnóstico uma varredura de toda a aorta com angiotomografia ou ressonância de aorta no tórax, no abdômen e na pelve.

Classificação

Para a classificação completa do aneurisma, devemos sempre estar atentos a seis itens que identificam completamente o aneurisma. Cada um dos itens de classificação da aorta tem grande importância para caracterizar o prognóstico, o risco cirúrgico e a urgência da intervenção:

1. *Localização*: o segmento da aorta que apresenta a doença deve ser sempre especificado – aorta ascendente, arco aórtico, aorta torácica descendente, toracoabdominal ou abdominal infra-renal. Em alguns casos, vários segmentos estão acometidos.
2. *Integridade da parede*: o aneurisma pode ser verdadeiro, quando todas as três camadas da aorta estão envolvidas, ou

pseudo-aneurisma, quando existe uma ruptura da parede da aorta contida cronicamente pelos tecidos vizinhos, levando a uma dilatação fora da parede do vaso, com o fluxo ficando circunscrito dentro de uma área cercada por trombos antigos e fibrose dos tecidos vizinhos.

3. *Morfológico*: o aneurisma pode ser sacular, quando a dilatação está limitada a um segmento da circunferência da parede da aorta, ou fusiforme, quando toda a circunferência da aorta se dilata.
4. *Integridade do aneurisma*: indica a estabilidade do aneurisma, o qual pode ser íntegro – aquele aneurisma assintomático estável; aneurisma em expansão – que evolui com dor e aumento de seu diâmetro, porém sem sinais de ruptura; aneurisma roto contido – que evolui com dor, os exames de imagem mostram ruptura da parede, com hematoma periaórtico, porém o paciente mantém o quadro hemodinâmico sem choque ou anemia grave; aneurisma roto – quadro dramático de dor, choque, anemia.
5. *Diâmetro*: o diâmetro do aneurisma é muito importante para se avaliar a indicação cirúrgica.
6. *Etiologia*: quando possível, o aneurisma deve ser classificado etiologicamente: aneurisma aterosclerótico, dissecante, inflamatório, micótico, traumático, pós-estenótico, de boca anastomótica etc.

Após a suspeita clínica e a confirmação diagnóstica por método de imagem, devemos ser capazes de classificar completamente o aneurisma em seus seis itens, como, por exemplo, pseudoaneurisma sacular traumático de aorta descendente roto contido.

INDICAÇÃO CIRÚRGICA DOS ANEURISMAS DE AORTA

A indicação cirúrgica dos aneurismas de aorta depende de vários fatores que devem ser analisados pelo médico assistente em conjunto com a equipe cirúrgica.

1. *Diagnóstico completo*: o conhecimento da anatomia total da aorta e o das condições do aneurisma devem ser analisados para a indicação correta do tratamento.
2. *Diâmetro do aneurisma*: em aneurismas verdadeiros, fusiformes e estáveis, o diâmetro é muito importante para se indicar o tratamento.
3. *Condições da parede do aneurisma*: aneurismas em expansão, roto contido e roto têm indicação cirúrgica independente do diâmetro e exigem tratamento urgente. Os pseudoaneurismas, os aneurismas saculares têm maior risco de ruptura, e a indicação cirúrgica deve sempre ser considerada.
4. *Compressão do saco aneurismático*: algumas vezes, o saco aneurismático pode comprimir órgãos ou estruturas vizinhas, como traquéia, esôfago, nervo laríngeo recorrente, veia cava e outros, influenciando a indicação do procedimento cirúrgico.
5. *Condições do paciente*: o risco cirúrgico do paciente deve ser considerado em todos os casos. Em casos de aneurismas grandes, porém estáveis, pode-se considerar a observação clínica. Em outros casos, técnicas menos agressivas podem ser utilizadas, como a cirurgia endovascular ou mesmo a simples abordagem cirúrgica do segmento de maior risco do aneurisma.
6. *Ansiedade do paciente*: pacientes com história familiar de morte por ruptura do aneurisma podem forçar a indicação de tratamento cirúrgico, o qual deve ser considerado se o risco for pequeno e a equipe cirúrgica tiver experiência incontestável no tratamento do aneurisma no segmento acometido.
7. *Experiência da equipe cirúrgica*: o paciente portador de doenças da aorta deve ser tratado por uma equipe experiente para que o seu risco seja o inerente ao tratamento cirúrgico desta grave patologia. Com o aumento da expectativa de vida da população, o advento e a popularização dos métodos de diagnóstico das doenças da aorta, os aneurismas passaram a fazer parte da rotina dos grandes serviços de cirurgia cardiovascular. A complexidade do tratamento das doenças da aorta torna necessária a formação de uma equipe multidisciplinar, com vários especialistas nas áreas de diagnóstico, anestesia, analgesia pós-operatória, terapia intensiva pós-operatória, enfermagem, fisioterapia, além de uma equipe cirúrgica com grande experiência nas cirurgias de todos os segmentos da aorta, com o emprego de circulação extracorpórea, hipotermia profunda, parada circulatória, técnicas de sutura, cola biológica, além de experiência no tratamento endovascular das doenças da aorta.

ANEURISMAS DA AORTA ASCENDENTE

A aorta ascendente se inicia na válvula aórtica e se estende até o tronco braquiocefálico, tendo como únicos ramos as artérias coronárias. As doenças mais comuns da aorta ascendente são os aneurismas causados por aterosclerose, dissecção crônica, degeneração da camada média, necrose cística, como na síndrome de Marfan, aneurismas pós-estenóticos, aneurisma da válvula aórtica bicúspide, doenças inflamatórias, como a sífilis, e hipertensão arterial.

A dilatação do anel valvar, a anuloectasia, comumente associada, provoca disfunção da válvula aórtica com insuficiência valvar grave.

O diagnóstico dos aneurismas da aorta ascendente é realizado de modo satisfatório pelo ecocardiograma transesofágico. Este exame nos informa, com precisão, o diâmetro da aorta ascendente e do anel valvar e a função da válvula e dos ventrículos. Devido à deficiência do exame do arco aórtico ao ecocardiograma, é recomendável, em todos os pacientes, um exame total da aorta com angiotomografia ou ressonância de aorta (tórax, abdômen e pelve), pois consideramos que a aorta deve ter a sua anatomia conhecida no início do acompanhamento clínico, excluindo a possibilidade de doença em outros segmentos. A angiografia convencional deve ser evitada, pois a manipulação do cateter dentro da aorta aneurismática, somada à dificuldade de ancorá-lo para o cateterismo dos óstios coronarianos, traz grande risco e só deve ser indicada em pacientes com mais de 40 anos que tenham fortes indícios clínicos de doença coronariana. Com o advento da tomografia *mult-slice*, este exame será ainda mais restrito a pacientes portadores de doença coronariana grave associada.

A indicação do tratamento cirúrgico deve ser baseada no diâmetro do aneurisma: indicamos a cirurgia em aneurismas com mais de 5cm. Porém, em alguns casos, mesmo em aneurismas menores, a cirurgia deverá ser indicada. A função da válvula aórtica é um fator muito importante na indicação precoce do tratamento cirúrgico. Se a cirurgia for indicada sem grande dilatação do anel valvar, mesmo com insuficiência aórtica grave, será possível conservar a válvula, trocando-se somente a aorta ascendente, o que oferece ao paciente a cura definitiva da doença (técnica de Tirone David).

Quando o anel valvar está muito dilatado, a única alternativa consiste na ressecção do aneurisma e da válvula aórtica e na sua substituição por um tubo valvado, deixando o paciente com uma válvula artificial e seus problemas. (técnica de Bentall-Debonno).

O tratamento cirúrgico dos aneurismas de aorta ascendente tem mortalidade reduzida, abaixo de 2%, em serviços com experiência no tratamento das doenças da aorta.

ANEURISMAS DO ARCO AÓRTICO

O arco aórtico está localizado entre o tronco braquiocefálico e a artéria subclávia esquerda e contém todos os quatro ramos que irrigam o cérebro: carótidas e vertebrais. Freqüentemente, o aneurisma de arco aórtico está associado a aneurisma de aorta ascendente e/ou descendente. A aterosclerose, a dissecção crônica de aorta, a sífilis e a degeneração mixomatosa da camada média são as causas mais freqüentes da dilatação desse segmento. O diagnóstico é suspeitado clinicamente quando o paciente se queixa de rouquidão, tosse e dor torácica. O raio-X simples do tórax mostra alargamento do mediastino superior e compressão da traquéia. Os exames definitivos devem ser a angiotomografia ou a ressonância, que nos mostram a relação do arco aórtico com a aorta ascendente e descendente. A indicação cirúrgica está diretamente relacionada ao diâmetro do aneurisma (maior que 6cm), à estabilidade de sua parede e à compressão dos órgãos vizinhos. As condições clínicas do paciente influenciam muito a indicação, já que a cirurgia é de grande porte e sujeita a complicações graves.

O tratamento cirúrgico exige técnicas de proteção cerebral pois, para o tratamento do aneurisma, exige-se o manuseio das quatro artérias que irrigam o cérebro. Várias técnicas são descritas para a preservação do tecido cerebral. A hipotermia profunda com parada circulatória total tem bons resultados. No entanto, o tempo seguro é inferior a 40 minutos, aparecendo alterações neurológicas temporárias ou definitivas quando a cirurgia se prolonga. A circulação cerebral retrógrada através da veia cava superior melhora a proteção cerebral, sendo contestada quanto à oxigenação do cérebro, porém pode manter a hipotermia no tecido e ainda lavar por circulação retrógrada as possíveis embolias por pequenas placas ateroscleróticas, trombos ou mesmo o ar. Atualmente, a técnica de proteção cerebral mais usada, e que obtém os melhores resultados, é a circulação cerebral hipotérmica anterógrada parcial por canulação da artéria axilar direita.

A circulação extracorpórea é iniciada por canulação da artéria axilar direita. Quando a temperatura atinge os 15°C, pinçamos o tronco braquiocefálico e diminuímos o fluxo para 600mL/min, mantendo a circulação cerebral via carótida e vertebral direitas, abrangendo todo o cérebro pelo polígono de Willis.

O tratamento cirúrgico dos aneurismas do arco aórtico ainda apresenta taxas de morbimortalidade em torno de 10%, mesmo com o avanço das técnicas de proteção cerebral.

ANEURISMAS DA AORTA TORÁCICA DESCENDENTE

A aorta torácica descendente se inicia após a subclávia esquerda e termina ao nível do diafragma. Tem como ramos apenas as artérias intercostais e sua principal função, além de conduzir o sangue, é irrigar a medula espinhal.

Os aneurismas de aorta torácica descendente são geralmente assintomáticos e seu diagnóstico costuma ser suspeitado em raio-X de tórax. O diagnóstico definitivo deve ser estabelecido por meio de angiotomografia ou ressonância de aorta. Os aneurismas têm como etiologias mais freqüentes a aterosclerose, a sífilis ou a dissecção crônica. Neste segmento, é comum o pseudo-aneurisma traumático de aorta por ruptura nos traumas torácicos fechados logo após a origem

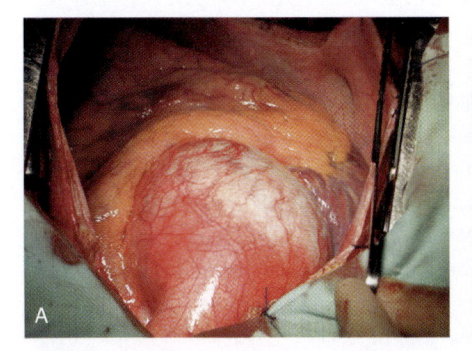

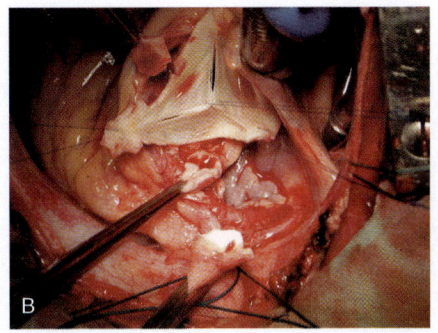

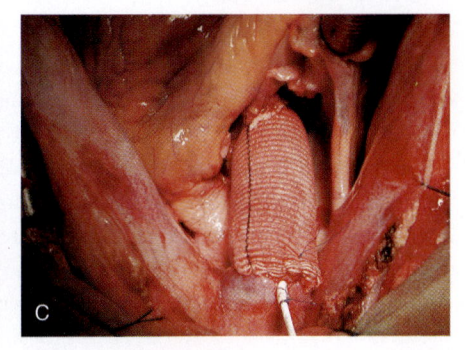

Fig. 59.1 A. Aneurisma de aorta com Iao. **B.** Ressecção do aneurisma – preservação da válvula. **C.** Aspecto final da técnica de Tirone David.

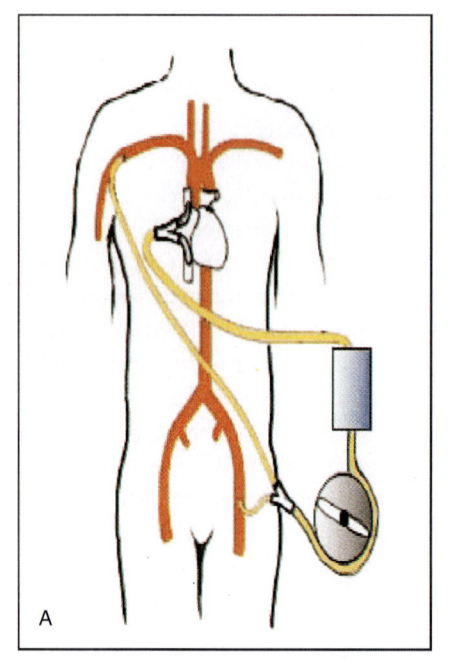

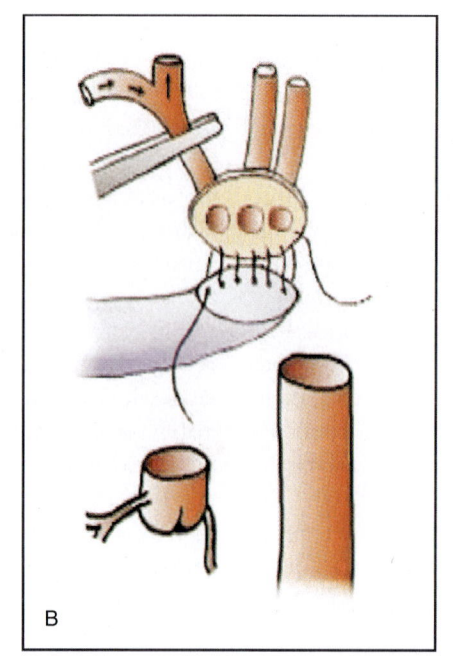

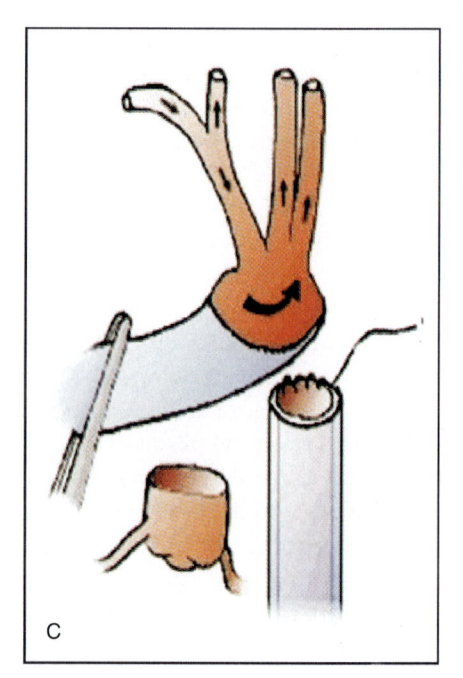

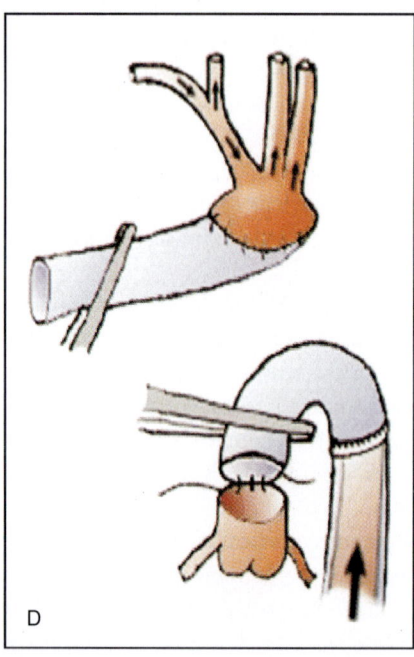

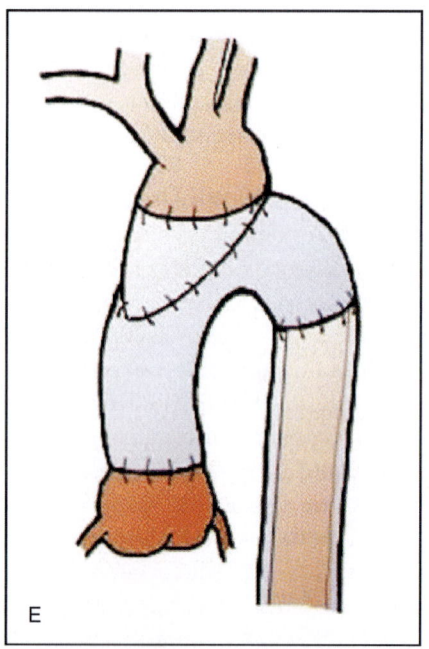

Fig. 59.2 A. Esquema de canulação arterial e venosa. **B.** Anastomose dos vasos do arco no primeiro tempo com perfusão cerebral via artéria subclávia direita. **C.** Liberação da pinça do tronco braquiocefálico com normalização do fluxo cerebral e anastomose do enxerto em aorta descendente. **D.** Anastomose da outra extremidade do enxerto em aorta ascendente e início da perfusão visceral. **E.** Anastomose do enxerto dos vasos cervicais no "novo arco aórtico".

da subclávia esquerda. A indicação cirúrgica nos aneurismas estáveis deve ser relacionada ao diâmetro da aorta. A cirurgia estaria indicada quando o aneurisma ultrapassar 5cm. No pseudo-aneurisma traumático, a indicação cirúrgica deve ser imediata. A cirurgia convencional ainda tem suas indicações, porém a cirurgia endovascular tem a sua melhor indicação nos aneurismas de aorta torácica descendente, por se tratar de segmento reto, sem colaterais de importância vital.

O tratamento cirúrgico por via endovascular do aneurisma de aorta tem índices de morbimortalidade inferiores a 2%.

ANEURISMA TORACOABDOMINAL

O aneurisma de aorta que engloba os ramos viscerais (tronco celíaco, mesentérica superior e artérias renais) é denominado aneurisma toracoabdominal. Ele pode iniciar-se em qualquer ponto da aorta torácica descendente e, muitas vezes, se estender até a bifurcação terminal da aorta. O diagnóstico é suspeitado quando o paciente se queixa de dor lombar e emagrecimento e, ao exame físico, é palpada massa pulsátil no abdômen, prolongando-se pela região hipogástrica. O diagnóstico definitivo é feito pela angiotomografia ou ressonância magnética. Quanto mais extenso for o aneurisma, maior será o risco do tratamento cirúrgico. A indicação cirúrgica nos pacientes assintomáticos depende do diâmetro (maior que 6cm) do aneurisma e de suas condições clínicas. Para se ter acesso aos vasos viscerais é necessária a toracofrenolaparotomia. A abertura do tórax e do abdômen provoca dor intensa e dificuldade respiratória no pós-operatório.

O tempo de isquemia durante o grande número de anastomoses realizadas na cirurgia leva a alterações das funções renal e hepática e, mesmo com os avanços da técnica cirúrgica, as alterações isquêmicas da medula espinhal, com paraplegia ou paraparesia, são ainda um grande desafio que a cirurgia da aorta não conseguiu vencer. Mesmo com todas as técnicas de proteção medular, o índice de paraplegia pós-operatória nos grandes aneurismas que se iniciam na aorta torácica proximal e se estendem até a aorta abdominal varia entre 8 e 18% nos melhores serviços. A técnica de inclusão dos vasos viscerais, descrita por Crawford, com uma abertura na porção lateral da prótese, anastomosando-se todos os quatro vasos, facilitou muito a técnica e diminuiu o tempo de isquemia, levando a melhores resultados cirúrgicos. O controle do sangramento e a reposição imediata através do *Cell Saver* constituem outro grande avanço no tratamento desses pacientes. O controle pós-operatório desses pacientes com sedação da dor (raquianalgesia) e reposição volêmica adequada tem evitado as complicações respiratórias e a paraplegia tardia. Em pacientes com risco cirúrgico muito alto, temos adotado a técnica de tratamento segmentar da aorta, operando somente o segmento roto da aorta, no tórax ou no abdômen, empregando prótese intraluminal, que pode ser anastomosada em tecido aneurismático. Esta técnica não trata todo o aneurisma, porém muitos pacientes que não poderiam suportar uma grande cirurgia podem beneficiar-se de um tratamento menos agressivo, mantendo-se o restante da aorta doente, que será seguida clinicamente.

ANEURISMA DE AORTA ABDOMINAL INFRA-RENAL

Este é o mais comum dos aneurismas, correspondendo a 40% dos aneurismas de aorta diagnosticados. Inicia-se abaixo da origem das artérias renais, estendendo-se até as artérias ilíacas. Em 30% dos casos, associa-se com aneurismas de ilíacas uni ou bilaterais. Sua etiologia mais freqüente é a aterosclerótica, sendo também comuns os aneurismas inflamatórios. O diagnóstico, na maioria das vezes, é feito por ultra-som abdominal durante avaliação clínica de rotina. Contudo, a angiotomografia ou a ressonância de aorta deve ser feita em todos os casos. O ultra-som não é um bom exame para avaliação da aorta toracoabdominal, enquanto a avaliação por angiotomografia nos mostra toda a aorta, permite uma avaliação da parede do aneurisma e de seu diâmetro, visualiza muito bem as artérias ilíacas e ainda nos fornece dados importantes para a avaliação da possibilidade e das medidas de uma prótese endovascular, servindo também como comparação no seguimento ambulatorial desses pacientes a longo prazo. A indicação cirúrgica nos pacientes assintomáticos está relacionada ao diâmetro do aneurisma (5cm). O estudo da qualidade da parede da aorta nos cortes da tomografia convencional vem revelando alterações que estão relacionadas ao risco de ruptura precoce desses aneurismas e que são consideradas no momento da indicação cirúrgica. A cirurgia convencional por laparotomia tem ótimos resultados a longo prazo, com mortalidade inferior a 2% nos serviços de referência.

O avanço da cirurgia endovascular tem oferecido a esses pacientes um tratamento também seguro, com baixa mortalidade e a vantagem de ser muito pouco agressivo, estando o paciente em condições de alta 3 dias após o procedimento. No entanto, a evolução dessas próteses a longo prazo ainda é incerta. Essa técnica tem sido indicada com segurança para pacientes com alto risco cirúrgico, sendo os resultados animadores. As condições necessárias para a indicação de uma cirurgia endovascular são: deve existir um colo, mesmo que curto, abaixo das artérias renais, e pelo menos uma das artérias ilíacas deve oferecer condições de calibre para introdução da prótese. Outras dificuldades, como a tortuosidade do colo e das artérias ilíacas, entre outras, são hoje superadas pelas modernas endopróteses e guias rígidos.

DISSECÇÃO AGUDA DE AORTA

A dissecção aguda de aorta é uma catástrofe cardiovascular que se inicia por uma ruptura da íntima em qualquer segmento da aorta, seguida de infiltração do sangue entre as suas camadas, levando à delaminação distal e proximal, o que pode acometer toda a extensão da aorta. A delaminação da parede da aorta e o alto fluxo na luz falsa podem provocar graves alterações em todos os órgãos do corpo humano conseqüentes a ruptura ou obstrução dos vários ramos da aorta. A história natural nas dissecções da aorta pôde ser melhor compreendida a partir do estudo de Hirst, publicado em 1958, com uma revisão de 505 casos descritos na literatura numa época em que não havia tratamento cirúrgico efetivo para a doença. Os autores encontraram uma mortalidade imediata de 3%, em 1 dia de 21%, em 2 dias de 37%, em 4 dias de 49%, em 2 semanas de 74% e em 3 meses de 90%, em números certamente subestimados. Atualmente, a classificação mais utilizada é a proposta por Daily, elaborada com base nas condutas terapêuticas preconizadas pelo Hospital de Stanford. Dissecções do tipo A compreendem todas aquelas que acometem a aorta ascendente, independente da progressão da delaminação da aorta. As dissecções do tipo B são aquelas que não envolvem a aorta ascendente, iniciando-se mais comumente na aorta descendente, junto à origem da subclávia esquerda.

O diagnóstico da dissecção aguda de aorta deve ser sempre suspeitado a partir de uma forte dor torácica que se inicia no precórdio ou na região dorsal, irradiando-se para o abdômen e muitas vezes se fixando no membro inferior (geralmente o esquerdo), simulando uma obstrução aguda da artéria femoral. Esta dor é quase sempre acompanhada de um sintoma ou sinal que se origina da obstrução parcial ou total de um dos ramos da aorta, pela compressão da falsa luz ou por ruptura do vaso. Muito comumente, a forte dor precordial é acompanhada de insuficiência da válvula aórtica (encontrada em 70% dos casos de dissecção do tipo A), tamponamento cardíaco, acidente vascular cerebral, amaurose fulgaz, paraplegia ou paraparesia, hemotórax, isquemia mesentérica, insuficiência renal ou isquemia aguda do membro inferior.

O diagnóstico definitivo da dissecção aórtica será realizado pelo ecocardiograma transesofágico.

Dissecção Aguda de Aorta do Tipo A

O diagnóstico da dissecção aguda de aorta do tipo A está completo após o ecocardiograma transesofágico, que pode ser realizado de maneira muito ágil à beira do leito.

Este exame nos informa tudo o que é necessário para o tratamento urgente dessa grave patologia. Em 98% dos casos, conseguimos definir o ponto de origem da dissecção, a função da válvula aórtica e a função dos ventrículos. Em casos de difícil confirmação, a angiotomografia pode ser realizada para auxílio diagnóstico. A cineangiorressonância magnética tem uma ótima resolução, próxima de 100%, porém é um exame dispendioso, demorado, e que depende da cooperação do paciente. A aortografia digital convencional tem indicação muito limitada, podendo ser indicada, com reservas, somente àqueles pacientes com indícios muito fortes de doença coronariana.

Após a confirmação diagnóstica, o tratamento cirúrgico deve ser indicado imediatamente, em todos os casos, independente das condições do paciente. O objetivo da cirurgia consiste em substituir a aorta ascendente, redirecionando o fluxo para dentro da luz verdadeira da aorta. Hoje, outra grande preocupação da equipe cirúrgica refere-se à preservação da válvula aórtica, o que deve ocorrer em mais de 90% dos casos em serviços especializados. Com o advento da cola biológica, prótese intraluminal, técnicas de sutura e cuidados pós-operatórios, a mortalidade cirúrgica está abaixo de 10%.

Dissecção Aguda de Aorta do Tipo B

A dissecção aguda de aorta do tipo B se inicia por uma ruptura da íntima na aorta descendente (em geral, junto à origem da artéria subclávia esquerda), provocando delaminação distal, que pode prolongar-se até as artérias ilíacas. O diagnóstico também é feito pelo ecocardiograma transesofágico. A angiotomografia é indispensável quando se deseja programar um tratamento por via endovascular.

Ainda existe na literatura controvérsias sobre a melhor abordagem da dissecção nesse segmento da aorta. O tratamento clínico atinge uma mortalidade em torno de 20%, e a cirurgia somente era indicada aos pacientes que apresentavam complicações graves, como ruptura, paraplegia, insuficiência renal ou isquemia mesentérica, entre outras. O tratamento cirúrgico desses pacientes em más condições não apresentava bons resultados. Com o desenvolvimento das técnicas de sutura, cola biológica, prótese intraluminal, os resultados melhoraram significativamente. Com o seguimento a longo prazo dos pacientes sobreviventes tratados clinicamente, Miller observou que 60% deles desenvolviam grandes aneurismas de aorta toracoabdominais de difícil tratamento. O grande avanço no tratamento da dissecção aguda de aorta do tipo B foi provocado pelo desenvolvimento da cirurgia endovascular. Por se tratar de uma cirurgia pouco agressiva, de muito baixo índice de complicação e alta resolução a curto e médio prazo, a tendência nos serviços especializados no tratamento das doenças da aorta é indicar precocemente, antes das complicações, o tratamento por via endovascular.

O objetivo do tratamento cirúrgico por via endovascular é obstruir o ponto de ruptura da íntima, recanalizando o fluxo, que é totalmente dirigido para a luz verdadeira da aorta.

O tratamento deve ser indicado o mais rápido possível, antes da formação de reentradas ao nível dos ramos viscerais, o que impede o tratamento total por via endovascular. A mortalidade tem sido muito reduzida na fase aguda, e a observação a longo prazo desses pacientes deverá mostrar uma redução da formação de grandes aneurismas por dilatação da falsa luz.

REFERÊNCIAS BIBLIOGRÁFICAS

1. Crawford ES, Crawford JL. *Disease of the aorta including an atlas of angiographic pathology and surgical technique*. Baltimore. William & Wilkins; 1984.
2. Lasman SL. Intraluminal graft repair of ascending, arch, descending and thoracoabdominal aortic segments for dissecting and aneurysmal disease: long term follow-up. *Thorac Cardiovasc Surg* 1991; *3*:180-7.
3. Ueda Y. Surgical treatment of aneurisms or dissection involving the ascending and arch, utilizing circulatory arrest and retrograde cerebral perfusion. *J Cardiovas Surg* 1990; *31*:553-8.
4. Bernardes RC. Surgical correction of aortic disease using intraluminal graft. *Ann Thorac Surg* 1995; *603*:16-21.
5. Bernardes RC. Tratamento cirúrgico em dois tempos do aneurisma toracoabdominal roto com prótese intraluminal sem sutura. *Rev Bras Cardiovasc* 1998; *13*:335-9.
6. Dalen JE. Dissections of thoracic aorta: medical or surgical therapy. *Am J Cardiol* 1974; *34*:803-8.
7. Heller JA. Two decades of abdominal aortic aneurysms repair: have we made any progress? *J Vasc Surg* 2000; *32*:1.091-100.
8. Silva S. Morphology and diameter of aortic aneurisms: prospective autopsy study. *Cardiovsc Surg* 2000; *8*:526-32.
9. Sonesson B. Abdominal aortic aneurysm wall mechanics and their relatio to risk of rupture. *J Vasc Endovasc Surg* 1999; *18*:487-93.

CAPÍTULO 60

DOENÇAS CARDIOVASCULARES DA MULHER

Claudia Maria Vilas Freire

ADAPTAÇÕES CARDIOVASCULARES À GESTAÇÃO

Marcantes adaptações anatômicas, fisiológicas e bioquímicas ocorrem na gravidez. Muitas dessas modificações ocorrem bem no início da gestação e são desencadeadas por estímulos vindos do feto e pelos hormônios placentários. O conhecimento dessas alterações é fundamental para o entendimento posterior das evoluções dos diversos grupos de cardiopatias no ciclo gravídico-puerperal.

MODIFICAÇÕES HEMODINÂMICAS DURANTE A GESTAÇÃO

Volume Sangüíneo, Freqüência Cardíaca e Débito Cardíaco

O aumento do volume circulante é produzido por alterações no volume plasmático e na massa eritrocitária. A partir da sexta semana de gestação, o volume plasmático começa a aumentar e continua se elevando rapidamente no segundo trimestre, até a 24ª semana, e mais lentamente até a 32ª semana, sendo a média de crescimento de 50% (1.200 a 1.500mL). A massa eritrocitária aumenta paralelamente ao aumento do volume plasmático, e este aumento parece ser maior nas mulheres que recebem suplementação de ferro, com a média de 30 a 40% (260 a 495mL). Entretanto, como o aumento do volume plasmático é, em média, maior que o aumento das células vermelhas, ocorre uma hemodiluição fisiológica (*anemia fisiológica da gravidez*), que atinge o seu máximo por volta da 30ª semana.

A freqüência cardíaca (FC) materna parece sofrer influência, também, das alterações hormonais, e o aumento se inicia na quinta semana, isto é, antes do aumento da demanda hemodinâmica; a maior parte desse aumento ocorre até a 16ª semana e cresce progressivamente até a 32ª semana. A elevação média da FC é de 10 a 20 batimentos/minuto. A postura materna deve ser levada em consideração quando se avalia a FC, pois nas posições assentada e de pé há aumentos mais acentuados que no decúbito lateral esquerdo; nestas posições ocorre a compressão da veia cava pelo útero gravídico, diminuindo o retorno venoso e aumentando compensatoriamente a FC.

O débito cardíaco (DC), pelo aumento do volume circulante e da FC, aumenta de 30 a 50% acima dos níveis pré-gestacionais. Alguns estudos sugerem que um DC máximo é alcançado na 24ª semana de gestação, sem aumento posterior. Outros mostram aumento contínuo em toda a gestação, mas com maior contribuição no primeiro trimestre. Há ainda outros que mostram sua redução, de pequeno impacto clínico, próximo ao termo.

Resistência Vascular Sistêmica e Pulmonar

A queda da resistência vascular sistêmica (RVS) ocorre desde a oitava semana de gestação e se torna significativa a partir da 12ª semana. O efeito vasodilatador da gestação é causado por maior distensibilidade e por remodelamento da musculatura lisa vascular, desencadeado pelo estímulo direto do estrógeno e potencializado pelo fator relaxador dependente do endotélio. Após a 20ª semana, a pressão arterial (PA) mantém-se baixa até próximo à 30ª-32ª semana, quando vai retornando gradativamente aos seus valores pré-gestacionais.

Alterações Hemodinâmicas e Posturais

Quando uma gestante muda da posição supina para a ortostática, ocorrem aumento da FC e redução do volume circulante, como na não-grávida. Para que a PA e o DC se mantenham preservados, a RVS deve aumentar. A partir do segundo trimestre da gravidez, a posição supina faz com que o útero comprima a veia cava, levando a queda do retorno venoso e do DC, a qual é rapidamente revertida com a adoção do decúbito lateral esquerdo.

Hemodinâmica durante o Trabalho de Parto, o Parto e o Puerpério

A dor, a ansiedade e as contrações uterinas características do trabalho de parto causam um adendo às alterações cardiovasculares. Estas alterações também são modificadas pela posição que a parturiente adota e pelas medidas analgésicas que lhe são administradas.

Os estudos são discordantes quanto ao comportamento da FC durante o parto, isto é, alguns mostram aumento de 20% em relação ao pré-parto, enquanto estudos mais antigos não relataram alterações. Talvez tais discordâncias estejam relacionadas à posição materna no momento da análise.

As PA sistólica, diastólica e média aumentam a cada contração uterina, sendo estas alterações mais marcantes no segundo estágio do trabalho de parto.

O volume de 500mL de sangue é injetado (autotransfusão) na circulação materna a cada contração uterina, aumentando o DC em cerca de 12% no primeiro estágio do trabalho de parto e até 34% no fim do segundo estágio do trabalho de parto a partir do aumento da FC.

O tipo de parto altera sobremaneira os parâmetros hemodinâmicos. O parto normal leva a parturiente a perder cerca de 600mL do seu volume circulante, enquanto na cesariana a parturiente perde mais de 900mL de sangue. Além da grande perda sangüínea promovida pela cesariana, ela está associada a flutuações hemodinâmicas mais bruscas devido a intervenções pré e pós-operatórias. Porém, ao contrário do parto normal, evita os aumentos transitórios da volemia que ocorrem a cada contração uterina.

Anestesia

A analgesia reduz de maneira significativa as alterações hemodinâmicas relacionadas à dor, isto é, flutuações no DC e no consumo de oxigênio. Independente do tipo de anestesia, os partos vaginais parecem resultar em menos alterações hemodinâmicas do que a cesariana. O bloqueio epidural lombar, a forma mais comum de analgesia utilizada durante o trabalho de parto, leva à redução da resistência vascular sistêmica, do retorno venoso e do DC. A resposta reflexa da paciente se dá na tentativa de manter os níveis pressóricos. No parto cesáreo, o bloqueio epidural é mais extenso, levando a maiores alterações hemodinâmicas.

Pós-parto

Após o feto ser retirado, a compressão sobre a veia cava é aliviada, levando a aumento significativo do retorno venoso que, associado à taquicardia e à contração uterina, eleva ainda mais o DC nesse estágio, sobrepujando as perdas ocorridas no parto (*auto-hemotransfusão*). A FC reduz nas primeiras 24 horas e retorna ao normal em 1 semana, enquanto as demais alterações retornam ao normal cerca de 12 semanas após o parto.

SINAIS E SINTOMAS CARDIOVASCULARES NA GESTAÇÃO

1. *Dispnéia*: secundária à hiperventilação, de leve intensidade, inicia no primeiro ou segundo trimestre e reduz ao termo, não interferindo com as atividades.
2. *Fadiga e tonteira*: fadiga é freqüente no terceiro trimestre, devido à redução do retorno venoso por compressão da veia cava pelo útero.
3. *Palpitação*: é devida à percepção do aumento da freqüência cardíaca.

SINAIS AO EXAME CLÍNICO

1. *Pulsos venosos*: são proeminentes, e é comum o ingurgitamento das veias do pescoço devido à hipervolemia.
2. *Estertores basais*: atelectasias de base por compressão dos campos pulmonares inferiores.
3. *Edema*: por retenção de água e sódio e pela compressão da veia cava inferior pelo útero; encontra-se presente na maioria das grávidas.
4. *Sopros e bulhas:* a primeira bulha (B1) é mais intensa e a B2 tem desdobramento mais evidente. A terceira bulha (B3) está presente em mais da metade das pacientes, enquanto a quarta bulha (B4) não é comum. Cerca de 95% das pacientes têm sopros sistólicos em válvulas aórtica e pulmonar. As estenoses têm seus sopros intensificados, e o contrário ocorre com as insuficiências. Os sopros diastólicos, cliques sistólicos e atrito pericárdico não são comuns na gestação. Sopros venosos aparecem na fossa supraclavicular, e um sopro contínuo é observado sobre as mamas, ambos habitualmente desaparecendo com a compressão local da veia.

COMPORTAMENTO DAS VALVULOPATIAS NA GRAVIDEZ

O conhecimento das alterações hemodinâmicas da gestação ajuda a antever as valvulopatias com mais chance de descompensação e complicação durante a gravidez. Habitualmente, as insuficiências valvares, desde que não estejam associadas a disfunção ventricular, são mais bem toleradas. A vasodilatação característica da gestação reduz os volumes regurgitantes, fazendo com que as gestantes portadoras de regurgitação mitral ou aórtica com função sistólica normal tolerem bem a gestação, não sendo necessária a vasodilatação farmacológica.

Habitualmente, para estas pacientes (inclusive as com lesões leves) as recomendações são:

1. Profilaxias para febre reumática (no caso de a etiologia ser reumática) e para endocardite infecciosa.

2. Suplementação de ferro durante toda a gestação.
3. Período de descanso diurno.
4. Diagnóstico e tratamento precoce de infecções.
5. Restrição de atividades físicas de grande intensidade.

Ao contrário do que acontece com as lesões regurgitantes, o aumento do DC e da FC associado à gravidez compromete o estado das pacientes portadoras de lesões estenóticas, principalmente as graves.

Estenose Mitral

A estenose mitral (EM) é a lesão valvar mais freqüente e mais importante na gestação. Habitualmente, os sintomas ocorrem em áreas valvares menores ou iguais a 2cm². Nesta condição, qualquer aumento do volume sangüíneo ou fator que encurte o tempo diastólico aumenta o gradiente entre o ventrículo esquerdo (VE) e o átrio esquerdo (AE), podendo causar sintomas. Cerca de 40% das pacientes tornar-se-ão sintomáticas, isto é, terão dispnéia aos esforços, ortopnéia, dispnéia ou tosse noturna, pela primeira vez durante a gravidez. Em geral, a descompensação ocorre no segundo trimestre da gestação, fase em que as alterações hemodinâmicas são mais pronunciadas. Além disso, o aumento da pressão intra-atrial associado ao efeito arritmogênico da gravidez pode desencadear fibrilação ou *flutter* atrial agudo, podendo descompensar até mesmo estenoses leves. O risco de morte materna em pacientes com EM é de 1%; nos casos graves, entretanto, a mortalidade pode chegar a 4 a 5%, podendo atingir até 17%, quando a fibrilação atrial (FA) está presente.

O ecocardiograma (ECO) é o exame de escolha para diagnóstico e classificação do grau de estenose em todas as pacientes. Associado ao exame clínico meticuloso, ajuda a definir o prognóstico dessas gestantes. Pacientes com EM significativa e sintomática precocemente na gravidez, a despeito do tratamento farmacológico, estão pouco propensas a tolerar o trabalho de parto e o parto. Estas pacientes também correm o risco de desenvolverem edema agudo de pulmão (EAP) durante taquiarritmias ou infecções.

O tratamento clínico é suficiente, na maioria das situações, e um acompanhamento de perto é recomendado para qualquer paciente com EM grave, mesmo que assintomática. Recomendam-se, desde o início, a limitação da atividade física e a manutenção do uso da profilaxia com penicilina benzatina 1.200.000U intramuscular a cada 21 dias. A redução da atividade física ajuda a baixar a FC, mas os betabloqueadores se têm mostrado bastante eficientes neste controle. Em geral, utiliza-se propranolol, metoprolol ou atenolol (40-80, 100-200 ou 25-100mg/dia, respectivamente) para pacientes sintomáticas ou com hipertensão pulmonar (pressão sistólica pulmonar acima de 50mmHg). O ajuste da dose deve ser efetuado de acordo com os sintomas ou sinais, como FC, pressão em artéria pulmonar e gradientes transvalvulares. Se os sintomas de congestão pulmonar persistirem ou se ocorrer EAP, deve-se iniciar o uso de diuréticos, de preferência a furosemida, na dose de 20 a 80mg/dia.

A ocorrência de arritmias, como FA ou taquicardia supraventricular (TPSV), pode precipitar uma emergência médica em pacientes com EM e desencadear EAP, se não forem prontamente tratadas. Prefere-se a cardioversão elétrica nos casos de comprometimento hemodinâmico para restaurar rapidamente o ritmo e melhorar, conseqüentemente, o prognóstico materno e fetal. Nos casos em que não há emergência neste controle da resposta ventricular, podem-se utilizar digitálicos, betabloqueadores, verapamil ou mesmo amiodarona em menores doses, com planejamento posterior da cardioversão, para evitar que estas pacientes precisem usar anticoagulantes durante toda a gestação.

Para as pacientes que não respondem ao tratamento farmacológico da EM ou em classe funcional acima de II (NYHA) precocemente na gestação, devemos considerar a valvuloplastia mitral por cateter-balão. Sua segurança e a possibilidade de ser realizada durante a gestação estão bem estabelecidas nas válvulas que preenchem os critérios de elegibilidade ao ECO. A quantidade de irradiação do procedimento pode ser reduzida com o uso da ecocardiografia transesofágica na monitorização. Além disso, deve-se proteger o feto com o uso de avental de chumbo na pelve e no abdômen anterior e posterior da paciente. Caso a valvuloplastia percutânea, por dificuldades técnicas, não seja o procedimento de escolha, a cirurgia cardíaca estará indicada, apesar da elevada mortalidade fetal devida à utilização da circulação extracorpórea (cerca de 30%); entretanto, a mortalidade materna não se modificará.

O parto é o momento de maior risco para estas pacientes e, por isso, deve ser realizado um balanço cuidadoso de fluidos com o uso de diuréticos, quando necessário, suplementação de oxigênio, posicionamento da paciente em decúbito lateral esquerdo, para manter o retorno venoso, uso de betabloqueadores e profilaxia antibiótica com ampicilina e gentamicina 1 hora antes e 6 horas após o parto.

Estenose Aórtica

O aumento progressivo do DC e da FC e a vasodilatação característica da gravidez levam a aumento, também crescente, dos gradientes entre o VE e a aorta, explicando a piora da classe funcional dessas pacientes na gestação, principalmente no terceiro trimestre. Pacientes antes assintomáticas podem mudar de classe funcional, desenvolvendo angina, insuficiência cardíaca (IC) ou mesmo EAP. A estenose aórtica (EAo) pode ser congênita, do tipo válvula aórtica bicúspide, ou adquirida. Felizmente, a história natural da EAo reumática é mais longa que a da EM; além disso, casos sintomáticos graves (gradientes maiores que 50mmHg) na idade fértil são pouco freqüentes. A EAo leve e moderada habitualmente são bem toleradas na gravidez. Já pacientes portadoras de EAo grave podem falecer por IC ou apresentar morte súbita por arritmia, redução aguda do retorno venoso, hipotensão ou perdas sangüíneas no parto e no puerpério.

Pacientes com EAo que apresentam alterações da repolarização ao eletrocardiograma (ECG) e disfunção ventricular ao

ECO, ou que desenvolvem hipotensão ao esforço, devem ser desencorajadas para a gestação e aconselhadas a tratar a EAo antes de planejarem a concepção. Pacientes com EAo grave que se tornam sintomáticas na gravidez podem ser tratadas com repouso supervisionado, betabloqueadores e, se necessário, o uso judicioso de nitratos para alívio da congestão pulmonar. Assim que houver viabilidade fetal para o parto, este deve ser realizado. Caso a paciente não responda ao tratamento medicamentoso e o feto esteja inviável ou em sofrimento, a valvuloplastia aórtica percutânea por cateter-balão, realizada por hemodinamicistas experientes, poderá ser indicada.

PRÓTESES CARDÍACAS NA GESTAÇÃO

A gestante portadora de prótese cardíaca representa um grande dilema quando se trata do tema referente a cardiopatia e gravidez, desde a escolha do tipo de prótese valvar para pacientes jovens até o seu manejo na gestação, tendo em vista o problema referente ao uso de anticoagulantes nesse período. A escolha do tipo de prótese para mulheres jovens deve ser baseada na análise das seguintes variáveis: durabilidade, trombogenicidade da prótese, perfil hemodinâmico da prótese, possíveis alterações na prótese desencadeadas pela gestação e necessidade de uso de anticoagulação. O aumento do DC e da FC, associado ao estado de hipercoagulabilidade, característico da gestação (elevação da concentração de fatores da coagulação, redução na concentração de anticoagulantes naturais e estase venosa causada pelo impedimento do esvaziamento das veias dos membros inferiores), impõe a essas pacientes um risco elevado de complicações nesse período.

A avaliação da prótese e da classe funcional da paciente, antes da concepção, é fundamental. A gravidez deverá ser desencorajada nos casos de pacientes que já demonstram algum grau de degeneração ou disfunção de prótese. A realização de um ECO é indicada para todas as pacientes que procuram atendimento antes da concepção ou logo ao primeiro exame pré-natal, ajudando na estratificação de risco da gestação. O risco durante a gestação depende, além da função, do número e da localização das próteses, do tempo de implante e de complicações associadas, como a FA.

Próteses Biológicas

Há uma certa discussão na literatura sobre a aceleração da degeneração das próteses biológicas durante a gestação. Pelo fato de as pacientes em idade de procriação serem jovens, o que está reconhecidamente relacionado ao desgaste e à ruptura da prótese, a degeneração está, na maioria das vezes, associada também ao tempo de implante, resultando em menor resistência ao estresse da gravidez. As bioproteses heterólogas, principalmente as aórticas, *têm* um perfil hemodinâmico inferior às mecânicas, às homólogas e às heterólogas mais novas. As bioproteses têm a vantagem do baixo risco de complicações tromboembólicas, especialmente após o terceiro mês pós-implante, sendo desnecessário o uso de anticoagulantes.

A necessidade do uso de anticoagulação impõe maior risco não só para a mãe, mas especialmente para o feto.

A chance de complicações na gravidez das pacientes sem alteração estrutural da prótese parece ser inferior a 5%, porém este percentual triplica quando há sinais de disfunção de prótese, FA ou IC.

Próteses Mecânicas

As mães portadoras de próteses mecânicas e seus fetos estão particularmente expostos ao risco do uso dos anticoagulantes na gravidez. O uso de drogas antiplaquetárias e baixas doses de heparina não protegem contra a trombose da prótese. O warfarin protege a mãe eficazmente contra fenômenos tromboembólicos na gravidez, porém é teratogênico. Os derivados warfarínicos atravessam a barreira placentária e levam a um risco de cerca de 5% de embriopatia, efeitos fetopáticos e abortamento espontâneo, especialmente quando administrados entre a sexta e a 12ª semanas de gestação. A anomalia congênita mais comumente associada ao uso de warfarin é a embriopatia warfarínica, que se constitui em anormalidades na formação de cartilagens e ossos, levando a hipoplasia nasal, pontos de calcificação nas epífises ósseas. O risco de hemorragia intracraniana fetal com alterações secundárias no sistema nervoso central existe durante toda a gestação e parece estar relacionado à dose da medicação. Outras anomalias também foram relatadas com o uso do anticoagulante oral.

O uso de heparina durante toda a gestação elimina o risco de teratogenicidade, pois a heparina não-fracionada e as de baixo peso molecular não atravessam a barreira placentária. Entretanto, há múltiplos relatos de casos de tromboses de próteses durante seu uso, causando elevada morbimortalidade materna, além de aumento de perdas fetais.

Três regimes têm sido recomendados por especialistas: (1) o uso de warfarin (WF) durante toda a gestação com substituição pela heparina não-fracionada (HNF) próximo ao termo; (2) uso de HNF da sexta à 12ª semanas de gestação e próximo ao termo e WF no restante da gestação; (3) uso de HNF durante toda a gravidez.

A American Heart Association (AHA) e o consenso europeu sugerem que esses pontos sejam discutidos com as pacientes antes da concepção, para escolha do regime a ser utilizado. Os regimes mais utilizados são os que substituem o WF no primeiro trimestre e próximo ao parto por HNF, intravenosa (IV) para as próteses mais trombogênicas e subcutânea (SC) para as menos trombogênicas, mantendo o PTT(a) entre 2,5 e 3,5 vezes o normal. O WF é utilizado entre a 12ª e a 36ª semanas: para válvulas de primeira geração (mais trombogênicas), o RNI deve ser controlado entre 3 e 4,5; para as de segunda geração ou próteses em posição aórtica (menos trombogênicas), o RNI deverá ficar entre 2 e 3. Para as próteses mais trombogênicas, o uso de WF até a 36ª semana, seguido de heparina IV, é também aceito.

As heparinas de baixo peso molecular (HBPM) têm vantagens sobre a HNF e um efeito anticoagulante mais estável, porém a eficácia e a segurança deste tratamento ainda não foram adequadamente documentadas em próteses mecânicas nem fora da gravidez. São necessárias mais informações antes que elas possam ser recomendadas como opção de anticoagulação nessas pacientes.

PROFILAXIA PARA ENDOCARDITE INFECCIOSA NA GRAVIDEZ

A incidência de endocardite infecciosa (EI) não é modificada pela gestação, porém o prognóstico materno-fetal é mais grave devido à elevada ocorrência de IC, ao uso prolongado de antimicrobianos e à possibilidade de tratamento cirúrgico durante a gestação. O tratamento é idêntico ao de não-gestantes.

A profilaxia antibiótica deve ser feita como recomendado pela AHA, porém o uso de antibióticos profiláticos no parto não é recomendado para pacientes de risco leve ou moderado. Para pacientes de risco elevado para EI, isto é, portadoras de próteses cardíacas, endocardite prévia e cardiopatias cianóticas congênitas complexas, a profilaxia é opcional. Estima-se que a incidência de bacteremia no parto vaginal varie de 0 a 5%, sendo maior em trabalhos de parto prolongado, amniorrexe prematura e partos pré-termo.

GRAVIDEZ EM PORTADORAS DE CARDIOPATIA CONGÊNITA

A evolução do tratamento das cardiopatias congênitas ajudou as pacientes a sobreviverem até a idade de procriação. Para as pacientes portadoras de cardiopatia congênita, levar uma gravidez ao termo sem complicações é prova de boa função cardíaca e reflete a natureza da doença, o grau de correção cirúrgica e a seqüela pós-cirurgia. A cardiopatia congênita contribui com cerca de 20% dos casos de cardiopatia na gravidez em séries brasileiras e de 70 a 80% em séries de casos de países desenvolvidos.

Numa grande série de casos de cardiopatias na gestação, foram apontadas algumas características que, se presentes, pioravam o prognóstico materno/fetal, independente da patologia de base. Os quatro preditores de eventos cardíacos primários e secundários maternos foram: (a) evento cardíaco prévio (IC, ataque isquêmico transitório, acidente vascular cerebral [AVC] antes da gestação ou arritmia prévia); (b) classe funcional acima de II ou presença de cianose antes da gestação; (c) obstruções de câmaras esquerdas (área valvar mitral < 2cm^2, área valvar aórtica < 1,5cm^2 ou gradiente de via de saída do VE > 30mmHg); (d) redução da função sistólica do VE < 40%. A presença de nenhum destes marcadores implica uma chance de 5% de complicações maternas na gestação. A presença de um deles eleva esta chance para 27% e, na presença de mais de um marcador, a chance de eventos na gravidez atinge cerca de 75%.

O concepto também é afetado pela cardiopatia materna, e cerca de 20% deles apresentam algum evento neonatal, como prematuridade e crianças pequenas para a idade gestacional. Além disso, o risco de cardiopatia congênita atinge 7% dos fetos, no geral, sendo ainda maior nos filhos de portadoras de obstrução do lado esquerdo. Além dos fatores que afetam o prognóstico materno, o prognóstico fetal também é comprometido pelo tabagismo durante a gestação, a presença de gestações múltiplas e o uso de anticoagulantes durante toda a gestação. A presença de cianose materna é de grande risco para o feto, pois apenas cerca de metade deles nasce viva e, destes, a grande maioria é pré-termo.

Assim, as gestantes portadoras de cardiopatia congênita podem ser divididas em dois grupos, as de alto risco e as de baixo risco, de acordo com o quadro abaixo.

Toda gestante portadora de cardiopatia congênita deverá fazer um ecocardiograma do feto ou recém-nascido devido ao risco de 2 a 16% de cardiopatia congênita. O risco é maior quando a mãe é portadora da cardiopatia do que quando o pai tem a cardiopatia (Quadro 60.1).

A maioria dessas pacientes deve ter o parto vaginal espontâneo, não induzido, sob anestesia peridural, para evitar o estresse da dor no parto e, conseqüentemente, reduzir o aumento do débito cardíaco nesta fase. As pacientes cianóticas

Alto Risco	Complicação Materna	Baixo Risco
Classe funcional III ou IV em qualquer fase da gestação	Falta de reserva cardiovascular	*Shunts* pequenos a moderados
Presença de hipertensão pulmonar grave	Trombose pulmonar ou necrose fibrinóide periparto	Regurgitações valvares leves a moderadas
Obstrução grave de VSVE	Congestão pulmonar; baixo débito	Obstrução leve a moderada da VSVE
Doença cianótica	ICC, arritmias, endocardite	Estenose pulmonar
Próteses valvares	Uso de anticoagulante	Pós-operadas com defeito residual pequeno

VSVE – via de saída do ventrículo esquerdo; ICC – insuficiência cardíaca congestiva.

Quadro 60.1 Incidência de Cardiopatia Congênita no Recém-nascido

Total 4,1%	Mãe 5%	Pai 2%
Fallot	2,5%	1,5%
Obstrução do VE	10-18%	3%
CIV	6%	2%
CIA	4,5%	1,5%

CIV – comunicação interventricular; CIA – comunicação interatrial.

devem receber oxigênio em altas concentrações durante o parto e ter reduzido o segundo estágio do trabalho de parto por meio do uso do fórcipe de alívio. A despeito destas medidas, a mortalidade das pacientes de alto risco mantém-se elevada até 1 semana após o parto.

Comunicação Interatrial (CIA)

A CIA é a complicação mais freqüente na gestação, por ser a malformação que apresenta maior expectativa de sobrevida na idade adulta. O aumento do DC associado ao *shunt* esquerda-direita (E-D) produz elevação da sobrecarga volumétrica do VD e costuma ser bem tolerado pela vasculatura pulmonar, sem aumento de pressões. Pacientes com grandes comunicações podem desenvolver IC, arritmias ou hipertensão pulmonar durante a gestação, devendo ser tratadas como fora da gestação, avaliando-se os efeitos das medicações sobre o concepto.

A perda sangüínea abrupta pode ser pouco tolerada, pois pode levar a uma inversão súbita do *shunt* E-D, com queda da pressão de enchimento do VE, do DC, do fluxo coronariano e até mesmo parada cardíaca. A embolia paradoxal é rara, mas pode ocorrer, principalmente durante manobras de Valsalva. Não é indicada a profilaxia para endocardite bacteriana nessas pacientes.

Comunicação Interventricular (CIV) e Persistência do Canal Arterial (PCA)

Não são freqüentes na gravidez. O curso clínico vai depender do tamanho do defeito, da resistência vascular pulmonar e da presença de defeitos associados. Quando estes defeitos são pequenos e restritivos, se estes forem corrigidos e a pressão pulmonar normal, não há problemas na gestação. As pacientes sintomáticas antes da gravidez ou que já apresentaram disfunção do VD por hipertensão pulmonar devem ser desencorajadas a engravidar.

Na presença de grandes comunicações, a sobrecarga imposta pela gestação pode desencadear falência do VD e progressão da hipertensão vascular pulmonar. Por isso, as perdas de volume do parto devem ser repostas imediatamente, para evitar hipotensão com conseqüente inversão do *shunt* E-D.

Na presença de CIV, a mãe deverá receber profilaxia para EI.

Estenose Valvular Pulmonar

Costuma ser bem tolerada na gestação, mesmo em casos graves. Entretanto, as pacientes que apresentarem IC durante a gestação deverão ser encaminhadas para valvuloplastia com balão durante a gravidez, de preferência no segundo trimestre e com precauções para redução da irradiação no útero.

Estenose Valvular Aórtica

A válvula aórtica bicúspide é a cardiopatia congênita mais freqüente e apresenta graus variados de espessamento e fusão comissural, freqüentemente associados a algum grau de estreitamento do anel valvular. Estenoses graves apresentam risco de piora na gestação devido ao aumento do gradiente em decorrência da elevação do volume circulante. Sintomas como angina, IC, EAP ou morte súbita podem ocorrer mesmo em pacientes antes assintomáticas. O tratamento com betabloqueadores e repouso estão indicados no caso de aparecimento de sintomas, e todos os esforços deverão ser feitos para que o feto alcance a viabilidade. Caso a paciente não responda ao tratamento medicamentoso, deve-se lançar mão da valvuloplastia aórtica por cateter-balão.

Durante o aconselhamento de uma paciente com estenose aórtica assintomática, moderada a grave em relação à concepção, devem ser avaliados o ECG e o teste de esforço. Se o ECG não mostrar sinais de hipertrofia miocárdica e a paciente tiver grande tolerância aos esforços, é provável que a gravidez transcorra sem complicações.

Coarctação de Aorta

A maioria dessas pacientes tem seus defeitos corrigidos na infância, embora algumas possam engravidar sem seu diagnóstico ou correção. São relatadas complicações maternas, como IC, hipertensão e angina, além de dissecção de aorta e ruptura de aneurismas do polígono de Willis. Numa série de casos, em 118 gestações em 50 pacientes portadoras de coarctação de aorta, as complicações não foram muito freqüentes. Uma paciente teve dissecção de aorta e 30% tiveram hipertensão durante a gestação, complicação esta que ocorreu com mais freqüência em pacientes com coarctação hemodinamicamente significativa. Já o resultado perinatal contou com as seguintes complicações: prematuridade, perdas, morte neonatal e maior risco de cardiopatia congênita. Acreditou-se que a ruptura/dissecção seria mais comum na gravidez; isto, porém, não foi confirmado. Como a maioria das dissecções ocorre antes do parto, este deverá ser realizado por via vaginal com anestesia peridural e fórcipe de alívio ou cesariana, para evitar flutuações dos níveis de pressão arterial. O tratamento da hipertensão também é defendido, apesar de ser muito difícil e poder reduzir o fluxo placentário, comprometendo a saúde fetal.

Doença de Marfan na Gestação

A doença de Marfan é uma doença autossômica dominante que acomete os sistemas cardiovascular, esquelético e visual. As causas de morte habitualmente são dissecção aórtica, ruptura de aorta e insuficiência cardíaca secundária a regurgitação valvar ou EI, devido à elevada prevalência de prolapso da válvula mitral (PVM) com ou sem degeneração mixomatosa nesta síndrome.

A tolerância à gravidez irá depender do grau de envolvimento cardiovascular. As pacientes que apresentam regurgitações importantes associadas à disfunção miocárdica ou da raiz de aorta medindo mais de 40mm são as de maior risco. A dissecção aórtica incide mais no terceiro trimestre e no primeiro mês pós-parto e, segundo Pyeritz, após revisão da evolução de 32 gestantes portadoras de Marfan, a gravidez deveria ser contra-indicada para pacientes com aorta maior ou igual a 40mm ou com insuficiência cardíaca. É necessário o acompanhamento clínico e ecocardiográfico durante toda a gestação, principalmente para avaliação da raiz da aorta em pacientes de alto risco. Os betabloqueadores são administrados durante toda a gestação, para reduzir a pressão de pulso e, conseqüentemente, evitar a dilatação de aorta em praticamente todas as portadoras da síndrome. O parto pode ser vaginal, não induzido e evitando-se grandes variações de PA e FC.

Cardiomiopatia Periparto (CMPP)

A CMPP é uma miocardiopatia dilatada que ocorre no último mês da gestação ou dentro de 5 meses pós-parto, na ausência de qualquer outra causa preexistente e com fração de ejeção comprometida ao ecocardiograma. A incidência varia de 1:100 a 1:15.000 gestações, com elevadas taxas de mortalidade. Esta ampla variação na incidência se deve a diferenças geográficas e às múltiplas definições da doença. A maioria das publicações diagnosticava esta patologia com base apenas em dados clínicos, porém uma gestante sem disfunção miocárdica pode apresentar muitos sintomas semelhantes aos da insuficiência cardíaca. A utilização do ECO permitiu a inclusão de critérios mais objetivos para definição da CMPP.

A etiologia dessa cardiomiopatia ainda não foi determinada. Várias hipóteses são sugeridas, como viroses, deficiências nutricionais, alterações hormonais, doença da microcirculação e mecanismo auto-imune. Entretanto, o diagnóstico costuma ser de exclusão. Quando o diagnóstico de IC é suspeitado, todo esforço deve ser feito para excluir causas preexistentes e comprovar a falência sistólica do VE. O quadro clínico típico da doença é a IC congestiva, porém dor precordial e embolia pulmonar não são raras. O exame complementar mais útil é o ECO com Doppler, que informa não só a função sisto/diastólica dos ventrículos, como também a presença de trombos, avaliação das válvulas, presença de derrame pericárdico, hipertrofia etc. Diante de uma doença em fase aguda, a biópsia miocárdica ou o mapeamento do miocárdio com gálio-67 poderão ser utilizados.

O tratamento consiste na terapêutica clássica da IC fora da gestação, porém sem a utilização dos inibidores da conversão da enzima da angiotensina e/ou da angiotensina II durante a gravidez. A literatura é escassa quanto ao uso dos betabloqueadores do tipo carvedilol durante a gestação; entretanto, o metoprolol pode ser utilizado com bastante segurança. A possibilidade de embolia pulmonar, complicando o quadro, deve ser afastada. Nas pacientes que não respondem à terapêutica habitual, pode ser tentado tratamento imunossupressor, com prednisona e azatioprina, após realização de biópsia para confirmação de miocardite.

O prognóstico dessas pacientes é variável, compreendendo desde a recuperação completa da função sistólica do VE e a recuperação parcial, até a não-recuperação com óbito, inclusive. Futuras gestações devem ser avaliadas e recomendadas com muita cautela. Uma publicação recente de casos de gestações subseqüentes a CMPP demonstrou que as pacientes que recuperavam a função sistólica no repouso apresentavam uma chance de cerca de 20% de voltar a apresentar queda da fração de ejeção; no entanto, nas pacientes que não recuperaram sua função sistólica, o índice de recorrência foi muito maior, assim como a piora da função sistólica, e apenas neste grupo houve mortes pela doença.

Hipertensão Pulmonar

A hipertensão pulmonar caracteriza-se por uma pressão média em artéria pulmonar acima de 25mmHg em repouso e pode ser primária ou secundária. Doenças como a esquistossomose, que reduz o leito vascular, fenômenos tromboembólicos de repetição ou cardiopatias com *shunt* E-D que evoluem para inversão do *shunt* por aumento fixo ou muito marcante da resistência vascular pulmonar (síndrome de Eisenmenger), valvulopatias mitrais e cardiomiopatias restritivas podem levar a hipertensão pulmonar secundária. Quando não há causa identificável para o aumento da pressão pulmonar, a hipertensão é chamada primária ou idiopática.

É muito difícil prever qual paciente desenvolverá IC direita ou mesmo chegará à morte. Parece haver uma relação direta entre os níveis de pressão em artéria pulmonar e o prognóstico materno. Ocorre aumento do trabalho cardíaco paralelamente à redução da oferta de oxigênio tissular, em função da sobrecarga da gravidez, desenvolvendo-se falência cardíaca direita, isquemia miocárdica e arritmias fatais. Em algumas séries de casos, inclusive brasileiras, a mortalidade materna chegou a 50% e, apesar da sugestão de que pacientes assintomáticas ou com sintomas leves teriam melhor prognóstico na gestação, isto não mostrou ser um preditor de risco bem definido.

Na síndrome de Eisenmenger, as alterações hemodinâmicas habituais da gravidez pioram o *shunt* D-E devido à queda da resistência vascular periférica. Como conseqüência, a cianose pode piorar e o hematócrito aumenta. Assim, as pacientes devem ser desaconselhadas a engravidar, pois a mortalidade materna chega a 30-50% e a perinatal, a 30%. Em geral, as mortes ocorrem durante ou dentro das 2 primeiras semanas do parto.

Para as mulheres que ficam grávidas e se recusam ou não têm acesso ao abortamento terapêutico, Elkayam e cols. sugerem: (a) admissão hospitalar na 20ª semana ou em qualquer época da gravidez, quando os sintomas se desenvolvem, quando o hematócrito sobe ou quando a saturação de oxigênio arterial cai; (b) atendimento multidisciplinar, com avaliação freqüente do bem-estar fetal; (c) uso de suplementação contínua de oxigênio, atenuando a hipertensão pulmonar, e controle freqüente dos gases arteriais; (d) repouso no leito; (e) o uso de anticoagulação contínua, apesar de ainda controverso, é advogado por esses autores; (f) parto vaginal com encurtamento do segundo estágio, monitorização hemodinâmica e ECG contínua, anestesia peridural após suspensão da heparina e, quando a indicação é de cesárea, algumas instituições optam pela anestesia geral; (g) manter a paciente hospitalizada por pelo menos 15 dias após o parto.

FÁRMACOS CARDIOVASCULARES NO CICLO GRAVÍDICO-PUERPERAL

Os cardiologistas que assistem grávidas com cardiopatias estão freqüentemente diante do dilema referente ao risco e ao benefício do uso de medicações cardiovasculares. Quase todas as medicações cardiológicas atravessam a barreira placentária, e a paciente está, muitas vezes, usando estas medicações no momento da concepção e nos primeiros meses de gravidez, fase em que ocorre a morfogênese. Em 1979, o Food and Drug Adminstration (FDA) estabeleceu cinco categorias de drogas (A, B, C, D, X) em relação aos efeitos adversos potenciais na gravidez e para o feto:

- As categorias A e B são relativamente seguras na gestação.
- Na categoria C há pouca ou nenhuma informação referente ao uso seguro na gestação (risco potencial).
- Na categoria D há alguns riscos para o feto; por isso, estas drogas só deverão ser usadas quando o benefício ultrapassar o risco (nocivas, mas aceitáveis).
- As drogas da categoria X são formalmente contra-indicadas por associação com malformações fetais.

Os Quadros 60.2 a 60.5 resumem as principais informações quanto ao uso de medicamentos cardiovasculares na gestação.

TERAPÊUTICA DE REPOSIÇÃO HORMONAL E RISCO CARDIOVASCULAR

Muitos fatores de risco têm sido implicados na gênese da doença coronariana (DAC) para os homens e parecem ter o mesmo efeito biológico para as mulheres, porém ainda assim parece haver diferenças relacionadas apenas ao sexo. Quando jovens, as mulheres parecem ter menores índices de fatores de risco, como dislipidemia e hipertensão, o que se reverte em idades mais avançadas. Os estudos que avaliaram o efeito do controle desses fatores de risco conhecidos para DAC em homens não contaram com um número suficiente de mulheres para avaliação da diferença entre os sexos. Alguns autores sugeriam que a deficiência de estrógeno poderia ter alguma implicação no risco cardiovascular, porém estudos prospectivos não deixavam clara esta associação. Mesmo assim, apesar de os níveis séricos de estrógeno não terem associação com a DAC, o uso de estrógeno exógeno parecia ser protetor, pois reduzia os níveis de colesterol LDL, aumentava os níveis de HDL, além de induzir o relaxamento da musculatura lisa vascular e não interferir nos níveis pressóricos. Em estudo que avaliou 59.337 enfermeiras, chegou-se à conclusão de que o risco de DAC foi reduzido substancialmente entre as usuárias de estrógeno com ou sem progesterona. Entretanto, esse estudo apresentava um viés, que era o próprio grupo de estudo, isto é, as pacientes que usavam TRH se preocupavam mais em manter uma vida com hábitos saudáveis do que as não-usuárias. Como este, muitos outros estudos observacionais, que avaliavam fatores de risco para DAC, encontraram efeitos cardioprotetores da TRH e inferiram indiretamente o benefício para prevenção primária ou secundária da DAC com redução do risco cardiovascular de até 40 a 50%. Além disso, a hipótese atraente de que a simples reposição do hormônio feminino, perdido na menopausa, poderia retornar à mulher em sua condição pré-menopausa motivou a realização de estudos controlados randomizados, com número

Quadro 60.2 Uso de Digitálicos na Gravidez

Fármaco	Efeitos Adversos Fetais e Maternos	Classe FDA	Amamentação
Digoxina	Transferência incompleta pela placenta, menor concentração no feto e na mãe	A	Sem problemas
Digitoxina	Acumula-se mais no feto que a digoxina	A	Sem problemas
Inotrópicos intravenosos	Podem estimular contrações uterinas; dano fetal se confunde com dano pelo estado de saúde materno; a efedrina é o vasopressor de escolha, pois não afeta o fluxo uterino	C	Sofrimento fetal (?)

Quadro 60.3 Uso de Diuréticos na Gravidez

Fármaco	Efeitos Adversos Fetais e Maternos	Classe FDA	Amamentação
Tiazídicos	Hipopotassemia, hiponatremia, hiperglicemia e hiperuricemia materna; hiponatremia, hipocalcemia, arritmia e trombocitopenia fetal	D	Pode suprimir a lactação; ação discreta no recém-nascido
Furosemida	Hipopotassemia, hiponatremia, hiperglicemia e hiperuricemia materna; hiponatremia, hipocalcemia, arritmia e trombocitopenia fetal	C	Sem problemas
Espironolactona	Feminilização de fetos masculinos (efeito antiandrogênico), ginecomastia	D	

Quadro 60.4 Uso de Antiarrítmicos na Gravidez

Fármaco	Efeitos Adversos Fetais e Maternos	Classe FDA	Amamentação
Quinidina	Estimula contração uterina; evitar em pacientes com aborto habitual	C	Excreção insignificante pelo leite
Procainamida	Síndrome lúpus-*like*	B	Sem problemas
Lidocaína	Toxicidade cardíaca e no SNC em fetos acidóticos	D	
Amiodarona	Hipotireoidismo congênito, prematuridade, hipotonia, bradicardia, alargamento de fontanelas, nistagmo, embriotóxico	C	Não recomendado/ observação rigorosa
Adenosina	Não relatados no feto		Sem problemas

Quadro 60.5 Uso de Anti-hipertensivos na Gravidez

Fármaco	Efeitos Adversos Fetais	Classe FDA	Amamentação
Metildopa	Redução do crânio fetal (?), mudança do Coombs, hipotensão no recém-nascido	B	Sem problemas
Bloqueadores de canais de Ca^{++} (nifedipina, verapamil)	Malformação (?), hipotensão materna quando associado com sulfato de Mg^{++}; não observados efeitos neonatais	B	Sem problemas
Inibidores da ECA/AT II	Hipoplasia de crânio, hipotensão, anúria, insuficiência renal, oligoidrâmnio, morte, baixo peso, RCIU	C – 1º T D – 2º/3º T	Sem problemas
Betabloqueadores (propranolol, atenolol, metoprolol)	Dose e tempo de uso-dependentes: RCIU, bradicardia fetal, hipoglicemia, hipotermia, prematuridade, bradipnéia, icterícia, broncoespasmo	B D (2º e 3º T)	Sem problemas
Hidralazina	Desaceleração da freqüência cardíaca, trombocitopenia, sofrimento fetal, RCIU	B	Sem problemas

RCIU – retardo do crescimento intra-uterino; T – trimestre.

Quadro 60.6 Resultados por Randomização

Desfechos	TRH (N = 8.506)	Placebo (N = 8.102)	HR	IC 95%
Tempo de seguimento (meses)	62,2	61,2	–	–
Doença coronariana – morte	33	26	1,18	0,70-1,97
DAC – infarto não-fatal	133	96	1,32	1,02-1,72
CABG/PTCA	183	171	1,04	0,84-1,28
AVC	127	85	1,41	1,07-1,85
Doença tromboembólica venosa	151	67	2,11	1,58-2,82
Trombose venosa profunda	115	52	2,07	1,49-2,87
Tromboembolismo pulmonar	70	31	2,13	1,39-3,25
Total	694	546	1,22	1,09-1,36

suficiente de casos, seguidos por períodos longos para avaliação definitiva de desfechos clínicos primários, como morte, infarto do miocárdio, tromboembolismo e câncer.

O HERS (*Heart and Estrogen/Progestin Replacement Study*), estudo randomizado, controlado e cego, envolveu 2.763 mulheres com DAC documentada e avaliou o regime de estrógeno conjugado associado à medroxiprogesterona contínua ou placebo em relação à prevenção secundária de eventos cardiovasculares durante um período de 4,1 anos.

Os achados do HERS não demonstraram efeitos benéficos sobre a doença coronariana, mas, ao contrário, um aumento aparente do risco no primeiro ano de uso e apenas uma redução tardia do risco, sem um efeito global benéfico. Muitas hipóteses foram propostas para explicar esses resultados, como amostragem e tempo de acompanhamento insuficientes, provável efeito atenuante da progesterona, que foi administrada continuamente, a população estudada era constituída de coronariopatas e, talvez, o possível efeito pró-trombótico e pró-inflamatório do estrógeno suplantasse os efeitos benéficos nessa população.

Para avaliação da redução do risco cardiovascular, dos cânceres de mama invasivos e colorretais e de fraturas em mulheres sadias na pós-menopausa, foi desenhado o *Women's Health Initiative* (WHI). Foram selecionadas aleatoriamente 16.608 mulheres: 8.506 usaram estrógeno e progesterona e 8.102 usaram placebo. Em 2002, as análises preliminares mostravam aumento dos efeitos adversos cardiovasculares dentro do esperado; entretanto, o risco esperado para câncer de mama foi ultrapassado, e o risco global indicava risco de TRH. Assim, esse estudo foi interrompido precocemente (5,2 anos de observação) com os seguintes resultados globais: (a) aumento do risco do câncer de mama; (b) algum aumento de risco cardiovascular, AVC e embolia pulmonar; (c) benefício em relação a fraturas; (d) possível benefício em relação ao câncer de cólon (Quadros 60.6 e 60.7).

Assim, os achados do WHI foram semelhantes aos do HERS, isto é, tanto para mulheres com DAC estabelecida como para mulheres sem DAC demonstrada, a TRH demonstrou aumento de risco inicial e, no seguimento, não mostrou aumento nem redução do risco cardiovascular. O WHI foi o primeiro estudo a confirmar que estrógeno e progesterona aumentam o risco de câncer de mama e a quantificar este risco, sugerindo que ele é cumulativo nos anos de exposição. No balanço final entre riscos e benefícios, o

Quadro 60.7 Desfechos de DAC entre as Pacientes do WHI

Variável	Grupo de TRH (N = 8.506)	Grupo Placebo (N = 8.102)	HR Ajustado	IC 95%
Tempo de seguimento	67,8 meses	66,8 meses		
DAC	N = 188	N = 147	1,24	1,00-1,54
IAM não-fatal	151	114	1,28	1,00-1,63
Morte por DAC	39	34	1,1	0,70-1,75
DAC (angina/revascularização)	N = 369	N = 356	1,00	0,86-1,15
CABG/PTCA	214	204	1,01	0,83-1,22
Síndrome coronariana aguda	322	299	1,03	0,88-1,21
Insuficiência cardíaca	N = 113	N = 109	0,99	0,76-1,29

índice global indica mais riscos no grupo que usou estrógeno e progesterona que no grupo placebo. Novamente, várias hipóteses surgiram para tentar explicar resultados tão diferentes dos estudos observacionais, como características da população de estudo, diferenças de idade, anos de menopausa, risco cardiovascular de base, níveis basais de lipoproteínas, marcadores inflamatórios e fatores trombóticos.

REFERÊNCIAS BIBLIOGRÁFICAS

1. Andrade J, Ávila WS eds. *Doença cardiovascular, gravidez e planejamento familiar*. São Paulo: Editora Atheneu, 2003.
2. Chan WS, Anand S, Ginsberg JS. Anticoagulation of pregnant women with mechanical heart valves. *Arch Intern Med* 2000; *160*:191-6.
3. Cunningham MD, Gant L *et al. Williams obstetrics*. 20 ed. Stamford: Appleton e Lange, 1997:191-226.
4. Dajani AS, Taubert KA, Wilson W *et al.* Prevention of bacterial endocarditis recommendations by the American Heart Association. *JAMA* 1997; 277:1.794-801.
5. Douglas PS ed. *Cardiovascular health and disease in women*. Philadelphia: WB Saunders Company, 1993.
6. Elkayam U. Pregnancy through a prosthetic heart valve. *J Am Coll Cardiol* 1999; *33*(6):1.642-5.
7. Hibbard JU, Lindheimer M, Lang RM. A modified definition for peripartum cardiomyopathy and prognosis based on echocardiography. *Obstet Gynecol* 1999; *94*:311-6.
8. Hulley S, Grady D, Bush T *et al.* Randomized trial of estrogen plus progestin for secondary prevention of coronary heart disease in postmenopausal women. *JAMA* 1998; *280*:605-13.
9. Julian DG, Wenger NK eds. *Women & heart disease*. London: Mosby, 1997.
10. Manson JE, Hsia J, Johnson KC *et al.* Estrogen plus progestin and the risk of coronary heart disease. *N Engl J Med* 2003; *349*: 523-34.
11. Oakley C, Child A, Jung B *et al.* Expert consensus document on management of cardiovascular diseases during pregnancy. The Task Force on the Management of Cardiovascular Diseases during Pregnancy of the European Society of Cardiology. *European Heart Journal* 2003; *24*:761-81.
12. Whittemore R, Hobbins JC, Engle MA. Pregnancy and it's outcome in women with and without surgical treatment of congenital heart disease. *Am J Cardiol* 1982; *50*:641-51.
13. Writing Group for the Women's Health Initiative Investigators. Risk and benefits of estrogen plus progestin in healthy postmenopausal women – Principal results from the Women's Health Initiative Randomized Controlled Trial. *JAMA* 2002; *288*:321-33.

CAPÍTULO 61

PARTICULARIDADES DO IDOSO CARDIOPATA

José Maria Peixoto

INTRODUÇÃO

O envelhecimento da população mundial é fato amplamente conhecido. Estima-se que o Brasil, por volta de 2020, terá a sexta população mundial de idosos. Neste grupo, dentre as doenças com maior prevalência, as patologias cardiovasculares serão as mais freqüentes.

Torna-se necessário o conhecimento das alterações estruturais, funcionais e hemodinâmicas relacionadas ao envelhecimento, para que possamos adequar o conhecimento científico a este grupo populacional. Salienta-se que os idosos não têm tido grande representatividade nos estudos clínicos, o que dificulta o estabelecimento de condutas padronizadas para esta faixa etária.

Em relação à abordagem das grandes entidades clínicas da cardiologia, as condutas seguem, quase sempre, as mesmas preconizadas para a população mais jovem. Desta forma, o que irá diferenciar a conduta clínica no paciente idoso serão questões próprias de cada paciente, suas comorbidades, situação social e expectativa de vida. Visto isto, muitas vezes a "idade biológica" e seu *status* funcional terão mais importância na decisão clínica que a idade cronológica.

Neste capítulo, discorreremos sobre aspectos particulares que envolvem o sistema cardiovascular e o envelhecimento, estudando as principais *alterações da fisiologia do sistema cardiovascular* que ocorrem com o envelhecimento, aspectos específicos relacionados à *terapêutica cardiovascular*, além de abordarmos algumas características da *propedêutica não-invasiva no idoso*. Por último, abordaremos dois tópicos importantes para o entendimento deste grupo etário: a *síndrome da fragilidade* e a *teoria da compressão da morbidade*.

As alterações cardiovasculares do envelhecimento mostram grande variação na forma de apresentação. Na prática, observamos extrema diversidade de manifestações clínicas entre os pacientes idosos, o que leva a uma freqüente dissociação entre as idades biológica e cronológica.

O envelhecimento é um processo contínuo durante a vida de todos os indivíduos, caracterizando-se por perda gradual da função de vários órgãos e, diferentemente dos outros estados patológicos, o envelhecimento afeta todos os indivíduos – *é a própria vida*. É um processo geneticamente programado, mas que pode sofrer alterações por influências do ambiente. O processo de perdas funcionais pode ser acelerado com o surgimento de patologias como doença arterial coronariana, doença cerebrovascular, diabetes e patologias renais e pulmonares, dentre outras.

ALTERAÇÕES NA ANATOMIA E NA FISIOLOGIA CARDIOVASCULAR

As alterações na anatomia e na fisiologia cardiovascular do envelhecimento são responsáveis por alterações funcionais diversificadas. Citaremos as mais importantes:

1. Redução da elasticidade da aorta e grandes artérias. Com a aorta menos complacente, há aumento da resistência à ejeção ventricular esquerda. Isto leva a aumento da velocidade da propagação da onda de pulso, de tal maneira que, ao se refletir da periferia para a raiz da aorta, o ventrículo esquerdo (VE) ainda não concluiu a ejeção ventricular. Como resultado, ocorre elevação da pressão arterial sistólica e da pós-carga no VE. Com o enrijecimento da aorta, a pressão arterial cai mais rapidamente na diástole, levando a queda da pressão diastólica e aumento na pressão de pulso.

2. Redução do número de miócitos que, juntamente com a elevação da pós-carga, resultará em modesta hipertrofia ventricular.

3. Hipertrofia ventricular esquerda, associada à redução da pressão diastólica, proporciona ambiente para o desenvolvimento de isquemia subendocárdica e fibrose intersticial, que produzirá redução da complacência ventricular e aumento do tempo de relaxamento do VE. O atraso no tempo de relaxamento ventricular e a elevação de sua rigidez acarretarão aumento da força de contração do átrio esquerdo (AE), aumentando a contribuição da sístole atrial para o volume diastólico final do VE.
4. Apoptose das células do nó sinoatrial ocasiona a perda de 50 a 75% destas células por volta dos 50 anos de idade. As células do nó atrioventricular são preservadas, mas ocorrem fibrose e redução celular no feixe de His.
5. Ocorrem fibrose e calcificação do esqueleto fibroso do coração, dos anéis valvulares e do trígono fibroso, juntamente com calcificação das bases das cúspides da válvula aórtica.
6. Há redução da responsividade ao estímulo beta-adrenérgico e redução da reatividade dos barorreceptores e quimiorreceptores.

Função Ventricular Esquerda, Débito Cardíaco de Repouso e Após Esforço

A função do VE é determinada por três fatores: contratilidade miocárdica, pré-carga e pós-carga. A adaptação ventricular às alterações agudas de trabalho depende de fatores como influxo de Ca^{++}, ativação de miofilamentos, comprimento da fibra e fatores afetando a pós-carga, incluindo a resistência vascular periférica, elasticidade arterial e velocidade de onda de propagação do pulso. As alterações crônicas do trabalho ventricular são moduladas por fatores de crescimento, como fator de crescimento transformina-alfa, angiotensina II e catecolaminas, que determinam mudanças na massa ventricular e outras alterações estruturais.

No repouso, o débito cardíaco é mantido devido à freqüência cardíaca mais lenta, e o aumento do volume ventricular esquerdo final consegue elevar o volume sistólico ou volume ejetado. Apesar do aumento no diâmetro do VE e da elevação da pressão arterial sistólica, a tensão de parede permanece normal devido à moderada hipertrofia do VE.

No exercício, há diminuição do consumo máximo de oxigênio ($VO_2máx$) e redução da freqüência cardíaca máxima atingida, em comparação com a população mais jovem. No entanto, para análise do $VO_2máx$, devemos levar em conta o débito cardíaco e a extração periférica muscular de oxigênio. No idoso, sabemos que existe redução da massa muscular; desta forma, se corrigirmos o valor de $VO_2máx$ com exercício pela excreção de creatinina, como medida da massa muscular, veremos que ocorre um discreto declínio da $VO_2máx$. Ainda, no exercício, há menor elevação da freqüência cardíaca no paciente idoso, quando comparado com populações mais jovens. O volume sistólico é mantido pelo aumento no volume diastólico final ventricular esquerdo, por meio dos mecanismos de Frank-Starling.

Por último, o idoso apresenta aumento da noradrenalina e da adrenalina circulante e redução da responsividade ao estímulo adrenérgico: dessensibilização. O aumento das catecolaminas plasmáticas pode ajudar a compensar a redução da resposta ao estímulo beta-adrenérgico.

PRINCÍPIOS DA FARMACOLOGIA NO IDOSO

Cerca de 50% das medicações prescritas são destinadas a pessoas com 60 anos ou mais que utilizam, em média, de três a quatro medicamentos, quando moram na comunidade, e de sete a oito, quando residem em instituições de longa permanência. Acrescente-se às "prescrições oficiais" uma série de outras medicações que são utilizadas por automedicação (drogas milagrosas, fitoterápicos, homeopáticos etc.), predispondo à ocorrência de interações medicamentosas.

Os medicamentos cardiovasculares e os psicoterápicos estão entre os mais prescritos nesse grupo de pacientes. Estes fármacos apresentam índice tóxico-terapêutico baixo e, desta forma, é necessário ter atenção no momento da prescrição. Efeitos colaterais, reações adversas e interações medicamentosas são comuns na população idosa e responsáveis por grande parte das admissões hospitalares.

O conhecimento das alterações fisiológicas do envelhecimento, das alterações induzidas pela própria patologia, da farmacocinética e da farmacodinâmica dos medicamentos, além do entendimento das interações medicamentosas, poderá proporcionar auxílio para uma prescrição segura e eficiente. As doses e os intervalos terapêuticos serão individualizados e monitorizados caso a caso. Toda a atenção deverá ser dada às questões particulares e sociais do idoso. Devemos evitar esquemas de prescrição muito complicados, uma vez que o idoso poderá não conseguir compreendê-los, não fazendo o seu uso correto. Dificuldades visuais e problemas cognitivos dificultam, por exemplo, o uso de medicamentos com doses como "meio comprimido", "um quarto de comprimido", ou prescrições com diversos horários de administração. É importante saber se o paciente mora sozinho ou com familiares, se tem alguém que cuide dele, enfim, conhecer toda a logística que envolverá a administração daquele fármaco, desde a compra até o acondicionamento, o fracionamento e quem irá administrá-lo. A prescrição do idoso, bem como tudo que envolve o seu tratamento, vai além do diagnóstico e da decisão clínica. É necessário envolver-se com o paciente, conhecer sua individualidade e sua vida social. É importante a vontade de "cuidar" do paciente, em vez de simplesmente tratar de suas doenças.

Alterações Farmacocinéticas do Envelhecimento

As principais alterações farmacocinéticas são:

a. Fatores que interferem na absorção dos medicamentos: alterações na absorção do fármaco devido a maior tempo de esvaziamento gástrico, hipocloridria, menor superfície,

diminuição do fluxo sangüíneo e da motilidade do tubo digestivo.
b. Fatores que interferem na distribuição dos medicamentos:
   1. Percentual de redução da água corpórea total, redução da massa muscular e da massa celular, além do aumento do tecido gorduroso.
   2. Aumento da proporção de gordura corporal.
   3. Redução na concentração da albumina plasmática de 15 a 20%, aumentando a proporção da fração livre do fármaco administrado (ligação protéica) e, com isto, o risco de toxicidade, se não efetuarmos ajustes na posologia.
c. Fatores que interferem no metabolismo do medicamento:
   1. Em geral, os fármacos apresentam eliminação através de metabolismo hepático e/ou excreção renal. Com o envelhecimento, o fluxo sangüíneo hepático, principal determinante do *clearance* dos medicamentos, pode diminuir em até 40%. Desta forma, os medicamentos com metabolismo hepático terão sua eliminação comprometida, aumentando sua concentração sangüínea. A atividade das enzimas responsáveis pelo metabolismo, como o citocromo P450, declina no idoso. Os mecanismos de conjugação não se alteram. Todo fármaco de metabolização hepática, no paciente idoso, requer atenção quanto à prescrição, uma vez que as concentrações plasmáticas estarão aumentadas e o paciente estará sujeito a efeitos indesejáveis.
d. Fatores que interferem com a excreção do medicamento:
   1. Dos 25 aos 75 anos de vida, os rins perdem cerca de 50% da sua função, com o fluxo sangüíneo renal declinando cerca de 1% ao ano após os 50 anos e ocorrendo redução da massa renal, principalmente do córtex. O número de glomérulos e de células tubulares diminui. Várias alterações vasculares e fibróticas podem ocorrer após os 70 anos. A velocidade de filtração glomerular (ritmo de filtração glomerular – RFG) também diminui, bem como a capacidade excretora. A creatinina sérica pode manter-se dentro da normalidade, uma vez que, devido à diminuição da massa muscular, a produção da creatinina também é reduzida. O método mais preciso para avaliação da função renal no idoso é o *clearance* de creatinina. Os fármacos com eliminação renal necessitam ajuste posológico para que sejam evitados efeitos indesejáveis.

Devemos iniciar a prescrição de medicamentos para os idosos com dose baixa e aumentá-la progressivamente, à medida que novas avaliações forem sendo efetuadas. Devemos evitar iniciar com a dose chamada plena, principalmente para o grupo com mais de 80 anos. Iniciamos com cerca de 30 a 50% da dose preconizada para o jovem. Vale lembrar que o paciente idoso, em geral, está sendo assistido por outras especialidades gerontológicas: geriatras, neurologistas, ortopedistas, fisioterapeutas, neuropsicólogos etc. Desta maneira, é muito importante, ao lidar com este grupo etário, que o profissional tenha habilidade em atuar de forma interdisciplinar, interagindo com todos os profissionais envolvidos no atendimento ao idoso. Isto facilitará o trabalho de todos os profissionais envolvidos, além de aumentar a segurança para o paciente, haja vista a satisfação que se nota no paciente e em seus familiares quando percebem esse tipo de atitude e o receio que transmitem quando notam que esta interdisciplinaridade não está sendo buscada.

AVALIAÇÃO PROPEDÊUTICA NÃO-INVASIVA NO IDOSO CARDIOPATA

O uso e a interpretação dos exames complementares em cardiologia podem diferir no idoso, em relação aos pacientes mais jovens, devido à prevalência das doenças, às variações de valores da normalidade e à presença de comorbidades.

A prevalência da doença pode alterar a interpretação de exames. Como exemplo, podemos citar a interpretação do resultado do teste ergométrico limítrofe para isquemia miocárdica, que terá um valor diagnóstico maior numa população idosa, com alta prevalência para doença arterial coronariana, do que numa população mais jovem e sem fatores de risco. Os valores de normalidade podem alterar-se com o envelhecimento, como é visto no estudo ecocardiográfico com Doppler para avaliação da função diastólica, que se pode encontrar alterada no idoso sem, necessariamente, haver a presença de patologias cardiovasculares. As comorbidades podem interferir na "logística" dos procedimentos, como ocorre nas doenças ortopédicas que, muitas vezes, dificultam ou mesmo impedem a realização do teste ergométrico.

Exames Complementares Não-invasivos Comumente Utilizados

ELETROCARDIOGRAMA

Anormalidades ao ECG estão três vezes mais presentes em idosos com mais de 85 anos do que entre aqueles com 65 a 69 anos. Oito a 19% dos idosos apresentam bloqueio atrioventricular de I grau. Onze por cento dos pacientes com mais de 70 anos podem apresentar hemibloqueio anterior esquerdo (HBAE); 4,3% dos pacientes com mais de 65 anos e 7% daqueles com mais de 85 podem apresentar bloqueio de ramo direito. Bloqueio do ramo esquerdo pode ser encontrado em até 1,7% dos pacientes com mais de 65 anos e em até 9% daqueles com mais de 85 anos. O ECG de repouso tem baixa sensibilidade para o diagnóstico de hipertrofia ventricular esquerda, apesar da elevada prevalência de hipertrofia ventricular nesta população.

ECOCARDIOGRAFIA

O estudo ecocardiográfico transtorácico é exame muito atrativo nesta população. De fácil realização, considerada exame de baixo risco, aplicável a todo tipo de paciente, independente de suas comorbidades e capacidade de locomoção, a ecocardiografia pode ser auxiliar no tratamento de diversas patologias, como doença arterial coronariana, insuficiência cardíaca e valvulopatias, dentre outras. A avaliação ecocardiográfica poderá nos fornecer dados sobre a função sistólica regional ou global, além de nos informar sobre a função diastólica e poder estimar a pressão de enchimento ventricular esquerda em pacientes com insuficiência cardíaca congestiva.

Anormalidades segmentares ocorrem na doença arterial coronariana, mas não são patognomônicas desta patologia. A ecocardiografia possibilita verificar que a insuficiência cardíaca com função ventricular preservada ocorre em até 40 a 50% dos pacientes com mais de 75 anos. As limitações técnicas são devidas a janelas inadequadas por conformação torácica.

TESTE ERGOMÉTRICO

A realização do teste ergométrico no idoso apresenta grandes desafios, uma vez que diversos fatores podem interferir na sua realização, como diminuição da tolerância ao exercício, maior incidência de comorbidades e problemas de locomoção. Além disso, devido à elevada incidência de anormalidades eletrocardiográficas no repouso, como bloqueio de ramo esquerdo, hipertrofia ventricular ou alterações de ST-T no repouso, a interpretação do ECG de esforço pode estar prejudicada. No entanto, trata-se de bom método complementar com capacidade de fornecer informações em relação ao prognóstico do paciente. Obviamente, o profissional deverá selecionar o paciente que poderá ser submetido a este exame complementar de forma individualizada, à luz de suas limitações.

ECOCARDIOGRAFIA DE ESTRESSE E CINTILOGRAFIA MIOCÁRDICA DE PERFUSÃO

Estes métodos complementares podem ser utilizados no estudo da doença arterial coronariana quando não podemos realizar um teste ergométrico convencional, quer por incapacidade de realizar o esforço físico por parte do paciente, quer pelo achado de anormalidades ao ECG de repouso que interferem no diagnóstico da isquemia miocárdica, ou mesmo para esclarecimento de exame com resultado duvidoso, quando o profissional não optou inicialmente pelo estudo invasivo (hemodinâmico) ou, ainda, quando se fazem necessárias a avaliação da extensão da isquemia miocárdica e a determinação da região acometida. São exames seguros para o paciente idoso e apresentam boas sensibilidade e especificidade diagnósticas.

A SÍNDROME DA FRAGILIDADE E A TEORIA DA COMPRESSÃO DA MORBIDADE

Recentemente, tem aumentado a preocupação com a manutenção da capacidade funcional dos indivíduos, buscando-se reduzir a morbidade e aumentar a expectativa de vida ativa, apesar do envelhecimento. Com freqüência, porém, observamos aumento da quantidade de vida, acompanhada de várias morbidades e disfunções e grande limitação sociofuncional do idoso.

Em 1980, James F. Fries propôs a teoria da compressão da morbidade. Como exemplificado, podemos observar, na Fig. 61.1, a possibilidade de quatro padrões para evolução do início da morbidade no transcurso da vida de um indivíduo. No primeiro gráfico, o início da morbidade ocorre por volta dos 55 anos, com a expectativa de vida chegando aos 76 anos. No segundo, temos o prolongamento da vida, sem alterarmos o início do surgimento da morbidade, o que, em última análise, causará aumento na quantidade de vida, acompanhada de morbidades, limitantes de vida ativa. Pela teoria da compressão da morbidade, último gráfico, procuraremos objetivar um adiamento maior no início das morbidades, mesmo com pequena redução na sobrevida, mas com bom aumento da expectativa de vida ativa.

Uma das maiores ameaças à expectativa de vida ativa é o desenvolvimento da fragilidade. A fragilidade vem sendo proposta como uma síndrome de desajustamento biológico em que as respostas aos estímulos do meio sejam pouco adaptadas ou negativas. Resulta em dificuldade no restabelecimento das funções após agressões de várias naturezas, diminuindo a eficiência das medidas terapêuticas e de reabilitação, reduzindo a resposta dos sistemas de defesa, propiciando o surgimento da dependência e comprometendo a qualidade de vida. Com isto, o indivíduo é levado ao declínio contínuo das funções fisiológicas até a morte.

Como podemos observar na Fig. 61.2, proposta por Ferrucci, existe uma curva que representa o envelhecimento normal, no qual o indivíduo vai perdendo gradativamente suas capacitações funcionais, mas não chegando a atingir a dependência total. Já na curva do envelhecimento acelerado, comumente vista na síndrome da fragilidade, o indivíduo, tanto por características genéticas como por alterações

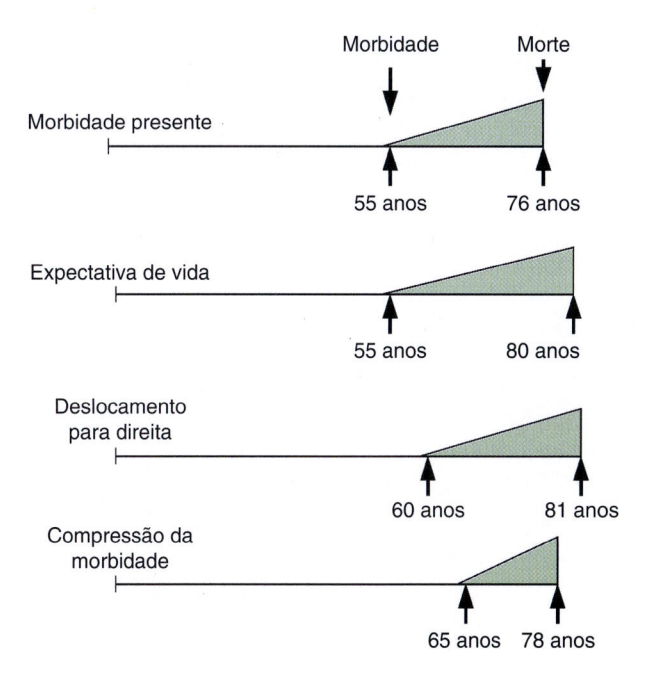

Fig. 61.1 Síndrome da fragilidade e teoria da compressão da morbidade. (*Ann Intern Med* 2003; *139*:455-9.)

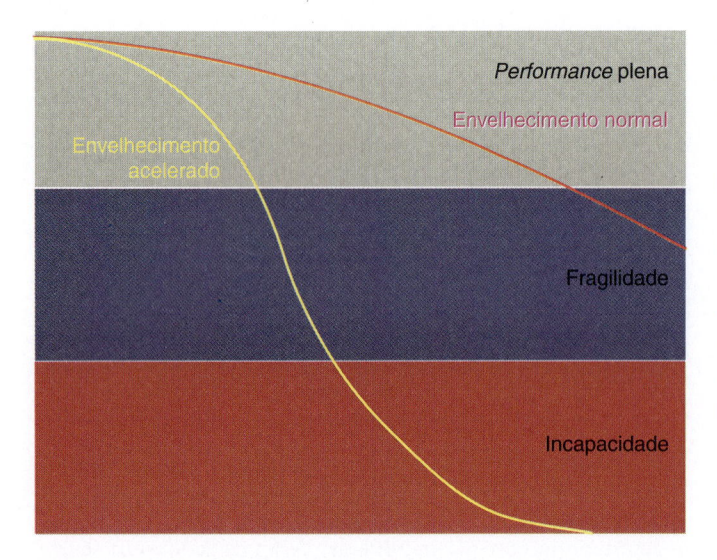

Fig. 61.2 Trajetórias de *performance* através do tempo de vida. Curvas representativas dos envelhecimentos normal e acelerado. Adaptado de Ferrucci *et al.*

fisiopatológicas induzidas por diversos fatores, dentre eles a desnutrição, os estados patológicos (incluindo as doenças cardiovasculares), a sarcopenia e outros, rapidamente atingirá a curva da fragilidade e poderá chegar à situação de dependência total com grave redução de sua qualidade de vida e expectativa de atividade.

Diversas são as teorias da síndrome da fragilidade, sejam do ponto de vista diagnóstico, etiopatogênico e terapêutico. Cabe salientar a importância que as patologias cardiovasculares desempenham para o surgimento, agravamento ou manutenção desta síndrome. Alguns pesquisadores atribuem à aterosclerose um papel de destaque na fisiopatologia da fragilidade. Desta forma, o manuseio, tanto preventivo como terapêutico, das principais doenças do aparelho cardiovascular pode ter muita importância na prevenção desta grave síndrome, além de adiar o início das principais disfunções que afligem os idosos, atendendo ao proposto na teoria da compressão da morbidade.

O conhecimento destes conceitos é de grande importância para os profissionais que cuidam de pacientes idosos, uma vez que é desejável planejarmos nossas decisões propedêuticas e terapêuticas dentro desta ótica de trabalho, ou seja, atuando no sentido de prevenirmos o início da fragilidade, amenizarmos a sua evolução e evitarmos medidas que possam acelerar a perda sociofuncional deste grupo populacional. Agindo desta forma, estaremos não apenas preocupados com o prolongamento do tempo da vida, mas com a manutenção da qualidade e da quantidade de vida ativa do indivíduo idoso.

REFERÊNCIAS BIBLIOGRÁFICAS

1. Braunwald E, Zipes DP, Libby P. *Heart disease: a textbook of cardiovascular medicine.* 6 ed.
2. Cheitlin MD. Cardiovascular physiology – Changes with aging. *Am J Geriatr Cardiol* 2003; *12*(1):9-13.
3. I Diretrizes do Grupo de Estudo em Cardiogeriatria da Sociedade Brasileira de Cardiologia. *Arq Bras Cardiol* 2002; *79*(supl I).
4. Fries JF. Aging, natural death, and the compression of morbidity. *N Engl J Med* 1980; *303*:130-5.
5. Fries JF. Measuring and monitoring success in compressing morbidity. *Ann Intern Med* 2003; *139*:455-9.
6. Fleischmann KE. Noninvasive cardiac testing in the geriatric patients. *Am J Geriatr Cardiol* 2003; *12*(1):28-32.
7. Hamerman D. Toward an understandig of frailty. *Ann Intern Med* 1999; *130*(11):945-50. Review.
8. Jacob Filho W *et al*. *Terapêutica do idoso: Manual da liga do Gamia.* São Paulo: Fundo Editorial Byk, 2003.
9. Patrick YL, Karen PA, Bradley GH *et al*. Representation of elderly persons and women in published randomized trials of acute coronary syndromes. *JAMA* 2001; *286*:708-13.
10. Tresch DD, Aronow WS. *Cardiovascular disease in the elderly patient.* 2 ed. 1999.

XI

CARDIOPATIAS CONGÊNITAS

CAPÍTULO 62

CARDIOPATIAS CONGÊNITAS ACIANÓTICAS COM HIPERFLUXO PULMONAR

Maria da Glória Cruvinel Horta

INTRODUÇÃO

Cardiopatias acianóticas com hiperfluxo pulmonar são aquelas cardiopatias congênitas (presentes ao nascimento) que cursam com aumento da circulação pulmonar, causado por *shunt* esquerda-direita, ou seja, um desvio de parte da circulação sistêmica para a circulação pulmonar. A cianose não ocorre numa fase inicial da doença. O agrupamento destas cardiopatias ajuda a entender a sua fisiopatologia, já que elas têm apresentação clínica e evolução semelhantes.

INCIDÊNCIA

Os defeitos cardíacos acianóticos abrangem dois terços de todas as cardiopatias congênitas, e os defeitos com *shunt* esquerda-direita são os mais freqüentes.

ETIOLOGIA

Nas cardiopatias congênitas, a etiologia é multifatorial, incluindo causas ambientais, como infecções maternas e uso de drogas durante o período gestacional, fatores genéticos primários (cromossômicos ou mutação genética isolada), mas na grande maioria, em torno de 90%, a causa é determinada por interação genético-ambiental.

A comunicação interventricular (CIV) está associada ao uso de álcool na gravidez e também ao uso de anticonvulsivantes. Persistência do canal arterial (PCA) está associada a sífilis e prematuridade. Na história familiar, consangüinidade paterna e outros casos de cardiopatia congênita devem ser pesquisados.

ORIENTAÇÃO DIAGNÓSTICA E CONDUTA CLÍNICA NAS CARDIOPATIAS CONGÊNITAS

As lesões com sobrecarga volumétrica decorrentes de *shunts* entre as circulações sistêmica e pulmonar incluem os defeitos septais (comunicação interventricular, comunicação interatrial e defeito do septo atrioventricular), os curtos-circuitos extracardíacos (canal arterial, janela aortopulmonar) e a drenagem anômala parcial das veias pulmonares, que têm em comum um quadro de hipervolemia pulmonar, com ou sem insuficiência cardíaca.

A avaliação clínica de uma cardiopatia congênita segue sempre o mesmo roteiro: história clínica, exame físico e os exames complementares (radiografia de tórax, eletrocardiograma e ecocardiograma). A cineangiocardiografia é realizada quando necessário.

História Clínica

Na cardiopatia acianótica de hiperfluxo pulmonar, os sintomas dependem da magnitude do fluxo sangüíneo pulmonar, ou seja, do *shunt* esquerda-direita, que é determinado pelo tamanho e localização do defeito e pela pressão em artéria pulmonar. Assim, os pequenos defeitos evoluem assintomáticos e são descobertos em exame pediátrico de rotina, quando é percebido o sopro cardíaco. Como a magnitude do *shunt* vai depender da pressão em artéria pulmonar, os sintomas só aparecem quando começa a ceder a hipertensão pulmonar presente no recém-nascido, ou seja, quando a circulação pulmonar passa do padrão circulatório fetal para o padrão normal, o que ocorre a partir da segunda semana de vida. Os sinais clínicos são de insuficiência cardíaca esquerda ou direita e esquerda. O aumento progressivo do fluxo sangüíneo para os pulmões através do defeito ocasiona, inicialmente, uma taquipnéia, seguida de dispnéia aos esforços. Lembramos que o esforço no lactente corresponde à mamada e ao choro. Sudorese cefálica é relatada freqüentemente pela mãe. Os sintomas se iniciam, no grupo pós-tricuspídeo, ou seja, CIV, PCA, janela aortopulmonar, precocemente, no final do primeiro mês de vida, até os 6 meses de idade.

Já nos defeitos pré-tricuspídeos, a câmara que recebe o fluxo sangüíneo aumentado é de baixa pressão, mais complacente e, portanto, não apresenta sintomas nos primeiros anos de vida.

A criança com insuficiência cardíaca (ICC), além da taquipnéia, apresenta precórdio hiperdinâmico e respiração superficial com o esforço, representado por tiragem intercostal e diafragmática, além de batimentos de asas do nariz.

Principais sinais da ICC no lactente:

- Taquipnéia.
- Taquicardia.
- Dispnéia.
- Dificuldade para mamar.
- Sudorese e palidez.

Nas lesões de curto-circuito esquerda-direita, o aparecimento do sopro é mais tardio, em torno da segunda semana. O aumento progressivo da intensidade do sopro decorre da magnitude crescente do *shunt*, que é inversamente proporcional à queda da resistência pulmonar.

O acompanhamento ambulatorial visa à prevenção de complicações, à análise evolutiva do padrão hemodinâmico das lesões e à vigilância da terapêutica, que envolve desde a adequação das doses de medicamentos até o acompanhamento do ganho ponderal. A prevenção de complicações como anemia, infecções e distúrbios hidroeletrolíticos deve ser preocupação constante no acompanhamento das crianças portadoras de cardiopatia. Nos pacientes com cardiopatias estruturais, enxertos biológicos ou sintéticos, deve-se reforçar a importância da profilaxia de endocardite infecciosa.

Exame Físico

Ao exame físico, o estado geral da criança já nos permite avaliar a gravidade da cardiopatia. A dificuldade para mamar provocada pela ICC leva, inicialmente, à dificuldade de ganho de peso e, posteriormente, prejudica também a estatura. A freqüência respiratória aumentada é o sinal mais precoce de ICC no recém-nascido e no lactente, sendo seguida de dispnéia com retração subcostal. A criança pequena não consegue, como o adulto, assumir a posição de ortostatismo. O que nós observamos é que a criança se torna irritada, tem um sono irregular e fica mais tranqüila com a elevação do tronco.

Ao exame cardiovascular, o precórdio pode apresentar-se abaulado, como conseqüência do aumento da área cardíaca. Pode ser percebido frêmito no local do sopro, característico em cada uma das cardiopatias.

COMUNICAÇÃO INTERVENTRICULAR

A comunicação interventricular (CIV) é muito freqüente, correspondendo a 20% de todas as cardiopatias congênitas. A história natural desta anomalia depende de sua localização, das suas dimensões e do grau de resistência da artéria pulmonar. Pode evoluir com redução de tamanho, fechamento espontâneo (em geral, defeitos pequenos), insuficiência das valvas semilunares (CIV duplamente relacionada) ou doença vascular pulmonar obstrutiva. Pacientes com pequenos defeitos têm evolução assintomática.

A classificação anatômica separa os defeitos em três tipos (Fig. 62.1):

- Perimembranoso.
- Muscular.
- Subarterial ou duplamente relacionada.

A CIV perimembranosa é a mais freqüente, ocorrendo em 80% dos casos. A CIV muscular corresponde a 15% e a subarterial, a 5% dos pacientes.

O fechamento espontâneo do defeito é comum, principalmente nos pequenos defeitos dos tipos perimembranoso e muscular, chegando a ocorrer em 80% dos casos, em geral até os 2 anos de idade, podendo ocorrer mesmo na idade adulta.

Na CIV, o sopro aparece no final do primeiro mês, irradia em faixa na borda esternal baixa e, como é um sopro de regurgitação, abafa a segunda bulha, que só vai tornar-se hiperfonética quando a criança começar a desenvolver hipertensão pulmonar. Pequenos defeitos podem apresentar sopro nos primeiros dias de vida.

A maioria dos pacientes é assintomática. Defeitos moderados e grandes podem desenvolver ICC a partir do segundo mês de vida. Alguns pacientes evoluem com doença vascular pulmonar obstrutiva e hipertensão pulmonar a partir dos 2 anos de idade, podendo ocorrer mais precocemente em pacientes sindrômicos.

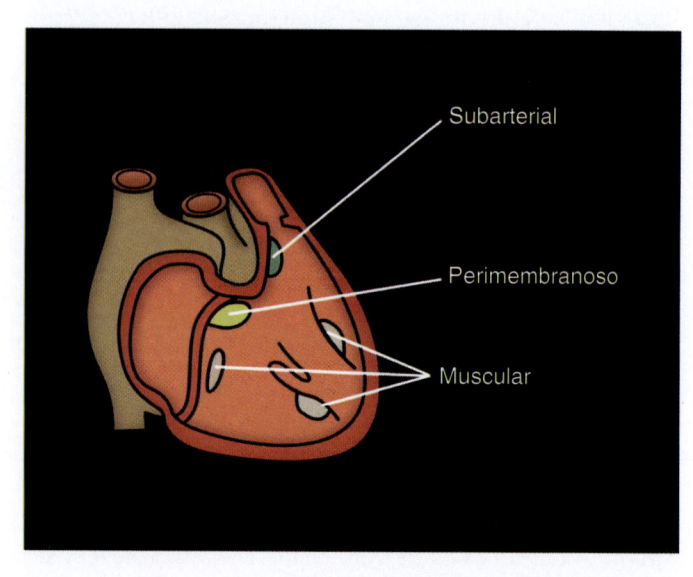

Fig. 62.1 Tipos anatômicos básicos de CIV.

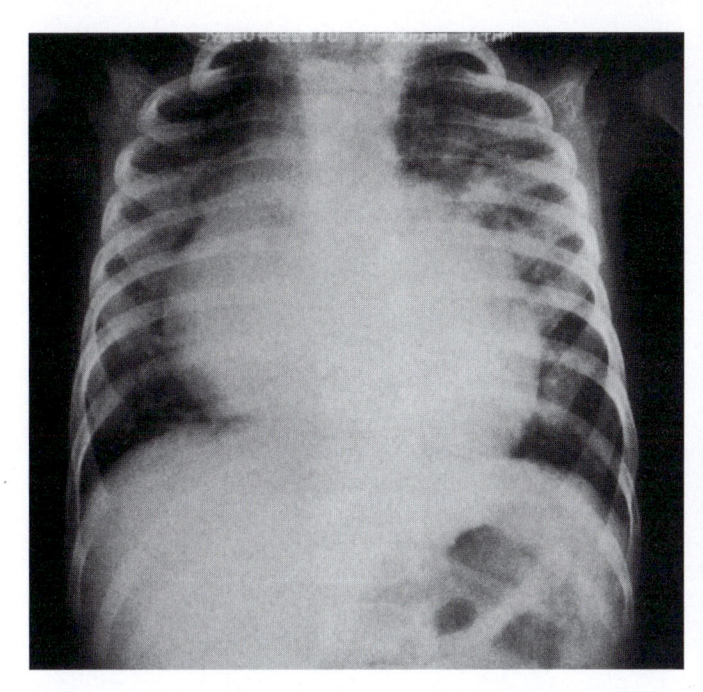

Fig. 62.2 Radiografia de tórax de criança portadora de CIV perimembranosa mostrando aumento de área cardíaca e hiperfluxo pulmonar.

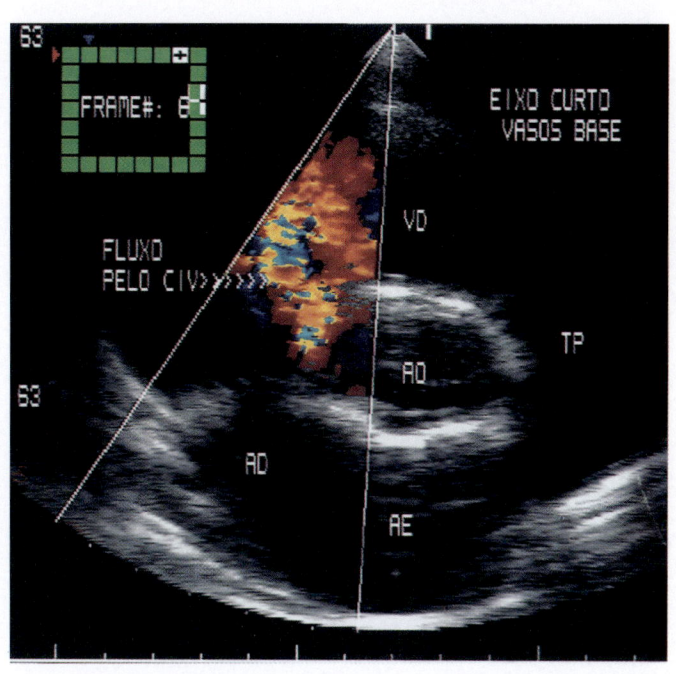

Fig. 62.4 Ecodoppler bidimensional em cores de criança portadora de CIV perimembranosa mostrando o fluxo em mosaico através do defeito.

Radiografia de Tórax

Em pequenas lesões, a área cardíaca é normal. Nos defeitos leves a moderados, ocorrem crescimento das câmaras esquerdas e sinais de hiperfluxo pulmonar (Fig. 62.2). Os grandes defeitos são acompanhados de aumento global da área cardíaca e de importante aumento do fluxo sangüíneo pulmonar. Quando ocorre a doença vascular pulmonar obstrutiva (hipertensão pulmonar), observamos abaulamento acentuado da artéria pulmonar e diminuição da circulação pulmonar periférica.

Eletrocardiograma

Pequenos defeitos apresentam ECG normal. As CIV com repercussão hemodinâmica leve apresentam sobrecarga ventricular esquerda (SVE). Defeitos moderados mostram sobrecarga biventricular (SBV) (Fig. 62.3). O aparecimento de sobrecarga ventricular direita (SVD) indica desenvolvimento de hipertensão pulmonar ou de estenose pulmonar infundibular, exigindo observação cuidadosa.

Ecocardiograma

O ecocardiograma fornece todos os dados necessários para avaliação da CIV, tornando desnecessário o cateterismo cardíaco para diagnóstico, a não ser em casos com múltiplas lesões associadas, ou quando há suspeita clínica de hipertensão pulmonar. É possível determinar o tipo anatômico, o tamanho e a repercussão hemodinâmica do defeito, o que possibilita definir a melhor conduta para cada caso (Fig. 62.4).

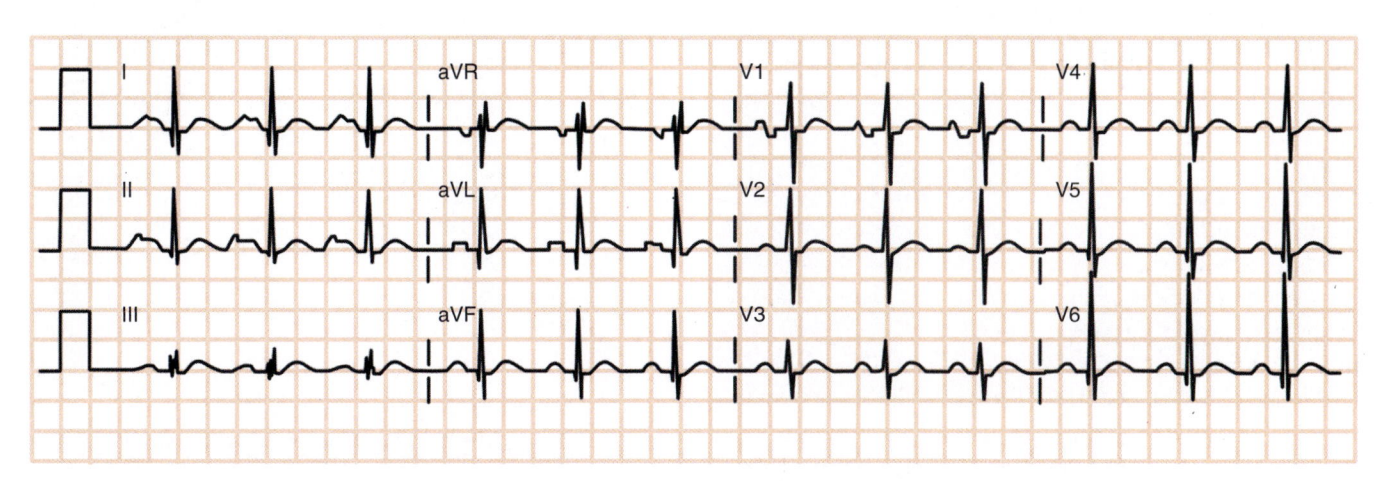

Fig. 62.3 Eletrocardiograma de criança portadora de CIV mostrando sobrecarga biventricular.

Cateterismo Cardíaco

O cateterismo cardíaco está indicado quando se torna necessário o estudo da hipertensão pulmonar para definição da indicação cirúrgica.

Tratamento

As crianças, em sua maioria, são assintomáticas e não precisam de tratamento, sendo apenas acompanhadas em sua evolução natural. Os casos que evoluem com ICC devem receber o tratamento medicamentoso com digital, diuréticos e vasodilatadores. Quando não há boa resposta, o fechamento cirúrgico do defeito está indicado em qualquer idade. Pacientes sem sintomas, mas com sinais de hiper-resistência pulmonar, devem ser submetidos à cirurgia. O fechamento da CIV por meio de cateterismo cardíaco ainda não é feito rotineiramente, mas apenas em casos selecionados.

COMUNICAÇÃO INTERATRIAL (CIA)

A CIA representa 6 a 10% de todas as cardiopatias congênitas e é mais freqüente em meninas.

A classificação anatômica inclui quatro tipos de CIA (Fig. 62.5).

- *Ostium secundum*.
- *Ostium primum*.
- Seio venoso superior.
- Seio venoso inferior.

Entre os quatro tipos de CIA, o mais freqüente é a CIA *ostium secundum* e o mais raro, a CIA seio venoso inferior. A CIA seio venoso superior costuma ser associada a drenagem anômala da veia pulmonar superior direita. À CIA *ostium primum* corresponde um defeito do septo atrioventricular.

Os portadores de defeito septal atrial isolado muito raramente são sintomáticos na infância. As manifestações clínicas – insuficiência cardíaca, arritmias e hipertensão pulmonar – ocorrem tardiamente, na vida adulta. A baixa pressão do átrio esquerdo tem extensão retrógrada ao leito vascular pulmonar, evitando a hipertensão venocapilar, ao contrário do que ocorre com os demais defeitos com *shunt* esquerda-direita.

Quando há fechamento espontâneo dessa lesão, o mesmo ocorre, em 92% dos pacientes, até 1 ano de idade. Embora os mecanismos de fechamento sejam pouco conhecidos, as lesões com menos de 5mm fecham-se mais freqüentemente.

Radiografia de Tórax

Em pequenas lesões, a área cardíaca é normal. Nos defeitos maiores, ocorrem crescimento das câmaras direitas e sinais de hiperfluxo pulmonar (Fig. 62.6). Quando acontece a doença vascular pulmonar obstrutiva, observamos abaulamento acentuado da artéria pulmonar e diminuição da circulação pulmonar periférica.

Eletrocardiograma

Nos pequenos defeitos, o ECG é normal. Em lesões maiores, encontramos desvio do eixo para a direita e sinais de sobrecarga ventricular direita (SVD) com padrão de bloqueio incompleto de ramo direito (rsR' ou RSR'). Nos casos mais graves, podemos também observar sobrecarga de átrio direito (AD). Em pacientes adultos, podemos observar ritmo juncional ou *flutter* atrial.

Ecocardiograma

O ecocardiograma fornece todos os dados necessários para avaliação da CIA, tornando desnecessário o cateterismo car-

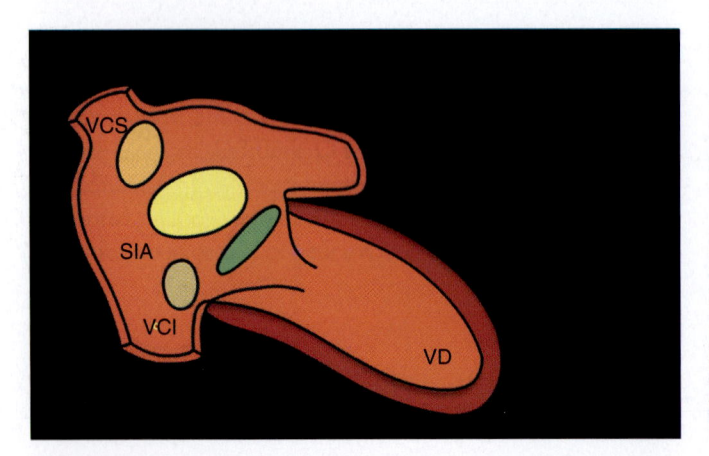

Fig. 62.5 Tipos anatômicos básicos de CIA: VCS – veia cava superior; VCI – veia cava inferior; SIA – septo interatrial; VD – ventrículo direito.

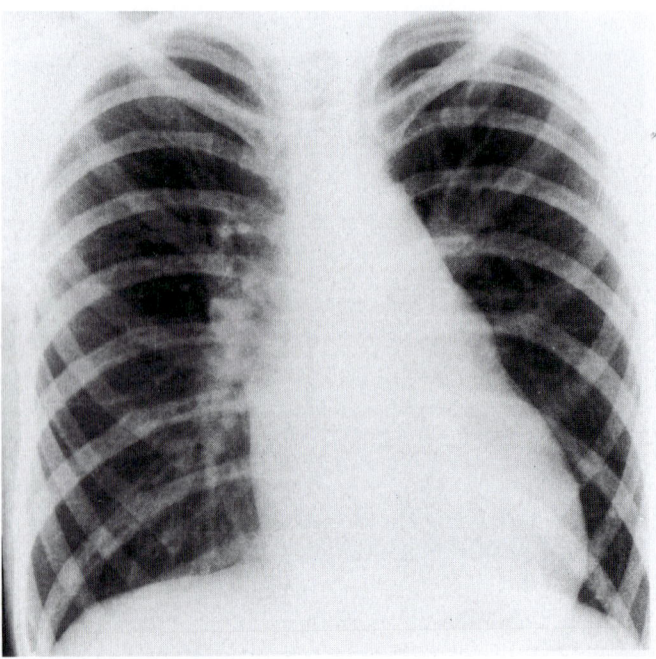

Fig. 62.6 Radiografia de tórax de criança portadora de CIA mostrando aumento de área cardíaca à custa de câmaras direitas, abaulamento de AP e hiperfluxo pulmonar.

díaco para diagnóstico. A sobrecarga volumétrica de câmaras direitas leva a aumento de volume de AD e ventrículo direito (VD). O corte subcostal permite visualizar a localização anatômica do defeito.

Tratamento

A CIA pequena, com a relação fluxo pulmonar/fluxo sistêmico menor que 1,5/1, não necessita tratamento, podendo ser apenas acompanhada. Quando o defeito é de tamanho médio a grande, está indicado o fechamento após 1 ano de idade. Para a CIA *ostium secundum*, a primeira opção é o fechamento por prótese durante o cateterismo cardíaco. Nos casos em que não é possível o fechamento no cateterismo cardíaco, está indicado o fechamento cirúrgico.

Complicações

Pacientes não tratados podem desenvolver insuficiência cardíaca e arritmias atriais após os 20 anos. Em 5 a 10% dos casos, pode ocorrer a hipertensão pulmonar.

PERSISTÊNCIA DO CANAL ARTERIAL

No que se refere à abordagem do canal arterial, é importante distinguir a forma persistente da forma patente com fechamento retardado, que ocorre no recém-nascido prematuro. Funcionalmente, há fechamento do canal arterial entre 18 e 24 horas após o nascimento. A oclusão anatômica é mais tardia, ocorrendo mais freqüentemente na terceira semana de vida. No recém-nascido pré-termo, os mecanismos de fechamento são desencadeados normalmente, mas a sua complementação é mais tardia, devido ao nascimento prematuro da criança. A presença de *shunt* significativo pode piorar as repercussões pulmonares da membrana hialina, comprometer a perfusão sangüínea renal e intestinal, além dos efeitos cardíacos, principalmente insuficiência cardíaca. É elevada a prevalência do canal arterial patente do prematuro, com índices de até 60%, dependendo do peso e da idade gestacional. Entretanto, repercussão hemodinâmica expressa por insuficiência cardíaca é vista em torno de 12% dos neonatos com peso de nascimento inferior a 1.750g. Os pacientes que não necessitam fechamento medicamentoso ou cirúrgico costumam evoluir com oclusão espontânea do canal até o sexto mês de idade.

Radiografia de Tórax

Em pequenas lesões, a área cardíaca pode ser normal. Nos defeitos maiores, ocorrem crescimento das câmaras esquerdas e sinais de hiperfluxo pulmonar. Quando ocorre a doença vascular pulmonar obstrutiva, observamos abaulamento acentuado da artéria pulmonar e diminuição da circulação pulmonar periférica.

Eletrocardiograma

O eletrocardiograma mostra SVE nos casos moderados e SBV nos graves. Chama a atenção a presença de ondas Q profundas em precordiais esquerdas, observadas em pacientes mais velhos.

Ecocardiograma

O diagnóstico definitivo é realizado por meio do ecocardiograma, que mostra o fluxo através do canal e a sua repercussão hemodinâmica.

Tratamento

Nos pacientes assintomáticos, podemos esperar a evolução natural do canal e seu fechamento espontâneo até os 6 meses de idade, embora o baixo risco no fechamento do canal pelo cateterismo ou cirurgia leve alguns serviços a realizarem o procedimento assim que é estabelecido o diagnóstico.

Nos pacientes sintomáticos, tratamos a insuficiência cardíaca e, se não houver boa resposta, está indicado o fechamento do canal em qualquer idade. O fechamento por cateterismo cardíaco (cateterismo intervencionista ou terapêutico) é o tratamento de escolha, podendo ser indicado em canais com diâmetro entre 2 e 5mm. A cirurgia está indicada naqueles casos em que este procedimento não é possível.

Quanto à abordagem terapêutica do canal arterial do recém-nascido prematuro, é importante manter níveis adequados de hemoglobina (Hb ≥ 12g%) e evitar aumento do volume circulatório com adequação da ingestão hídrica em nível mínimo das necessidades basais para peso e idade. A indicação de indometacina obedece a critérios para tratamento dos recém-nascidos com peso < 1.000g com sintomas de insuficiência cardíaca ou não e daqueles com peso > 1.000g, quando sintomáticos. A eficácia situa-se entre 70 e 90%, principalmente se utilizada em crianças com idade gestacional menor que 34 semanas, nos primeiros 14 dias de vida.

A indometacina pode ser empregada por sonda nasogástrica, na dose de 0,20mg/kg a cada 12 ou 24 horas, até o total de três doses, se necessário. Quando utilizada por via venosa, a segunda e terceira doses são calculadas de acordo com a idade, considerando-se que a droga é metabolizada mais rapidamente após a primeira semana de vida: até 48 horas, 0,10mg/kg; de 2 a 7 dias, 0,20mg/kg; e acima desta idade, 0,25mg/kg. A medicação está contra-indicada na presença de creatinina acima de 1,6mg/dL ou outra evidência de disfunção renal, bilirrubina acima de 10mg/dL e na vigência de distúrbios da coagulação ou enterocolite necrosante.

REFERÊNCIAS BIBLIOGRÁFICAS

1. Allen HD, Gutgesell HP, Clark EB, Driscoll DJ. *Moss and Adams. Heart disease in infants, children and adolescents.* 5 ed., London: Lippincott Williams & Wilkins, 2001.

2. Anderson RH, Macartney FJ, Shinebourne EA, Tynan M. *Pediatric cardiology*. London: Churchill Livingstone, 1987.
3. Freedom RM, Benson LN, Smallhorn JF. *Neonatal heart disease*. London: Springer-Verlag, 1992.
4. Gessner IH, Victorica BE. *Cardiologia pediátrica: abordagem clínica*. Rio de Janeiro: Revinter, 1996.
5. Ho SY, Baker EJ, Rigby ML, Anderson RH. *Color atlas of congenital heart disease: morphologic and clinical correlations*. London: Mosby-Wolfe, 1996.
6. Kirklin BB. *Cardiac surgery*. 3 ed., Churchill Livingstone, 2003.
7. Macruz R, Snitcowsky R. *Cardiologia pediátrica*. São Paulo: Sarvier, 1983.
8. Shinebourne EA, Anderson RH. *Current pediatric cardiology*. Oxford: Oxford University Press, 1980.

CAPÍTULO 63

CARDIOPATIAS CONGÊNITAS OBSTRUTIVAS

Cristiane Nunes Martins e Roberto Max Lopes

INTRODUÇÃO

As lesões obstrutivas compreendem um grupo de malformações que se caracterizam por impedância ao fluxo de sangue em qualquer ponto do coração direito ou esquerdo. As manifestações clínicas estão na dependência direta da gravidade do processo obstrutivo e dos mecanismos adaptativos operantes. Neste capítulo, abordaremos apenas as principais cardiopatias deste grupo.

ESTENOSE PULMONAR VALVAR

Estenose pulmonar valvar é tipicamente uma anomalia isolada, compreendendo cerca de 10% de todas as doenças cardíacas congênitas, podendo ocorrer de forma esporádica ou em recorrência familiar, com risco estimado de 3%. Não se observa prevalência de sexo, e sua etiologia ainda é incerta. Pode estar associada às síndromes de Noonan e de Leopard e à neurofibromatose.

Patologia

A estenose valvar pode ocorrer em valvas tricúspides, bicúspides ou displásicas. Em sua forma clássica, a estenose ocorre em valva tricúspide com fusão parcial das comissuras, resultando em *domming* que se projeta para dentro do tronco pulmonar, com estreito orifício central. A dilatação pós-estenótica da artéria pulmonar, observada em 80 a 90% dos casos, pode ocorrer devido ao efeito de jato. Dos pacientes com estenose pulmonar valvar, aproximadamente 10 a 15% apresentam valva displásica. Nestes pacientes, observamos anel valvar pequeno e região supravalvar usualmente hipoplásica, sendo incomum a dilatação pós-estenótica. Aproximadamente dois terços dos pacientes com síndrome de Noonan apresentam estenose pulmonar com valvas displásicas. O grau de hipertrofia ventricular direita é proporcional ao grau de estenose. Estenose pulmonar de moderada a grave pode levar a hipertrofia subvalvar, causando estreitamento infundibular e obstrução dinâmica, os quais regridem após correção da estenose pulmonar.

Classificação Funcional

Visando a um melhor acompanhamento desses pacientes, iremos dividi-los em três grupos anatomofuncionais, observando suas características clínicas, eletrocardiográficas, radiológicas, ecocardiográficas e hemodinâmicas.

GRUPO 1: ESTENOSE PULMONAR LEVE

Clínica

A maioria dos pacientes nesta classe é assintomática (90%). Vinte por cento deles apresentam *moon face* (característica facial observada na estenose pulmonar valvar). O crescimento e o desenvolvimento são normais. À inspeção do tórax, não se observam deformidades torácicas ou impulsões sistólicas de ventrículo direito (VD). O pulso venoso jugular é normal. Na ausculta, observa-se um sopro sistólico ejetivo com intensidade máxima no terceiro espaço intercostal esquerdo, o qual pode também ser auscultado ao longo de toda a borda esternal esquerda e ao nível do pescoço.

Eletrocardiograma (ECG)

Revela-se normal em 40 a 50% dos casos. Observa-se a presença de discreto desvio do SÂQRS para a direita e padrão polifásico em precordiais com ondas R menores que 15mm.

Raio-X de Tórax
Revela área cardíaca dentro da normalidade, podendo, algumas vezes, observar-se dilatação do tronco da pulmonar. O índice cardiotorácico está sempre abaixo de 0,55.

Ecocardiograma
Revela área valvar em torno de 2cm²/m² e gradiente VD/TP entre 25 e 40mmHg.

Cateterismo
A pressão ventricular direita é menor que metade da sistêmica. O gradiente transvalvar encontra-se entre 35 e 45mmHg e a área valvar, pelo método de Gorlin, em torno de 2cm²/m².

GRUPO 2: ESTENOSE PULMONAR MODERADA

Clínica
Ainda neste grupo, encontraremos a maioria dos pacientes assintomáticos. As queixas, quando presentes, são principalmente de dispnéias aos esforços e fadiga. Ao exame do precórdio, podemos observar assimetria torácica com impulsões sistólicas de ventrículo direito. Sopro sistólico está presente, em geral acompanhado de frêmito com pico de intensidade próximo à segunda bulha, porém não a ultrapassando.

ECG
Podemos observar padrões polifásicos em V1 com SÂQRS entre 80 e 130 graus, amplitude de R em V1 maior que 20mm e relação R/S em precordiais direitas normalmente maior que 4/1.

Raio-X de Tórax
O índice cardiotorácico é menor que 0,55, a proeminência do tronco da artéria pulmonar é vista em 80% dos casos, o ápice do coração é arredondado, apontando para cima, e, em 50% dos casos, podemos observar proeminência do átrio direito.

Cateterismo
A pressão sistólica intracavitária do ventrículo direito situa-se entre 50 e 100mmHg, ou maior que a metade, porém menor que 75% da pressão sistêmica, com gradiente transvalvar entre 30 e 50mmHg e área valvar pelo método de Gorlin entre 1 e 1,5cm²/m².

GRUPO 3: ESTENOSE PULMONAR GRAVE

Clínica
Neste grupo, encontramos prevalência de pacientes sintomáticos, embora 25% destes pacientes possam ser assintomáticos. Cinqüenta por cento apresentam *moon face*. Os sintomas mais referidos são: dispnéia, fadiga aos esforços, cianose, dor torácica e síncope. Ao exame do pulso venoso jugular, podemos observar ondas A proeminentes e pulsações hepáticas pré-sistólicas. Há a presença de impulsões sistólicas de VD. Frêmito sistólico é quase sempre palpável, podendo estar ausente em caso de falência do ventrículo direito.

Cateterismo
A pressão sistólica intracavitária do ventrículo direito é maior que 100mmHg ou maior que 75% da pressão sistêmica, com gradiente transvalvar maior que 50mmHg e área valvar menor que 1cm²/m².

Tratamento
Pacientes com estenose leve não necessitam de intervenção, e não há indicação para restrição de atividades físicas, estando autorizada inclusive a participação em esportes competitivos. A profilaxia para endocardite infecciosa é recomendada. Pa-

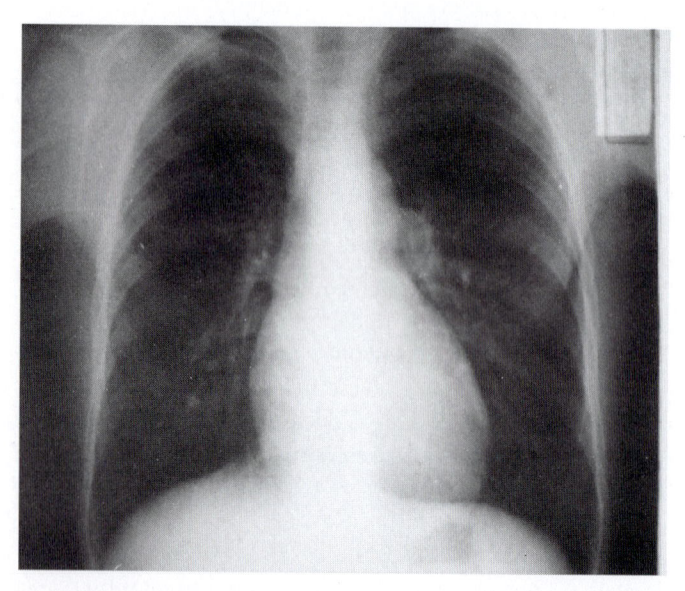

Fig. 63.1 Ao ecocardiograma bidimensional, já observamos sinais de sobrecarga pressórica de ventrículo direito, cálculo da área valvar em torno de 1 a 1,5cm²/m² e pico de gradiente transvalvar entre 49 e 69mmHg.

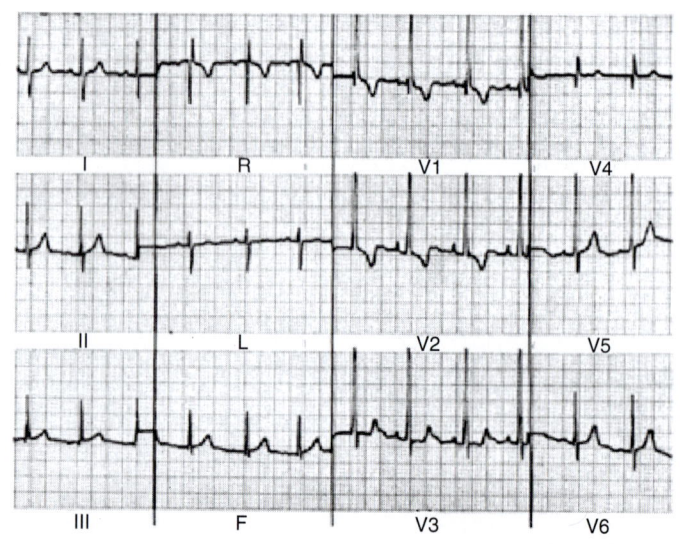

Fig. 63.2 ECG. Há predomínio de R em V1 com tendência a padrão monofásico. São encontradas ondas R em V1 com amplitude acima de 25mm e SÂQRS acima de 130°.

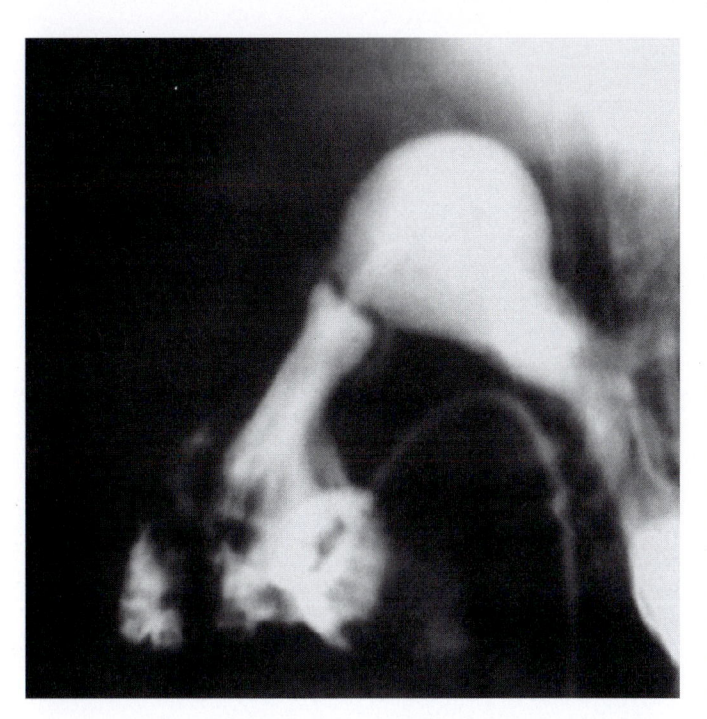

Fig. 63.3 Aspecto angiográfico de estenose pulmonar vista em OAE.

cientes com gradiente transvalvar maior que 50mmHg, com ou sem sintomas e sem outros defeitos cardíacos que necessitem intervenção cirúrgica, devem ser tratados.

Valvoplastia por balão

Este é o procedimento de escolha para pacientes com estenose pulmonar valvar de qualquer idade e com qualquer morfologia valvar. O procedimento é considerado bem-sucedido quando o gradiente transvalvar cai para menos de 15mmHg. Algumas valvas displásicas podem não ser adequadamente tratadas, necessitando reintervenção ou valvotomia cirúrgica. Todos os pacientes tratados, independentemente do resultado final, necessitam profilaxia para endocardite infecciosa.

ESTENOSE AÓRTICA VALVAR

Estenose aórtica valvar (EAO) congênita é uma obstrução ao nível da valva causada por desenvolvimento imperfeito das cúspides com espessamento e/ou fusão dos folhetos, além de diminuição do ânulo. Estas anormalidades podem levar a obstruções graves na infância ou tardiamente, quando sofrem processo de degeneração e calcificação.

Anatomia

Observa-se valva aórtica acomissural. Há hipoplasia anular. Valva aórtica bicúspide é a principal causa de EAO. Não são necessariamente estenóticas, porém uma grande porcentagem dos pacientes apresenta tendência para desenvolver calcificação e estenoses. Valva aórtica monocúspide é a segunda forma mais freqüente de malformação da valva aórtica sendo responsável por grave estenose com repercussão clínica no período neonatal. Valva quadricúspide e sexacúspide raramente causam obstrução, estando mais relacionadas a lesões regurgitativas.

Fisiopatologia e Hemodinâmica

A característica funcional das malformações associadas a obstrução da via de saída do ventrículo esquerdo depende basicamente da gravidade do processo obstrutivo e dos mecanismos adaptativos operantes que guardam correlação com o fato de a obstrução ser aguda ou crônica. O ventrículo esquerdo torna-se hipertrofiado com a evolução da estenose. Em alguns casos, a contratilidade tende a diminuir, resultando em falência cardíaca, o que afeta a pressão atrial esquerda, causando edema pulmonar e falência do ventrículo direito. A aorta ascendente pode tornar-se dilatada por lesão de jato. Se regurgitação aórtica importante está associada à estenose, dilatação ventricular esquerda e falência cardíaca esquerda desenvolvem-se precocemente.

Apresentação Clínica

A maioria dos pacientes é assintomática durante a infância e apresenta crescimento e desenvolvimento normais. Aproximadamente 10% apresentam sinais de insuficiência cardíaca congestiva antes do primeiro ano de vida. Em neonatos, a manifestação clínica usual é a insuficiência cardíaca congestiva. O sintoma clínico mais comum é a fatigabilidade (aproximadamente 15% dos pacientes com gradiente maior que 25mmHg). Entretanto, dois terços dos pacientes com estenose aórtica grave não relatam este sintoma. Os sintomas, principalmente em crianças, podem estar totalmente ausentes, mesmo em presença de obstruções graves, e a progressão das lesões não se acompanha necessariamente de piora sintomática. A síncope ocorre em menos de 5% dos pacientes com gradientes abaixo de 80mmHg e em até 9% dos pacientes com gradiente acima de 90mmHg, estando relacionada a queda na resistência vascular sistêmica induzida pelo esforço físico e mediada por mecanorreceptores do ventrículo esquerdo. As arritmias ventriculares malignas raramente iniciam uma síncope, porém constituem uma das principais causas de óbito. A hipotensão tem probabilidade maior de provocar instabilidade elétrica ventricular em adultos com isquemia miocárdica devida à coronariopatia. A angina não ocorre em pacientes com gradientes inferiores a 25mmHg e pode surgir com uma incidência menor que 10% em indivíduos com estenose aórtica de moderada a grave. A morte súbita aparece em 1 a 2% dos pacientes, estando relacionada à intensidade da lesão, e em geral ocorre em indivíduos previamente sintomáticos. O surgimento de sintomas de ICC em pacientes pediátricos portadores de EAO é sinal de mau prognóstico, com óbito ocorrendo 2 a 3 anos após o início dos sintomas. Outros sintomas incluem epistaxe, dor abdominal e sudorese.

Exame Físico

Pacientes com gradiente abaixo de 25mmHg não apresentam frêmitos à palpação do precórdio. O clique de ejeção está presente em válvulas com obstrução de leve a moderada. Um pico tardio na sístole significa ejeção prolongada e, portanto, maior gravidade. Desdobramento paradoxal da segunda bulha constitui sinal de grave obstrução e, em geral, significa que a pressão sistêmica do VE está próxima de seu teto. A presença de quarta bulha reflete contração atrial aumentada, significando grave obstrução associada, isto na ausência de prolongamento do intervalo PR ao ECG. Terceira bulha constitui uma característica da EAO complicada por insuficiência ventricular esquerda. Em recém-nascidos, é importante procurar por evidências de insuficiência mitral que ocorre por isquemia do músculo papilar.

ECG

Em lactentes com EAO crítica, o ECG raramente é normal, mas também raramente diagnóstico. A hipertrofia ventricular direita é predominante em crianças com menos de 1 mês. O padrão típico de hipertrofia ventricular esquerda consiste em ondas R amplas em D2, com ondas S profundas em V1 e ondas R altas em V5 e V6. É importante enfatizar que crianças, bem como adultos jovens de porte pequeno, podem apresentar voltagens de QRS precordiais relativamente grandes. Nestes pacientes, a voltagem das derivações dos membros, principalmente em D2 ou aVL, é mais confiável. O melhor achado ao ECG de obstrução importante consiste numa combinação de aumento de voltagem e alterações da repolarização ventricular típicas de sobrecarga ventricular esquerda.

Raio-X de Tórax

Usualmente, a hipertrofia ventricular esquerda é vista ao raio-X de tórax em estenose grave. Dilatação pós-estenótica da aorta ascendente pode ser observada especialmente em crianças maiores, sendo, algumas vezes, o único achado radiológico. Sinais de calcificação da valva aórtica são incomuns em crianças, mas podem ser vistos em pacientes adultos. Na estenose aórtica crítica no período neonatal, o padrão radiológico é a cardiomegalia.

Ecocardiograma

O ECG é o método de escolha para diagnóstico e acompanhamento da doença. A avaliação do gradiente transvalvar parece não ser o melhor método para avaliação da gravidade da lesão, quando vista de maneira isolada, uma vez que este pode aumentar em estados de hipercontratilidade cardíaca, baixa resistência vascular periférica e insuficiência aórtica associada. Existem evidências de que o gradiente médio tem mais correlação com dados obtidos no cateterismo, quando comparado com o gradiente instantâneo. Em neonatos, o gradiente de pressão VE/AO não é critério seguro para avaliação da intensidade da estenose, especialmente em neonatos com baixo débito cardíaco. A visualização de uma válvula anormal em neonatos é suficiente para o diagnóstico.

Cateterismo Cardíaco

O Doppler ecocardiograma é adequado para o diagnóstico da estenose aórtica; contudo, o cateterismo deve ser considerado nos seguintes casos: quando valvuloplastia por balão está indicada; em pacientes com angina, para avaliar a pressão ventricular esquerda e o fluxo coronariano; nos casos de alterações do segmento ST-T ao ECG de repouso ou de esforço, para avaliação da pressão do ventrículo esquerdo e do fluxo coronariano; nos casos de síncope, para avaliar obstrução do trato de saída do ventrículo esquerdo. O gradiente pode ser difícil de ser avaliado em pacientes adultos com coarctação de aorta e hipertensão arterial sistêmica. Nos casos de coarctação de aorta que não podem ser bem definidos pelo Doppler ecocardiograma, a ressonância magnética é o exame de escolha.

TESTE ERGOMÉTRICO

O teste ergométrico é um excelente exame complementar para acompanhamento e para ajudar a decidir o tratamento

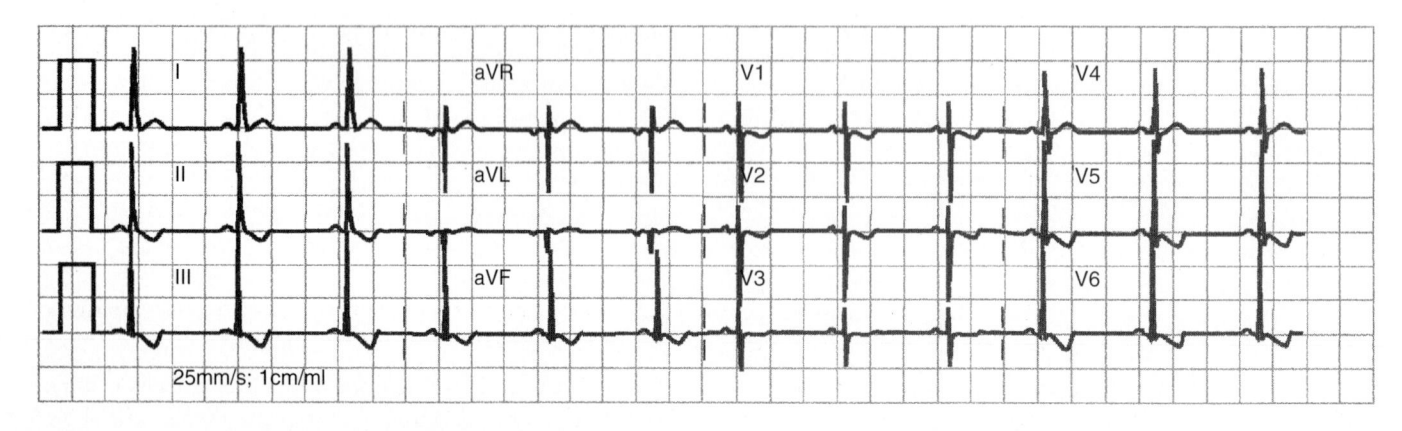

Fig. 63.4 HVE com alteração do segmento ST e T, particularmente em parede ínfero-lateral.

de pacientes com EAO. Deve ser realizado rotineiramente naqueles pacientes com idade suficiente para cooperar. As alterações mais importantes relacionadas à gravidade são: depressão do segmento ST menor que 1mm, positividade da onda T, depressão da amplitude da onda R e queda da pressão arterial.

TRATAMENTO E ACOMPANHAMENTO

Estenose Aórtica Leve

Neste grupo, encontramos pacientes com pico de gradiente transvalvar de 25 a 40mmHg e área valvar estimada em mais de 1,2cm^2/m^2. Não é necessária restrição de atividade física, desde que o teste ergométrico seja normal. A intervenção cirúrgica nesse grupo não é necessária, já que o risco de morte súbita está diretamente relacionado ao grau de obstrução. Portanto, a intervenção precoce pode precipitar regurgitação aórtica e antecipar a necessidade de substituição valvar. Além do mais, em geral, o gradiente sistólico pós-operatório situa-se em torno de 30mmHg. Os pacientes deste grupo que apresentem sintomas devem ser considerados para submeter-se a cateterismo.

Estenose Aórtica Moderada

Pacientes com EAO moderada têm gradiente de pressão sistólico de 40 a 60mmHg e área valvar de 0,8cm^2/m^2. O cateterismo terapêutico deve ser indicado quando há evidências de alterações no ECG de esforço ou de repouso ou sintomas atribuíveis à EAO. Deve-se restringir a prática de atividades esportivas.

Estenose Aórtica Grave

Estão incluídos neste grupo pacientes com pico de gradiente maior que 60mmHg ou área valvar menor que 0,5cm^2/m^2. Este grupo tem indicação de tratamento cirúrgico independente de sintomas ou alterações de exames complementares. Após o tratamento, serão manejados de acordo com o gradiente residual. Todos os pacientes devem manter profilaxia antibiótica para endocardite infecciosa.

COARCTAÇÃO DE AORTA

Caracteriza-se por um estreitamento da aorta, mais comumente ao nível da aorta torácica descendente. Resulta de um espessamento localizado da média da aorta, que se protrunde para o interior do vaso, gerando algum grau de obstrução ao fluxo. Pode haver, também, espessamento da íntima.

A coarctação de aorta pode ser classificada, de acordo com sua posição em relação ao canal arterial, em: pré-ductal, pós-ductal ou justaductal. O tipo pré-ductal é mais freqüente nas crianças pequenas, enquanto o tipo pós-ductal é mais raro, mas pode estar presente em adultos.

Incidência

A coarctação de aorta representa de 5 a 10% de todas as cardiopatias congênitas, com prevalência maior no sexo masculino (3:1), exceção feita aos casos que ocorrem no período neonatal, que têm prevalência menos pronunciada, e aos casos de coarctação de aorta abdominal, que predominam no sexo feminino. A coarctação de aorta pode apresentar-se de forma isolada ou associada a outras anomalias, como valva aórtica bicúspide, encontrada em até 50% dos casos, comunicação interventricular, estenose valvar aórtica, persistência do canal arterial e anomalias da valva mitral. Dentre as anomalias extracardíacas, podem ser citadas as síndromes de Turner e Marfan.

Manifestações Clínicas

A coarctação de aorta pode apresentar-se em crianças maiores sob a forma de hipertensão arterial sistêmica, insuficiência cardíaca congestiva ou sopro cardíaco, sendo esta última a apresentação clínica mais freqüente, se não levarmos em consideração a faixa etária em que se manifesta. A hipertensão arterial está quase sempre presente na coarctação de aorta, mas o nível pressórico encontrado não tem correlação com a gravidade da obstrução. A insuficiência cardíaca é maior nos neonatos e após a quarta década, nos pacientes não tratados. Em geral, o sopro da coarctação de aorta é suave e audível em todo o trajeto da aorta descendente, destacando-se a região infraclavicular esquerda. A presença de sopro sistólico ejetivo em borda esternal direita pode indicar estenose aórtica valvar associada. Em crianças maiores, é comum a presença de sopro sisto-diastólico audível em todo o tórax, secundária à circulação colateral. Outros sintomas, menos comuns, incluem cefaléia, dor e parestesias em membros inferiores.

ECG

O ECG é normal na grande maioria dos casos de coarctação de aorta em crianças maiores. A observação de hipertrofia ventricular esquerda depende do tempo de evolução da doença e da gravidade da estenose. Em 50% dos pacientes adultos, pode-se observar a presença de bloqueio do ramo direito.

Raio-X de Tórax

O raio-X de tórax costuma ser normal. Raramente, observa-se aumento da área cardíaca e, quando presente, esta se dá à custa do ventrículo esquerdo. Pode-se observar dilatação da aorta ascendente mesmo na ausência de estenose aórtica associada. A corrosão dos arcos costais (sinal de Röesler) é incomum em crianças com menos de 5 anos de idade. Em recém-nascidos sintomáticos, a cardiomegalia é a regra.

Tratamento

A cirurgia é o tratamento de escolha para a coarctação de aorta nativa, com anastomose término-terminal associada ou não ao *flap* de subclávia. Pacientes com gradientes baixos e evidência ecocardiográfica de coarctação importante apresentam risco maior de desenvolverem isquemia medular durante a clampagem aórtica, por não apresentarem colaterais desenvolvidas. A morbimortalidade cirúrgica na coarctação de aorta é baixa, exceto no período neonatal. Alguns centros preferem a correção da coarctação nativa por cateterismo, quando se realiza a angioplastia, que é o tratamento de escolha para os casos de re-coarctação.

REFERÊNCIAS BIBLIOGRÁFICAS

1. Allen HD, Gutgesell HP, Clark EB, Discoll DJ. *Heart disease in infants, children, and adolescents.* Baltimore: Williams & Wilkins, 2001.
2. Anand R, Mehta AV. Natural history of asymptomatic valvar pulmonary stenosis diagnosed in infancy. *Clin Cardiol* 1997; *20*(4):377-80.
3. Anderson RH, Backer EL, McCartney FJ et al. *Pediatric cardiology.* 2 ed., Churchill Livingstone, 2002.
4. Gielen H, Daniels O, van Lier H. Natural history of congenital pulmonary valvar stenosis: an Echo and Doppler cardiographic study. *Cardiol Young* 1999; *9*(2): 129-35.
5. Kidd L, Driscoll DJ, Gersony WM *et al.* Second natural history study of congenital heart defects. *Circulation* 1993; *87*(1):138-51.

CAPÍTULO 64

CARDIOPATIAS CONGÊNITAS CIANÓTICAS COM HIPERFLUXO PULMONAR

Edmundo Clarindo Oliveira

INTRODUÇÃO

As cardiopatias congênitas cianóticas com hiperfluxo pulmonar são aquelas em que a mistura arterial e venosa se faz de maneira ampla. Como a resistência pulmonar é menor que a sistêmica após as primeiras semanas de vida, o fluxo é preferencial para a circulação pulmonar. Os sintomas habitualmente se iniciam após a primeira semana de vida, coincidindo com a queda da resistência pulmonar. Em virtude do fluxo pulmonar aumentado, o quadro dominante nesses pacientes é de ICC e suas complicações, como infecções pulmonares de repetição, hipodesenvolvimento pondoestatural e hiper-resistência pulmonar.

A cianose é em geral discreta, podendo passar despercebida ou ser identificada somente durante o choro da criança. Essas cardiopatias são graves e, sem tratamento cirúrgico, apresentam elevada mortalidade nos primeiros anos de vida.

TIPOS MAIS FREQÜENTES

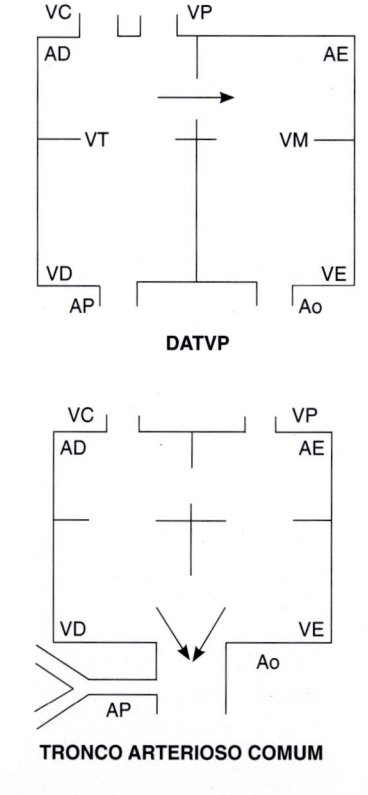

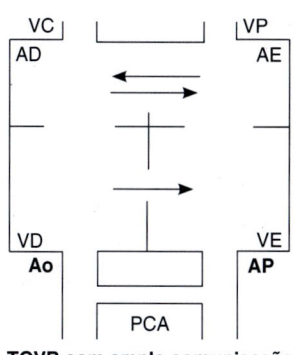

DATVP

TGVB com ampla comunicação

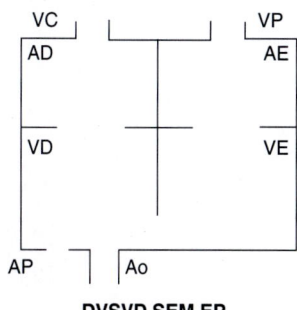

TRONCO ARTERIOSO COMUM

DVSVD SEM EP

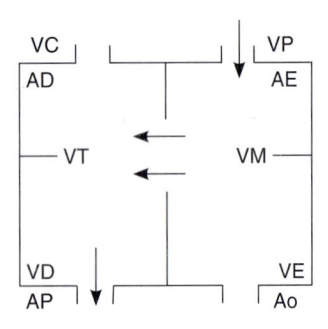

Alguns tipos de defeito do septo A-V com ampla comunicação

DIAGNÓSTICO

Clínico

Independente de sua anatomia, as cardiopatias congênitas cianóticas com hiperfluxo pulmonar têm apresentação clínica inicial semelhante. Em geral, os sintomas se iniciam após a primeira semana de vida, coincidindo com a queda fisiológica da resistência pulmonar, tendendo a piorar progressivamente. As crianças apresentam taquipnéia, principalmente quando mamam, taquicardia, dificuldade para ganhar peso e são mais propensas a infecções pulmonares. A doença pode complicar-se com hiper-resistência pulmonar irreversível e óbito nos primeiros anos de vida, se o tratamento cirúrgico oportuno não for realizado. A cianose é discreta e, com freqüência, passa despercebida pelos pais e médicos, se estes não examinarem a criança atentamente. A cianose tende a ser inversamente proporcional ao fluxo pulmonar. Após apresentar hiper-resistência pulmonar ou estenoses de colaterais aortopulmonares, como usualmente acontece na atresia pulmonar com comunicação interventricular, a cianose pode tornar-se mais evidente, ou mesmo preponderar sobre os sinais de insuficiência cardíaca. No seguimento dessas crianças, é muito importante identificar precocemente os sinais de complicações e planejar o tratamento cirúrgico, para evitar a irreversibilidade.

Exame Físico

No exame físico, encontraremos os sinais comuns e os específicos que permitem o diagnóstico anatômico, na maioria das vezes.

SINAIS COMUNS A TODAS
- Sinais de ICC (elevação das freqüências cardíaca e respiratória), cianose de grau variável, hepatomegalia, sinais da repercussão da doença (peso baixo, limitação física) e sinais de complicações, como hipertensão pulmonar grave.

SINAIS ESPECÍFICOS QUE AJUDAM NO DIAGNÓSTICO ANATÔMICO
- Pulsos de amplitude aumentada, estalido protossistólico, sopro de insuficiência "aórtica", B2 única e hiperfonética – *tronco arterioso*.
- B2 com desdobramento fixo, sopro sistólico ejetivo em BEE alta, 2 a 3/6, sopro diastólico na borda esternal esquerda inferior, lembrando ausência do silêncio diastólico – *drenagem anômala total de veias pulmonares* (DATVP).
- B2 com desdobramento fixo ou única e hiperfonética, com sopros de insuficiência das valvas AV associados ou não a sopro de CIV em crianças com síndrome de Down – *defeito do septo atrioventricular* (AVC).
- B2 única e hiperfonética, cianose de grau variável associada a sopro contínuo em ambos os hemitórax – *atresia pulmonar associada a comunicação interventricular*.

Exames Complementares

ECG
- Sinais de sobrecargas, desvios do eixo. Nota: sobrecarga do átrio direito, sem forças elétricas do ventrículo direito (VD), associada ao desvio do eixo para a esquerda, sugere *atresia tricúspide*.
- Sobrecarga do VD ou biventricular com hemibloqueio anterior esquerdo ou desvio axial máximo com aVL positivo sugere *defeito do septo atrioventricular*.

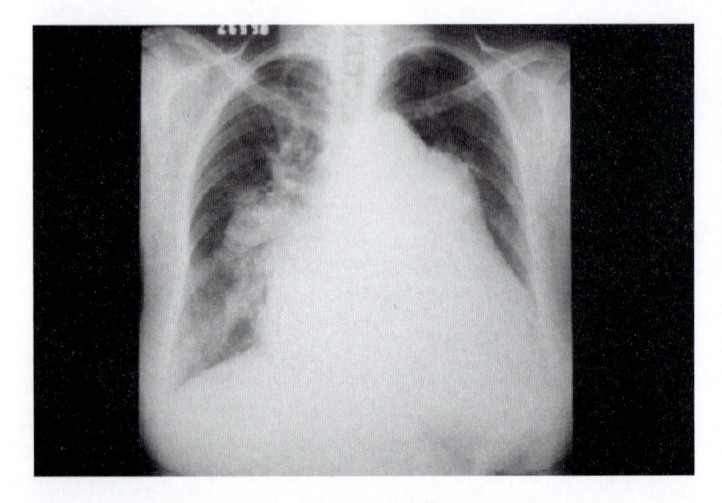

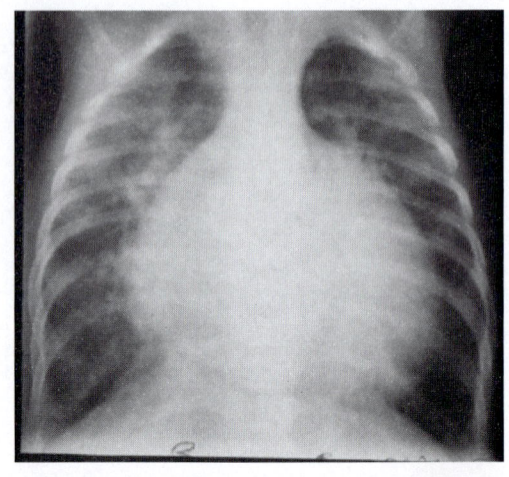

Fig. 64.1 Cardiomegalia, hiperfluxo pulmonar, dilatação da artéria pulmonar (cardiopatia congênita com hiperfluxo pulmonar).

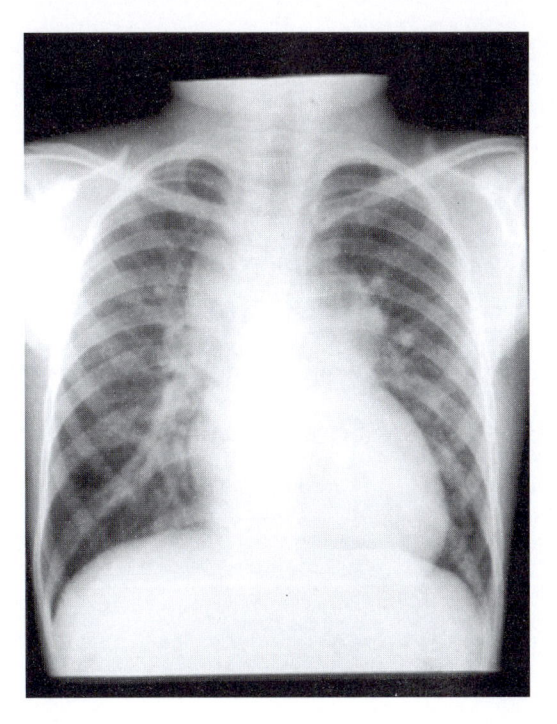

Fig. 64.2 Alargamento do mediastino superior simulando "boneco de neve", hiperfluxo pulmonar (drenagem anômala de veias pulmonares supracardíacas).

RAIO-X DE TÓRAX

- Cardiomegalia de grau variável e sinais de hiperfluxo pulmonar estão sempre presentes e, portanto, não são específicos (Fig. 64.1).
- Em caso de alargamento do mediastino superior cuja imagem sugere um "boneco de neve" ou "oito", suspeitar de DATVP supracardíaca.
- Pedículo estreito associado a imagem cardíaca semelhante a um ovo deitado – transposição dos grandes vasos da base (TGVB).

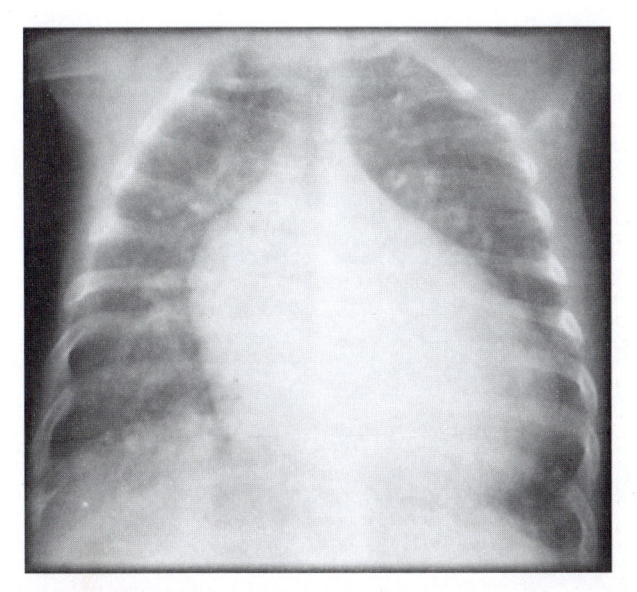

Fig. 64.3 Cardiomegalia em forma de "ovo deitado", pedículo estreito (transposição dos grandes vasos da base).

ECOCARDIOGRAMA (ECO)

O ECO é o exame mais importante para complementação diagnóstica e planejamento terapêutico. Ele é suficiente para o planejamento do tratamento, sem ajuda do cateterismo cardíaco, na grande maioria das vezes. Apresenta as vantagens de não ser invasivo, poder ser realizado no leito e, se necessário, ser repetido sem riscos para o paciente. Deve responder sobre:

- Detalhes da anatomia.
- Lesões associadas.
- Grau de repercussão hemodinâmica.
- Sinais de complicação anatômica ou funcional.
- Fatores de prognóstico cirúrgico.

CATETERISMO CARDÍACO

O cateterismo cardíaco está indicado quando o exame ecocardiográfico não consegue definir todos os detalhes anatômicos para o planejamento terapêutico, sendo assim complementar ao ECO. Não se deve aumentar o risco do exame e do uso excessivo de contraste para diagnosticar o que está claro com o ECO. Entretanto, não deve ser dispensado quando persistirem dúvidas. Um pequeno detalhe anatômico pode fazer muita diferença no planejamento cirúrgico. O cateterismo realizado desta forma, por pessoas experientes, é seguro e de baixa mortalidade, mesmo em neonatos.

OUTROS EXAMES

Cintilografia, ressonância magnética e tomografia computadorizada estão indicadas em casos especiais.

TRATAMENTO

Clínico

Visa ao controle da ICC e evitar complicações. Os pais devem ser lembrados que a vacinação precisa ser mantida normalmente, assim como o controle pediátrico.

Cirúrgico

Deve ser realizado o mais precocemente possível, de acordo com a experiência do serviço. Fazer a correção mais anatômica possível. Após as cirurgias paliativas e transitórias, como a cerclagem da artéria pulmonar, a correção total deverá ocorrer o mais rápido possível, devido aos riscos de deformidade da anatomia e complicações.

PROGNÓSTICO

O prognóstico depende do tipo da cardiopatia e da correção. A criança pode ter uma vida normal, sem restrições, no caso da cirurgia de Jatene (troca das artérias em TGVB) ou correção da DATVP bem-sucedidas. Pode apresentar grande melhora, mas com limitação física, como nos casos de coração univentricular. De modo geral, as cirurgias realizadas em centros experientes apresentam bom resultado, curando algumas crianças e melhorando quase todas, com uma morbimortalidade muito inferior à da história natural da doença.

CONCLUSÃO

As cardiopatias congênitas cianóticas de hiperfluxo pulmonar devem ser abordadas com base no diagnóstico funcional que é comum a todas. Posteriormente, com a ajuda do exame físico, do eletrocardiograma e da radiografia do tórax, deve-se estabelecer o diagnóstico anatômico. Em seguida, definem-se os detalhes anatômicos com o ecocardiograma e, se necessário, com o cateterismo cardíaco. Após definição anatômica detalhada, deve-se planejar o tratamento cirúrgico, visando à correção mais completa possível, para que o paciente tenha uma vida normal ou com a menor restrição possível. O planejamento terapêutico e o acompanhamento devem ser baseados na história natural dessas doenças.

REFERÊNCIAS BIBLIOGRÁFICAS

1. Garson A, Bricker JT, Fisher DJ, Neish SR. *The science and practice of pediatric cardiology*. 2 ed., Baltimore: Williams & Wilkins, 1998.
2. Gessner IH, Victorica BE. *Pediatric cardiology*. Philadelphia: WB Saunders, 1993.
3. Kirklin BB. *Cardiac surgery*. 3 ed., Philadelphia: Churchil Livingstone, 2003; caps. 17, 20, 29, 38, 39.
4. Perloff JK. *The clinical recognition of congenital heart disease*. 3 ed., Philadelphia: WB Saunders, 1987.
5. Rudolph AM. *Congenital disease of the heart: clinical-physiological considerations*. 2 ed., New York: Futura Publishing Company, 2001.

CAPÍTULO 65

CARDIOPATIAS CONGÊNITAS COM HIPOFLUXO PULMONAR

Tamara Katina

INTRODUÇÃO

As cardiopatias congênitas com hipofluxo pulmonar podem ser bem entendidas pelo cardiologista clínico, se estudadas de forma lógica. O maior componente funcional dessas cardiopatias é a hipoxemia (saturação de oxigênio do sangue arterial reduzida) com conseqüente cianose. A cianose é causada por um nível de hemoglobina reduzido a pelo menos 4 a 6g/dL no leito capilar. O conteúdo de oxigênio no sangue capilar é determinado pelo nível de hemoglobina, pela saturação arterial de oxigênio e pelo fluxo sangüíneo. A cianose pode estar clinicamente mais evidente ou não depender da concentração de hemoglobina. Sob níveis de hemoglobina normais, a cianose torna-se evidente clinicamente quando a saturação arterial cai a cerca de 85%. A cianose central pode ser detectada mais facilmente sob maiores níveis de saturação arterial de oxigênio, quando a concentração de hemoglobina está elevada. Por outro lado, na presença de anemia, a cianose pode não ser evidente até que os níveis de saturação de oxigênio caiam para cerca de 70%. É importante salientar que a cianose pode ocorrer tanto por uma grande "mistura" de sangue venoso e arterial dentro do coração como pela obstrução ao fluxo pulmonar. No entanto, a sua intensidade é dada muito mais por esta obstrução ao fluxo pulmonar (desde que não haja um *shunt* após a obstrução, como persistência de canal arterial). Embora muitas cardiopatias tenham como quadro principal a cianose, elas podem ser agrupadas de forma funcional para que possamos compreendê-las melhor:

1. Grande comunicação com barreira ao fluxo pulmonar:
   a. Tetralogia de Fallot.
   b. Atresia pulmonar com comunicação interventricular (CIV).
   c. "Ventrículo único" (dupla via de entrada ou saída de ventrículo) com estenose ou atresia pulmonar.
2. Obstrução ou ausência de conexão atrioventricular ou ventriculoarterial:
   a. Atresia tricúspide.
   b. Atresia pulmonar sem CIV.
   c. Doença de Ebstein grave com hipoplasia pulmonar.
3. "Vasos trocados" com obstrução ao fluxo pulmonar:
   a. Transposição dos grandes vasos da base com estenose pulmonar.

TETRALOGIA DE FALLOT

Considerada a cardiopatia congênita cianótica de apresentação mais freqüente no primeiro ano de vida, incide em cerca de 3 a 5/10.000 nascidos vivos. Caracteriza-se pelo desvio anterior e cefálico do septo infundibular (que separa as vias de saída dos ventrículos), levando a:

1. Grande CIV.
2. Dextroposição da aorta.
3. Estenose subvalvar, valvar e hipoplasia de ramos pulmonares.
4. Hipertrofia do ventrículo direito.

Alguns pacientes podem apresentar *outras anomalias associadas* (comunicação interatrial [CIA], arco aórtico para a direita, persistência do canal arterial [PCA], origem anômala das coronárias e outras). Sua história natural é caracterizada por alta mortalidade; apenas 10% dos pacientes não tratados vivem mais de 20 anos e menos de 5% sobrevivem à idade de 40 anos.

A *apresentação clínica* vai depender do grau de obstrução ao fluxo pulmonar. A apresentação pode variar desde um neonato profundamente cianótico, até uma criança assintomática que se consulta devido a um sopro. Em geral, poucas crianças são cianóticas ao nascimento, e vão manifestar este sinal a partir dos 3 meses de vida.

O *exame físico* variará dentro desse espectro de gravidade da obstrução à via de saída do ventrículo direito, com cianose presente em graus variados.

As *crises de hipoxia* são períodos de cianose profunda associada com taquipnéia, seguidos por um período de palidez e perda de consciência, que podem resultar em coma, déficit neurológico e morte. Em geral, ocorrem pela manhã, duram cerca de 15 a 30 minutos e estão associadas a atividades como chorar, defecar e banhar-se. Várias teorias explicam a base fisiopatológica dessas crises, incluindo aumento da obstrução da via de saída do ventrículo direito (VSVD) secundária a maior estado inotrópico, hiperventilação e vasodilatação periférica com maior desvio do fluxo pulmonar para a circulação sistêmica. A combinação de hiperpnéia, cianose profunda e ventilação normal (excluindo a possibilidade de corpo estranho em vias aéreas superiores) é patognomônica. Algumas crianças apenas exibem cianose associada a maior irritabilidade. Além da cianose, podemos notar a presença de baqueteamento digital em pacientes cronicamente cianóticos. Em geral, notam-se pulsos arteriais e pulsação venosa jugular sem alterações. Na palpação precordial, podem-se observar impulsões em borda paraesternal esquerda. À ausculta, a primeira bulha (B1) é normal e a segunda (B2) é única e hiperfonética, não se detectando o componente pulmonar (P2) desta bulha. A hiperfonese da B2 se deve à dextroposição da aorta e à sua anteriorização em relação ao coração normal. A presença de sopro sistólico ocorre devido à obstrução em VSVD, e não através da CIV, já que ambos os ventrículos estão submetidos às mesmas pressões em decorrência do cavalgamento da aorta sobre a CIV. A intensidade e a duração do sopro são inversamente proporcionais ao grau da obstrução já que, quando a VSVD está muito estenosada, menor fluxo proveniente do VD atravessa esta região, sendo desviado para a aorta através da CIV. O sopro tem características de "crescendo-decrescendo", terminando antes de B2. Durante as crises de hipoxia, a obstrução à VSVD pode tornar-se tão grave que o sopro se torna quase inaudível. Raramente, detectam-se sopros diastólicos. Sopros contínuos podem ser detectados na presença de colaterais aortopulmonares ou no PCA.

O *diagnóstico* é suspeitado por meio do exame clínico e corroborado por exames complementares.

O *ECG* irá revelar sobrecarga ventricular direita (SVD) na maioria dos casos. Nos pacientes com leve obstrução à VSVD, "Fallot rosado" com hiperfluxo pulmonar, pode-se detectar sobrecarga biventricular. No neonato, pode-se encontrar apenas onda T positiva em V1 após 3 dias de vida, indicando SVD.

O *raio-X de tórax* irá classicamente revelar área cardíaca normal, com um coração em "bota", com o ápex elevado e concavidade da região da artéria pulmonar. Além disso, visualizamos campos pulmonares com vascularização reduzida e, em 25% dos casos, o arco aórtico encontra-se à direita.

O diagnóstico definitivo será realizado com o *ecocardiograma com mapeamento de fluxo a cores,* que irá revelar a anatomia básica, além de outras anomalias associadas, caso coexistam.

Algumas vezes, necessitamos lançar mão do *cateterismo cardíaco,* quando não conseguimos definir com exatidão a anatomia das artérias coronárias e dos ramos pulmonares por meio do ecocardiograma com mapeamento de fluxo a cores.

O *tratamento* consiste basicamente em correção cirúrgica, que deverá ser realizada de acordo com a experiência de cada centro. O manuseio clínico e a época de abordagem cirúrgica dessa patologia irão depender da apresentação clínica. Um neonato cianótico dependente do fluxo do PCA para manter o fluxo pulmonar deverá receber prostaglandina para manter o canal aberto. A seguir, deverá ser submetido a uma cirurgia paliativa com anastomose da artéria subclávia a um ramo pulmonar ipsilateral (cirurgia de Blalock-Taussig clássica) ou com interposição de um tubo de Goretex (cirurgia modificada). Alguns centros avançados já realizam a cirurgia definitiva com correção anatômica nesta fase. Na criança assintomática com fluxo pulmonar adequado, nenhuma abordagem pode ser necessária inicialmente, além de seguimento clínico até cerca de 6 a 12 meses de vida, quando então é indicada a correção cirúrgica anatômica.

A *abordagem das crises de hipoxia* é realizada com o objetivo de aumento do fluxo pulmonar. Deve-se administrar oxigênio, sedar com morfina (0,1mg/kg IV ou IM), corrigir acidose, administrar líquidos (5 a 10mL/kg), além da realização de bloqueio beta com propranolol. A resistência sistêmica deve ser elevada com o uso de fenilefrina (*bolus*: 0,1 a 0,2mg/kg SC ou IM ou 5 a 20 g/kg EV, ou infusão contínua de 0,5 a 5 g/kg/min), sendo esta a abordagem de escolha para alguns autores.

ATRESIA PULMONAR COM CIV

Pode ser considerada uma forma extrema do espectro da tetralogia de Fallot. A anatomia intracardíaca é idêntica à da tetralogia de Fallot, com atresia da valva pulmonar. Podemos encontrar graus variados de hipoplasia do tronco e ramos pulmonares, sendo o fluxo pulmonar sempre dependente ou da persistência do canal arterial ou da presença de colaterais aortopulmonares.

A *abordagem* do neonato é semelhante à realizada na tetralogia de Fallot. A correção definitiva envolve a interposição de tubo valvado do VD para a artéria pulmonar que, no nosso meio, é feita com enxerto heterólogo e deve ser realizada por volta dos 4 anos de vida.

ATRESIA TRICÚSPIDE

Caracteriza-se pela ausência de conexão atrioventricular direita, causada pela presença de um assoalho fibromuscular que separa o AD do VD. Este é hipoplásico em graus variáveis, geralmente não servindo para uma correção biventricular. Na maioria das vezes, há CIA ou forame oval abertos, além de comunicação interventricular (CIV) pequena, sendo o fluxo pulmonar reduzido. Várias patologias podem ser encontradas, como persistência do canal arterial, transposição dos vasos e CIV adicionais.

A *história natural* caracteriza-se por neonatos que se apresentam cianóticos ou que têm a cianose manifesta após o fechamento do canal arterial.

O *exame físico* revelará cianose de grau variável, dependendo do fluxo pulmonar presente. O baqueteamento digital poderá estar presente após 3 meses de vida. Em geral, os pulsos são normais, e podemos notar o *ictus cordis* mais proeminente. As bulhas cardíacas podem ser normais, e 80% dos pacientes apresentam sopro proveniente da CIV restritiva e/ou da estenose pulmonar, que pode ser valvar ou subvalvar. Na presença de PCA ou de colaterais sistêmico-pulmonares, identifica-se sopro contínuo.

O *diagnóstico* será complementado por *ECG*, que apresenta tipicamente sobrecarga atrial direita e sobrecarga ventricular esquerda, além de hemibloqueio anterior esquerdo. Estes achados, na presença das outras alterações clínicas, irão praticamente estabelecer o diagnóstico desta cardiopatia cianótica com hipofluxo pulmonar.

O *raio-X de tórax* mostra área cardíaca geralmente aumentada, com borda cardíaca direita proeminente e fluxo pulmonar reduzido.

O diagnóstico definitivo é realizado com o *ecocardiograma com mapeamento de fluxo a cores*, que irá definir as câmaras cardíacas, função do VE, grau de regurgitação da valva mitral e anatomia dos ramos pulmonares.

Como o ecocardiograma define muito bem a anatomia desses pacientes, o papel do *cateterismo cardíaco* será, principalmente, o de definir a circulação pulmonar, tanto anatomicamente como para medir as pressões neste território com vistas à cirurgia.

O *tratamento* é dirigido para o aumento do fluxo pulmonar e, posteriormente, para separar as circulações sistêmica e pulmonar. Caso a saturação arterial esteja abaixo de 75%, está indicada a cirurgia de Blalock-Taussig, como na tetralogia de Fallot. Nos pacientes com mais de 6 meses, procede-se à cirurgia de Fontan. Realiza-se a anastomose das veias cavas com a artéria pulmonar, o que pode ser feito em dois tempos: a primeira etapa é denominada cirurgia de Glenn bidirecional (inicialmente, procede-se à anastomose da veia cava superior para a artéria pulmonar direita); no segundo tempo, cerca de 1 ano depois, completa-se a cirurgia com a anastomose da veia cava inferior à circulação pulmonar. Para a realização deste tipo de cirurgia, o paciente não deve apresentar estenose ou hipoplasia dos ramos pulmonares e ter a pressão média de artéria pulmonar abaixo de 15mmHg, boa função do ventrículo "único" e regurgitação leve da valva AV deste ventrículo.

ATRESIA PULMONAR SEM CIV

Esta lesão é rara, correspondendo a cerca de 1 a 1,5% de todos os defeitos cardíacos congênitos. Caracteriza-se por obstrução ao nível da valva pulmonar de grau variável, variando desde a imperfuração da valva pulmonar até a sua total atresia com junção ventriculoarterial fibromuscular e septo interventricular intacto. A valva tricúspide é tipicamente menor que o usual, correlacionando-se de forma direta com o tamanho do ventrículo direito, o que é importante para o prognóstico desta patologia. O VD tem, em geral, a cavidade reduzida e hipertrófica em 90% dos casos. Anomalias das artérias coronarianas e persistência de sinusóides miocárdicos podem ocorrer em cerca de 50% dos pacientes com esta patologia. Estes sinusóides são remanescentes dos espaços sinusoidais que nutrem o miocárdio antes do desenvolvimento das artérias coronárias, podendo persistir e comunicar as artérias coronárias com a cavidade ventricular direita. Estas comunicações são mais proeminentes com ventrículos pequenos e hipertróficos, aparecendo de forma inversamente proporcional ao diâmetro da valva tricúspide e cavidade do VD. Raramente, as conexões proximais das artérias coronárias com a aorta podem estar ausentes, e a circulação coronariana pode ser dependente do fluxo através destas comunicações fistulosas (circulação coronariana dependente do ventrículo direito). Na maioria dos pacientes, o tamanho da artéria pulmonar e de seus ramos é normal, com persistência do canal arterial.

A *história natural* desses pacientes revela alta mortalidade, com 50% de mortalidade aos 15 dias de vida e 85% aos 6 meses de idade, resultando de grave hipoxemia e acidose após estreitamento e oclusão do canal arterial.

O *exame físico* nos mostra cianose num neonato geralmente bem-desenvolvido. À inspeção, observam-se *ictus* proeminente (resultante do VE) e pulsos normais. Observa-se ainda segunda bulha única. Pode ser encontrado sopro sistólico em borda esternal esquerda, proveniente de regurgitação tricúspide. Além disso pode-se auscultar sopro contínuo subclavicular na persistência do canal arterial.

O *diagnóstico* será firmado com o auxílio do *ECG,* que nos revela ondas P altas, indicando sobrecarga atrial direita e ausência de forças do VD, resultando em padrão de sobrecarga ventricular esquerda.

O *raio-X de tórax* tende a revelar área cardíaca aumentada em grau leve a moderado, com proeminência da silhueta cardíaca direita (AD). Podem ser encontrados grandes aumentos do índice cardiotorácico, nos pacientes com regurgitações tricúspides maciças. O arco aórtico encontra-se à esquerda. Observa-se ainda circulação pulmonar reduzida.

O *ecocardiograma com mapeamento de fluxo a cores* é o método definitivo para que se estabeleça o diagnóstico desta patologia, fornecendo detalhes morfológicos das dimensões do VD, do anel da valva tricúspide, as dimensões da artéria pulmonar e ramos, PCA e outras anomalias associadas.

O *cateterismo cardíaco* deve ser realizado com vistas à definição da anatomia coronariana e, também, para execução de procedimentos intervencionistas.

O *tratamento* inicia-se no período neonatal com a infusão de prostaglandina IV (0,05-0,1mg/kg/min) para manter o canal arterial patente. Caso o forame oval seja restritivo, deve-se realizar atriosseptostomia com balão à beira do leito com auxílio do ecocardiograma. Em alguns casos selecionados que apresentem apenas a válvula pulmonar imperfurada, pode ser tentada a realização de valvulotomia percutânea com bons resultados, com retirada progressiva da prostaglandina conforme as condições clínicas permitam. A realização do *shunt* Blalock-Taussig (artéria subclávia para ramo pulmonar) deve ser realizada para que se mantenha o fluxo pulmonar nos casos em que não se realiza este procedimento. Posteriormente, nos pacientes que apresentem o VD de tamanho adequado para suportar a circulação pulmonar e que não sejam candidatos à valvulotomia percutânea, é realizada a reconstrução da via de saída do VD. Nos pacientes que apresentem VD muito hipoplásico, a cirurgia de Fontan é programada, com a realização desta em dois tempos (Glenn bidirecional aos 3-6 meses e, posteriormente, conexão da VCI com a artéria pulmonar aos 2 anos de vida) ou a um só tempo. Alguns casos com ventrículos intermediários podem beneficiar-se com o que se denomina "um ventrículo e meio", mantendo-se a VCS conectada ao AD, fechando-se a CIA (ou o forame oval) e conectando-se a VCI diretamente à artéria pulmonar. Os pacientes que apresentam circulação coronariana dependente do VD não podem ter esta câmara "descomprimida", sendo futuros candidatos ao transplante cardíaco.

DOENÇA DE EBSTEIN

A anomalia de Ebstein caracteriza-se pelo deslocamento apical de um ou dois folhetos da valva tricúspide, tornando parte do ventrículo direito uma câmara "atrializada" e reduzindo a cavidade efetiva do ventrículo direito. A presença de CIA *ostium secundum* é muito freqüente. Esta anomalia apresenta amplo espectro de variações, com pacientes apresentando formas leves, e assintomáticos, até aqueles que apresentam insuficiência cardíaca importante e cianose.

Neste capítulo, descrevemos apenas os pacientes que se apresentam com cianose, com a forma mais grave da patologia, grande insuficiência tricúspide, átrio direito "aneurismático" e cavidade do VD hipoplásica, sendo muito comum a presença de estenose pulmonar associada, que pode ser "real", com espessamento valvar e abertura reduzida por questões anatômicas, ou "funcional", com abertura pulmonar valvar reduzida devido a baixo fluxo anterógrado através da via de saída do VD causado pela maciça regurgitação tricúspide.

Os neonatos com hipofluxo pulmonar apresentam área cardíaca muito aumentada ao *raio-X de tórax* devido a grande aumento do AD, hipofluxo pulmonar e, não raramente, hipoplasia do parênquima pulmonar, que deixou de se desenvolver devido à compressão causada pela área cardíaca muito aumentada durante a vida fetal.

O *ECG* revela sobrecarga atrial direita, com ondas P de voltagem alta ("P himalaianas") e poucas forças de VD em precordiais direitas, simulando sobrecarga do VE (SVE).

O *ecocardiograma com mapeamento de fluxo a cores* define o diagnóstico final, em geral não sendo necessária a realização do *cateterismo cardíaco*.

A *abordagem* desses pacientes é dirigida inicialmente para manter fluxo pulmonar, através de *shunt* Blalock-Taussig (como descrito anteriormente) e, na presença de cavidade ventricular direita muito reduzida, será conduzida a abordagem preconizada nos corações ditos univentriculares.

TRANSPOSIÇÃO DAS GRANDES ARTÉRIAS COM ESTENOSE PULMONAR E CIV

Os pacientes com transposição das grandes artérias podem apresentar estenose pulmonar subvalvar e valvar associadas com CIV e muito se assemelham clinicamente aos neonatos com tetralogia de Fallot.

O diagnóstico diferencial faz-se necessário. O *ECG* irá revelar sobrecarga biventricular, e o *raio-X de tórax* é semelhante à tetralogia de Fallot, com a exceção de que podemos encontrar um pedículo mais estreito nesses casos de transposição, uma vez que os vasos estão em posição ântero-posterior.

Novamente, o *ecocardiograma* estabelecerá o diagnóstico definitivo, sendo desnecessária a realização de *cateterismo cardíaco*, exceto em casos selecionados em que haja hipoplasia dos ramos pulmonares.

O *tratamento* desses pacientes é dirigido para correção da transposição dos vasos, com a cirurgia de Jatene, e alívio da estenose pulmonar.

REFERÊNCIAS BIBLIOGRÁFICAS

1. Garson A. *The science and practice of pediatric cardiology.* Baltimore: Williams & Wilkins, 1998.
2. Moller JH, Hoffman JIE. *Pediatric cardiovascular medicine.* Philadelphia: Churchill Livingstone, 2000.
3. Moss AJ, Adams FH. *Heart disease in infants, children and adolescents.* Baltimore: Williams & Wilkins, 2001.
4. Perloff JK. *The clinical recognition of congenital heart disease.* Philadelphia: WB Saunders, 1997.

CAPÍTULO 66

CATETERISMO TERAPÊUTICO NAS CARDIOPATIAS CONGÊNITAS

Helder Machado Pauperio

INTRODUÇÃO

Apesar de relato isolado de valvotomia pulmonar em 1954, no Instituto de Cardiologia do México, foi a criação de uma comunicação interatrial com cateter-balão, num caso de transposição das grandes artérias, ou seja, a atriosseptostomia, o primeiro procedimento terapêutico por cateter que se tornou largamente utilizado como primeira conduta naquela cardiopatia congênita.

Após 1970, foram apresentadas técnicas de fechamento de comunicação interatrial e canal arterial patente que, pelas dificuldades da técnica e por causa dos dispositivos utilizados que precisavam de introdutores muito grandes, não se perpetuaram como métodos de tratamento.

No início da década de 1980, ao mesmo tempo que declinava a importância do cateterismo cardíaco e da angiografia como métodos diagnósticos pela utilização da ecocardiografia bidimensional e do Doppler pulsado, contínuo e colorido, apareceram as primeiras descrições de valvuloplastias e angioplastias nas cardiopatias congênitas.

Os relatos de casos bem-sucedidos de valvuloplastia pulmonar logo levaram o método a ser estendido para as estenoses aórticas congênitas, bem como para o tratamento das coarctações da aorta e de estenoses periféricas de ramos pulmonares.

Nas duas décadas que se seguiram, pudemos observar o aperfeiçoamento desses métodos, a partir do melhor conhecimento de suas fisiopatologias, das suas histórias naturais e, principalmente, do refinamento de cateteres-balões, que passaram a ser muito mais eficientes e com perfil cada vez menor, diminuindo as complicações gerais, especialmente as dos vasos femorais.

Por outro lado, o aprimoramento das técnicas de oclusão dos defeitos intra e extracardíacos e a simplificação dos dispositivos oclusores, bem como a importação de técnicas utilizadas nas cardiopatias adquiridas de adultos, como o uso de *stents*, possibilitaram o estágio atual, em que as cardiopatias congênitas mais comuns podem ser tratadas por intervenção percutânea.

CARDIOPATIAS CONGÊNITAS OBSTRUTIVAS

Estenose Pulmonar

A estenose pulmonar valvar congênita é a cardiopatia congênita obstrutiva mais comum, representando cerca de 10% de todas as anomalias cardíacas ao nascimento.

De uma maneira geral, as crianças com estenose pulmonar, mesmo grave, são assintomáticas, excluindo-se apenas as estenoses críticas.

O tratamento de escolha é a valvuloplastia pulmonar por balão, que está indicada em todas as obstruções com gradiente sistólico de pico acima de 50mmHg. Em termos hemodinâmicos, uma outra forma de quantificação desta lesão consiste em estabelecer a relação pressórica entre o ventrículo direito e o ventrículo esquerdo. Quando a pressão sistólica de ventrículo direito é superior a 70% daquela referente ao ventrículo esquerdo, podemos dizer que a estenose é grave e como tal deve ser tratada.

O procedimento de dilatação valvar é simples e tem, em geral, excelente resultado. Inicialmente faz-se o cateterismo comum, com registro de pressões e gradientes, e logo após a ventriculografia direita. Nesta, é feita a medida do anel valvar pulmonar e é escolhido um cateter-balão, cujo diâmetro excede o anel em 20 a 40%.

Após o cateterismo da artéria pulmonar, um arame-guia é deixado na parte distal de um dos ramos, preferencialmente o esquerdo, sendo então introduzido, sobre este guia, o cateter-balão, que é posicionado na altura da válvula. Nesse momento é insuflado o balão com uma mistura de contraste e soro fisiológico. Observa-se, inicialmente, um estreitamento do balão no ponto da estenose valvar; no entanto, ele continua se enchendo até o completo desaparecimento da cintura, mostrando que houve a dilatação. Desinsufla-se o cateter, e a seqüência pode ser repetida mais uma ou duas vezes.

De um modo geral, esse procedimento é bem-sucedido, podendo ser considerado um bom resultado quando resta um gradiente residual inferior a 20mmHg.

Apenas as válvulas pulmonares muito displásicas, como ocorre na síndrome de Noonan, são difíceis de abrir convenientemente. No entanto, sabemos que, por outro lado, mesmo valvotomias cirúrgicas não são bem-sucedidas nessa síndrome.

No caso de estenoses pulmonares críticas, o procedimento, embora mais difícil, é realizado da mesma maneira. Dependendo do tamanho do orifício valvar, podemos precisar de uma dilatação crescente, começando, às vezes, com cateteres de coronarioplastia, com a vantagem de se poder colocar o fio-guia na aorta passando pelo canal arterial, o que possibilita uma firmeza maior.

Atualmente, as complicações de uma valvuloplastia pulmonar, quando tomados os cuidados básicos, são insignificantes. A insuficiência pulmonar eventualmente desencadeada pelo procedimento não é mais do que leve.

Estenose Aórtica

Crianças com estenose aórtica, mesmo grave, são de um modo geral assintomáticas, mas os casos mais acentuados podem desenvolver síncope, insuficiência cardíaca, dor precordial e até morte súbita.

A valvuloplastia aórtica está indicada para crianças e adolescentes com gradiente sistólico de pico superior a 60mmHg, em condições de débito cardíaco normal. O procedimento também estaria indicado, mesmo com gradientes menores, para pacientes sintomáticos ou que apresentem alterações isquêmicas de onda T e segmento ST no eletrocardiograma.

O procedimento é feito da mesma maneira que o da válvula pulmonar. Após cateterismo diagnóstico inicial, em que é feita a manometria, procede-se a uma aortografia, que demonstra o estado anatômico e funcional da válvula. Nesta angiografia, também é medido o anel valvar aórtico. Após cateterismo do ventrículo esquerdo com cateter *pig tail* ou Judkins direito, é introduzido arame-guia super-rígido, em cuja extremidade foi confeccionada uma alça para melhor adaptar-se ao ventrículo com menos riscos de perfuração.

O cateter-balão escolhido, com diâmetro de cerca de 90 a 100% do anel, é avançado até a altura da válvula, quando seu balão é insuflado rapidamente com uma mistura de contraste e soro fisiológico, até o completo desaparecimento da cintura. O procedimento é repetido, tentando-se sempre firmar o balão durante seu enchimento, já que o ventrículo hipertrofiado tende a expulsá-lo, e por isso o guia rígido é muito importante. Realizam-se nova medida de pressões, para avaliação do resultado, e nova angiografia, para quantificação de eventual insuficiência aórtica.

Um bom resultado ocorre quando o gradiente cai a menos da metade do inicial, e quando este não se encontra acima de 50mmHg.

Esse procedimento não apresenta resultados tão brilhantes quanto os da estenose pulmonar, mas de modo geral consegue aliviar a obstrução. As complicações sérias, como laceração ou prolapso de folheto com insuficiência aórtica aguda e rotura de aorta, são raras, não chegando a representar 3% dos procedimentos. As complicações mais comuns são hemorragia ou obstrução da artéria femoral, o que tem sido minimizado com o uso de cateteres com baixo perfil.

A valvuloplastia também está indicada na estenose aórtica crítica do recém-nascido, com técnica semelhante. No entanto, nos casos em que é difícil a canulação da artéria femoral, pode-se tentar executá-la por via anterógrada, através da veia femoral, e por cateterismo do coração esquerdo, através do forame oval. Em alguns casos, a carótida tem sido utilizada para introdução do cateter, depois de dissecção pelo cirurgião vascular. Na estenose crítica, os resultados dependem de vários fatores, como do próprio estado clínico grave e também das dimensões do anel valvar, da válvula mitral e do próprio ventrículo esquerdo da criança, lembrando-se que o gradiente transvalvar não é bom parâmetro de gravidade da estenose devido ao quadro associado de insuficiência cardíaca.

Coarctação da Aorta

A coarctação da aorta é outra cardiopatia congênita que pode ser tratada por meio de cateterismo intervencionista. O tratamento percutâneo estaria indicado para essa cardiopatia, quando se trata de paciente assintomático, nos casos de hipertensão arterial, gradiente acima de 20mmHg, e com a própria imagem angiográfica, que é indiscutível nas situações mais graves. Nos casos de crianças maiores que não se enquadram nessas categorias, um teste ergométrico com resposta hipertensiva e com surgimento de gradiente pode auxiliar a conduta. Há muito tempo, a aortoplastia por balão é o tratamento de escolha para recoarctação da aorta, pois nesses casos o tecido fibroso cicatricial é facilmente dilatável. Posteriormente, muitos grupos passaram a indicar a aortoplastia para coarctação nativa e, embora ainda haja muito discussão sobre o assunto, pode-se dizer que a maioria dos centros trata percutaneamente coarctação da aorta em crianças com mais de 6 meses de idade. No recém-nascido com insuficiência cardíaca e nos primeiros meses do lactente, o tratamento de escolha seria a cirurgia corretiva, pois há alta incidência de reobstrução da aorta em curto espaço de tempo.

Inicialmente, no cateterismo, manometria e diagnóstico anatômico são feitos pela angiografia. Para escolha do balão, medem-se o arco aórtico, o istmo e a aorta na altura do diafragma, e o ponto de estreitamento. O balão não deve exceder o calibre do arco e da aorta descendente, nem deve ser mais de cinco vezes maior que o calibre do estreitamento.

Após a angiografia, deixa-se um guia rígido na aorta ascendente ou, preferencialmente, na artéria subclávia esquerda, ou mesmo na direita, e avança-se o balão escolhido até o ponto de obstrução, sendo então insuflado até o desaparecimento completo da cintura. Como muitas lesões são resistentes à abertura, é aconselhável proceder à dilatação com um manômetro, respeitando-se a pressão-limite de ruptura do balão, que pode trazer complicações mais graves.

O mecanismo de dilatação consiste na rotura da íntima e da camada média da aorta, não devendo chegar à adventícia, o que poderá provocar, tardiamente, um aneurisma. Em função da rotura da íntima, o fio-guia deve ser deixado para que se possa avançar o cateter para manometria e angiografia, sem o risco de perfuração da área lesada, o que pode ocorrer quando o cateter ou o fio são avançados, sem controle, pela região recentemente dilatada.

O resultado do procedimento é avaliado pela angiografia pós-dilatação. Concomitantemente, o gradiente através da área estreitada deve cair para menos de 20mmHg. Foram relatadas complicações graves na fase aguda do procedimento, como rotura da aorta, mas estas são raras, desde que as regras técnicas básicas sejam seguidas, especialmente em relação à escolha do tamanho do balão. Complicações neurológicas também são muito raras, embora já tenham sido descritas. A complicação mais comum na fase aguda é, sem dúvida, decorrente do trauma à artéria femoral, o que pode levar a hemorragia ou obstrução por trombo, a qual deve ser tratada com heparina, trombolíticos e, eventualmente, cirurgia.

Entre as complicações tardias, a mais comum é a formação de aneurismas, que ocorre com mais freqüência quando do tratamento das coarctações nativas, podendo representar até 6 ou 7% dos casos. Naturalmente, a escolha de balão adequado pode diminuir essa incidência.

Nas crianças maiores, adolescentes e adultos com coarctação da aorta, o tratamento da lesão deve ser feito com a colocação de *stent*, dos quais os mais usados são o Palmaz e o CP. A dilatação com *stent* apresenta uma melhor distribuição da tensão radial na parede da aorta e possibilita uma menor incidência de recidiva do estreitamento, bem como minimiza a chance de aneurisma tardio. Todos esses casos de coarctação tratados por cateterismo devem ser seguidos, pois até mesmo aqueles com Palmaz ou CP são passíveis de redilatação nos casos de reestenose.

Estenose de Ramos Pulmonares

As estenoses de ramos pulmonares podem ocorrer como lesões únicas ou múltiplas, comuns em síndromes como a de Williams, ou podem estar associadas a cardiopatias congênitas, como tetralogia de Fallot, atresia pulmonar com CIV e outras.

As angioplastias pulmonares periféricas apresentam sucesso limitado. Algumas dessas artérias são difusamente hipoplásicas, enquanto outras apresentam múltiplas estenoses que são resistentes mesmo à dilatação com balões de alta pressão. Outras vezes, após a dilatação inicial, a estenose recidiva em curto espaço de tempo. Em função disso, o tratamento dessas lesões em crianças maiores tem sido feito com a implantação de *stents*.

O ecocardiograma mostra apenas, e com alguma dificuldade, estreitamentos no tronco ou no início dos ramos. Assim, a indicação de tratamento dessas lesões repousa na imagem angiográfica que caracteriza a gravidade do estreitamento. Vale lembrar que, quando as lesões são unilaterais, o gradiente não ajuda muito, já que o sangue é desviado para o pulmão não obstruído e, por causa do baixo fluxo para o pulmão doente, o gradiente não é significativo. Quando as lesões são bilaterais, a pressão de ventrículo direito é importante, porque, de certa forma, quantifica a gravidade das lesões. Entende-se, assim, que a cintilografia pulmonar é um exame importante, demonstrando a relação de fluxo entre os dois pulmões.

O procedimento é realizado por meio de cateterismo do vaso estenosado até sua parte distal, sendo aí deixado um guia rígido, sobre o qual é avançado um cateter-balão, que é insuflado com altas pressões, até o completo desaparecimento da cintura. O procedimento é repetido duas ou três vezes, sempre com altas pressões, podendo-se deixar o balão insuflado por até alguns minutos. No caso do *stent*, é avançada inicialmente a bainha longa, que é deixada logo após a lesão. O balão, montado com o *stent* adequado, é avançado até a região estenosada, sendo então recuada a bainha, enchendo-se o balão, o que permite a dilatação e o posicionamento do *stent*. As complicações que oferecem risco de vida são muito raras, podendo ocorrer ruptura do ramo da artéria pulmonar.

Outras Dilatações por Cateter

Além dos procedimentos descritos, uma série de outras lesões estenóticas pode ser dilatada por cateter-balão, como estenose mitral e tricúspide, estenose de veias pulmonares e várias lesões pós-operatórias, como obstrução de veia cava superior, dos retalhos na cirurgia de Mustard, obstruções de condutos valvados, anastomoses tipo Blalock etc.

CARDIOPATIAS COM *SHUNT* ESQUERDA-DIREITA

Comunicação Interatrial (CIA)

A comunicação interatrial do tipo *ostium secundum* é passível de oclusão percutânea. Naturalmente, as comunicações tipo *ostium primum* e seio venoso não possuem borda em toda a sua extensão, e como tal não podem ser fechadas em laboratório de cateterismo.

A indicação de fechamento percutâneo da CIA *ostium secundum* é a mesma da cirurgia corretiva. Deve haver, ao eco, uma sobrecarga volumétrica de ventrículo direito, o que já traduz um *shunt* significativo de pelo menos 2:1. Diferentemente da correção cirúrgica, é necessário que a comunicação tenha bordas de pelo menos 5mm, para que que a prótese seja ancorada, ou seja, deve estar afastada a esta distância da veia cava superior, das veias pulmonares, do seio coronário e das valvas atrioventriculares.

Atualmente, são utilizados pelo menos cinco ou seis diferentes tipos de próteses, porém, indiscutivelmente, a mais usada é a prótese de Amplatzer, que é uma peça única constituída de uma malha de nitinol (níquel + titânio) com dois discos interligados por uma cintura de largura variável e espessura de 4mm. O tamanho da prótese é dado pela cintura, e o raio do disco externo excede esta em 7mm, enquanto o raio do disco do átrio direito é 5mm maior que a cintura. No interior da malha de nitinol, que é flexível a ponto de poder ser esticada e entrar num cateter, existe um tecido de poliéster que facilita a trombose.

A prótese de Amplatzer tem várias vantagens. Além de o ato de implantação ser mais simples que o das outras próteses, ela entra numa bainha mais fina e, se não ocorrer um bom posicionamento, ela pode ser recuada para o interior da bainha, sem danificá-la, estando pronta para o reinício do procedimento. Além disso, mesmo após a liberação, ela é passível de ser laçada e retirada do septo ou de uma cavidade cardíaca. Embora tenha um perfil um pouco mais largo que outras próteses, a endotelização é completa após alguns meses.

As contra-indicações a esse procedimento são:

a. Hipertensão pulmonar por doença vascular grave.
b. Presença de outra anomalia que exija cirurgia como tratamento.
c. Bordas do defeito com menos de 5mm.
d. Comunicações muito grandes, acima de 35mm.

O procedimento é iniciado pelo cateterismo comum com registro de pressões e angiografias. Concomitantemente é realizada a ecocardiografia transesofágica, que monitorizará o procedimento em toda a sua duração. O átrio esquerdo é cateterizado pela CIA e, a partir daí, a veia pulmonar superior direita, onde é colocado um fio-guia rígido e, através dele, avançado um cateter-balão de medida, muito complacente, que é insuflado na altura do orifício septal, marcando o balão, que fica com uma espécie de cintura. A medida desta cintura fornece o tamanho da prótese a ser usada.

É avançada, então, uma bainha longa de largura apropriada ao tamanho da prótese até o átrio esquerdo, onde é deixada. O dispositivo de Amplatzer é conectado ao seu cabo metálico, passando por uma cânula para onde é repuxado e conectada à bainha, avançando-se o Amplatzer até a extremidade desta, exteriorizando-se no átrio esquerdo, onde se abre o primeiro disco e parte da cintura. O conjunto é recuado até o septo interatrial, sempre com a visão ecocardiográfica, que possibilita ver detalhes do septo e da prótese. Aí, mantendo-se a tração, a bainha é recuada, o que permite a exteriorização do segundo disco, que se prende ao septo interatrial do lado direito. O posicionamento do Amplatzer é checado com a ETE nas diferentes incidências, e procede-se a uma manobra que consiste em puxar e empurrar o cabo da prótese para verificar se a mesma está firmemente aderida ao septo. Ela é então liberada, rodando-se o cabo no sentido anti-horário.

Os pacientes adultos são mantidos com 100mg de aspirina por 6 meses, para evitar trombos. Este período de tempo é mais do que suficiente para a completa endotelização do dispositivo oclusor.

Mais de 15.000 próteses de Amplatzer foram implantadas, havendo um número insignificante de complicações. A mais comum delas seria a embolização do dispositivo, o que só ocorre no momento do procedimento ou algumas horas depois. De qualquer modo, isso implica a sua recuperação com cateter especial do tipo *snare*, que laçaria o pino da prótese, fazendo-a ser recolhida na bainha.

Eventualmente, podem ocorrer arritmias supraventriculares durante o procedimento, as quais podem continuar no pós-operatório, devendo ser tratadas como convém, inclusive com cardioversão, se for preciso.

Complicações tardias mais graves e muito raras foram descritas, como trombo na superfície da prótese, embolias periféricas e derrame pericárdico. Na verdade, trata-se de achados isolados e que não chegam a representar 1% dos casos.

Forame Oval Patente (FOP)

Embora o forame oval patente geralmente não apresente *shunt* esquerda-direita, nos últimos anos tem sido responsabilizado por acidentes vasculares encefálicos resultantes de *shunt* direita-esquerda eventual e, por isso, o fechamento percutâneo tem sido recomendado em casos selecionados.

Observou-se a existência de uma relação estatisticamente significativa entre o acidente vascular encefálico ou a isquemia cerebral transitória de etiologia desconhecida e a presença de forame oval patente. Em síntese, acredita-se que êmbolos originados do lado direito poderiam passar para a esquerda ou que estes êmbolos poderiam formar-se no túnel do forame pela estase de sangue neste local e deslocar-se para o átrio esquerdo. Se houver associada a presença de aneurisma do septo interatrial, a possibilidade de embolização pelo forame oval é ainda maior.

Simplificando, podemos dizer que pacientes com menos de 55 anos com história de acidente vascular encefálico isquêmico ou isquemia cerebral transitória sem uma etiologia conhecida devem submeter-se à ecocardiografia transesofágica. Uma vez se constatando o FOP, deve-se fazer injeção venosa de soro fisiológico, o que causará a presença de microbolhas no átrio direito. Nos casos em que houver a passagem de bolhas para a esquerda, espontaneamente ou induzida pela manobra de Valsalva, estará indicada oclusão percutânea do forame oval. O procedimento, que também é realizado com o auxílio da ecocardiografia transesofágica, é mais simples que a oclusão percutânea de CIA, uma vez que o pertuito é de apenas alguns milímetros, não necessitando de medição. A prótese é feita do mesmo material que o da comunicação interatrial e a ela se assemelha, diferenciando-se apenas na cintura, que é fina e sempre do mesmo tamanho, enquanto o disco da direita é maior que o da esquerda. A escolha é feita a partir do tamanho do disco direito, que pode ser de 18, 25 ou 35mm.

Com o interesse crescente pelo forame oval nos últimos anos, estabeleceu-se uma outra relação estatisticamente significativa desta entidade com a enxaqueca com aura. Embora o mecanismo não esteja bem definido, há especulações sobre a passagem de microêmbolos para a esquerda, o que levaria esses pacientes a apresentar um risco maior de acidente vascular cerebral, fato este que também parece ser verdadeiro. Uma outra hipótese seria o *shunt* direita-esquerda de substâncias vasoativas que seriam metabolizadas no pulmão e que, assim, passariam para a circulação geral e para o cérebro, ocasionando os sintomas.

Persistência do Canal Arterial

O canal arterial foi a primeira das cardiopatias com *shunt* esquerda-direita a ser fechada em laboratório de cateterismo, em 1971. Na década seguinte, as *umbrellas* de Rashkind foram utilizadas para fechar milhares de canais arteriais em todo o mundo. O fechamento com esse dispositivo, no entanto, permitia ainda *shunt* residual em um número considerável de pacientes, razão pela qual sempre houve necessidade da criação de outras próteses.

Em princípio, podemos dizer que todo o canal arterial deve ser fechado percutaneamente, o que suscita alguma discussão quanto a devermos ou não fechar canais silenciosos. Como contra-indicação à oclusão de canal arterial por cateter teríamos o canal do prematuro, a presença de outra cardiopatia que necessite cirurgia e a hipertensão arterial por doença vascular com inversão do *shunt*.

A partir de 1995 passaram a ser usados dois tipos de prótese que, hoje em dia, têm a preferência para a oclusão desta malformação. Primeiramente foram usados os *coils* de Gianturco que, por não permitirem a liberação controlada, apresentavam embolização como uma complicação comum. Por isso, começaram a ser usados os *coils* para canal arterial com mecanismo de controle da liberação; só depois de checada a posição do dispositivo, o mesmo era desconectado do sistema liberador, oferecendo muito mais segurança ao procedimento. Esse dispositivo nada mais é que uma mola cujo tamanho da alça pode ser de 3, 5, 6 ou 8mm, variando o comprimento entre três e cinco alças. Esses *coils* têm sido usados até hoje, principalmente nos canais arteriais com menos de 2,5mm.

Eventualmente, são colocadas duas molas, quando a primeira não provoca o fechamento total do canal. O procedimento é simples. Após o cateterismo diagnóstico habitual, pela angiografia em perfil mede-se a parte mais estreita do ducto, escolhendo-se um *coil* que deve ter, pelo menos, o dobro dessa medida. O canal é ultrapassado por um cateter tipo Lehman. A mola é atarrachada ao sistema liberador e assim avançada até a extremidade do cateter, na aorta. Aí, o *coil* é exteriorizado parcialmente. Se for de cinco alças, liberamos três no lado aórtico e recuamos todo o conjunto (*coil*, sistema liberador e cateter) até a posição do ducto, visualizada antes na angiografia e tomando-se como referência a traquéia em perfil. Mantendo-se uma certa tração, o cateter é recuado, fazendo com que as duas alças restantes se formem do lado pulmonar. Uma vez constatado o posicionamento, e se houver dúvida, faz-se nova angiografia, e a mola é liberada por torção anti-horária do pino liberador.

O outro dispositivo utilizado para fechar canais maiores é a prótese de Amplatzer para canal arterial, confeccionada a partir do mesmo material utilizado na de CIA, ou seja, nitinol. O procedimento é idêntico. A angiografia permite a medida do canal e é escolhida uma prótese 2mm maior que aquela medida. Como o *coil*, o sistema é montado fora do paciente e introduzido na bainha longa que cruzou o canal e está na aorta. O disco de retenção é liberado na aorta, e todo o sistema é recuado até o ducto, tomando-se como referência a traquéia, que aparece bem na angiografia em perfil. Aí, mantendo-se a tração, recua-se a bainha, exteriorizando-se o resto da prótese. Se houver dúvida quanto ao posicionamento do Amplatzer, faz-se uma angiografia e, só depois desta, desconecta-se o pino do sistema liberador. Uma nova angiografia é feita, mostrando em geral a oclusão total do ducto após a liberação.

Esse procedimento tem excelentes resultados, sendo a única possibilidade de complicação a embolização da prótese; sua retirada é possível com cateteres especiais, como *snares* ou *baskets*.

Comunicações Interventriculares (CIV)

A *umbrella* de Rashkind para canal arterial foi o primeiro dispositivo a ser usado para fechar a comunicação interventricular muscular, em 1987. Até o ano 2000 o fechamento de CIV restringiu-se aos defeitos musculares congênitos ou mesmo pós-infarto agudo do miocárdio. Ao mesmo tempo, as próteses foram sofrendo mudanças até chegar ao Amplatzer para CIV muscular, do mesmo material e com os mesmos princípios de suas homólogas para comunicação interatrial e canal arterial patente. Trata-se de um dispositivo com dois discos, separados por uma cintura que mede 7mm. O disco do ventrículo esquerdo mede 4mm a mais que a cintura e o do ventrículo direito, 3mm a mais. Inicialmente, faz-se o cateterismo com o diagnóstico angiográfico da comunicação interventricular quanto à localização e ao tamanho. O procedimento terapêutico consiste, primeiramente, em se cruzar a comunicação interventricular e a partir daí, com o auxílio de um fio-guia, é avançada uma bainha longa adequada ao tamanho da prótese a ser usada, que é geralmente 2mm maior que a medida da CIV em diástole. Esta bainha passa para o ventrículo esquerdo, e a prótese acoplada ao seu cabo liberador é avançada até a exteriorização do disco distal. Com o auxílio da ecocardiografia transesofágica, que, como na oclusão de CIA, monitora todo o procedimento, o conjunto bainha-prótese é recuado até o septo interventricular, com o disco aberto moldando-se ao lado esquerdo do septo. Então, recua-se a bainha longa, deixando que se expandam a cintura e o disco proximal da prótese, fechando a comunicação. Com o auxílio ainda da imagem ecocardiográfica, checa-se em detalhes o posicionamento da prótese, inclusive quanto à passagem de fluxo residual. Faz-se então nova angiografia, na qual também são visualizadas a posição da prótese na CIV e a presença de *shunt* residual. Se tudo estiver satisfatório, a prótese é liberada por rotação anti-horária do cabo liberador. Nos últimos 3 anos foi desenvolvida uma prótese com características especiais para oclusão percutânea de comunicação interventricular perimembranosa. Como se sabe, o defeito septal membranoso está nas proximidades da válvula aórtica, à esquerda, e da válvula tricúspide, do lado direito, o que dificulta muito a oclusão. Esses procedimentos ainda estão em fase inicial de estudos na maioria dos centros, mas os resultados são muito promissores. As complicações desses métodos ainda estão muito relacionadas à embolização das próteses e à capacidade de "pescá-las" com cateteres próprios. O desenvolvimento de arritmias ventriculares e, especialmente, de bloqueio AV total é outra complicação, podendo o surgimento do último impedir a finalização do procedimento.

REFERÊNCIAS BIBLIOGRÁFICAS

1. Bacha EA, Kreutzer J. Comprehensive management of branch pulmonary artery stenosis. *J Interven Cardiol* 2001; *14*:1-9.
2. Bass JL, Kalra GS, Arora R et al. Initial human experience with the Amplatzer perimembranous ventricular septal occluder device. *Cathet Cardiovasc Intervent* 2003; *58*:238-45.
3. Berger F, Ewert P, Abdul-Khaliq H et al. Percutaneous closure of large atrial septal defects with the Amplatzer septal occluder. *J Interven Cardiol* 2001; *14*:63-7.
4. Berger F, Ewert P, Bjornstad PG et al. Transcatheter closure as standard treatment of most interatrial defects: experience in 200 patients treated with the Amplatzer septal ocluder. *Cardiol Young* 1999; *9*:468-73.
5. Cheatham JP. Stenting of coarctation of the aorta. *Catheterization and Cardiovascular Interventions* 2001; *54*:112-25.
6. Chessa M, Carminati M, Butera G et al. Early and late complications associated with transcatheter occlusion of secundum atrial septal defect. *J Am Coll Cardiol* 2002; *39*:1.061-5.
7. Colli AM, Perry SB, Lock JE et al. Balloon dilation of critical valvar pulmonary stenosis in the first month of life. *Cath Cardiovasc Diagn* 1995; *34*:23-8.
8. Egito ES, Moore P, O'Sullivan J et al. Transvascular balloon dilation for neonatal critical aortic stenosis: early and midterm results. *J Am Coll Cardiol* 1997; *29*:442-7.
9. Fogelman R, Nykanen D, Smallhorn JF et al. Endovascular stents in the pulmonary circulation. Clinical impact on management and medium term follow up. *Circulation* 1995; *92*:881-5.
10. Grifka RG. Transcatheter PDA closure: equipment and technique. *J Interven Cardiol* 2001; *14*:97-107.
11. Harrisson DA, McLaughlin PR, Lazzam C et al. Endovascular stents in the management of coarctation of the aorta in the adolescent and adult: one year follow up. *Heart* 2001; *85*:561-6.
12. Hijazi ZM, Hakim F, Haweleh AA et al. Catheter closure of perimembranous ventricular septad defects using the new Amplatzer membranous VSD occluder: initial clinical experience. *Cathet Cardiovasc Intervent* 2002; *56*:508-15.
13. Kan JS, Marvin Jr WJ, Bass JL et al. Balloon angioplasty branch pulmonary artery stenosis: results from Valvuloplasty and Angioplasty of Congenital Anomalies Registry. *Am J Cardiol* 1990; *65*:798-801.
14. Kan JS, White Jr RI, Mitchell SE et al. Percutaneous transluminal balloon valvuloplasty for pulmonary valve stenosis. *Circulation* 1984; *60*:554-60.
15. Lababidi Z, Wu J, Walls JT. Percutaneous balloon aortic valvuloplasty. Results in 23 patients. *Am J Cardiol* 1984; *53*:194-7.
16. Lock JE, Keane JF, Perry SB. *Diagnostic and interventional catheterization in congenital heart disease*. 2 ed., Kluwer Academic Publishers, 2001.
17. Magee AG, Huggon IC, Seed PT et al. Transcatheter coil occlusion of the arterial duct. Results of the European Registry. *European Heart Journal* 2001; *22*:1.817-21.
18. McCrindle BW. Independent predictors of long term results after balloon pulmonary valvuloplasty. *Circulation* 1994; *90*:1.751-59.
19. Moore P, Egito E, Mowrey BS et al. Midterm results of balloon dilation of congenital aortic stenosis: predictors of success. *J Am Coll Cardiol* 1996; *16*:451-6.
20. Pauperio HM, Redington AN, Rigby M. Closing the patent arterial duct: plugs, umbrellas and coils. *Cardiol Young* 1996; *6*:252-5.
21. Rao PS, Galal O, Smith PA et al. Five to nine year follow up results of balloon angioplasty of native coarctation in infants and children. *J Am Coll Cardiol* 1996; *27*:462-70.
22. Rothman A, Perry SB, Keane JF et al. Early results and follow up of balloon angioplasty for branch pulmonary artery stenosis. *J Am Coll Cardiol* 1990; *15*:1.109-17.
23. Sievert H, Horvath H, Zadan E et al. Patent foramen ovale closure in patients with transient ischemia attack/stroke. *J Interven Cardiol* 2001; *14*:261-6.
24. Sztajzel R, Genoud D, Roth S et al. Patent foramen ovale, a possible cause of symptomatic migraine: a study of 74 patients with acute ischemic stroke. *Cerebrovasc Dis* 2002; *13*:102-6.
25. Thanopoulos BD, Hakim FA, Hiari A et al. Patent ductus arteriosus equipment and technique. Amplatzer duct occluder: intermediate term follow up and technical considerations. *J Interven Cardiol* 2001; *14*:247-54.
26. Talsma M, Witsenburg M, Rohmer J et al. Determinants for outcome of balloon valvuloplasty for severe pulmonary stenosis in neonates and infants up to six months of age. *Am J Cardiol* 1993; *71*:1.246-8.
27. Thanopoulos BD, Tsaousis GS, Konstadopoulou GN. Transcatheter closure of muscular ventricular septal defects with the Amplatzer ventricular septal defect occluder: initial clinical applications in children. *J Am Coll Cardiol* 1999; *33*:1395-9.
28. Yetman AT, Nykanen D, McCrindle BW et al. Balloon angioplasty of recurrent coarctation: a 12 year review. *J Am Coll Cardiol* 1997; *30*:811-6.
29. Zeevi B, Keane JF, Castaneda AR et al. Neonatal critical valvar stenosis: a comparison of surgical and balloon dilation therapy. *Circulation* 1989; *80*:831-9.

CAPÍTULO 67

TRATAMENTO CIRÚRGICO DAS CARDIOPATIAS CONGÊNITAS

Fernando Antônio Fantini, Homero Geraldo de Oliveira, Sérgio Caporalli de Oliveira, Edmundo Clarindo Oliveira e Eduardo Augusto Victor Rocha

PARTICULARIDADES NO TRATAMENTO DAS CARDIOPATIAS CONGÊNITAS

O tratamento das cardiopatias congênitas (CC) é uma importante área de atuação da cirurgia cardíaca. Hoje, quase todas as patologias são passíveis de correção, tanto por meio de cirurgia como por intervenção por cateter.

Para fins didáticos, as CC podem ser classificadas de acordo com o efeito fisiopatológico que produzem, e isto ajuda na compreensão da filosofia do tratamento. Cianose, hipertrofia ventricular, edema pulmonar, insuficiência cardíaca e hipertensão pulmonar, dentre outras, são alterações que podem surgir na evolução das CC e são devidas a uma ou mais alterações anatômicas presentes nas cardiopatias. Assim, este capítulo abordará o tratamento a partir da fisiopatologia das doenças, destacando em cada subgrupo particularidades das diversas patologias.

Outro ponto conceitual importante é a definição dos tipos de tratamento. Muito embora o tratamento moderno das CC vise à correção primária, anatômica e definitiva da patologia, em algumas circunstâncias, que serão explicitadas, faz-se necessária uma abordagem em dois ou mais estágios, com a realização prévia de cirurgias paliativas, para uma posterior correção da doença. Em geral, os procedimentos paliativos não abordam anatomicamente a doença, acrescentam mais uma alteração às já existentes e visam a uma melhora da conseqüência fisiopatológica causada pela cardiopatia. Também é necessária a compreensão de que existem patologias nas quais a correção anatômica não é possível, sendo, portanto, realizadas correções fisiológicas.

Com relação à indicação cirúrgica, são levadas em consideração a história natural da patologia e a experiência dos grupos no tratamento de determinada doença. Em geral, procura-se abordar as doenças o mais precocemente possível, o que diminui as conseqüências da fisiopatologia sobre o coração e outros órgãos.

CARDIOPATIAS DE *SHUNT* ESQUERDA-DIREITA (FLUXO PULMONAR LIVRE)

As cavidades esquerdas têm, em geral, pressões mais altas que as cavidades direitas. Portanto, nas cardiopatias com comunicação entre as duas circulações e sem obstrução ao fluxo pulmonar, o sangue passa da esquerda para a direita, provocando sobrecarga volumétrica das cavidades direitas e aumento do fluxo sangüíneo pulmonar. Com o aumento do retorno sangüíneo ao átrio esquerdo, também as cavidades esquerdas sofrem processo de sobrecarga volumétrica. A conseqüência mais imediata dos grandes *shunts* esquerda-direita (E → D) é a insuficiência cardíaca congestiva que em geral se instala ao final do primeiro mês de vida, quando a resistência pulmonar normalmente elevada do recém-nascido começa a cair. Com o passar do tempo, ocorre uma reação das arteríolas pulmonares e o hiperfluxo pulmonar dá lugar a um aumento da resistência pulmonar, desenvolvendo assim a hipertensão pulmonar. Quando a resistência pulmonar suplanta a resistência sistêmica, o *shunt* se inverte e o paciente se torna cianótico. Este quadro é conhecido como síndrome de Eisenmenger. Outras conseqüências do hiperfluxo pulmonar são as pneumonias de repetição e o hipodesenvolvimento ponderoestatural.

Basicamente, o *shunt* esquerda-direita pode ocorrer por defeitos no septos interatrial e interventricular, ou ainda no nível dos grandes vasos da base. No septo interatrial, os defeitos mais comuns são a comunicação interatrial (CIA) do tipo *ostium secundum* e a CIA tipo seio venoso. No septo interventricular, vários tipos de comunicação interventricular (CIV) podem ser encontrados, sendo o mais comum a CIV do tipo perimembranosa. Nos grandes vasos, *shunts* E D podem ser observados no *truncus arteriosus*, na janela aortopulmonar ou ainda na persistência do canal arterial (PCA). O defeito do septo atrioventricular (DSAV) é outro exemplo de cardiopatia de *shunt* E D. No tipo parcial, o defeito é circunscrito ao septo interatrial, como uma CIA *ostium primum* e uma fenda na valva mitral, enquanto no tipo total o defeito de desenvolvimento do coxim endocárdico leva à formação de uma grande comunicação entre todas as cavidades do coração, na forma de uma comunicação interatrial, comunicação interventricular de via de entrada e valva atrioventricular única.

Outras cardiopatias mais complexas podem cursar com *shunt* E D e hiperfluxo pulmonar. A dupla via de saída do ventrículo direito, a atresia tricúspide e o ventrículo único, desde que não acompanhados de estenose pulmonar, podem evoluir com o desenvolvimento de insuficiência cardíaca congestiva inicialmente e hipertensão pulmonar posterior.

O tratamento cirúrgico desse grupo de cardiopatias visa à eliminação do hiperfluxo pulmonar. De preferência, as cardiopatias são abordadas de forma primária por meio da correção direta do defeito. A CIV e a CIA necessitam de circulação extracorpórea (CEC) para a correção, porém são cardiopatias que, em casos selecionados, podem beneficiar-se de tratamento percutâneo com o implante de próteses aplicadas por cateter. A PCA é corrigida cirurgicamente por abordagem direta com ligadura, secção e sutura ou clipagem, sem a necessidade de CEC, e muitas vezes por toracoscopia. Também pode ser corrigida por cateter, com o implante de próteses chamadas genericamente *coils*. O DSAV é sempre corrigido com CEC já que, além da correção do defeito septal, na maioria das vezes requer uma abordagem da valva atrioventricular esquerda. A janela aortopulmonar, o *truncus arteriosus* e a dupla via de saída do VD são cardiopatias que, em geral, causam descompensação cardíaca precoce e são corrigidas primariamente, mesmo no período neonatal.

Existem circunstâncias, porém, em que o tratamento definitivo inicialmente não pode ser realizado ou carreia uma mortalidade elevada. Como exemplos podemos citar, no primeiro caso, o tratamento do coração de fisiologia univentricular (ventrículo único, atresia tricúspide). O tratamento definitivo e fisiológico são as anastomoses cavo-pulmonares, que devem ser evitadas nos primeiros meses de vida. O mesmo se aplica às CIVs múltiplas. Como a cirurgia em crianças muito pequenas eleva a mortalidade do procedimento, opta-se pelo tratamento em dois estágios. A cirurgia paliativa indicada para redução do fluxo sangüíneo pulmonar é a cerclagem de artéria pulmonar. Através da aplicação de constrição externa no tronco da artéria pulmonar, o fluxo pulmonar é controladamente reduzido. Em segundo tempo, a correção da patologia é realizada e a cerclagem removida. A cerclagem apresenta como inconveniente a possibilidade de distorções do tronco ou, principalmente, de bifurcação da artéria pulmonar, além de provocar hipertrofia do ventrículo direito.

CARDIOPATIAS DE OBSTRUÇÃO VENTRICULAR COM SEPTO INTERVENTRICULAR INTACTO

São doenças que têm como alteração fisiopatológica comum obstáculos ao fluxo de ejeção dos ventrículos. A sobrecarga pressórica que se instala pode levar ao aparecimento de insuficiência cardíaca e hipertrofia ventricular. Nas obstruções direitas, a atresia pulmonar ou a estenose pulmonar extrema se apresentam em neonatos com cianose importante e progressiva, principalmente quando ocorre a oclusão do canal arterial. A estenose pulmonar pode evoluir de forma assintomática e somente se manifestar tardiamente, quando a hipertrofia ventricular direita já está instalada de forma definitiva. Da mesma forma, as obstruções do lado esquerdo podem manifestar-se no período neonatal como insuficiência cardíaca importante ou passar despercebidas e provocar enormes prejuízos à função do ventrículo esquerdo. As principais cardiopatias obstrutivas esquerdas são a estenose aórtica valvar, supra ou subvalvar e a coarctação da aorta.

O objetivo comum do tratamento é a desobstrução da via de saída do ventrículo. A coarctação de aorta é corrigida por toracotomia esquerda e sem CEC. Os neonatos com quadro clínico instável podem beneficiar-se da infusão de protaglandina E_1, que relaxa o tecido ductal presente na parede da aorta, melhorando o fluxo na aorta distal. As estenoses aórtica valvar e pulmonar são hoje preferencialmente abordadas por dilatação com cateter-balão. As estenoses aórtica subvalvar e supravalvar são patologias abordadas por cirurgia com CEC. Na atresia pulmonar, a abordagem depende do tamanho da cavidade ventricular. Se ela é bem desenvolvida, a valva pulmonar deve ser aberta por cateterismo, ou por cirurgia. Se a cavidade é hipoplásica, o tratamento é inicialmente paliativo e, depois, segue as linhas gerais do tratamento das cardiopatias com hipoplasia ventricular (ver adiante).

CARDIOPATIAS DE *SHUNT* DIREITA-ESQUERDA (COMUNICAÇÃO INTERVENTRICULAR COM ESTENOSE PULMONAR)

A característica básica desse grupo de cardiopatias é a presença de comunicação interventricular e estenose da via de saída do ventrículo direito, infundibular e/ou valvar. Esse arranjo patológico determina a instalação de *shunt* das cavidades direitas para a esquerda e hipofluxo pulmonar, ambos levando a variados graus de cianose. No espectro mais extremo da doença, os neonatos com esse tipo de cardiopatia apresentam-se já nos primeiros dias de vida com hipoxemia severa e desequilíbrio ácido-básico, em especial após o fechamento do canal arterial. O tratamento inicial nesse grupo de pacientes visa exatamente à reabertura da PCA através da infusão endovenosa de prostaglandina E_1 (PGE_1), o que permite a estabilização do quadro clínico para posterior correção.

Pertencem a esse grupo de patologias a tetralogia de Fallot, a atresia pulmonar com CIV, a dupla via de saída do VD e a transposição das grandes artérias com estenose pulmonar.

Em crianças com mais de 1 ano de vida, a maioria dos serviços tem indicado a correção primária, porém em crianças nos primeiros meses de vida a indicação para a cirurgia definitiva é controversa. Alguns autores defendem a correção em um estágio, mesmo no período neonatal. A cirurgia consiste em correção do defeito septal e desobstrução da via de saída do VD que, em algumas patologias, pode requerer o implante de condutos extracardíacos. Na correção em dois estágios, que é a estratégia adotada pela maioria dos grupos no Brasil, a abordagem inicial visa melhorar o hipofluxo pulmonar por meio de técnicas cirúrgicas genericamente conhecidas como anastomoses sistêmico-pulmonares. A mais utilizada é a cirurgia de Blalock-Taussig modificada, que consiste na construção de um desvio da artéria subclávia para a artéria pulmonar com uma prótese vascular, em geral de politetrafluoretileno expandido (PTFE). Isto não só aumenta o fluxo pulmonar, como aumenta o retorno venoso de sangue arterializado ao átrio esquerdo. Na mistura com o sangue do *shunt* D → E, ocorre melhora suficiente da saturação de oxigênio para equilibrar a criança e permitir a correção definitiva em idade mais conveniente.

CARDIOPATIAS COM HIPOPLASIA DE CÂMARA VENTRICULAR

Neste grupo de cardiopatias, uma das câmaras ventriculares é inexistente ou tão hipoplásica que não consegue manter a circulação pulmonar ou sistêmica. São denominadas genericamente cardiopatias de fisiologia univentricular. Nos neonatos, a apresentação clínica depende da presença de hiper ou hipofluxo pulmonar, o que determina a necessidade de cerclagem de artéria pulmonar ou de anastomose sistêmico-pulmonar. O tratamento definitivo é meramente fisiológico, já que, com a impossibilidade de se restabelecer a anatomia normal do coração, a opção são as anastomoses cavo-pulmonares. Na anastomose cavo-pulmonar bidirecional (Glenn), a veia cava superior é conectada diretamente ao ramo direito da artéria pulmonar. Esta cirurgia é completada de forma única ou estagiada pela conexão da veia cava inferior à artéria pulmonar, de forma que o lado direito do coração é completamente excluído e a câmara ventricular funcionante, seja do tipo direito ou esquerdo, passa a servir à circulação sistêmica.

O exemplo típico dessas cardiopatias é a atresia tricúspide, mas fazem parte do mesmo espectro o ventrículo único, os defeitos de septo atrioventricular com ventrículos desbalanceados e a síndrome de hipoplasia do coração esquerdo. Nesta última patologia, ocorre uma hipoplasia do VE e também da aorta, o que exige inicialmente a reconstrução do arco aórtico com a utilização da artéria pulmonar com via de saída sistêmica (cirurgia de Norwood). Em estágios subsequentes, é realizada a anastomose cavo-pulmonar.

Na síndrome de hipoplasia do coração direito e também na atresia pulmonar sem CIV, pode-se utilizar a abordagem conhecida como Glenn 1 e ½. A anastomose do tipo Glenn é normalmente realizada, porém corrige-se a CIA e reconstrói-se a via de saída do VD, de forma que a câmara ventricular direita irá sustentar apenas o retorno venoso correspondente à veia cava inferior e proporcionará pulsatilidade ao sistema.

CARDIOPATIAS COM ANOMALIAS DO RETORNO VENOSO PULMONAR

O evento fisiopatológico característico desse grupo de doenças é o edema pulmonar e, por isso, elas são comumente confundidas com doenças neonatais pulmonares. A drenagem venosa pulmonar anômala total, o *cor triatriatum*, a membrana supravalvar mitral e as anomalias congênitas da valva mitral podem causar dificuldade no escoamento do sangue proveniente das veias pulmonares.

Essas doenças são sempre tratadas com cirurgias de correção total, independentemente da idade, constituindo-se com freqüência em emergências neonatais.

CARDIOPATIAS COM CIRCULAÇÃO EM PARALELO

A patologia representante desta entidade fisiopatológica é a transposição das grandes artérias (TGA), onde a aorta se origina do VD e a pulmonar do VE. Na TGA, o sangue venoso é ejetado pelo VD na aorta e retorna ao átrio direito depois de passar pela circulação sistêmica. No lado esquerdo circula o sangue arterial, vindo das veias pulmonares, ao átrio esquerdo, ventrículo esquerdo e, daí, passa pela artéria pulmonar de volta aos pulmões. Os neonatos só sobrevivem graças à presença de comunicações entre essas duas circulações paralelas, ao nível do septo interatrial, interventricular, ou à presença de uma PCA. No entanto, a mistura entre as duas circulações é insuficiente para manter uma saturação de O_2 sistêmica adequada e, em especial nos casos de TGA simples (sem CIV), as crianças se apresentam extremamente cianóticas e em desequilíbrio ácido-básico já nos primeiros dias de vida. O tratamento inicial inclui a infusão de PGE_1, que, ao reabrir a PCA, melhora a saturação arterial periférica, permitindo que o neonato seja clinicamente estabilizado e possa ser levado à cirurgia em melhores condições. Outra forma de se melhorar a saturação da criança é submetê-la ao procedimento paliativo com cateter, chamado atriosseptostomia com balão. À beira do leito e com controle por ecocardiografia, um cateter-balão é introduzido na veia femoral e dirigido ao átrio esquerdo via forame oval. O balão é insuflado no átrio esquerdo e puxado para rasgar o septo interatrial, levando à formação de grande comunicação entre os átrios.

Após a estabilização da criança, o tratamento definitivo indicado é a cirurgia de Jatene, que consiste na translocação da aorta e da artéria pulmonar aos seus respectivos ventrículos e no reimplante das artérias coronárias na nova via de saída do VE.

Esta cirurgia deve ser realizada o mais precocemente possível, já que nos neonatos, graças ao padrão fetal de circulação pulmonar, o VE apresenta massa ventricular suficiente para sustentar a circulação sistêmica. Tem sido visto que até mesmo nos primeiros meses de vida é possível realizar a cirurgia de Jatene, desde que parâmetros ecocardiográficos de massa ventricular e tipo de septo interventricular estejam adequados. Nos casos de referência muito tardia, quando o padrão de hipertrofia do VE já se encontra inadequado, temos procedido ao preparo rápido do VE, através da realização de cerclagem de AP e de Blalock modificado. Num prazo de até 15 dias, o VE adquire massa ventricular suficiente, e então a correção é realizada.

As correções da TGA no nível atrial (Senning e Mustard) são peças do passado e não têm sido mais realizadas.

MISCELÂNEA

Anomalias Congênitas de Artérias Coronárias

As fístulas coronárias, comunicações entre coronárias importantes e câmaras cardíacas, veia cava superior, artéria ou veias pulmonares manifestam-se através de cardiomegalia, miocardiopatia isquêmica e suas conseqüências. O tratamento cirúrgico visa ocluir estas comunicações.

A origem anômala dos óstios coronarianos, usualmente da artéria pulmonar, pode manifestar-se por sinais de miocardiopatia isquêmica severa com insuficiência cardíaca. A correção desses defeitos consiste no reimplante das coronárias na aorta de preferência.

Anomalia de Ebstein

Trata-se de doença caracterizada pela implantação baixa do folheto septal da valva tricúspide, que determina o aparecimento de diferentes graus de insuficiência tricúspide. Freqüentemente, é associada a uma CIA. O quadro clínico pode evoluir com cianose e/ou insuficiência cardíaca. A correção cirúrgica consta de uma valvoplastia tricúspide, com plicatura da porção atrializada do ventrículo direito e correção da CIA. A valva tricúspide pode ser, em algumas circunstâncias, substituída por prótese, de preferência biológica.

REFERÊNCIAS BIBLIOGRÁFICAS

1. Kirklin WJ, Barratt-Boyes GB. *Cardiac Surgery*. 2 ed., New York: Churchill Livingstone, 1993.
2. Stark J, DeLeval M. *Surgery for Congenital Heart Defects*. 2 ed., Philadelphia: WB Saunders Company, 1994.

ÍNDICE ALFABÉTICO

A

Abciximab, 218, 229
Ablação
- por cateter, 141
- - por corrente direta, 141
- - por radiofreqüência, 141
- por radiofreqüência, 146
- septal, 306
α-bloqueadores, 296
Aborto habitual, pacientes com, 467
Abscesso cerebral, 410
Abstenção alcoólica, 182
Acarbose, 162
ACAS, estudo, 174
Acetaldeído, 290
Acetilcolina, 15, 327
Acidemia intensa, 401
Acidente(s)
- cerebrovasculares, 291
- vascular(es), 409
- - cerebral, 363, 429
- - - isquêmico com transformação hemorrágica ou uso de trombolíticos, 352
- - hemorrágicos, 410
- - não-hemorrágicos, 410
Ácido(s), 66, 440
- acetilsalicílico, 212, 288
- alfa-linolênico, 435
- ascórbico, 438
- docosaexanóico, 435
- eicosapentanóico, 435
- fíbrico, 183
- - derivados do, 184
- fólico, 440
- glucárico marcado com tecnécio-99m, 66
- graxo(s), 184
- - aumentadores do colesterol, 431
- - essencial, 435
- - monoinsaturados, 431
- - na forma, 436
- - - *cis*, 436
- - - *trans*, 436
- - ômega-3, 435
- - ômega-6, 435
- - poliinsaturados, 431
- - saturados, 431
- - linoléico, 435
- nicotínico, 183
- - tratamento com, 186
- oléico, 436

- teicóico, 409
Acidose, 360
- correção da, 360
- metabólica, 360
ACIP, estudo, 226
Acipimox, 185
Actina, 16
- miosina, 291
Actinobacillus actinomycetemcomitans, 409
Adenoma produtor de aldosterona, 331
Adenomectomia hipofisária transesfenoidal, 332
Adenosina, 138, 327, 467
- trifosfatase, 292
ADMIRAL, estudo, 229
Adrenalectomia, 332
Adrenalina, 359
- em *bolus*, 127
Adrenomedulina, 327
Agentes
- antiadrenérgicos, 305
- antioxidantes, 438
- betabloqueadores, 283
- cronotrópicos negativos, 392
- hipolipemiantes, 197
- inotrópicos positivos, 283
- tienopiridínicos, 226
Agregação plaquetária, 323
Agregadores, 435
Água, 323
- corpórea total, 472
- reabsorção de, e sódio via secreção de aldosterona, 323
AIDS, 272
AIRE, estudo, 211
Ajmalina, 142
Albumina, macroagregado de, marcado com tecnécio-99m, 67
Álcool, 328, 439
- consumo de, e doença arterial coronariana, 293
- disfunção cardíaca pelo, 291
- quantidade de, considerada excessiva, 293
Aldosterona, 323
- adenoma produtor de, 331
- antagonistas seletivos da, 332
- reabsorção de água e sódio via secreção de, 323
Alfabloqueadores, 338
Alfentanil, 235
ALHATT, estudo, 338
Alimentos
- com alto teor de sódio, 445
- conteúdo aproximado de colesterol de alguns, 433

- ricos, 431
- - em amido, 437
- - em gordura, 431
Almofadas de Dacron, 420
Alprazolam, 217
Alteração(ões)
- da coagulação, 165
- da onda T, 303
- do segmento ST, 303
- esqueléticas do tipo *pectus excavatum*, 394
- na homeostase do cálcio, 292
American Society of Echocardiography, 78
Amido, alimentos ricos em, 437
Amiloidose, 66, 272, 306
- sistêmica senil, 307
Amilorida, 256, 337
Aminas simpaticomiméticas, 373
Aminoglicosídeo(s), 414
- difteróides, 415
- - resistentes a penicilina e aos, 415
- - sensíveis a penicilina e aos, 415
- *Enterococcus faecalis*, 414
- - multirresistente a, 414
- - resistente a, 414
- - sensível a, 414
Amiodarona, 115, 265, 305, 467
- intravenosa em *bolus*, 127
Amlodipina, 196
Ampicilina, 414
Amplatzer, prótese de, 500
Anaeróbios, 415
Anasarca, 393
Anastomose(s)
- da veia cava, 495
- inferior, 495
- superior, 495
- tipo Blalock, 499
Anatomia
- cardiovascular aplicada, 3-11
- - artérias, 10
- - aspecto externo do coração, 4
- - - átrios e ventrículos, 4
- - - esqueleto cardíaco, 8
- - - músculo cardíaco, 8
- - - sistema de condução, 9
- - - valvas atrioventriculares, 7
- - - valvas pulmonares e aórtica, 7
- - coração, 3
- - - vascularização do, 9
- - generalidades, 3
- - inervação do sistema circulatório, 9

– – pericárdio, 4
– – veias, 10
– das artérias coronárias e cineangiocoronariografia, 233
Anel
– atrioventricular, dilatação do, 270
– de Carpentier, implante de, 425
– valvar, técnicas de retirada das valvas e preparo do, 419
Anemia, 409
– aplástica, 212
– falciforme, 370
Anestesia, 235
– e gestação, 460
Aneurisma(s), 125
– apical, 51, 286
– da aorta, 352, 453
– – abdominal infra-renal, 457
– – ascendente, 454
– – classificação, 453
– – do arco aórtico, 455
– – indicação cirúrgica dos, 454
– – torácica descendente, 455
– – toracoabdominal, 456
– de ventrículo esquerdo, 236, 382
– dissecante da aorta, 297
– do polígono de Willis, ruptura de, 464
– do seio de Valsalva, 401
– micótico, 410
Aneurismectomia do ventrículo esquerdo, 269
Anfetaminas, 352
Anfotericina B, 415
Angina, 305
– de Prinzmetal, 196
– do peito, 442
– – classificação da Canadian Cardiovascular Society para, 215
– instável, 215, 228
– – e infarto agudo do miocárdio sem supra de ST, 228
– microvascular, 165
– variante de Prinzmetal, 74
Angina estável, 192-199
– diagnóstico, 192
– – cineangiocoronariografia, 194
– – cintilografia de perfusão miocárdica e ecocardiograma sob estresse, 193
– – ecocardiografia em repouso, 193
– – eletrocardiografia, 193
– – – em repouso, 193
– – – sob esforço, 193
– – exame físico, 193
– – história clínica, 192
– – – fatores de risco emergentes, 193
– tratamento, 194
– – abordagem intervencionista, 198
– – antiisquêmico, 196
– – correção de estilo de vida, 194
– – de doenças concomitantes que podem agravar o quadro anginoso, 195
– – exercício físico, 195
– – farmacológico, 195
– – – drogas antiplaquetárias, 195
– – – inibidores da 3-cetoacil tiolase, 197
– – – estudos clínicos com trimetazidina, 197
– – – metabolismo energético no coração isquêmico, 197
– – inibidores da enzima conversora da angiotensina, 197
– – intervenção sobre fatores de risco coronário, 195
– – vastatinas, 197
Angiodisplasia intestinal, 398

Angioedema, 327
– da orofaringe, 266
Angiografia, 304
– coronariana, 390
– pulmonar, 365
– radioisotópica, 173
– radionuclídica, 65
– seletiva da veia pulmonar superior esquerda, 152
Angioplastia, 236
– com cateter-balão, 224
– coronariana, 232
– renal, 334
Angiossarcoma, 99
Angiotensina
– I, 252
– II, 250, 323
– – antagonistas dos receptores da, 258
– – efeitos fisiopatológicos da, 323
– inibidores da enzima conversora da, 339, 401, 467
Angiotensinogênio, 252, 328
Angiotomografia computadorizada helicoidal, 345
Anlodipina, 338
Anomalia(s)
– congênitas de artérias coronárias, 506
– de Ebstein, 496, 506
– do retorno venoso pulmonar, cardiopatias com, 505
– extracardíacas, 487
Anormalidade(s)
– imunológicas, 280
– metabólicas, 325
– na homeostase do cálcio, 292
Anovulatórios, 324
Anoxia alveolar, 357
Ansiolíticos, 217
Antagonista(s)
– da enzima de conversão da angiotensina, 305
– do cálcio, 136
– – diidropiridínico, 217
– dos canais de cálcio, 338
– dos receptores, 256
– – da aldosterona, 256
– – da angiotensina II, 258
– seletivos da aldosterona, 332
Antiagregantes plaquetários, 218
Antiarrítmico(s), 117, 142, 261
– da classe I de Vaughan-Williams, 380
– na gravidez, 467
Anticoagulação, 366
– em pacientes portadores de próteses valvares mecânicas, 423
– oral, 367
Anticoagulantes, 212, 269, 305, 463
Anticoncepcionais, uso de, 363
Anticonvulsivantes, 119
Anticorpo(s), 293, 363
– antifosfolipídio, 363
– antimiosina, 293
– – marcado com índio-111, 66
– – monoclonal, 293
Anti-hipertensivos, 119, 337
– uso de, na gravidez, 467
Antiinflamatórios não-hormonais, 296
Antimicrobiano, 414
Antimiosina, 66
Antineoplásicos cardiotóxicos, 280
Antioxidante lipossolúvel, 438
Antitrombina III, deficiência de, 363
Anuloplastia, 270
– de Carpentier, 426
– de DeVega, 426
– de Kay, 426
– tricúspide, técnicas de, 426

Anúria, 467
Aorta, 97, 488
– aneurismas da, 352, 453
– coarctação da, 97, 464, 487
– – ecocardiograma, 487
– – incidência, 487
– – manifestações clínicas, 487
– – raio-X de tórax, 487
– – tratamento, 488
– dextroposição da, 97
– dissecção(ões)
– – aguda da, 345, 457
– – de De Bakey, 345
– – tipo A de Stanford, 345
– doenças da, 99, 435-458
– – aneurismas da aorta, 453
– – – abdominal infra-renal, 457
– – – ascendente, 454
– – – classificação, 453
– – – do arco aórtico, 455
– – – indicação cirúrgica dos, 454
– – – torácica descendente, 455
– – – toracoabdominal, 456
– – dissecção aguda de aorta, 457
– – – do tipo A, 458
– – – do tipo B, 458
– – introdução, 453
Aparelho(s)
– cardiovascular, 12-21
– – ciclo cardíaco, 18
– – considerações iniciais, 12
– – controle neural do coração e da circulação, 13
– – fluxo coronário, 17
– – função de bomba do coração, 15
– – súmula, 13
– – – da circulação arterial sistêmica, 13
– – – do pulso arterial, 13
– de registro eletrocardiográfico, 47
– subvalvular, 395
– valvar, 306
– – mitral, 392
– – submitral, 306
Apnéia do sono, síndrome da, 370
Apoptose, 291
– vascular, 169
Ar, falta de, 22
Arâncius, nódulo de, 7
Arginina, 250
Arginina-vasopressina, 253
Arritmia(s), 272, 303
– assintomáticas, significado das, em pacientes submetidos ao Holter, 74
– atrial, curtos episódios de, 74
– da junção atrioventricular, 133
Arritmias cardíacas, 375
– detecção de, 70
– – estratificação de risco, 74
– – monitorização de isquemia miocárdica, 72
– – mecanismos eletrofisiológicos das, 129-131
– – automaticidade, 129
– – condução anormal e reentrada dos impulsos cardíacos, 130
– – eletrofisiologia celular, 129
– – introdução, 129
– – pós-despolarizações e atividade deflagrada, 130
Arritmias cardíacas, estudo eletrofisiológico no diagnóstico e no tratamento das, 146-153
– complicações, 146
– indicações clínicas, 147
– – em pacientes, 147
– – – com palpitações não esclarecidas, 147
– – – com síncope inexplicada, 147

- - - recuperados de parada cardíaca, 148
- - para estratificação de risco de morte súbita, 147
- indicações em arritmias documentadas, 148
- - em pacientes, 148
- - - com bradiarritmias, 148
- - - com taquicardia com QRS largo, 152
- - em pacientes com taquicardia com QRS estreito, 148
- - - atrial, 151
- - - fibrilação atrial, 151
- - - *flutter* atrial, 151
- - - reentrante atrioventricular, 149
- - - reentrante nodal atrioventricular, 149
- introdução, 146
- técnica, 146
Arritmias ventriculares, 122-131
- extra-sístole ventricular, 122
- - abordagem clínica, 123
- - classificação, 122
- - prevalência, 122
- fibrilação ventricular, 127
- taquicardia ventricular, 123
- - não-sustentada, 123
- - - abordagem clínica, 123
- - - prevalência, 123
- - sustentada, 124
- - - classificação, 124
- - - displasia arritmogênica do ventrículo direito, 125
- - - idiopática, 124
- - - isquêmica, 124
- - - lenta, 126
- - - polimórfica, 126
- - - por reentrada pelos ramos, 126
Artéria(s), 10
- braquial, 313
- coronárias, 230
- - anomalias congênitas de, 506
- - de fino calibre, 230
- epigástrica inferior, 232
- gastroepiplóica, 232
- mamária, 226
- pulmonar(es), 97
- - dilatação da, 490
- radial, 232
- septal principal, técnica de alcoolização da, 306
- torácica, 232
Arterite de células gigantes, 399
Artrite reumatóide, 297, 391, 409
ARTS, estudo, 226
Ascite, 256, 306, 393
ASE (v. American Society of Echocardiography)
Asfixia, 357
Ashman, fenômeno de, 108
Asma, 327
- brônquica, 194
Aspergillus, 415
Aspirina, 226
Assistência, 269
- circulatória, mecanismos de, 271
- ventricular mecânica direta, 269
Assistolia(s), 357
- prolongadas, 118
ASTEROID, estudo, 175
Astrand, protocolo de, 56
Ataque(s)
- cardíaco, 429
- isquêmicos transitórios, 409
Ataxia de Friedreich, 278
Atenolol, 218, 338, 467
Aterectomia rotacional, 226
Ateroma, formação de placa de, e biologia da inflamação, 168

Aterosclerose, 429
- da arteríola aferente, 328
- e aterotrombose vascular, 168-178
- - aspectos da trombogênese, 169
- - aterosclerose, inflamação e fatores de risco, 172
- - características epidemiológicas em seus diversos sítios, 172
- - detecção da doença aterosclerótica em diferentes territórios arteriais, 173
- - evolução fisiopatológica em diferentes territórios arteriais, 171
- - formação da placa de ateroma e biologia da inflamação, 168
- - medicina baseada em evidências aplicada ao tratamento da doença aterotrombótica, 173
- - perspectivas futuras na prevenção de desfechos clínicos aterotrombóticos, 175
Aterotrombose, 170
- arterial aguda, modelo de, 170
- características epidemiológicas da, em seus diversos sítios, 172
- evolução fisiopatológica da, em diferentes territórios arteriais, 171
Ativação
- beta-adrenérgica, 251
- do receptor AT1, 252
- neuro-hormonal, 249
Ativador do plasminogênio tecidual, 212
Atividade física (v.tb. Exercícios)
ATMA, estudo, 123
Atresia, 401
- pulmonar, 401
- - com comunicação interventricular, 494
- - sem comunicação interventricular, 495
- tricúspide, 490, 504
Átrio(s), 96
- e ventrículos, 4
- esquerdo, 298
- - crescimento do, 303
- - dilatação do, 298
Atrito pericárdico, 222
AURORA, estudo, 175
Ausculta
- cardíaca, 26, 391
- - ciclo cardíaco e as bulhas e sons cardíacos, 26
- - sopros cardíacos, 27
- - - contínuos, 29
- - - diastólicos, 28
- - - inocentes, 29
- - - sistólicos e diastólicos ou sisto-diastólico, 29
- - precordial, 19
Austin-Flint, sopro de, 29
Auto-regulação coronária, 189
AVC (v. Acidente vascular cerebral)
Avental branco, efeito do, 314
AVERT, estudo, 226
Azatioprina, 296

B

Backman, feixe de, 114
Bacteremia, 306
Bactérias Gram-negativas do grupo HACEK, 408
Balão
- de Inoue, 406
- intra-aórtico, 217, 384, 401
- valvoplastia por, comparação entre, e cirurgia, 405
Balke, protocolo de, 56
Barbash, estudo, 213
BARI, estudo, 233
Barorreceptor(es)
- arterial, 326

- cardíacos, 375
Barorreflexo, 15
Barotrauma, 141
BASIS, estudo, 123
Bastonetes Gram-negativos, 415
Batimentos
- de asas do nariz, 478
- ectópicos atriais, 296
BAVT (v. Bloqueio atrioventricular total)
Bax, proteína, 291
Bayley, sistema hexaxial de, 48
Bebida alcoólica, 441
- adição de cobalto à, 291
Becker, distrofia de, 278
Benazepril, 258
Bentall-Debonno, técnica de, 455
Benzodiazepínicos, 205
Benzonidazol, 287
Beribéri, 291
Bernheim, efeito de, 24
Beta-adrenérgicos, 119
Betabloqueadores, 117, 211, 259, 467
- principais estudos clínicos com, 260
Betacarotenos, 438
Beta-miosina de cadeia pesada, proteína, 292
Bezold-Jarisch,
- reação de, 119
- reflexo de, 14
BHAT, estudo, 123
Bicarbonato de sódio, 119, 360
Biguanidas, 162
Biomarcadores cardíacos, 365
Bioprótese(s)
- aórtica com pontos separados, 420
- de pericárdio bovino, 424
- mitral com sutura contínua, 420
- porcina, 424
Biópsia
- endocárdica, 307
- endomiocárdica, 282
- pulmonar, 372
Bisoprolol, 260, 338
Björk-Shiley, próteses de, 421
Blalock, anastomoses tipo, 499
Blalock-Taussig, cirurgia de, 494, 505
Bloqueadores, 211, 467
- beta-adrenérgicos, 305, 338
- dos canais de cálcio, 211, 305, 399, 467
Bloqueio(s)
- atrioventricular(es), 119, 375
- - avançados, 116
- - de segundo grau Mobitz
- - - tipo I, 74, 108, 116
- - - tipo II, 74, 108, 116
- - infranodais, 119
- - risco de, 114
- - total, 114, 296
- - - com QRS largo, 115
- - - sintomático, 120
- - variável, *flutter* atrial tipo I com, 137
- de ramo
- - alternante no infarto agudo do miocárdio, 109
- - direito, 103
- - - ativação ventricular no, 104
- - - avançado, 104
- - - de grau leve, 104
- - - esquerdo, 104
- - - ativação ventricular no, 105
- - - avançado, 105
- - - leve, 106
- - fásicos, 106

- - nas síndromes coronarianas agudas, 109
- sinoatriais, 116
Boca seca, 353
Bomba
- cardíaca, falência de, 375
- do coração, fluxo de, 15
- muscular, 55
- toracoabdominal, 55
Borg, escala de, 57, 451
Bradiarritmia(s), 114-121, 288
- acentuada acompanhada por vômitos, 119
- bloqueios atrioventriculares, 119
- diagnóstico, 116
- estudo eletrofisiológico no diagnóstico e no tratamento das arritmias cardíacas documentadas em pacientes com, 148
- etiologia, 116
- etiopatogenia, 114
- introdução, 114
- localização, 116
- prognóstico, 116
- reflexos vasovagais, 119
- ritmos, 117
- - fisiológicos do sono, 117
- - na doença do nó sinusal, 117
Bradicardia(s), 260
- severas, 116
Bradicinina, 250, 257
- efeitos da, 327
Bradipnéia, 467
Bradi-taqui, síndrome, 117
Braquiterapia, 227
- intracoronária, 229
- intravascular, 225
Brockenbrough, fenômeno de, 304
Bromazepam, 217
Broncoespasmo, 467
Brugada, síndrome de, 377
Bucindolol, 283
Bulbo carotídeo, 117
Bulhas cardíacas, 26, 391, 495
Bumetamida, 256

C

CADILLAC, estudo, 229
Cafeína, 439
Calcificação
- nas epífises ósseas, 462
- pericárdica, 298
- valvar, 486
- - aórtica, sinais de, 486
- - importante, 390
- valvular, 398
- - grave, 398
Cálcio, 119, 467
- alterações na homeostase do, 292
- anormalidade na homeostase do, 292
- antagonistas do(s), 136
- - canais de, 338
- bloqueadores dos canais de, 305, 399, 467
- gluconato de, 119
- homeostase do, 291
- perturbações na cinética do, 302
Calicreína, 324
Calorias, porcentagem das, totais, 431
Câmara(s)
- cardíacas, 94
- - cintilografia sincronizada das, 65
- ventricular, cardiopatias com hipoplasia de, 505
CAMIAT, estudo, 123, 261

Canadian Cardiovascular Society, classificação de, para angina do peito, 215
Canal arterial, persistência do, 464, 501
- ecocardiograma, 481
- eletrocardiograma, 481
- radiografia de tórax, 481
- tratamento, 481
Câncer, 363
Candesartan, 259
Candida, 415
Canulação arterial e venosa, esquema de, 456
Capacidade
- contrátil do miocárdio, recuperação da, 269
- funcional, 272
Capilar(es)
- arteriais, 10
- pulmonar, medida da pressão de, 382
- venosos, 10
CAPRICORN, estudo, 259
CAPRIE, estudo, 174
Cápsula hepática de Glisson, 393
Captopril, 212, 296, 351
Carboidratos, 431
Carbomedics duplo folheto, próteses valvares mecânicas, 422
Carbonil, 168
Carcinoma adrenal, 331
Cardiobacterium hominis, 409
Cardiodesfibrilador(es), 271
- implantável, 71
Cardioestimulação transesofágica, 133
Cardiologia (v.tb. Coração)
- baseada em evidências, 31-41
- - cálculos estatísticos básicos utilizados na avaliação da evidência, 32
- - - de risco em estudos tipo caso-controle e estudos de prevalência, 33
- - - de terapêutica, 33
- - - de um teste diagnóstico, 32
- - introdução, 31
- - passos para a prática da medicina baseada em evidências, 34
- e exercício físico, 448-452
- tomografia computadorizada em, 93-95
- - câmaras cardíacas, 94
- - escore de cálcio, 93
- - introdução, 93
- - visualização das coronárias, 93
Cardiologia, medicina nuclear em, 62-68
- cintilografia pulmonar, 67
- - acurária da cintilografia de inalação/perfusão, 67
- - estudo, 67
- - - de inalação, 67
- - - de perfusão, 67
- imagem captante do infarto agudo do miocárdio, 66
- cintilografia com ^{99m}Tc-pirofosfato, 66
- introdução, 62
- radiotraçadores ou radiofármacos, 62
- aplicações clínicas, 62
- avaliação da gravidade da doença arterial coronariana crônica, 64
- estratificação de risco e prognóstico, 64
- estudo da perfusão miocárdica/cintilografia miocárdica perfusional por técnica tomográfica, 62
- - exercício físico e estresse farmacológico, 64
- - fatores que afetam a acurácia dos testes com radionuclídeos, 65
- - valor do GSPECT, 65
- ventriculografia radioisotópica, 65
Cardiomegalia, 292, 306, 490

- assintomática, 278
- em forma de ovo deitado, 491
Cardiomiócitos, 15, 269
- contração de, 16
- contráteis, 16
Cardiomiopatia(s), 52, 117, 277
- classificação das
- dilatada idiopática, 147
- periparto e gravidez, 465
- restritiva, 298, 306
- - causas, 306
- - exames complementares, 307
- - quadro clínico, 306
- - tratamento, 307
Cardiomiopatia hipertrófica, 301-308
- etiologia, 301
- exames complementares, 303
- - ecocardiograma, 303
- - eletrocardiograma, 303
- - hemodinâmica e angiografia, 304
- - medicina nuclear, 304
- - radiologia torácica, 303
- fisiopatologia, 302
- história natural, 301
- obstrutiva, 377
- quadro clínico, 302
- tratamento, 305
- - ablação septal, 306
- - amiodarona, 305
- - antagonistas da enzima de conversão da angiotensina, 305
- - bloqueadores, 305
- - - beta-adrenérgicos, 305
- - - dos canais de cálcio, 305
- - cirúrgico, 306
- - disopiramida, 305
- - diuréticos, 305
- - espironolactona, 305
- - estatinas, 305
- - marca-passo para estimulação bicameral e cardioversores/desfibriladores implantáveis, 36
- - sotalol, 305
- - transplante cardíaco, 306
Cardiomioplastia, 268
Cardiopatia(s), 464, 470
- congênita na gravidez, 464
- cardiomiopatia periparto, 465
- coarctação de aorta, 464
- comunicação, 464
- - interatrial, 464
- - interventricular e persistência do canal arterial, 464
- - doença de Marfan, 465
- - estenose valvular, 464
- - - aórtica, 464
- - - pulmonar, 464
- - hipertensão pulmonar, 465
- congênita no recém-nascido, 464
- estrutural, 74
- isquêmica, 135
- no idoso, particularidades, 470-474
- - alterações na anatomia e na fisiologia cardiovascular, 470
- - avaliação propedêutica não-invasiva, 472
- - introdução, 470
- - princípios da farmacologia, 471
- - síndrome da fragilidade e a teoria da compressão da morbidade, 473
Cardiopatia(s) chagásica(s), 114, 285-289
- crônica, 287
- - classificação, 287
- - tratamento, 287

- - - da insuficiência cardíaca, 288
- - - dos distúrbios de ritmo, 288
- - - etiológico, 287
- diagnóstico, 286
- exames sorológicos, 286
- investigação complementar, 286
- manifestações clínicas, 285
- patogenia, 285
Cardiopatia(s) congênita(s), 83, 97, 117
- acianóticas com hiperfluxo pulmonar, 477-482
- - comunicação interatrial, 480
- - - complicações, 481
- - - ecocardiograma, 480
- - - eletrocardiograma, 480
- - - radiografia de tórax, 480
- - - tratamento, 481
- - comunicação interventricular, 478
- - - cateterismo cardíaco, 480
- - - ecocardiograma, 479
- - - eletrocardiograma, 479
- - - radiografia de tórax, 479
- - - tratamento, 480
- - etiologia, 477
- - incidência, 477
- - introdução, 477
- - orientação diagnóstica e conduta clínica nas, 477
- - - exame físico, 478
- - - história clínica, 477
- - persistência do canal arterial, 481
- - - ecocardiograma, 481
- - - eletrocardiograma, 481
- - - radiografia de tórax, 481
- - - tratamento, 481
- artérias pulmonares, 97
- avaliação pós-operatória, 97
- cianóticas com hiperfluxo pulmonar, 489-492
- - diagnóstico, 490
- - - clínico, 490
- - - exame físico, 490
- - - exames complementares, 490
- - introdução, 489
- - prognóstico, 491
- - tratamento, 491
- coarctação de aorta, 97
- com hipofluxo pulmonar, 493-496
- - atresia pulmonar, 494
- - - com comunicação interventricular, 494
- - - sem comunicação interventricular, 495
- - atresia tricúspide, 494
- - doença de Ebstein, 496
- - introdução, 493
- - tetralogia de Fallot, 493
- - transposição das grandes artérias com estenose pulmonar e comunicação interventricular, 496
- displasia arritmogênica do ventrículo direito, 97
- *shunts*, 97
- tratamento cirúrgico das, 503-506
- - com anomalias do retorno venoso pulmonar, 505
- - com circulação em paralelo, 505
- - com hipoplasia de câmara ventricular, 505
- - de obstrução ventricular com septo interventricular intacto, 504
- - de *shunt*, 503
- - - direita-esquerda, 504
- - - esquerda-direita, 503
- - miscelânea, 506
- - particularidades, 503
Cardiopatia(s) congênita(s), cateterismo terapêutico na(s), 497-502
- com *shunt* esquerda-direita, 499
- - comunicação(ões), 499
- - - interatrial, 499
- - - interventriculares, 501
- - forame oval patente, 500
- - persistência do canal arterial, 501
- introdução, 497
- obstrutivas, 497
- - coarctação da aorta, 498
- - dilatações por cateter, 499
- - estenose, 497
- - - aórtica, 498
- - - de ramos pulmonares, 499
- - - pulmonar, 497
Cardiopatia(s) congênita(s) obstrutiva(s), 483-488
- coarctação de aorta, 487
- - ecocardiograma, 487
- - incidência, 487
- - manifestações clínicas, 487
- - raio-X de tórax, 487
- - tratamento, 488
- estenose, 483
- - aórtica valvar, 485
- - - anatomia, 485
- - - apresentação clínica, 485
- - - cateterismo cardíaco, 486
- - - ecocardiograma, 486
- - - exame físico, 486
- - - fisiopatologia e hemodinâmica, 485
- - - raio-X de tórax, 486
- - pulmonar valvar, 483
- - - classificação funcional, 483
- - - grave, 484
- - - leve, 483
- - - moderada, 484
- - - patologia, 483
- - introdução, 483
- - tratamento e acompanhamento, 487
Cardiopatia(s) dilatada(s), 277-284
- anormalidades imunológicas, 280
- avaliação diagnóstica, 280
- - diagnóstico etiológico, 280
- - ecocardiograma, 281
- - estudo radiológico e eletrocardiograma, 281
- - estudos invasivos, 281
- - - biópsia endomiocárdica, 282
- - - hemodinâmico, 281
- - exame físico, 280
- - laboratório, 281
- - medicina nuclear, 281
- citocinas pró-inflamatórias e outras causas, 280
- fatores genéticos e familiares, 279
- história natural, 278
- miocardite viral e lesões citotóxicas, 279
- papel do sistema nervoso simpático, 280
- patogênese, 279
- patologia, 277
- prognóstico, 279
- quadro clínico, 277
- tratamento, 282
- - agentes, 283
- - - betabloqueadores, 283
- - - inotrópicos positivos, 283
- - antiarrítmicos, 282
- - anticoagulantes, 282
- - cirúrgico, 283
- - diuréticos, 282
- - imunossupressores e outras formas de, 283
- - terapia, 282
- - - de ressincronização ventricular, 283
- - - de suporte, 282
- - vasodilatadores, 282
Cardiotoxicidade por doxorrubicina, 66
Cardioversão elétrica, 136
Cardioversor-desfibrilador implantável, 36, 124, 153

CARE, estudo, 174
Carnitina, 278
Carpentier, 425
- anel de, implante de, 425
- anuloplastia de, 426
CARTO, sistema, 151
Carvedilol, 259, 338
Caspase-3, enzima, 291
CASS, estudo, 233
CAST, estudo, 123
Castaigne, estudo, 213
Catecolaminas, 283, 327
Cateter(es), 141
- ablação por, 141
- - por corrente direta, 141
- - por radiofreqüência, 141
- circular lasso, 151
- de longa permanência, 363
- de Swan-Ganz, 234, 383
- dilatações por, 499
- *pig tail*, 498
- tipo Lehman, 501
- tratamento da estenose, 404
- - aórtica por, 404-407
- - mitral por, 404-407
Cateter-balão, 229
- reestenose pós-dilatação por, 229
- valvoplastia aórtica com, 406
Cateterismo, 293
- cardíaco, 293, 397, 494
- do coração direito, 371
- terapêutico nas cardiopatias congênitas, 497-502
- - com *shunt* esquerda-direita, 499
- - - comunicação interatrial, 499
- - - comunicações interventriculares, 501
- - - forame oval patente, 500
- - - persistência do canal arterial, 501
- - introdução, 497
- - obstrutivas, 497
- - - coarctação da aorta, 498
- - - dilatações por cateter, 499
- - - estenose
- - - - aórtica, 498
- - - - de ramos pulmonares, 499
- - - - pulmonar, 497
Cava, filtro de, 367
Cefalotina, 414
Ceftriaxona, 414
Célula(s)
- apoptóticas, 171
- cardíacas, 130
- de resposta, 45
- - lenta, 45
- - rápida, 45
- despolarização/repolarização e as trocas de polaridades da, nas diversas fases, 46
- do miocárdio, 63
- endoteliais apoptóticas, 170
- espumosas, 170, 430
- gigantes, arterite de, 399
- marcapasso, 129
- miocárdicas, 125
- - relaxamento de, 292
- muscular lisa, 170
- P, 16
Células-satélite, 269
Células-tronco embrionárias, 269
Cetoconazol, 332
Chagas, doença de, 104, 286
CHARM, estudo, 259
CHF-STAF, estudo, 261
Choque, 221, 407

- cardiogênico, 221, 382-385, 407
- - classificação hemodinâmica de Forrester, 383
- - definição, 382
- - diagnóstico, 383
- - fisiopatologia, 382
- - introdução, 382
- - tratamento, 384
- - - medidas gerais, 384
- - - revascularização miocárdica, 384
- - - suporte mecânico, 384
- - - terapia trombolítica, 384
- elétrico prolongado, 357
- endotóxico, 327
Cianeto, intoxicação por, 353
Cianose, 489
- de grau variável, 490
- materna, 463
Cicatrizes valvulares, 277
Ciclo, 18
- cardíaco, 18, 26
- - componentes do, 18
- - fases do, 18
- gravídico-puerperal, fármacos cardiovasculares no, 466
Ciclosporina, 273, 297
Cifoescoliose, 370
Cineangiocoronariografia, 194, 233
Cineangiorressonância magnética, 458
Cinecoronariografia, 273
Cininas, 327
Cininogênio, 252
Cintilografia
- com dobutamina, 194
- com gálio, 63, 272
- com pirofosfato, 63
- com ^{99m}Tc-pirofosfato, 66
- de perfusão miocárdica, 193
- de ventilação/perfusão, 365
- miocárdica de perfusão, 287, 473
- - de estresse e repouso, 63
- pulmonar, 67
- - acurácia da cintilografia de inalação/perfusão, 67
- - com aeração, 67
- - estudo, 67
- - - de inalação, 67
- - - de perfusão, 67
- - perfusional e inalatória, 68
Ciprofibrato, 184
Circulação
- arterial sistêmica, 13
- artificial, 358
- cardiopatias com, em paralelo, 505
- controle neural do coração e da, 13
- coronária colateral, 190
- extracorpórea, 419, 455
- pulmonar, doenças da, 370
Circunferência abdominal, 163
Cirurgia(s)
- Beck I, 232
- cardíaca(s), 384
- - pós-operatório de, 135
- comparação entre valvoplastia por balão e, 405
- da mitral, 265
- de Blalock-Taussig, 505
- - clássica, 494
- de Fontan, 495
- de Glenn bidirecional, 495
- de Jatene, 491
- de Morrow, 305
- de Mustard, 499
- de Norwood, 505
- de redução volumétrica do ventrículo esquerdo, 269

- de revascularização do miocárdio, 232-237
- - anatomia das artérias coronárias e cineangiocoronariografia, 233
- - anestesia, 235
- - avaliação pré-operatória, 233
- - cirurgia, 235
- - - em situações especiais, 236
- - histórico, 232
- - indicações cirúrgicas, 233
- - medicação pré-anestésica, 234
- - monitorização, 234
- - novas tendências, 236
- - resultados, 235
- - testes de viabilidade miocárdica, 233
- não-cardíacas, pós-operatório de, 136
- reconstrutiva da valva mitral, 425
- sala de, 141
Citocinas
- inflamatórias, 253
- pró-inflamatórias, 280
Citoquinas, 166
CLASSIC, estudo, 196
Clearance, 472
- de creatinina, 472
- dos medicamentos, 472
Clofibrato, 184
Clonazepam, 217
Clonidina, 330, 354
Clopidogrel, 216, 226
Clorpropamida, 162
Clortalidona, 256
Coagulação, alterações da, 165
Coarctação da aorta, 97, 498
- ecocardiograma, 487
- incidência, 487
- manifestações clínicas, 487
- raio-X de tórax, 487
- tratamento, 488
Cobalto, adição de, à bebida alcoólica, 291
Cola biológica, 458
Colágeno, doenças do, 399
Colagenoses, 391
Colapso diastólico no pulso jugular, 298
Colchicina, 297
Colesterol, 434
- ácidos graxos aumentadores do, 431
- conteúdo aproximado de, de alguns alimentos, 433
- HDL, 429
- LDA, decisões de tratamento baseadas no, 440
- LDL, 429
- - altas concentrações séricas de, 433
- - elevado, 430
- não-HDL, 430
- total, 429
-VLDL, 430
Colestipol, 183
Colestiramina, 183
Cólicas intestinais, 119
Color M-mode, 78
Coluna de mercúrio, 311
Coma, estado de, 357
COMET, estudo, 260
COMPANION, estudo, 271
Complexo(s)
- QRS, 48, 136, 357
- - de fusão, 149
- - pré-excitados, 150
- troponina-tropomiosina, 16
Complexo QRS estreito, taquicardia(s) de, 132-145
- atrial paroxística, 135
- - eletrocardiograma, 134
- - etiologia, 134

- - mecanismo eletrofisiológico, 134
- - tratamento, 134
- como tratar, 132
- da junção atrioventricular, 137
- - reentrada no nó atrioventricular, 137
- - - mecanismo, 137
- - - quadro clínico, 137
- - - tratamento, 138
- - reentrada por via anômala atrioventricular, 138
- - - quadro clínico, 138
- - - tratamento, 139
- - tipos, 137
- diagnóstico diferencial, 133
- fibrilação atrial, 135
- - crônica, 136
- - - drogas utilizadas, 136
- - - fatores precipitantes mais importantes, 136
- - - tratamento, 136
- - paroxística, 135
- - - conversão a ritmo sinusal, 135
- - etiologia, 135
- - - profilaxia da recorrência, 136
- - - quadro clínico, 135
- - - tratamento, 135
- *flutter* atrial, 136
- - eletrocardiograma, 136
- - quadro clínico, 136
- - tratamento, 136
- introdução, 132
- ortodrômica, 138, 139
- quando investigar, 132
- supraventriculares, 132
- - incidência de vários tipos de, 133
- - indicações para ablação por radiofreqüência das, 141
- - propedêutica eletrocardiográfica, 132
- - - derivações suplementares, 132
- - - derivações usando eletrodos especiais, 133
- - - emprego de fármacos, 133
- - - manobras clínicas, 133
- - tratamento das, 141
- - - comparação entre métodos, 142
Comunicação
- interatrial, 480
- - complicações, 481
- - e gravidez, 464
- - ecocardiograma, 480
- - eletrocardiograma, 480
- - *ostium*, 480
- - - *primum*, 480
- - - *secundum*, 496
- - radiografia de tórax, 480
- - tipos anatômicos básicos de, 480
- - tratamento, 481
- interventricular, 478, 501
- - cateterismo cardíaco, 480
- - com atresia pulmonar, 494
- - com estenose pulmonar, 504
- - de localização subaórtica, 399
- - e gravidez, 464
- - ecocardiograma, 479
- - eletrocardiograma, 479
- - perimembranosa, criança portadora de, 479
- - - ecodoppler bidimensional em cores de, 479
- - - eletrocardiograma de, mostrando sobrecarga biventricular, 479
- - - radiografia de tórax de, 479
- - pós-infarto, 382
- - - apresentando *shunt* VE-VD ao mapeamento de fluxo em cores, 79
- - radiografia de tórax, 479
- - sem atresia pulmonar, 495

- - tipos anatômicos básicos de, 478
- - transposição das grandes artérias com estenose pulmonar e, 496
- - tratamento, 480
Condução
- atrioventricular, distúrbios de, 400
- elétrica cardioventricular, 305
- intraventricular, distúrbios da, 103-113
- - anatomia do sistema de condução, 103
- - bloqueio(s)
- - - da divisão ântero-medial, 112
- - - direito, de ramo, 103
- - - esquerdo, de ramo, 104
- - - fásico, de ramo, 106
- - - nas síndromes coronarianas agudas, de ramo, 109
- - hemibloqueios, 110
- - - anterior esquerdo, 110
- - - posterior esquerdo, 111
- sistema de, 9
- ventricular aberrante, 139
Congestão
- pulmonar, 193, 293, 305, 463
- - exuberante, sinais de, 400
- venocapilar pulmonar, 296
- - crônica, 391
- venosa sistêmica, sinais de, 389
Constrição arteriolar pulmonar, 253
Consumo miocárdico de oxigênio, 305
- determinantes do, 188
- - contratilidade miocárdica, 189
- - freqüência cardíaca, 189
- - tensão miocárdica, 188
Contração
- atrial, 26, 391
- - vigorosa, 401
- cardíaca, mecanismos da, 248
- miocárdica, 268
- - auxílio extrínseco à, 268
- uterina, estimulação da, 467
Contraceptivos orais, 328
Contrapulsação intra-aórtico, balão de, 384
Contraste, uso de, 98
- perfusão, 98
- viabilidade, 98
Contratilidade
- cardíaca, 291
- miocárdica, 189, 305
Controle ventilatório, desordens do, 370
Coombs, mudança do, 467
COPERNICUS, estudo, 259
Cor pulmonale, 307, 369-373
- achados físicos, 370
- agudo, 52
- características clínicas, 370
- diagnóstico, 370
- - biópsia pulmonar, 372
- - cateterismo do coração direito, 371
- - Doppler ecocardiografia, 371
- - eletrocardiograma, 371
- - radiografia de tórax, 371
- - testes de função pulmonar, 371
- edema, 370
- etiologia, 369
- introdução, 369
- principais causas de, 370
- prognóstico, 369
- sintomas, 370
- tratamento, 372
- - digoxina, 372
- - diuréticos, 372
- - flebotomia, 373
- - oxigenoterapia, 372

- - teofilina e aminas simpaticomiméticas, 373
- - vasodilatadores, 372
Coração, 3 (v.tb. Cardiologia)
- aspecto externo do, 4
- aspecto interno do, 4
- - átrios e ventrículos, 4
- - esqueleto cardíaco, 8
- - músculo cardíaco, 8
- - sistema de condução, 9
- - valvas, 7
- - - atrioventriculares, 7
- - - pulmonares e aórtica, 7
- controle neural do, e da circulação, 13
- direito, cateterismo do, 371
- face, 5
- - anterior do, 5
- - posterior do, 5
- fluxo de bomba do, 15
- função contrátil do, 63
- ressonância magnética do, 96-100
- - átrios, 96
- - cardiopatias congênitas, 97
- - coronárias, 97
- - doenças da aorta, 99
- - fluxos, 97
- - indicações, 96
- - introdução, 96
- - massas, 99
- - miocardiopatia, 99
- - - dilatada, 99
- - - hipertrófica, 99
- - - restritiva, 99
- - miocardites, 99
- - pericárdio, 99
- - transplante cardíaco, 99
- - uso de contraste, 98
- - valvas, 96
- - ventrículos, 96
- sobrecarregado, 249
- substituição do, 271
- - mecânica total, 273
- - transplante cardíaco ortotópico, 271
- - - doador, 272
- - - rejeição, 272
- - - resultados, 273
- vascularização do, 9
Cordoalha, 390
- ruptura de, com *flail valve*, 395
- tendínea, ruptura de, 390
Cornell, índice de, 50
Coronárias, 97
- visualização das, 93
Correção da insuficiência mitral, 270
Corrigan, pulsos de, 400
Córtex adrenal, 256
Corticosteróides, 307
Cortisol, 332
Crânio
- fetal, redução do, 467
- hipoplasia de, 467
Crawford, técnica de, 457
Creatinina, *clearance* de, 472
Creatinofosfoquinase, 185
- dosagem de, 210
Criança
- com insuficiência cardíaca, 478
- portadora de comunicação interventricular perimembranosa, 479
- - eletrocardiograma de, mostrando sobrecarga biventricular, 479
- - radiografia de tórax de, 479
Criptococcus, 415

Crise(s)
- de feocromocitoma, 353
- de hipoxia, 494
- renal(is), 352
- - do escleroderma, 352
Crises hipertensivas, 195, 347-355
- abordagem clínica das, 348
- - avaliação inicial, 348
- - princípios básicos, 349
- definições, 347
- epidemiologia, 348
- fisiopatologia, 348
- introdução, 347
- tratamento das, 349
- - drogas de uso oral ou sublingual, 351
- - - captopril, 351
- - - clonidina, 352
- - - nifedipina, 351
- - drogas de uso parenteral, 350
- - - diuréticos, 350
- - - enalaprilato, 350
- - - esmolol, 351
- - - fenoldopam, 351
- - - hidralazina, 350
- - - labetalol, 351
- - - metoprolol, 350
- - - nicardipina, 351
- - - nimodipina, 350
- - - nitroglicerina, 350
- - - nitroprussiato de sódio, 350
- - - propranolol, 350
Critérios de Framingham, 243
Cronotropismo, 305
Curva, 210
- CK-MB, 210
- pressórica, 304
Cushing, síndrome de, 186, 332
- classificação e diagnósticos diferenciais na, 333

D

Dacron, almofadas de, 420
Danos renais, 446
DATASUS, 241
De Bakey, dissecções tipo II de, 345
Débito cardíaco, 382
- de repouso, e após esforço, 471
- diminuição do, 375
- drogas que otimizam o, e a pressão arterial, 359
- e gravidez, 459
- redução acentuada e progressiva do, 383
Defecação, síncope à, 376
Defeito(s)
- de perfusão, 304
- do septo, 480
- - atrial isolado, 480
- - atrioventricular, 490
Deficiência(s)
- de antitrombina III, 363
- de proteína S, 363
- de tiamina, 291
- tireoidiana, 292
Deformidades da parede torácica, 370
Degeneração, 279
- miocárdica, 279
- mixomatosa da válvula mitral, 395
Deglutição, 119
- síncope da, 376
Depósito amilóide, 307
Depressão, 165
- contrátil do miocárdio, 250
- respiratória, 353

ÍNDICE ALFABÉTICO

Derivação, 47
- de Lewis, 47, 132
- esofágica, 133
Derivados do ácido fíbrico ou fibratos, 184
Derrame, 205
- pericárdico, 222, 299
- pleural, 205, 293
Descompensação ventricular esquerda, 285
Desconforto precordial, 296
Desenvolvimento, gráfico de, para cálculo de percentil de altura, 318
- meninas, 318
- meninos, 319
Desequilíbrio ácido-básico, 504
Desfibrilação, 358
- precoce, importância da, 359
Desidratação, 375
Desidrogenase alcoólica, 290
Desmaio, 23
Desordens, 370
- do controle ventilatório, 370
- neuropsiquiátricas, 394
Despolarização diastólica espontânea, 129
Dessensibilização dos beta-receptores, 251
Determinantes do consumo miocárdico de oxigênio, 188
- contratilidade miocárdica, 189
- freqüência cardíaca, 189
- tensão miocárdica, 188
DeVega, anuloplastia de, 426
Dexametasona, 332
Diabetes, 324, 441
- melito, 162, 234, 439
Diacilglicerol, 252
Diafragma, 210
- centro tendíneo do, 3
Diástole ventricular, 302
Dieta(s)
- agressivas, 433
- modificação da composição da, 436
- restritas em sódio, 445
- rica em gordura, 161
Difteria, 295
Difteróides, 415
- resistentes a penicilina e aos aminoglicosídeos, 415
- sensíveis a penicilina e aos aminoglicosídeos, 415
Digital, 142, 257, 307
- intoxicação por, 134
Digitálicos, 117
- uso de, na gravidez, 466
Digitoxina, 466
Digoxina, 144, 257, 372, 466
- efeitos hemodinâmicos da, na insuficiência cardíaca, 257
Diisopiramida, 380
Dilatação(ões)
- da artéria pulmonar, 490
- da veia cava superior, 298
- do anel atrioventricular, 270
- do átrio esquerdo, 298
- por cateter, 499
- ventricular, 268
- - esquerda, 296
- - prevenção da, 268
Diltiazem, 135, 211, 257
Dinitrato de isossorbida, 293
Dipiridamol, 303
Disautonomia, 375
Disfunção(ões)
- cardíaca pelo álcool, 291
- das organelas intracelulares, 291
- - alterações na homeostase do cálcio, 292

- - proteínas contráteis, 291
- de marcapasso, 375
- de múltiplos órgãos e sistemas, 383
- do músculo papilar, 236
- do nó sinusal, 117
- endotelial, 164, 302
- hepática, 292
- renal, 234
- ventricular, 136
Dislipidemia(s), 158, 429
- aterogênica, 433
- avaliação laboratorial, 160
- categorias de risco e diretrizes, 162
- classificação, 160
- mista, 184
- terapia nutricional nas, recomendações do ATP
- - II, 430
- - - dietas agressivas, 433
- - - dietas dos estágios I e II, 431
- - III, 433
Dislipidemias, tratamento das, 179-187
- abordagem terapêutica, 180
- - conduta clínica, 182
- - estratificação de risco, 180
- - identificação de risco, 180
- - uso do escore de risco de Framingham, 181
- avaliação e monitorização laboratorial, 185
- - antes de iniciar o tratamento, 185
- - monitorização laboratorial, 185
- - riscos e cuidados especiais, 186
- tratamento, 182
- - farmacológico, 183
- - - hipercolesterolemia, 183
- - - hipertrigliceridemia, 184
- - não-farmacológico, 182
- - - dietético, 182
- - - exercício físico, 182
- - - tabagismo, 183
- - objetivos do, 186
Disopiramida, 142, 305
Displasia arritmogênica do ventrículo direito, 97
Dispnéia, 305, 394, 401
- aos esforços, 306, 478
- insidiosa, lentamente progressiva ou súbita, 397
- paroxística noturna, 243
Dissecção(ões) da aorta, 399
- aguda, 345, 457
- - do tipo A, 458
- - do tipo B, 458
- de De Bakey, 345
- de Stanford, 345
Dissincronia da contração ventricular, correção da, 270
Distensão do pericárdio parietal, 299
Distensibilidade da câmara ventricular, 302
Distribuição transmural do fluxo sangüíneo miocárdico, 189
Distrofia, 278
- de Becker, 278
- de Duchenne, 278
Distúrbio(s)
- ácido-base, 135
- das lipoproteínas, 433
- de condução, 211
- - atrioventricular, 400
- de ritmo, tratamento dos, 288
- eletrolíticos, 51
- - hipercalcemia, 52
- - hiperpotassemia, 51
- - hipocalcemia, 52
- - hipopotassemia, 51
- endócrinos, 135

- metabólicos, 135, 297
Distúrbios da condução intraventricular, 103-113
- anatomia do sistema de condução, 103
- bloqueio(s)
- - da divisão ântero-medial, 112
- - de ramo, 103
- - - direito, 103
- - - esquerdo, 104
- - - fásicos, 106
- - - nas síndromes coronarianas agudas, 109
- - hemibloqueios, 110
- - anterior esquerdo, 110
- - posterior esquerdo, 111
Diurese, 256
Diuréticos, uso de, 119, 282, 350, 392
- de alça, 401
- na gravidez, 467
Diverticulite, 272
Dobutamina, 265
- cintilografia com, 194
Doença(s)
- cardíaca(s), 442
- - estrutural significativa, 152
- - isquêmica, 429
- cerebrovascular, 234
- cianótica, 463
- congênitas, 104
- coronariana, morte por, 468
- cronicodegenerativas, 441
- da aorta, 99, 435-458
- - aneurismas da, 453
- - - abdominal infra-renal, 457
- - - ascendente, 454
- - - classificação, 453
- - - do arco aórtico, 455
- - - indicação cirúrgica dos, 454
- - - torácica descendente, 455
- - - toracoabdominal, 456
- - dissecção aguda da, 457
- - - do tipo A, 458
- - - do tipo B, 458
- - introdução, 453
- da circulação pulmonar, 370
- da raiz aórtica, 399
- de Chagas, 104, 286
- de depósito, 306
- de Ebstein, 104, 496
- de Fabry, 306, 391
- de Gaucher, 306
- de Hurler, 306
- de Lénegre, 117
- de Lev, 104
- de Lutembacher, 391
- de Marfan, 205
- - na gestação, 465
- de Whipple, 399
- degenerativas, 117
- do colágeno, 399
- do nó sinusal, 375
- - ritmos na, 117
- do pericárdio, 83
- do tecido conjuntivo, 399
- dos folhetos valvulares, 399
- gastrointestinal, 201
- genéticas, 391
- inflamatória intestinal, 297
- miocárdicas e pericárdicas, 343
- - edema agudo dos pulmões, 343
- - tamponamento cardíaco, 344
- neurológicas, síncope relacionada a, 376
- neuromusculares, 370
- psiquiátricas, síncope relacionada a, 376

- - pulmonar(es), 134, 370
- - - intersticiais, 370
- - - obstrutiva crônica, 234, 370
- - - venoclusiva, 370
- - reumática, 399
- - tromboembólica venosa, 468
- - vascular, 211
- - - cerebral, 272
- - - periférica, 234, 442
- - - - grave, 211
Doença arterial coronária, etiopatogenia e fisiopatologia da, 188-191
- auto-regulação coronária, 189
- circulação coronária colateral, 190
- conseqüências da isquemia miocárdica, 190
- - miocárdio, 191
- - - atordoado, 191
- - - hibernante, 191
- determinantes do consumo miocárdico de oxigênio, 188
- - contratilidade miocárdica, 189
- - freqüência cardíaca, 189
- - tensão miocárdica, 188
- distribuição transmural do fluxo sangüíneo miocárdico, 189
- efeitos das estenoses coronárias, 190
- isquemia subendocárdica, 189
- suprimento miocárdico de oxigênio, 189
Doença arterial coronária, fatores de risco de, 157-167, 439
- abordagem multidisciplinar, 158
- análise dos fatores de risco, 158
- - doenças estabelecidas, 159
- - - diabetes melito, 162
- - - dislipidemias, 159
- - - hipertensão arterial, 165
- - - obesidade, 163
- - - síndrome metabólica, 164
- - fatores relacionados ao estilo de vida, 165
- - - depressão, 165
- - - estresse, 165
- - - homocisteína, 166
- - - processos inflamatórios, proteína C-reativa de alta sensibilidade, 166
- - - sedentarismo, 165
- - - tabagismo, 165
- - - trombogênicos–fibrinogênio, 166
- desafio de controlar o risco cardiovascular, 158
- fatores de risco com doenças associadas e respostas terapêuticas, 161
- importância da estratificação do risco global, 157
- - aplicações práticas, 158
- - escores de risco de Framingham, 158
- mudança de estilo de vida, 166
- tendências epidemiológicas, 157
Doença arterial coronária, tratamento intervencionista na, 224-231
- comparação, 226
- - com cirurgia cardíaca, 226
- - com tratamento clínico, 226
- considerações técnicas específicas, 225
- cuidados pós-intervenção percutânea, 230
- evolução, 224
- - aguda, 224
- - tardia e reestenose, 224
- experiência da instituição/operador, 227
- farmacoterapia adjunta, 226
- indicações angiográficas, 229
- - artérias coronárias de fino calibre, 230
- - enxerto de veia safena, 229
- - lesões, 229
- - - estenóticas, 229

- - - longas, 230
- - oclusão total crônica, 229
- indicações clínicas, 227
- - específicas, 227
- - - pacientes diabéticos, 227
- - - síndrome coronária aguda, 228
- - gerais, 227
- intervenção percutânea e cobertura cirúrgica, 225
- preditores de sucesso e complicações, 225
- sucesso do procedimento, 224
Doença(s) cardiovascular(es) da mulher, 459-469
- adaptações cardiovasculares à gestação, 459
- cardiopatia congênita na gravidez, 463
- - cardiomiopatia periparto, 465
- - coarctação de aorta, 464
- - comunicação, 464
- - - interatrial, 464
- - - interventricular e persistência do canal arterial, 464
- - doença de Marfan, 465
- - estenose valvular, 464
- - - aórtica, 464
- - - pulmonar, 464
- - hipertensão pulmonar, 465
- comportamento das valvulopatias na gravidez, 460
- - estenose, 460
- - - aórtica, 460
- - - mitral, 461
- fármacos cardiovasculares no ciclo gravídico-puerperal, 466
- modificações hemodinâmicas durante a gestação, 459
- - anestesia, 460
- - débito cardíaco, 459
- - durante o trabalho de parto, o parto e o puerpério, 460
- - e posturais, 459
- - freqüência cardíaca, 459
- - pós-parto, 460
- - resistência vascular sistêmica e pulmonar, 459
- - volume sangüíneo, 459
- profilaxia para endocardite infecciosa na gravidez, 463
- próteses cardíacas na gestação, 462
- - biológicas, 462
- - mecânicas, 462
- sinais, 460
- - ao exame clínico, 460
- - e sintomas cardiovasculares na gestação, 460
- terapêutica de reposição hormonal e risco cardiovascular, 466
Doença cardiovascular, nutrição na, 429-447
- aterosclerose, 429
- dislipidemias, 429
- - recomendações do ATP II, 430
- - - dietas agressivas, 433
- - - dietas dos estágios I e II, 431
- - recomendações do ATP III, 433
- e hipertensão, 441
- - tratamento, 442
- - - adesão, 446
- - - álcool, 445
- - - controle de peso, 442
- - - exercícios, 446
- - - farmacológico, 446
- - - lipídios, 445
- - - minerais, 444
- - - mudanças dietéticas, 444
- - - mudanças no estilo de vida, 442
- - - nos idosos, 446
- - - restrição de sal, 443
- hipercolesterolemia(s), 433

- - branda, 434
- - - papel do colesterol e da gordura saturada, 434
- - - papel dos ácidos graxos poliinsaturados e monoinsaturados, 435
- - - tratamento da, 436
- - grave, 440
- - - tratamento da, 441
- - moderada, 439
- - - tratamento da, 439
- hipertriacilgliceridemia, 441
- introdução, 429
Dopamina, 266
Doppler
- colorido, 395
- contínuo, de paciente com hipertensão arterial pulmonar, 80
- ecocardiografia, 371 (v.tb. Ecocardiografia)
- - aplicação clínica, 77
- - - cardiopatias congênitas, 83
- - - doenças do pericárdio, 83
- - - hipertensão arterial sistêmica, 77
- - - insuficiência coronariana, 78
- - - miocardiopatias, 82
- - - valvopatias, 80
- - conceitos básicos em, 77-84
- - indicações da, transesofágica, 83
- pulsátil, fluxo mitral ao, demonstrando padrão de relaxamento diastólico anormal do ventrículo esquerdo, 78
- tecidual, 78
Dor(es)
- e parestesias em membros inferiores, 487
- no peito, 23, 394
- precordial, 297
Dor torácica, 401
- aguda, 344
- - dissecção aguda da aorta, 345
- - tromboembolismo pulmonar, 345
- avaliação de, nas salas de emergência, 200-208
- - avaliação laboratorial, 204
- - complicações, 207
- - desenvolvimento de um novo paradigma para a dor torácica, 201
- - - controle de recursos na unidade de dor torácica, 202
- - - estrutura da unidade de dor torácica, 202
- - - programas de ataque, 202
- - - programas de observação, 202
- - diagnóstico diferencial, 205
- - epidemiologia, aspectos demográficos, 200
- - estratégia de abordagem, 203
- - exame físico, 203
- - fatores determinantes na atenção de pacientes, 201
- - hospitalização, 205
- - métodos de imagem, 204
- - modificação no estilo de vida, 205
- - tratamento medicamentoso, 205
- - visão geral, 200
- pleurítica, 222
Down, síndrome de, 490
Doxazosin, 338
Doxorrubicina, 280
- cardiotoxicidade por, 66
Drenagem anômala total de veias pulmonares, 490
- supracardíaca, 491
Dressler, síndrome de, 222
Drogas
- antiarrítmicas, 142, 359
- antiplaquetárias, 195
- de uso, 350
- - oral ou sublingual, 351
- - - captopril, 351

- - - clonidina, 352
- - - nifedipina, 351
- - parenteral, 350
- - - diuréticos, 350
- - - enalaprilato, 350
- - - esmolol, 351
- - - fenoldopam, 351
- - - hidralazina, 350
- - - labetalol, 351
- - - metoprolol, 350
- - - nicardipina, 351
- - - nimodipina, 350
- - - nitroglicerina, 350
- - - nitroprussiato de sódio, 350
- - - propranolol, 350
- - ilícitas, uso de, 352
- que aumentam a oferta de insulina, 162
- que otimizam o débito cardíaco e a pressão arterial, 359
Duchenne, distrofia de, 278
Ducke, critérios de, para o diagnóstico de endocardite, 412
Duroziez, sinal de, 400

E

EAST, estudo, 233
Ebstein
- anomalia de, 496, 506
- doença de, 104, 496
Eclâmpsia, 352
Ecocardiografia (v.tb. Doppler ecocardiografia)
- de estresse, 473
- em repouso, 193
- modo-M, 412
- transesofágica, 83, 298
- - falso-positiva, 413
- - negativa, 413
Ecocardiograma, 281, 303
- com mapeamento de fluxo a cores, 494
- normal, 301
- sob estresse, 193
- transesofágico, 400
- transtorácico, 220, 299
Ecodoppler bidimensional em cores de criança portadora de comunicação interventricular perimembranosa, 479
Ecodopplercardiograma, 125
ECSS, estudo, 233
Ectasia anuloaórtica, 399
Edema
- agudo, 263
- - de pulmão, 263, 343
- alveolar pulmonar, 299
- periférico, 393
Edimburgo, estudo de, 172
Efeito(s)
- das estenoses coronárias, 190
- de Bernheim, 24
- do avental branco, 314
- do jaleco branco, 88
- do remodelamento ventricular esquerdo, correção dos, 269
- hemodinâmicos da digoxina na insuficiência cardíaca, 257
- tecidual da angiotensina 2 e resposta fisiopatológica, 253
- Venturi, 302
Ehlers-Danlos, síndrome de, 394
Eikenella corrodens, 409
Einthoven, eletrocardiograma de, 47

Ejeção
- do ventrículo esquerdo, fração de, 64
- estalido de, 26
- fração de, 123
- ventricular, 26
- - lenta, 26
- - rápida, 26
Elastina, 169
Eletrocardiografia (v.tb. Holter), 47, 69-76
- - ambulatorial, indicações da, 71
- - aspectos metodológicos e técnicos, 69
- - de alta resolução, 47
- - dinâmica, 69
- - traçados de, em três canais, 73
- - em repouso, 193
- - indicações, 70
- - avaliação da resposta ao tratamento antiarrítmico por drogas ou dispositivos, 75
- - detecção de arritmias cardíacas, 70
- - - estratificação de risco, 74
- - - monitorização de isquemia miocárdica, 72
- - introdução, 69
- - sob esforço, 193
Eletrocardiografia, conceitos básicos em, 45-53
- eletrocardiograma, 46
- - em situações especiais, 51
- - - cardiomiopatias, 52
- - - *cor pulmonale* agudo, 52
- - - distúrbios eletrolíticos, 51
- - - hipotermia, 52
- - isquemia, corrente de lesão e necrose, 50
- - normal, 47
- - - ativação atrial/onda P, 48
- - - complexo QRS, 48
- - - intervalo QT, 49
- - - onda T, 48
- - - onda U, 49
- - - segmento PR e o intervalo PR, 48
- - - segmento ST, 48
- - - tempo de ativação ventricular, 48
- - - sobrecargas de câmaras, 49
- - - atriais, 49
- - - ventriculares, 49
- - introdução, 45
Eletrocardiograma, 281, 303 (v.tb. Eletrocardiografia)
- conceito, 46
- de Einthoven, 47
- de Goldberger, 47
- de Wilson, 47
- em situações especiais, 51
- - cardiomiopatias, 52
- - *cor pulmonale* agudo, 52
- - distúrbios eletrolíticos, 51
- - - hipercalcemia, 52
- - - hiperpotassemia, 51
- - - hipocalcemia, 52
- - - hipopotassemia, 51
- - hipotermia, 52
- isquemia, corrente de lesão e necrose, 50
- normal, 47
- - ativação atrial/onda P, 48
- - complexo QRS, 48
- - intervalo QT, 49
- - onda T, 48
- - onda U, 49
- - segmento PR e o intervalo PR, 48
- - segmento ST, 48
- - tempo de ativação ventricular, 48
- - sobrecargas de câmaras, 49
- - atriais, 49
- - ventriculares, 49

Eletrodo(s)
- atrial, implante de, 270
- especiais, 132
- - uso de, 133
Eletrofisiologia celular, 129
Eletrograma intracavitário, 151
ELISA, teste, 286
ELITE I e II, estudo, 259
Embolectomia, 367
Embolia, 141, 409
- aérea, 271
- arterial periférica, 409
- pulmonar, 141, 362-368
- - diagnóstico, 363
- - - telerradiografia de tórax, 364
- - - testes diagnósticos, 364
- - estratégia terapêutica para a, 367
- - fatores predisponentes a, 363
- - fisiopatologia, 362
- - - hemodinâmicos, 362
- - - troca gasosa, 363
- - introdução, 362
- - modelo para determinar a probabilidade clínica da, 363
- - tratamento, 365
- - - anticoagulação, 366
- - - anticoagulação oral, 367
- - - embolectomia, 367
- - - filtro de cava, 367
- - - trombólise, 367
- sistêmica, 398
Êmbolos tumorais, 370
Embriopatia warfarínica, 462
Emergência(s)
- avaliação de dor torácica nas salas de, 200-208
- - complicações, 207
- - desenvolvimento de um novo paradigma para a dor torácica, 201
- - diagnóstico diferencial, 205
- - epidemiologia, aspectos demográficos, 200
- - estratégia de abordagem, 203
- - exame físico, 203
- - fatores determinantes na atenção de pacientes, 201
- - hospitalização, 205
- - laboratorial, 204
- - métodos de imagem, 204
- - modificação no estilo de vida, 205
- - tratamento medicamentoso, 205
- - visão geral, 200
- cardiovasculares, 343-346
- - doenças miocárdicas e pericárdicas, 343
- - - edema agudo dos pulmões, 343
- - - tamponamento cardíaco, 344
- - dor torácica aguda, 344
- - - dissecção aguda da aorta, 345
- - - tromboembolismo pulmonar, 345
- hipertensivas, 352
EMIAT, estudo, 261
EMIP, estudo, 213
Emolientes fecais, 217
Enalapril, 258
- maleato de, 212
Enalaprilato, 350
Encainida, 142
Encefalinas, 252
Encefalopatia, 352
- hipertensiva, 352
- tóxica, 410
Enchimento ventricular, 27
- lento, fase de, 27
- rápido, fase de, 27
Endocárdio, 286

- valvular, alteração do, 395
Endocardite, 392
- bacteriana, 395
- - profilaxia para, 395
- - tratamento antimicrobiano específico da, 414
- de Liebman-Sacks, 413
- de Löffler, 307
Endocardite infecciosa, 306, 398, 408-417
- aspectos ecocardiográficos, 413
- - ecocardiografia transesofágica, 413
- - - falso-positiva, 413
- - - negativa, 413
- critérios
- - de Duke, 412
- - diagnósticos da, 411
- - - não-valvar, 411
- - detecção de complicações associadas, 412
- - abscessos, 412
- - acometimento da região de continuidade fibrosa mitroaórtica, 413
- diagnóstico ecocardiográfico, 410
- etiologia, 408
- manifestações clínicas, 409
- novos critérios propostos para o diagnóstico de, 412
- profilaxia para, na gravidez, 463
- tratamento, 413
- - situações especiais, 413
Endomiocárdio, 306
Endomiocardiofibrose, 99, 254, 393
Endotelina, 249, 327
Endotélio, 166
Energia cinética, 18
Enfisema subcutâneo, 205
Enoxaparina, 212, 228
Enterococcus faecalis, 409
- multirresistente, 414
- - a aminoglicosídeo, 414
- - a penicilina, 414
- - a vancomicina, 414
- resistente, 414
- - a aminoglicosídeo, 414
- - a penicilina, 414
- sensível, 414
- - a aminoglicosídeo, 414
- - a penicilina, 414
Enterococos, 408
Envelhecimento, alterações farmacocinéticas do, 471
Enxaqueca, 338
Enxerto(s)
- de veia safena, 229
- - degenerado, 225
- heterólogo, 494
- muscular, 268
Enzima(s)
- cardíacas, 296
- caspase-3, 291
- CK-MB, 297
- conversora da angiotensina, 282
- - antagonistas da, 305
- - inibidores da, 257, 339, 401, 467
- 3-hidróxi-3-metil-glutaril-coenzima, 183
EPHESUS, estudo, 256
EPIC, estudo, 227
Epífises ósseas, calcificação nas, 462
Epilepsia, 272
EPILOG, estudo, 227
Epistaxes severas, 352
EPISTENT, estudo, 227
Eplerenone, 256, 332
Epstein-Barr, vírus de, 273

ERACI-II, estudo, 226
Ergoespirometria, 59
- análise e interpretação, 60
- metodologia, 60
- principais indicações, 60
Ergometria, 54-61
- teste ergométrico, 54
- - avaliação prognóstica, 59
- - bases fisiopatológicas, 54
- - indicações e contra-indicações, 56
- - interpretação, 57
- - protocolos, 56
- - testes máximo e submáximo, 56
Ergotamina, 306
ERIC, estudo, 172
Escala de Borg, 57, 451
Escape idioventricular, ritmo de, 115
Escleroderma, crise renal do, 352
Esclerodermia, 306
Esclerose lateral amiotrófica, 370
Escoliose, 394
Escore(s)
- de risco, 158
- - de Framingham, 158
- - - risco cardiovascular global, 159
- - - uso do, 181
- - TIMI, 228
- de Wilkins, 391
Esfigmomanômetro convencional, 90
Esforço
- de micção, 119
- dispnéia de, 478
- físico, síncope relacionada ao, 376
Esmolol, 351
Espaço alveolar pulmonar, aumento de líquido no, 263
Espasmo, 280
Espessamento, 298
- das paredes ventriculares, 307
- pericárdico, 298
Espironolactona, 256, 305, 467
Espirros, 376
Esplenomegalia, 409
Espondilite anquilosante, 399
ESPRIT, estudo, 227
Esqueleto cardíaco, 8
Esquistossomose, 370
Estado(s)
- da microcirculação periinfarto, 66
- de alto débito, 247
- de coma, 357
- de falência cardíaca, 250
- de hipercoagulabilidade, 363
- - adquirida, 363
- - hereditária, 363
- de hipercontratilidade cardíaca, 486
- de hipocoagulabilidade, 352
Estafilococos, 416
- coagulase-negativos, 408
- meticilino-resistente na presença de prótese valvar, 416
- meticilino-sensível na presença de prótese valvar, 416
Estalido de ejeção, 26
Estatinas, 175, 212, 305
- tratamento com, 186
Esteatose severa, 293
ESTEEM, estudo, 175
Estenose(s)
- aórtica, 29, 382, 498
- - e gravidez, 460
- - grave, 397

- - - assintomático, 398
- - tratamento da, por cateter, 404-407
- - tríade clássica de sintomas na, 397
- - valvar, 376, 485
- - - anatomia, 485
- - - apresentação clínica, 485
- - - cateterismo cardíaco, 486
- - - ecocardiograma, 486
- - - exame físico, 486
- - - fisiopatologia e hemodinâmica, 485
- - - grave, 487
- - - intensa, 376
- - - leve, 487
- - - moderada, 487
- - - raio-X de tórax, 486
- - valvular, 397
- - - etiologia, 397
- - - exame físico, 398
- - - exames complementares, 398
- - - história natural, 398
- - - manifestações clínicas, 397
- - - tratamento cirúrgico, 398
- - - tratamento clínico, 398
- coronárias, efeitos das, 190
- de ramos pulmonares, 499
- mitral, 30, 390
- - associada a insuficiência mitral, 391
- - e gravidez, 461
- - exames laboratoriais, 391
- - fisiopatologia, 391
- - quadro clínico, 391
- - tratamento, 392
- - - da, por cateter, 404-407
- pulmonar, 29, 497
- - comunicação interventricular com, 504
- - valvar, 483
- - - classificação funcional, 483
- - - com valvas displásicas, 483
- - - grave, 484
- - - leve, 483
- - - moderada, 484
- - - patologia, 483
- - valvular, 401
- - - e gravidez, 464
- - - exame físico, 401
- - - exames complementares, 402
- subaórtica, 399
- tricúspide, 307, 393
- - exames laboratoriais, 393
- - fisiopatologia, 393
- - quadro clínico, 393
- - tratamento, 393
Esternotomia mediana, 418
Estertores, 243
- basais, 460
- pulmonares, 243
Estetoscópio, 27
Estilo de vida, 166
- correção de, 194
- mudança de, 166
- terapêutica de mudanças no, 433
Estimulação, 136
- transesofágica, 136
- vagal, 142
Estimulantes, uso de, 352
Estímulos orofaríngeos, 119
Estreptoquinase, 212
Estresse, 165, 324
- da parede ventricular, 269
- ecocardiografia de, 473
- emocional, 328
- oxidativo, 161, 259

- psicossocial, 158
Estudo(s)
- A to Z, 212
- ACAS, 174
- ACIP, 226
- ADMIRAL, 229
- AIRE, 211
- ALHATT, 338
- ARIC, 172
- ARTS, 226
- ASTEROID, 175
- ATMA, 123
- AURORA, 175
- AVERT, 226
- Barbash, 213
- BARI, 233
- BASIS, 123
- BHAT, 123
- CADILLAC, 229
- CAMIAT, 123, 261
- CAPRICORN, 259
- CAPRIE, 174
- CARE, 174
- CASS, 233
- CAST, 123
- Castaigne, 213
- CHARM, 259
- CHF-STAF, 261
- CLASSIC, 196
- COMET, 260
- COMPANION, 271
- COPERNICUS, 259
- de Edimburgo, 172
- de Ohkubo, 89
- EAST, 233
- ecocardiográfico, 81
- - das lesões valvares, critérios de gravidade ao, 81
- - transtorácico, 472
- ECSS, 233
- ELITE I e II, 259
- EMIAT, 261
- EMIP, 213
- EPHESUS, 256
- EPIC, 227
- EPILOG, 227
- EPISTENT, 227
- ERACI-II, 226
- ESPRIT, 227
- ESTEEM, 175
- GESICA, 123, 261
- GISSI-3, 211
- Great, 213
- hemodinâmico, 281
- HERS, 468
- HOPE, 173
- ISIS-4, 211
- LIPID, 174
- LIPID-CAD, 212
- McAleer, 213
- McNeil, 213
- MERIT-HF, 259
- METEOR, 175
- MIRACL, 174, 212
- MIRACLE, 271
- MITI, 213
- OPTIME-CHF, 260
- ORION, 175
- perfusional(is) miocárdico(s)
- - gatilhado por técnica tomográfica, 65
- - interpretações clássicas dos, 64
- PRINCESS, 212
- PRISM, 174
- PROVED, 257
- PROVE-IT, 212
- RADIANCE, 257
- RALES, 288
- RECIFE, 212
- REST, 229
- RITA, 233
- SAFER, 230
- SAPAT, 195
- SAVE, 21
- SAVED, 230
- Schofer, 213
- Shock, 384
- SIRIUS, 230
- SOS, 223
- STAT-CHF, 123
- SWORD, 123
- *Syst-Eur*, 88
- TASS, 174
- TAXUS, 230
- - II, 230
- - VI, 230
- TRACE, 211
- *Trial of Antihypertensive Intervention and Management*, 442
- VA, 233
- VAL-HeFT, 259
- VALIANT, 259
- X-SOLVD, 258
Estudo eletrofisiológico no diagnóstico e no tratamento das arritmias cardíacas, 146-153
- complicações, 146
- indicações clínicas, 147
- - em pacientes, 147
- - - com palpitações não esclarecidas, 147
- - - com síncope inexplicada, 147
- - - recuperados de parada cardíaca, 148
- - para estratificação de risco de morte súbita, 147
- indicações em arritmias documentadas, 148
- - em pacientes com bradiarritmias, 148
- - em pacientes com taquicardia com QRS estreito, 148
- - - atrial, 151
- - - fibrilação atrial, 151
- - - *flutter* atrial, 151
- - - reentrante atrioventricular, 149
- - - reentrante nodal atrioventricular, 149
- - em pacientes com taquicardia com QRS largo, 152
- técnica, 146
Esvaziamento gástrico, 471
Etanol, 290
Etilismo, 186
Etofibrato, 184
Eustáquio, válvulas de, 5
Exame(s)
- Holter, 114
- radiológico do tórax, 296
- sorológicos, 286
Excrescências de Lambl, 413
Exercício físico, 182, 446
- e cardiologia, 448-452
- - e concentração de lipídios no plasma, 449
- - e hipertensão, 450
Extra-sístole ventricular, 122, 293
- abordagem clínica, 123
- classificação, 122
- isolada em ciclo de bigeminismo, 122
- pareada, 122
- prevalência, 122
Extremidades, gangrena nas, 429
Ezetimibe, 160, 183

F

Fabry, doença de, 306, 391
Fadiga e tonteira, 460
Falência
- cardíaca esquerda, 485
- de bomba cardíaca, 375
- de ventrículo, 382
- - direito, 484
- - - isolada, 382
- - esquerdo, 382
- renal, 410, 441
Fallot, tetralogia de, 97, 493
Falta de ar, 22
Fármacos cardiovasculares no ciclo gravídico-puerperal, 466
Fator
- de crescimento tecidual $\beta1$, 253
- de necrose tumoral, 280
- - alfa, 168, 253
- natriurético cerebral, 279
- V de Leiden, 363
Fatores de risco para doença arterial coronariana, 157-167
- abordagem multidisciplinar, 158
- análise dos fatores de risco, 158
- - doenças estabelecidas, 159
- - - diabetes melito, 162
- - - dislipidemias, 159
- - - hipertensão arterial, 165
- - - obesidade, 163
- - - síndrome metabólica, 164
- - relacionados ao estilo de vida, 165
- - - depressão, 165
- - - estresse, 165
- - - fatores trombogênicos – fibrinogênio, 166
- - - homocisteína, 166
- - - processos inflamatórios, proteína C-reativa de alta sensibilidade, 166
- - - sedentarismo, 165
- - - tabagismo, 165
- com doenças associadas e respostas terapêuticas, 161
- desafio de controlar o risco cardiovascular, 158
- importância da estratificação do risco global, 157
- aplicações práticas, 158
- escores de risco de Framingham, 158
- tendências epidemiológicas, 157
FDA, 438
Febre, 297
- de origem indeterminada, 409
- e sopro cardíaco, 409
- reumática, 409
- - aguda, 409
- - profilaxias para, 460
Fechamento valvular aórtico, 254
Feixe
- de Backman, 114
- de His, 114, 303
- - redução celular no, 471
Felodipina, 196, 338
Feminização de fetos masculinos, 467
Fenilefrina, 359, 494
Fenofibrato, 184
Fenoldopam, 351
Fenômeno, 87
- de Ashman, 108
- de Brockenbrough, 304
- do jaleco branco, 87
Fenótipo lipoprotéico aterogênico, 165
Fenoxibenzamina, 331
Feocromocitoma, 278, 330
- crise, 353

- diagnóstico, 330
- localização anatômica, 330
- quadro clínico, 330
- tratamento, 331
Ferida torácica, 299
Fetos
- acidóticos, toxicidade cardíaca e no sistema nervoso central em, 467
- masculinos, feminilização de, 467
FEVE (v. Fração de ejeção do ventrículo esquerdo)
Fibras, 438
- de Purkinje, 45, 126
- insolúveis, 438
- nervosas não-mielinizadas vagais ou fibras C, 119
Fibratos, 160
- características farmacológicas dos, 184
- tratamento com, 186
Fibrilação
- atrial, 135
- - com períodos de reversão espontânea, 118
- - crônica, 136
- - - drogas utilizadas, 136
- - - fatores precipitantes mais importantes, 136
- - - tratamento, 136
- - em pacientes com via anômala, 140
- - paroxística, 135, 305
- - - conversão a ritmo sinusal, 135
- - - etiologia, 135
- - - profilaxia da recorrência, 136
- - - quadro clínico, 135
- - - tratamento, 135
- ventricular, 115, 357
- - morte súbita por, 293
Fibrinogênio, 166
Fibrinólise, 164
Fibrinolíticos, 212
Fibroblastos, 253
Fibroelastose subendocárdica, 306
Fibrose, 249
- cística, 370
- do miocárdio, 293
- dos músculos papilares, 277
- endomiocárdica, 306
- intersticial, 253
- perivascular, 256
- pulmonar, 307
- subendocárdica do infarto, 99
Filtração glomerular, 253
- ritmo de, 472
Filtro de cava, 367
Fisiologia cardiovascular, 12
- alterações na anatomia e na, 470
- - função ventricular esquerda, débito cardíaco de repouso e após esforço, 471
- temas básicos da, 12
Fitoterápicos, 471
Flavonóides, 438
Flebotomia, 373
Flecainida, 142
Flúor-18, 64
Flúor-desóxi-glicose, 64
Fluoxetina, 380
Flutter atrial, 136, 305
- atípico, 151
- eletrocardiograma, 136
- quadro clínico, 136
- que recorre após uso de drogas classe IC ou amiodarona, 145
- recorrente e bem tolerado, 145
- sintomático não istmo cavo tricuspídeo após falha de antiarrítmico, 145
- típico, 151

- tipo I com bloqueio atrioventricular variável, 137
- tratamento, 136
- - a longo prazo de, recomendações, 145
Fluxo(s)
- cardíacos, 97
- coronário, 17
- de regurgitação tricúspide ao Doppler contínuo de paciente com hipertensão arterial pulmonar apresentando velocidade aumentada, 80
- mitral ao Doppler pulsátil demonstrando padrão de relaxamento diastólico anormal do ventrículo esquerdo, 78
- sangüíneo miocárdico, 306
- - distribuição transmural do, 189
- transvalvar, 393
- transvalvular aórtico, 398
- valvar mitral, 80
Folheto(s)
- mitral, 78
- valvulares, 399
- - doenças dos, 399
Fonoangiografia de carótida, 173
Fontan, cirurgia de, 495
Fontanelas, alargamento de, 467
Food and Drug Administration (v. FDA)
Forame oval patente, 500
Forrester, classificação hemodinâmica de, 383
Fosfatidilserina, 171
Fosfodiesterase, inibidores da, 283
Fosfolambam, 292
Fosinopril, 258
Fração de ejeção, 123
- do ventrículo esquerdo, 64, 242
Fragilidade, síndrome da, e a teoria da compressão da morbidade, 473
Framingham
- critérios de, 243
- escore de risco de, 158
- - risco cardiovascular global, 159
Frank-Starling, 16
- lei de, 247
- mecanismo de, 16
Fraqueza muscular, 292
Freqüência
- cardíaca, 90, 114, 189
- - desaceleração da, 467
- - e gravidez, 459
- - intrínseca, 117
- respiratória, 55
Friedreich, ataxia de, 278
Fumo (v.tb. Tabagismo)
Função
- miocárdica, deterioração da, 250
- pulmonar, testes de, 371
- ventricular esquerda, 471
Furosemida, 256, 467

G

Gálio-67, 296
Gálio, cintilografia com, 63, 272
Gallavardin, taquicardia de, 124
Galope protodiastólico, 292
Gamaglobulina intravenosa, 297
Gangrena nas extremidades, 429
Gasometria arterial, 217
GATED, 65
Gated blood pool imaging (v. GATED)
Gaucher, doença de, 306
Gene do fator V, mutação do, 363
Genfibrozil, 185
Gentamicina, 414

Gerador de radiofreqüência, 149
GESICA, estudo, 123, 261
Gestação (v.tb. Gravidez)
- adaptações cardiovasculares a, 459
- cardiopatia congênita na, 463
- - cardiomiopatia periparto, 465
- - coarctação de aorta, 464
- - comunicação, 464
- - - interatrial, 464
- - - interventricular e persistência do canal arterial, 464
- - doença de Marfan, 465
- - estenose valvular, 464
- - - aórtica, 464
- - - pulmonar, 464
- - hipertensão pulmonar, 465
- hipertensão arterial grave em final da, 352
- modificações hemodinâmicas durante a, 459
- - anestesia, 460
- - débito cardíaco, 459
- - durante o trabalho de parto, o parto e o puerpério, 460
- - e posturais, 459
- - freqüência cardíaca, 459
- - pós-parto, 460
- - resistência vascular sistêmica e pulmonar, 459
- - volume sangüíneo, 459
- próteses cardíacas na, 462
- - biológicas, 462
- - mecânicas, 462
- sinais e sintomas cardiovasculares na, 460
Ginecomastia, 467
GISSI-3, estudo, 211
Glenn, cirurgia de, bidirecional, 495
Glibenclamida, 162
Glicemia, 234
- em jejum, 164, 244
Glicoproteína plaquetária G IIb/IIIa, inibidores da, 218
Glisson, cápsula hepática de, 393
Glitazonas, 162
Glomerulonefrite(s)
- agudas, 352
- difusa, 410
- - incidência de, 410
- - insuficiência renal secundária a, 410
- focal, 410
Gluconato de cálcio, 119
Goldberger, eletrocardiograma de, 47
Gonococo, 415
Gordura(s)
- alimentos ricos em, 431
- animais, 437
- corporal, 472
- hidrogenada, 437
- laticínios com baixo teor de, 431
- monoinsaturada, 433
- poliinsaturada, 433
- preparados sem adição de, 432
- saturada, 433
- total, 433
- vegetais, 436
Goretex, tubo de, 494
Gradiente transvalvar aórtico de pico, 397
Graham Steell, sopro de, 391
Gram-negativas, bactérias, 408
Grande altitude, síncope da, 376
Gravidez, 391 (v.tb. Gestação)
- comportamento das valvulopatias na, 460
- estenose, 460
- - aórtica, 460
- - - mitral, 461

- profilaxia para endocardite infecciosa na, 463
- uso de, 466
- - antiarrítmicos na, 467
- - anti-hipertensivos na, 467
- - digitálicos na, 466
- - diuréticos na, 467
Great, estudo, 213
GSPECT (v. Estudo perfusional miocárdico gatilhado por técnica tomográfica)
Guillain-Barré, síndrome de, 370

H

Hábitos alimentares associados às condições ambientais e sociais de cada indivíduo, 429
Haemophilus sp., 408
Haissaguerre, técnica de, 151
HDL-colesterol, 158
HELLP, síndrome, 352
Hematúria, 410
Hemibloqueios, 110
- anterior esquerdo, 110
- - ativação ventricular no, 110
- - isolado, 110
- - *versus* infarto inferior, 111
- posterior esquerdo, 111
- - ativação ventricular no, 112
Hemocromatose, 99, 306
Hemoglobina, 481
Hemoptise, 363
Hemorragia(s)
- cirúrgicas, 352
- digestiva baixa, 398
- intracerebral, 352
- subaracnóidea, 352, 409
- subungueais, 410
Hemotórax, 458
Heparina, 222, 367, 462
- de baixo peso molecular, 218, 462
- não-fracionada, 218
Hepatomegalia, 490
- com ascite, 256
- pulsátil, 393
HERS, estudo, 468
Hidralazina, 265, 350, 401, 467
Hidroclorotiazida, 256
Hidroperóxicos lipídicos, 168
Hill, sinal de, 400
Hiperaldosteronismo
- idiopático, 331
- primário, 331
- - causas comuns de, 331
- - diagnóstico, 331
- - quadro clínico, 331
- - tratamento, 332
Hiperatividade simpática, 250
Hipercalcemia, 52
Hipercarbia, 357
Hipercoagulabilidade, estado de, 363
- adquirida, 363
- hereditária, 363
Hipercolesterolemia(s), 160, 184, 433
- estatinas, 183
- inibidor da absorção intestinal de colesterol, 183
- seqüestrantes de ácidos biliares, 183
Hipercolesterolemiantes, 435
Hipercolesterolemias, cuidado nutricional nas, 433
- branda, 434
- - papel, 434
- - - do colesterol e da gordura saturada, 434
- - - dos ácidos graxos poliinsaturados e monoinsaturados, 435

- - tratamento, 436
- - - agentes antioxidantes, 438
- - - álcool, 439
- - - cafeína, 439
- - - controle de peso, 437
- - - fibras, 438
- - - modificação da composição da dieta, 436
- grave, 440
- - tratamento, 441
- moderada, 439
- - tratamento, 439
Hipercontratilidade cardíaca, estados de, 486
Hipercortisolismo, 332
- hipertensão renovascular, 332
- síndrome de Cushing, 332
Hiperestimulação β-adrenérgica, 250
Hiperfluxo pulmonar, cardiopatias congênitas
- acianóticas com, 477-482
- - comunicação interatrial, 480
- - - complicações, 481
- - - ecocardiograma, 480
- - - eletrocardiograma, 480
- - - radiografia de tórax, 480
- - - tratamento, 481
- - comunicação interventricular, 478
- - - cateterismo cardíaco, 480
- - - ecocardiograma, 479
- - - eletrocardiograma, 479
- - - radiografia de tórax, 479
- - - tratamento, 480
- - etiologia, 477
- - incidência, 477
- - introdução, 477
- - orientação diagnóstica e conduta clínica nas, 477
- - - exame físico, 478
- - - história clínica, 477
- - persistência do canal arterial, 481
- - - ecocardiograma, 481
- - - eletrocardiograma, 481
- - - radiografia de tórax, 481
- - - tratamento, 481
- cianóticas com, 489-492
- - diagnóstico, 490
- - - clínico, 490
- - - exame físico, 490
- - - exames complementares, 490
- - prognóstico, 491
- - tratamento, 491
Hiperglicemia, 467
Hiper-homocisteinemia, 363
Hiperinsulinemia, 332
Hiperleptinemia, 165
Hiperlipidemias, 429
Hiperplasia adrenal, 331
- bilateral, 331
- macronodular, 333
- primária, 331
Hiperpotassemia, 51, 116
- acentuada, 119
Hipersensibilidade de seio carotídeo, 117
Hipertensão
- componentes da estratificação do risco cardiovascular em pacientes com, 442
- do jaleco branco, 87
- - diagnóstico da, 91
- - exercício e, 450
- - nutrição e, 441
- - tratamento, 442
- - - adesão, 446
- - - álcool, 445
- - - controle de peso, 442
- - - exercícios, 446

- - - farmacológico, 446
- - - lipídios, 445
- - - minerais, 444
- - - mudanças dietéticas, 444
- - - mudanças no estilo de vida, 442
- - - nos idosos, 446
- - - restrição de sal, 443
- pulmonar, 389
- - e gravidez, 465
- - grave, 402, 490
- - primária, 370
- tratamento da, programa intensivo no, 444
Hipertensão arterial, 165, 311-320, 335-340
- co-morbidades, 336
- definição conceitual de, 311
- determinantes da, 324
- grave em final da gestação, 352
- hipótese unificada do desenvolvimento da, 328
- órgãos-alvo e riscos associados, 336
- prevalência da, 314
- - em estudos brasileiros, 321
- - normotensão e efeito do avental branco, 314
- primária, patogênese da, 324
- - aumento da resistência vascular periférica, hipertrofia e remodelação vascular, 326
- - fatores, 324
- - - ambientais, 324
- - - genéticos, 324
- - rins e hipertensão, 327
- - sistema, 325
- - - nervoso autônomo, 325
- - renina-angiotensina-aldosterona, 326
- pulmonar, fluxo de regurgitação tricúspide ao Doppler contínuo de paciente com, apresentando velocidade aumentada, 80
- secundária, 330-334
- feocromocitoma, 330
- - - diagnóstico, 330
- - - localização anatômica, 330
- - - quadro clínico, 330
- - - tratamento, 331
- - hiperaldosteronismo primário, 331
- - - diagnóstico, 331
- - - quadro clínico, 331
- - - tratamento, 332
- - hipercortisolismo, 332
- - - hipertensão renovascular, 332
- - - síndrome de Cushing, 332
- sistêmica, 77, 135, 321-329, 399
- - acelerada-maligna, 352
- - controle da pressão arterial normal, 322
- - elevação crônica da pressão arterial, 323
- - epidemiologia, 321
- - fisiopatologia, 321
- - grave associada a complicações, 352
- - - cardiocirculatórias, 352
- - - cerebrovasculares, 352
- - patogênese da, 324
- tratamento medicamentoso, 337
- - alfabloqueadores, 338
- - antagonistas dos canais de cálcio, 338
- - associações fixas, 339
- - bloqueadores beta-adrenérgicos, 338
- - diuréticos, 337
- - esquemas anti-hipertensivos, 339
- - inibidores, 338
- - - adrenérgicos, 338
- - - da enzima conversora de angiotensina, 339
- - vasodilatadores diretos, 339
- tratamento não-medicamentoso, 336
- valores de, referentes aos percentis 90 e 95, de acordo com o percentil de estatura, 316

– – meninas de 1 a 17 anos, 317
– – meninos de 1 a 17 anos, 316
Hipertensão arterial, diagnóstico, 311
- critérios de, e classificação, 315
- métodos da medida da pressão arterial, 311
– – direta, 311
– – indireta, 311
– – limitações dos, relacionadas, 312
– – – ao equipamento, 312
– – – ao observador, 312
– – – ao paciente, 312
– – – monitorização, 312
– – – ambulatorial, 312
– – – residencial, 312
- procedimentos de medida da pressão arterial, 313
- situações especiais de medida da pressão arterial, 314
- variabilidade da pressão arterial, 312
Hipertriacilgliceridemia, 436
- cuidado nutricional na, 441
Hipertrigliceridemia, 165, 184
- ácido nicotínico, 184
- associação de medicamentos, 185
- derivados do ácido fíbrico ou fibratos, 184
Hipertrofia
- cardíaca, 389
- do miócito, 291, 292
- do ventrículo direito, 104
- mesangial, 253
- miocárdica, 323
- vascular, 323
- ventricular, 301
– – esquerda, 301, 442
Hiperuricemia, 164, 325
- materna, 467
Hipocalcemia, 52, 467
Hipocloridria, 471
Hipocoagulabilidade, estados de, 352
Hipocontratilidade difusa, 285
Hipofisectomia total, 332
Hipofluxo pulmonar
- cardiopatias congênitas com, 493-496
– – atresia, 494
– – – pulmonar com comunicação interventricular, 494
– – – pulmonar sem comunicação interventricular, 495
– – – tricúspide, 494
– – doença de Ebstein, 496
– – tetralogia de Fallot, 493
– – transposição das grandes artérias com estenose pulmonar e comunicação interventricular, 496
- neonatos com, 496
Hipolipemiantes, 265
Hiponatremia, 264, 328, 467
Hipoplasia
- de câmara ventricular, cardiopatias com, 505
- de crânio, 467
- de ramos pulmonares, 493
- do parênquima pulmonar, 496
- nasal, 462
Hipopotassemia, 51, 328
Hipotálamo, 253
Hipotensão (v.tb. Síncope)
- arterial, 119, 260
– – hemorrágica, 15
– – risco de, 399
– – sistêmica, 299
– – episódios de, 89
– – materna, 467
– – no recém-nascido, 467
– – ortostática, 376

- postural, 119
Hipotermia, 52, 467
Hipotireoidismo, 186
- congênito, 467
Hipoventilação central primária, 370
Hipovolemia, 305, 384
Hipoxemia, 15, 357
- intensa, 401
Hipoxia, crises de, 494
His, feixe de, 114
- redução celular no, 471
His-Purkinje, sistema de, 115
Histamina, 327
Holter (v.tb. Eletrocardiografia)
- ambulatorial, indicações de, 71
- exame, 114
- significado das arritmias assintomáticas em pacientes submetidos ao, 74
- traçado de, 107
Homeopáticos, 471
Homeostase, 197
- celular, 197
- do cálcio, 291
– – alterações da, 292
Homihilt-Estes, sistema de pontuação de, 50
Homocisteína, 159
HOPE, estudo, 173
Hormônio(s), 383
- antidiurético, 383
- natriurético, 383
- vasoativos, 327
Hospitalização, 205
Hurler, doença de, 306

I

Ibuprofeno, 297
Icterícia, 467
Ictus cordis, 400
Idoso(s)
- cardiopata, particularidades do, 470-474
– – alterações na anatomia e na fisiologia cardiovascular, 470
– – – função ventricular esquerda, débito cardíaco de repouso e após esforço, 471
– – avaliação propedêutica não-invasiva, 472
– – – ecocardiografia, 472
– – – eletrocardiograma, 472
– – – teste ergométrico, 473
– – introdução, 470
– – princípios da farmacologia, 471
– – – alterações farmacocinéticas do envelhecimento, 471
– – síndrome da fragilidade e a teoria da compressão da morbidade, 473
- prescrição de medicamentos para os, 472
- tratamento da hipertensão, 446
– – e nutrição nos, 446
Imobilidade, 363
Implante
- de anel de Carpentier, 425
- de cardiodesfibrilador, 271
- de eletrodo atrial, 270
- de escoras, 270
- de marcapasso cardíaco, 117
– – definitivo, 121
- de próteses valvares, técnica de, 420
- de *stents* coronários, 229
Impulso(s) cardíaco(s)
- apical, difuso e forte, 389
- condução anormal e reentrada dos, 130

Imunossupressores, 283
Inatividade física, 161
Inchaço nas pernas, 22
Inclinação, teste de, 120
- mecanismo fisiopatológico para a reprodução de síncope no, 378
- síncope vasovagal ocorrida em, 120
Incompetência cronotrópica, 56
Indapamida, 256
Índice(s)
- de Cornell, 50
- de resistência vascular periférica, 382
- tensão-tempo, 189
- tornozelo-braquial, 173
Índio-111, anticorpo antimiosina marcado com, 66
Indometacina, 297
Inervação do sistema circulatório, 9
Infarto
- do miocárdio, 409
– – prévio, 442
- enzimático, 227
- pulmonar, 409
- séptico, 410
Infarto agudo do miocárdio, 382
- bloqueio do ramo alternante no, 109
- complicado, tratamento do, 220-223
– – aneurisma do ventrículo esquerdo, 222
– – complicações mecânicas, 220
– – – insuficiência mitral aguda, 221
– – – ruptura da parede livre do ventrículo esquerdo, 220
– – – ruptura do septo interventricular, 221
– – pericardite, 222
– – trombo no ventrículo esquerdo, 222
– – ventrículo direito, 221
- de parede inferior em paciente com infarto ântero-septo-apical prévio, 51
- imagem captante do, 66
– – cintilografia com ^{99m}Tc-pirofosfato, 66
- sem supradesnivelamento de ST, 215
Infiltração lipídica, 306
Inflamação
- da parede arterial, 164
- miocárdica, 295
Ingestões Dietéticas de Referência, 438
Ingurgitamento jugular, 243
Inibidor(es)
- adrenérgicos, 353
– – suspensão abrupta de, 352
- da absorção intestinal de colesterol, 183
- da 3-cetoacil tiolase, 197
- da enzima conversora da angiotensina, 197, 258, 339, 401
- da fosfodiesterase, 283
- da glicoproteína, 218
– – IIb/IIIa, 224
– – plaquetária G IIb/IIIa, 218
- das alfaglicosidases, 162
- das metaloproteinases, 249
- tecidual da metaloproteinase, 249
Inotrópicos intravenosos, 466
Inotropismo, 305
Inoue, 405
- balão de, 406
- técnica de, estudo comparativo entre a, e a do duplo-balão, 405
Insuficiência(s)
- coronariana, 78
- mitral, 29, 389
– – aguda, 221, 382
– – – significativa, 389
– – associada ao prolapso da válvula, 394

– – correção da, 270
– – crônica, 389
– – – compensada, 389
– – – descompensada, 389
– – exames laboratoriais, 390
– – fisiopatologia, 389
– – grave, 390
– – instalação súbita de, importante, 389
– – quadro clínico, 389
– – sopro típico da, 390
– – tratamento, 390
– pulmonar, 30
– renal, 409, 467
– – aguda, 52
– – rapidamente progressiva, 352
– – secundária a glomerulonefrite difusa, 410
– sistólica do ventrículo esquerdo, 305
– tricúspide, 30, 392
– – exames laboratoriais, 392
– – fisiopatologia, 392
– – quadro clínico, 392
– – tratamento, 393
– valvar pulmonar, 391
– venosa crônica, 363
Insuficiência cardíaca, 241-254, 442
– aguda, 263
– avançada, manejo da, 262-267
– – avaliação, 263
– – – do paciente, 263
– – – do prognóstico, 264
– – critérios diagnósticos, 262
– – definição de insuficiência cardíaca descompensada, 262
– – identificação de fatores reversíveis ou exacerbantes, 265
– – otimização do tratamento, 265
– – – clínico, 265
– – – farmacológico, 265
– – perfil clínico dos pacientes, 263
– classificação, 241
– com fração de ejeção preservada, 241
– com função sistólica preservada, 254
– congestiva, 409, 463
– – principais sinais de, no lactente, 478
– – quadro grave de, 389
– contra-ação protetora, 253
– crônica, 263
– – descompensada, 263
– – refratária, 263
– diagnóstico, 243
– – diferencial, 243
– em crianças, 478
– epidemiologia, 241
– etiologia, 247
– – adaptação hemodinâmica, 247
– – ativação neuro-hormonal, 249
– – matriz colágena, 249
– – mecanismos adaptativos à disfunção cardíaca, 247
– – remodelamento miocárdico, 247
– – sistema, 250
– – – nervoso simpático, 250
– – – renina-angiotensina-aldosterona, 250
– fisiopatologia, 246
– inexplicada, 409
– outros sistemas compensatórios vasoconstritores e retentores de água, 253
– patogenia, 247
Insuficiência cardíaca, tratamento da, 255-261
– cirúrgico, 268-274
– – procedimentos cirúrgicos, 268
– – – assistência ventricular mecânica direta, 269
– – – auxílio extrínseco à contração miocárdica, 268

– – – cirurgias de redução volumétrica do ventrículo esquerdo, 269
– – – correção
– – – – da dissincronia da contração ventricular, 270
– – – – da insuficiência mitral, 270
– – – – dos efeitos do remodelamento ventricular esquerdo, 269
– – – mecanismos de assistência circulatória, 271
– – – prevenção da morte súbita, 271
– – – recuperação da capacidade contrátil do miocárdio, 269
– – – transplante cardíaco heterotópico, 271
– – – substituição do coração, 271
– – – substituição mecânica total, 273
– – – transplante cardíaco ortotópico, 271
– farmacológico, antagonistas dos receptores, 255
– – da aldosterona, 256
– – da angiotensina II, 258
– – antiarrítmicos, 261
– – anticoagulantes, 261
– – betabloqueadores, 259
– – digital, 257
– – diuréticos, 255
– – inibidores da enzima conversora da angiotensina, 257
– não-farmacológico, 255
Insulina, 162
– resistência a, 327
Interleucina-6, 168, 253
Interleucina-10, 250
Interstício parietal cardíaco, 16
Intervalo
– HV, 148
– PR, 26, 116
– – curto, 26
– – longo, 26
– QRS, 121
– QT, 49
– R-R, 134
Íntima, ruptura da, 458
Intoxicação, 134
– digitálica, 134
– por cianeto, 353
Iodo-11, 281
Irbesartan, 259
ISIS-4, estudo, 211
Isonitrila, 281
Isoproterenol, 119
Isossorbida, dinitrato de, 293
Isquemia(s), 254, 303
– cerebral, 119
– – transitória, 195, 500
– do músculo papilar, 486
– mesentérica, 458
– miocárdica, 165, 229
– – conseqüências da, 190
– – – miocárdio atordoado, 191
– – – miocárdio hibernante, 191
– – contenção ou controle da, 211
– – monitorização de, 72
– – silenciosa, 23
– renal, 328
– subendocárdica, 51, 189
– subepicárdica, 51
– transitórias, 442
Isradipina, 338

J

Jaleco branco, fenômeno do, 87
Janela acústica paraesternal longitudinal e/ou apical longitudinal, 395

Janeway, lesões de, 410
Jatene, cirurgia de, 491
Junção atrioventricular
– arritmias da, 133
– taquicardia da, tipos, 137
– – reentrada no nó atrioventricular, 137
– – – mecanismo, 137
– – – quadro clínico, 137
– – – tratamento, 138
– – reentrada por via anômala atrioventricular, 138
– – – quadro clínico, 138
– – – tratamento, 139

K

Kaposi, sarcoma de, 273
Kay, anuloplastia de, 426
Kerley, linhas B de, 298
Kingella sp., 409
Kirchoff, lei da física de, 46
Klinefelter, síndrome de, 394
Korotkoff, som de, 299, 314
Kussmaul, sinal de, 24

L

Labetalol, 351
Lacidipina, 338
Lactente, insuficiência cardíaca congestiva no, 478
Lambl, excrescências de, 413
Lanatosídeo C, 135
Laplace, lei de, 17, 189
Laticínios com baixo teor de gordura, 431
L-carnitina, 265
LDL-colesterol, 161
Lehman, cateter tipo, 501
Lei
– da física de Kirchoff, 46
– de Frank-Starling, 247
– de Laplace, 17, 189, 269
Leiden, fator V de, 363
Leito vascular, 119
– cerebral, vasoconstrição do, 119
– pulmonar, 480
Lénegre, doença de, 117
Lentiginose, 278
Lercanidipina, 338
Lesão(ões)
– citotóxicas e miocardite viral, 279
– coronariana(s), 225
– – aterosclerótica importante, 398
– – de acordo com National Cardiovascular Data Registry, 225
– da medula espinhal, 370
– da valva, 104
– – aórtica, 104
– – tricúspide, 104
– de Janeway, 410
– estenóticas, 229
– homogênea, 141
– isquêmicas encefálicas, 88
– valvares, critérios de gravidade ao estudo ecocardiográfico das, 81
– valvular(es), 398
– – associadas, 400
– – mitral associada, 398
Leucemia, 278
Leucócitos, 168
Lev, doença de, 104
Levosimendam, 265
Lewis, derivação de, 47, 132
Lidocaína, 467

Liebman-Sacks, endocardite de, 413
Lillehei-Kaster, prótese de, 421
Linfoadenopatias peri-hilares, 307
Linfócitos, 169
- *killer*, 280
- T, 169
Linhas B de Kerley, 298
LIPID, estudo, 174
LIPID-CAD, estudo, 212
Lipídios, 445
- excessos de, 429
- exercício e concentração de, no plasma, 449
Lipoproteína(s), 161, 429
- aterogênicas, 430
- de alta densidade, 172
- de baixa densidade, 172
- de densidade intermediária, 172
- de muito baixa densidade, 172
- distúrbios das, 433
- ricas em triacilgliceróis, 430
Líquido pericárdico, 296
Lisinopril, 258
Lisofosfolípides, 168
Löffler, endocardite de, 307
Losartan, 259
Lovastatina, 185
Lúpus eritematoso sistêmico, 297, 391
Lutembacher, doença de, 391

M

Machado-Guerreiro, reação de, 286
Macrófagos, 169
Magnésio, 256
- sulfato de, 135
Maleato de enalapril, 212
Manchas de Roth, 410
Manidipina, 196, 338
Manobra(s)
- de Osler, 314
- de Valsalva, 78, 304, 390, 500
- de Weber, 25
- vagais, 139
Manômetro aneróide, 312
MAPA (v. Monitorização da pressão arterial ambulatorial)
Mapeamento, sistema eletroanatômico de (v. Sistema CARTO)
Marcadores
- bioquímicos, 204
- de necrose miocárdica, 210, 217
Marcapasso, 114, 133
- avaliação da função do, 71
- disfunção de, 375
- implante de, 117, 304
- - definitivo, 121
- para estimulação bicameral, 36
- subsidiários, 130
- ventricular, 117
Marfan
- doença de, 205
- - na gestação, 465
- síndrome de, 394, 399, 454, 487
Massa(s)
- adrenal, 333
- cardíacas, 99
- - anormais, 413
Massagem do seio carotídeo, 378
Matriz colágena, 249
McAleer, estudo, 213
McNeil, estudo, 213
Mecanismo(s)
- adaptativos à disfunção cardíaca, 247
- da contração cardíaca, 248
- de assistência circulatória, 271
- de Frank-Starling, 16
- eletrofisiológicos das arritmias cardíacas, 129-131
- - automaticidade, 129
- - condução anormal e reentrada dos impulsos cardíacos, 130
- - eletrofisiologia celular, 129
- - introdução, 129
- - pós-despolarizações e atividade deflagrada, 130
Mecanorreceptores dos tratos gastrointestinal e urinário, 375
Medicação pré-anestésica, 234
Medicamento(s)
- *clearance* dos, 472
- fatores que interferem, 471
- - com a excreção do, 472
- - na absorção dos, 471
- - na distribuição dos, 472
- - no metabolismo do, 472
- prescrição de, para os idosos, 472
Medicina
- baseada em evidências, 34
- - aplicada ao tratamento da doença aterotrombótica, 173
- - passos para a prática da, 34
- nuclear, 62-68, 281, 304
- - cintilografia pulmonar, 67
- - - acurácia da cintilografia de inalação/perfusão, 67
- - - estudo de inalação, 67
- - - estudo de perfusão, 67
- - imagem captante do infarto agudo do miocárdio, 66
- - - cintilografia com ^{99m}Tc-pirofosfato, 66
- - introdução, 62
- - radiotraçadores ou radiofármacos, 62
- - - aplicações clínicas, 62
- - - avaliação da gravidade da doença arterial coronariana crônica, 64
- - - estratificação de risco e prognóstico, 64
- - - estudo da perfusão miocárdica/cintilografia miocárdica perfusional por técnica tomográfica, 62
- - - exercício físico e estresse farmacológico, 64
- - - fatores que afetam a acurácia dos testes com radionuclídeos, 65
- - - valor do GSPECT, 65
- - ventriculografia radioisotópica, 65
Medionecrose cística, 399
Medula espinhal, lesões da, 370
Meias elásticas, uso de, 119
Membros inferiores, dor e parestesias em, 487
Menigoencefalite, 410
Meningite, 409, 410
Meningococo, 415
Menopausa, 468
Meperidina, 218
Mercúrio, coluna de, 311
Mergulho
- reflexo de, 14
- síncope associada a, 376
MERIT-HF, estudo, 259
Merosina, 279
Metabolismo energético no coração isquêmico, 197
Metabólitos inativos, 328
Metaloproteases, 170
Metaloproteinase, 249
- inibidor da, 249
METEOR, estudo, 175
Metformina, 162
Metiglinidas, 162
Metildopa, 467
Metisergida, 306
Método(s)
- da medida da pressão arterial, 311
- - direta, 311
- - indireta, 311
- - limitações do, relacionadas ao, 312
- - - equipamento, 312
- - - observador, 312
- - - paciente, 312
- - monitorização, 312
- - - ambulatorial, 312
- - - residencial, 312
- de Sellers, 404
- oscilométrico para medida da pressão arterial, 312
- PISA, 81
Metoprolol, 218, 259, 260, 283, 338, 350, 467
Metoxamina, 359
Mexiletina, 288
Miastenia grave, 370
Micção
- esforço de, 119
- síncope à, 376
Microalbuminúria, 88, 164
Microcirculação periinfarto, estado da, 66
Mieloperoxidases, 202
Milrinona, 265
Minerais, 444
- vitaminas e, ingestão de, 440
Minoxidil, 354
Miocárdio, 63, 237
- atordoado, 191, 211
- células do, 63
- cirurgia de revascularização do, 232-237
- - anatomia das artérias coronárias e cineangiocoronariografia, 233
- - anestesia, 235
- - avaliação pré-operatória, 233
- - cirurgia em situações especiais, 236
- - histórico, 232
- - indicações cirúrgicas, 233
- - medicação pré-anestésica, 234
- - monitorização, 234
- - novas tendências, 236
- - resultados, 235
- - testes de viabilidade miocárdica, 233
- depressão contrátil do, 250
- fibrose do, 293
- hibernante, 191
- infarto do, 117, 382, 409
- - bloqueio do ramo alternante no, 109
- - de parede inferior em paciente com infarto ântero-septo-apical prévio, 51
- - imagem captante do, 66
- - - cintilografia com ^{99m}Tc-pirofosfato, 66
- - prévio, 442
- perfusão do, 63
- pós-infarto agudo do, 375
- proteção do, 419
- recuperação da capacidade contrátil do, 269
- revascularização prévia do, 442
Miocardioesclerose, 104
Miocardiopatia, 82, 104, 134
- alcoólica, 290-294
- - consumo de álcool e doença arterial coronariana, 293
- - disfunção das organelas intracelulares, 291
- - - alterações na homeostase do cálcio, 292
- - - proteínas contráteis, 291
- - epidemiologia, 290
- - exame(s)

– – – físico, 292
– – – laboratoriais, 293
– – fisiopatologia da, dilatada, 290
– – manifestações clínicas, 292
– – perda do miócito, 291
– – quantidade de álcool considerada excessiva, 293
– – sistema neuro-hormonal, 292
– – tratamento, 293
– dilatada, 99, 154, 290, 401
– estágios avançados de, 382
– hipertrófica, 99
– – hipertensiva, 254
– – obstrutiva, 382
– isquêmica, 124
– restritiva, 99
Miocardite(s), 99, 117, 295-297, 382
– achados laboratoriais, 296
– definição, 295
– diagnóstico, 296
– etiopatogenia, 295
– exame físico, 296
– manifestações clínicas, 295
– tratamento, 296
– viral, 296
– – e lesões citotóxicas, 279
Miócito(s), 66, 295
– cardíacos, 16
– crescimento de, 323
– hipertrofia do, 291
– perda do, 291
Mioectomia, 306
– transaórtica, 306
– transvalvar, 306
Mioglobina, 210, 217
Miopatia musculoesquelética, 292
Miosina, 16
Miotomia, 306
Miototano, 332
MIRACL, estudo, 174, 212
MIRACLE, estudo, 271
MITI, estudo, 213
Mixedema, 297
Mixoma, 99, 375
Molécula(s)
– de adesão, 168
– – celular vascular-1, 168
– – intercelular-1, 168, 295
– de titina, 16
Monitor implantável de eventos, 378
Monitorização da pressão arterial, 335
– ambulatorial de 24 horas, 85
– – avaliação dos dados obtidos com a, 88
– – características, indicações e limitações, 85
– – cargas pressóricas, 90
– – correlações de pressões com atividades, sintomas e uso de medicamentos, 89
– – diferenças de pressão vigília-sono, 89
– – explicações ao paciente antes do procedimento, 86
– – freqüência cardíaca, 90
– – médias de pressão arterial, 88
– – métodos, técnicas e equipamentos, 85
– – papel da, na avaliação prognóstica em pacientes hipertensos, 88
– – picos hipertensivos e episódios de hipotensão, 89
– – pressão arterial média, pressão de pulso e variabilidade, 89
– – produção de relatórios, 90
– – protocolo para a realização do exame, 86
– – reprodutibilidade do método, 86
– – validade do procedimento, 89
– – valores de normalidade, 86

– – – crianças, 86
– – – grávidas, 87
– – – idosos, 87
– residencial, 90, 335
– – critérios de normalidade, 91
– – equipamentos, 90
– – indicações, 90
– – interpretação dos dados obtidos e produção de relatórios, 92
– – limitações, 90
– – protocolos, procedimentos e instruções ao pacientes, 91
– – valor clínico, 91
– – vantagens em relação às medidas de consultório, 90
Mononeurite, 410
Monoterapia, 339
Morbidade, síndrome da fragilidade e a teoria da compressão da, 473
Morfina, 218
– sulfato de, 217
Morrow, cirurgia de, 305
Mortalidade
– cirúrgica, 399
– hospitalar, taxas de, 383
Morte
– celular, 291
– por doença coronariana, 468
– súbita, 114, 147, 301
– – por fibrilação ventricular, 293
– – prevenção da, 271
– – risco de, 147
MRPA (v. Monitorização da pressão arterial residencial)
Mucopolissacaridose, 391
Mucosa
– conjuntival, 410
– oral, 410
MUGA, 65
Mulher, doenças cardiovasculares da, 459-469
– adaptações cardiovasculares à gestação, 459
– cardiopatia congênita na gravidez, 463
– – cardiomiopatia periparto, 465
– – coarctação de aorta, 464
– – comunicação
– – – interatrial, 464
– – – interventricular e persistência do canal arterial, 464
– – doença de Marfan, 465
– – estenose valvular, 464
– – – aórtica, 464
– – – pulmonar, 464
– – hipertensão pulmonar, 465
– comportamento das valvulopatias na gravidez, 460
– – estenose, 460
– – – aórtica, 460
– – – mitral, 461
– fármacos cardiovasculares no ciclo gravídico-puerperal, 466
– modificações hemodinâmicas durante a gestação, 459
– – anestesia, 460
– – débito cardíaco, 459
– – durante o trabalho de parto, o parto e o puerpério, 460
– – e posturais, 459
– – freqüência cardíaca, 459
– – pós-parto, 460
– – resistência vascular sistêmica e pulmonar, 459
– – volume sangüíneo, 459
– profilaxia para endocardite infecciosa na gravidez, 463

– próteses cardíacas na gestação, 462
– – biológicas, 462
– – mecânicas, 462
– sinais
– – ao exame clínico, 460
– – e sintomas cardiovasculares na gestação, 460
– terapêutica de reposição hormonal e risco cardiovascular, 466
Muller, sinal de, 400
Multigated acquisition (v. MUGA)
Músculo(s)
– cardíaco, 8
– liso vascular, relaxamento do, 327
– papilar, 390
– – disfunção do, 236
– – fibrose do, 277
– – isquemia do, 486
– – roto, 78
– – ruptura de, 390
– – – completa, 221
– vascular liso, crescimento do, 323
Musset, sinal de, 400
Mustard, cirurgia de, 499
Mutação gênica, 477
– da protrombina, 363
– do fator V, 363

N

Nadolol, 338
Nariz, batimentos de asas do, 478
Nateglinida, 162
National Cardiovascular Data Registry, lesões coronarianas de acordo com o, 225
National Cholesterol Education Program, 429
Natriurese, 256
– de pressão, 328
Naughton, protocolo de, 56
NCEP (v. National Cholesterol Education Program)
Necrose, 303
– fibrinóide periparto, 463
– gordurosa do pericárdio, 297
– miocárdica, 66
Nefropatias, 442
Nelson, síndrome de, 332
Neonatos com hipofluxo pulmonar, 496
Neuro-hipófise, 253
Neurotransmissores, 14
Neutropenia, 212
Niacina, 186
Nicardipina, 351
Nifedipina, 257, 305, 307, 338, 351, 401, 467
Nifurtimox, 287
Nimodipina, 350
Nisoldipina, 338
Nistagmo, 467
Nitratos, 217, 266, 399
Nitroglicerina, 350, 353
– sublingual, 217
– venosa, 216
Nitroprussiato de sódio, 266, 350, 401
Nó
– atrioventricular, 114
– – reentrada no, 137
– – – mecanismo, 137
– – – quadro clínico, 137
– – – tratamento, 138
– sinusal, 288
– – disfunção do, 117, 134
– – doença do, 375
– – – ritmos na, 117

Nódulo(s)
- de Arâncius, 7
- de Osler, 410
Noonan, síndrome de, 278, 401, 483
Noradrenalina, 15, 279, 291
Normo-hipovolemia, 328
Normotensão do jaleco branco, 88
Norwood, cirurgia de, 505
Núcleo(s)
- do trato solitário, 119, 325
- vagal, 119, 325
Nutrição na doença cardiovascular, 429-447
- aterosclerose, 429
- dietas, 431
- - agressivas, 433
- - dos estágios I e II, 431
- dislipidemias, 429
- e hipertensão, tratamento, 441, 442
- - adesão, 446
- - álcool, 445
- - controle de peso, 442
- - exercícios, 446
- - farmacológico, 446
- - lipídios, 445
- - minerais, 444
- - mudanças
- - - dietéticas, 444
- - - no estilo de vida, 442
- - nos idosos, 446
- - restrição de sal, 443
- hipercolesterolemia(s), 433
- - branda, 434
- - - agentes antioxidantes, 438
- - - álcool, 439
- - - cafeína, 439
- - - controle de peso, 437
- - - fibras, 438
- - - modificação da composição da dieta, 436
- - - papel do colesterol e da gordura saturada, 434
- - - papel dos ácidos graxos poliinsaturados e monoinsaturados, 435
- - - tratamento da, 436
- - grave, 440
- - - tratamento da, 441
- - moderada, 439
- - - tratamento da, 439
- hipertriacilgliceridemia, 441
- introdução, 429
- recomendações do ATP II, 430
- recomendações do ATP III, 433

O

Obesidade, 158, 161, 163, 324, 328, 441
- classificação, 163
- - circunferência abdominal, 163
- - relação
- - - cintura/quadril, 163
- - - peso/altura, 163
- e aumento da morbimortalidade, 164
- e risco CV, 164
- formas clínicas, 163
- - andróide, 163
- - ginóide, 163
- - mista, 164
- tecido adiposo, órgão de secreção interna, 164
- tratamento, 164
Obstrução(ões)
- da via de saída do ventrículo, 382
- - direito, 494
- - esquerdo, 382
- das vias aéreas superiores, 357

- ventricular, 305
- - cardiopatias de, com septo interventricular intacto, 504
Ohkubo, estudo de, 89
Óleo(s)
- de peixes, 435
- vegetais, 435, 437
Oligoidrâmnio, 467
Olmesartan, 259
Omnicarbon, prótese, 422
Onda(s)
- a gigante, 393
- de Osborne, 52
- de pulso venosa, 24
- E, 81
- P, 48, 119, 133, 134
- Q, 57, 66
- R, 65, 483, 486
- S, 486
- T, 48, 357, 487
- - apiculadas, 52
- - invertidas, 124, 394
- U, 49
Opióides, 218
OPTIME-CHF, estudo, 260
Organelas intracelulares, disfunção das, 291
- alterações na homeostase do cálcio, 292
- proteínas contráteis, 291
Organização Mundial de Saúde, 157
Órgão(s)
- disfunção de múltiplos, e sistemas, 383
- transplante de, 352
Orifício valvular aórtico, 397
ORION, estudo, 175
Orlistat, 164
Orofaringe, angioedema da, 266
Ortopnéia, 243, 292
Osborne, ondas de, 52
Osler
- manobra de, 314
- nódulos de, 410
Osmolaridade plasmática, 253
Osteogênese imperfeita, 394
Oxacilina, 414
Oxazolam, 217
Óxido, 188
- nítrico, 188, 257
- nítrico-sintase endotelial, 324
Oxigênio miocárdico, 188, 383
- consumo de, 305
Oxigenoterapia, 215, 372
Oximetria de pulso, 217

P

Paciente(s)
- diabéticos, 227
- estudo eletrofisiológico no diagnóstico e no tratamento das arritmias cardíacas em, 148
- - com bradiarritmias, 148
- - com palpitações não esclarecidas, 147
- - com síncope inexplicada, 147
- - com taquicardia com QRS estreito, 148
- - - atrial, 151
- - - fibrilação atrial, 151
- - - *flutter* atrial, 151
- - - reentrante atrioventricular, 149
- - - reentrante nodal atrioventricular, 149
- - com taquicardia com QRS largo, indicações, 152
- - recuperados de parada cardíaca, 148
- hipertenso, 119
- - prognóstico, 91

Palidez cutânea, 119
Palpação precordial, 281, 494
Palpitações, 22, 292
- não esclarecidas, 147
Pancreatite, 297
Pan-hipopituitarismo, 52
Pânico, síndrome do, 394
Pappone, técnica de, 152
Parada
- cardíaca, 356
- - estudo eletrofisiológico no diagnóstico e no tratamento das arritmias cardíacas em pacientes recuperados de, 148
- - primária, 356
- - secundária, 356
- - respiratória, 356
- sinusal, 74, 118
Paralisia diafragmática bilateral, 370
Parede(s)
- arterial, inflamação da, 164
- torácica, deformidades da, 370
- ventricular(es), 269
- - espessamento das, 307
- - estresse da, 269
Parênquima pulmonar, hipoplasia do, 496
Parestesias, dor e, em membros inferiores, 487
Parto, trabalho de, 460
Pausas sinusais, 116
Peito, 23, 442
- angina do, 442
- dor no, 23, 394
Peixes, óleo de, 435
Penicilina, 390
- cristalina, 414
- - *Staphylococcus aureus*, 414
- - - resistente a, 414
- - - sensível a, 414
- - difteróides, 415
- - - resistentes a, 415
- - - sensíveis a, 415
- - *Enterococcus faecalis*, 414
- - - multirresistente a, 414
- - - resistente a, 414
- - - sensível a, 414
- G benzatina, 390
- *Streptococcus viridans*, 414
- - altamente resistente a, 414
- - com resistência moderada a, 414
- - em alérgicos a, 414
- - sensível a, 414
Peptídeo natriurético, 291
- atrial, 253
- celular, 253
- cerebral, 253
Perda
- do miócito, 291
- volêmica, 375
Perfusão
- cintilografia miocárdica de, 473
- coronariana, pressão de, 383
- do miocárdio, 63
- sangüínea, 481
- - intestinal, 481
- - renal, 481
- tecidual periférica, redução da, 383
Pericárdio, 4, 99
- bovino, bioprótese de, 424
- doenças do, 83
- faces serosas parietal e visceral, 4
- fibroso, 4
- necrose gordurosa do, 297
- parietal, distensão do, 299

Pericardite, 201, 222
- aguda, 297
- - conceito, 297
- - etiologia, 297
- - exames complementares, 297
- - quadro clínico, 297
- - tratamento, 297
- constritiva, 298, 306
- - conceito, 298
- - diagnóstico diferencial, 298
- - etiopatogenia, 298
- - exames complementares, 298
- - sinais e sintomas, 298
- - tratamento, 298
- tuberculosa, 297
- urêmica, 297
Perindropril, 258
Perna(s), 22
- inchaço nas, 22
- veias da, avaliação das, 364
Persistência do canal arterial, 464, 481, 501
- ecocardiograma, 481
- eletrocardiograma, 481
- radiografia de tórax, 481
- tratamento, 481
Peso
- corpóreo, recomendações para ingestão de sódio e potássio de acordo com o, 446
- controle de, 437, 442
Petéquias, 410
Picos hipertensivos, 89
Pirofosfato, 63
- marcado com tecnécio-99m, 66
PISA, método, 81
Placa(s)
- ateroscleróticas, 455
- carcinóides, 401
- de ateroma, 171
- - formação de, e biologia da inflamação, 168
Plastia(s), 396
- mitrais, 425
- valvular, 396
Pneumococo, 415
Pneumomediastino, 205
Pneumonia necrosante, 409
Pneumotórax, 205
Pointes, torsades de, 147, 377
Policondrite, 399
Polígono de Willis, 455
- ruptura de aneurismas do, 464
Polimerase, técnica de reação de canais de, 279
Polimialgia reumática, queixa musculoesquelética sugestiva de, 409
Poliomielite, 370
Pontuação de Homihilt-Estes, sistema de, 50
Posição
- de Trendelemburg, 119
- ortostática, 390
Pós-menopausa, 161
Potássio, 256
- recomendações para ingestão de sódio e, de acordo com o peso corpóreo, 446
Pravastatina, 185, 216
Prazosin, 338, 354
Precordialgia, 280
Precórdio, 389
Prednisona, 296
Pré-eclâmpsia, 352
Pré-síncope, 71, 117
Pressão, 89, 400
- capilar pulmonar, 263, 400
- - medida da, 382

- de perfusão coronariana, 383
- de pulso, 89
- diastólica final do ventrículo, 304
Pressão arterial, 450
- classificação da, em adultos, 315
- - segundo diversos organismos internacionais e brasileiros, 315
- - segundo VII Joint National Committee – EUA, 315
- controle da, 355
- - metas de, 355
- - normal, 322
- dimensões da bolsa de borracha para braços de diferentes tamanhos, 314
- drogas que otimizam o débito cardíaco e a, 359
- elevação da, 323
- - crônica, 323
- - intermitente, 328
- fisiopatologia da, 322
- média, 89
- sistêmica, queda da, 304
- sistólica, 382
- valores de, referentes aos percentis 90 e 95, de acordo com o percentil de estatura, 316
- - para meninas de 1 a 17 anos, 317
- - para meninos de 1 a 17 anos, 316
- variabilidade da, 312
- variações da, em situações diversas, 313
Pressão arterial, medida da, 311
- métodos, 311
- - direta, 311
- - indireta, 311
- - limitações, relacionadas ao, 312
- - - equipamento, 312
- - - observador, 312
- - - paciente, 312
- - monitorização, 312
- - - ambulatorial, 312
- - - residencial, 312
- - oscilométrico, 312
- procedimentos de, 313
- situações especiais de, 314
Pressão arterial, monitorização da, 85
- ambulatorial, 335
- - de 24 horas, 85
- - - avaliação dos dados obtidos com a, 88
- - - características, indicações e limitações, 85
- - - cargas pressóricas, 90
- - - correlações de pressões com atividades, sintomas e uso de medicamentos, 89
- - - diferenças de pressão vigília-sono, 89
- - - explicações ao paciente antes do procedimento, 86
- - - freqüência cardíaca, 90
- - - média, pressão de pulso e variabilidade, 89
- - - médios, valores, 88
- - - métodos, técnicas e equipamentos, 85
- - - papel da, na avaliação prognóstica em pacientes hipertensos, 88
- - - picos hipertensivos e episódios de hipotensão, 89
- - - produção de relatórios, 90
- - - protocolo para a realização do exame, 86
- - - reprodutibilidade do método, 86
- - - validade do procedimento, 89
- - - valores de normalidade, 86
- - - - em crianças, 86
- - - - em grávidas, 87
- - - - em idosos, 87
- residencial, 90, 335
- - critérios de normalidade, 91
- - equipamentos, 90

- - indicações, 90
- - interpretação dos dados obtidos e produção de relatórios, 92
- - limitações, 90
- - protocolos, procedimentos e instruções ao paciente, 91
- - valor clínico, 91
- - vantagens em relação às medidas de consultório, 90
Pressorreceptores, 119
PRINCESS, estudo, 212
Prinzmetal, angina de, 74, 196
PRISM, estudo, 174
Procainamida, 115, 139, 142, 467
Processos inflamatórios, proteína C-reativa de alta sensibilidade, 166
Prolapso da válvula mitral, 135, 390, 394-396
- ao eixo longo paraesternal, 82
- complicações, 395
- diagnóstico, 394
- história natural, 395
- introdução, 394
- não-clássico, 395
- prognóstico, 395
- tratamento, 395
Propafenona, 115, 142, 288
Propedêutica eletrocardiográfica, taquicardia supraventricular, 132
- derivações, 132
- - suplementares, 132
- - usando eletrodos especiais, 133
- emprego de fármacos, 133
- manobras clínicas, 133
Propofol, 235
Propranolol, 350, 467
Prostaglandina, 327
Proteção cerebral, técnicas de, 455
Proteína(s), 431
- beta-miosina de cadeia pesada, 292
- C, 160, 297
- - ativada, resistência a, 363
- - mutação da, 363
- - reativa, 169
- contráteis, 291
- fosforiladas, 252
- G, 252, 283
- pró-apoptose Bax, 291
- quimioatrativa de monócitos-1, 173
- S, deficiência de, 363
Proteinoquinase ativada, 252
Proteinúria, 410
Proteólise, 166
Prótese(s), 410
- biológica mitral, 410
- cardíacas na gestação, 462
- - biológicas, 462
- - mecânicas, 462
- de Amplatzer, 500
- de Björk-Shiley, 421
- de bola de Silastic, 421
- de Lillehei-Kaster, 421
- monocúspides, 421
- valvular, substituição da válvula aórtica por, 399
Prótese(s) valvar(es), 270, 423
- bioprótese, 423
- implante de, 270
- - técnica de, 420
- mecânicas, 421
- - anticoagulação em pacientes portadores de, 423
- aórticas com pontos separados, 420
- - através dos anos, 421
- - avaliação crítica das, 421

- - - de duplo folheto basculante, 422
- - - de gaiola e bola, 421
- - - de monodisco basculante, 421
- - Carbomedics duplo folheto, 422
- - evolução das, 422
- - Omnicarbon, 422
Protocolo
- de Astrand, 56
- de Balke, 56
- de Naughton, 56
Protrombina, mutação gênica da, 363
PROVED, estudo, 257
PROVE-IT, estudo, 212
Pseudo-aneurisma, 231, 412
Pseudomonas aeruginosa, 415
Pseudoxantoma elástico, 306, 394
Puerpério, hemodinâmica durante o trabalho de parto, o parto e o, 460
Pulmões, edema agudo dos, 343
Pulso(s)
- arterial, 13, 25
- céleres ou de Corrigan, 400
- jugular, colapso diastólico no, 298
- onda de, venosa, 24
- venoso(s), 460
- - jugular, 23, 393
Purkinje, fibras de, 45, 126

Q

QRS
- complexo(s), 48, 136, 357
- - de fusão, 149
- - pré-excitados, 150
- intervalo, 121
QT longo, síndrome do, 377
Queixa musculoesquelética sugestiva de polimialgia reumática, 409
Quilomicronemia, 433
Quimase, 252
Quimiorreflexo, 15
Quimioterapias, 363
Quincke, sinal de, 400
Quinidina, 115, 142, 257, 467
- sulfato de, 135
Quociente respiratório, 60

R

Rabdomioma, 99
RADIANCE, estudo, 257
Radiofreqüência, 146
- ablação por, 146
- gerador de, 149
Radiologia torácica, 303, 371
- convencional, 307
Radiotraçadores ou radiofármacos, 62
- aplicações clínicas, 62
- avaliação da gravidade da doença arterial coronariana crônica, 64
- estratificação de risco e prognóstico, 64
- estudo da perfusão miocárdica/cintilografia miocárdica perfusional por técnica tomográfica, 62
- exercício físico e estresse farmacológico, 64
- fatores que afetam a acurácia dos testes com radionuclídeos, 65
- valor do GSPECT, 65
Raiz aórtica, doenças da, 399
RALES, estudo, 288
Ramipril, 173, 258

Ramo(s)
- bloqueio do, 103
- - alternante no infarto agudo do miocárdio, 109
- - direito, 103
- - - ativação ventricular no, 104
- - - avançado, 104
- - - de grau leve, 104
- - esquerdo, 104
- - - ativação ventricular no, 105
- - - avançado, 105
- - - leve, 106
- - - fásicos, 106
- - nas síndromes coronarianas agudas, 109
- pulmonares, 493
- - estenose de, 499
- - hipoplasia de, 493
Raquianalgesia, 457
Rashkind, *umbrellas* de, 501
Reação(ões)
- de Bezold-Jarisch, 119
- de hemaglutinação indireta, 286
- de Machado-Guerreiro, 286
- em cadeia da polimerase, 286
- vasovagais, 117
Recanalização e reperfusão coronária e controle do processo aterotrombótico, 212
Recém-nascido, 464
- hipotensão no, 467
- incidência de cardiopatia congênita no, 464
Receptor(es)
- AT1, ativação do, 252
- beta-1, 322
- cardíacos, 115
- cardiopulmonares, 326
RECIFE, estudo, 212
Reestenose, 224
- intra-*stent*, 229
- pós-dilatação por cateter-balão, 229
Reflexo(s), 14
- cardiopulmonar, 15
- cardiovasculares, 15
- de Bezold-Jarisch, 14
- de mergulho, 14
- vasovagais, 119
Refluxo, 24
- abdominojugular, 24
- valvular, 395
Região hipogástrica, 456
Registro eletrocardiográfico, aparelhos de, 47
Regurgitação(ões)
- aórtica, 399
- - aguda, 399
- - crônica, 399
- - - grave, 399
- - etiologia, 399
- - exame(s)
- - - complementares, 400
- - - físico, 400
- - fisiopatologia, 399
- - quadro clínico, 400
- - significativa, fluxo reverso holodiastólico em aorta descendente, indicando, 81
- - tratamento, 401
- - - cirúrgico, 401
- - - clínico, 401
- mitral, 270
- pulmonar, 97, 402
- - exames complementares, 402
- - fisiopatologia, 402
- - manifestações clínicas, 402
- - tratamento, 403

- tricúspide ao Doppler contínuo, fluxo de, de paciente com hipertensão arterial pulmonar apresentando velocidade aumentada, 80
- valvares leves a moderadas, 463
- valvular, 397
Reinfarto, 229
Reiter, síndrome de, 399
Rejeição de transplante, 62
Relação
- cintura/quadril, 163
- peso/altura, 163
Relaxamento
- de células miocárdicas, 292
- isovolumétrico ventricular, 26
- - tempo de, 78
Remodelamento
- miocárdico, 247
- ventricular esquerdo, correção dos efeitos do, 269
Renina, 252, 279, 328
Repaglinida, 162
Reperfusão miocárdica, papel dos marcadores cardíacos na, 210
Replicação viral, 295
Reposição hormonal, terapêutica de, e risco cardiovascular, 466
Repouso, débito cardíaco de, e após esforço, 471
Reserva coronariana, 55
Resinas, 183
Resistência vascular, 189, 459
- miocárdica, 189
- periférica, 322
- - índice de, 382
- pulmonar, 272, 389, 459
Respiração boca-a-boca, 358
Ressincronização ventricular, 270
- terapia de, 283
Ressonância magnética do coração, 96-100
- átrios, 96
- cardiopatias congênitas, 97
- - artérias pulmonares, 97
- - avaliação pós-operatória, 97
- - coarctação de aorta, 97
- - displasia arritmogênica do ventrículo direito, 97
- - *shunts,* 97
- coronárias, 97
- doenças da aorta, 99
- fluxos, 97
- indicações, 96
- introdução, 96
- massas, 99
- miocardiopatia, 99
- - dilatada, 99
- - hipertrófica, 99
- - restritiva, 99
- miocardites, 99
- pericárdio, 99
- transplante cardíaco, 99
- uso de contraste, 98
- - perfusão, 98
- - viabilidade, 98
- valvas, 96
- ventrículos, 96
Ressuscitação cardiopulmonar, 356-361
- anoxia alveolar, 357
- asfixia, 357
- assistolia, 357
- conceituação, 356
- correção da acidose, 360
- corrente de sobrevida, 358
- desfibrilação, 358
- dissociação eletromecânica ou atividade elétrica sem pulso, 357

– fibrilação ventricular, 357
– história, 356
– suporte avançado de vida, 358
– tratamento farmacológico, 359
– – drogas antiarrítmicas, 359
– – drogas que otimizam o débito cardíaco e a pressão arterial, 359
REST, estudo, 229
Restrição de sal, 443
Retenção
– venosa, 375
– vesical, 353
Retinopatia, 442
Retorno venoso pulmonar, anomalias do, cardiopatias com, 505
Retroplegia sangüínea gelada, 419
Revascularização
– do miocárdio, 382
– – cirurgia de, 232-237
– – – anatomia das artérias coronárias e cineangiocoronariografia, 233
– – – anestesia, 235
– – – avaliação pré-operatória, 233
– – – em situações especiais, 236
– – – histórico, 232
– – – indicações cirúrgicas, 233
– – – medicação pré-anestésica, 234
– – – monitorização, 234
– – – novas tendências, 236
– – – resultados, 235
– – – testes de viabilidade miocárdica, 233
– – pós-operatório imediato de, 382
– – prévia, 442
– transmiocárdica, 236
Rifampicina, 414
Rim e hipertensão, 327
Rinite, 327
Risco(s)
– cardiovascular, componentes da estratificação do, em pacientes com hipertensão, 442
– de morte súbita, 147
– de tromboembolismo, 391
– e significância clínica, 33
RITA, estudo, 233
Ritmo(s)
– de escape idioventricular, 115
– de filtração glomerular, 472
– ectópico atrial de escape, 116
– fisiológicos do sono, 117
– idioventriculares acelerados, 130
– na doença do nó sinusal, 117
– sinusal com pré-excitação ventricular, 140
RNA mensageiro, 250
Röesler, sinal de, 487
Roth, manchas de, 410
Ruptura(s)
– da cordoalha, 390
– – com *flail valve*, 395
– – tendínea, 390
– da íntima, 458
– da parede livre do ventrículo esquerdo, 220, 382
– de aneurismas do polígono de Willis, 464
– do músculo papilar, 390
– – completa, 221
– do septo interventricular, 221, 382
– miocárdica, 382

S

SAFER, estudo, 230
Sal
– medidas de, e sódio em gramas e miliequivalentes, 445
– restrição de, 443
Sala(s)
– de cirurgia, 141
– de emergência, avaliação de dor torácica nas, 200-208
– – avaliação laboratorial, 204
– – complicações, 207
– – desenvolvimento de um novo paradigma para a dor torácica, 201
– – – controle de recursos na unidade de dor torácica, 202
– – – estrutura da unidade de dor torácica, 202
– – – programas de ataque, 202
– – – programas de observação, 202
– – diagnóstico diferencial, 205
– – epidemiologia, aspectos demográficos, 200
– – estratégia de abordagem, 203
– – exame físico, 203
– – fatores determinantes na atenção de pacientes, 201
– – hospitalização, 205
– – métodos de imagem, 204
– – modificação no estilo de vida, 205
– – tratamento medicamentoso, 205
– – visão geral, 200
Sangramento intracerebral, 410
SAPAT, estudo, 195
Sarcoidose, 306
Sarcoma de Kaposi, 273
Sarcômeros, 16
SAVE, estudo, 211
SAVED, estudo, 230
Schofer, estudo, 213
Sedentarismo, 158, 165, 324
Segmento
– PR, 48
– ST, 48, 125
– – depressão do, 394
– ST-T, 400
– – alterações do, 486
Seio(s)
– carotídeo, 117
– – hipersensibilidade de, 117
– – massagem do, 117, 378
– – síncope do, 376
– de Valsalva, aneurisma do, 401
– pericárdicos transverso e oblíquo, 4
Selectinas, 1680
Sellers, método de, 404
Semiologia cardiovascular, 22-30
– anamnese, 22
– ausculta cardíaca, 26
– – ciclo cardíaco, bulhas e sons cardíacos, 26
– – sopros cardíacos, 27
– – – contínuos, 29
– – – diastólicos, 28, 29
– – – inocentes, 29
– – – sistólicos, 29
– dor no peito, 23
– introdução, 22
– pulso, 23
– – arterial, 25
– – venoso jugular, 23
– resumo das características das principais valvulopatias, 29
Sepse, 409
Septo
– atrioventricular, defeito do, 490
– interventricular, 221

– – cardiopatias de obstrução ventricular com, intacto, 504
– – ruptura de, 221, 382
Seqüestrantes de ácidos biliares, 183
Serotonina, 176, 306
Sertralina, 380
Shock, estudo, 384
Shunt(s), 97
– Blalock-Taussig, 496
– direita-esquerda, cardiopatias de, 499, 503
– – comunicações
– – – interatriais, 499
– – – interventriculares, 501
– – forame oval patente, 500
– – persistência do canal arterial, 501
– pequenos e moderados, 463
Sibutramina, 164
Sífilis, 399
Silastic, prótese de bola de, 421
Sildenafil, 217
Sinal(is)
– de Duroziez, 400
– de Hill, 400
– de Kussmaul, 24
– de Muller, 400
– de Musset, 400
– de Quincke, 400
– de Röesler, 487
– de Traube, 400
Síncope(s), 71, 117, 305, 374-381, 398
– à defecação, 376
– à micção, 376
– associada a mergulho, 376
– avaliação diagnóstica, 377
– – exame físico, 377
– – história clínica, 377
– causas e tipos, 374
– convulsivas, 119
– da deglutição, 376
– da grande altitude, 376
– de origem
– – cardíaca, 376
– – indeterminada, 379
– – – fluxograma para a avaliação da, 379
– – metabólica, 377
– definição, 374
– devida à instabilidade vasomotora ou neuralmente mediada, 374
– do seio carotídeo, 376
– epidemiologia, 374
– etiologia, 375
– fisiopatologia, 374
– importância clínica, 374
– inexplicada, 147
– mecanismo fisiopatológico para a reprodução de, no teste de inclinação, 378
– pós-prandial, 376
– propedêutica complementar da, 378
– relacionada a doenças, 376
– – neurológicas, 376
– – psiquiátricas, 376
– relacionada ao esforço físico, 376
– situacional, 376
– tratamento, 379
– vasomotoras, mecanismos das, 375
– vasovagal, 119, 374
– – ocorrida em teste de inclinação, 120
Síndrome(s)
– alcoólica fetal, 291
– bradi-taqui, 117
– carcinóide, 393
– clinicoeletrocardiográfica, 377

- - da apnéia do sono, 370
- - da fragilidade e a teoria da compressão da morbidade, 473
- - de alto débito, 26
- - de Brugada, 377
- - de Cushing, 186, 332, 333
- - de Down, 490
- - de Dressler, 222
- - de Ehlers-Danlos, 394
- - de Guillain-Barré, 370
- - de Klinefelter, 394
- - de Marfan, 394, 399, 454, 487
- - de Nelson, 332
- - de Noonan, 278, 401, 483
- - de Reiter, 399
- - de Stikler, 394
- - de Stokes-Adams, 357
- - de Turner, 487
- - de Wolff-Parkinson-White, 135, 138, 303, 377
- - do pânico, 394
- - do QT longo, 377
- - do roubo da subclávia, 376
- - do X frágil, 394
- - dos ovários policísticos, 165
- - HELLP, 352
- - hemolítico-urêmica, 352
- - hipereosinofílica, 306
- - lúpus-*like*, 467
- - metabólica, 158, 164
- - pós-pericardiotomia, 297
- - vasoplégica, 235
- - WPW, 144
- Síndrome(s) coronariana(s) aguda(s), 126, 218, 228
- - bloqueios de ramo nas, 109
- - infarto agudo do miocárdio sem supradesnivelamento de ST, 215-219
- - - classificação da *Canadian cardiovascular society* para angina do peito, 215
- - - conduta inicial, 215
- - - definições, 215
- - - terapia antiplaquetária e anticoagulante classe I, 218
- - - - antiagregantes plaquetários, 218
- - - - inibidores da glicoproteína plaquetária G IIb/IIIa, 218
- - - tratamento antiisquêmico, 217
- - - - betabloqueadores, 218
- - - - bloqueadores do canal de cálcio, 218
- - - - nitratos, 217
- - - - opióides, 218
- - - - recomendações para, 217
- - isquêmica com supradesnível do segmento ST, 209-214
- - - diagnóstico, 209
- - - - clínico, 209
- - - - eletrocardiográfico, 210
- - - - marcadores de necrose miocárdica, 210
- - - - técnicas de imagem, 211
- - - tratamento clínico, 211
- - - - contenção ou controle da isquemia miocárdica, 211
- - - - recanalização e reperfusão coronária e controle do processo aterotrombótico, 212
- Sinergismo, 415
- Sinusóides miocárdicos, 495
- Sinvastatina, 185
- SIRIUS, estudo, 230
- Sistema(s)
- - ABO, compatibilidade do, 272
- - arterial, fases hemodinâmicas do, 13
- - calicreína-cininas, 327
- - cardiovascular, 12

- - alterações da fisiologia do, 470
- - funções básicas do, 12
- - CARTO, 151
- - circulatório, inervação do, 9
- - de condução, 9
- - - anatomia do, 103
- - de His-Purkinje, 115
- - de pontuação de Homihilt-Estes, 50
- - disfunção de múltiplos órgãos e, 383
- - eletroanatômico de mapeamento (v. Sistema CARTO)
- - gastrointestinal, 234
- - hexaxial de Bayley, 48
- - Holter, 47
- - nervoso, 250, 467
- - - autônomo, 323, 325
- - - central, toxicidade cardíaca e no, em fetos acidóticos, 467
- - - simpático, 250
- - - - papel do, 280
- - - neuro-hormonal, 292
- - - renina-angiotensina-aldosterona, 250, 326
- - Único de Saúde, 241
- - venoso, 234
- Sobrecarga
- - atrial, 49
- - - direita, 49
- - - esquerda, 49, 400
- - biventricular, 50, 479
- - ventricular, 49
- - - direita, 49, 479
- - - esquerda, 49, 303, 479
- - - - sinais de, 400
- Sociedade
- - Americana de Angiografia Cardíaca, 227
- - Brasileira de Cardiologia, 157
- Sódio, 119, 445
- - alimentos com alto teor de, 445
- - bicarbonato de, 119, 360
- - dietas restritas em, 445
- - medidas de sal e, em gramas e miliequivalentes, 445
- - nitroprussiato de, 266, 350, 401
- - reabsorção de água e, via secreção de aldosterona, 323
- - recomendações para ingestão de, e potássio de acordo com o peso corpóreo, 446
- Sofrimento fetal, 467
- Solução polarizante, 119
- Som(ns)
- - cardíacos, 26
- - de Korotkoff, 299, 314
- Sono
- - apnéia do, síndrome da, 370
- - ritmos fisiológicos do, 117
- Sopro(s)
- - cardíacos, 27, 378, 390, 409
- - - contínuos, 29
- - - diastólicos, 28, 296, 302
- - - inocentes, 29
- - - sistólicos, 28, 292
- - de Austin-Flint, 29
- - de Graham Steell, 391
- SOS, estudo, 226
- Sotalol, 142, 305
- SPECT (v. Técnica tomográfica)
- Stanford, dissecções tipo A de, 345
- *Staphylococcus*, 408, 415
- - *aureus*, 408
- - - resistente a penicilina cristalina, 414
- - - sensível, 414
- - - - a oxacilina, 414
- - - - a penicilina cristalina, 414

- - - tolerante a oxacilina, 415
- - *epidermidis*, 409
- STAT-CHF, estudo, 123
- *Stent(s)*, 225
- - coronarianos, 96
- - - implante de, 229
- Stikler, síndrome de, 394
- Stokes-Adams, síndrome de, 357
- *Streptococcus*, 408, 414
- - *bovis*, 408
- - *viridans*, 408
- - - altamente resistente a penicilina, 414
- - - com resistência moderada a penicilina, 414
- - - em alérgicos a penicilina, 414
- - - sensível a penicilina, 414
- Subclávia, síndrome do roubo da, 376
- Subendocárdio, 189
- Substância P, 252
- Substituição
- - do coração, 271
- - - mecânica total, 273
- - - transplante ortotópico, 271
- - - - doador, 272
- - - - rejeição, 272
- - - - resultados, 273
- - valvar, técnica cirúrgica de, 418
- Sudorese, 119, 210
- - cefálica, 478
- - fria e pegajosa, 383
- Sulco de Waterston, 419
- Sulfato, 135
- - de magnésio, 135
- - de morfina, 217
- - de quinidina, 135
- Sulfoniluréia, 162
- Superóxido, produção de, 323
- Suporte avançado de vida, 358
- Supressão noturna, teste de, 332
- Sutura, técnicas de, 458
- Swan-Ganz, cateter de, 234, 383
- SWORD, estudo, 123
- *Syst-Eur*, estudo, 88

T

- Tabagismo, 158, 161, 165, 183, 363, 439 (v.tb. Fumo)
- Tálio, 281
- Tamponamento cardíaco, 141, 298, 344
- - conceito, 298
- - etiopatogenia, 298
- - exames complementares, 299
- - sinais e sintomas, 299
- Tandrolapril, 258
- Taquiarritmias, 74
- - freqüentes e incessantes, 74
- - ventriculares malignas, 114
- Taquicardia(s), 296
- - atrial, 134
- - - incisional, 151
- - - paroxística, 134
- - com QRS estreito, estudo eletrofisiológico no diagnóstico e no tratamento das arritmias cardíacas documentadas em pacientes com, 148
- - - atrial, 151
- - - fibrilação atrial, 151
- - - *flutter* atrial, 151
- - - reentrante atrioventricular, 149
- - - nodal, 149
- - de Gallavardin, 124
- - ortodrômica, 138
- - ortostática, 395

- paroxística supraventricular, 147
- reentrante nodal atrioventricular, 147
- supraventriculares, 132
- ventricular, 123
- - lenta, 126
- - monomórfica sustentada, 306
- - não-sustentada, 73, 123, 147
- - - abordagem clínica, 123
- - - prevalência, 123
- - sustentada, 124
- - - a displasia arritmogênica do ventrículo direito, 125
- - - classificação, 124
- - - idiopática, 124
- - - isquêmica, 124
- - - lenta, 126
- - - polimórfica, 126
- - - por reentrada pelos ramos, 126

Taquicardia(s) de complexo QRS estreito, 132-145, 148
- atrial paroxística, 134
- - eletrocardiograma, 134
- - etiologia, 134
- - mecanismo eletrofisiológico, 134
- - tratamento, 134
- como tratar, 132
- da junção atrioventricular, 137
- - reentrada no nó atrioventricular, 137
- - - mecanismo, 137
- - - quadro clínico, 137
- - - tratamento, 138
- - reentrada por via anômala atrioventricular, 138
- - - quadro clínico, 138
- - - tratamento, 139
- diagnóstico diferencial, 133
- fibrilação atrial, 135
- - crônica, 136
- - - drogas utilizadas, 136
- - - fatores precipitantes mais importantes, 136
- - - tratamento, 136
- - paroxística, 135
- - - conversão a ritmo sinusal, 135
- - - etiologia, 135
- - - profilaxia da recorrência, 136
- - - quadro clínico, 135
- - - tratamento, 135
- *flutter* atrial, 136
- - eletrocardiograma, 136
- - quadro clínico, 136
- - tratamento, 136
- introdução, 132
- ortodrômica, 139
- quando investigar, 132
- supraventriculares, 132
- - incidência de vários tipos de, 133
- - indicações para ablação por radiofreqüência das, 141
- - propedêutica eletrocardiográfica, 132
- - - derivações suplementares, 132
- - - derivações usando eletrodos especiais, 133
- - - emprego de fármacos, 133
- - - manobras clínicas, 133
- - tratamento das, 141
- - - comparação entre métodos, 142

Taquipnéia, 299
TASS, estudo, 174
TAXUS, estudo, 230
Tebézio, válvulas de, 5
Tecido(s)
- adiposo, órgão de secreção interna, 164
- conjuntivo, 394
- - anormalidades do, 394
- - doenças do, 399
- glandular mamário, 394

Tecnécio-99m, 66
- ácido glucárico marcado com, 66
- macroagregado de albumina marcado com, 67
- pirofosfato marcado com, 66

Técnica(s)
- cirúrgica de substituição valvar, 418
- de alcoolização da artéria septal principal, 306
- de anuloplastia tricúspide, 426
- de Bentall-Debonno, 455
- de Crawford, 457
- de Dor, 236
- de Haissaguerre, 151
- de implante de próteses valvares, 420
- de Inoue, estudo comparativo entre a, e a do duplo-balão, 405
- de Pappone, 152
- de proteção cerebral, 455
- de reação de canais de polimerase, 279
- de redução do ventrículo esquerdo, 270
- de retirada das valvas e preparo do anel valvar, 419
- de sutura, 458
- de Tirone David, 455
- tomográfica, 62
- - de imagem por fótons únicos incidentes, 62
- - sincronizada, 63

Telerradiografia de tórax, 364
Telmisartan, 259
Tempo de relaxamento isovolumétrico ventricular, 78
Tenecteplase, 213
Tensão miocárdica, 188
Teofilina, 373
Terapêutica
- anti-hipertensiva, avaliação da eficácia da, 91
- de mudanças no estilo de vida, 433
- de reposição hormonal e risco cardiovascular, 466

Terapia
- intensiva, 141
- nutricional nas dislipidemias, 430
- - recomendações do ATP II, 430
- - - dietas agressivas, 433
- - - dietas dos estágios I e II, 431
- - recomendações do ATP III, 433
- trombolítica, 384

Teste(s)
- cardiopulmonar, 59, 279
- da imunofluorescência indireta, 286
- de função pulmonar, 371
- de inclinação, 120
- - mecanismo fisiopatológico para a reprodução de síncope no, 378
- - síncope, vasovagal ocorrida em, 120
- de supressão noturna, 332
- de viabilidade miocárdica, 233
- eletrofisiológico positivo, 147
- ELISA, 286
- ergométrico, 54, 133, 183, 287, 378
- - avaliação prognóstica, 59
- - bases fisiopatológicas, 54
- - e o idoso, 473
- - falso-positivo, 395
- - indicações e contra-indicações, 56
- - interpretação, 57
- - máximo e submáximo, 56
- - protocolos, 56
- - sorológicos, 296

Tetralogia de Fallot, 97, 493
Tiamina, deficiência de, 291
Tiazídicos, 256, 467
Tiazolidinedionas, 162

Ticlopidina, 218, 226
Tienopiridina, 174, 218
Tienopiridínicos, 212
TIMI, escore de risco, 228
Tirifiban, 216
Tirone David, técnica de, 455
Titina, molécula de, 16
Tomografia
- computadorizada em cardiologia, 93-95
- - câmaras cardíacas, 94
- - escore de cálcio, 93
- - introdução, 93
- - visualização das coronárias, 93
- *multi-slice*, 455

Tono
- miocárdico, 19
- simpático, 325
- vagal, 325

Tonteira, fadiga e, 460
Tontura fugaz, 118
Toracotomia, 226
- direita, 418
Tórax, 296
- exame radiológico do, 296, 371
- telerradiografia de, 364

Torsades de pointes, 147, 377
Tosse, 22, 119, 258, 327, 376
Toxicidade cardíaca e no sistema nervoso central em fetos acidóticos, 467
Trabalho de parto, hemodinâmica durante o, o parto e o puerpério, 460
Traçado eletrocardiográfico normal, 47
TRACE, estudo, 211
Transaminases hepáticas, 185
Transplante(s)
- cardíaco, 99, 306
- - heterotópico, 271
- - ortotópico, 271
- - - doador, 272
- - - rejeição, 272
- - - resultados, 273
- celular, 265, 269
- de órgãos, 352
- pulmonar, 67
- rejeição de, 62

Transposição das grandes artérias com estenose pulmonar e comunicação interventricular, 496
Trato solitário, núcleo do, 325
Traube, sinal de, 400
Traumatismo, 399
- craniano, 352
- raquimedular, 363

Treinamento postural, 119
Trendelemburg, posição de, 119
Triacilglicerol, 429, 430
- lipoproteína rica em, 430
- plasmático, 430

Trial of Antihypertensive Intervention and Management, estudo, 441
Triângulo de Einthoven, 47
Triantereno, 256, 337
Trifosfato de adenosina, 292
Triglicérides, 161, 180
Trimetazidina, 197
- estudos clínicos com, 197

Trombo, 170
- intraluminal, 170
- intraplaca, 170
- no ventrículo esquerdo, 222
- plaquetário, 170

Trombocitopenia, 212, 467
- fetal, 467

Tromboembolismo, 285, 307
- alto risco de, 391
- pulmonar, 135, 265, 345, 370, 384, 468
- - de alta probabilidade, 68
Trombogênese, 170
- na aterotrombose, aspectos da, 169
Trombólise, 367
- pré-hospitalar, 213
Trombolíticos, 352
Trombose, 166
- mural, 286
- pulmonar, 463
- venosa profunda, 468
Tromboxano A2, 327
Tronco
- arterioso comum, 489
- braquiocefálico, 455
- cerebral, 119
Troponina, 211, 279, 281
- C, 16
- I, 210
- T, 210, 302
Trypanosoma cruzi, 295
Tubo de Goretex, 494
Tumores, 331
- extra-adrenais, 331
- extracardíacos, 393
Turgência venosa jugular, 281
Turner, síndrome de, 487

U

Úlcera péptica, 234, 272
Ultra-sonografia Doppler de carótida, 173
Umbrellas de Rashkind, 501
Unidade de dor torácica, 201
- controle de recursos na, 202
- estrutura da, 202
Uréia, 281
Uremia, 297
Urgências hipertensivas, 352

V

VAL-HeFT, estudo, 259
VALIANT, estudo, 259
Valsalva
- manobra de, 78, 304, 390, 500
- seio de, aneurisma do, 401
Valsartan 259
Valva(s), 96
- aórtica(s), 7
- - abordagem cirúrgica da, 419
- - acomissural, 485
- - calcificação da, sinais de, 486
- - lesões da, 104
- - monocúspide, 485
- - quadricúspide, 485
- - semilunar, mecanismo de fechamento da, 7
- - sexacúspide, 485
- atrioventriculares, 7
- displásicas, estenose pulmonar com, 483
- lesões da, 104
- - aórtica, 104
- - tricúspide, 104
- mitral, 21
- - abordagem cirúrgica da, 419
- - cirurgia reconstrutiva da, 425
- - fechamento da, 390
- - prolapso de, ao eixo longo paraesternal, 82
- pulmonares, 7

- técnicas de retirada das, e preparo do anel valvar, 419
- tricúspide, 5
- - abordagem cirúrgica da, 419, 425
- - lesões da, 104
Valvopatia(s), 80, 117
- mitral, 389
- - estenose mitral, 390
- - - exames laboratoriais, 391
- - - fisiopatologia, 391
- - - quadro clínico, 391
- - - tratamento, 392
- - insuficiência mitral, 389
- - - exames laboratoriais, 390
- - - fisiopatologia, 389
- - - quadro clínico, 389
- - - tratamento, 390
- reumática, 391
- tricúspide, 389
- - estenose tricúspide, 393
- - - exames laboratoriais, 393
- - - fisiopatologia, 393
- - - quadro clínico, 393
- - - tratamento, 393
- - insuficiência tricúspide, 392
- - - exames laboratoriais, 392
- - - fisiopatologia, 392
- - - quadro clínico, 392
- - - tratamento, 393
Valvopatias, abordagem cirúrgica das, 418-426
- da valva, 419
- - aórtica, 419
- - mitral, 419
- - - reconstrutiva da, 425
- - tricúspide, 419, 425
- de substituição valvar, 418
- instalação do circuito de circulação extracorpórea, 419
- introdução, 418
- proteção do miocárdio, 419
- próteses valvares, 420
- - anticoagulação em pacientes portadores de, 423
- - avaliação crítica das, 421
- - bioproteses, 423
- - de duplo folheto basculante, 422
- - de gaiola e bola, 421
- - de monodisco basculante, 421
- - implante de, 420
- - mecânicas, 421
- - seleção, 420
- retirada das valvas e preparo do anel valvar, 419
Valvoplastia, 307
- aórtica com cateter-balão, 406
- mitral percutânea, 404
- - aspectos clínicos, 404
- - aspectos técnicos, 405
- - resultados e complicações, 405
- por balão, comparação entre, e cirurgia, 405
Valvotomia percutânea, 392
Válvula(s)
- aórtica, substituição da, por prótese valvular, 399
- bicúspide, 399
- de Eustáquio, 5
- de Tebézio, 5
- mitral, 394
- - degeneração mixomatosa da, 395
- - fechamento precoce da, 400
- - prolapso da, 394-396
- - - complicações, 395
- - - diagnóstico, 394
- - - história natural, 395
- - - introdução, 394

- - - prognóstico, 395
- - - tratamento, 395
Valvulopatia(s), 29, 135
- aórtica, 397-401
- - estenose aórtica valvular, 397
- - - etiologia, 397
- - - exame físico, 398
- - - exames complementares, 398
- - - história natural, 398
- - - manifestações clínicas, 397
- - - tratamento cirúrgico, 399
- - - tratamento clínico, 398
- - regurgitação aórtica, 399
- - - aguda, 399
- - - crônica, 399
- - - etiologia, 399
- - - exame físico, 400
- - - exames complementares, 400
- - - fisiopatologia, 399
- - - quadro clínico, 400
- - - tratamento cirúrgico, 401
- - - tratamento clínico, 401
- comportamento das, na gravidez, 460
- - estenose, 460
- - - aórtica, 460
- - - mitral, 461
- pulmonar, 401-403
- - estenose pulmonar valvular, 401
- - - exame físico, 401
- - - exames complementares, 402
- - regurgitação pulmonar, 402
- - - exames complementares, 402
- - - fisiopatologia, 402
- - - manifestações clínicas, 402
- - - tratamento, 403
Valvuloplastia aórtica, 498
Vancomicina, 414
- *Enterococcus faecalis* multirresistente a, 414
Vascularização do coração, 9
Vasculite(s), 297
- sistêmicas, 352
Vasoconstrição, 119
- do leito vascular cerebral, 119
- periférica, 305
Vasoconstritores, tipos de, 327
Vasodilatação arterial cerebral compensatória, 119
Vasodilatadores, 269, 282, 307, 353, 372, 399, 435
- diretos, 339
- tipos de, 327
- uso de, 395
- venosos, 401
Vasodilatina, 253
Vasopressina, 249, 327
Vastatinas, 185, 197
Vaughan-Williams, antiarrítmico da classe I de, 380
Veia(s), 10
- cardíaca, 9
- - magna, 9
- - média, 9
- - parva, 9
- cava, 495
- - inferior, anastomose da, 495
- - superior, 298
- - - anastomose da, 495
- - - dilatação da, 298
- da perna, avaliação das, 364
- jugular, 23
- - externa, 23
- - interna, 23
- pulmonar, 141
- - drenagem anômala total de, 490

- - - supracardíaca, 491
- - - superior esquerda, 151
- - - angiografia seletiva da, para delimitação de sua anatomia e do seu óstio, 152
- safena, 232
- - enxerto de, 229, 236
- supra-hepáticas, 298
Velocidade de hemossedimentação, 297
Ventilação pulmonar, 60
Ventilação/perfusão, cintilografia de, 365
Ventriculectomia parcial, 270
Ventrículo(s), 96, 97, 494
- artificial, 271
- átrios e, 4
- direito, 97
- - displasia arritmogênica do, 97
- - falência do, 484
- - - isolada, 382
- - hipertrofia do, 104
- - infarto agudo do miocárdio do, 221
- - obstrução da via de saída do, 494
- esquerdo, 222
- - aneurisma de, 222, 236, 382
- - cirurgias de redução volumétrica do, 269
- - divisão das paredes do, em 16 segmentos e a irrigação coronariana correspondente, 79
- - falência do, 382
- - fluxo mitral ao Doppler pulsátil demonstrando padrão de relaxamento diastólico anormal do, 78
- - fração de ejeção do, 64, 262
- - insuficiência sistólica do, 305
- - obstrução da via de saída do, 382
- - ruptura da parede livre do, 220, 282
- - técnicas de redução do, 270
- - trombo no, 222
- - pressão diastólica final do, 304
Ventriculografia, 304, 390
- radioisotópica, 65, 304
- - normal, 66
Ventriculoplastia endoventricular circular, 270
Venturi, efeito, 302
Vênulas, 10
Verapamil, 135, 142, 217, 257, 305, 353, 467
Via(s)
- aéreas, 357
- - abertura das, 358
- - superiores, obstrução das, 357
- anômala atrioventricular, reentrada por, 138
- - quadro clínico, 138
- - tratamento, 139
- de saída do ventrículo direito, obstrução da, 494
- neurais do barorreflexo arterial e cardiopulmonar, 326

Vigília-sono, 89
Vírus de Epstein-Barr, 273
Vitamina(s), 438
- E, 438
- e minerais, ingestão de, 440
Volume sangüíneo e gravidez, 459

W

Warfarin, 367, 423, 462
Warfarina, 161, 222
Waterston, sulco de, 419
Weber, manobra de, 25
Whipple, doença de, 399
Wilkins, escores de, 391
Willis, polígono de, 455
- ruptura de aneurismas do, 464
Wilson, eletrocardiograma de, 47
Wolff-Parkinson-White, síndrome de, 135, 138, 303, 377
WPW, síndrome, 144

X

Xenotransplante, 265
X-SOLVD, estudo, 258